TASCHENBUCH DER
MEDIZINISCH-KLINISCHEN
DIAGNOSTIK

MÜLLER-SEIFERT

———

TASCHENBUCH DER MEDIZINISCH-KLINISCHEN DIAGNOSTIK

HERAUSGEGEBEN VON

DR. MED. HANS FRH. VON KRESS

O. PROFESSOR DER INNEREN MEDIZIN
AN DER FREIEN UNIVERSITÄT BERLIN

67., VÖLLIG NEUBEARBEITETE AUFLAGE

MIT 185 ZUM TEIL FARBIGEN ABBILDUNGEN
UND 4 FARBIGEN TAFELN

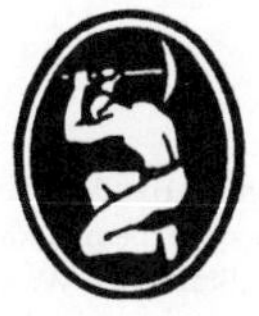

MÜNCHEN
VERLAG VON J. F. BERGMANN
1959

ISBN 978-3-642-49391-1   ISBN 978-3-642-49669-1 (eBook)

DOI 10.1007/978-3-642-49669-1

Vorwort zur siebenundsechzigsten Auflage

Um die Neubearbeitung dieser weitgehend umgestalteten Auflage haben sich meine derzeitigen Mitarbeiter Privatdozent Dr. H. GERHARTZ, Dr. M. KESSEL, Dr. P. KÖRTGE, Dr. H. KRENTZ, Prof. Dr. F. A. PEZOLD, Dr. H. WELLER und meine ehemaligen Mitarbeiter Dr. H. KOCH-Bad Schwalbach und Prof. Dr. F. TRAUTMANN, Chefarzt der II. inneren Abteilung des Städt. Krankenhauses Berlin-Neukölln, bemüht. Wesentliche Beiträge stammen von den Herren Dr. R. DOHRMANN, Oberarzt der chirurgischen Klinik der Freien Universität, und Privatdozent Dr. H. WITZGALL, Chefarzt der inneren Abteilung des Martin-Luther-Krankenhauses Berlin-Grunewald. Den genannten Kollegen ist es zu danken, wenn sich dieses Buch auch in der vorliegenden Neufassung für die Studierenden und Ärzte als dienlich erweist.

Angesichts der Kompliziertheit und Mannigfaltigkeit der heutigen medizinisch-klinischen Diagnostik mußten in manchen Kapiteln die methodischen Angaben für die Ausführung der gegenwärtig üblichen Laboratoriumsuntersuchungen überwiegen. Um den Umfang des Buches nicht allzu sehr zu vergrößern, traten die Behandlung pathophysiologischer Fragen und die Schilderung der Symptomatik der einzelnen Krankheitsbilder vielfach in den Hintergrund. Bewußt beschränkten wir uns auf die Angaben, die für das Verständnis der diagnostischen Verfahren jeweils förderlich erschienen. Wir haben uns leiten lassen von dem Gedanken, daß dieses Buch, wie FRIEDRICH V. MÜLLER in seinem Vorwort zur 49. bis 54. Auflage darlegte, kein Lehrbuch, sondern ein Wegweiser am Krankenbett und bei den Arbeiten im Laboratorium sein will. Unter diesem Gesichtspunkt ist das Schwergewicht auf jene diagnostischen Verfahren gelegt worden, deren Grundlagen und deren Methodik nicht mit solcher Ausführlichkeit in den Lehrbüchern der inneren Medizin gebracht werden können. Unvermeidlicherweise bringt es eine derartige Stoffauswahl mit sich, daß lange Strecken dieses Buches weniger zum Lesen und Lernen als vielmehr zum Nachschlagen geeignet sind.

Berlin, April 1959 H. V. KRESS

Vorwort zur fünfundfünfzigsten bis zweiundsechzigsten Auflage

Am 18. November 1941 hat FRIEDRICH v. MÜLLER die Augen für immer geschlossen. Vom Jahre 1886 an lag ihm dieses Buch am Herzen, und wenige Tage noch vor seinem Tod entstanden die letzten verbessernden Notizen. Mehr als fünfzig von ihm bearbeitete Auflagen legen ein beredtes Zeugnis dafür ab, daß es dem großen Meister gelungen ist, durch fortwährende Überprüfungen und Ergänzungen den Studenten wie den praktisch und wissenschaftlich tätigen Ärzten einen zuverlässigen und brauchbaren Wegweiser an die Hand gegeben zu haben. In der Entwicklung des Buches von seinen Anfängen bis zu seiner jetzigen Gestalt spiegelt sich die Geschichte der medizinisch-klinischen Diagnostik im Zeitraum von fünfundfünfzig Jahren. Es war der Auftrag meines hochverehrten Lehrers an künftige Bearbeiter, daß in das Buch auch weiterhin neue und gut fundierte Erkenntnisse und Methoden der medizinisch-klinischen Diagnostik aufgenommen werden sollen und daß keine Änderung gescheut zu werden braucht, welche den Benützern des Buches dienlich sein könnte.

Berlin, Juli 1942   H. v. KRESS

Vorwort zur neunundvierzigsten bis vierundfünfzigsten Auflage

55 Jahre sind verflossen, seit wir als Assistenten CARL GERHARDTs im Würzburger Juliusspital dieses Büchlein gemeinsam verfaßt haben. Es hat im Laufe der Jahre viele Änderungen erfahren und trotz allem Streben nach knapper Darstellung hat sich sein Umfang von 100 auf mehr als 500 Seiten vergrößert. Es mußten die feineren Untersuchungsmethoden und die gegenwärtig geltenden chemischen Formeln aufgenommen werden, die sich in den klinischen Laboratorien erprobt haben. Auch viele Abbildungen sind gebracht worden, von denen wir hoffen, daß sie das Verständnis erleichtern. Freund SEIFERT ist vor einigen Jahren seinem schweren Leiden erlegen, der wärmste Dank für seine treue Hilfe wird ihm erhalten bleiben.

Dank gebührt auch meinen Freunden, welche durch ihre Kritik und ihre Beiträge dazu geholfen haben, das Buch auf der Höhe zu halten, vor allem meinen früheren Mitarbeitern an der Zweiten Medizinischen Klinik, den Herren KURT FELIX, OTTO NEUBAUER, F. HILLER und in erster Linie FREIHERRN VON KRESS. HERMANN SIEMENS in Leiden half mir bei den Kapiteln „Konstitution und Vererbung" und „Grundbegriffe der Hautkrankheiten", W. A. P. SCHÜFFNER aus Amsterdam bei der Beschreibung der Malaria. Das Kapitel über das Ohr stammt aus der Bezoldschen Klinik und ist von FRIEDRICH WANNER verfaßt. MEINHARD VON PFAUNDLER hat in aphorismatischer Kürze die wichtigsten Anhaltspunkte über die Entwicklung und Ernährung des Kindes beigesteuert. N. ZENNECK hatte die große Liebenswürdigkeit, mich auf neue Gesichtspunkte auf dem Gebiete der Physik aufmerksam zu machen. Meine Berater auf dem Gebiet der Chemie, an ihrer Spitze der Nobelpreisträger HANS FISCHER, der schon seit Jahren, damals als Assistent, an meiner Klinik tätig war, und ebenso sein Mitarbeiter SIEDEL, ferner der physiologische Chemiker AMANDUS HAHN sowie mein Hausgenosse DIRR haben mir treu geholfen.

Bei der letzten Neubearbeitung stellte sich die Notwendigkeit heraus, anstelle der in der Medizin viel gebrauchten Autorennamen die neue Nomenklatur einzuführen, welche durch den Namensgebungsausschuß der internationalen anatomischen Gesellschaft unter dem Vorsitz von HERMANN STIEVE in Berlin herausgegeben worden ist. Für diejenigen unserer Leser, denen die neuen Bezeichnungen fremd sind und die an den alten Namen festhalten, wurden diese in eckiger Klammer beigefügt. Mit dieser Arbeit wurde Dr. FRIEDRICH ERNST STIEVE, der Sohn des Herausgebers der Nomina anatomica, betraut. Wenn auch die Änderung der Namen in unserem Buch sich vorzugsweise in dem Bereich der Neurologie geltend gemacht hat, so erstreckt sie sich doch auf alle Gebiete in der Medizin. Bei der dazu notwendigen gründlichen Durcharbeitung des Textes ergab sich für Dr. F. E. STIEVE, der jetzt im Felde steht, die Gelegenheit, sich mit dessen Zielen vertraut zu machen. Auch konnte er im Kreise seiner Kollegen sich davon überzeugen, was unsere Leser, also die Studierenden und Ärzte, in unserem Buch zu finden erwarten. Aus dieser Zusammenarbeit von Lernenden und Lehrenden, also von Jung und Alt, konnte der Verfasser die Anregung schöpfen, inwieweit den neuesten Forschungsergebnissen der Wissenschaft Rechnung getragen werden soll.

Das Buch will kein Lehrbuch sein, sondern als Wegweiser dienen am Krankenbett und bei den Arbeiten im Laboratorium.

München, Oktober 1941.   FRIEDRICH MÜLLER

Vorwort zur ersten Auflage

Zur Abfassung des vorliegenden Taschenbuches sind wir durch unseren hochverehrten Lehrer und Chef, Geheimrat Professor C. GERHARDT, veranlaßt worden.

Es soll dem Bedürfnis entsprechen, eine kurzgedrängte Darstellung der Untersuchungsmethoden sowie eine Sammlung derjenigen Daten und Zahlen zur Hand zu haben, deren Kenntnis dem Untersuchenden am Krankenbette gegenwärtig sein muß.

Diese Daten können einerseits wegen ihrer Menge und Verschiedenartigkeit nur schwer mit der nötigen Genauigkeit im Gedächtnis behalten werden, andererseits sind sie in so zahlreichen Lehrbüchern und Monographien zerstreut, daß es mühsam ist, sie jedesmal aufzusuchen.

Wir haben uns bei der Auswahl und Anordnung des Stoffes von den Erfahrungen leiten lassen, die wir bei der Abhaltung von Kursen zu sammeln Gelegenheit hatten, und haben uns bemüht, dem praktischen Bedürfnis der Klinikbesucher und Ärzte Rechnung zu tragen, nur zuverlässige Angaben zu bringen, Nebensächliches und Selbstverständliches wegzulassen.

Würzburg und Berlin, April 1886.

OTTO SEIFERT und FRIEDRICH MÜLLER

Inhaltsverzeichnis

Inhaltsverzeichnis XI

Die Krankengeschichte

Eine Krankengeschichte setzt sich aus vier Teilen zusammen, erstens der Vorgeschichte (Anamnese), zweitens dem Befund (Status praesens) und drittens den wichtigsten Eintragungen über den Krankheitsverlauf, in denen die Angaben über Art und Erfolg der Behandlung enthalten sind. Eine zusammenfassende Schlußbetrachtung (Epikrise) vervollständigt die Aufzeichnungen.

1. Vorgeschichte

Allgemeingültige Regeln für die Aufzeichnung der Vorgeschichte bzw. ein Schema lassen sich nicht geben. Es bedarf besonderer Übung und Erfahrung, um aus den Angaben des Kranken die für die Beurteilung dieser oder auch früherer Erkrankungen wichtigen Hinweise zu erhalten. Die für gewisse Fachabteilungen entworfenen Vordrucke für Eintragung von Vorgeschichte und Befund können nur Anhaltspunkte geben. Im allgemeinen empfiehlt es sich, bei der Anlage einer Krankengeschichte folgende Reihenfolge einzuhalten:

Name, Vorname, Alter, Beruf und Wohnung des Kranken. Angaben über *Krankheiten in der Familie* (Familienanamnese): Gesundheitszustand, Krankheiten, Todesursache bei den Eltern und Geschwistern, ob der Patient Zwilling; besondere Erkrankungen (Konstitutionsanomalien, Mißbildungen, Stoffwechselkrankheiten, Tuberkulose, Bluthochdruck, Asthma, Steinleiden, Syphilis, Geisteskrankheiten) auch bei Verwandten I. und II. Grades.

Angaben zur *eigenen Vorgeschichte:* Störungen in der Entwicklung, Kinderkrankheiten (auch „Lymphdrüsenerkrankungen"), Infektions- oder andere Krankheiten, venerische Erkrankungen (Art der Kuren, Ergebnis der Blutuntersuchungen). Art und Zahl bisheriger Schutzimpfungen (z. B. BCG, Polio, Diphtherie), wurde Schutz- oder Heilserum (Tetanus, Tollwut, Diphtherie) angewandt? Rauch- und Trinkgewohnheiten (Nicotin- und Alkoholmißbrauch?). Übermäßige Einnahme von Tabletten o. ä.

Kurze Angaben zu den Lebensgewohnheiten und Berufsverhältnissen: Berufserkrankung, Militärdienst, Sport, Kriegsteilnehmer, Gefangenschaft, Kriegsverwundungen, Rentenempfänger, Berufswechsel?

Bei Frauen sind die Angaben über Einsetzen bzw. Aufhören der Menstruation, über Anzahl der Wochenbetten (mit Folgekrankheiten?) sowie über Fehlgeburten, insbesondere über fieberhafte bzw. über Totgeburten von Wichtigkeit.

Jetzige Erkrankung. Wann und mit welchen Erscheinungen hat diese begonnen, schleichend oder plötzlich (Schüttelfrost)? Aufzeichnungen über Fieberhöhe. Vorboten der Krankheit (Müdigkeit, Stimmungswechsel, Schlafstörung, Appetitlosigkeit, Gewichtsverlust?) Eintritt der Arbeitsunfähigkeit bzw. der Bettlägerigkeit? Mutmaßliche Ursachen: Unfall, Überanstrengung, Erkältung, Ansteckung (wo), Berufserkrankung, Diätfehler?

Gegenwärtige Klagen: Schmerzen (Art, Lokalisation, Dauer), Erbrechen, Husten, Auswurf, Schweiß, Durstgefühl, Schlafstörung, Schwindel. Besonders zu erfassen sind Regelmäßigkeit und Häufigkeit von Stuhl- und Harnentleerung, Farbe und Geruch der Entleerungen.

2. Befund (Status praesens)

Der *Befund* soll möglichst knapp und klar beschrieben, übersichtlich angeordnet und vollständig sein. Zweckmäßig wird er nach den Körperregionen gegliedert. Bei äußerlichen Erkrankungen empfiehlt es sich, den örtlichen (Lokal-) Befund am Schluß gesondert zu beschreiben.

Größe, Körpergewicht[1], Alter, Körperbau (kräftig, schwächlich), Knochensystem, Muskulatur, Fettpolster (Ernährungszustand).

Kräftezustand, Körperhaltung, Lage.

Psychisches Verhalten: Intelligenz, Bewußtsein (klares oder getrübtes Sensorium, Stupor = Teilnahmslosigkeit, Sopor = Schlafsucht, Koma = tiefe Bewußtlosigkeit mit Aufhebung der Reflexe). Krankhafte Unruhe, Jaktation, Delirien, Krämpfe.

Beschaffenheit der Haut, gut oder schlecht durchblutet, blaß, feucht, trocken, cyanotisch, ikterisch, bronzefarben, gedunsen, ödematös, schlaff, faltig. Narben, offene Stellen (Decubitus), Art und Ausbreitung von Hautausschlägen.

Körpertemperatur (axillar, rectal, oral).

Kopf. Schädelform, Behaarung, Haut- oder Haarkrankheiten, Gesichtsausdruck, gleichseitige Gesichtsinnervation? Stirnrunzeln, Augenschließen, Mundspitzen.

Augen. Stellung und Beweglichkeit der Bulbi, Größe und Form der Pupillen, Pupillenreaktion auf Lichteinfall und Nahesehen, Beschaffenheit von Cornea und Conjunctiva.

Seh- und Farbenprüfung, Augenspiegelbefund.

Ohren. Schmerzhaftigkeit der Ohrmuschel oder des Proc. mastoideus. Hörprüfung, Ohrenspiegelbefund.

Nase. Form, Durchgängigkeit für Luft; Sekret, Borken. Geruchsprüfung, Nasenspiegelbefund.

Mund. Lippen (Blässe, Trockenheit, Belag, Rhagaden, Herpes).

Gebiß (Vollständigkeit, Ersatz, Kronen), Mundschleimhaut, Speichelsekretion. Zunge (Beweglichkeit, Zuckungen, Belag, Feuchtigkeit, Atrophie oder Hypertrophie der Papillen).

Gaumen (hoher Gaumen?, Spaltbildung, Narben), Mandeln (Rötung, Schwellung, Auflagerung, Konkremente, Geschwüre).

---

[1] Durchschnittlich kann man annehmen, daß das Körpergewicht so viel Kilo betragen soll, als die Körperlänge 1 m überschreitet, also z. B. 70 kg bei 170 cm Körperlänge; bei hochgewachsenen Individuen pflegt das Gewicht etwas geringer zu sein als das erwähnte Längenmaß. Bei normal gebauten Erwachsenen ist die „Oberlänge", vom Scheitel bis zur Symphyse gemessen, ungefähr ebenso groß wie die „Unterlänge" (von der Symphyse bis zur Sohle) und die Armspreite (von Mittelfingerspitze R bis zur Mittelfingerspitze L bei seitlich ausgestreckten Armen) ist ebenso groß wie die gesamte Körperlänge. Zweckmäßig sind Größe und Nacktgewicht in Prozenten der aus Tabellen zu entnehmenden Sollwerte anzugeben.

Rachenschleimhaut, Schwellung an der Rachenhinterwand, Palpation der Rachenmandel. Schluckstörung ?, Stimme, Heiserkeit, Stridor, Spiegeluntersuchung des retronasalen Raumes und des Kehlkopfes. Geschmacksprüfung.

Hals. Länge und Umfang. Normale Beschaffenheit bzw. knotenförmige oder diffuse Vergrößerung der Schilddrüse. Größe, Verschieblichkeit der Lymphknoten (am Unterkieferwinkel mit Beziehung zu den Rachenorganen, im Nacken mit Beziehung zur Kopfhaut und zu Allgemeinerkrankungen (Syphilis, Tuberkulose), „Drüsennarben". Äußeres Verhalten des Kehlkopfes. Füllungsgrad und Pulsation der Vv. jugulares.

Wirbelsäule. Konfiguration bzw. Krümmung (Lordose, Kyphose, Skoliose), krankhafte Knickung (Gibbus), allgemeine (Stauchung) oder umschriebene (Klopf-)Schmerzhaftigkeit, Beweglichkeit.

Brust. Form und Elastizität des Brustkorbes, Verbiegung des Brustbeines, der Rippen. Verhalten der Fossae supraclaviculares. Seitengleiche Beatmung (die kranke Seite wird weniger stark beatmet), Brustumfang bei Ein- und Ausatmung, Atemtypus, Atemfrequenz. Beschaffenheit der weiblichen Brustdrüse.

Lunge. Bestimmung der Lungengrenzen, ihres Standes, ihrer Verschieblichkeit durch Perkussion. Vergleich der Spitzenfelder. Bestimmung etwaiger Dämpfungsbezirke. Kontrolle des Stimmfremitus (Stimmzittern).

Vergleich des Atmungsgeräusches über den einzelnen Lungenabschnitten, Rasselgeräusche, Reibegeräusche, Stimmbehorchung (Bronchophonie).

Herz. Lage und Beschaffenheit des Herz-(Spitzen-)stoßes, Herzbuckelbildung (Voussure), abnorme Pulsationen in der Herzgegend (Aneurysma), sichtbare Pulsation im Epigastrium. Fühlbares Reiben oder Schwirren (Perikarditis, Ductus Botalli, Mißbildung). — Beurteilung der Herzgrenzen, Verhältnis der absoluten zur relativen Herzdämpfung.

Auskultation, Regelmäßigkeit, Reinheit und Akzentuation der Töne, Doppelung oder Spaltung, intra- oder extrakardiale Geräusche. Verhalten der Arterien (Rigidität, Schlängelung), Qualität und Frequenz des Pulses. Füllung der Venen. Bestimmung des Blutdruckes am Arm (evtl. an beiden Armen und Bein).

Bauch. Form, Umfang (Messung). Verhalten und Beschaffenheit der Bauchdecken. Palpation (Pulsationen, Geschwülste, schmerzhafte Stellen). Perkussion und Auskultation (Ileocöcalgurren). Flüssigkeitsnachweis (Ascites). Perkutorische und palpatorische Untersuchung von *Leber* ((Konsistenz), *Milz*, *Nieren* und der Blasengegend. Inguinalgegend (Narben, Lymphknoten).

Äußere *Geschlechtsorgane*, Hoden, Nebenhoden, Vulva. Untersuchung vom Mastdarm aus (Prostata, Douglasgegend), evtl. gynäkologische Untersuchung.

Gliedmaßen. Lage und Haltung, Beschaffenheit der Knochen, Entwicklung der Muskulatur (Atrophie, Tonusverlust u. ä.). Aktive und passive Beweglichkeit der Gelenke (Ankylosierung, Geräusche). Statische Abweichungen (genu varum oder valgum), Senk-, Knick- oder Spreizfuß. Knochenhautverdickungen, Venenerweiterungen (Varicen), Narben oder Geschwüre (ulcus cruris, mal perforant). Trophische Störungen der Haut oder Nägel.

Nervensystem. (Systematische Organsystem-Untersuchung): Verhalten der Schleimhaut-, Haut- und Sehnen*reflexe*. Exaktheit willkürlicher Bewegungen, Diadochokinese, unwillkürliche Bewegungen (Zittern, Athetose, Chorea). Verhalten der Muskulatur (Rigor). Lähmungen (schlaff, spastisch). Gang (Ataxie), Stand (Rombergsche Probe). Verhalten der *Sensibilität*

1*

(Berührung, Schmerz, Wärme, Kälte). Lagesinn bzw. Tiefensensibilität. Elektrische Untersuchung der Muskel- und Nervenerregbarkeit.

3. Nachträge

Alle weiteren Untersuchungen, z. B. des Harnes, des Blutes, des Sputums, des Kotes, des Mageninhaltes oder des Darmsaftes und ähnliches werden mit ihren Ergebnissen ebenso wie die Resultate etwaiger Röntgen- oder elektrographischer Untersuchungen im Krankenblatt oder auf der Fieberkurve vermerkt. Dabei muß das Datum der Probeentnahme bzw. der Tag der Untersuchung erkennbar sein. Körpertemperatur und Pulsfrequenz, in bestimmten Fällen (Atemstörungen, Vergiftungen) auch die Atemfrequenz, werden zweckmäßig in Kurvenform aufgezeichnet. Die unter möglichst gleichartigen Bedingungen vorgenommene Gewichtskontrolle wird vermerkt, da sie unter Umständen über den bösartigen Charakter einer chronischen Krankheit Aufschluß zu geben vermag. Ferner werden alle therapeutischen Maßnahmen und ihr Erfolg stichwortartig aufgezeichnet.

4. Schlußbetrachtung (Epikrise)

In einer Zusammenfassung werden Vorgeschichte, Befund und Verlauf kritisch gewürdigt, die endgültige Diagnose festgelegt und bei schwierigen Krankheitsbildern differentialdiagnostische Überlegungen gestreift.

Unter *Morbidität* versteht man das Verhältnis der Zahl der Erkrankten zu derjenigen der gesamten lebenden Bevölkerung,

unter *Mortalität* dasjenige der Gestorbenen zur Bevölkerung und

unter *Letalität* das Verhältnis der Zahl der Gestorbenen zu derjenigen der Erkrankten.

Körpertemperatur

Die Messung der Körpertemperatur kann zur annähernden Orientierung über etwa vorhandene Fieberzustände in der Achselhöhle vorgenommen werden. Handelt es sich aber darum, genauere Auskunft über Abweichungen von der Norm zu gewinnen, z. B. beim Verdacht auf Tuberkulose, so muß die Messung im After oder im Munde unter dem Zungengrund bei geschlossenen Lippen ausgeführt werden. Der Patient muß sich dabei ruhig verhalten und er darf nicht während der vorausgegangenen halben Stunde eine Mahlzeit eingenommen oder anstrengende körperliche Bewegungen ausgeführt haben. Bei Tuberkulose oder in der Rekonvaleszenz von schweren Krankheiten sowie bei geschwächten und nervösen Individuen besteht bisweilen ein abnorm labiles Verhalten der Wärmeregulation und es können schon mäßige Anstrengungen, z. B. ein Spaziergang, ferner psychische Aufregungen vorübergehende und leichte Temperatursteigerungen zur Folge haben. Diese „Bewegungstemperaturen" sind ohne erhebliche diagnostische Bedeutung.

Das Thermometer muß mindestens 5 Min. liegenbleiben. Im Mund und im Mastdarm pflegt die Temperatur um etwa einen halben Grad höher zu sein als in der Achselhöhle, doch kann dieser Unterschied oft geringer und manchmal, namentlich bei fieberhaften Zuständen, größer sein, einen ganzen Grad und mehr betragen.

Die Temperatur des gesunden Menschen beträgt bei Messung unter der Zunge oder im Mastdarm zwischen 36,0 und 37,2° C[1]. Sie schwankt bei völliger Gesundheit im Laufe des Tages nur um wenige Zehntelgrade, und zwar fällt das Maximum in die Nachmittagsstunden, das Minimum in die frühen Morgenstunden. Schwankungen der Temperatur von einem ganzen Grad und darüber im Laufe des Tages können nicht mehr als normal angesehen werden; ebenso ist der umgekehrte Typus als pathologisch aufzufassen, wenn nämlich die Morgentemperaturen höher sind als die Abendtemperaturen. Dieser *Typus inversus*, wie auch die vergrößerten Tagesschwankungen finden sich unter anderem bei der Tuberkulose.

Vorübergehende Temperaturerhöhungen können auch bei Gesunden vorkommen nach Auflegung eines Heizkissens und unter anderem bei heißen Bädern und besonders im Dampfbad, wo die Wärmeabgabe von der Körperoberfläche aufgehoben ist. Infolge von *Wärmestauung* können hohe und selbst lebensgefährliche Temperatursteigerungen (Hitzschlag!) auftreten, wenn bei heißem schwülem Wetter große körperliche Anstrengungen ausgeführt werden. Die bei der Arbeit überschüssig gebildete Wärme kann bei mangelnder Produktion oder ungenügender Verdunstung des Schweißes nicht vom Körper abgegeben werden. Ist die Möglichkeit der Wärmeabgabe durch Leitung, Strahlung und Verdunstung des Schweißes normal, so bewirken auch große körperliche Anstrengungen beim Gesunden keine Temperatursteigerung.

Höhere und andauernde Temperatursteigerungen finden sich hauptsächlich im *Fieber*, das am häufigsten unter dem Einfluß von Infektionskrankheiten zustande kommt. Die Höhe der Temperatursteigerung ist kein brauchbarer Maßstab für die Gefahr einer Krankheit. Steigerungen der Körpertemperatur können auch vorkommen, ohne daß eine Infektion vorliegt, nämlich bei der Resorption von Bluterngüssen und Wundsekreten (posthämorrhagisches und Resorptions-Fieber, z. B. nach Knochenbrüchen, nach Operationen, nach Hämoptoe, oder bei Ansammlung von Blut und Sekret im puerperalen Uterus), ferner bei Bluterkrankungen, schweren Anämien, Hämoglobinämie und Hämoglobinurie, bei Leukämie, bei Krebserkrankungen sowie bei der Hyperthyreose und der damit verwandten Basedowschen Krankheit. Bei hysterischen Individuen erregen Temperatursteigerun-

---

[1] Für den Vergleich der verschiedenen Thermometereinteilungen gelten folgende Umrechnungen:

Celsius/Reaumur = 10:8 oder Celsius = $^4/_5$ Reaumur,
(Fahrenheit — 32) × $^5/_9$ = n° Celsius, (n° Celsius × 9) : 5 + 32 = Fahrenheit.

36° C	= 96,8° F	38° C	= 100,4F	39,5° C	= 103,1° F
37°	= 98,6°	38,5°	= 101,3°	40°	= 104,0°
37,5°	= 99,5°	39°	= 102,2°	41°	= 105,8°

gen ohne anderweitige Krankheitserscheinungen den Verdacht, daß sie
künstlich durch Reiben des Thermometers erzeugt seien.

Auch im Fieber zeigt die Temperatur Tagesschwankungen, und
zwar meist größere als bei Gesunden. Die Differenz zwischen der
höchsten an einem Tage beobachteten Temperatur und der niedrigsten
bestimmt den *Fiebertypus:*

Febris continua = Tagesdifferenz beträgt nicht mehr als 1°,

Febris remittens = Tagesdifferenz beträgt nicht mehr als 1,5°,

Febris intermittens = im Verlauf des Tages wechseln Fiebertempe-
raturen mit fieberlosen Intervallen.

Im Verlauf des Fiebers unterscheidet man:

I. *Stadium incrementi* = des Temperaturanstieges. Rascher Temperaturanstieg erfolgt meist unter Schüttelfrost: Wenn durch Kontraktion der
Hautgefäße die Wärmeabgabe vermindert wird, findet eine Wärmestauung
und damit eine Erhöhung der Körpertemperatur statt. Bei langsam erfolgen-
dem Temperaturanstieg, wie z. B. bei Typhus, ist kein oder nur leichtes
wiederholtes Frösteln vorhanden.

II. *Fastigium*, Hitze- oder Höhestadium, dessen Übergang zum nächsten
als amphiboles Stadium bezeichnet wird.

III. *Stadium decrementi*, der Fieberabfall kann entweder langsam im
Verlauf mehrerer Tage erfolgen: *Lysis*, oder rasch: *Krisis*. Bei der eigentlichen Krisis fällt die Temperatur rapid (innerhalb von Stunden oder eines
Tages) bis auf und unter die Norm herab; bisweilen geht der Krisis ein kurz-
dauerndes, sehr hohes Ansteigen der Temperatur voraus = Perturbatio
critica. Ein rascher Abfall der Temperatur ist meist durch Schweißausbruch
charakterisiert: durch die Verdunstung des Schweißes wird dem Körper eine
große Menge von Wärme entzogen. Außerdem gibt die hyperämische Haut
auch durch Leitung und Strahlung mehr Wärme ab. Durch die Behandlung
mit antibiotischen Mitteln hat sich der Fieberverlauf stark geändert, so daß
der Fiebertypus nur noch bei unbehandelten Fällen in charakteristischer
Weise aufzutreten pflegt.

Bei hohem Fieber stellen sich häufig psychische Störungen ein, die sich
durch Delirien äußern können. Ferner läßt sich nachweisen, daß im Fieberzustand und selbst nach dessen Abfall (epikritisch) Stoffwechselveränderungen vorhanden sind, die sich durch eine Steigerung des Eiweißumsatzes
äußern, welche im Gegensatz zum gesunden Menschen durch Kohlenhydrat-
darreichung nicht erniedrigt wird. Auch ist dabei häufig eine abnorme Verminderung der Kochsalzausscheidung zu konstatieren, die sich z. B. bei der
Pneumonie bis auf minimale Werte vermindern kann.

Respirationsorgane[*]

1. Untersuchung der Nase und des Rachens

Rhinoskopie und Pharyngoskopie

Die Untersuchung der Nase kann sowohl von vorne her ausgeführt werden,
indem man mittels eines Nasenspeculums die Weichteile auseinanderhält
(Rhinoscopia anterior), als auch von den Choanen aus (Rh. posterior). — Bei
der Rhinoscopia anterior erblickt man auf der medianen Seite das Septum

---

[*] Neubearbeitet von H. KOCH.

nasi, auf der lateralen die untere und mittlere Nasenmuschel. Zwischen dem Boden der Nasenhöhle und der unteren Muschel verläuft der untere, zwischen unterer und mittlerer Muschel der mittlere, zwischen mittlerer und oberer Muschel der obere Nasengang. Die Schleimhaut des unteren Nasengangs trägt, soweit es sich um den knorpeligen Teil der Nase handelt, Pflasterepithel, der übrige Teil der Nasenschleimhaut mehrzelliges Flimmerepithel.

Bei *Nasenbluten* (Epistaxis) sieht man das Blut meist an einer Stelle der knorpeligen Nasenscheidewand aussickern *(Locus Kiesselbachii)*. Man achte darauf, ob Verbiegungen, Knickungen, Erosionen, Ulcerationen oder Perforationen des Septums vorhanden sind. Oberflächliche Geschwüre an der vordersten Partie der Nasenscheidewand sind meist harmloser Natur, geben aber zu habituellem Nasenbluten Veranlassung; bisweilen entwickeln sich daraus Perforationen des Septum cartilagineum (Ulcus septi nasi perforans). Lücken im *knöchernen* Septum sowie Sattelnase deuten meist auf Lues. Schwellungen und Hypertrophien der Muscheln sowie Polypen führen oft zu Unwegsamkeit der Nase. Quillt zwischen mittlerer und unterer Muschel reiner, dünnflüssiger Eiter hervor, so ist dies oft ein Zeichen für Eiterungen in dem Sinus maxillaris (Highmorshöhle), Stirnhöhle oder den vorderen und mittleren Siebbeinzellen. Bei der Stinknase (Ozaena) findet sich die Nasenhöhle auffallend weit, die Muscheln und ihre Schleimhaut und Knochen sind atrophisch und mit überriechenden Borken besetzt (Rhinitis atrophicans foetida). Doch kann überriechender Ausfluß aus der Nase auch bedingt sein durch (syphilitische) Caries des knöchernen Gerüstes, durch Zersetzung des Eiters in den Nebenhöhlen sowie durch Fremdkörper.

Zur Ausführung der *Rhinoscopia posterior* benutzt man kleine, den Kehlkopfspiegeln ähnliche, nahezu rechtwinkelig am Stiel sitzende Spiegelchen. Man drückt die Zunge mit einem Spatel herab und führt den Spiegel bei möglichst erschlafftem Gaumensegel hinter die Uvula ein. Man gibt dem Patienten auf, dabei möglichst ruhig zu atmen und mit nasalem Klang „Ha" zu sagen oder das Schnarchen nachzuahmen. Zuerst sucht man sich den hinteren Rand des Septums auf, dann die Muscheln und weiter durch seitliche Drehung des Spiegels den Wulst der Tuba pharyngo-tympanica (Eustachii), den Recessus pharyngicus (Rosenmüllersche Grube), und durch Heben des Griffes das Dach des Nasenrachenraumes. An diesem sieht man die Tonsilla pharyngica.

Hypertrophien der Rachentonsille und des benachbarten adenoiden Gewebes werden als *adenoide Vegetationen* bezeichnet. Sie kommen hauptsächlich bei Kindern vor und können so groß werden, daß sie die Choanen zum größten Teil verlegen und die Atmung durch die Nase unmöglich machen. Man kann die Geschwulstmassen alsdann mit dem hinter das Gaumensegel nach oben eingeführten Finger leicht fühlen.

Die Nase dient dem Geruchssinn und der Respiration; der letzteren, indem sie die Einatmungsluft erwärmt und mit Wasserdampf sättigt, außerdem aber auch die Hauptmenge der in ihr enthaltenen Bakterien auffängt und sie davon reinigt. Wenn die Nase unwegsam wird, oder der Nasenrachenraum verengt oder verstopft ist, kann der Patient nur durch den Mund atmen. Man prüft die Durchgängigkeit der Nase, indem man bei geschlossenem Munde das eine Nasenloch zuhält und durch das andere atmen läßt.

Bei solcher *Mundatmung* kommt es zumeist zu Katarrhen des Kehlkopfes und der Luftröhre, bei Nacht zu starkem Schnarchen und unruhigem Schlaf. Bei Kindern, welche wegen adenoider Wucherungen dauernd durch den Mund atmen müssen, findet sich oft ein eigentümlicher blöder Gesichtsausdruck, geringe geistige Regsamkeit (Aprosexia nasalis), auch leiden das Gehör und die Entwicklung des Thorax.

Das Riechvermögen ist auf die obersten Teile der Nasenhöhle beschränkt. Störungen des Riechvermögens können zentralen oder peripheren Ursprungs sein; zentrale Anosmie findet sich bei traumatischen Läsionen des Bulbus olfactorius (Schädelbrüchen, Schußverletzungen, Commotio cerebri), Gehirntumoren, Tabes; periphere Geruchssinnstörungen kommen bei Erkrankungen und besonders bei Atrophie der Riechschleimhaut der Nase vor, z. B. bei Rauchern.

Die Untersuchung der Rachenorgane (Pharyngoskopie) wird vorgenommen, indem man mit einem Spatel den Zungengrund ruhig und kräftig niederdrückt, während der Patient die Zunge im Munde zurückhält. Man erblickt den harten und weichen Gaumen, das Zäpfchen sowie die vorderen und hinteren Gaumenbogen, welche vom Zäpfchen nach der Seite herablaufen und die Mandeln oder Gaumentonsillen zwischen sich fassen, endlich ein Stück der hinteren Rachenwand (Pars oralis pharyngis). Einen hinter dem hinteren Gaumenbogen seitlich herablaufenden, von der Tubenöffnung ausgehenden Wulst, der bei hypertrophischem Rachenkatarrh meist geschwollen ist, nennt man den Seitenstrang.

Man achte auf Mißbildungen, Lähmungen und Defekte (syphilitisch oder angeboren) des Gaumens, auf Entzündungen und Veränderungen der Rachenschleimhaut und der Tonsillen (Sekrete, Auflagerungen, Konkremente). Lassen sich Pfröpfe aus den Mandeln hervordrücken, so müssen sie mikroskopisch untersucht werden (Eiter- und Epithelpfröpfe, Mandelsteine). Man achte dabei besonders auf Bakterien. Bei Lähmungen des Gaumensegels und der hinteren Rachenwand findet sich außer Störungen der Sprache (s. Rhinolalia aperta) Erschwerung des Schluckens, Ablaufen von Flüssigkeit durch die Nase nach vorne.

2. Untersuchung des Kehlkopfes

Am Kehlkopf sind 3 Funktionen zu unterscheiden, welche bei Erkrankungen einzeln oder gemeinschaftlich gestört erscheinen können: 1. ist der Kehlkopf das Organ der *Stimmbildung*, 2. stellt er einen Abschnitt des *Respirationsrohres* dar, 3. bildet er einen Teil des *Schluckapparates*, indem die Speisen über ihn hinweggleiten müssen.

Man unterscheidet *Brust-* und *Kopf-* (oder *Fistel-*) *Stimme*. Wenn die Stimmlippen in ihrer ganzen Breite gleichmäßig schwingen, so produzieren sie die Bruststimme. Schwingt nur ihr freier Rand, so entsteht die Kopf- oder Fistelstimme. Alle Vokale, Diphthonge und Konsonanten werden im Ansatzrohre (Mund-, Rachen-, Nasenhöhle und Nasenrachenraum) gebildet. Bei Schwäche des Anblasungsluftstromes, z. B. bei Emphysem, außerdem bei manchen Stimmlippenlähmungen entsteht eine *schwache, klangarme* Stimme. Als *Aphonie* oder *Stimmlosigkeit* bezeichnet man denjenigen Zustand, bei welchem im Kehlkopf gar kein Klang mehr erzeugt wird und nur mehr eine Flüstersprache möglich ist. Als funktionelle oder hysterische Stimmlosigkeit bezeichnet man jene, welche auf krankhaften Vorstellungen oder Einbildung beruht, dabei pflegt der Husten klangvoll zu bleiben, d. h. die Stimmlippen funktionieren nur beim Sprechen ungenügend, sonst aber normal. *Kehlbaß* ist eine abnorm tiefe Stimme, die sich besonders bei Zerstörung der Stimmlippen findet. *Doppelstimme*, Diplophonie oder zweigeteilte Stimme zeigt sich bei einseitiger Stimmlippenlähmung sowie bei Kehlkopfpolypen, welche beim Phonieren zwischen die freien Ränder der Stimmlippen zu liegen kommen, so daß sie ein verschiedenartiges Klingen zweier Stimmritzenabschnitte veranlassen. — Ist die Nase für Luft undurchgängig, z. B. bei Stockschnupfen oder bei Anwesenheit von Geschwülsten in der Nase oder im Nasenrachenraum, so entsteht die *gestopfte Nasenstimme* (Rhinolalia clausa), wobei m, n, ng nicht mit nasalem Klang ausgesprochen werden können. Ist der Abschluß der Nasenhöhle von der Mundhöhle unmöglich [bei Lähmung oder Perforation des Gaumensegels, Spaltbildung (Wolfsrachen)], so entsteht die *offene Nasenstimme* (Rhinolalia aperta), welche dauernd nasalen Klang zeigt und bei welcher die Explosivbuchstaben b, p, k, t nicht richtig ausgesprochen werden.

Die *Respiration* ist erschwert bei stärkeren Entzündungs- und Schwellungszuständen des Kehlkopfes, am meisten bei Diphtherie, Pseudocroup und Glottisödem, außerdem bei großen Tumoren sowie bei Lähmung der Glottisöffner und Krampf der Glottisschließer (Spasmus glottidis). Die Atmung ist dabei verlangsamt, besonders die Inspiration wird langgezogen und von einem rauhen Geräusch begleitet (inspiratorischer Stridor). Bei Kehlkopfstenosen wird der Kopf nach rückwärts geneigt und der Larynx steigt respiratorisch stark auf und ab; bei Tracheal- oder Bronchialstenose wird der Kopf dagegen nach vorne gehalten und der Kehlkopf führt keine oder nur geringe respiratorische Bewegungen aus.

Als *Pseudocroup* bezeichnet man Anfälle von Atemnot mit Stridor und bellendem rauhem Husten, die besonders bei Kindern und am häufigsten des Nachts auftreten; sie sind durch eine akute Anschwellung der Schleimhaut unterhalb der Stimmlippen bedingt und meist ohne Gefahr, rezidivieren aber nicht selten. Über den *Keuchhusten* siehe das Kapitel Parasiten und Infektionskrankheiten.

Spasmus glottidis kommt hauptsächlich bei Säuglingen, meist im Anschluß an Rachitis und bei Tetanie vor (s. Spasmophilie); bei den oftmals am Tage wiederkehrenden Anfällen kommen die Kinder durch den plötzlichen krampfhaften Verschluß der Stimmritze in Erstickungsgefahr. Löst sich der Krampf nach einigen Stunden wieder, so hört man die giemende Inspiration.

Der *phonische funktionelle Stimmritzenkrampf* besteht in einem im Verhältnis zu der gewollten Leistung übermäßig festen Verschluß der Stimmritze, der im Moment der beabsichtigten Phonation eintritt, so fest, daß der zur Lauterzeugung erforderliche Exspirationsstrom die Stimmritze kaum oder gar nicht passieren kann (Dysphonia spastica).

Erschwerung des *Schluckens* (Dysphagie) mit heftigen, meist ins Ohr ausstrahlenden Schmerzen findet sich bei allen ulcerativen Prozessen des Kehlkopfes, besonders bei tuberkulösen Geschwüren des Kehldeckels und der Aryknorpelgegend, aber auch bei anderen Entzündungen der Epiglottis und der Aryknorpel.

Die Muskeln des Kehlkopfes

Der Kehlkopf wird gehoben durch den M. thyreohyoideus, *herabgezogen* durch den M. sternothyreoideus; der *Kehldeckel* wird *aufgerichtet* durch den M. thyreoepiglotticus, *gesenkt* durch den M. aryepiglotticus. Unter den Muskeln, welche die Stimmlippen selbst bewegen, hat man zu unterscheiden: 1. Erweiterer (Abductoren), 2. Schließer (Adductoren) und 3. Spanner der Stimmlippen.

Die *Erweiterung der Stimmritze* geschieht allein durch den M. cricoarytaenoideus dorsalis (posticus): er dreht den Processus vocalis des Ary-
knorpels nach *außen*. Der *Schluß der Stimmritze* geschieht 1. durch den
M. cricoarytaenoideus lateralis (dreht den Proc. vocalis nach innen) und
2. durch den M. arytaenoideus (Pars transversa und Pars obliqua), dieser
nähert die Aryknorpel einander. Die *Spannung der Stimmlippen* wird
bewirkt 1. durch den M. cricothyreoideus, welcher vorne den Ringknorpel
gegen den unteren Rand des Schildknorpels hebt und damit den Scheitel
der Ringknorpelplatte nach hinten rückt, 2. durch den M. thyreoarytaenoideus = Pars vocalis.

Die Nerven des Kehlkopfes

stammen aus dem Vagus. Der N. laryngicus cranialis (sup.) versorgt mit
motorischen Fasern den M. cricothyreoideus sowie die Muskeln der Epiglottis,
mit sensiblen Fasern die Schleimhaut des ganzen Kehlkopfes. — Der N.
laryngicus caudalis (inf.) (Recurrens nervi vagi), ein rein motorischer Nerv,
steigt mit dem Vagusstamm neben der Carotis bis in die Brusthöhle herab,
schlingt sich rechterseits nach hinten um die Arteria subclavia, linkerseits
um den Aortenbogen, geht zwischen Trachea und Ösophagus wieder nach
aufwärts und inn erviert alle übrigen vom N. laryng. cran. nicht versorgten
Kehlkopfmuskeln. Bezüglich der Innervation der Mundhöhle und des
Rachens siehe das Kapitel Nervensystem.

a) Die laryngoskopische Untersuchung

Man fordert den Kranken auf, die Zunge mittels eines Tuches
zwischen Daumen und Zeigefinger zu ergreifen und aus dem weit
geöffneten Munde vorzuziehen. Hierauf wirft man mittels eines Hohl-
spiegels oder einer elektrischen Stirnlampe einen möglichst hellen
Lichtstrahl auf den Rachen, führt den über der Lampe (oder in heißem
Wasser) etwas erwärmten Kehlkopfspiegel ein und drückt ihn leicht
gegen die Uvula an. Indem man den Kranken ein hohes ä oder ähä
aussprechen läßt, bewirkt man, daß der Kehldeckel sich aufrichtet und
daß dadurch die vorderen (im Spiegelbild oben gelegenen) Partien des
Kehlkopfinnern sichtbar werden. Bei der Untersuchung der hinteren
Kehlkopfwand und der Trachea (bis zur Bifurkation) beugt der Patient
seinen Kopf stark nach vorne, selbst bis zur Berührung des Kinnes mit
dem Manubrium sterni. Der Untersucher kniet vor dem Patienten
und sieht fast senkrecht hinauf auf den im Munde des Patienten befindlichen horizontal gehaltenen Kehlkopfspiegel. — Man erblickt im
laryngoskopischen Bilde oben (vorn) den Kehldeckel, von diesem aus
die aryepiglottischen Falten nach unten (hinten) zu den Aryknorpeln
verlaufend, deren Lage durch die als leichte Prominenz sichtbaren
Cartilagines corniculatae (Santorini) angedeutet ist; etwas nach außen
von diesen finden sich die Cartilagines cuneiformes (Wrisbergii).
Zwischen den Aryknorpeln befindet sich die Regio interarytaenoidea.
Das Kehlkopfinnere teilt man ein in den oberen (Vestibulum laryngis),
mittleren und unteren Kehlkopfraum. Der mittlere enthält die beiden
Taschenfalten (Plicae ventriculares), früher Taschenbänder oder falsche
Stimmbänder genannt, nach außen von diesen liegt der Ventriculus
laryngis (Morgagnische Tasche). Die engste Stelle des Kehlkopfs

befindet sich in der Höhe der freien Kante der Stimmlippen (-bänder),
die mit den Processus vocales zusammen die Rima glottidis, die Stimmritze, bilden. Der ganze prismatische Körper, Muskel und Band zusammen, heißt Labium vocale, das eigentliche elastische Band: Ligamentum vocale; die Schleimhautfalte, welche die obere und untere
Fläche der Stimmlippe überzieht, heißt Plica vocalis. Der Teil der
Stimmritze zwischen den Stimmlippen heißt Pars intermembranacea
rimae glottidis (Glott. lig. od. voc.), der Teil zwischen den beiden
Processus vocales heißt Pars intercartilaginea rimae glottidis (Glott.
cart. od. resp.).

Die von KIRSTEIN beschriebene *Autoskopie* (direkte Laryngoskopie)
besteht in der geradlinigen Besichtigung der oberen Luftwege bei vorwärts
gedrücktem Zungengrunde. Die Untersuchung wird bei rückwärts geneigtem Kopf des Patienten mit einem breiten, rinnenförmigen Spatel
vorgenommen, dessen Ende bis an die Plica (Lig.) glosso-epiglottica mediana
zu liegen kommt, so daß die Epiglottis mit dem Zungengrunde nach vorne
gedrückt wird. Auf diese Weise kann man mit einem Lichtstrahl direkten
Einblick in den Kehlkopf gewinnen.

Die von KILLIAN ausgebildete direkte *Bronchoskopie* besteht in der
Einführung von geraden Metallröhren durch den Mund in den Larynx und
in die Trachea nach ausgiebiger Anaesthesierung. Unter elektrischer Beleuchtung betrachtet man die Bifurkation der Trachea, den rechten oder
linken Bronchus und deren Teilung. Die Bronchoskopie hat in den letzten
Jahren eine erhebliche Erweiterung erfahren und wird heute sehr häufig in
einer Kurznarkose unter Zuhilfenahme muskelerschlaffender Relaxantien
(Curarepräparate) vorgenommen. Dabei gelingt es, das starre Broncho-Endo-
skop weit in die Trachea vorzuschieben und durch Anwendung verschiedener
Schräg-Optiken alle Bronchusabgänge auf beiden Seiten dem Auge dar-
zustellen. Selbst Probeexcisionen oder photographische Aufnahmen von den
Bronchusabgängen sind auf diese Weise möglich (z. B. bei Verdacht auf
Bronchustuberkulose oder Bronchuscarcinom).

b) Stimmlippenlähmungen

Bei Lähmung des *M. cricoarytaenoideus* dorsalis [posticus] (Dorsalis- oder
Posticuslähmung) kann die Stimmlippe bei Respiration nicht nach außen
bewegt werden. Die gelähmte Stimmlippe bleibt also bei Respiration nahe
der Mittellinie stehen; bei doppelseitiger Lähmung bleibt zwischen beiden
nur ein schmaler Spalt, und es entsteht hochgradige inspiratorische Dyspnoe.
Dabei ist die Stimmbildung erhalten oder nur wenig verändert. — Ein ähnliches Krankheitsbild entsteht bei *Spasmus der Adductoren* (Mm. cricoarytaenoid. lateral. und arytaenoid.) und bei doppelseitiger Ankylosierung
des Cricoarytaenoideal-Gelenkes.

Bei *Lähmung der Adductoren* (Mm. cricoarytaenoid. laterales und arytaenoid.) kann die gelähmte Stimmlippe nicht der Mittellinie genähert
werden; bei doppelseitiger Lähmung der Adductoren bleibt die Stimmritze
als großes Dreieck offenstehen, wodurch Stimmlosigkeit entsteht und der
Husten tonlos wird; die Respiration ist dabei unbehindert.

Bei Lähmung des *M. arytaenoideus* können die Aryknorpel zwar mit
ihren Processus vocales (Mm. cricoartaenoid. laterales), nicht aber mit
ihrer Basis einander genähert werden, es bleibt bei Phonation im hinteren
Drittel der Stimmritze ein offenes Dreieck.

Bei Lähmung des *M. thyreoarytaenoideus* ist bei Phonation die Spannung der Stimmlippe unvollständig, da sie mit ihrem freien Rand konkav ausgebuchtet ist; bei doppelseitiger Paralyse des M. thyreoarytaenoideus besteht lanzettförmiges Klaffen der Glottis (Abb. 1f), bei *gleichzeitiger* Lähmung des *M. arytaenoideus* bleibt auch die Glottis respiratoria offen, und die Proc. vocales springen nach innen vor (Abb. 1g).

Bei einseitiger Lähmung des *Nervus recurrens* steht die Stimmlippe der betreffenden Seite sowohl bei Phonation als bei Respiration unbeweglich in Kadaverstellung (Abb. 1d und e). Bei Phonation bewegt sich die gesunde Stimmlippe bis an die gelähmte heran, indem sie die Mittellinie überschreitet und die Aryknorpel sich überkreuzen (Abb. 1e); der Aryknorpel der gelähmten Seite hängt dabei meist etwas nach vorne über: Stimme klangarm.

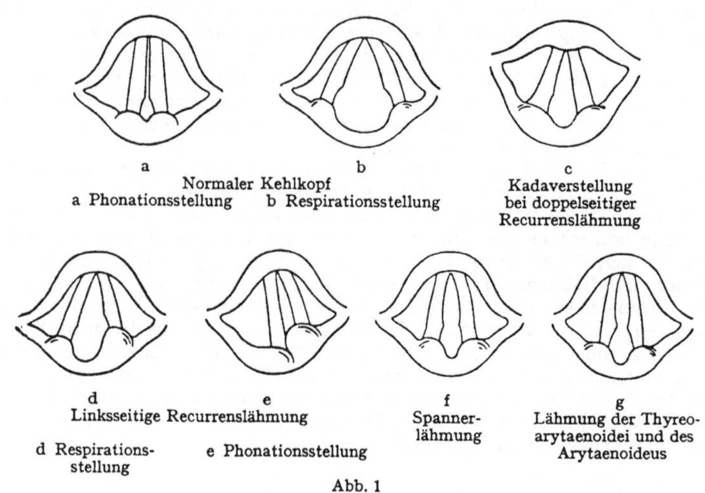

Abb. 1

Bei doppelseitiger Recurrenslähmung stehen beide Stimmlippen beim Sprechen und Atmen unbeweglich in Kadaverstellung, d. h. in der Mitte zwischen der phonatorischen Medianstellung und der respiratorischen Abduktionsstellung (Abb. 1c).

Bei Lähmung des N. laryngicus cran. (sup.) besteht Unbeweglichkeit der Epiglottis auf der betreffenden Seite sowie Anaesthesie der Kehlkopfschleimhaut (Fehlen der Reflexe, Fehlschlucken). Außerdem ist wegen der Lähmung des M. cricothyreoideus die Stimme rauh und unrein; es ist unmöglich, hohe Töne zu produzieren.

Bei Lähmung des *N. vagus* besteht außer den Lähmungserscheinungen von seiten der Nn. laryng. cran. (sup.) und recurrens auch noch Unbeweglichkeit der Pharynxmuskulatur der betreffenden Seite; sie wird dadurch deutlich, daß bei Schluckbewegungen die gelähmte Seite der hinteren Rachenwand nach der gesunden Seite hin verzogen wird.

Bei den durch Läsion des N. recurrens bedingten Lähmungen sind die Glottisöffner am frühesten und am meisten befallen; bei der auf Hysterie beruhenden Aphonie findet sich eine mangelhafte Funktion der *Adductoren*; beim Versuch zu phonieren schließen die Stimmlippen nicht, sondern die

Glottis bleibt offenstehen. Der Husten dagegen geschieht mit Klang, also unter genügendem Schluß der Glottis. Die hysterische Funktionsstörung des Kehlkopfs betrifft also nur die Funktion des Sprechens, nicht auch diejenige des Hustens. Bei Laryngitis acuta und chronica kommt häufig eine Parese der Stimmband*spanner* vor.

3. Inspektion des Thorax

Man achte darauf, ob der Thorax normal gebaut oder ob er abnorm erweitert oder verengert ist, insbesondere ob beide Thoraxhälften symmetrisch sind und ob sich die beiden Seiten bei der Atmung in gleicher Weise heben. Bei angeborenen Herzfehlern kann eine Ausbuckelung der Thoraxwand in der Herzgegend (Voussure) bestehen. Außerdem untersuche man, ob die Wirbelsäule normalen Verlauf zeigt. Seitliche Verbiegungen der Wirbelsäule und die damit verbundene Asymmetrie der Rippen haben stets zur Folge, daß der Perkussionsschall an vergleichbaren Stellen ungleich wird und daß dadurch krankhafte Dämpfungen vorgetäuscht werden.

Eine pathologische Verbiegung der Wirbelsäule konvex nach dorsal wird als *Kyphose* bezeichnet. Ist sie nicht bogenförmig, sondern, wie bei Tuberkulose der Wirbelkörper, winklig, so bezeichnet man sie als *Gibbus*. Eine Verkrümmung der Wirbelsäule konkav nach dorsal nennt man *Lordose*, eine seitliche Verbiegung und Drehung *Skoliose*; am häufigsten findet sich eine gleichzeitige Verbiegung nach dorsal und nach der Seite = *Kyphoskoliose* mit Verdrehung der Wirbelkörper.

Thoraxmaße. Zur Messung des Brustumfangs läßt man die Arme des Untersuchten waagerecht seitwärts halten und führt das Meßband so um die Brust herum, daß es hinten dicht unter den Schulterblattwinkeln, vorne unmittelbar unter den Brustwarzen liegt. Und zwar wird sowohl bei höchster Einatmung als bei tiefster Ausatmung gemessen. Der Brustumfang soll ungefähr die Hälfte der Körperlänge betragen und eine größte respiratorische Exkursion von 5—8 cm darbieten.

Bei Rechtshändigen überwiegt der Umfang der rechten Thoraxhälfte über den der linken um 0,5—1 cm, bei Linkshändern findet sich meist eine geringe Differenz zugunsten der linken Seite.

Der Sternovertebraldurchmesser beträgt bei gesunden Männern am Manubrium sterni ungefähr 16 cm, am unteren Ende des Corpus sterni 19 cm. Der Breitendurchmesser (Diameter costalis) mißt in der Höhe der Brustwarze ungefähr 26 cm. Beim weiblichen Geschlecht sind alle diese Maße etwas kleiner.

Erweiterung einer Thoraxhälfte findet sich bei Vorhandensein von Luft oder Flüssigkeit in einem Pleurasack: also bei Pneumothorax und bei pleuritischen Ergüssen. Die *erweiterte Seite* zeigt dabei *respiratorisch geringere Exkursionen*, die Intercostalräume sind verstrichen. Ist eine *reichliche* Ansammlung von Flüssigkeit oder Luft in der Pleurahöhle vorhanden, so zeigt nicht nur die erkrankte, sondern in geringerem Grade auch die gesunde Brusthälfte eine Umfangszunahme, indem das Mediastinum nach der gesunden Seite verdrängt und die gesunde Lunge vikariierend stärker ausgedehnt wird.

Einseitige Verengerung des Thorax findet sich bei Schrumpfungsprozessen der Lunge (im Gefolge tuberkulöser oder chronisch pneumonischer Erkrankung), nach Resorption pleuritischer Exsudate, wenn die erkrankte und vorher komprimiert gewesene Lunge sich nicht mehr vollständig ausdehnen kann oder wenn umfangreiche pleuritische Verwachsungen zwischen Lunge und Brustwand eingetreten sind. Dabei erscheint die vordere Brustwand der betreffenden Seite abgeflacht, *sie bleibt bei der Inspiration zurück* und die Intercostalräume sind vertieft.

Die erkrankte Seite kann also immer daran erkannt werden, daß sie sich an der Atmung weniger beteiligt.

Doppelseitige Erweiterung kommt vor bei *Lungenemphysem* wie auch im Asthmaanfall. Der Thorax zeigt dabei *Faßform*, erscheint inspiratorisch gehoben und im sternovertebralen Durchmesser durch Hebung der Rippen erweitert. Der Hals ist kurz. — Erweiterung der unteren Thoraxapertur kommt zustande bei Geschwülsten und Ergüssen in der Bauchhöhle sowie bei Schwangerschaft.

Bei *doppelseitiger Verengerung* des Thorax ist der Brustkorb lang, flach und schmal, die Rippen verlaufen steil nach abwärts, der sternovertebrale Durchmesser ist abnorm klein, die Intercostalräume sind weit. Man bezeichnet diese Gestalt des Brustkorbes als paralytische Thoraxform. Sie findet sich häufig bei Phthisis pulmonum wie auch beim Habitus asthenicus.

4. Verhalten der Atmung

Die *Zahl der Atemzüge* beträgt bei gesunden Erwachsenen in der Ruhe 16 bis 20, bei Neugeborenen 44 in der Minute.

Die inspiratorische Erweiterung des Thorax geschieht hauptsächlich durch Tiefertreten des Zwerchfells, weniger durch Heben der Rippen (Mm. scaleni, levatores costarum und intercostales externi).

Die *exspiratorische Verengerung* des Thoraxraumes wird unter normalen Verhältnissen hauptsächlich dadurch vollzogen, daß die Lunge durch die in ihr vorhandenen elastischen Fasern sich zu verkleinern sucht; ferner durch die Elastizität der Rippen, also in der Hauptsache ohne Muskelhilfe. Als Exspirationsmuskeln kommen in Betracht die Mm. intercostales interni.

Inspiration und Exspiration folgen einander ohne Dazwischentreten einer Pause.

Die Lunge führt bei der Respiration keine aktiven Bewegungen aus, sondern sie folgt passiv den Bewegungen der Brustwand und des Zwerchfells.

Während bei gesunden Menschen in der Ruhe seltene und oberflächliche Atemzüge für den Gaswechsel in der Lunge ausreichen, werden bei Sauerstoffmangel und bei Reizung des Atemzentrums (nervös-reflektorisch und chemisch [O_2/CO_2]) die Atemzüge tiefer und beschleunigt. Bei Körperanstrengung und bei bestimmten Stadien von Herzkrankheiten kommt es zur unbewußten Atmungsbeschleunigung (Polypnoe). Komplizierte Regelungsvorgänge nervöser und chemischer Natur führen zur bewußten Atemnot, der *Dyspnoe*, bei der ein Mißverhältnis zwischen Stoffwechsellage und der verstärkten Atmung besteht. Neben aktuellem (in großer Höhe) und relativem Sauerstoffmangel (Anämie) spielen mechanische Momente im Brustkorbbereich und Änderungen in den Elastizitätsverhältnissen der Lunge eine ursächliche Rolle.

Lähmung der Atemmuskeln, Brustkorbeinengung (Ankylose der Rippen-Wirbelgelenke, Kyphose, Rippenplastik) und raumfordernde Prozesse in der Pleurahöhle (Erguß, Pneumothorax) führen zur *inspiratorischen Dyspnoe*, bei der die Einatmung mit Anstrengung erfolgt unter Anspannung der *Atemhilfsmuskeln* (Mm. scaleni, sterno-cleidomastoideus, pectoralis maj. und minor, trapecius, serratus lat. (ant.), Strecker der Wirbelsäule, Erweiterer der Nasen- und Mund-öffnung sowie des Kehlkopfes). Der Elastizitätsverlust der Lunge bedingt eine erschwerte Ausatmung, *exspiratorische Dyspnoe*, z. B. beim Emphysem bzw. beim Asthma. Als Hilfsmuskeln werden bei der jetzt verlängerten Ausatmung vornehmlich die Bauchpresse und der m. quadratus lumborum herangezogen. Erhöhte Druckschwankungen führen dabei zum exspiratorischen Stridor (s. S. 9).

Unter *Asthma* versteht man eine sich in Form von Anfällen einstellende quälende Atemnot mit vorwiegend exspiratorischer Dyspnoe. Beim Asthma bronchiale handelt es sich vornehmlich um einen Krampfzustand der Bronchialmuskulatur mit nachfolgender reflektorischer Hypertonie der Atemmuskulatur. Unter Asthma cardiale und A. uraemicum versteht man ähnliche, aber auf chemischem Wege ausgelöste Atemnotzustände bei Herz- oder Nierenkranken.

Unregelmäßigkeiten in der Atmung werden klinisch in Form des *Cheyne-Stokesschen* Atemtypus beobachtet, bei dem ein „wogender" Atemrhythmus durch allmähliches Anschwellen der Atemtiefe bis zur forcierten Atmung und anschließendes Abschwellen bis zum Atemstillstand *(Apnoe)* hervor-gerufen wird. Dieses wahrscheinlich mit Durchblutungsstörungen des Atemzentrums zusammenhängende Phänomen hat je nach der Natur des auslösenden Faktors (schwere Gehirnkrankheit, Herzerkrankung, Urämie, Morphinvergiftung) eine mehr oder weniger ernste Bedeutung. Es besteht eine gewisse Ähnlichkeit zu der periodischen Atmung, wie sie im Schlaf, bei Säuglingen und Greisen oder in großen Höhenlagen beobachtet werden kann. Die Cheyne-Stokessche Atmung ist zu trennen von der präfinalen Schnappatmung, der meist eine als Keuchatmung bezeichnete maximal angestrengte Atmung vorausgeht.

Als *große Atmung* bezeichnete KUSSMAUL einen Atemtyp, bei welchem die meist frequenten Atemzüge der benommenen oder bewußtlosen Patienten dauernd abnorm tief und mit Geräusch erfolgen, ähnlich wie bei schwerer körperlicher Arbeit. Diese Form der Atmungsstörung tritt bei Acidose (Coma diabeticum, Coma uraemicum, Addison-Koma) auf.

Spirometrie

Zur objektiven Prüfung der Atemfunktionen dient die *Spirometrie*, bei der zur einfachen Bestimmung der *Vitalkapazität* ein Spirometer nach HUTCHINSON verwandt wird. Genauere Untersuchungen sind mit den ver-schiedenen Formen von Spirographen möglich, die mittels Umwälzpumpe und Sauerstoffzufuhr im geschlossenen System fortlaufende Messungen erlauben. In Verbindung mit körperlicher Arbeit (Drehkurbel- oder Fahrrad-ergometer) stellt die *Spiroergometrie* eine für die Herz- und Lungenfunktion gleichermaßen brauchbare Untersuchungsmethode dar. Die gefundenen Größen werden zum Grundumsatz, bzw. zur Körperoberfläche in Beziehung gesetzt. Bei der Untersuchung werden im allgemeinen folgende Werte bestimmt:

1. Atemvolumen = Respirationsluft, die bei jedem ruhigen Atemzug bewegte Luftmenge. Sie beträgt durchschnittlich 500 cm³ = etwa 11% der Totalkapazität.

2. Atemminutenvolumen = die in einer Minute bewegte Respirationsluft.

3. Sauerstoffaufnahme = in einer Minute verbrauchte O_2-Menge.

4. Atemzeitquotient = Verhältnis der Dauer von Einatmung zu Ausatmung (1,0:1,0 bis 1,5).

5. Vitalkapazität = die Luftmenge, die nach tiefster Inspiration durch stärkste Exspiration entleert werden kann. Der Sollwert richtet sich nach dem Sollgrundumsatz und beträgt für Männer 3000—5000 cm³, für Frauen 2000—3000 cm³.

6. Atemstoß = Geschwindigkeit der maximalen Ausatmung (TIFFENEAU).

7. Atemgrenzwert = die Luftmenge, die bei tiefster und möglichst frequent durchgeführter Atmung in einer Minute ventiliert wird.

8. Komplementärluft = die Luftmenge, die nach ruhiger Einatmung durch zusätzliche tiefste Inspiration eingeatmet werden kann (etwa 50% der Totalkapazität).

9. Reserveluft = die Luftmenge, die nach ruhiger Ausatmung durch zusätzliche tiefste Exspiration noch ausgeatmet werden kann (etwa 15% der Totalkapazität).

10. Residualluft = diejenige Luftmenge, die nach tiefster Exspiration noch in der Lunge zurückbleibt und nur auf indirekte Weise (Mischungszeit mit einem Fremdgas H oder He) bestimmt werden kann. Ihre Menge nimmt mit dem Lebensalter (Nachlassen der Elastizität) zu. Im Durchschnitt beträgt die Menge der Residualluft etwa 24% der Totalkapazität, d. h. etwa 1200 bis 1500 cm³.

Die Totalkapazität der Lunge setzt sich zusammen aus Respirationsluft (1), Komplementärluft (8), Reserveluft (9) und Residualluft (10), während die einfacher zu bestimmende Vitalkapazität nur aus den ersten drei Komponenten besteht. Für die Beurteilung der Leistungsfähigkeit ist vor allem der Sauerstoffverbrauch in Ruhe und unter Belastung (Herzleistungsquotient) maßgeblich, für die Beurteilung der Lungenfunktion dagegen sind die einzelnen Atmungswerte (Vitalkapazität, Atemgrenzwert) aufschlußreich.

Durch die *Bronchospirometrie* ist darüber hinaus eine entsprechende Untersuchung jeder der beiden Lungenhälften möglich. Diese Methode hat gezeigt, daß Pleuraerkrankungen (Schwarten) stärker einschränkend wirken können als einseitige krankhafte Lungenprozesse.

Als *Mittelkapazität* bezeichnet man diejenige Luftmenge, welche bei ruhiger Atmung in der Mitte zwischen In- und Exspiration in der Lunge vorhanden ist; sie ist = Residualluft + Reserveluft + halbe Respirationsluft. Die Mittelkapazität, also die durchschnittliche Luftfüllung der Lunge nimmt bei gesteigertem Atmungsbedürfnis, also bei körperlicher Arbeit und bei jeder Art von Atmungsnot,

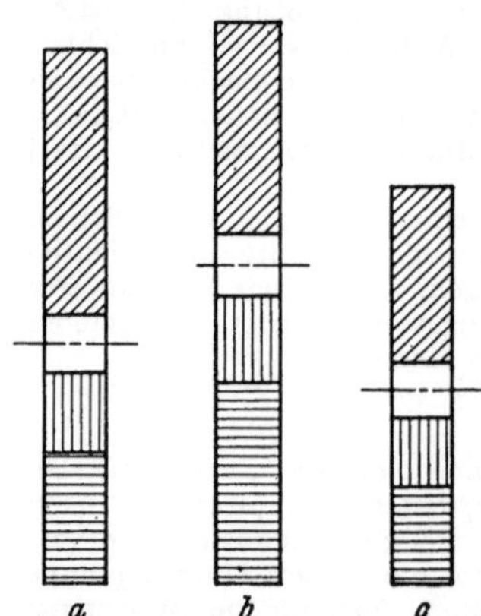

Abb. 2. Verhältnis der Luftmengen zueinander bei a) normalem Individuum, b) Emphysem, c) Pleuraerguß —·—·— Atemmittellage

auch bei kardialer Dyspnoe, zu. Bei Lungenemphysem ist die Menge der Residualluft vermehrt, die Vitalkapazität verkleinert (s. Abb. 2).

Die *atmosphärische Luft* zeigt eine ziemlich konstante Zusammensetzung von ungefähr 79% Stickstoff, 21% Sauerstoff und 0,04% Kohlensäure; die Alveolarluft ist ärmer an Sauerstoff (13—16%) und reicher an CO_2 (in der Ruhe 4%), sie ist stets gesättigt mit Wasserdampf. Die Menge der Kohlensäure und z. T. auch des Wassers in der Exspirationsluft schwankt je nach der Intensität der Verbrennungsprozesse im Organismus; sie ist am geringsten im Hungerzustand und in der Ruhe und steigt entsprechend der Nahrungsaufnahme und vor allem bei *Arbeitsleistung*; außerdem auch, wenn der Körper eine größere Wärmemenge produziert, z. B. bei äußerer Abkühlung und im Fieber.

5. Perkussion der Lunge

Durch den Stoß des perkutierenden Fingers oder Hammers wird die Brustwand in Schwingungen versetzt, diese Schwingungen teilen sich der umgebenden Luft mit und treffen das Ohr des Untersuchenden. Die Art und Stärke der Brustwandschwingungen ist abhängig von der Art und Stärke der Beklopfung und von der Schwingungsfähigkeit der Brustwand. Wenn die Brustwand sehr massig ist, ein starkes Fettpolster oder eine dicke Muskulatur besitzt, so gibt sie bei gleich starker Beklopfung einen leiseren Schall als eine dünne Brustwand. Infolgedessen ist der Perkussionsschall z. B. im Bereich des Schulterblattes und der es bedeckenden Muskulatur viel weniger laut als nach abwärts von der Scapula. Werden die Muskeln der Brust- und Bauchwand stark angespannt, z. B. beim Husten, Pressen oder beim Heben einer Last, so wird in ihrem Bereich die Schwingungsfähigkeit beeinträchtigt und der Klopfschall wird leise; deshalb darf man beim Kind die Brust nicht perkutieren, solange es schreit, und auch beim Erwachsenen nicht, während er gerade hustet oder preßt. — Vor allem aber ist die Schwingungsart der Brustwand bedingt durch die Schwingungsart und Schwingungsfähigkeit der Organe, welche ihr innen anliegen. Der auf die Brustwand ausgeübte Perkussionsstoß teilt sich diesen Organen mit und erzeugt in ihnen charakteristische Eigenschwingungen. Diese bringen die Brustwand zur Mitschwingung und teilen sich dadurch dem Ohr des Untersuchers mit. Ist unter der Brustwand lufthaltige schwingungsfähige Lunge gelegen oder lufthaltiger Magen und Darm oder, wie beim Pneumothorax, direkt ein Luftraum, so wird der Klopfschall laut, anhaltend, und er wird je nach der Größe und der Eigenschaft des schallenden Bezirkes tiefer oder höher klingen, und zwar ist der Schall im Bereich der lufthaltigen Lunge vorwiegend durch tiefe Töne ausgezeichnet, weil das schwammartige Lungengewebe nur träger Schwingungen fähig ist. Der Klopfschall über lufthaltigen Darmabschnitten ist meist viel höher und tympanitisch. Liegen dagegen der Brustwand an ihrer Innenseite luftleere, dichte, der Eigenschwingung wenig fähige Massen an, z. B. das Herz, die Leber, eine luftleere infiltrierte Lunge, ein Tumor oder gar ein Flüssigkeitserguß, so gerät die Brustwand beim Beklopfen kaum in Schwingung, sie ist einerseits in ihrer Schwingungsfähigkeit gehindert (gedämpft), andererseits fehlen die Schwingungen der inneren Organe. Die Folge ist, daß der Klopfschall leise und kurzdauernd, meistens auch höher wird, weil die tiefen Töne fehlen. Wenn auch der Perkussions*stoß* ziemlich tief in das Körperinnere eindringt, so sind doch für die Beschaffenheit des Perkussions*schalles* hauptsächlich diejenigen Organteile maßgebend, welche der perkutierten Wandstelle an- und naheliegen, und ein *luftleeres* (schwingungsunfähiges) Organ, ein Tumor oder ein Verdichtungsherd, welche tiefer als 5 cm von der inneren Brustwand entfernt gelegen und durch lufthaltige Lunge überdeckt sind, geben zu keiner Veränderung des Perkussionsschalles mehr Veranlassung, lassen sich also durch die Beklopfung nicht mehr nachweisen. Die Perkussion gibt also nur über die Schwingungsfähigkeit der der Wand an- oder naheliegenden Organteile Auskunft. Ist aber hinter und unter einem wandständigen Organ, also dem Herzen, der Leber und Milz ein *lufthaltiger*, also *schwingungsfähiger*

Hohlraum gelegen, z. B. der Magen und Darm, so wird dieser bei *starker* Perkussion noch in Schwingungen versetzt und tympanitisch mitklingen, ein *schwacher* Perkussionsstoß wird aber einen in der Tiefe gelegenen Hohlraum nicht mehr erreichen. Aus diesem Grunde gibt ein Herz, welches dem lufthaltigen Magen (und nicht der Leber) aufliegt, bei starker Perkussion

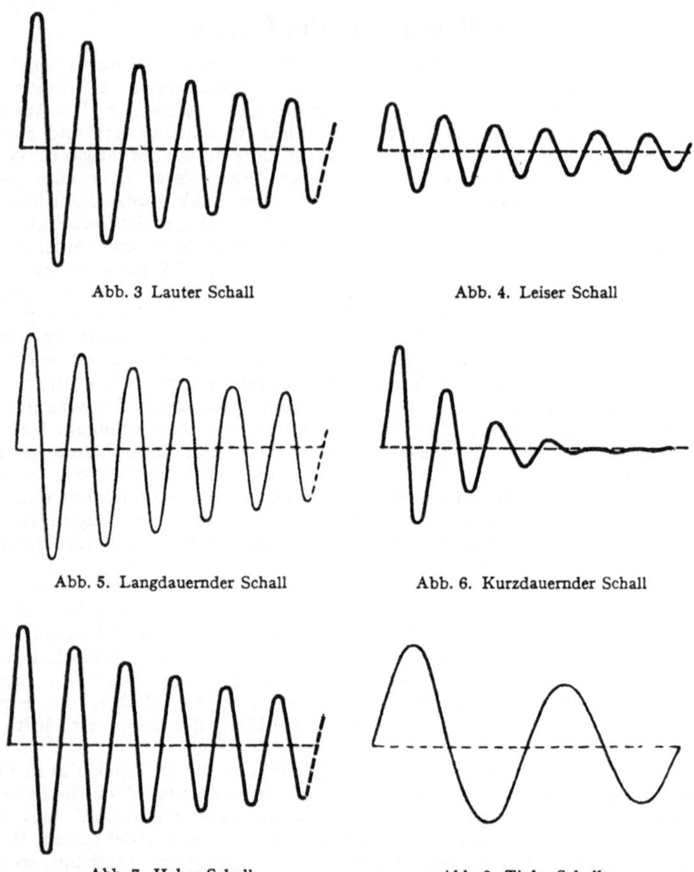

Abb. 3 Lauter Schall   Abb. 4. Leiser Schall

Abb. 5. Langdauernder Schall   Abb. 6. Kurzdauernder Schall

Abb. 7. Hoher Schall   Abb. 8. Tiefer Schall

tympanitischen Schall, und nur bei schwacher Beklopfung lassen sich seine Grenzen richtig feststellen. — Wenn an der Innenseite der Brustwand eine *dünne* Schicht lufthaltiger Lunge gelegen ist (von 1 bis höchstens 5 cm Tiefe) und dahinter ein luftleeres, nicht schwingungsfähiges Organ, z. B. das Herz oder die Leber, so gibt diese *dünne*, keilförmig sich zuschärfende Schicht von Lunge einen höheren und leiseren Klopfschall als eine dickere Schicht Lungengewebe. Diese Erscheinung ermöglicht es, die „relative" Herz- und Leberdämpfung perkutorisch festzustellen (s. Abb. 26, S. 65). Nach dem physikalischen Sprachgebrauch ist bei einem Ton die Stärke (Intensität) bestimmt durch die Amplitude der Schallschwingungen (s. Abb. 3 und 4), die Dauer durch die Dämpfung, d. h. den zeitlichen Abfall der Amplitude (Abb. 5 und 6) und die Höhe durch die Frequenz, d. h. durch die Anzahl der Perioden der Schwingung in der Sekunde (Hz = Hertz) (s. Abb. 7 und 8).

Bei der Perkussion handelt es sich nie um einfache Töne, sondern immer um einen Klang (Schall) oder ein Geräusch, die sich aus Tönen verschiedener Amplitude, Dämpfung und Frequenz in periodischer (Klang) oder unperiodischer Weise (Geräusch) zusammensetzen. Man unterscheidet dabei herkömmlicherweise folgende Schallqualitäten:

1. *laut* und *leise* (= hell und gedämpft);

2. *langschallend* und *kurzschallend* (= voll und leer);

3. *tief* und *hoch*.

4. *klangähnlich* und *nicht klangähnlich* (= tympanitisch und nicht tympanitisch).

Als besondere Schallqualität unterscheidet man noch den *Metallklang*, welcher durch sehr hohe Obertöne ausgezeichnet ist.

1. Mit **laut** und **leise** bezeichnet man die Unterschiede in der *Intensität*, d. h. der *Amplitude* der Schallschwingungen, welche das Trommelfell des untersuchenden Arztes treffen. Diese Unterschiede in der Lautheit des Perkussionsschalles sind in erster Linie abhängig von der Schwingungsfähigkeit und besonders vom *Luftgehalt* der perkutierten Organe, zweitens aber auch von der Stärke des angewandten Perkussionsschlages. Man muß deshalb an den zu vergleichenden Stellen stets mit der gleichen Stärke klopfen und muß sich davor hüten, eine vorgefaßte Meinung durch ungleichartiges Anschlagen zum Ausdruck zu bringen. Ungleichartiges Perkutieren erzeugt ungleichen Schall und kann krankhafte Schallunterschiede vortäuschen. Die Perkussion ist, wie SKODA gelehrt hat, immer vergleichend, d. h. man ermittelt, ob der Klopfschall an zwei korrespondierenden untersuchten Stellen gleich oder ungleich ist.

Am normalen Thorax und Abdomen findet sich lauter (heller) Schall im Bereich der Lunge, des Magens und Darms; leisen (gedämpften) Schall erhält man dort, wo Herz, Leber, Milz und Nieren der Brust- und Bauchwand anliegen. Ganz leisen (völlig gedämpften oder absolut „leeren") Schall gibt auch die Muskulatur (Schenkelschall). Die luftleeren weichen Teile wie Leber, Herz, Muskulatur geben beim Beklopfen so gut wie keine Schwingungen, also keinen Schall, und man hört bei ihrer Beklopfung nur das Patschen von Finger auf Finger oder von Hammer auf Plessimeter. Luftleere harte Teile, also die Knochen, z. B. die Wirbelsäule, leiten den Perkussionsstoß vorzüglich fort. Bei der Beklopfung der Wirbelsäule können deshalb lufthaltige Lungenabschnitte, welche ihr seitlich (*paravertebral*) anliegen, in Schwingungen versetzt und damit zum Tönen gebracht werden. Aus diesem Grunde gibt die Perkussion der Wirbelsäule im Bereich der Lunge lauten Schall.

2*

Leiser Schall (Dämpfung)[1] *im Lungenbereich* kommt vor:

a) Wenn die der Brustwand anliegende *Lunge luftleer* geworden ist; doch muß die luftleere Partie mindestens fünfmarkstückgroß sein und der Brustwand an- oder naheliegen; luftleere Teile, welche tiefer als 5 cm in der Lunge gelegen und von lufthaltigem Lungengewebe überlagert sind, liefern *keine* Dämpfung. Zentrale Pneumonien oder tief im Thorax gelegene Tumoren und Aneurysmen sind deshalb perkutorisch nicht nachweisbar, wohl aber durch die Röntgenuntersuchung, speziell durch die Tomographie.

Das Lungenparenchym kann luftleer werden:

α) durch *Infiltration:* bei Pneumonie, tuberkulöser Lungeninfiltration, bei hämorrhagischem Infarkt, Absceß, Neubildungen der Lunge;

β) bei *Atelektase:* unter Atelektase versteht man jenen Zustand, bei welchem die Lungenbläschen luftleer und ihre Wandungen kollabiert sind; dies kommt dadurch zustande, daß durch den Druck eines pleuritischen oder perikarditischen Exsudates die Luft aus den Alveolen verdrängt wird, oder dadurch, daß die Luft aus den Alveolen durch Resorption verschwindet, wenn die zuführenden Bronchien verstopft sind.

b) Wenn *zwischen Lunge und Brustwand Flüssigkeit* ergossen ist (pleuritische Exsudate, Empyem, Hydrothorax), und zwar geben die pleuritischen Flüssigkeitsergüsse einen ganz besonders leisen und kurzen (sog. leeren) Schall. Auch fühlt der perkutierende Finger eine härtere Resistenz. Doch müssen Flüssigkeitsansammlungen, um nachweisbar zu werden, bei Erwachsenen mindestens 400 cm³ betragen. Auch pleuritische Schwarten oder Tumoren können die Schwingfähigkeit der Brustwand beeinträchtigen und dadurch Dämpfung verursachen.

Pleuritische Exsudate sammeln sich im Pleuraraum zuerst in den seitlichen und hinteren unteren Partien an und verbreiten sich von da aus nach vorn und oben. Meist verläuft die obere Grenze der pleuritischen Exsudate in einer Bogenlinie, die in der hinteren Axillarlinie am höchsten steht und sich gegen die Wirbelsäule und die vordere Brustwand zu absenkt (parabolische Kurve von DAMOISEAU und ELLIS). Bei großen pleuritischen Ergüssen findet man auch auf der gesunden Seite hinten unten neben der Wirbelsäule häufig eine dreieckige kleine Dämpfungszone, das sog. Rauchfußsche Dreieck und die Wirbelsäule gibt in dessen Bereich leisen Schall.

Bei entzündlichen Pleuraexsudaten verändern sich die Grenzen der Dämpfung bei *Lagewechsel* des Patienten nicht oder nur wenig, da das Exsudat meistens durch Verklebung der Pleurablätter abgekapselt ist; bei *Hydrothorax*, der sich meist doppelseitig, wenn auch nicht beiderseits in

---

[1] Von einer Dämpfung pflegt man dort zu sprechen, wo der Klopfschall leiser ist (z. B. *Herzdämpfung*, Dämpfung über einem pleuritischen Exsudat); doch ist der Schall einer Dämpfung meist nicht nur weniger laut, sondern meist auch weniger tief, also höher klingend und zugleich von kürzerer Dauer. Man beachte, daß der Ausdruck der „Dämpfung" in der Medizin in anderem Sinne gebraucht wird als in der Physik, die darunter ein rasches Abklingen von Schwingungen versteht.

gleicher Höhe vorfindet, ändert sich das Flüssigkeitsniveau bei Lagewechsel meist erst nach einer viertel oder halben Stunde. Bei gleichzeitiger Ansammlung von Luft und Flüssigkeit im Pleurasack (*Pyo-* und *Seropneumothorax*) stellt sich jedoch die Flüssigkeitsmenge *sofort* auf die Horizontale ein, indem z. B. bei aufrechter Haltung des Patienten die Flüssigkeit als Dämpfung in der vorderen unteren Thoraxhälfte nachweisbar wird, bei Rückenlage aber nach hinten sinkt und vorne lautem Schalle Platz macht. — Oberhalb größerer pleuritischer Exsudate findet sich meist hoher und tympanitischer Perkussionsschall, oberhalb kleiner Exsudate häufig abnorm lauter und tiefer Schall.

Durch Ansammlung großer Mengen von Luft oder Flüssigkeit im Pleurasack werden das Mediastinum und das Herz nach der gesunden Seite und das Zwerchfell nach abwärts verdrängt.

Schließlich wird leiser Perkussionsschall auch dort erhalten, wo Geschwülste im Brustraum der Brustwand anliegen (Geschwülste der Lungen, der Pleura, der Drüsen, Aortenaneurysmen).

Schilddrüsenvergrößerungen unter dem Sternum (Struma substernalis), Vergrößerungen der Thymusdrüse sowie Drüsenschwellungen im vorderen

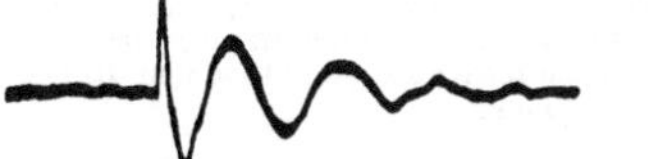

Abb. 9. Normaler tiefer lauter
Lungenschall

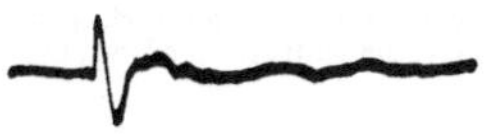

Abb. 10. Ganz leiser, kurzer, gedämpfter Schall
über einem großen pleuritischen Exsudat

Mediastinalraum, also oberhalb des Herzens und über der Aorta, können sich durch eine Dämpfung auf dem Manubrium sterni und den angrenzenden Teilen des 1. und 2. Intercostalraumes zu erkennen geben. Doch lassen sich diese Dämpfungen meist nur bei schwacher Perkussion (Finger-Finger-Perkussion) deutlich nachweisen. Drüsengeschwülste am Lungenhilus, z. B. die Bronchialdrüsentuberkulose, lassen sich durch Perkussion nicht erkennen, da diese Drüsen tief in der Mitte des Brustraumes vor der Wirbelsäule, der Aorta und der Bifurkation gelegen sind (s. Abb. 17, S. 43 und Abb. 26, S. 65). Auch große Geschwülste des Lungenhilus (Carcinome, Granulome) sowie Aortenaneurysmen können der Perkussion entgehen, wenn sie nicht bis nahe an die Brustwand heranreichen; zu ihrer Feststellung ist das Röntgenverfahren unerläßlich. Dämpfungen im Interscapularraum oder auf der Wirbel-

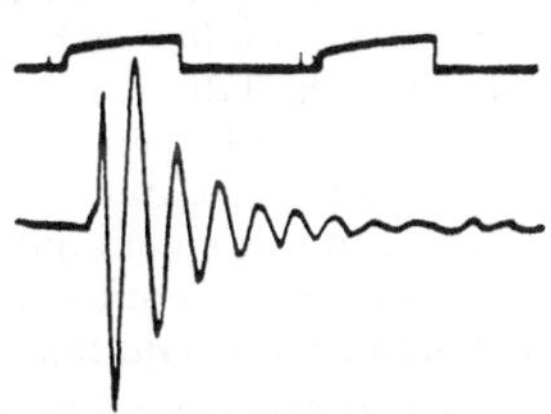

Abb. 11. Tympanitischer Bauchschall. Ganz regelmäßig verlaufende Sinuskurve mit 208 Schwingungen in der Sekunde, oben Zeitschreibung

säule auf dem 2. bis 5. Brustwirbel sind deshalb kein zuverlässiges Symptom der Bronchialdrüsentuberkulose und großenteils durch die Muskelmasse des Trapezius und Rhomboideus bedingt.

2. Langschallend und **kurzschallend** (= voll und leer). Unter vollem = sonorem Schall verstand SKODA denjenigen, welcher von einem *großen* schallgebenden Körper geliefert wird, z. B. von einer großen Glocke, deren Klang lange anhält. „Leer" schallt unter gleichen Umständen ein kleiner Körper, weil dessen Schwingungen rascher abklingen und erlöschen. Der leere Schall ist also = *kurz oder kurz-schallend*, beim vollen Schall *kommen die Schwingungen später zur Ruhe, er dauert länger an*. Voll, also länger dauernd, ist der Klopfschall der gesunden lufthaltigen Lunge; luftleeres Gewebe, z. B. infiltrierte Lunge, die Muskulatur oder ein Flüssigkeitserguß im Pleuraraum, gibt kurzen Schall. Am menschlichen Körper ist der Unterschied in der Dauer des vollen und leeren (oder kurzen) Schalles nur gering, aber doch deutlich wahrnehmbar. Es hat sich nachweisen lassen, daß der volle Schall der normalen Lunge nicht nur eine sehr viel größere Amplitude zeigt, sondern auch ungefähr doppelt so lange andauert als der leere Schall über infiltrierter Lunge oder Muskulatur. Voll, also langschallend, ist der Perkussionsschall namentlich dann, wenn er

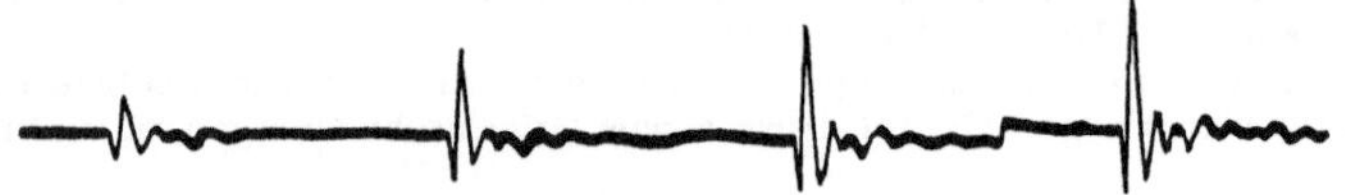

Abb. 12. Perkussion der rechten unteren Lungengrenze während der Inspiration. Der leise Leber-schall macht bei dem inspiratorischen Herabrücken des unteren Lungenrandes dem lauten Lungen-schall Platz; dementsprechend wächst von links nach rechts die Amplitude und die Dauer des Per-kussionsschalles

reich ist an *tiefen* Tönen, weil diese langsamer abzuklingen pflegen. Aus diesem Grunde ist der Klopfschall beim Lungenemphysem und beim Pneumothorax besonders ,,voll", also langdauernd. — Unrichtig ist es, den Ausdruck ,,kurz" als gleichbedeutend mit ,,gedämpft", also ,,leise" zu gebrauchen.

3. **Hoch** und **tief**. — Der Perkussionsschall stellt im physikalischen Sinne ein *Geräusch* dar, das aus einer Reihe einzelner Töne zusammen-gesetzt ist. Es hat sich feststellen lassen, daß diese Tonreihe im Per-kussionsschall der Lunge bis zur großen Oktave, also bis zu den tiefsten Tönen, welche eine Baßstimme zu singen vermag, herabreicht. Die tiefen Eigentöne des Lungenschalles lassen sich am besten erkennen, wenn man mit einem dicken Gummihammer, wie er zur Auslösung der Sehnenreflexe gebräuchlich ist, auf ein der Brustwand angelegtes Plessimeter aus Gummi, z. B. einen Radiergummi, klopft.

Der Perkussionsschall der gesunden Lunge enthält bei Erwachsenen tiefere Töne (100—130 Schwingungen) als bei Kindern (um 170), am tiefsten reicht die Tonreihe herab bei der geblähten Lunge der Emphysematiker und besonders bei Pneumothorax (75 Schwingungen). Bei Infiltration der einen Lungenspitze, z. B. bei Tuberkulose, fehlen über dieser die tiefen Töne, welche auf der anderen, gesunden Lunge noch vorhanden sind und der Klopfschall erscheint deshalb auf der kranken Seite höher oder, richtiger gesagt, weniger tief und dadurch kürzer: ,,ubi sonus altior est, ibi est morbus" (AUENBRUGGER). Von der Tonreihe, welche im Perkussionsschall der Lunge enthalten ist, pflegen die tiefsten Töne am längsten nachzuklingen. Ein Perkussionsschall, welcher sehr tiefe Töne enthält, ist deswegen meistens auch laut (= hell) und langschallend (= voll). Die Höhenunterschiede des Perkussionsschalles und namentlich die tiefen Töne lassen sich auch ohne Zuhilfenahme von Apparaturen, also mit bloßem Ohr genügend auffassen, doch muß dabei bedacht werden, daß das menschliche Ohr hohe Töne (bei gleicher Amplitude) ungleich viel stärker wahrnimmt als tiefe Töne. Am leichtesten kann die Höhenlage des Perkussionsschalles dann beurteilt werden, wenn eine bestimmte Tonlage besonders stark anklingt, wenn also ein *Tonbeherrscher* vorhanden ist, wie dies beim tympanitischen Schall der Fall ist.

Die als Schallwechsel bezeichneten Phänomene beziehen sich auf die Höhenlage dieses Tonbeherrschers.

Als Wintrichschen *Schallwechsel* bezeichnet man jenen, bei welchem der tympanitische Perkussionsschall beim *Öffnen des Mundes* höher, beim Schließen tiefer wird. Man kann sich dies versinnbildlichen, indem man den eigenen Larynx oder die Wange perkutiert und dabei den Mund öffnet und schließt. Er findet sich bei Kavernen, *wenn diese mit einem Bronchus in offener Kommunikation stehen*, außerdem bisweilen bei Pneumonien und oberhalb großer pleuritischer Exsudate, wobei durch das verdichtete Gewebe hindurch die Luft in den Bronchien erschüttert wird.

4. Klangähnlicher = tympanitischer Perkussionsschall ist gegenüber dem nicht tympanitischen dadurch ausgezeichnet, daß er einem *Klange* ähnlich ist und eine bestimmte Tonhöhe, nämlich einen *klangbeherrschenden* Ton erkennen läßt. Der tympanitische Schall ist charakterisiert durch die Einfachheit und Regelmäßigkeit der Schwingungen, wodurch er einem einfachen Ton im physikalischen Sinne nahesteht (s. Abb. 11). Der nicht tympanitische Schall dagegen zeigt eine ungleichmäßige, komplizierte Schwingungsform, welche erkennen läßt, daß sie aus vielerlei unharmonischen Schwingungen zusammengesetzt ist (s. Abb. 9 und 10). Der tympanitische Schall ist auch durch eine höhere Tonlage ausgezeichnet (in der kleinen und eingestrichenen Oktave); er findet sich über größeren lufthaltigen Hohlräumen, nämlich dem Kehlkopf und der Trachea wie über dem lufthaltigen Magen und Darm. Dagegen schallt die gesunde Lunge im Thorax *nicht* tympanitisch, nur in den untersten, dem Magen angrenzenden Partien der linken Lunge findet sich tympanitischer Schall, da man an dieser Stelle, namentlich bei starkem Perkussionsstoß, durch die dünnen Lungenränder hindurch den in der Kuppel des Zwerchfells gelegenen Luftraum des Magens mit in Erschütterung versetzt.

Unter *krankhaften* Verhältnissen wird *tympanitischer* Schall gefunden:

a) bei Verdichtungen des Lungengewebes, welche die Perkussion der Bronchien, also der *normalerweise* in der Lunge vorhandenen luftführenden Hohlräume ermöglicht: wie z. B. über Pneumonien, Lungenkompressionen und anderen Atelektasen.

b) bei Vorhandensein *pathologischer* luftführender *Hohlräume*, und zwar:

α) bei wandständigen und in infiltriertem Gewebe liegenden *Kavernen*, wenn diese der Brustwand nahe liegen;

β) selten bei *Pneumothorax*, und zwar dann, wenn die Luftmenge nur klein ist, oder bei offenem Pneumothorax. Bei großem und geschlossenem Pneumothorax, also bei umfangreichem Lufterguß in die Pleurahöhle ist jedoch der Perkussionsschall immer abnorm tief und laut und *nicht* tympanitisch.

c) bei *Entspannung des Lungengewebes*, in der Umgebung von ausgedehnten *Infiltrationen* und von pleuritischen und perikarditischen *Exsudaten*; so findet sich z. B. häufig über dem Oberlappen höherer tympanitischer Schall bei Pneumonie des gleichseitigen Unterlappens, oder oberhalb größerer pleuritischer Ergüsse. Nimmt man die Lunge aus dem Thorax der Leiche heraus, ist sie also entspannt und kollabiert, so schallt sie ebenfalls tympanitisch. Tympanitischer Schall findet sich bisweilen auch bei *unvollständiger Infiltration* des Lungengewebes, bei welcher die tiefen Töne des Perkussionsschalles nicht zustande kommen, z. B. im ersten und dritten Stadium der croupösen Pneumonie und bei Bronchopneumonie.

Metallklang beruht auf dem Hervortreten ganz hoher Obertöne von mehreren tausend Schwingungen neben einem tiefen Grundton und auf dem langsamen Abklingen. Er entsteht in großen lufthaltigen Höhlen mit glatten Wandungen. Man findet den Metallklang unter anderem dann, wenn der Magen oder Darm mit Gas stark aufgetrieben ist, und man kann ihn sich versinnbildlichen, indem man einen Gummiball ans Ohr hält und ihn mit dem Fingernagel beklopft oder indem man ein silbernes Geldstück oder eine Glocke zum Klingen bringt. Metallklang zeigt sich am Thorax:

a) bei Anwesenheit großer *glattwandiger Kavernen*, deren Durchmesser mindestens demjenigen einer Walnuß entspricht,

b) bei *Pneumothorax*.

Der für das Vorhandensein großer glattwandiger lufthaltiger Hohlräume beweisende Metallklang läßt sich mit der gewöhnlichen Perkussionsmethode nicht nachweisen, da die charakteristischen hohen Obertöne zu leise sind, als daß sie sich durch die Brustwand der äußeren Luft mitteilen könnten; sie werden fast nur dann gehört, wenn man während des Perkutierens das Ohr oder das Stethoskop der Brustwand anlegt; ferner empfiehlt es sich zur Hervorrufung des Metallklanges *nicht* mit dem Finger oder Gummihammer zu perkutieren, sondern mit einem härteren Gegenstand, etwa einer Bleistiftspitze auf ein der Brustwand angelegtes Plessimeter zu klopfen (Plessimeter-Stäbchen-Perkussion).

Von französischen Ärzten wird statt der Plessimeter-Stäbchen-Perkussion das Signe du Sou verwandt: Man legt eine große Kupfermünze (einen Sou) auf die Brustwand und klopft mit einem anderen Soustück darauf. Auskultiert man nun an einer benachbarten Stelle oder auf der gegenüberliegenden Wand derselben Brusthälfte, so hört man das Klappern der Münze bald deutlicher klingend, bald abgeschwächt, und zwar erscheint es klingend bei verdichteter oder komprimierter Lunge, namentlich über Pleuraexsudaten und *metallklingend* bei Pneumothorax und Kavernen.

Das *Geräusch des gesprungenen Topfes* (bruit de pot fêlé) entsteht bei *starker* Perkussion, wenn aus einem Hohlraum die Luft durch eine enge Öffnung hinausgepreßt wird (Stenosengeräusch). Es kommt vor bei Gesunden, zumal bei Kindern, wenn man während des Sprechens bzw. des Schreiens die Brustwand perkutiert. Unter pathologischen Verhältnissen findet es sich über oberflächlichen Kavernen, die durch eine enge Öffnung mit einem Bronchus in Verbindung stehen, bisweilen bei erschlafftem und infiltriertem Lungenparenchym (Pneumonie und pleuritischem Exsudat). Das Geräusch des gesprungenen Topfes wirt deutlicher, wenn der Patient den Mund öffnet. Ist das Geräusch über großen Kavernen zugleich metallisch klingend, so bezeichnet man es als *Münzenklirren*. Die Diagnose der durch eine Tuberkulose oder sonstige Einschmelzung der Lunge erzeugten Hohlräume (Kavernen) kann durch Perkussion und Auskultation nur höchst unvollständig und unsicher gestellt werden. Ihr Nachweis muß durch Röntgenphotographie erbracht werden.

Die normalen Lungengrenzen

Die *obere Lungengrenze* (der Lungenspitze) findet sich ventral 3—4 cm über dem oberen Schlüsselbeinrand, hinten in der Höhe des Proc. spinalis des 7. Halswirbels; sie zeigt bei Inspiration und Exspiration *keine* Verschiebung. Die oberen Lungenabschnitte, z. B. in der Fossa infraclavicularis und besonders am Rücken in der Fossa supra und infra spinam, zeigen normalerweise leiseren Schall als die unteren Lungenabschnitte, und zwar deswegen, weil sie von einer dichten Schicht von Muskeln überdeckt sind. Ein Vergleich zwischen dem Schall der unteren und oberen Lungenabschnitte gibt deshalb nur unsichere Resultate.

Die *untere Lungengrenze* findet sich am rechten Sternalrand auf der 6. Rippe, in der *rechten Mamillarlinie*[1] *meist am unteren Rand der 6. oder am oberen Rand der 7.*, in der vorderen Axillarlinie am unteren Rand der 7., in der Scapularlinie an der 9. Rippe, neben der Wirbelsäule am Proc. spinalis des 11. Brustwirbels. Links neben dem Brustbein grenzt die Lunge an die Herzdämpfung; die Grenze zwischen linker Lunge und Magen läßt sich meist nicht sicher perkutieren, weil der laute, *nicht* tympanitische Schall der Lunge *allmählich* in den lauten *tympanitischen* Schall des Magens übergeht.

Zur Perkussion der *Lungenspitzen* stellt man sich am besten hinter den Kranken, der mit nach vorne geneigtem Kopf und Schultern und schlaff herabhängenden Armen auf einem Stuhl oder im Bett sitzt. Man vergleicht zuerst, ob der Schall in den Fossae supra spinam und supraclaviculares beiderseits ganz gleich ist, und bestimmt dann, vor und auf dem Rande des M. trapezius gegen den Hals herauf perkutierend, den Stand der Lungenspitze. In derselben Weise kann man auch an den seitlichen Partien des Halses den Lungenschall gegen den leisen oder tympanitischen Schall der Halsmuskulatur und der Trachea abgrenzen. Tieferer Stand *einer Lungenspitze* findet sich bei Schrumpfung derselben z. B. *infolge von Tuberkulose.* Da man früher von der Überzeugung ausging, daß die tuberkulösen Erkrankungen der Lungen zuerst in den Spitzen auftreten, wurde der Perkussion der Lungenspitzen unberechtigterweise eine sehr große Bedeutung zuerkannt. Nachdem durch die Röntgenphotographie sowie durch die pathologische Anatomie nachgewiesen ist, daß der Primäraffekt und das Frühinfiltrat, also der Beginn der Erkrankung, sehr häufig infraclaviculär auftreten, muß man die Stelle des Primäraffektes durch eine Röntgenaufnahme suchen. Die endgültige Diagnose einer beginnenden Lungenerkrankung darf nur auf Grund einer Photographie gestellt werden. Man beklopft sodann, indem man immer symmetrische Stellen beider Seiten vergleicht, die übrige Lunge an Brust und Rücken und ermittelt zum Schluß die Lage der unteren Lungen-

---

[1] Da die Mamille nicht nur bei Frauen, sondern auch bei Männern eine verschiedene Lage, und zwar größtenteils abhängig vom Thoraxumfang zeigt, ist diese Linie für die Lagebestimmung nicht brauchbar. Genauer wäre die Medioclavicularlinie, doch bestehen auch gegen diese gewisse Einwände.

grenzen. Zur Bestimmung der *unteren Lungengrenze* perkutiert man in der rechten Mamillarlinie nach abwärts und sucht die Linie auf, wo der Lungenschall leiser und höher wird (relative Dämpfung), und dann diejenige Linie, wo er in den ganz leisen Schall der *Leber* übergeht, wo also die letzte Spur des lauten und tiefen Lungenschalles vollständig verschwunden ist (absolute Dämpfung). In ähnlicher Weise perkutiert man sodann am rechten Sternalrand und in den Scapularlinien den unteren Rand der Lunge. Die keilförmig sich zuschärfenden unteren Lungenabschnitte geben dort, wo sie sich bis auf eine Dicke von 4—5 cm verschmächtigt haben, einen leiseren und höheren Schall als über tieferer Schicht der Lunge.

Topographie der einzelnen Lungenlappen. Die Grenze zwischen Ober- und Unterlappen beginnt hinten beiderseits in der Höhe des 3. bis 4. Brustwirbels, verläuft nach unten und auswärts und erreicht ihr Ende linkerseits in der Mamillarlinie an der 6. Rippe; rechterseits teilt sie sich etwa 6 cm über dem Schulterblattwinkel in einen oberen und unteren Schenkel, welche den Mittellappen zwischen sich fassen. Der obere verläuft nur wenig nach abwärts und erreicht den vorderen Lungenrand in der Höhe des 4. oder 5. Rippenknorpels; der untere, den Mittellappen vom Unterlappen trennend, verläuft steil nach abwärts und erreicht den unteren Lungenrand in der Mamillarlinie. Man perkutiert also hinten oben beiderseits bis zur 4. Rippe den Oberlappen, von da nach abwärts den Unterlappen, vorne auf der linken Seite nur Oberlappen, auf der rechten Seite vorne bis zum 3. Intercostalraum Oberlappen, von da nach abwärts Mittellappen, in der rechten Axillarlinie Ober-, Mittel- und Unterlappen.

Bei ruhiger Respiration verschieben sich die Lungenränder nur wenig; bei Rückenlage rückt der vordere untere Lungenrand etwa 2 cm tiefer als bei aufrechter Stellung, bei Seitenlage steigt der untere Lungenrand der entgegengesetzten Seite in der Axillarlinie 2—4 cm herab. Bei tiefster Inspiration kann die respiratorische Verschiebung noch bedeutender sein und bei tiefster Inspiration und Seitenlage 9 cm und mehr betragen. Die respiratorische Verschiebung der Lunge (durch Ausfüllung der Komplementärräume) ist am ausgiebigsten in der Axillarlinie.

Tiefstand der unteren Lungengrenze zeigt sich bei Lungenemphysem dauernd, im asthmatischen Anfall vorübergehend.

Hochstand der unteren Lungengrenze findet sich doppelseitig bei Aufwärtsdrängung des Zwerchfells durch Luft- oder Flüssigkeitsansammlung (Ascites), sowie durch Tumoren und auch bei übermäßiger Fettanhäufung in der Bauchhöhle sowie bei Schwangerschaft. Hochstand der unteren Lungengrenze auf *einer* Seite kommt vor bei Schrumpfungsvorgängen der Lunge und der Pleura sowie bei Phrenicuslähmung.

Die respiratorischen Verschiebungen werden geringer bei Emphysem und Stauungsinduration der Lunge, sowie bei beginnender Pleuritis und fehlen bei Verwachsung der Lunge mit der Brustwand.

6. Auskultation der Lunge

Die Auskultation (Behorchung) wird vom Anfänger am besten durch Auflegung des *bloßen Ohres* erlernt und erst bei größerer Übung mit dem Stethoskop vorgenommen.

a) Das Atmungsgeräusch

Man unterscheidet:
1. vesiculäres = Bläschenatmen,
2. bronchiales = Röhrenatmen,
3. unbestimmtes Atmungsgeräusch

und außerdem noch Atmen mit metallischem Klang = *amphorisches* oder Krug-Atmen.

Ferner hat man zu beachten, ob das Atemgeräusch
von normaler Stärke
oder abnorm laut *(verstärkt)*
oder abnorm leise *(abgeschwächt)* ist.

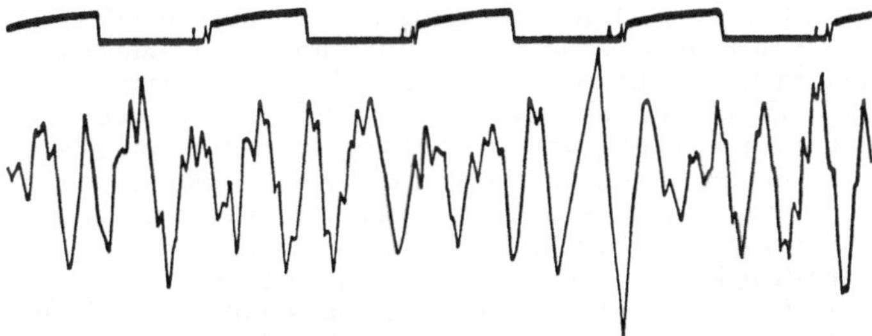

Abb. 13. Vesiculäratmen, aufgenommen mit Kondensatormikrophon und Oszillographen. Grundschwingung 120, daneben Oberschwingungen von 500 erkennbar. Oben Zeitschreibung

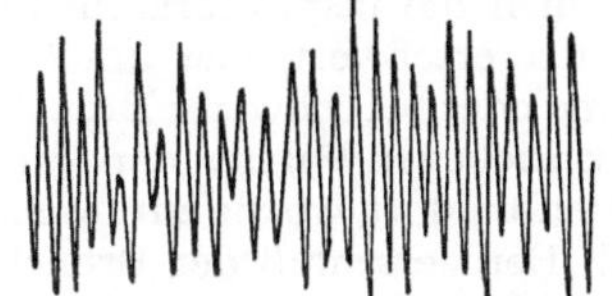

Abb. 14. Trachealatmen in derselben Weise aufgenommen. Schwingungen zwischen 500 und 600

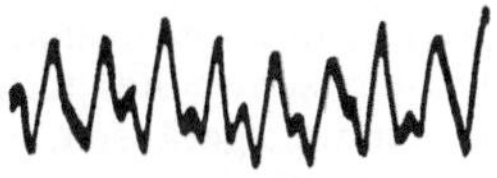

Abb. 15. Unbestimmtes Atmen, Frequenz 200 bis 500

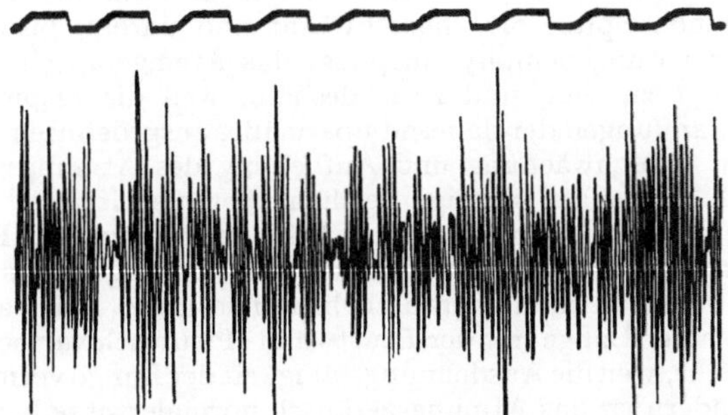

Abb. 16. Bronchialatmen. Schwingungen zwischen 2000 bis 4000

In dem mit dem Oszillographen aufgenommenen Kurven ist oben die Zeit markiert, und zwar in Abb. 13 in zweiunddreißigstel und Abb. 14, 15 und 16 in fünfzigstel Sekunden

1. Vesiculäres Atmen (Bläschenatmen). Über der gesunden Lunge
hört man während der Inspiration ein tiefes brausendes Geräusch,
während der Exspiration gar kein oder nur ein leises, kurzes, aber
ähnliches Atmungsgeräusch. Das Vesiculäratmen kann ungefähr nach-
geahmt werden, indem man die Lippen in jene Haltung bringt, welche
zur Aussprache des O oder U erforderlich ist, und langsam die Luft
einzieht und ausstößt; es gleicht vielleicht am meisten dem Rauschen
in einem Nadelwald oder einem dumpfen O und U. Es setzt sich zusammen aus sehr vielen Teiltönen von 100—1600 Schwingungen, von
welchen diejenigen von 100—300 die größte Amplitude haben und den
tiefen Charakter des Vesiculäratmens bedingen. Das Ausatmungs-
geräusch ist wesentlich leiser und besitzt nur einen Frequenzumfang
bis etwa 600 Hz, seine Hauptamplitude liegt in den tiefsten Frequenzen.
Es findet sich nur über lufthaltigem, respirierendem Lungengewebe.
Wenn man an einer bestimmten Stelle der Brustwand reines Vesiculäratmen hört, so kann man daraus den Schluß ziehen, daß darunter
lufthaltiges Lungengewebe liegt, das sich an der Atmung beteiligt.

Das Vesiculäratmen ist bei oberflächlicher Atmung nicht oder nur
leise zu hören; es wird lauter (ohne sonst seinen Charakter zu ändern)
bei tiefer Atmung; es ist desto stärker zu hören, je größer die Ausdehnungsfähigkeit der Lungen ist. Das Vesiculäratmen ist aus diesem
Grunde *abgeschwächt* über solchen Lungenabschnitten, welche infolge
krankhafter Prozesse die Fähigkeit eingebüßt haben, sich inspiratorisch
auszudehnen und exspiratorisch zu verkleinern, oder wenn durch
Verengerung und Verschluß der Bronchien die inspiratorische Luftfüllung der zugehörigen Lungenabschnitte erschwert oder unmöglich
gemacht ist. Man hört deshalb bei Asthma oder bei schwerer Bronchitis
meist nur ein schwaches und über umschriebenen Partien der Lungen
gar kein Atmungsgeräusch, und zwar offenbar dort, wo die zuführenden
Bronchien durch Sekret verstopft sind. Bei Verschluß der Bronchien
durch Neoplasmen und Fremdkörper fehlt über den zugehörigen
Lungenabschnitten das Atemgeräusch völlig. — Bei Lungentuberkulose ist das Einatmungsgeräusch über den erkrankten Teilen, z. B.
über der einen Spitze oft abgeschwächt und unrein, bisweilen aufgehoben. Bei Lungenemphysem pflegt das Atemgeräusch gleichfalls
abgeschwächt zu sein, und zwar deshalb, weil die respiratorischen
Volumschwankungen der dauernd übermäßig ausgedehnten Lunge nur
gering sind. Abschwächung und Aufhebung des Atmungsgeräusches
finden sich ferner als wichtige Zeichen über pleuritischen Ergüssen,
da letztere den Schall schlecht leiten und die Lunge von der Brustwand
abdrängen und immobilisieren. Über dem Lufterguß des Pneumothorax fehlt das Atmungsgeräusch bisweilen ganz. Bei starken Verwachsungen der Lunge mit der Brustwand (Pleuraschwarten) ist es oft
abgeschwächt, weil die Ausdehnungsfähigkeit der Lunge vermindert ist.

Bei Kindern ist das Atmungsgeräusch normalerweise lauter als bei
Erwachsenen (pueriles Atmen).

Wenn die Patienten in dem Bestreben laut zu atmen, in ihrem
Rachen, der Nase und dem Kehlkopf laute Geräusche produzieren, so

hört man diese störenden Geräusche fortgeleitet auch über den Lungen,
am lautesten über den oberen und medianen Abschnitten, also den
Fossae supra spinam, supra- und infraclaviculares, im Interscapularraum und neben dem Manubrium sterni. Man kann diese Nebengeräusche vermeiden, wenn man den Patienten aufgibt, möglichst
geräuschlos, aber dabei doch ausgiebig zu atmen und dabei den Mund
zu stellen, als ob sie O oder U aussprechen wollten. Auch bei krankhaften Verengerungen im Kehlkopf und in der Trachea, z. B. bei Luft-
röhrenkompression durch einen Kropf, hört man den Stridor (s. S. 9)
über die Lungen fortgeleitet.

Als *verschärftes Atmungsgeräusch* wird jenes bezeichnet, welches
auch bei geräuschloser Atmung als abnorm laut und hoch gehört wird;
es macht sich vor allem während der Ausatmung geltend, indem das
Exspirationsgeräusch lauter, länger und schärfer, also höher wird, als
dies bei gesunden Menschen die Regel ist. Der Frequenzinhalt umfaßt
etwa 100—1600 Hz mit einer Verstärkung des Bereichs von 200 bis
1200 Hz gegenüber dem Vesiculäratmen. Verlängerung und Verschär-
fung des Exspirationsgeräusches ist oft ein Zeichen beginnender oder
unvollständiger Verdichtung des Lungengewebes. Auf *eine* Lungenspitze beschränkt, findet es sich oft als frühes Symptom der Lungentuberkulose. Doch ist zu bemerken, daß über der rechten Lungenspitze
häufig auch normalerweise das Exspirationsgeräusch länger dauert,
höher und lauter klingt als über der linken, sog. epibronchiales Atmungsgeräusch.

2. *Bronchialatmen* (= hauchendes Atmen oder Röhrenatmen)
klingt wie ein scharfes „ch", und zwar ist der ch-Laut durch Schwingungen von einer Frequenz um 800—6000 und mehr in der Sekunde
ausgezeichnet. Die Hauptamplitude liegt zwischen 2000 und 4000 Hz.
Diese hohen Schwingungen bedingen den ch-Charakter, doch sind
daneben nicht selten auch langsame Schwingungen nachweisbar. Das
Bronchialatmen wird meistens bei der Exspiration höher, schärfer und
länger wahrgenommen als bei der Inspiration, es ist nicht durch seine
Lautstärke, sondern durch seinen Klangcharakter, nämlich seine Tonhöhe, vom Vesiculäratmen unterschieden (s. Abb. 16).

Unter normalen Verhältnissen wird über der Brustwand nirgends reines
Bronchialatmen wahrgenommen, und zwar deshalb, weil die Bronchien
allenthalben von Lungengewebe umgeben sind und weil das schwammartige
lufthaltige Lungengewebe die in den Bronchien entstehenden hohen Schallerscheinungen abschwächt und aufhebt.

Unter *pathologischen Verhältnissen* kommt Bronchialatmen dort
zur Beobachtung, wo die *Lunge luftleer* geworden ist, wo also durch
verdichtetes Lungengewebe hindurch das in den größeren und mittleren
Bronchien entstehende hochklingende Atmungsgeräusch gut und
unverändert zur Brustwand fortgeleitet wird und wo die tiefen Töne,
welche die lufthaltige Lunge auszeichnen, wegen der Infiltration nicht
mehr zustande kommen. Doch wird reines Bronchialatmen nur über
solchen Verdichtungsherden gefunden, welche etwas größeren Umfang
darbieten und bis in eine größere Tiefe der Lunge, nämlich bis zu den

größeren Bronchien hineinreichen. Wenn über einer Stelle der Lunge reines Bronchialatmen gehört wird, so ist dies ein *sicheres Zeichen* dafür, daß dort die Lunge *verdichtet, luftleer* ist. Bronchialatmen findet sich bei allen Infiltrationsprozessen, welche der Brustwand an- oder naheliegen, z. B. bei Pneumonie und Tuberkulose, ferner bei *Kompression* der Lunge oberhalb von Pleuraexsudaten, außerdem bei *Kavernen*, die der Brustwand naheliegen und von *luftleerem Gewebe* umgeben sind. Ist dagegen ein Verdichtungsherd oder eine Kaverne tief in der Lunge gelegen und von *lufthaltigem* Lungengewebe umgeben, so hört man darüber nicht Bronchial-, sondern Vesiculäratmen. Es ist also nicht die Höhlenbildung maßgebend für die Entstehung des Bronchialatmens, sondern allein die Verdichtung des Lungengewebes in ihrer Umgebung. Über luftleerem Lungengewebe wird Bronchialatmen nur dann wahrgenommen, wenn die zuführenden Bronchien frei durchgängig sind; falls diese verstopft sind, z. B. durch Sekrete oder durch ein Carcinom, so wird auch über verdichtetem Lungengewebe kein Bronchialatmen gehört, sondern das Atemgeräusch ist aufgehoben. Das ist der Grund, weshalb bei einer Lungenentzündung oft nicht im ganzen Bereich der entzündlichen Infiltration Bronchialatmen gehört wird, sondern an manchen Stellen das Atemgeräusch abgeschwächt oder aufgehoben ist.

Über dem Kehlkopf und der Trachea hört man ein Atemgeräusch, das dem Bronchialatmen ähnlich klingt, damit aber nicht identisch ist. Das *Trachealatmen* klingt nämlich etwas tiefer und damit weniger scharf als das Bronchialatmen, es zeigt Schallschwingungen zwischen 600—800 und es läßt sich nachweisen, daß es mit dem aus der Lunge stammenden Vesiculäratmen vermischt ist; deshalb zeigt es auch die tiefen Teiltöne des Vesiculäratmens, es überwiegen aber die höheren Frequenzen von 300 und 600 Hz und darüber. Auch über den Dornfortsätzen des 7. Halswirbels und der oberen Brustwirbel und den benachbarten Partien des Interscapularraumes sowie über dem Manubrium sterni kann man meist das Bronchialatmen neben dem Vesiculäratmen schwach durchhören (gemischtes Atmen). Setzt man das Stethoskop zuerst auf die Vorderseite der Trachea und dann schrittweise an die Außenseite des Halses, die Supra- und Infraclaviculargrube, so kann man erkennen, daß mit zunehmender Entfernung von der Trachea zuerst die höchsten (schärfsten) Töne des Trachealatmens verschwinden und daß das Atemgeräusch über das gemischte bronchovesiculäre Atmen mit verschärftem Exspirium allmählich in Vesiculäratmen übergeht.

3. *Als unbestimmtes Atmungsgeräusch* bezeichnet man ein solches, das mit Sicherheit weder als vesiculäres noch als bronchiales erkannt werden kann, und hauptsächlich ein solches, bei dem die tiefen Töne des Vesiculäratmens zurücktreten und die hohen Töne überwiegen (wie z. B. normalerweise an den seitlichen Partien des Halses). Man findet es über beginnenden oder unvollständigen Infiltrationen des Lungengewebes und namentlich dort, wo kleine Verdichtungsherde mit lufthaltigem Lungengewebe abwechseln, wo also die Bedingungen zum Zustandekommen des Bronchialatmens und Vesiculäratmens nebeneinander vorhanden sind, und wo deshalb keines von beiden rein und ausschließlich zu Gehör kommt. Von unbestimmtem Atmen wird

man auch dann sprechen müssen, wenn das Atmungsgeräusch über
pleuritischen Exsudaten oder bei lautem Rasseln zu schwach ist, als
daß man seinen Charakter deutlich erkennen könnte. Bei langsam sich
ausbildender Infiltration der Lunge, z. B. bei Tuberkulose, wird oft
zuerst neben vesiculärem Inspirum das *Exspirationsgeräusch* verlängert
und verschärft, d. h. höher und abnorm laut wahrgenommen; bei zunehmender Infiltration wird das Inspirium unbestimmt, während das Exspirium bereits bronchialen Charakter annimmt. Erst bei vollständiger
Luftleere der Lunge wird das Inspirationsgeräusch rein bronchial.

Auch beim Bronchialatmen und unbestimmten Atmen hat man
darauf zu achten, ob es laut oder ob es abgeschwächt ist. Abgeschwäch-
tes Bronchialatmen hört man dann, wenn ein pleuritisches Exsudat
vorhanden und wenn die dahinter gelegene Lunge verdichtet ist, wenn
sie also entweder pneumonisch infiltriert oder durch den Druck des
Exsudates luftleer geworden ist.

Man kann sich das Verhältnis der *Qualität* des Atmungsgeräusches
(vesiculär — unbestimmt — bronchial) zu seiner *Stärke* am besten in der
Weise versinnbildlichen, daß man diese Eigenschaften in drei verschiedenen
Ebenen anordnet (s. untenstehende Tabelle).

Amphorisches Atmen nennt man ein tiefes, hohles und dabei von
ganz hohen klingenden Obertönen begleitetes Sausen, welches sich
über großen Höhlen findet, nämlich bei glattwandigen großen Kavernen von mindestens Walnußgröße und bei *Pneumothorax*. Es hat
einen schmalen Frequenzbereich von 200—1 000 Hz und seine Hauptamplitude bei etwa 450 Hz. Es läßt sich nachahmen, indem man über
die Mündung eines Kruges oder einer Flasche bläst, und entspricht dem
Metallklang bei der Perkussion.

Als ,,rauhes" Atmen wird ein solches bezeichnet, das nicht den gleichmäßigen ,,weichen" Charakter des normalen vesiculären Atmungsgeräusches
darbietet, sondern mehr absatzweise erfolgt; es bietet den Übergang zu
den schnurrenden Rasselgeräuschen dar und wird leicht mit diesen verwechselt; es kommt oft bei Bronchitis vor und bisweilen auch bei beginnender
Lungentuberkulose.

	Vesiculäratmen	Unbestimmtes Atmen	Bronchialatmen
verstärkt	sehr lautes Vesiculäratmen[1]	verstärkt unbestimmt[3]	sehr laut bronchial[4]
normal stark	normales Vesiculäratmen	normal laut unbestimmt	mittelstark bronchial
abgeschwächt bis aufgehoben	abgeschwächtes Vesiculäratmen[2]	abgeschwächt unbestimmt	abgeschwächt bronchial[5]

[1] = pueriles Atmen, bei tiefen Atemzügen einer gut ausdehnungsfähigen
Lunge, z. B. bei Knaben.
[2] Bei Emphysem und Pleuraergüssen.
[3] Zum Beispiel über beginnenden Verdichtungen der Lungenspitze.
[4] Zum Beispiel über manchen Kavernen bei Lungentuberkulose.
[5] Zum Beispiel über Pleuraergüssen mit dahinterliegender luftleerer Lunge.

b) Respiratorische Nebengeräusche

α) Rasselgeräusche

werden dadurch erzeugt, daß flüssige oder zähe Massen (Schleim, Eiter,
Blut, Ödemflüssigkeit) in den Luftwegen vorhanden sind und durch
den Luftstrom bewegt werden. Über die Natur der Sekrete, welche im
einzelnen Falle das Rasseln bedingen, gibt die Untersuchung des
Sputums Aufschluß. Man unterscheidet:

1. Schnurren, Giemen und Pfeifen (= Rhonchi sonori et sibilantes),
also *kontinuierliche* Geräusche verschiedener Tonhöhe, von hohem
pfeifendem bis zu tiefem brummendem Charakter; sie finden sich bei
der Schwellung der Bronchialschleimhaut und bei Anwesenheit zäher
Sekrete, welche den Bronchien aufliegen, diese aber nicht völlig verschließen; diese Schleimmassen werden beim Darüberstreichen des
Luftstroms in zitternde Schwingungen versetzt. Man kann sich davon
leicht überzeugen, wenn man bei Anwesenheit von Schleimklumpen
in der Trachea diese mit dem Kehlkopfspiegel untersucht. Die schnurrenden und pfeifenden Geräusche werden nach LAËNNEC vielfach auch
als ,,trockene" bezeichnet, weil sie besonders bei dem ,,Catarrhe
sec" mit seinem spärlichen zähschleimigen Sekret vorkommen. Sie
werden bei Bronchialkatarrh und am ausgesprochensten bei Bronchialasthma, also bei spastischen Verengerungen der Bronchien, und zwar
am stärksten während der Exspiration beobachtet.

2. Im Gegensatz zu diesen kontinuierlichen, also länger anhaltenden
Geräuschen stehen die diskontinuierlichen, kurzdauernden, *knackenden*
Rasselgeräusche, Schallerscheinungen, wie sie bei dem Platzen einer
Blase gehört werden; sie entstehen dann, wenn ein durch Sekret ver-
schlossener Bronchus sich bei der Inspiration wieder öffnet, oder wenn
die in den Bronchialsekreten eingeschlossenen Luftblasen bei der
respiratorischen Verschiebung, über den Gabelungen der Bronchien,
platzen. Diese ,,blasigen" Rasselgeräusche weisen auf die Anwesenheit
flüssiger Massen (Eiter, Schleim, Blut, Ödemflüssigkeit) hin und werden deshalb auch als *feuchte* Rasselgeräusche bezeichnet. Sind sie sehr
zahlreich und weit über beide Lungen ausgebreitet, so darf man annehmen, daß große Mengen jener Flüssigkeiten in den Luftwegen vorhanden und daß zahlreiche Bronchien davon erfüllt sind.

Die *blasigen Rasselgeräusche* werden ferner unterschieden in groß-
blasige, mittelblasige und kleinblasige, von denen die ersten nur
in großen Bronchien und in Kavernen, die letzten nur in den kleineren
Bronchien zu entstehen scheinen. Eine besondere Form der ganz klein-
blasigen Geräusche stellt das *Knisterrasseln* (Crepitatio) dar. Es entsteht dann, wenn bei tiefer Inspiration wieder Luftbläschen in solche
Alveolen eindringen, welche mit Flüssigkeit gefüllt oder atelektatisch
kollabiert waren. Dieses Knisterrasseln wird nur bei der Inspiration
gehört und findet sich im Anschoppungsstadium und auch, als wichtiges Zeichen, im Lösungsstadium der Pneumonie und bei Lungenödem;
außerdem hört man es bisweilen bei Kranken und Gesunden, welche
lange Zeit gelegen haben, in den hinteren unteren Lungenpartien

während der ersten tiefen Atemzüge (Entfaltungsknistern). Man kann sich das Knisterrasseln am besten versinnbildlichen, indem man sich die Haare vor dem Ohre reibt.

Klingendes und *nicht klingendes* Rasseln. Wenn blasige Rasselgeräusche in den Bronchien einer *lufthaltigen* Lunge zustande kommen, so erscheinen sie undeutlich, dem Ohre entfernt, wie aus der Ferne kommend, man bezeichnet sie dann als *nicht* klingend. Treten dagegen Rasselgeräusche in einem *luftleeren infiltrierten* Lungenbezirk auf, so zeigen sie einen viel *höheren* deutlicheren Klang, sie scheinen dicht unter dem Ohr zustande zu kommen; man bezeichnet sie dann als klingend. Die klingenden Rasselgeräusche werden also unter denselben Umständen beobachtet wie das Bronchialatmen, nämlich über luftleerem Lungengewebe und über Kavernen, welche in verdichtetem Gewebe gelegen sind. Ausgesprochen hochklingendes, dem Ohre nahe erscheinendes Rasseln kann dort die Diagnose einer Verdichtung ermöglichen, wo das Atmungsgeräusch unbestimmt ist, z. B. über kleinen bronchopneumonischen Herden und bei Kindern.

Metallisch klingende Rasselgeräusche mit sehr hohen Obertönen neben dem tiefen Grundton finden sich über großen *Hohlräumen*, welche metallischen Perkussionsschall und amphorisches Atmen liefern, also über großen Kavernen und bei Pneumothorax. Als Geräusch des fallenden Tropfens (Tintement métallique) bezeichnet man das manchmal bei Pneumothorax wahrnehmbare vereinzelte metallische Rasseln.

Die Rasselgeräusche werden am besten wahrgenommen bei tiefem Atemholen und unmittelbar nach einem Hustenstoß; man lasse deshalb während der Auskultation den Patienten von Zeit zu Zeit kurz husten.

Knackende und blasige Rasselgeräusche können vorgetäuscht werden durch ein Schluckgeräusch, wenn der Patient während der Auskultation seinen Speichel verschluckt oder durch Verschiebungen des Schulterblattes. Um dieses „Schulterknacken" zu verhüten, veranlasse man den Kranken, die Schultern militärisch zurückzunehmen.

β) Das pleuritische Reibegeräusch

entsteht dann, wenn die sonst glatten und feuchten Pleuraflächen durch Fibrinauflagerungen rauh werden und wenn die respiratorische Verschiebung der Lunge an der Brustwand, die sich sonst in feuchtem Milieu und geräuschlos vollzieht, ruckweise zustande kommt. Bei Verwachsung beider Pleurablätter sowie im Bereiche pleuritischer Ergüsse kann dagegen kein Reibegeräusch zustande kommen. Das Reibegeräusch erfolgt absatzweise und klingt anstreifend oder knarrend. Es ist an die Respiration gebunden und hört bei Anhalten des Atems sofort auf. Von den Rasselgeräuschen unterscheidet es sich dadurch, daß es weniger kontinuierlich ist und von Hustenstößen nicht beeinflußt wird; ferner erscheint es oberflächlicher und dem Ohre näherliegend. Durch tiefe Inspiration wird es verstärkt. Oft wird das pleuritische Reiben an der Thoraxwand fühlbar. Pleuritische Reibegeräusche werden bisweilen mit Rasselgeräuschen verwechselt, und zwar meist in dem Sinne, daß Rasselgeräusche fälschlich für Reibegeräusche gehalten werden.

c) Behorchung der Stimme

Auskultiert man an der Brust eines Gesunden, während er spricht, z. B. zählt, so hört man nur ein undeutliches Murmeln. Die höheren Töne der Stimme werden von dem lufthaltigen Lungengewebe ausgelöscht, weil dieses nur langsamer Schwingungen fähig ist, und deshalb sind an der Brustwand, also der Lungenoberfläche, nur die tiefen Grundtöne wahrnehmbar. Spricht der Patient mit lauter Stimme das Wort ,,Neunundneunzig'', so hört der Untersucher ein dumpfes ,,Nununun''. Werden die Vokale A, E, I, O, U (mit nicht zu lauter Stimme) hergesagt, so hört man an der Brustwand nur tiefe Laute, ähnlich wie O und U, weil die charakteristischen höheren Formanten vom lufthaltigen Lungengewebe ausgelöscht werden. Auskultiert man dagegen über einer *luftleeren* (infiltrierten oder komprimierten) Lunge, so klingt die Stimme des Patienten an der Brustwand laut und deutlich artikuliert, als ob dem Auskultierenden direkt ins Ohr gesprochen würde. Die Stimme erscheint dabei wie von Zischlauten begleitet und höher als am Munde des Patienten, weil die tieferen Töne der Stimme nicht mitklingen. Man nennt diese Erscheinung *Bronchophonie*. Man kann diese Bronchophonie, welche dem Bronchialatmen entspricht, am besten erkennen, wenn man dem Patienten aufgibt, mit Flüsterstimme, also ohne Kehlkopfklang, den für das Bronchialatmen charakteristischen Laut ,,ch'' oder ein diesen Laut enthaltendes Wort auszusprechen, z. B. die Worte ,,Achtundsechzig'' oder ,,Kochbuch'' und indem man dabei an der Brustwand mit bloßem Ohr auskultiert und das andere Ohr mit dem Finger verschließt. Die Stimmbehorchung ermöglicht es oft, auch dort die Diagnose von pneumonischen oder tuberkulösen Verdichtungen oder von Lungenkompression bei Pleuraexsudaten zu stellen, wo kein ausgeprägtes Bronchialatmen zu hören ist.

Wenn die Bronchien verstopft sind oder wenn ein Pneumothorax oder große pleuritische Ergüsse vorliegen, erscheint die Stimme des Patienten an der Brustwand abgeschwächt.

Eine besondere Art der Bronchophonie ist die *Ägophonie*, das Ziegenmeckern, unter welchem man einen hohen meckernden und näselnden Widerhall der Stimme versteht. Dieser findet sich an der oberen Grenze eines pleuritischen Exsudates, wenn dieses zu einer Kompression der benachbarten Lungenteile geführt hat. — Eine ganz ähnliche Art der Bronchophonie nimmt man wahr, wenn man nach einer, wegen Brusthöhleneiterung (Empyem) vorgenommenen Thorakotomie, d. h. nach Entfernung von ein oder zwei Rippenstücken an dem offenen Thoraxfenster horcht, während der Patient mit lauter Stimme spricht. Man gewinnt dann den Eindruck, als ob der Kranke zu dem Thoraxfenster heraus mit einer zweiten, aber etwas veränderten und näselnden Stimme spräche, und kann sich bei Betrachtung der im Thoraxinneren gelegenen komprimierten Lunge davon überzeugen, daß diese beim Sprechen in Zittern gerät.

d) Das fühlbare Stimmzittern (Der Stimmfremitus)

Wenn man die Handflächen an die eigene Brustwand im Bereich der Lungen anlegt und mit lauter Stimme spricht oder singt, so fühlt man ein Erzittern der Brustwand. Singt man die Tonleiter, so kann man sich davon überzeugen, daß dieses Stimmzittern bei den hohen Lagen der Singstimme *nicht* oder kaum zu fühlen ist und erst um die Mitte der kleinen Oktave (etwa um f mit 170 Schwingungen, also in Baritonlage) beginnt und beim großen H und A (um 120 Schwingungen) sein Maximum erreicht; es bleibt dann in der ganzen Lage der Baßstimme unverändert stark. Es hat sich nachweisen lassen, daß die Schwingungszahl des Stimmzitterns genau derjenigen des gesungenen oder gesprochenen Tones entspricht. Diese Erscheinung dürfte in der Weise zu erklären sein, daß die im Kehlkopf erzeugten Tonschwingungen durch die Bronchien zur Lunge fortgeleitet werden, und daß sie die Lunge und die Brustwand zur Mitschwingung bringen, wenn deren Eigentöne getroffen werden. Bei Frauen ist die Tonlage der Sprechstimme meist höher als der Eigenton der Lunge, so daß diese nicht in Mitschwingungen gerät, und deshalb ist bei Frauen und überhaupt bei hoher Stimme der Stimmfremitus meist nicht zu fühlen und diagnostisch nicht zu verwerten. Bei Kindern ist er dagegen entsprechend dem höheren Eigenton der kleinen Lunge oft deutlich zu fühlen und entspricht der höheren Stimmlage.

Perkussion	Tonhöhe	Schwingungszahl in der Sekunde	Auskultation
	c^5	4096	Metallklang
	c^4	2048	Ch-Laut
	c^3	1024	Bronchialatmen (800—6000)
	c^2	512	Trachealatmen (250—1000)
hoher tympanitischer	c^1	256	bronchovesiculäres
Schall	h	241	und unbestimmtes
(Bauchschall)	a	217	Atmen
	g	191	
hoher Lungenschall	f	170	Vesiculäratmen
bei teilweiser	e	161	Hauptgebiet 100—300
Verdichtung	d	145	
	c	129	Maximum des
normaler Lungen-	H	120	Stimmfremitus
schall	A	108	
	G	95	
tiefer Lungenschall	F	85	
bei Emphysem	E	80	
und	D	72	
Pneumothorax	C	64	
	C_1	32	
	C_2	16	

Über	Perkussionsschall	Atmungs-geräusch	Rassel-geräusche	Stimm-geräusch	Stimm-schwirren
lufthaltiger Lunge	laut, tief, lang	vesiculär tief	nicht klingend	wie O und U	normal
verdichteter Lunge	leise, hoch, kurz, tympanitisch	bronchial (ch)	klingend	verstärkt (ch)	verstärkt
pleuritischen Exsudaten	absolut gedämpft	abge-schwächt bis auf-gehoben	fehlen	abge-schwächt bis auf-gehoben	abge-schwächt bis auf-gehoben
Pneumothorax	abnorm tief und laut, Metallklang	leise am-phorisch oder auf-gehoben	fehlen oder metal-lisch	auf-gehoben	auf-gehoben
großen Kavernen	laut, hoch tympanitisch	bronchial am-phorisch	metall-klingend	verstärkt	verstärkt

Man prüft den Stimmfremitus beim Kranken in der Weise, daß der Arzt die Hände gleichzeitig oder nacheinander auf zwei Stellen der Brustwand anlegt und den Patienten auffordert, mit möglichst tiefer und lauter Stimme das Wort „Neunundneunzig" auszusprechen. Eine Abschwächung oder selbst ein gänzliches Fehlen des Stimmfremitus findet sich im Dämpfungsbereich von pleuritischen Exsudaten sowie bei Pneumothorax, und die Abschwächung des Stimmzitterns ist ein wichtiges diagnostisches Zeichen für den Nachweis von Luft und Flüssigkeitsergüssen im Brustfellraum. Doch kann das Stimmzittern stellenweise innerhalb des Bereiches eines Exsudates erhalten sein, nämlich dort, wo pleuritische Adhäsionen zwischen Lunge und Brustwand bestehen. Dieser Befund ist für die Wahl der Einstichstelle bei Pleurapunktion von Bedeutung. Eine *Verstärkung* des Stimmfremitus im Vergleich zur gesunden Seite findet sich oft über *verdichteten* Lungenpartien, also bei Pneumonie, tuberkulöser Infiltration und Kavernen, jedoch in *höherer* Stimmlage, z. B. beim *lauten* Aussprechen von „Achtundachtzig" und nur dann, wenn der zuführende Bronchus nicht verstopft ist.

Die vorstehenden Tabellen sollen eine Übersicht geben über die physikalischen Symptome im Bereich der Lunge.

Sukkussionsgeräusch

Succussio Hippocratis, d. h. ein metallklingendes Plätschern, wird gehört bei gleichzeitiger Anwesenheit von Luft und Flüssigkeit in der Pleurahöhle (also bei Sero- und Pyopneumothorax), wenn man den Patienten an den Schultern faßt und schüttelt. Man kann sich dasselbe versinnbildlichen, indem man Wasser in einer halbgefüllten großen Flasche schüttelt.

7. Das Sputum

Das Sputum besteht aus den Sekreten der Tracheal- und Bronchialschleimhaut sowie aus dem im Bereich des Respirationsapparates gebildeten Eiter, außerdem auch aus den Sekreten des Pharynx und der Nasenhöhle, soweit diese durch den Mund ausgeworfen werden (Choanensputum), schließlich aus dem Speichel und den Sekreten der Mundschleimhaut; häufig sind dem Sputum auch Bestandteile der Nahrung beigemischt.

Nach den *Hauptbestandteilen werden die Sputa eingeteilt in*

1. *schleimige,*　　　　　　3. *seröse,*
2. *eitrige,*　　　　　　　　4. *blutige,*

und die Mischformen: *schleimig-eitrige* (bei vorwiegend schleimigem Charakter), *eitrig-schleimige* (bei mehr eitriger Beschaffenheit), *blutig-schleimige, blutig-seröse* usw. Es ist zu unterscheiden, ob die verschiedenen Bestandteile des Sputums *innig gemischt* sind und konfluieren oder ob sie getrennt bleiben. Im ersten Falle sind die schleimproduzierenden Stellen der Bronchien mit den blut- oder eiterbildenden identisch, im zweiten Falle wurden Blut oder Eitermassen, welche an circumscripter Stelle, z. B. in einer Kaverne gebildet worden waren, auf dem Wege durch die Bronchien nach oben durch eine Schleimschicht umhüllt.

Rein schleimige Sputa finden sich hauptsächlich bei manchen Formen von Bronchitis, besonders zäh beim Catarrhe sec (LAËNNEC) als sagoartige Klümpchen; auch die Choanensputa, welche durch Räuspern, nicht durch Husten herausbefördert werden, stellen meist sehr zähe, oft z. T. vertrocknete schleimige, nicht selten blutige Massen dar.

Rein eitrige Sputa kommen vor bei Durchbruch von Abscessen der Lunge oder benachbarter Organe oder bei Durchbruch von Empyemen in die Bronchien.

Innig gemischt schleimig-eitrige Sputa finden sich bei diffuser Bronchitis; bei diffuser chronischer eitriger Bronchitis (Bronchoblennorrhoe) setzt sich, bei genügender Luftdurchmischung, das dünnflüssige eitrig-schleimige Sputum oft in drei Schichten im Speiglas ab. Bei Phthisis pulmonum ist das Sputum meist eitrig-schleimig und *nicht* gemischt, indem der Eiter in Streifen- oder in Ballen- und Münzenform vom Schleim umhüllt ist. Bei sehr großen Kavernen können die einzelnen Sputumballen auch konfluieren (Sputum globosum).

Rein blutige Sputa (Hämoptoe) kommen vor, wenn durch Ulcerationen im Bereich der Respirationsorgane ein Blutgefäß, zumal ein kleines Aneurysma arrodiert worden ist. Das bei Hämoptoe *ausgehustete* Blut unterscheidet sich von dem bei Magenblutungen *ausgebrochenen* hauptsächlich dadurch, daß es hellrot und schaumig, nicht mit Nahrungsbestandteilen vermischt ist. Hämoptoe findet sich am häufigsten bei Lungentuberkulose, und zwar in allen, auch schon in den frühesten Stadien, sowie bei Bronchektasen und Lungenverletzungen. Bei Fremdkörpern in den Bronchien, bei Lungenlues, Lungenabsceß und bei parasitären Lungenerkrankungen kann hämorrhagisches Sputum auftreten. Wichtig ist die bei starker Stauung im Lungenkreislauf plötzlich einsetzende Lungenblutung, wie sie bei Mitralstenose nicht selten ist. Blut, das aus der Nase nach dem Nasenrachenraum fließt, wird ohne Husten oder Erbrechen ausgespruckt und ist meist von hellroter Farbe.

Seröse, ganz dünnflüssige, stark schaumige Sputa, geschlagenem Eiereiweiß ähnlich, sind bezeichnend für Lungenödem.

Innig gemischt blutig-schleimige (gelbrot bis rostbraun gefärbte) Sputa finden sich bei Pneumonie sowie auch bei hämorrhagischem Infarkt, ferner bei Lungencarcinom und -sarkom; *blutig-seröses* Sputum (zwetschgenbrühartiges Sputum) kommt vor bei Lungenödem im Verlauf der croupösen Pneumonie; damit nicht zu verwechseln ist *blutig gefärbter Speichel* (braunrot, dünnflüssig, von fadem Geruch), der bisweilen von Simulanten und Hysterischen entleert und durch Saugen am Zahnfleisch produziert wird, oder blutig gefärbter fötider Rachenschleim bei chronischen Mandel- und Rachenentzündungen.

Die *Konsistenz* des Sputums ist hauptsächlich abhängig vom Eiweiß-, Luft- und *Schleimgehalt*; sehr schleimreiche Sputa, wie z. B. das der Asthmatiker, außerdem aber das pneumonische Sputum, sind meist so zähe, daß sie kaum aus dem Glase ausfließen. Bei Lungenödem ist das Sputum flüssig-schaumig, bei Tumoren bisweilen gallertig.

Der *Eiweißgehalt* des Sputums ist äußerst gering in allen jenen Fällen, wo das Sputum in der Hauptsache ein Produkt gesteigerter *Sekretion* der Bronchialschleimhaut darstellt, so bei Asthma und bei Bronchitis. Wenn dagegen bei Entzündungsprozessen der Lunge (Pneumonie) oder bei Transsudationen (Lungenödem, Stauungslunge bei Herzkrankheiten) aus den Capillaren eine eiweißreiche Flüssigkeit (Serumanteil) in die Alveolen und Bronchien ergossen wird, so zeigt das Sputum einen sehr beträchtlichen Gehalt an Eiweiß. Dem kleinblasig-schaumigen Sputum ist die Luft bereits in alveolären oder bronchiolären Abschnitten zugemischt, dem grobblasigen dagegen erst in den großen Bronchien bzw. in der Trachea.

Geruch. Fauliger Geruch findet sich bei Zersetzungsprozessen innerhalb der Bronchien und der Lungen (Bronchitis foetida, Lungengangrän).

Farbe. Abgesehen von der durch die Gegenwart von Eiter bedingten gelben oder gelbgrünen Färbung sind zu beachten: *rote, braune* oder *gelbrote* Färbung, erzeugt durch weniger oder mehr veränderten Blutfarbstoff, z. B. bei Hämoptoe, Lungeninfarkt, Pneumonie.

Ockerfarbe zeigt sich bei reichlichem Gehalt des Sputums an Hämatoidin, zumal bei Lungenabsceß, ferner bei Anwesenheit von Gallenfarbstoff, bei Durchbruch von Leberabscessen und von vereiterten Leberechinokokken in die Lunge.

Eigelbe oder auch grüngelbe Färbung des Auswurfs tritt bisweilen auf infolge von Bakterienwirkung (putride Bronchitis), besonders wenn das Sputum längere Zeit im Speiglas gestanden hat. Impft man von solchem Auswurf auf anderen, so tritt auch in diesem die gleiche Färbung auf.

Grüne Farbe der Sputa kann bedingt sein durch grünen Gallenfarbstoff, Biliverdin; sie findet sich bei Pneumonie mit Ikterus.

Schwarze Sputa kommen vor bei Leuten, welche viel Kohlenstaub oder Ruß einatmen, außerdem bei Arbeitern in Kohlen- und Eisenwerken. Bei den letzteren finden sich bisweilen auch *ockerfarbige* und *rote* Sputa.

Bei Bäckern und Müllern, die viel Mehlstaub einatmen, kommt bisweilen ein *weißes*, kleisterähnliches Sputum vor, welches bei der mikroskopischen Untersuchung Stärkekörner erkennen läßt.

Die Menge des Sputums ist je nach dem zugrunde liegenden Prozeß sehr wechselnd; besonders große Mengen finden sich bei Bronchoblennorrhoe, bei umfangreichen bronchiektatischen und tuberkulösen Kavernen und bei Lungenödem sowie bei Durchbruch von Abscessen und Empyemen in die Bronchien. Die Auswurfmenge ist aber auch von der Lagerung des Kranken abhängig (Hängelage). Marantische und benommene Kranke können das Sputum oft nicht abhusten, während Kinder es leicht verschlucken.

Morphologische Bestandteile des Sputums

Fibrin findet sich in der Form baumförmig verzweigter Bronchialabgüsse bei croupöser Pneumonie, bei der echten Bronchitis fibrinosa und bei Diphtherie des Larynx und der Trachea. Um sie zu isolieren, kann man das Sputum mit Wasser schütteln.

Curschmannsche Spiralen, starke, wie ein Seil gedrehte Schleimfäden, oft mit einer helleren Partie, dem Zentralfaden, in der Mitte, finden sich hauptsächlich bei jener eigenartigen Form chronischer, zu häufigen Rezidiven neigender Bronchiolitis, welche mit asthmatischen Anfällen kombiniert ist; doch kommen Curschmannsche Spiralen auch bei nicht asthmatischen Patienten und umgekehrt Asthmaanfälle ohne Spiralen vor. Die Spiralen sind meist schon makroskopisch als feine Fäden zu erkennen und finden sich häufig in kleinen sagoartigen Schleimklümpchen; zum sicheren Nachweis bedarf man aber des Mikroskops. Häufig finden sich bei Asthma auch sehr feine, spiralförmig gedrehte Fäden etwa von dem Durchmesser eines roten Blutkörperchens (sog. isolierte Zentralfäden). Bei asthmaähnlichen Anfällen mit hochgradiger Atemnot kommen bisweilen auch baumförmig verzweigte Bronchialabgüsse aus eingedicktem Schleim vor, die den oben erwähnten Fibrinabgüssen sehr ähnlich sind. Die Unterscheidung ist unter Umständen nur mikroskopisch möglich.

Fetzen von Lungengewebe finden sich bei umfangreicheren Zerstörungen der Lunge, besonders bei Lungengangrän, seltener bei Lungenabsceß; sie erscheinen als braunschwarze, schmierige, aber trotzdem schwer zerzupfbare Flocken von meist sehr üblem Geruche.

Echinococcusblasen oder -haken erscheinen bei Echinococcus der Lunge und Pleura oder bei Durchbruch von Leberechinokokken in die Lunge.

Mikroskopische Untersuchung des Sputums

Die mikroskopische Untersuchung hat in den letzten Jahrzehnten einen erheblichen Wandel erlebt, da es mit geeigneten Spezialfärbungen (z. B. nach PAPANICOLAOU) oder mit Hilfe der Phasenkontrast-Mikroskopie gelingt, bereits aus dem ausgehusteten Sputum oder aus dem bei der Bronchoskopie gewonnenen Bronchialsekret insbesondere auf Tumor verdächtige Zellen zu identifizieren. Über die zweckmäßige Sputumgewinnung, Färbung und Deutung der Ergebnisse muß in den Spezial- oder Handbüchern nachgelesen werden. Dessen ungeachtet hat die mikroskopische Betrachtung des ungefärbten oder nach MAY-GRÜNWALD angefärbten Auswurfes auch heute noch ihre Bedeutung.

Leukocyten finden sich konstant im Sputum, und zwar desto reichlicher, je mehr es eitrigen Charakter zeigt; häufig sind die Leukocyten in Zerfall und ihr Kern in Auflösung begriffen, so z. B. bei Bronchitis foetida, Lungengangrän, bei Durchbruch von Empyemen. Leukocyten mit fettähnlich glänzender *eosinophiler* Körnelung finden sich im Sputum und auch im Nasensekret in sehr großer Zahl bei Asthma bronchiale und in geringer Menge auch bei chronischer Bronchitis und Tuberkulose. Siehe das Kapitel Allergie (S. 691). Bei dieser Krankheitsgruppe pflegen auch die eosinophilen Zellen im kreisenden Blut vermehrt nachweisbar zu sein. Zu ihrer Färbung bedient man sich derjenigen Methoden, welche im Kapitel „Blut" angegeben sind (Methylenblau-Eosinmischung). Doch bedarf es meist zu ihrem Nachweis nicht der Färbung. Der starke Glanz und die Größe der Körnelung charakterisieren die eosinophilen Leukocyten auch im ungefärbten Präparat zur Genüge. Lymphatische und reticuläre Zellelemente können auf Lymphogranulom oder Lymphosarkom hindeuten.

Rote Blutkörperchen finden sich stets in blutig gefärbtem Sputum; bisweilen erkennt man sie erst bei Färbung und mikroskopischer Untersuchung in solchem Auswurf, der makroskopisch nicht als bluthaltig erschienen war (z. B. bei Bronchopneumonie).

Plattenepithelien stammen aus der Mundhöhle oder von den Stimmlippen.

Cylinderepithelien können aus der Nasenhöhle, dem oberen Teil des Pharynx und besonders aus den Bronchien stammen. Sie finden sich im Sputum bei akutem Katarrh der erwähnten Schleimhäute und besonders häufig bei Asthma bronchiale.

Als *Alveolarepithelien* der Lungen werden größere runde oder ovoide Zellen mit bläschenförmigem Kern bezeichnet, in deren Protoplasmaleib häufig Fettkörnchen, Kohlepartikelchen und *Myelin*massen eingelagert sind.

Dieses *Myelin*, welches in mattglänzenden, oft konzentrisch geschichteten Tropfen und Biskuitformen frei zwischen den Zellen liegend angetroffen wird, kommt hauptsächlich bei chronischer Bronchitis vor und besteht aus Protagon. Es findet sich am häufigsten in den sagoartigen, zähen Schleimklümpchen bei dem Catarrhe sec der Bronchien und bei Emphysem.

Als *Herzfehlerzellen* bezeichnet man solche Alveolarepithelien und Wanderzellen, welche durch veränderten Blutfarbstoff (Hämosiderin) gelbbraun tingiert sind; sie kommen hauptsächlich vor bei chronischen Stauungszuständen in der Lunge, also bei brauner Induration infolge von Mitralklappenfehlern, außerdem nach hämorrhagischen Infarkten. Wenn größere Mengen von Herzfehlerzellen zu Häufchen angeordnet im Sputum vorhanden sind, erkennt man sie oft schon makroskopisch als kleine gelbbraune Pünktchen. Versetzt man ein solches Sputum mit Salzsäure und 10% iger Ferrocyankaliumlösung, so färbt sich das eisenhaltige Pigment der Herzfehlerzellen blau, indem sich Berlinerblau bildet.

Elastische Fasern kommen im Sputum bei allen destruktiven Erkrankungen der Luftwege vor; sie sind infolgedessen ein charakteristisches Zeichen für Kavernen, besonders bei Lungentuberkulose und bei Lungenabsceß; sie erscheinen als stark konturierte, glänzende, geschwungene Fäden. Ihr Vorkommen beweist mit Sicherheit das Vorhandensein zerstörender ulceröser Prozesse der Luftwege. Bei Lungengangrän werden die elastischen Fasern nicht regelmäßig gefunden, weil sich dabei ein sie auflösendes Ferment im Sputum vorfindet.

Zum Nachweis der elastischen Fasern genügt es meist, eine verdächtige Stelle des Sputums auf dem Objektträger mit einem Tropfen 10% iger Kalilauge zu mischen und zu untersuchen. Man kann auch eine größere Menge Sputum mit der gleichen Menge 10% iger Kalilauge unter Umrühren auf dem Wasserbade erwärmen, bis eben Lösung eingetreten ist; dann wird die Masse in der Zentrifuge oder im Spitzglas zum Absetzen gebracht und der Bodensatz mikroskopisch untersucht. Um in diesem Sediment die elastischen Fasern zu färben, gießt man die überstehende Lösung vom Bodensatz ab und fügt zum letzteren einige Kubikzentimeter Orceinlösung (Orcein 1,0, absolut. Alkohol 80,0, dest. Wasser 40,0, konz. Salzsäure 2,0) und dazu noch so viel Tropfen Salzsäure, bis eine dunkelrote Farbe bestehenbleibt. Hierauf wird das Röhrchen, welches das Sediment enthält, für einige Minuten in ein kochendes Wasserbad gestellt und sodann entfärbt, indem man salzsäurehaltigen Alkohol zugießt und umschüttelt (konz. Salzsäure 1,0, Alkohol 200,0, Wasser 50,0). Durch erneutes Zentrifugieren oder im Spitzglas wird das Sediment wieder zum Absitzen gebracht und das Entfärben und Auswaschen wird durch abermaliges Zugeben von frischem Säurealkohol noch einmal wiederholt. Es erscheinen dann die elastischen Fasern braunviolett gefärbt und sie können durch ihre Färbung von anderen Fasern leicht unterschieden werden. Elastische Fasern können bisweilen auch aus Nahrungsresten stammen, die aus dem Munde in das Speiglas gekommen sind.

Fettsäurekristalle, feine gebogene farblose Nadeln, kommen vor bei putrider Bronchitis, Lungenabsceß und Lungengangrän. Sie schmelzen beim Erwärmen des Objektträgers zu Fett-Tropfen. Man findet sie am häufigsten in weißgelben, stecknadelkopfgroßen und größeren, sehr übelriechenden Körnern, den sog. Dittrichschen Pfröpfen, die neben diesen Fettbestandteilen oft Bakterien und Pilze sowie Plattenepithelien enthalten. Sie sind für zerfallende Lungenprozesse verdächtig.

Hämatoidin (= Gallenfarbstoff) erscheint in amorphen gelbbraunen Körnchen oder in rhombischen Tafeln und geschwungenen Nadelbüscheln von derselben Farbe. Es findet sich bei alten Blutungen in der Lunge oder bei Durchbruch von Lungenabscessen oder von Abscessen benachbarter Organe, z. B. der Leber.

Charcot-Leydensche *Kristalle*, spitzige farblose glänzende Oktaeder, kommen besonders häufig bei Bronchialasthma vor, bisweilen aber auch bei anderen Erkrankungen der Bronchien, auch bei Durchbruch von Echinococcuscysten in die Bronchien. Man findet sie am leichtesten in gelben Flöckchen und Streifen des Sputums.

Wesentliche Bedeutung haben etwa vorhandene *Geschwulstzellen*, die insbesondere in dem sagoartigen, nicht selten fädig-blutig tingierten Alveolar- oder Bronchialsekret gefunden werden. Derart verdächtige Sputa müssen einer sehr zeitraubenden eingehenden Cytodiagnostik unterworfen werden, bei der dem Geübten aus der Metaplasie, der gestörten Kern-Plasma-Relation und dem Verhalten der Nucleolen unter Umständen die Diagnose eines malignen Prozesses (Carcinom, Sarkom) möglich ist. Die Abgrenzung gegenüber entzündlichen oder reizbedingten Veränderungen ist schwer. Letztere erlauben mit ihrer unspezifischen Abwandlung selten eine Diagnose. In enger Verbindung mit dem gesamten klinischen Bild vermag aber die Cytodiagnostik insbesondere auf Grund wiederholter Sputumuntersuchungen den Verdacht zu bestärken. Der Wert der cytologischen Untersuchung von durch Punktion gewonnenem Material bei peripher gelegenen Lungenprozessen ist fraglich, bei Mediastinaltumoren aussichtsreicher.

Mikroorganismen finden sich in jedem Sputum vor, und zwar nur in sehr geringer Menge in den rein schleimigen Sputa der chronischen Bronchitis, bei Asthma und Herzfehlerlunge, in etwas größerer Zahl bei den eitrigen Auswurfsarten (vorwiegend Staphylokokken und Streptokokken), besonders reichlich und in den verschiedensten Formen bei putriden Zersetzungsprozessen. Von besonderer diagnostischer Bedeutung sind die *Tuberkelbacillen*. Zur Untersuchung auf Tuberkelbacillen wählt man rein eitrige Partien des Sputums aus, von denen man annehmen kann, daß sie aus einer geschwürigen Stelle stammen. Über die Herstellung und Färbung des Trockenpräparates siehe das Kapitel Mikroorganismen. Im rostfarbenen Sputum der Pneumonie findet man meist den Pneumococcus in großer Zahl; er erscheint in der Form zierlicher Diplokokken, die oft von einer schleimartigen Hülle umgeben sind. Da die Pneumokokken im gefärbten Präparat nicht mit Sicherheit von anderen Kokken, z. B. von den Streptokokken unterschieden werden können, ist zu ihrem Nachweis das Kulturverfahren und besonders das Tierexperiment nötig: weiße Mäuse, welche mit pneumokokkenhaltigem Material geimpft werden, sterben im Laufe der nächsten zwei Tage, und in ihrem Blut lassen sich die Pneumokokken in großer Zahl nachweisen. Bisweilen finden sich im Sputum Fäden von *Aspergillus* (Pneumonomycosis aspergillina); sie werden am besten erkannt in dem mit 10%iger Kalilauge behandelten Präparat. Außerdem kommen bei Bronchitis putrida sowie in ausgehusteten Pfröpfen aus den Tonsillen (diese sind von den Dittrichschen Pfröpfen zu unterscheiden) Leptothrixfäden vor; sie färben sich durch Jodjodkaliumlösung braun oder blau. Den Micrococcus tetragenes findet man bei Bronchitiden und namentlich bei Lungenkavernen; bei diesen, wie auch bei Bronchialcarcinomen bisweilen Sarcine. Bei Aktinomykose der Lungen werden im Sputum *Aktinomyceskörner*, bei Kranken, die mit Antibioticis behandelt wurden, gehäuft der Soorpilz beobachtet (s. Kapitel Parasiten und Infektionskrankheiten).

Zur genaueren bakteriologischen Untersuchung des Sputums, zumal auf solche Mikroorganismen, welche nicht, wie der Tuberkelbacillus, durch einfache Färbung charakterisiert werden können, z. B. auf Influenzabacillen,

Pneumokokken, Staphylokokken, Streptokokken u. a., bedient man sich des
von R. Koch angegebenen Verfahrens: Man läßt den Patienten direkt in
eine sterilisierte Petrische Schale aushusten. Mit ausgeglühter Pinzette
nimmt man einen größeren Sputumballen heraus und wäscht ihn hintereinander in mehreren Schälchen gründlich ab, die mit sterilisiertem Wasser
gefüllt sind, um die anhaftende Mundflüssigkeit mit ihren zahlreichen

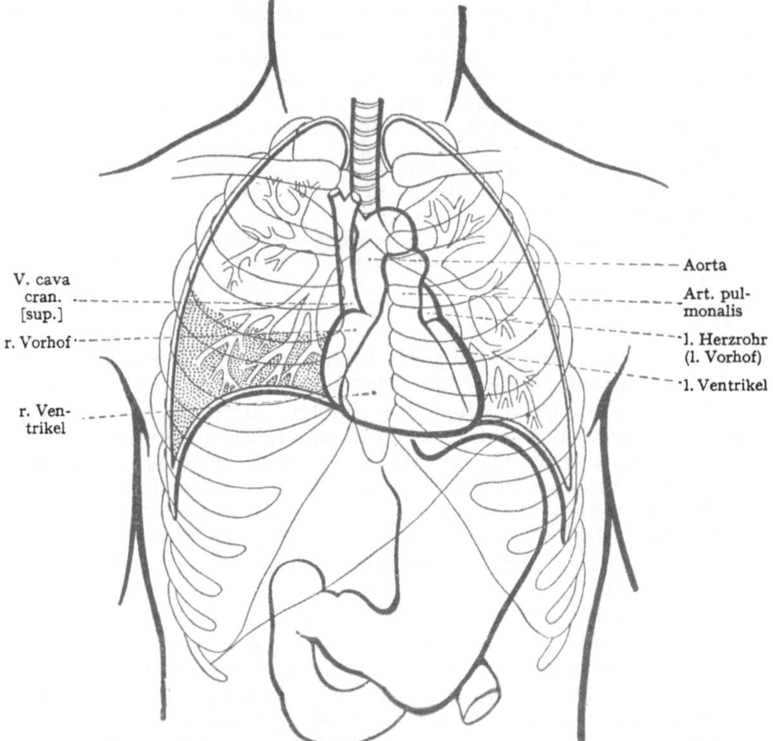

Abb. 17. Schematische Darstellung einer Pneumonie des rechten Mittellappens; über dem
verdichteten, entzündlich infiltrierten Lungenabschnitt ist Dämpfung des Perkussionsschalles,
Bronchialatmen, Bronchophonie und verstärkter Stimmfremitus wahrnehmbar. Im übrigen diene
die Abbildung zur Orientierung über die topographisch-anatomischen Verhältnisse

Bakterien zu entfernen. Sodann zerzupft man den Sputumballen mit
sterilen Instrumenten und entnimmt aus der Mitte eine kleine Menge zur
Färbung und zur Anlegung von Kulturen.

8. Röntgenuntersuchung der Lunge

Wichtigstes Hilfsmittel für die Erkennung von Erkrankungen im Brustraum sind die Röntgenstrahlen. Mittels des aus dem Stromnetz entnommenen, im Transformator hochgespannten (Kilovolt = kV) und dann gleich-

gerichteten Stromes werden in der luftleeren, gekühlten Elektronenröhre die vom Glühfaden ausgesandten Elektronen beim Auftreffen auf die Antikathode teils in Röntgenstrahlen, teils in Wärmestrahlen umgewandelt. Während die Stromstärke (Ampere = A) die Intensität der Strahlung regelt, wird durch die der Röhre zugeführte Spannung (kV) die Härte (das ist die Wellenlänge) der Röntgenstrahlen bestimmt. Je höher die Spannung, desto kürzer die Wellenlänge, desto härter und „durchdringender" die Strahlung. Da die Röntgenstrahlen photographische Eigenschaften haben, d. h. den photographischen Film schwärzen, sind Aufnahmen möglich. Der belichtete Film und die Papieraufnahme erscheinen als Negativ [wenig strahlendurchlässige Organe wie Knochen, Herz usw. erscheinen hell, gut durchlässiges Gewebe (Lunge) dagegen dunkel]. Auf dem Nachleuchteschirm des Röntgengerätes erhalten wir ein umgekehrtes, d. h. ein positives Bild. Da Röntgenstrahlen eine Wirkung auf die lebende Zelle ausüben (therapeutische Röntgenbestrahlung), sind bei der Durchleuchtung für den Untersucher Schutzmaßnahmen gegen direkte und gegen sog. Streustrahlungen erforderlich (Bleischürze). Das Leuchtschirmbild ist nur nach ausreichender Adaptation des Auges genügend genau zu erkennen, da die Leuchtdichte äußerst gering ist. Mit Hilfe eines *Bildwandlers*, der das Leuchtschirmbild in ein „Elektronenbild" umwandelt, läßt sich dieses durch ein Linsensystem in zwar verkleinerter Form, aber in 800—1000facher Helligkeit — ohne Adaptation — betrachten.

Die Röntgenuntersuchung des Brustkorbes erfolgt mit Rücksicht auf die Beurteilung des Zwerchfelles vornehmlich im Stehen. In möglichst immer gleichartiger Reihenfolge betrachtet man zunächst im dorso-ventralen Strahlengang Form und Bewegung des Brustkorbes und vergleicht beide Thoraxhälften. Unter leichtem Hin- und Herdrehen des Patienten um seine vertikale Achse untersucht man sodann die Spitzen-, Ober-, Mittel- und Unterfelder der Lunge, das Zwerchfell und seine Beweglichkeit sowie den Mittelschatten. Eine Durchleuchtung im frontalen und im ventrodorsalen Strahlengang folgen. Als besondere Durchleuchtungsposition werden bezeichnet: I. schräger Durchmesser, bei dem eine Vierteldrehung nach links (Fechterstellung) ausgeführt wird, und II. schräger Durchmesser, bei dem eine entsprechende Rechtsdrehung des Patienten (Boxerstellung) erfolgt.

Einseitige Thoraxveränderungen sind entweder Folge der Ausschaltung einer Lungenhälfte von der Atmung (Atelektase, schrumpfender Lungenprozeß) oder von mehr oder weniger ausgedehnten Verklebungen oder Verschwartungen der Pleura, die zur Einengung und Einziehung der betreffenden Brustkorbhälfte führen. Einseitige Ausbuchtungen kommen bei Herzvergrößerung, bei Tumorbildung, insbesondere der Pleura, sowie bei Pleuraergüssen und Luftansammlungen vor. Beidseitige Erweiterung des Brustkorbes zur Faßform findet sich bei Emphysem.

Die Lunge zeigt auf dem Röntgenbild eine gewisse feinfleckige und feinstreifige Zeichnung, die vornehmlich durch die Gefäße mit ihrem Inhalt hervorgerufen wird und sich jederseits zum Hilus hin verstärkt (normale Lungenzeichnung). Seitenunterschiede in der Helligkeit der Lungenfelder können durch unterschiedliche Fett- oder Muskelschichten (M. pectoralis, Mammaamputation) bedingt sein. Im übrigen vergleiche man die korrespondierenden Lungenabschnitte und achte darauf, ob es sich um einseitige oder beidseits etwa gleichmäßige Veränderungen handelt.

Einseitige, mehr oder weniger totale und homogene Verschattungen kommen bei ausgedehnten Lappenpneumonien, bei sehr großen Tumoren sowie bei Flüssigkeitsansammlung vor. Auch eine schwartenartige, ausgedehnte Pleuraverdichtung kann ähnlich intensive Verschattungen bedingen. Eine diffuse, aber weniger starke Verdichtung zeigt die Lunge unter dem Pneumothorax, der als solcher durch eine stark aufgehellte, meist mantelförmige Zone erkennbar ist, in der jede Lungenzeichnung fehlt. Partielle Verschattungen entsprechen tuberkulösen oder pneumonischen Herden, Infarkten, Tumoren oder Abscessen und müssen nach Möglichkeit topographisch einem Lappen zugeordnet werden (seitliche Durchleuchtung). Im Spitzenbereich finden sich vornehmlich tuberkulöse Streuherde, während das tuberkulöse Frühinfiltrat bevorzugt im Oberlappen (infraclaviculär) auftritt. Im Mittelfeld findet sich häufig die durch Carcinom bedingte Verschattung, bisweilen auch die Pneumonie (z. B. nach Fremdkörperaspiration). Verschattungen im Unterfeld entsprechen oft Flüssigkeitsansammlungen innerhalb der Pleura. Diese Verschattung, dem Zwerchfell aufsitzend und lateral ansteigend, ist unscharf begrenzt, es sei denn, daß die gleichzeitige Anwesenheit von Luft im Pleuraspalt eine „Spiegelbildung" mit scharfer kranialer Begrenzung hervorruft. Kleinere Ergüsse in den Pleurasinus sind bei eingeengtem Strahlengang (enge Blende) in seitlicher oder schräger Durchleuchtungsrichtung zu erkennen. Zwischen den Lappen abgekapselte Ergüsse sind im frontalen Strahlengang am deutlichsten sichtbar. Streifige Verdichtungen entsprechen kleineren atelektatischen Bezirken der Lunge (in Zwerchfellnähe) oder pleuritischen Strängen.

Ausgesprochene Rundschatten in Ein- oder Mehrzahl können tuberkulöser Natur sein, häufiger handelt es sich um Tumormetastasen, Cysten, bronchopneumonische Herde oder multiple Infarkte. Enthalten die Rundherde eine deutliche zentrale Aufhellung (Ringschatten), besteht Verdacht auf Kavernenbildung. Sehr große zarte Ringschatten können Emphysemblasen entsprechen. Erreichen die Aufhellungen eine gewisse Größe und ist in den Kavernen flüssiger Inhalt vorhanden, so kommt es bei Verbindung des Hohlraumes mit dem Bronchus zur Spiegelbildung.

Doppelseitige Lungenveränderungen findet man in erster Linie bei der Stauungslunge, die mit ihrer streifig-fleckigen Verschattung, bis weit an die Thoraxwand reichend, einer überaus stark vermehrten normalen Lungenzeichnung ähnelt. Mehr streifige Lungenzeichnung findet man bei Bronchitis, evtl. bei Bronchiektasen (Unterfelder bevorzugt), während die Lymphangiosis carcinomatosa eine mehr netzförmige Streifenzeichnung aufweist. Miliartuberkulose und Staublunge (Pneumokoniose) zeigen feintüpflige schattendichte Herdchen, Tumorabsiedelungen (Metastasen) mehr größere verstreute Herdschatten in beiden Lungenfeldern. Eine auffallend helle, strahlendurchlässige Lungenzeichnung spricht für Emphysem.

Beim Lungenemphysem ist die Zwerchfellbeweglichkeit herabgesetzt und die Zwerchfellwölbung abgeflacht, das ganze Zwerchfell steht tiefer als normal. Einseitiger Tiefstand kann bei ausgedehnten entzündlichen oder bei raumfordernden Prozessen einer Lungenhälfte auftreten (Pneumonie, Pleuraerguß, Pneumothorax). Ein einseitiger Zwerchfellhochstand findet sich dagegen bei stark schrumpfenden Lungen- oder Pleuraerkrankungen (auch bei Bronchusstenose mit Atelektase) sowie bei subphrenischen Abscessen. Lähmung einer Zwerchfellhälfte und dadurch bedingter Hochstand kommt als Folge einer gelegentlichen oder einer therapeutisch beabsichtigten Lähmung des Nerv. phrenicus vor. Doppelseitiger Zwerchfellhochstand ist meist Folge eines intraabdominellen raumfordernden Prozesses (Tumor, Schwangerschaft, Ascites).

Der Mittelfellschatten ist schwieriger zu beurteilen. Stärkere, mehr streifige Verschattungen im Hilusgebiet können gefäßbedingt sein (meist doppelseitig) oder durch Tumor hervorgerufen werden. Mehrbogig begrenzte Verschattungen werden auf die hilusnahen Lymphknoten bezogen und können Folge einer Lymphknotentuberkulose (spez. bei Kindern), einer Leukämie, einer Lymphogranulomatose oder eines Lymphosarkoms sein. Ferner kommen tumorartige Verschattungen im Bereich des Oesophagus, der Aorta (Aneurysma), der Thymus- und der Schilddrüse vor. Schilddrüsenveränderungen (retrosternale Struma) können durch die Mitbewegung beim Schluckakt sowie durch die Beziehungen zur Trachea, die als fingerbreites helles Band zu erkennen ist, abgegrenzt werden. Verziehungen oder Veränderungen des gesamten Mittelschattens (einschl. Trachea) können Hinweise auf einseitige Lungen- oder Pleuraerkrankungen geben.

Bronchographie und Schichtbild

Die Lungendurchleuchtung kann nur ein orientierendes Bild vermitteln, ist aber mit ihrer ständig wechselnden Durchleuchtungsrichtung sehr aufschlußreich. Alle Einzelheiten, insbesondere der Ausschluß einer tuberkulösen Lungenerkrankung, eines Bronchial- oder Lungenkrebses ist aber nur mit Hilfe einer Röntgenaufnahme (Film) möglich. Da auch dabei nicht immer alle Einzelheiten zu erkennen sind, stellt man die Bronchien und ihre Verzweigungen mittels Kontrastmittel dar. Nach Anaesthesierung des Schlundes und Kehlkopfes wird mittels eines Katheters ein jodhaltiges, öliges Kontrastmittel in die Trachea, in den fraglichen Hauptbronchus oder auch in den besonders interessierenden Bronchus I. Ordnung eingespritzt. Der auf der Röntgenaufnahme sichtbare Wandbeschlag der Bronchialäste läßt

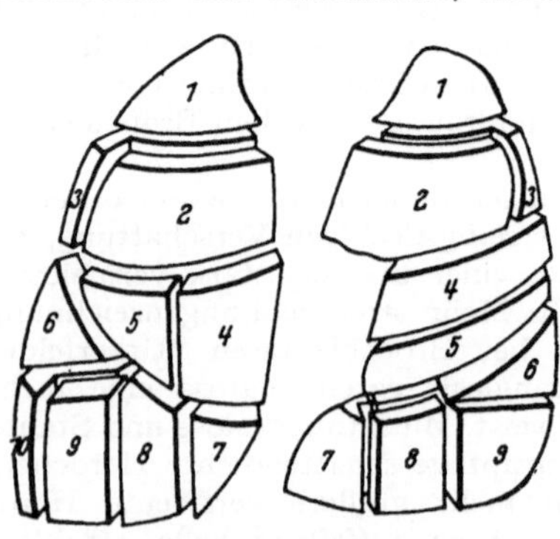

Abb. 18. Lungensegmente

Verschlüsse, Einengungen u. ä. erkennen. Bei der üblichen Lungenübersichtsaufnahme ebenso wie bei der gezielten Ausschnitts-Aufnahme werden, wie aus Abb. 26, S. 65 ersichtlich ist, alle Einzelheiten summiert abgebildet. Dadurch werden weniger ausgedehnte Krankheitsherde (Kavernen, Rundherde, Fremdkörper, Bronchialverzweigungen) jeweils durch das im Strahlengang davor und dahinter liegende Gewebe überdeckt. Feinheiten können nicht erkannt und auch bei veränderter Strahlenrichtung nicht immer zur Darstellung gebracht werden. Es ist nicht einmal eine einigermaßen sichere Tiefenangabe zu machen. Läßt man nun die Röntgenröhre während der Aufnahme auf einem Halbbogen über dem Objekt sich bewegen, so wird die Abbildung nur in einem vom Zentralstrahl gleichmäßig getroffenen Gebiet scharf, während die Zeichnung der Umgebung stark verwischt (unscharf) erscheint. Durch Aufnahmeserien mit Änderung des Zentralabstandes von der Platte (die dem Rücken anliegt) entstehen sog. *Schichtaufnahmen*, deren Abstand von 0,5 zu 0,5 cm geändert werden kann. Neben der isolierten Darstellung des gesuchten Bezirkes ist gleichzeitig eine exakte Angabe über seine Lage (Abstand von der Rückenebene) zu machen. Mit geeigneten Geräten kann dieses frontale Schichtverfahren durch ein entsprechendes horizontales ergänzt werden. Durch die Kombination von Tomographie, gezielter Bronchographie und selektiver Angiographie der Art. pulmon. ist eine sehr exakte Lokalisation pulmonaler Krankheitsherde möglich. Die Angabe des jeweils befallenen Lungensegmentes (vgl. Abb. 18) ist für einen operativen Eingriff von Bedeutung.

9. Die Symptome der wichtigsten Lungenkrankheiten

Die *lobäre (kruppöse) Pneumonie* beginnt meist mit Schüttelfrost. Mit Fortschreiten der Krankheit zunehmende Dämpfung mit leisem, hohem, verkürztem und etwas tympanitischem Klopfschall. Im Stadium der Anschoppung hört man Knisterrasseln (Crepitatio indux), im Stadium der Verdichtung (Hepatisation) verschärftes lautes Bronchialatmen. Zeitweilig vorhandene Rasselgeräusche sind klingend, die Bronchophonie ist deutlich, der Stimmfremitus stark erhöht. Im Stadium der Lösung verschwinden die Symptome nach und nach unter Wiederauftreten von Knisterrasseln (Crepitatio redux). Die mehr zentral in Hilusnähe beginnende röntgenologisch sichtbare Verschattung geht in ihrer Intensität den klinischen Befunden parallel. Das anfänglich rostfarbene, sehr zähe Sputum wird später rein eitrig und enthält Pneumokokken oder Streptokokken.

Die *Bronchopneumonie* ist infolge ihres mehr herdförmigen, z. T. disseminierten Charakters klinisch schwieriger zu erfassen. Tiefer in der Lunge gelegene Einzelherde entgehen der Beobachtung. Pleuranahe, evtl. konfluierende Herde werden sich weniger durch Dämpfung als durch eine umschriebene Änderung des Atmungsgeräusches (unbestimmtes Ag., Bronchialatmen), durch einzelne feuchte, klingende Rasselgeräusche und durch Bronchophonie nachweisen lassen. Sputum und Temperatur sind uncharakteristisch, da es sich meist um eine von den Bronchien fortgeleitete Entzündung handelt. Virusbedingte Pneumonien zeigen bisweilen atypische zentrale Lokalisation der Lungenverdichtung.

Die *Lungentuberkulose* ähnelt in gewisser Weise der Broncho-Pneumonie, indem sie eine lobuläre Lokalisation zeigt, die sich nur bei der exsudativen Form „pneumonisch" (lappenweit) ausdehnen kann. Kleine Einzel- oder disseminierte Herde mit zelliger Infiltration der Alveolen ergeben nur bei genügender Ausdehnung Schallverkürzung bis Dämpfung mit Änderung des Atemgeräusches bis zum Bronchialatmen. Wichtig sind die vereinzelten oft erst nach Anhusten hörbaren trockenen, knackenden Geräusche. Von dieser *produktiven* Form unterscheidet sich die *exsudative* Form der Lungentuberkulose bei geringer Ausdehnung der Herde nur dadurch, daß bei der exsudativen Form entsprechend der Ausschwitzung zahlreiche feuchte klein- bis grobblasige, bei genügender Infiltration auch klingende Rasselgeräusche auftreten. Das „Ausheilungsstadium" der Lungentuberkulose, die indurativ-cirrhotische Form, zeigt ähnlich vielfältige physikalische Symptome, die allein eine Beurteilung der Krankheit nicht zulassen.

Während der erste infektiöse Herd (Primäraffekt) vielfach klinisch unbemerkt abläuft und später nur an einer kalkigen Narbe zu erkennen ist, meist in Verbindung mit kalkigen Residuen in den zugehörigen Lymphknoten (Primärkomplex), stellt das sog. *Frühinfiltrat* die erste nachweisbare Erscheinung einer fortschreitenden Lungentuberkulose dar. Das Frühinfiltrat, häufig infraclaviculär gelegen und im Röntgenbild als Rundherd erkennbar, ist klinisch trotz seiner Infiltration oft schwer nachweisbar. Unbestimmtes Atmungsgeräusch und knackende Nebengeräusche sind am häufigsten. Da die Tuberkulose meist eine Mischung von produktiven (zelligen), exsudativen und indurativen (narbigen) Vorgängen ist, finden sich im Frühinfiltrat alle Übergänge von zelliger und exsudativer Reaktion mit der besonderen Neigung zur *Verkäsung*, d. h. zur Nekrose. Wird die Nekrose nicht resorbiert und der Herd nicht narbig-indurierend umgewandelt, kommt es zur Verflüssigung des Exsudates, zur Einschmelzung. Es entsteht die Kaverne.

Die *Kaverne* ist klinisch nur dann nachweisbar, wenn sie genügend groß, von einem verdichteten Gewebswall umgeben und der Lungenoberfläche genügend nah gelegen ist. Kavernen von über Walnußgröße geben als Hohlraum lauten, je größer, um so tieferen, tympanitischen Schall mit metallischem Beiklang. Wird die Kaverne durch einen Bronchus drainiert, entsteht amphorisches Atmen mit metallischem Beiklang. Bei genügend Sekret sind die Rasselgeräusche grobblasig und — infolge der Randinfiltration — klingend. Fast typisch für Kavernen ist ein hellklingendes Quietschen bei der Atmung. Weniger sicher ist das Zeichen des Wintrichschen Schallwechsels (s. S. 23) und das des gesprungenen Topfes (s. S. 24).

Aus der Kaverne verschlepptes, Tuberkelbacillen enthaltendes Material führt zur bronchogenen Aussaat, zu mehreren kleinen tuberkulösen Herden in der gleichen oder anderen Lungenhälfte. Physikalisch ist eine derartige frische Aussaat kaum zu erfassen. Bricht der tuberkulös-entzündliche Prozeß in ein venöses Gefäß ein, kann es zur hämatogenen Aussaat kommen, deren eine gefährliche Folge die tuberkulöse Meningitis ist. Eine hämatogene Streuung in die Lunge selbst führt zum Bild der Miliartuberkulose. Kleinste hirsekorn-(milium)große Herde durchsetzen die Lunge. Höheres kontinuierliches Fieber weist auf die Schwere der Erkrankung hin. Tuberkelbacillen finden sich nur dann im Sputum, wenn einer der kleinen Herde eine Verbindung zum Bronchus hat. Das Atemgeräusch ist bei eher vollem, lautem Klopfschall über allen Lungenabschnitten unbestimmt, verschärft bis bronchovesiculär. Rasselgeräusche fehlen, falls nicht Sekret in den Bronchien vorhanden ist. Stimmfremitus und Bronchophonie vermögen nichts auszusagen. Bei Aufnahme mit weichen Röntgenstrahlen sieht man die dicht stehenden, in den Unterfeldern spärlicher verteilten kleinen Fleckschatten.

Die mannigfachen Verlaufsformen der Lungentuberkulose mit ihren ebenso wechselnden klinischen Begleiterscheinungen (Temperatur, Allgemeinbefinden, Körpergewicht, Husten) machen es erforderlich, daß man durch Ansteckung gefährdete Personen ebenso gründlich untersucht wie jene, bei denen Verdacht auf Tuberkulose besteht. Kontrolle der Körpertemperatur, des Gewichtes, der Blutkörperchensenkungsreaktion sind ebenso wichtig wie eine Röntgenaufnahme (Film) der Lunge in Verbindung mit einer Lungendurchleuchtung.

Neubildungen im Bereich der Lunge, häufig durch hartnäckigen trockenen Reizhusten und unbestimmte Schmerzen bemerkt, entgehen als *Bronchial-Carcinome* mit hilusnahem Sitz meist der klinischen Beobachtung. Peripher sitzende Carcinome der Bronchien oder der Lunge ergeben umschriebene Dämpfung ohne tympanitischen Beiklang, wenn die Bronchien von der Atmung so gut wie ausgeschlossen sind. Das Atmungsgeräusch ist dann aufgehoben. Ebenso häufig wie die krebsige Infiltration des Lungengewebes kann die als Folge des Bronchusverschlusses auftretende Atelektase erst auf die Erkrankung hinweisen. Röntgen-Schichtaufnahmen, Bronchographie und Bronchoskopie müssen zur Klärung herangezogen werden.

Der *Lungeninfarkt* entspricht mit seiner blutig serösen Exsudation in die Alveolen einem umschriebenen bronchopneumonischen Herd, der nach der Gefäßverteilung als keilförmiger Bezirk mit der Basis der Pleura anliegt. Die Pleurabeteiligung (Pleuritis sicca) verursacht Schmerzen, das Sputum ist anfänglich rein blutig, und durch die Ausfüllung der Alveolen entsteht eine Dämpfung, in deren Bereich das Atmungsgeräusch bronchial und die Bronchophonie deutlich ist.

Die Infektion eines älteren Lungeninfarktes oder die mangelnde Resorption eines bronchopneumonischen Herdes können zum Lungenabszeß führen, nach dessen Entleerung durch den Bronchus typische Kavernensymptome auftreten. Im Röntgenbild sieht man einen größeren Ringschatten, häufig mit horizontaler Spiegelbildung. Die Lungengangrän unterscheidet sich im wesentlichen nur durch die Anwesenheit typischer Fäulniserreger.

Die *Bronchitis* bedingt in ihrer akuten Form mit Schwellung der Bronchialschleimhaut eine Einengung der Lichtung und dadurch verschärftes und (vornehmlich exspiratorisch) verlängertes Atmungsgeräusch. Da das Lungengewebe nicht infiltriert ist, sind Klopfschall, Stimmfremitus und Bronchophonie nicht verändert. Dagegen hört man Nebengeräusche, die bei zähem trockenem Sekret als Brummen, Giemen, Pfeifen zu hören sind, bei Verflüssigung auch mehr grobblasigen Charakter annehmen können. Nichtklingende Rasselgeräusche finden sich in den hinteren unteren Lungenpartien als Ausdruck einer erheblichen Lungenstauung (Stauungsbronchitis).

Krankhafte Erweiterungen der Bronchien *(Bronchektasen)* sind, von den selteneren angeborenen Fällen abgesehen, Folge entzündlicher Lungenoder Pleuraerkrankungen. Chronischer Katarrh mit reichlich Sekret (dreischichtiges Sputum) führt zu grob-mittelblasigen Rasselgeräuschen, bei entzündlicher Infiltration der umgebenden Lunge zu bronchialem Atmen und klingenden Geräuschen. Die Bronchographie sichert die Diagnose.

Krampfhafte (spastische) Verengerung der präalveolären Bronchiolen verursacht das Bild des akuten *Asthma*anfalles mit akuter Lungenblähung, hochgradiger Atemnot (exspiratorische Dyspnoe), kyphotischer Versteifung der Wirbelsäule, Anspannung der Atemhilfsmuskeln und Absonderung eines zähen glasigen Sputums. Der Auswurf enthält eosinophile Zellen, Curschmannsche Spiralen und Charcot-Leydensche Kristalle. Die begleitende Bronchitis verursacht bei zähem Sekret besonders charakteristische Geräusche wie Schnurren, Brummen, Pfeifen und Giemen. Das Asthma bronchiale gehört zu den *allergischen*[1] Krankheiten. Der akute Anfall kann in den Status asthmaticus übergehen.

---

[1] Das für die Auslösung einer allergischen Krankheit maßgebliche Allergen kann verschiedener Natur sein: Staub von Bettzeug, Epidermisstaub, Tierhaare, Pollenstaub sowie gewisse Eiweißstoffe. Familiäre Belastung im Sinne gehäufter Überempfindlichkeitsreaktionen (Idiosynkrasien) ist nicht selten. Häufig tritt Asthma erstmalig nach Bronchitis oder Lungenentzündung auf und kehrt bei erneuten Infekten wieder (bakterielle Allergene).

Sowohl die chronische Bronchitis wie vor allem das Asthma führen mit ihrer pathologischen Atmung, dem Husten und der Sekretverlegung der Bronchien zur Lungenblähung, dem *Emphysem*. Zunehmender Elastizitätsverlust und Einschränkung der alveolaren Oberfläche führen zu konstanter Atemnot, Tiefstand des Zwerchfelles mit mangelnder Beweglichkeit und Erweiterung des Thorax (Faßthorax). Physikalisch findet man einen

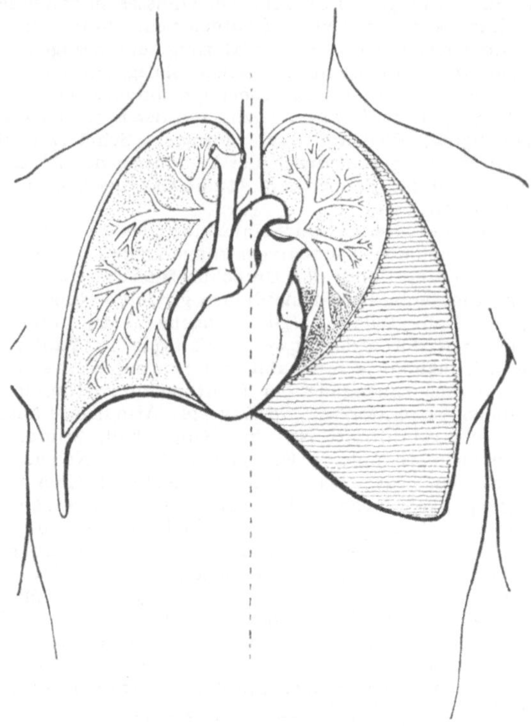

Abb. 19. Schematische Darstellung eines pleuritischen Exsudates der linken Seite mit Erweiterung der linken Brusthälfte, Kompression und teilweiser Atelektase der linken Lunge, Auflagerung von Fibrin auf der linken Pleura pulmonalis und costalis, Verschiebung des Herzens nach rechts, Verdrängung des Zwerchfells und Ausfüllung des Komplementärraumes links durch das Exsudat. Über dem pleuritischen Exsudat ist intensive Dämpfung mit Aufhebung des Stimmfremitus, aufgehobenes oder ganz aus der Entfernung klingendes Bronchialatmen wahrnehmbar. Oberhalb des Exsudats pleuritisches Reiben, rechtsseitige Herzdämpfung

abnorm tiefen und lauten Klopfschall (Schachtelton). Das Atmungsgeräusch ist stark abgeschwächt. Die Geräusche einer Bronchitis sind mehr oder weniger deutlich. Die Perkussionsfigur des Herzens ist schmaler. Im Röntgenbild sind die Lungenfelder sehr hell, die Rippen horizontaler gestellt, und die Zwerchfellhälften sind abgeflacht.

Die trockene *Pleuritis* als umschriebene, zur Fibrinausschwitzung führende Brustfellerkrankung ist sehr schmerzhaft und führt zur Einschrän-

kung der Atembeweglichkeit der kranken Seite. Man hört ein ohrnahes,
sehr deutliches, reibendes Geräusch während der Ein- und Ausatmung,
das unter Umständen mit der aufgelegten Hand fühlbar ist.

Bei Pleuritis exsudativa, d. h. bei Auftreten eines genügend großen
Flüssigkeitsergusses in dem Pleuraspalt (s. Abb. 19), kommt es zur Erweiterung der betreffenden Thoraxhälfte, die bei der Atmung sichtlich nach-

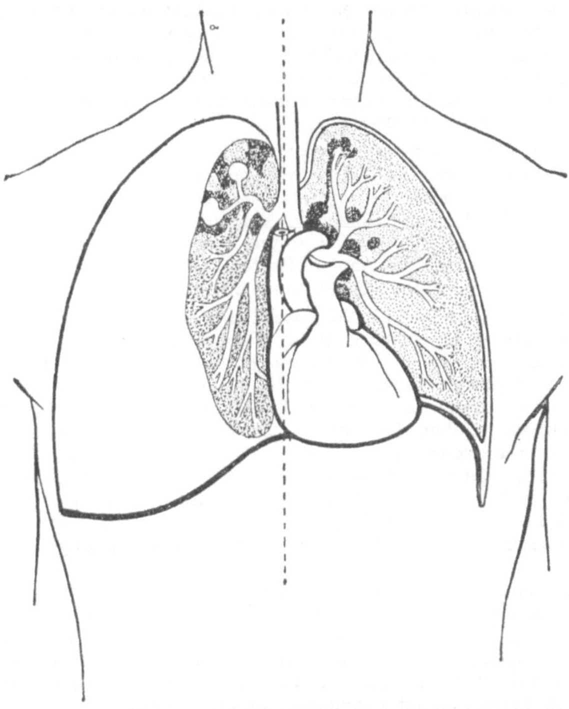

Abb. 20. Schematische Darstellung eines rechtsseitigen Pneumothorax nach Perforation einer
tuberkulösen Lungenkaverne; Erweiterung der rechten Brusthälfte, Kollaps und Atelektase der
rechten Lunge. Großer Lufterguß in der rechten Pleurahöhle mit Verdrängen des rechten Zwerchfells
nach abwärts und des Herzens nach links. Über dem Pneumothorax ist abnorm lauter und tiefer
Perkussionsschall, Metallklang bei der Plessimeter-Stäbchenperkussion, aufgehobenes oder ganz
schwaches amphorisches Atmen, abgeschwächter Stimmfremitus wahrzunehmen. — In den beiden
Lungenspitzen sind tuberkulose Herde zur Anschauung gebracht, welche zu Schalldifferenz der
Spitzen und zu abgeschwächtem oder gemischtem bronchovesiculärem Atmungsgeräusch mit ver-
schärftem Exspirium Veranlassung geben können. An der linken Spitze ein primärer tuberkulöser
Infiltrationsherd mit verdicktem Lymphstrang zu den geschwollenen und verkästen Hilusdrüsen

schleppt. Die Flüssigkeit sammelt sich unabhängig von der Körperlage an
der seitlichen unteren Thoraxpartie und steht mit ihrem Scheitelpunkt
in der hinteren Axillarlinie. Die Begrenzungslinie, mit der sich der stark
gedämpfte, hohe kurze Schall über dem Erguß vom normalen bis tympanitischen Schall über der komprimierten Lunge abgrenzen läßt, heißt Damoi-
seau-Ellissche Linie (s. S. 20). Das Atemgeräusch ist über dem Erguß

aufgehoben, der Stimmfremitus deutlich herabgesetzt. Oberhalb des Ergusses hört man über der komprimierten (druckatelektatischen) Lunge verschärftes bis Bronchial-Atmen mit Bronchophonie, bzw. die Übergänge hierzu. Durch Stauung bedingte Ergüsse (häufig doppelseitige *Pleuratranssudate*) passen sich verzögert der Körperhaltung an und zeigen daher Verschiebung der Grenzen. Treffen Luft und Flüssigkeit im Pleuraraum zusammen (Sero-Pneumothorax), so stellt sich ein verschieblicher Flüssigkeitsspiegel ein. Weniger die Kompression der einen Lungenhälfte als die Verdrängung des Mittelfelles bei großen Ergüssen führt zu schwerer Atemnot. Pleuritische Ergüsse können durch Punktion der Pleurahöhle großenteils entleert werden. Die chemische und mikroskopisch-cytologische Untersuchung des gewonnenen Transudates oder Exsudates ist unter Umständen für die weitere Diagnostik wegweisend (s. S. 467).

Heilt eine Pleuritis nach Resorption des Exsudates aus, so kommt es meist zu Verklebungen und Verwachsungen der Pleurablätter, zur Pleuraschwarte. Klinisch geht die vorher massive Dämpfung in eine weniger intensive Schallverkürzung über, das Atemgeräusch ist abgeschwächt, der Stimmfremitus gleichfalls weniger unterschiedlich. Es können knarrende Nebengeräusche (Lederknarren) auftreten. Bei völliger Verschwartung fehlen auch diese. Es kann Schrumpfung eintreten.

Als *Pneumothorax* (s. Abb. 20) bezeichnet man das Vorhandensein von Gasen bzw. atmosphärischer Luft im Pleuraspalt. Bei nur geringer Gasmenge oder bei pleuritischen Verklebungen der Pleurablätter kommt es nur zu einem inkompletten Pnth. Der Pnth. kann spontan auftreten durch das Bersten einer pleuranahen Kaverne (Tuberkulose) oder durch Platzen einer Emphysemblase. Neben dem offenen, durch Brustkorbverletzung entstandenen Pnth. unterscheidet man den geschlossenen und den Ventil-Pnth. Dieser führt infolge des schnell entstehenden Überdruckes zu gefährlichen Situationen mit starker Verdrängung des Mittelfelles. Der geschlossene Pnth. ändert dagegen sein Volumen bei der Atmung nicht, kann aber durch den einmal herbeigeführten Überdruck Verdrängungserscheinungen machen.

Der künstliche Pnth. soll durch Entspannung der Lunge einen wirksamen Kollaps herbeiführen, der die (an Tuberkulose) erkrankte Lungenhälfte weitgehend ruhigstellt. Regelmäßige Luftnachfüllung ist erforderlich. Pleuraverwachsungen, die den vollständigen Kollaps der behandelten Lungenhälfte verhindern (inkompl. Pnth.), führen zu Reizexsudat und müssen daher durch Thorakokaustik möglichst beseitigt werden.

Alle Formen genügend großer Luftansammlungen werden klinisch durch Erweiterung der entsprechenden Brusthälfte, abnorm lauten und tiefen Schall sowie durch Verdrängung von Nachbarorganen (Herz, Leber) erkannt. Der große, glattwandige Hohlraum führt zu Metallklang bei Plessimeter-Stäbchen-Perkussion oder zum « Signe du sou ». Das Atemgeräusch ist bisweilen amphorisch, meist abgeschwächt bis aufgehoben. Der Stimmfremitus ist abgeschwächt. Bei gleichzeitiger Anwesenheit von Flüssigkeit und Luft (Sero- oder Pyopneumothorax) hört man bei Erschütterung des Patienten Plätschern (Succussio Hippokratis). Röntgenologisch kann man die Wellenbewegungen im Flüssigkeitsspiegel sehen, der sich gut gegen das sehr helle von Lungenzeichnung freie Pnth.-Feld abzeichnet.

Eine entsprechende Luftfüllung des Bauchraumes *(Pneumoperitoneum)* in Verbindung mit einer vorübergehenden Zwerchfellähmung *(Phrenicus-Quetschung)* auf der erkrankten Seite dient gleichfalls der Behandlung der kavernösen Lungentuberkulose.

Zirkulationsapparat*

Anatomische und physiologische Vorbemerkungen

Das Herz liegt auf dem Zwerchfell, es reicht normalerweise mit seiner *rechten* Grenze, die vom rechten Vorhof gebildet wird, 3,5—4,5 cm nach rechts von der Medianlinie oder bis ungefähr fingerbreit über den rechten Sternalrand hinaus; die *obere* Grenze, welche durch den Ursprung der großen Gefäße gebildet ist, findet sich am oberen Rand der dritten Rippe; die *linke* Grenze wird vom linken Ventrikel gebildet und entspricht dem Herzstoß; sie erreicht im 5. Intercostalraum die Mammillarlinie nicht ganz und findet

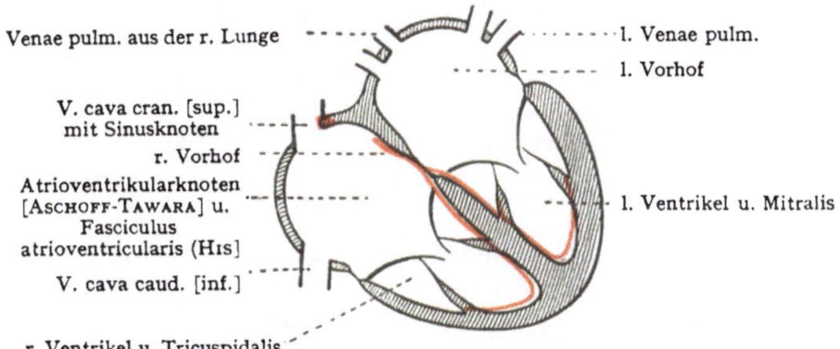

Abb. 21. Schematische Darstellung des Sinusknotens von KEITH und FLACK sowie des Atrioventrikularknotens [ASCHOFF-TAWARA] im Septum der Vorhöfe wie des davon ausgehenden Hisschen Bündels zu den Papillarmuskeln und zu der Wand beider Ventrikel

sich 8—11 cm nach links von der Medianlinie. Der rechte Vorhof und Ventrikel sind gegen die vordere Brustwand zu gelagert, der linke Vorhof liegt nach hinten gegen die Wirbelsäule, der linke Ventrikel nach hinten und unten, doch kommen der letztere mit seiner linken Kante und der Herzspitze und das Herzohr des linken Vorhofes neben der Pulmonalis an die Brustwand zu liegen. Die Pulmonalklappe liegt im zweiten linken Intercostalraum unmittelbar neben dem linken Sternalrand, die Aortenklappe findet sich hinter dem Sternum in derselben Höhe (s. Abb. 17 und 25).

Das Herz reagiert auf kontinuierliche Reize mit diskontinuierlichen, und zwar rhythmischen Kontraktionen, da der Herzmuskel während jeder Kontraktion und kurze Zeit danach für jeden Reiz unerregbar wird (refraktäre Phase) und seine Erregbarkeit erst allmählich wieder gewinnt. Diese Umwandlung kontinuierlicher Reize in diskontinuierliche Erregung findet nach ENGELMANNs Versuchen dort statt, wo die Vena cava cranialis (sup.) in den rechten Vorhof einmündet, dem „Sinus". Hier liegt die für normale Reize empfänglichste Stelle des Herzens; von diesem Ort gehen die normalen Bewegungsreize aus und verteilen sich gesetzmäßig auf die Vorhöfe und auf die Ventrikel. An dieser Stelle des Sinus liegt der von KEITH und FLACK entdeckte Knoten, der aus eigentümlich gestalteten Muskelfasern und Nervenzellen zusammengesetzt ist. Die von diesem „Sinusknoten" ausgehenden Impulse werden teils durch das Wenckebachsche Bündel, teils ohne vorgezeichneten Weg auf die Muskulatur der Vorhöfe übertragen. Nahe der Einmündungsstelle des Sinus coronarius, also der Coronarvene,

---

* Neubearbeitet von H. KOCH.

in den rechten Vorhof und in der medianen Scheidewand des rechten Vorhofs liegt ein ebenso gebauter Knoten aus Purkinjeschen Muskelfasern
und Nerven, der Atrioventrikularknoten (ASCHOFF-TAWARA), von welchem
aus das von HIS entdeckte Muskelbündel zur Scheidewand der Ventrikel
zieht; es gabelt sich in einen dem rechten und in einen dem linken Ventrikel
zugehörigen Schenkel, und diese verzweigen sich in den Papillarmuskeln

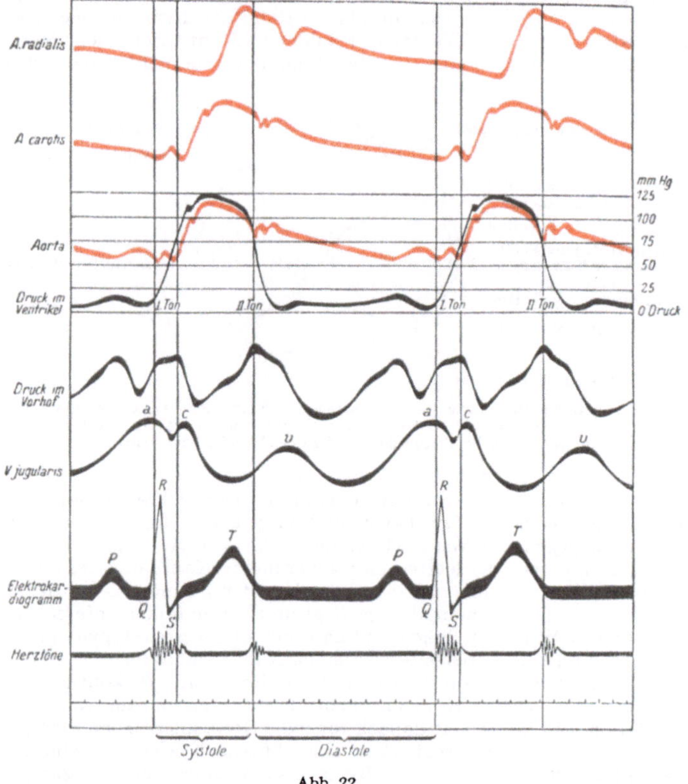

Abb. 22

und auf der Ventrikelmuskulatur. Der Bewegungsreiz wird von dem Atrioventrikularknoten und durch den Fasc. atrioventricularis (HIS) von den
Vorhöfen auf die Ventrikel übertragen. Sinusknoten, Wenckebachsches
Bündel, Atrioventrikularknoten und Fasciculus atrioventricularis bilden zusammen das *Reizleitungssystem* des Herzens. Durch diesen *Reizleitungsapparat* überträgt die reizempfindlichste Stelle normalerweise ihre rhythmischen Bewegungsimpulse auf das übrige Herz, sie schreibt ihm gewissermaßen ihren Bewegungsrhythmus vor. Der Sinusknoten wird deshalb auch
als Schrittmacher (Pacemaker) des Herzens bezeichnet. Unter pathologischen
Verhältnissen können sich die Vorhöfe und namentlich die Ventrikel auch

unabhängig davon kontrahieren, sei es, daß ein Teil des Herzens übermäßig reizempfindlich geworden ist oder daß er von abnormen Reizen getroffen wird (Extrasystolen), oder sei es, daß der normale Reizleitungsapparat durch krankhafte Prozesse zerstört ist und deshalb die tiefer gelegenen Teile des Herzens autonom in Tätigkeit treten. So schlagen z. B. bei totaler Unterbrechung des Fasciculus atrioventricularis (His) die Ventrikel in ihrem eigenen, sehr langsamen Rhythmus (etwa 30—35 mal in der Minute), unabhängig von den sehr viel häufigeren Kontraktionen der Vorhöfe.

Die Kontraktion läuft also normalerweise über das Herz hinweg; sie beginnt an der Hohlvene und setzt sich von dieser aus auf die Vorhöfe fort. Nach der Kontraktion der Vorhöfe springt die Erregung auf die beiden Ventrikel über, die sich gleichzeitig zusammenziehen, bis sie ihren Inhalt in die Pulmonalarterie und Aorta entleert haben.

In dem Augenblick, wo die Zusammenziehung (Systole) der Ventrikel beginnt, schließen die Tricuspidal- und Mitralklappe, und durch die Anspannung dieser Klappen sowie der muskulösen Ventrikelwand erschallt der erste Ton. Das Ausströmen des Blutes durch das Pulmonal- und Aortenostium beginnt nicht sofort mit dem Einsetzen der Ventrikelkontraktion, sondern eine kurze Zeit später, nämlich erst dann, wenn der Blutdruck in den Ventrikeln eine größere Höhe erreicht hat als in der Pulmonalis und Aorta. Diese erste Zeit der Systole, während deren also alle Klappen geschlossen sind, wird *Anspannungszeit* oder *Verschlußzeit* genannt. Die Kontraktion der Ventrikel folgt derjenigen der Vorhöfe nach ungefähr 10 bis 15 Hundertstelsekunden. Nachdem die Ventrikel ihr Blut entleert haben, beginnt die Erschlaffung (Diastole) der Ventrikel; in diesem Augenblick schließen die Pulmonal- und Aortenklappen, und der zweite Ton erschallt. Die Systole, d. h. die Zusammenziehung der Ventrikel, wird also gerechnet vom Beginn des ersten Tones bis zum zweiten Ton; die Diastole dauert vom Beginn des zweiten Tones bis zu dem des nächsten ersten Tones. Gegen Ende der Diastole geht die Kontraktion der Vorhöfe derjenigen der Ventrikel wie ein Auftakt voraus. Die Abb. 22 gibt über diese zeitlichen Verhältnisse Aufschluß. Die Verspätung des Carotispulses gegenüber dem Beginn der Ventrikelsystole ist nicht nur bedingt durch die Anspannungszeit der Ventrikel (ungefähr 5—7 Hundertstelsekunden), sondern auch durch die Zeit, welche die Pulswelle vom Aortenursprung bis zur Carotis braucht (2—3 Hundertstelsekunden). Die Fortbewegung der Pulswelle in den Arterien beträgt ungefähr 5—6 m in der Sekunde.

Mit jeder Herzaktion werfen beide Ventrikel in der Ruhe etwa 50—60 cm³ Blut aus. Dieses *Schlagvolumen* ist während des Schlafes kleiner, während körperlicher Anstrengung unter Umständen beträchtlich größer. Beim trainierten Leistungssportler ist es kleiner als beim Untrainierten.

Kleine Schlagvolumina finden wir bei Herzkrankheiten (Mitralstenose) und bei manchen Fällen von übermäßig hohem Blutdruck (Hypertension). Ein vergrößertes Schlagvolumen begegnet uns bei der Aorteninsuffizienz und bei manchen Fällen von Basedowscher Erkrankung. Die Anpassungsfähigkeit des Herzens ist sehr groß. Da sich die Ventrikel nicht bei jeder Aktion vollständig entleeren, sondern eine wechselnd große *Restblutmenge* enthalten, kann im Bedarfsfalle von einem Herzschlag zum anderen ein bis doppelt so großes Schlagvolumen ausgeworfen werden. Ferner paßt sich das Herz durch Steigerung der Schlagfrequenz erhöhten Anforderungen an. Maßgebend für die Herzleistung ist also das *Herz-Minutenvolumen*, d. h. Schlagvolumen × Pulsfrequenz/min.

Diese Größe läßt sich unblutig durch Berechnung aus Pulsfrequenz, Blutdruckamplitude, Aortenquerschnitt, Pulswellengeschwindigkeit und zeitlicher Dauer der einzelnen Herzaktion nach Formeln (BROEMSER-RANKE, WEZLER-BÖGER) feststellen. Auch durch Analyse der Atemluft, der ein Fremdgas (Acetylen) zugesetzt ist, läßt sich der Wert annähernd berechnen. Genauer ist die Berechnung nach dem Fickschen Prinzip: Man bestimmt die Sauerstoffaufnahme mit der Atmung während einer Minute (Douglas-Sack, Spirographie). Ferner bestimmt man nach der Methode von VAN SLYKE den O_2-Gehalt im Blut der Art. femoralis und in dem der Art. pulmonalis. Die Formel

$$\frac{O_2\text{-Aufnahme (in cm}^3/\text{min)}}{\text{arteriovenöse } O_2\text{-Differenz (in Vol.-\%)}}$$

ergibt das Herz-Minutenvolumen in Litern. Teilt man dieses durch die Pulsfrequenz, erhält man das Schlagvolumen. Zu Vergleichszwecken wird das Herz-Minutenvolumen (in Litern) zur Körperoberfläche (in m²) in Beziehung gesetzt und so der Herzindex ermittelt (GROLLMAN).

Die Anpassung des Herzens an die geforderte Leistung bedarf zur Änderung des durchschnittlichen Herz-Minutenvolumens von etwa 4 l einer Verschiebung der zirkulierenden Blutmenge. Der größte Teil der Gesamtblutmenge ist auf die unteren Extremitäten und den Bauchraum (Leber), ein wesentlicher Anteil auf den intrathorakalen Raum verteilt. Ein kleinerer Teil findet sich im subpapillären Plexus der Haut. Durch Tonusänderung der arteriellen sowohl wie vor allem der venösen Gefäße sind erhebliche Veränderungen der Blutmenge möglich, so daß jeweils besonders beanspruchte Regionen der Organe genügend durchblutet werden. Die Füllung des venösen Niederdrucksystems, zu dem die gesamte reich durchblutete Lunge gehört, entscheidet über den Füllungszustand des Herzens und damit über die Energieentwicklung des Herzmuskels. Stärkere diastolische Ventrikelfüllung hat größere Anfangsspannung der Ventrikelmuskulatur zur Folge, diese befähigt zu größerer Leistung. Die mit dieser kompensatorischen Füllungszunahme verbundene Erweiterung der Ventrikel heißt *regulative Dilatation*, die beim trainierten Leistungssportler nach geraumer Zeit erheblich sein kann.

Erfolgt die vermehrte diastolische Füllung der Ventrikel aus pathologischen Gründen (Klappeninsuffizienz), so stellt sich gleichfalls zunächst eine kompensatorische, auch tonogen genannte Dilatation ein. Das Herz ist in der Lage, eine zusätzliche Menge *Pendelblut* aufzunehmen. Der letztlich vermehrten Arbeit begegnet der Organismus im Laufe von Wochen und Monaten mit einer Zunahme der Ventrikelmuskulatur, d. h. mit einer *Hypertrophie*. Diese tritt auch dann auf, wenn das Herz bei seiner Entleerung erhöhten Widerstand (arterieller Bluthochdruck, pulmonaler Hochdruck) überwinden muß.

Ist der Herzmuskel der von ihm geforderten Arbeitsleistung nicht gewachsen, insbesondere bei entzündlich oder narbig verändertem Myokard, so tritt langsamer oder schneller (akute) Herzerweiterung ein, die in diesem Falle als *myogene Dilatation* bezeichnet wird. Das Herz wird *insuffizient*, der Klappenfehler ist *dekompensiert*.

Diese Anpassungsvorgänge werden weitgehend gesteuert durch nervöse Einflüsse, die Herz *und* Kreislauf betreffen. Obwohl das Herz unabhängig vom Nervenfasersystem zu schlagen, ja sogar gewisse Leistung zu vollbringen vermag, werden Änderungen in der Schlagfrequenz (chronotrop), in der Erregbarkeit des Herzmuskels für die spezifischen Reize (bathmotrop), in dem Reizleitungsvermögen (dromotrop) und in der Herzkraft (inotrop) durch die *Herznerven* bedingt. Sympathicus und (Herz-)Vagus üben dabei einen teils antagonistischen, teils synergistischen Einfluß aus. Nervenfasern, die vom Aortenbogen oder vom Sinus caroticus zu gewissen Herz-Gefäß-zentren (Medulla oblongata) ziehen, wirken vornehmlich über die Höhe des Blutdruckes auf die Herztätigkeit ein.

1. Inspektion und Palpation

Als *Herzstoß* bezeichnet man diejenige Stelle der fühlbaren Herz-aktion, welche am weitesten nach links und unten gelegen ist (nicht aber diejenige Stelle, an welcher die Herzkontraktion am stärksten fühlbar ist). Sie findet sich bei gesunden Erwachsenen im 5. linken Intercostalraum, zwischen Parasternal- und Mamillarlinie. Die circum-scripte Pulsation, welche als Herzstoß bezeichnet wird, entspricht meist nicht der wirklichen Lage der Herzspitze, sondern einer etwas höher gelegenen Stelle des linken Herzrandes, also des linken Ventrikels.

Der Herzstoß rückt höher bei Aufwärtsdrängung des Zwerchfelles (Me-teorismus, Gravidität, Ascites, Abdominalgeschwulst) und rückt *tiefer* bei Zwerchfelltiefstand (Asthma). Während eine Verlagerung des Herzstoßes nach rechts nur durch verdrängende Prozesse in der linken oder schrumpfen-de Prozesse in der rechten Brustkorbhälfte zustande kommt, erfolgt eine Verlagerung nach links aus den entsprechenden Gründen und durch Ver-breiterung (Dilatation) und Hypertrophie des Herzens selbst. Bei stärkerer Verlagerung fühlt man den Herzstoß weiter außen und unten (6. oder 7. Intercostalraum).

Der Herzstoß ist auch bei Gesunden nicht immer fühlbar. Seine *Abschwächung* oder sein Fehlen ist kein Zeichen mangelnder Herzkraft. Der Herzstoß wird abgeschwächt bei stärkerem Fett- oder Muskel-polster, vor allem bei stärkerer Lungenblähung in der Herzgegend oder bei Flüssigkeitsansammlung im Herzbeutel.

Eine *Verstärkung* des Herzstoßes kommt bei erregter Herztätigkeit, im Fieber, bei psychischer Erregung, bei Basedowscher Erkrankung, nach Genuß starken Kaffees und bei ungewöhnlicher körperlicher Anstrengung vor. Dabei erschüttert der Herzstoß schnellend die Brust-wand. Liegt dem verstärkten Herzspitzenstoß hingegen eine Dilatation und vor allem eine *Hypertrophie* des Herzens oder einer seiner Kam-mern zugrunde, so ist der Herzstoß *hebend*, kräftig andrängend und keineswegs immer beschleunigt. Der hebende Herzstoß deutet vor allem auf eine erschwerte Entleerung des Herzens. Betrifft die Störung und damit die Hypertrophie vornehmlich den linken Ventrikel, so wird das Herz im ganzen mehr der Brustwand zugedreht und der Herzstoß weiter links und tiefer (6. Intercostalraum), meist auch umschriebener fühlbar. Liegt die Funktionsstörung mehr im Bereich der rechten Herzkammer, wird das Herz mehr nach hinten zu rotiert, die rechte Kammer liegt der Brustwand näher und der Herzstoß wird flächenhafter links parasternal wahrgenommen. Bei kurzem Brustbein bzw. bei starker Hypertrophie der rechten Kammer sind die Pulsati-onen im Epigastrium sicht- und fühlbar. Weder der abgeschwächte noch der verstärkte Herzstoß sagen also etwas über die tatsächliche Herzkraft aus.

Je flächenhafter das Herz der Brustwand anliegt (schrumpfender linksseitiger Lungenprozeß), desto ausgedehnter wird die Herzbewegung sichtbar sein.

Auf den jugendlich elastischen Brustkorb vermag eine ungewöhnlich ausgedehnte Herzaktion einen deformierenden Einfluß auszuüben und eine *Herzbuckelbildung* (Voussure) hervorzurufen. Dies ist besonders bei angeborenen Herzfehlern oder bei früh erworbenen Klappenfehlern der Fall.

Systolische Einziehung an der Herzspitze wird beobachtet bei Verwachsung des Herzens mit dem Herzbeutel und der Brustwand; sie betrifft dabei nicht nur den Intercostalraum in der Gegend der Herzspitze, sondern im Bereich des Herzens werden in größerem Umfange die Intercostalräume wie auch die Rippen während der Systole kräftig eingezogen, und die Brustwand schnellt mit dem Eintreten der Diastole wieder vor. Mit dieser verbreiterten systolischen Einziehung darf diejenige nicht verwechselt werden, welche nur in der Nachbarschaft des Herzstoßes stattfindet, während der Herzstoß selbst eine systolische Vorwölbung zeigt. Diese ist bedingt durch die systolische Verkleinerung und Lageänderung der Ventrikel und hat keine krankhafte Bedeutung.

Fühlbare Pulsationen in der Gegend des 2. Intercostalraumes rechts, in der Jugulargrube und an der Vorderwand der Trachea deuten auf Veränderungen im Bereich der Aorta ascendens oder des Aortenbogens hin [Verlängerung (elongatio) und Erweiterung (dilatatio) bei Aorteninsuffizienz, Aortenaneurysma]. Systolisches Abwärtsrücken des Kehlkopfes (die Fingerspitzen werden auf die cartilag. cricoid. gelegt) findet man bei Aortenaneurysma (Olliver-Cardarellisches Zeichen). Pulsationen in den Zwischenrippenräumen fühlt man bei Aortenisthmusstenose.

Ein fühlbares Schwirren im 2. Intercostalraum links kommt beim offenen Ductus Botalli, bei der Fallotschen Erkrankung, über der Gegend der Herzspitze bei Mitralstenose vor. Ein fühlbarer Klappenschluß im 2. Zwischenrippenraum links ist krankhaft und deutet auf Druckerhöhung in der Pulmonalarterie.

Sichtbare Pulsationen im Bereich des Bulbus und der Jugularvene selbst müssen von der Mitbewegung durch die art. carotis getrennt werden. Deutlicher Venenpuls findet sich bei Tricuspidalinsuffizienz. Pralle Füllung der Halsvenen deutet auf ein Abflußhindernis (constrictive Perikarditis, Mediastinaltumor).

Capillarpuls nennt man das auffällige Erröten und Erblassen der Haut im Pulsrhythmus, das man an einem über die Stirnhaut gezogenen Druckstrich oder am leicht niedergedrückten Fingernagel beobachten kann. Das Phänomen ist mehr an die Präcapillaren als an die Capillaren selbst gebunden und kann auf verschiedene Ursachen (Weitstellung der Gefäße, erhöhter Blutdruck) zurückgeführt werden. Häufig und deutlich findet man das Symptom bei der Aorteninsuffizienz mit ihrem Pulsus celer et altus oder bei Hypertonien.

Als Rumpel-Leedesches Phänomen bezeichnet man die Erscheinung, daß nach einer Stauung der Armvenen, z. B. bei einem Aderlaß oder durch die aufgeblasene Blutdruckmanschette *nach* Lösung der Staubinde, eine Menge feinster Blutpunkte in der Haut auftreten (Petechien). Der gleiche Befund läßt sich durch umschriebenen Unterdruck, der mittels einer kleinen Saugglocke erzeugt wird, hervorrufen. Ist der Versuch positiv, so liegt mit Wahrscheinlichkeit eine Schädigung der Capillarwand vor. Im gleichen Sinne ist das Kneifphänomen nach JÜRGENS zu verwerten, das an der Haut in der Unterschlüsselbeingegend ausgeführt wird.

Über das Verhalten der Capillaren vermag im übrigen die *Capillar-mikroskopie* (nach O. MÜLLER, W. P. LOMBARD) Auskunft zu geben, bei der die Capillaren des Nagelfalzes — durch einen Tropfen Zedernöl hindurch — im Mikroskop direkt sichtbar gemacht werden können. Die Methode und ihre Auswertung ist im einzelnen nachzulesen.

Unter *Cyanose* versteht man eine bläulich-rote Färbung der Haut und Schleimhäute, die auf vermehrter Anwesenheit von reduziertem Hämoglobin im subpapillären Plexus der Haut (Capillaren) oder auf vermehrter intracellulärer Bildung von Hämiglobin beruht. Der absolute Grenzwert von 5 g-% reduziertem Hämoglobin (d. h. von etwa einem Drittel des Gesamtfarbstoffes) wird bei Anämien schwer oder gar nicht, bei Polycythämie aber entsprechend früher erreicht, unabhängig von der Menge des noch vorhandenen Oxyhämoglobins. Teleangiektasien lassen die Cyanose deutlicher hervortreten. Die Cyanose kann zentral bedingt sein (Mischblut bei Rechts-Links-Shunt, Cyanose bei respiratorischer Insuffizienz, O_2-Mangel in der Atmungsluft) oder sie kann peripher verursacht werden durch eine Verlangsamung des venösen Rückflusses mit stärkerer Sauerstoff-Ausnützung in der Peripherie (Varicen, Thrombose, Rechtsinsuffizienz des Herzens, Mitral- oder Pulmonalstenose mit verkleinertem Schlagvolumen, Drosselung der arteriellen Zufuhr bei Arteriosklerose usw.). Die vermehrte Hämiglobinbildung, die eine mehr bräunlich-graue Cyanose verursacht, beruht auf der Einwirkung von gewerblichen Giften oder auch von Medikamenten (Ferricyankalium, bzw. Sulfonamide oder Phenacetin).

2. Perkussion des Herzens

Bei der Perkussion der Herzdämpfung bestimmt man zuerst in der rechten Mamillarlinie den unteren Lungenrand und damit den Stand des Zwerchfells; auf diesem baut sich die Herzdämpfung auf. Hierauf wird der *obere* Rand der Herzdämpfung festgestellt, indem man unmittelbar neben dem linken Sternalrand nach abwärts perkutiert. Perkutiert man sodann unmittelbar oberhalb der unteren Lungengrenze und unterhalb der die obere Herzgrenze bezeichnenden Linie von der rechten Mamillarlinie aus nach links herein, so wird die rechte und schließlich in gleicher Höhe die linke Herzdämpfungsgrenze bestimmt.

Das Herz des gesunden Menschen wird zu einem großen Teil von den freien Rändern der rechten und linken Lunge überlagert. Nur ein kleiner Teil liegt der vorderen Brustwand unmittelbar an. Perkutiert man die Herzdämpfung mit *leisen Schlägen*, so kann man die Lage der Lungenränder feststellen und damit den Umfang, in welchem das Herz direkt der Brustwand anliegt. Die Linien, an welchen die letzte Spur hellen Lungenschalles eben verschwunden und wo das *Maximum* der Herzdämpfung erreicht ist, bezeichnet man als die Grenzen der *kleinen* oder *absoluten Herzdämpfung.* Jedoch ist im Bereich der „absoluten Herzdämpfung" der Perkussionsschall durchaus nicht immer absolut gedämpft im gewöhnlichen Sinne des Wortes, d. h. er gleicht nicht dem Schenkelschall und er kann sogar tympanitischen Beiklang haben, wenn das Herz dem lufthaltigen Magen aufliegt. Bei krankhafter Größen- und Dickenzunahme des Herzens nimmt meist nicht nur der Umfang der Herzdämpfung zu, sondern die Dämpfung wird auch intensiver. — Bei gesunden Erwachsenen findet sich der obere Rand der *absoluten Herzdämpfung* am unteren Rand der linken 4. Rippe oder tiefer, die rechte Grenze läuft entlang dem linken Sternalrand, die äußere in leicht gekrümmtem Bogen vom vierten Rippenknorpel bis zum Herzstoß; in vielen Fällen erreicht sie diesen jedoch nicht, sondern liegt ein oder zwei Fingerbreit nach einwärts davon. Der *untere* Rand der Herzdämpfung läßt sich nur dann durch Perkussion feststellen, wenn die Herzdämpfung nach abwärts an den lauten tympanitischen Schall des Magens und Darms angrenzt, sie läßt sich dagegen perkutorisch *nicht* bestimmen, wenn sie, wie es meistens der Fall ist, direkt in die Leberdämpfung übergeht. — Bei Kindern ist die absolute Herzdämpfung relativ etwas größer, bei bejahrten Individuen steht sie tiefer und ist oft kleiner. Bei tiefer Inspiration wird die absolute Herzdämpfung verkleinert, indem das Herz mit dem Zwerchfell tiefer rückt und indem sich die linke Lunge weiter vor das Herz legt. Diese Verkleinerung tritt nicht auf, wenn die linke Lunge mit der Brustwand und dem Herzbeutel durch pleuritische Adhäsionen verwachsen ist.

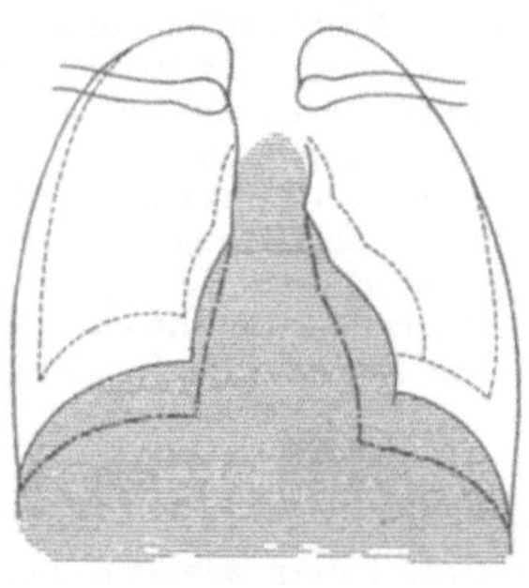

Abb. 23. Darstellung der Herzfigur im Röntgenbild bei normaler Inspirationsstellung (schraffiertes Feld), bei maximaler Exspiration und hohem Zwerchfellstand (punktierte Linie); bei abnorm tiefem Zwerchfellstand (gestrichelte Linie)

Die absolute Herzdämpfung gibt also nicht die Größe des Herzens selbst an, sondern nur den von der Lunge unbedeckten Teil, und da nicht nur die Größe des Herzens, sondern auch das Verhalten der Lungenränder darauf von Einfluß ist, so läßt sich aus ihrem Umfang nur ein sehr unsicherer Schluß daraus ziehen, ob das Herz normal groß oder vergrößert ist. Bei Lungenemphysem kann z. B. die absolute Herzdämpfung verkleinert erscheinen auch dann, wenn das Herz vergrößert ist.

Ein Urteil über die wirkliche Größe des Herzens läßt sich dadurch gewinnen, daß man die *relative* Herzdämpfung perkutiert, d. h. indem man von oben, rechts und links gegen das Herz zu klopft und die Grenzen notiert, an welchen die *erste Spur* von Herzdämpfung auftritt, wo also der laute tiefe Schall der Lunge deutlich leiser und etwas höher wird. Die obere Grenze dieser *großen* oder *relativen* Herzdämpfung findet sich meist zwischen der 3. und 4. Rippe (Herzbasis), die rechte Grenze darf bis fingerbreit über den rechten Sternalrand nach rechts reichen (3—5 cm nach rechts von der Medianlinie), doch findet man sie häufig auch nur am rechten Sternalrand, und manchmal fällt sie mit dem rechten Rand der *absoluten* Herzdämpfung am linken Sternalrand zusammen. Das letztere Verhalten kommt besonders bei älteren Individuen mit starren Rippen vor und auch dann, wenn der rechte Vorhof von einer dickeren Schicht als 4—5 cm von Lunge überlagert wird. Die linke Grenze der relativen Herzdämpfung findet sich am Herzstoß (8—11 cm nach links von der Medianlinie); wenn der Brustkorb schmal oder das Herz vergrößert ist, liegt der äußere Rand der relativen Herzdämpfung in den seitlichen Partien der Thoraxwand. Die Perkussion der relativen Herzdämpfung kann dadurch erleichtert werden, daß man dem Patienten aufgibt, möglichst stark auszuatmen, weil sich dabei die Lungenränder vom Herzen etwas zurückziehen. — Bei Individuen mit elastischem Brustkorb, namentlich bei Kindern und jüngeren Leuten läßt sich mit großer Sicherheit die wahre Größe des Herzens auf die Brustwand projizieren, unsicher dagegen bei starkem Fettpolster und bei Frauen mit dicker Mamma. Bei starrem Thorax und besonders bei Tiefstand des Zwerchfells und Emphysem ist dagegen die relative Herzdämpfung nicht selten kleiner, als es dem Herzumfang entsprechen würde. Aus einer *Verkleinerung* der relativen Herzdämpfung wird man deshalb nicht ohne weiteres schließen dürfen, daß das Herz kleiner sei als normal, und auch bei Vergrößerung des Herzens kann bisweilen eine normal große relative Herzdämpfung gefunden werden, besonders bei Emphysem. Reicht dagegen die relative Herzdämpfung über die normalen Grenzen hinaus, geht sie also nach rechts, nach oben oder nach links über die erlaubten Maße hinaus, so kann daraus mit Sicherheit geschlossen werden, daß das Herz *vergrößert* ist, und insofern ist die Perkussion der relativen Herzdämpfung von größtem Werte. Die Größe der Herzdämpfung, d. h. der Abstand ihrer rechten und linken Grenze von der Medianlinie, wird am besten in Zentimetern ausgedrückt und nicht nur nach ihrer Lage zum Sternalrand, der Parasternal- und Mamillarlinie beurteilt.

Die Größe des Herzens und damit der relativen Herzdämpfung schwankt bei gesunden Individuen innerhalb gewisser Grenzen, und zwar steigen die Normalmaße des Herzens mit zunehmender Körperlänge und namentlich mit zunehmendem Körpergewicht. Dementsprechend pflegt bei jungen Männern von geringer Körpergröße die rechte Grenze der relativen Herzdämpfung 3—4 cm, bei großen Individuen 4—5 cm nach rechts von der Medianlinie zu reichen, die linke Grenze bei kleinen Personen 8—9, bei großen 9 bis höchstens 11 cm nach links von der Medianlinie. Bei Frauen sind die Maße der Herzdämpfung nach jeder Richtung etwa um einen halben bis ganzen Zentimeter geringer als bei Männern; bei nicht ausgewachsenen Individuen sind sie etwas kleiner, bei alten Leuten etwas größer als zwischen dem 20. und 40. Lebensjahr. — Außerdem ist die Lage des Herzens und damit die Größe der relativen Herzdämpfung auch abhängig vom Stand des Zwerchfells. Bei tiefstehendem Zwerchfell wie auch bei tiefer Einatmung hängt das Herz steil nach abwärts, und der Querdurchmesser der Herzdämpfung wird kleiner; bei hochstehendem Zwerchfell liegt das Herz breit auf, und die Herzfigur ist nicht nur nach oben verschoben, sondern auch der Breite nach, besonders nach links vergrößert. Hochstand des Zwerchfells findet sich bei fettreichen Leuten mit dickem Bauch, bei Flüssigkeitsansammlung und Tumoren im Abdomen, ferner bei Schwangerschaft.

Die Frage, ob die relative Herzdämpfung mit stärkeren oder schwachen Perkussionsschlägen perkutiert werden soll, ist nicht von Bedeutung, da bei beiden Methoden übereinstimmende Resultate erhalten werden. Doch kommt auch die relative Herzdämpfung bei leiser Perkussion oft deutlicher zur Wahrnehmung als bei starkem Klopfen.

Vergrößerung der Herzdämpfung kommt zustande

1. durch *Vergrößerung des Herzens,* und zwar hauptsächlich durch Dilatation; bei Hypertrophie des Herzmuskels nur dann, wenn diese mit Erweiterung der Herzhöhlen kombiniert ist.

Vergrößerung des *linken* Ventrikels erzeugt eine Vergrößerung der Herzdämpfung ausschließlich nach links und nicht nach oben. Bei Vergrößerung (Erweiterung) des *rechten* Ventrikels zeigt sich die Herzdämpfung nach oben bis zur 2. Rippe und auch etwas nach rechts vergrößert. Findet sich eine *bedeutende* Vergrößerung der Herzdämpfung nach *rechts* und etwa auch eine absolute Dämpfung nach rechts vom rechten Sternalrand, so ist dies gewöhnlich durch eine Erweiterung (Überfüllung) des rechten *Vorhofs* bedingt oder auch durch ein Perikardialexsudat.

Hypertrophie des *linken* Ventrikels findet sich bei Insuffizienz sowie auch bei Stenose der Aortenklappen, bei Mitralinsuffizienz, bei dauernder Blutdrucksteigerung (Hypertension) und den damit einhergehenden Formen von Arteriolosklerose und Nierenkrankheiten, am stärksten bei Schrumpfniere, ferner bei lang andauernder und bedeutender Körperanstrengung.

Hypertrophie des *rechten* Ventrikels entsteht bei Überfüllungen oder Hindernissen im Lungenkreislauf: Mitralinsuffizienz und -stenose, Pulmonalklappenfehlern und Tricuspidalklappen-Insuffizienz, Emphysem. Die stärkste Rechtshypertrophie sieht man bei gewissen Formen angeborener Herzfehler.

Vergrößerung der Herzdämpfung findet sich

2. bei *Flüssigkeitserguß in der Herzbeutelhöhle* (Pericarditis exsudativa). Dabei ist die Herzdämpfung bedeutend, und zwar nach allen Richtungen, vergrößert und zeigt die Form eines gleichschenkligen Dreiecks, dessen Spitze im zweiten bis ersten Intercostalraume liegt und das nach rechts bis in die rechte Parasternallinie oder darüber hinaus reicht, nach links weiter nach außen als der Herzstoß.

Vergrößerung der *absoluten* Herzdämpfung kommt auch zustande, ohne daß das Herz eine Größenzunahme erfahren hätte, nämlich dann, wenn durch Schrumpfung der linken Lunge das Herz in größerer Ausdehnung der Brustwand anliegt, ferner dort, wo das Herz durch Mediastinaltumoren oder durch Empordrängung des Zwerchfells mehr horizontal gelagert ist.

Verkleinerung der Herzdämpfung kann, außer durch Zwerchfelltiefstand auch dadurch zustande kommen, daß bei Vergrößerung des sternovertebralen Thoraxdurchmessers das Herz mehr nach rückwärts sinkt und von den geblähten Rändern der Lunge abnorm stark überlagert wird.

Aneurysmen der Aorta ascendens können Dämpfung und Pulsation an der Ansatzstelle der 2. und 3. rechten Rippe verursachen, Aneurysmen des Arcus aortae und der Pulmonalis an entsprechender Stelle linkerseits. Dämpfungen neben und auf dem Manubrium sterni können außerdem aber auch bedingt sein durch Mediastinaltumoren, substernale Struma, vergrößerten Thymus sowie auch durch abnorme Füllung der großen Venenstämme. Bei der großen diagnostischen Bedeutung dieser Dämpfungen empfiehlt es sich, stets die Perkussion der oberen medianen Abschnitte des Thorax, und zwar mit leisen Schlägen, auszuführen.

3. Röntgenuntersuchung des Herzens

Diese wird in der Weise vorgenommen, daß die Röntgenröhre am Rücken des Patienten genau in Herzhöhe gebracht wird, und daß der fluorescierende Schirm oder der photographische Film an die vordere Brustwand gelegt wird. Man sieht zwischen den hellen Lungenfeldern

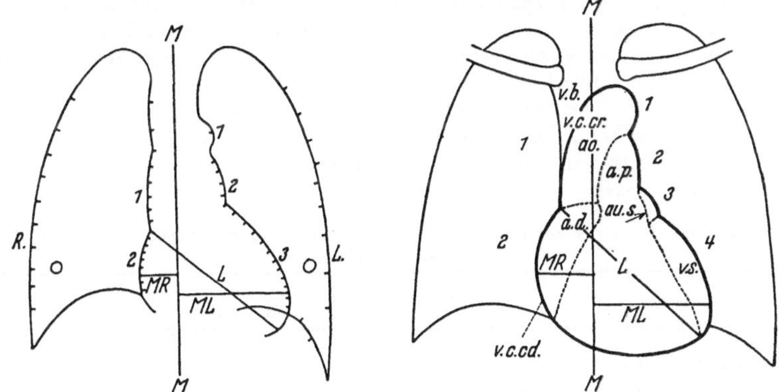

Abb. 24 und 25. Orthodiagramm des Herzens mit eingezeichneten Herzstellen

In Abb. 24 und 25 Durchmesser

L Längsdurchmesser,   *MR* Medianabstand rechts,   *ML* Medianabstand links,
MR + *ML* Transversaler Durchmesser

In Abb. 25 Rechter Rand

1. Bogen: *v. b.* Vena brachiocephalica [anonyma] dextra,   *v. c. cr.* Vena cava cranialis [sup.]
ao. Aorta ascendens

2. Bogen: *a. d.* Atrium dextrum,   *v. c. cd.* Vena cava caudalis [inf.] mit Vena hepatica dextra

Linker Rand

1. Bogen: *ao.* Aorta
2. Bogen: *a. p.* Arteria pulmonalis
3. Bogen: *au, s.* Auricula sinistra (li. Herzohr)
4. Bogen: *v. s.* Ventriculus sinister

den pulsierenden *Herzschatten,* der sich nach oben in dem Schatten der großen Gefäße und der dahinter gelegenen Wirbelsäule fortsetzt. An diesem Gefäßschatten erkennt man linkerseits in der Höhe der zweiten Rippe eine Vorwölbung, welche dem Aortenbogen entspricht, weiter abwärts, über der dritten linken Rippe, eine weitere schwache Ausbuchtung, welche durch die Pulmonalarterie sowie durch den linken Vorhof gebildet ist. An diese setzt sich in flachem Winkel die kräftig ausladende Bogenlinie an, welche dem Rand des linken Ventrikels entspricht und die nach unten in die Herzspitze übergeht. Die Herzspitze wie auch die untere Grenze des Herzschattens (Kante des

rechten Ventrikels) erscheinen wie untergetaucht in den Schatten des
Zwerchfells und der Leber. Es rührt dies daher, daß das Herz im Bereich der Spitze und des rechten Ventrikels nicht der Kuppe des
Diaphragma aufliegt, sondern in den keilförmigen Raum zwischen
vorderer Zwerchfellabdachung und Brustwand eingelagert ist. Die
rechte Seite des Herzschattens wird durch die Bogenlinie des rechten
Vorhofs gebildet, an welche sich nach oben mit einem flachen Winkel
die rechte Kante des Gefäßschattens, und zwar der Vena cava cranialis
(sup.), anschließt.

Diese Art der Durchleuchtung vermag über viele krankhafte Veränderungen des Herzens (Vergrößerungen, Verlagerungen) und der
Gefäße (Aortenaneurysmen) sowie über das Vorhandensein von
Geschwülsten (substernale Struma, Mediastinaltumoren) Aufklärung
zu verschaffen, sie erlaubt aber nicht, die Größe des Herzens zu messen,
da die Strahlen von dem feststehenden Fokus der Röntgenröhre diver-
gieren und je nach der Entfernung des Herzens vom Fokus einerseits
und vom Schirm andererseits eine wechselnde Größe des Herzschattens
erzeugen (s. S. 65, Abb. 26).

Tabelle 1. *Maße der Herzsilhouette nach der Fernaufnahme im Stehen
bei gesunden Männern*

	MR cm	ML cm	Tr cm	L cm
nach Lebensalter				
15—18 Jahre	5,0	8,0	12,0	14,5
19—29 Jahre	4,8	8,7	13,5	13,8
30—39 Jahre	5,1	8,9	14,0	15,2
40—49 Jahre	5,2	9,2	14,4	15,0
50—60 Jahre	6,2	8,4	14,6	14,9
nach Körpergröße				
153—159 cm	4,8	7,9	12,7	14,0
160—169 cm	4,8	8,7	13,5	14,8
170—179 cm	4,9	8,7	13,6	14,2
180—191 cm	5,3	9,3	14,6	15,7
nach Körpergewicht				
40—49 kg	4,4	7,5	11,9	13,2
50—59 kg	4,5	8,2	12,7	15,2
60—69 kg	4,8	8,6	13,4	14,8
70—79 kg	5,1	8,9	14,0	15,3
80—89 kg	4,8	9,6	14,4	15,5
90—99 kg	5,6	9,7	15,3	15,6
nach Brustumfang				
70— 79 cm	4,6	7,7	12,3	13,5
80— 89 cm	4,7	8,3	13,0	14,6
90— 99 cm	5,0	8,5	13,5	15,0
100—109 cm	5,2	10,0	15,2	15,9
110—125 cm	6,0	10,4	16,4	16,9

Eine exakte Messung der Organgrenzen ist möglich durch das von
Moritz eingeführte *orthodiagraphische Verfahren*, bei welchem nur der von

der Röntgenröhre senkrecht zur Schirmebene ausgehende Zentral-Strahl
Verwendung findet. Mit ihm tastet man gleichsam die Herzkontur beim
liegenden oder stehenden Patienten ab und markiert die einzelnen Punkte
auf einem, auf dem Bildschirm angebrachten Transparentpapier.

Diese so gewonnene Herzsilhouette kann mit dem Zentimetermaß aus-
gemessen werden, und zwar bestimmt man die größte Entfernung des
rechten und linken Herzrandes von der Medianlinie (MR und ML, Abb. 24
und 25), ferner die Länge des Herzschattens, welche durch eine von der
Herzspitze zur rechten Vorhofgrenze gezogene Linie gebildet wird.

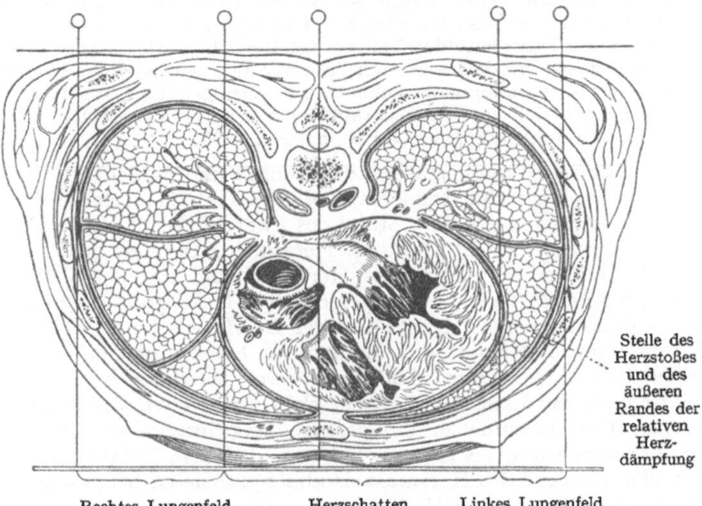

Abb. 26. Schematische Darstellung der orthodiagraphischen Bestimmung der Herzsilhouette an einem
Horizontaldurchschnitt des Brustkorbes (nach MORITZ). Es ist eine krankhafte Vergrößerung des
linken Ventrikels angenommen, um darzutun, daß in einem solchen Falle die Lage des Herzstoßes
und der linken Grenze der relativen Herzdämpfung an einer weiter nach außen gelegenen Stelle
der seitlichen Brustwand projiziert wird, als es dem äußeren Rand des orthodiagraphischen oder
fernphotographischen Herzschattens entspricht. Die kleinen Kreise an der Rückseite des Thorax
sollen die wechselnde Stelle der Röntgenröhre dartun. Das durch die parallelen Röntgenstrahlen
erzeugte Schattenbild ist auf den der vorderen Brustwand aufgelegten Fluorescenzschirm projiziert

Die orthodiagraphische Bestimmung der Herzgröße ist durch das Verfahren der *Fernphotographie* (Teleröntgenographie von A. KÖHLER) ersetzt
worden. Der Patient steht dabei mit der Brust gegen die photographische
Platte. Die Röntgenröhre ist hinter seinem Rücken in einer Entfernung
von 2 m in derselben Höhe angebracht. Eine genaue Zentrierung der Röhre
(Höhe der Vorhof-Ventrikelgrenze links, 3 cm von der Mittellinie nach links)
ist dabei unerläßlich. Bei der großen Entfernung ist die Vergrößerung der
Herzsilhouette durch die Divergenz der Strahlen nur so unbedeutend (durchschnittlich 5 mm in jeder Richtung), daß die Ausmaße des Herzschattens
auf der photographischen Platte mit der wirklichen Herzgröße nahezu
übereinstimmen.

Die *Größe* der Herzsilhouette steigt bei herzgesunden Menschen mit
dem Alter, ferner mit zunehmender Körperlänge, vor allem jedoch mit

zunehmendem Körpergewicht und Brustumfang; bei Frauen ist sie um ungefähr $^1/_2$ cm geringer als bei gleich großen und gleich schweren Männern.

Die bei der Fernphotographie oder bei der Orthodiagraphie gemessenen Herzmaße kann man mit den Mittelzahlen vergleichen, die bei gesunden Männern von GOTTHARDT gefunden worden sind.

Man entnimmt aus den vorstehenden Tabellen die Herzmaße, welche dem Alter, der Körperlänge, dem Körpergewicht und dem Brustumfang des Patienten normalerweise entsprechen würden, zieht daraus das Mittel und vergleicht damit die tatsächlich bei dem Patienten gefundenen Werte. Ferner kann man den Transversaldurchmesser der Herzsilhouette Tr (also MR plus ML) vergleichen mit dem weitesten Transversaldurchmesser des Thorax von der inneren Brustwandgrenze rechts bis zu derjenigen links. Der Herzdurchmesser Tr soll sich zur Transversaldimension der Lungenfelder (TDL) in Höhe der Zwerchfellkuppeln verhalten wie 1:1,95.

Die Röntgendurchleuchtung des Thorax und namentlich die Ausmessung des Herzschattens lehrt, daß die Lage und Form des Herzens verschieden ist je nach dem Stand des Zwerchfells. Steht das Zwerchfell sehr hoch, so ist die eiförmige Herzsilhouette mehr quer gelagert, und der Längsdurchmesser des Herzens bildet mit der Medianlinie einen größeren Winkel; bei langgestrecktem Thorax und tiefstehendem Zwerchfell hängt das Herz steil in der Brusthöhle herab, sein Längsdurchmesser bildet mit der Medianlinie einen spitzen Winkel. Im ersten Fall ist der Transversaldurchmesser des Herzens ($MR + ML$) relativ groß, der Längsdurchmesser klein. Im zweiten Fall steht einem kleinen Querdurchmesser ein großer Längsdurchmesser gegenüber. Die Formänderung des Herzens bei verschiedenem Zwerchfellstand ist von dem Zustand des Herzmuskels abhängig; sie ist bei geschädigtem Myokard größer als bei Herzgesunden. Ein steiles Herabhängen und ein Tiefstand des Herzens findet sich unter anderem bei Tiefstand des Zwerchfells sowie bei den kleinen Herzen der Phthisiker und Astheniker (tropfenförmige Gestalt des Herzschattens). Bei Frauen pflegt das Zwerchfell etwas höher zu stehen als bei Männern, ebenso auch bei kurzem und breitem Thorax sowie bei übermäßiger Ausdehnung des Abdomens durch Fettsucht, Schwangerschaft und Geschwülste. In all diesen Fällen zeigt das Herz eine horizontale Lagerung und breite Figur.

Krankhafte Veränderungen des Herzens äußern sich nicht immer und nicht nur in Vergrößerungen oder Verkleinerungen der Herzmaße, sondern vor allem auch in Veränderungen der *Form* der Herzsilhouette. Diese ist bei Erweiterung des linken Ventrikels nur nach links vergrößert, wobei das Herz die Form eines Schuhes annimmt(Aortenherz); bei Vergrößerungen des *rechten* Ventrikels bietet sie mehr eine Kugel- oder stehende Eiform dar, mit Ausbuchtung nach oben (Mitralherz). Dilatationen des linken Vorhofes äußern sich in verstärkter Ausbuchtung des dritten linken Herzbogens; eine Dilatation des rechten Vorhofes in einer Vergrößerung des zweiten rechten Bogens und einer Zunahme von MR. Verbreiterung der Aorta (Aneurysma) zeigt eine

Ausbuchtung des ersten rechten Herzbogens und eine wesentliche Vergrößerung des ersten linken Bogens des Gefäßschattens.

Die Perkussion der relativen Herzdämpfung zeigt mit der fernphotographischen Herzsilhouette eine befriedigende Übereinstimmung, namentlich bei jugendlichen Individuen mit elastischen Rippen, ferner bei normaler Herzgröße und bei breitem Thorax. Ist jedoch das Herz bedeutend nach links vergrößert, so daß es nahe an die seitliche Thoraxwand heranrückt, oder ist der Thorax schmal, so kann eine Übereinstimmung der relativen Herzdämpfung mit dem fernphotographischen Herzschatten nicht mehr erwartet werden. Denn die Orthodiagraphie und Fernphotographie projiziert den Herzumfang sagittal auf eine der vorderen Brustwand tangentiale Ebene, während die Perkussion der Rundung der Brustoberfläche folgt und die Herzgrenze auf eine weiter nach außen gelegene Stelle der *seitlichen* Brustwand projiziert. Auch der Herzstoß findet sich in solchen Fällen weiter nach links als der äußere Rand des orthodiagraphischen Herzschattens (s. Abb. 26).

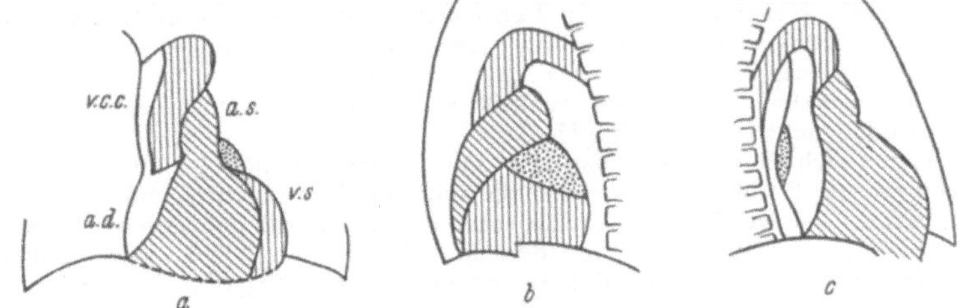

Abb. 27. Schematische Darstellung der Durchleuchtungsbefunde beim (a) sagittalen Strahlengang, (b) im 2. schrägen und (c) im 1. schrägen Durchmesser

Außer der dorsoventralen Durchleuchtung soll auch die schräge Durchleuchtung des Herzens zur Diagnose verwendet werden, und zwar besonders im sog. ersten und zweiten schrägen Durchmesser (s. S. 44). Man kann bei der schrägen Durchleuchtung den Verlauf des Aortenbogens studieren, der vom Herzen schräg nach hinten aufsteigend zur Wirbelsäule zieht. Vor dem Gefäßschatten sieht man ein flaches helles Dreieck, den vorderen oberen Mediastinalraum, der ausgefüllt wird durch die freien Ränder der rechten und linken Lunge, die sich vor die obersten Teile des Herzens und vor die großen Gefäße (V. cava, Aorta und Pulmonalis) legen. Andererseits kann man bei schräger oder transversaler Durchleuchtung oberhalb des Zwerchfells und zwischen Wirbelsäule und Herz einen hellen Raum erkennen, der dem dorsalen Mediastinalraum entspricht und der nach vorne von den Vorhöfen begrenzt wird. In diesem „Holzknechtschen Retrokardialraum" sieht man nach oben den Aortenbogen, nach unten durch das sog. *Aortenfenster* den durch Sondeneinführung oder Bariumbrei sichtbar gemachten Oesophagus ziehen. Bei Aortenaneurysma und größeren Tumoren tritt an Stelle dieses hellen Raumes ein dichter Schatten auf.

Die Bewegungsvorgänge des Herzens können „*kymographisch*" nach PLEIKART STUMPF zur Anschauung gebracht werden: man bringt die Röntgenröhre hinter dem Patienten in Herzhöhe an und an der Brustseite den photographischen Film. Zwischen Brustwand und Film wird ein „Raster" angebracht, nämlich eine für Röntgenstrahlen undurchlässige Metallplatte, in welche eine Reihe parallellaufender horizontaler schmaler Schlitze eingeschnitten ist. Nur diese gestatten den Röntgenstrahlen den Durchtritt. Wenn man den Raster mit mäßiger Schnelligkeit senkrecht zu den Spalten vorbeiziehen läßt, und zwar eine Strecke, welche genau dem Abstand zweier Schlitze entspricht, so zeichnet sich auf dem photographischen Film ein Bild des Herzschattens als eine kontinuierliche Serie von Streifen auf. Die Bewegungsvorgänge des Herzens, also Ausdehnung und Zusammenziehung sowie Schleuder- und Rückstoßbewegung, äußern sich im Kymogramm durch Zacken von verschiedener Form an der Kontur des Herzschattens. Dem Vorgang entsprechend werden hierbei selbstverständlich nur die Bewegungen oder Bewegungskomponenten erfaßt, welche der Schlitzrichtung entsprechen. Jeder einzelne Herzabschnitt (linker und rechter Ventrikel, Vorhöfe, Aorta, Venae cavae) zeichnet sich durch eine charakteristische Form der Zacken aus. Im Zackenbild der Kontur kommen auch Rhythmus und Frequenz zum Ausdruck. Man kann im Kymogramm erkennen, daß die Kontraktion als peristaltische Welle über das Herz hinläuft und von der Vorhofgrenze (kranial) über den Ventrikel zur Spitze zieht. Bei normaler Aktion macht sich die Kontraktion des linken Ventrikels in der Regel besonders kräftig an dem unteren (kaudalen) Abschnitt, also an der Herzspitze, geltend (Typ I). Bei Herzdilatation findet sich das Maximum der Kontraktion in den kranialen Teilen nahe der Vorhofventrikelgrenze, während die Herzspitze sich wenig oder nicht bewegt (Typ II).

Eine noch feinere Analyse der Bewegungsvorgänge in einem Herzabschnitt ist durch die elektrokymographische Untersuchung möglich, ein Verfahren, bei welchem mit Hilfe einer lichtempfindlichen Selenzelle eine sehr genaue und objektive, von den optisch physiologischen Täuschungen unabhängige Aufzeichnung der Schattendichte des Negativs zu gewinnen ist.

4. Auskultation des Herzens

Man pflegt die Mitralklappe über der Herzspitze zu auskultieren, die Tricuspidalklappe am rechten Sternalrand über dem 6. Rippenknorpel, das Aortenostium im 2. rechten Intercostalraum oder besser auf dem Sternum in gleicher Höhe, das Pulmonalostium im 2. linken Intercostalraum unmittelbar neben dem Sternum.

Im ganzen Bereich des Herzens hört man zwei Töne. Über den Ventrikeln ist der 1. Ton meist etwas lauter und tiefer als der 2. (er zeigt etwa 25—70 Schwingungen in der Sekunde), über Aorta und Pulmonalis der 2. höher und lauter als der 1. (er zeigt durchschnittlich 60—120 Schwingungen in der Sekunde). Der 2. Aortenton ist bei der Auskultation im 2. rechten Intercostalraum in der Norm ungefähr ebenso stark wie der 2. Pulmonalton. Der 1. Ton der Mitralis und Tricuspidalis entsteht durch die Kontraktion des Herzmuskels und durch die Anspannung der Mitral- und Tricuspidalklappensegel, der 2. Aorten- und Pulmonalton durch den Schluß der Aorten- und Pulmonalklappen. Der 2. Ton über der Mitralis und Tricuspidalis ist fortgeleitet von der Aorta und Pulmonalis.

Der 1. Ton erfolgt synchron mit dem Herzstoß und bezeichnet den Beginn der Ventrikelsystole; der 2. Ton bezeichnet das Ende der Systole und damit den Beginn der Diastole der Ventrikel (s. Abb. 22, S. 54).

Verstärkung und höherer Klang des 1. Tones an der Herzspitze finden sich bei erregter Herzaktion, bei körperlicher Anstrengung, bei nervösem Herzklopfen, im Fieber sowie bei Mitralstenose. Abschwächung und Verschwinden des 1. Tones wird beobachtet bei Aortenstenose und, jedoch nicht regelmäßig, bei Mitralinsuffizienz, ferner werden die Herztöne auffallend leise bei Ohnmachtszuständen, bei manchen Formen von Herzmuskelschwäche sowie bei Emphysem und Herzbeutelergüssen.

Verstärkung und höherer Klang des 2. Aortentones kommt vor bei vermehrtem Druck im Aortensystem (bei Hypertension, auch bei Aortensklerose); *Verstärkung des 2. Pulmonaltones* findet sich bei Überfüllung im kleinen Kreislauf (Mitralinsuffizienz und -stenose), Lungenemphysem, Lungenschrumpfung. Bei Mitralklappenfehlern fehlt dann die Verstärkung des 2. Pulmonaltones, wenn eine Insuffizienz der Tricuspidalis hinzukommt oder wenn die Kraft des rechten Ventrikels ungenügend wird. Von Pendelrhythmus oder Embryokardie spricht man dann, wenn die Herztöne sich wie das regelmäßige Ticktack einer Taschenuhr folgen, d. h. wenn die Pausen zwischen den einzelnen Tönen die gleiche Länge haben; diese Erscheinung findet sich bisweilen bei Herzschwäche.

Bestimmte Formen der „Unreinheiten" der Herztöne haben ihre Ursache in einer *Spaltung* der Schwingungsgruppe. Während eine Spaltung des 1. Herztones wahrscheinlich von einem unterschiedlichen Füllungsgrad der beiden Ventrikel und von unterschiedlicher Hypertrophie der Kammerwandung abhängt, beruht die Spaltung des 2. Herztones auf einem zeitlich unterschiedlichen Klappenschluß der großen Gefäße. Im allgemeinen ist diese Spaltung ohne krankhafte Bedeutung und meist atmungsabhängig. Bei angeborenen Herzfehlern wird eine Spaltung der Töne häufiger beobachtet. Ist die Spaltung des 2. Tones ganz einwandfrei zu hören, so daß man einen Doppelschlag vernimmt, so handelt es sich bei dieser sog. Verdoppelung des 2. Tones fast immer um den Mitral-Öffnungston, wie er für die Mitralstenose charakteristisch ist. Dieser eng zum 2. Herzton gehörende Ton ist von dem sog. 3. Herzton zu trennen, der bei Jugendlichen physiologisch auftreten kann oder aber als früh einfallender Ton zum protodiastolischen, als spät auftretender Ton zum präsystolischen Galopprhythmus führt. Während der protodiastolische Galopp vorwiegend bei Erlahmen des hypertrophierten Herzmuskels oder auch bei Myokarditis anzutreffen ist und als wenig günstiges Zeichen gilt, begegnet man dem präsystolischen Galopp u. a. bei der Mitralstenose mit ihrer verstärkten Vorhoftätigkeit.

a) Herzgeräusche

Die Herzgeräusche, die sich von den Herztönen durch ihre längere Dauer und ihre höhere Frequenzlage unterscheiden, sind bisweilen mit dem Ohr nicht sicher von den Herztönen zu trennen. Man bedient sich daher heute in zunehmendem Maße der graphischen Registrierung in Form der Herztonschreibung.

Bei der *Phonokardiographie* werden die in der Herzgegend auftretenden akustischen Phänomene mittels eines Mikrophones (Körperschall-Mikrophon mit starrer Übertragung oder Mikrophon mit Luftübertragung) über einen

Verstärker auf ein Registriergerät übertragen, das nach Art eines Oscillographen für die Registrierung sorgt. Neben der Zeitschreibung wird meistens eine EKG-Ableitung mit aufgenommen, um entsprechende Bezugsmöglichkeiten zur Herzaktion zu haben. Während das Ohr qualitativ sehr leistungsfähig ist, vermag die graphische Aufzeichnung quantitative und zeitliche Momente einwandfreier zu erfassen. Um im Registrierverfahren dem tatsächlichen Gehörsumfang einigermaßen gerecht zu werden, ist eine Einteilung in Frequenzbereiche notwendig, deren *Nennfrequenzen* wie folgt bezeichnet werden:

$$35\ \text{Hz} = t \quad (\text{tief}) \qquad 140\ \text{Hz} = mg \quad (\text{gehörsähnlich})$$
$$70\ \text{Hz} = m_1 \quad (\text{mittel}_1) \qquad 250\ \text{Hz} = h_1 \quad (\text{hoch}_1)$$
$$140\ \text{Hz} = m_2 \quad (\text{mittel}_2) \qquad 400\ \text{Hz} = h_2 \quad (\text{hoch}_2)$$

Im allgemeinen werden bei mehrfach (synchron) schreibenden Geräten die „Tonkanäle" tief, mittel$_2$ und hoch$_1$ benutzt.

In den dabei erzielten Kurven stellen sich die Herztöne als Schwingungsgruppen wechselnder Amplitude und wechselnder meist niederer Frequenz bis 100 Hz von maximal 0,15 sec Dauer dar. Die Geräusche erkennt man in den diesen Tönen benachbarten, meist höher frequenten und länger dauernden Schwingungsgruppen, die oft einen deutlichen Amplituden-Anstieg (Crescendo) oder -Abfall (Decrescendo) aufweisen. Die Geräuschgruppen können von den Tönen deutlich abgesetzt sein oder in diese übergehen. Eine Geräuschgruppe mit kurzem Amplitudenanstieg und -Abfall bezeichnet man als spindelförmiges Geräusch (Abb. 28).

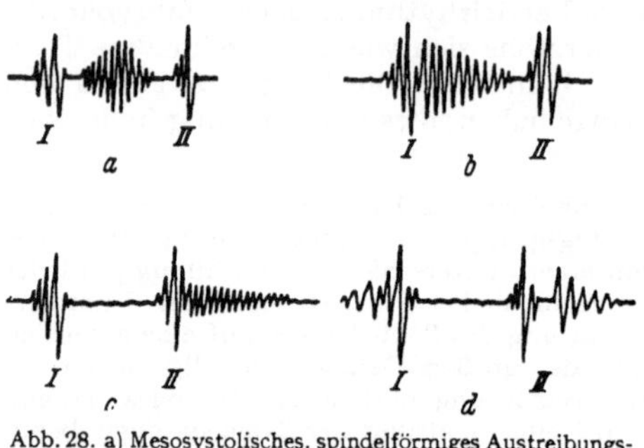

Abb. 28. a) Mesosystolisches, spindelförmiges Austreibungsgeräusch. b) Systolisches Decrescendo. c) Protodiastolisches Decrescendo d) Präsystolisches (Crescendo) und protodiastolisches (Decrescendo) Geräusch mit mitralem Öffnungston

Die Lage der Geräuschschwingungsgruppen zwischen den beiden Herztönen — diese sind durch die synchron registrierte EKG- oder Pulskurve zu erkennen — erlaubt die Trennung in *systolische* und *diastolische* Geräusche. Man spricht von *protodiastolisch*, wenn die Schwingungsgruppe am Anfang der Diastole (Abb. 28c und d), von *präsystolisch*, wenn sie am Ende der Diastole auftritt (Abb. 28d). Analog ließe sich von protosystolischen und prädiastolischen Geräuschen sprechen; hier wird die Bezeichnung früh- und spätsystolisch, bzw. mesosystolisch für ein in der Mitte der Systole gelegenes Geräusch bevorzugt. Einzelheiten über Tonsegmente, III. und IV. Herztöne, Extratöne und dergleichen müssen in den entsprechenden Lehrbüchern nachgelesen werden. Wichtig ist die genaue Angabe des Punktes am Brustkorb, von dem jeweils der Herzton abgeleitet wird. Vielfach ist es erforderlich, beim gleichen Patienten an mehreren Punkten den Herzschall abzuleiten, um verschiedene Phänomene besonders deutlich registrieren zu können. Ein wichtiges Moment der Phonokardiographie ist die Zeitschreibung. Herztöne sollen die Dauer von 0,1 sec nicht überschreiten, der 2. Ton ist kürzer. Von einer Spaltung eines Herztones spricht man, wenn der Abstand zwischen dem Beginn beider Tonsegmente nicht mehr als 0,07 sec beträgt.

In der Herztonschreibung ist der *Klangcharakter* eines Geräusches nur dadurch zu bestimmen, daß man feststellt, in welchem Frequenzbereich sich das Geräusch am besten darstellen läßt. Man findet daher die vom Ohr als hell und meist als gießend oder hauchend empfundenen Geräusche (Aorteninsuffizienz) in der hohen Abstimmung, die dumpfen, polternd-rollenden Geräusche (Mitralstenose) dagegen in der tiefen Abstimmung deutlich und mit entsprechender Amplitude abgebildet. Die in ihrer Intensität sehr wechselnden systolischen Geräusche haben vielfach eine etwas höhere Frequenz, die sich mit einer Schwingungszahl von 100—300 in der Sekunde stark der Frequenz des Atemgeräusches nähern. Es ist daher wichtig, beim Auskultieren und bei der Tonschreibung den Atem anhalten zu lassen.

Die *Stärke eines Geräusches* ist proportional der Strömungsgeschwindigkeit des Blutes und der Verengerung der Strombahn. Sie hängt ferner von der Glätte oder Rauhigkeit und von der Schwingungsfähigkeit der Wandungen ab. Die Lautheit eines Geräusches spricht nicht für die Schwere eines Herzfehlers. Die Geräusche sind auch keineswegs immer über dem Punkte ihrer Entstehung am deutlichsten zu hören. Sie pflanzen sich mit dem Blutstrom fort, durch den sie hervorgerufen werden. So wird das Stenosegeräusch bei der Aortenstenose in den Carotiden, das systolische Geräusch der Mitralinsuffizienz oft besser im 3. Zwischenrippenraum links (statt an der Herzspitze) gehört. Geräuschphänomene können oft nur an sehr eng umschriebener Stelle deutlich gehört werden, etwa dort, wo der abgelenkte Blutstrom auf die Herzwand trifft. Das typische Diastolicum einer Mitralstenose kann isoliert nur in der vorderen Axillarlinie in Höhe der Herzspitze hörbar sein, obwohl der linke Ventrikel nicht erweitert ist.

Systolische Geräusche an der Mitralis und Tricuspidalis entsprechen einer Schlußunfähigkeit (*Insuffizienz*) dieser Klappen, systolische Geräusche an der Aorta oder Pulmonalis einer Verengerung (*Stenose*).

Diastolische Geräusche entsprechen an der Mitralis einer Stenose, an der Aorta und Pulmonalis einer Klappeninsuffizienz. Die diastolischen Geräusche haben eine sicher krankhafte Bedeutung und sie sind in erster Linie bestimmend für die Diagnose eines Herzfehlers.

Während sich diese im Herzen selbst entstehenden *(endokardialen)* Geräusche auf eine *organische* Ursache zurückführen lassen, gibt es noch eine andere Gruppe endokardialer Geräusche, die man als *accidentell* bezeichnet. Bei diesen Geräuschen hat man zu unterscheiden, ob sie durch sekundäre Veränderungen am Klappenapparat entstehen, oder ob sie Begleiterscheinung gänzlich anderer Vorgänge sind. Im ersten Falle entstehen solche Geräusche durch Überdehnung gewisser Gefäßabschnitte und dadurch hervorgerufene Klappenundichtigkeiten. Erhebliche Dilatation des rechten Ventrikels führt zu relativer Tricuspidalinsuffizienz, Überdruck im Lungenkreislauf kann zu relativer Pulmonalinsuffizienz führen und durch eine infolge degenerativer Prozesse ektatisch erweiterte Aorta kann das Aortenostium zu einer relativen Aortenstenose werden. Von diesen und von den organisch bedingten Geräuschen bei Klappenfehlern sind die *funktionellen* Herzgeräusche zu trennen. Sie sind fast ausschließlich systolisch und vielfach über der, der vorderen Brustwand nahegelegenen Pulmonalis zu hören. Hohes Fieber, Marasmus, starke nervöse Herzerscheinungen, Basedow, aber auch erhebliche Anämie können mit derartigem Auskultationsbefund einhergehen. Dieser verschwindet, wenn die Ursache beseitigt ist. In diesen Fällen werden auch immer das Fehlen typischer Herzformveränderungen oder anderer, auf einen Klappenfehler hinweisender Symptome den Verdacht auf ein funktionelles Geräusch hinlenken.

Perikardiale Reibegeräusche sind bedingt durch Rauhigkeiten des Perikards, hauptsächlich durch Fibrinauflagerungen infolge von Herzbeutelentzündung, seltener durch Tuberkel oder Krebsknötchen des Perikards. Sie sind meist anstreifend, rauh und machen den Eindruck, daß sie nahe der Oberfläche, dicht unter dem Ohr gelegen seien. Sie sind oft dreiteilig, dem Galopprhythmus entsprechend oder vierteilig (Lokomotivengeräusch). Perikardiale Reibegeräusche werden in ihrer Intensität durch Lageveränderung des Kranken (Aufsitzen und Niederlegen) und tiefe Inspiration beeinflußt. Daneben können sich normale Herztöne oder endokardiale Geräusche vorfinden, häufig werden die letzteren aber durch das perikardiale Reiben verdeckt.

Extraperikardiale (pleuroperikardiale) Reibegeräusche werden erzeugt durch Reibung zwischen dem äußeren Überzug des Herzbeutels und der Lunge; sie sind außer mit der Herzaktion noch mit den Respirationsbewegungen synchron. Der respiratorische Teil derselben verschwindet beim Anhalten des Atems. Das extraperikaridale Reiben ist also das Zeichen einer Pleuritis, nicht einer Perikarditis.

b) Auskultation der Gefäße

Über Carotis und Subclavia hört man bei jeder Herzbewegung zwei Töne, der erste entspricht der Systole des Herzens und damit der Ausdehnung der Arterien, der zweite der Diastole des Herzens (Aortenklappenschluß) und der Verengerung der Arterien. Der erste Ton entsteht durch Ausdehnung und Spannung der Arterienwand, der zweite ist der fortgeleitete zweite Aortenklappenton. Der zweite Ton an Carotis und Subclavia fehlt häufig bei Aortenklappen-Insuffizienz. Bei Aortenstenose und bisweilen auch bei Aorten- und Mitralinsuffizienz, bei Aortenaneurysmen und im Fieber findet sich über den Carotiden ein herzsystolisches (= arteriendiastolisches) Geräusch.

An den entfernteren Arterien (Arteria femoralis, brachialis, radialis) hört man in der Norm keine Töne oder Geräusche, sie sind „stumm". Bei Druck mit dem Stethoskop entsteht jedoch ein mit der Pulswelle synchrones Geräusch, bei noch stärkerem Druck ein Ton (Druckgeräusch und Druckton).

Die Carotis wird entweder auskultiert über dem Ansatzpunkt des Musculus sternocleidomastoideus am Schlüsselbein und Brustbein oder am Innenrand des genannten Muskels in der Höhe des Schildknorpels. Die Subclacia wird auskultiert im äußeren Rand der Fossa supra- und infraclavicularis.

Die Brachialis (Cubitalis) und Femoralis werden in der Ellen- und Schenkelbeuge aufgesucht. Man setze das Stethoskop möglichst leicht auf, um nicht Druckgeräusche zu erzeugen.

Diagnostisch wichtige Gefäßgeräusche findet man im 2. Zwischenrippenraum links vom Sternum bei Ductus Botalli (Maschinengeräusch), im Rücken neben der Wirbelsäule in Höhe einer Aortenisthmusstenose bzw. über dem durch sie hervorgerufenen Kollateralkreislauf sowie isoliert über den arterio-venösen Fisteln im Bereich der Lunge oder der Gliedmaßen.

Auch über den Venen lassen sich Gefäßgeräusche auskultieren, ein Befund, der bei Kindern nicht selten ist. Bei Erwachsenen hört man infolge des stark beschleunigten Blutstromes bei allen Formen stärkerer Anämie besonders über dem Bulbus ven. jugularis (der Kopf wird zur Gegenseite leicht abgewandt) das kontinuierliche „Nonnensausen". Bei Einatmung wird es verstärkt; ihr Maximum hat diese Geräuschgruppe in der frühen Diastole.

5. Der Puls

Man unterscheidet am Puls folgende fünf Qualitäten: 1. Frequenz (Pulsus frequens oder rarus), 2. Größe (P. magnus oder parvus), 3. Spannung (P. durus oder mollis), 4. Art des Druckablaufes (P. celer oder tardus), 5. Rhythmus (P. regularis oder irregularis).

1. Die **Frequenz** beträgt bei gesunden Erwachsenen in der Ruhe 60—80 Schläge in der Minute, bei Kindern 90—100 und bei Greisen etwa 70—90.

Pulsverlangsamung = Bradykardie, Pulsus rarus, findet sich in der Rekonvaleszenz nach Infektionskrankheiten, z. B. Virus-Erkrankungen, bei Störungen der Verdauung, besonders bei Erbrechen, ferner bei Ikterus als Ausdruck einer Vagotonie, bei gesteigertem Hirndruck (z. B. im ersten Stadium der Basalmeningitis), bei Myxödem, bei Digitalisüberdosierung und unter den Klappenfehlern allein bei Aortenklappenstenose. Bei Sportlern im Zustand eines anhaltenden Trainings kann gleichfalls die Frequenz merklich absinken (40/min).

Pulsbeschleunigung = Tachykardie, Pulsus frequens, findet sich normalerweise bei Muskelanstrengung, zumal bei geschwächten Individuen und bei Rekonvaleszenten und auch nach der Nahrungsaufnahme; pathologisch im Fieber, und zwar nimmt für je 1° Temperaturerhöhung der Puls um ungefähr 8 Schläge zu. Eine Ausnahme davon bieten gewisse Infektionskrankheiten wie Typhus und Grippe, bei denen der Puls nicht entsprechend der Temperatur erhöht ist (*relative Bradykardie*). Pulsbeschleunigung findet sich ferner bei Vaguslähmung und bei exzessiv gesteigertem Hirndruck (z. B. im letzten Stadium der Basalmeningitis), vorübergehend bei nervösem Herzklopfen und Herzneurosen und dauernd bei Hyperthyreosen. Ferner besteht eine beschleunigte Herzaktion auch bei hochgradiger Anämie und auch als wichtiges Zeichen der Herzschwäche, sowie bei Endokarditis und Perikarditis, bei fast allen Klappenfehlern im Stadium der gestörten Kompensation und schließlich im Kollaps.

2. Die **Größe** des Pulses (Pulsus magnus und parvus).

Die Größe der vom Finger getasteten Pulswelle ist weniger abhängig von der pulsatorischen Erweiterung des Arterienrohres, als vielmehr von dem Unterschied zwischen dem Druckzuwachs während der systolischen Füllung und der Druckabnahme während der diastolischen Entleerung des Arterienrohres, der sog. Pulsdruckamplitude.

Der Arterienpuls ist in der Hauptsache als Druckpuls, weniger als
Volumpuls aufzufassen. Die Pulswelle ist um so größer, je größer die
vom linken Ventrikel ausgeworfene Blutmenge, also das Schlagvolu-
men ist, und je rascher der Arterieninhalt abfließen kann. Großer Puls
findet sich unter anderem bei Aorteninsuffizienz, bei kompensierter
Nephritis, oft auch im Fieber, kleiner Puls dagegen bei Herzschwäche,
Ohnmachtsanfällen, bei allen Stenosen der Herzostien, im Fieberfrost.
Die Größe des Pulses kann mit dem tastenden Finger beurteilt werden;
eine zuverlässige Messung der Druckschwankung ist nur mittels der
Blutdruckmessung möglich.

3. Die **Härte** (P. durus oder mollis), d. h. der Grad der Spannung
des Arterienrohres, wird beurteilt nach dem Widerstand, den die
Arterie dem tastenden Finger entgegensetzt; ein harter Puls läßt sich

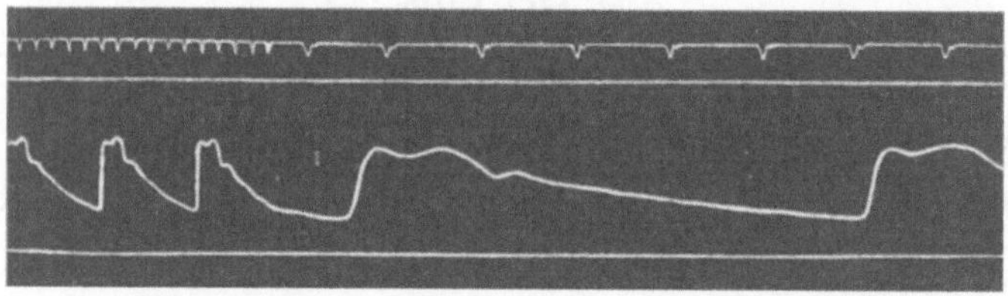

Abb. 29. Stark gespannter Puls bei Nephritis. Systolische Nebenwelle stark, dikrotische Welle
schwach ausgeprägt. Maximaler Blutdruck 200, minimaler 140 mm

schwer unterdrücken. Die Härte des Pulses entspricht also etwa der
Höhe des Blutdruckes. Normalerweise ist die Arteria radialis nur
während des systolischen Druckmaximums, also bei einem Druck von
etwa 100—120 mm Hg zu fühlen, nicht aber während des diastolischen
Druckabfalles auf etwa 60—70 mm. Bei hartem Puls ist dagegen die
Arterie dauernd als gefülltes Rohr zu tasten, da auch während des
diastolischen Minimums noch ein Druck von 100—120 mm und darüber
besteht (s. Abb. 29). Man kann die Härte des Pulses auch in der Weise
beurteilen, daß man mit dem Zeigefinger der einen Hand einen steigenden Druck auf die Radialarterie ausübt und mit dem Zeigefinger der
anderen Hand distal von der Druckstelle den Radialispuls prüft, um
zu erkennen, bei welcher Druckstärke der Radialispuls eben unfühlbar
wird. Exakte Werte ergibt nur die Blutdruckmessung. Ist der Blutdruck sowohl systolisch als auch diastolisch krankhaft erhöht, so
fühlt sich die Arterie hart wie ein Bleidraht an. Ein harter, gespannter,
schwer unterdrückbarer Puls findet sich bei allen Fällen von krankhafter Blutdrucksteigerung (Hypertension), z. B. bei chronischer
Nephritis, Bleivergiftung und bei Arteriosklerose. Ein weicher, wenig
gespannter, leicht unterdrückbarer Puls tritt dagegen bei Infektionskrankheiten, bei Tuberkulose, im Fieber, bei Herzschwäche, bei
Asthenie und Asthma auf.

Nicht zu verwechseln mit der Härte des Pulses ist die Verhärtung der
Arterienwandung: bei Arteriosklerose ist die Intima unregelmäßig verdickt

und bisweilen mit Kalksalzen durchsetzt. Läßt man die untersuchenden Fingerkuppen die Arterie entlang gleiten, so fühlt sich ein sklerotisches Arterienrohr nicht glatt und gerade, sondern geschlängelt und unregelmäßig verdickt an, ähnlich wie eine Perlenschnur oder wie eine Gänsegurgel. Die Verdickung der Arterienwand kann am besten durch Betastung der blutleeren Arterie beurteilt werden, indem man die Arterie zentral von der palpierten Stelle durch einen Druck mit dem Finger der anderen Hand abklemmt. Bei sklerotischen Arterien ist die Beurteilung der Pulsunterdrückbarkeit oft erschwert.

4. Die **Art des Druckablaufes** (P. celer oder tardus, schnellender oder schleichender Puls), d. h. die Plötzlichkeit, mit welcher der Pulsdruck ansteigt und wieder absinkt. Die Arterienpulskurve des Pulsus

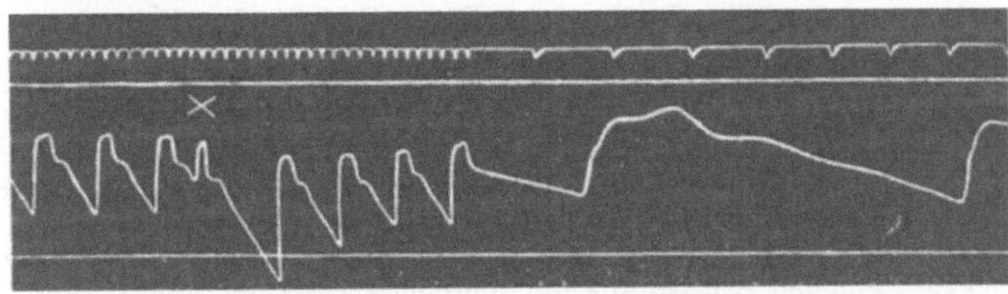

Abb. 30. Pulsus tardus bei Aortenstenose. Der ansteigende Schenkel zeigt einen Knick, die systolische Nebenwelle steht höher als die systolische Hauptwelle. Bei × eine Extrasystole mit kompensatorischer Pause. Maximaler Blutdruck 110, minimaler 80 mm

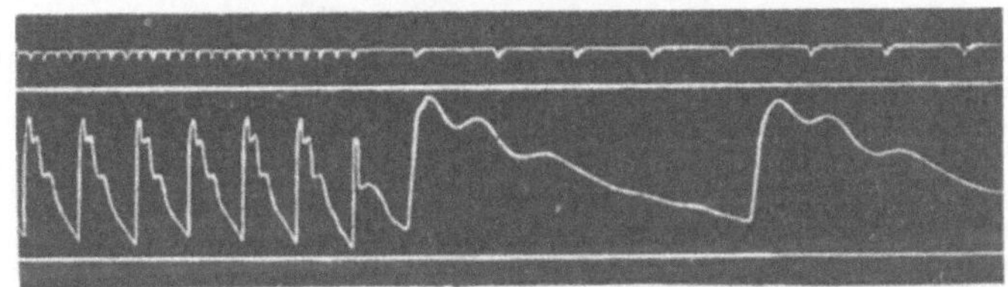

Abb. 31. Großer hüpfender Puls bei Aorteninsuffizienz. Maximaler Blutdruck 130, minimaler abnorm niedrig, 40 mm

tardus zeigt eine langgestreckte und flachere Welle, die des Pulsus celer einen steil ansteigenden und spitzen Verlauf (Abb. 30, 31). Beim Pulsus celer, namentlich bei dem der Aorteninsuffizienz, ist der Unterschied zwischen dem systolischen Druckmaximum und dem diastolischen Druckminimum übermäßig groß (80—100 mm Quecksilber gegenüber 50—60 mm in der Norm).

Für den Puls der Aorteninsuffizienz ist es besonders bezeichnend, daß der minimale Blutdruck abnorm niedrig ist (50—30 mm).

Pulsus celer findet sich im Fieber und am ausgesprochensten bei Insuffizienz der Aortenklappen. Hier erfährt er in der Beobachtung des positiven Capillarpulses (s. S. 58) seine Bestätigung. Pulsus tardus findet sich bei Aortenstenose.

5. Der Rhythmus (Pulsus regularis und irregularis).

Unter normalen Verhältnissen schlägt das Herz regelmäßig und es behält auch unter vielen krankhaften Verhältnissen die regelmäßige Schlagfolge bei. Unregelmäßigkeiten der Schlagfolge können bei verschiedenartigen Erkrankungen des Herzens vorkommen, sind aber nicht ohne weiteres als Zeichen einer Leistungsunfähigkeit des Herzens anzusehen. Freilich wird durch manche Formen der Unregelmäßigkeit die Herzfunktion ungünstig beeinflußt, so z. B. durch das Flimmern der Vorhöfe. Die früher geltende Anschauung, daß die Unregelmäßigkeit des Herzschlages und damit des Pulses schon immer ein Zeichen für die Erkrankung des Herzmuskels sei (Myodegeneratio, Myokarditis), ist unrichtig. Vielmehr kann auch bei schweren Herzmuskelerkrankungen der Herzrhythmus vollkommen regelmäßig sein.

Man kann folgende Arten von Pulsunregelmäßigkeiten unterscheiden:

a) Den *wechselnden* Rhythmus, bei welchem Perioden schnellerer Herztätigkeit in raschem Übergang abwechseln mit Perioden langsamerer Pulsfolge; das bekannteste Beispiel dieser Art ist der Pulsus irregularis respiratorius: auch beim gesunden Menschen wird bei tiefer Einatmung ein Häufigerwerden, bei Ausatmung ein Seltenerwerden der Herzaktion beobachtet. Da diese Form des wechselnden Rhythmus namentlich bei Kindern beobachtet wird, nennt man sie auch infantile Arrhythmie. Wenn diese Frequenzunterschiede auch schon bei gewöhnlicher Atmung stark hervortreten, dann weist dieses auf eine erhöhte Erregbarkeit jener nervösen Zentren und Bahnen (Vagus) hin, welche die Frequenz des Herzens beeinflussen. Ebenso wie die Atmung führen auch der Übergang aus der liegenden in die stehende Körperhaltung, Muskelarbeit sowie psychische Erregung bei Personen mit erregbarem Herznervenapparat zu raschem Wechsel der Schlagfolge.

Gelegentlich findet man allerdings auch bei Arteriosklerotikern eine, dann aber atmungsunabhängige Sinusarrhythmie.

b) Die *extrasystolisch bedingten* Pulsunregelmäßigkeiten empfindet der palpierende Finger als vorzeitig auftretende Pulswelle, die von einer meist ungewöhnlich langen Pause gefolgt wird. Diese vorzeitig auftretenden Extraschläge können wie bei der Besprechung des Elektrokardiogrammes auszuführen sein wird, durch abnorme Reize im Vorhofgebiete, im tiefer gelegenen Reizleitungssystem oder in den Ventrikeln ausgelöst werden. Einzeln auftretende, meist heftig empfundene Extraschläge werden von dem Kranken unangenehm wahrgenommen, brauchen aber nicht unbedingt das Zeichen einer ernsten Herzkrankheit zu sein. Nervöse Störungen, Nicotinmißbrauch, Digitalisüberdosierung u. a. vermögen solche Erscheinungen auszulösen.

c) Als *Pulsus irregularis absolutus* (früher auch perpetuelle Arrhythmie genannt) bezeichnet man eine vollständige Regellosigkeit des Pulses, die sowohl in der schnellen als auch in der langsamen Form auftreten kann und fast immer ihre Ursache in Vorhofflimmern oder Vorhofflattern hat. Eindeutig erkennbar ist dieser Zusammenhang nur im EKG oder in der Venenpulskurve, in denen die typischen Wellen der Vorhoferregung, bzw. Vorhofkontraktion fehlen. Aus dem sich in einem dauernden mittleren Kontraktionszustand befindlichen Vorhofbereich werden wahllos in schneller oder langsamer Folge Reize zu den Kammern übergeleitet, die von geordneten

Kammerkontraktionen gefolgt sind. Bei schneller Folge der Reize (über 100/min) sind naturgemäß die Kammern nicht immer optimal gefüllt, d. h. das Schlagvolumen reicht nicht aus, um die Pulswelle jeweilig bis in die Arteria radialis gelangen zu' lassen. Es tritt im peripheren Puls gegenüber dem zentralen (am Herzen gezählten) Puls ein Defizit auf. Mit zunehmender Verlangsamung der Frequenz verschwindet das Defizit, ein untrügliches Zeichen z. B. für das Einsetzen der Digitaliswirkung. Solche absoluten Arrhythmien finden sich häufig bei Überdehnung vor allem des rechten Vorhofes (Mitralfehler) sowie gelegentlich bei Schilddrüsenerkrankungen und nicht selten bei sklerotisch bedingten Herzmuskelerkrankungen.

d) Als Folge von Überleitungsstörungen muß man jene Pulsunregelmäßigkeiten auffassen, bei denen mit einer gewissen Regelmäßigkeit auf eine Reihe normaler Pulswellen eine ungewöhnliche Pulspause folgt. Diese durch eine sog. Wenckebachsche Periode (av-Block 2. Grades) gestörte Frequenz ist nur mittels Elektrokardiogramm oder Pulsschreibung zu identifizieren, ähnlich jenen anderen Formen des atrio-ventrikulären Blockes, bei denen nur jeder 2. oder 4. Vorhofreiz von einer Ventrikelkontraktion gefolgt ist (av-Block 3. Grades). Während die Blockierung 1. Grades mit einer lediglich verlängerten Überleitungzeit vom Vorhof zur Kammer klinisch unbemerkt bleiben muß, ist das Bild der totalen Blockierung der Überleitung (Block 4. Grades) sehr eindrucksvoll. Eine Pulsfrequenz zwischen 28 und 35 Schlägen je Minute weist eindeutig auf dieses Bild hin, da eine Sinusbradykardie kaum so niedrige Pulswerte erreicht. Der Zustand des totalen Blockes kann ebenso wie der Anfall einer hochgradigen extrasystolischen Tachykardie (paroxysmale Tachykardie) zur peripheren Pulslosigkeit führen, die gelegentlich in Form der Adams-Stokesschen Anfälle mit Ohnmacht beobachtet wird. Eine Tachykardie von 160 und mehr und eine Bradykardie von 12 und weniger Schlägen je Minute haben hier den gleichen Effekt: Akute Mangeldurchblutung des Gehirns.

e) Gelegentlich imponiert klinisch eine wechselnde Fülle des Pulses entsprechend einem unterschiedlichen Schlagvolumen bei den einzelnen Herzaktionen. Wenn es sich nicht um gekoppelte Extraschläge im Sinne des Bigeminus handelt, spricht man von einem *Pulsus alternans*, der als Zeichen mangelnder Funktionsleistung des Herzmuskels aufgefaßt werden muß und dann im Arterienpuls, bisweilen auch im EKG seine Bestätigung findet.

f) Der *Pulsus paradoxus*, der bei Inspiration kleiner, bei Exspiration größer wird, kann bei schwieligen Verwachsungen im Mediastinum auftreten. — Ein Unterschied in der Fülle des Pulses am rechten und am linken Arm (bisweilen ist er links kaum zu fühlen) deutet auf Einengung des Abganges der linken Art. anonyma oder subclavia hin, wie sie bei Aortenaneurysma, seltener auch bei schwerer Atherosklerose der Gefäße oder bei der Aortenisthmusstenose anzutreffen ist.

Die Pulsschreibung (Sphygmographie)

Aus dem Bemühen, die Vorgänge des tastbaren Pulses graphisch zu registrieren, hat sich über den Sphygmographen mit seiner rein mechanischen Druckübertragung die Pulsschreibung auf elektrischer Grundlage entwickelt. Mehrere Verfahren sind in Gebrauch; durch eine über dem Arterienrohr angebrachte Membran wird die Druckwelle fortgeleitet und in elektrische Energie so umgewandelt, daß, wie beim EKG, ein Oszillograph durch die verstärkten Stromstöße ausgesteuert wird.

Nach BOUCKE und BRECHT wird die vom Arterienrohr ausgehende Druckwelle unmittelbar an den Abnahmestellen auf der Haut in einem Kondensator in die entsprechende elektrische Energie umgewandelt. Auch photoelektrisch werden Arterienpulse registriert, wie noch beim Venenpuls zu besprechen sein wird. In jedem Falle sind ein bis zwei sog. Pulsabnehmer (Mikrophone) und ein EKG-Apparat, möglichst mit Mehrfachschreibung, erforderlich. Als Abnahmestellen werden der Carotispuls, evtl. der Subclavia-, gelegentlich der Brachialispuls und häufig der Puls der Femoralis gewählt. Das Aufsetzen der Pulsreceptoren erfordert einiges Geschick, da leicht verzerrte Kurven erhalten werden. Für bestimmte Fragestellungen wird die synchrone Aufzeichnung des Carotis- und Femoralispulses benötigt. Wichtig ist die Pulsschreibung vor allem in Verbindung mit dem Phonokardiogramm.

Man unterscheidet bei der Arterienpulskurve eine Vorschwingung, die an der Femoralis meist fehlt, den sog. Steilanstieg sowie den zunächst in einer deutlichen Zacke endenden Kurvenabfall, die Incisur. Dieser folgt eine kleine dikrote Welle, der sich eine weitere flachere Welle anschließt. Die

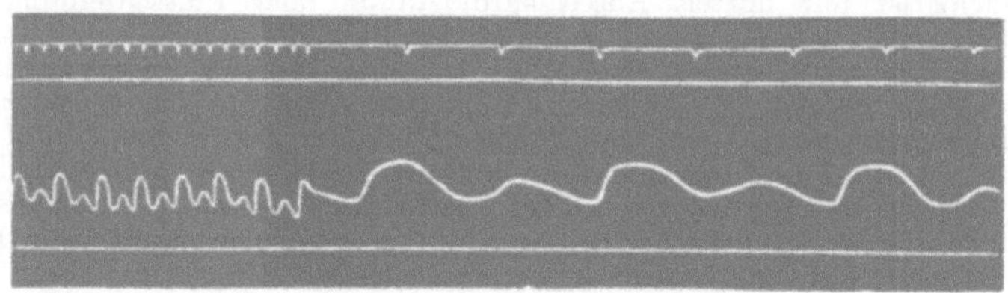

Abb. 32. Vollkommen dikroter Puls bei Sepsis. Systolische Hauptwelle abgerundet, systolische Nebenwelle fehlt. Dikrotische Welle sehr stark ausgeprägt. Maximaler Blutdruck 80

Incisur wird an der Femoralis vielfach vermißt. Während die Vorschwingung etwa der Anspannungszeit und der mit ihr verbundenen Druckänderung entspricht, ist der Steilanstieg Zeitpunkt der Blutaustreibung und damit des intraarteriellen Druckanstieges.

Die Incisur entspricht dem Aortenklappenschluß. Die Gestaltung des Kurvengipfels ist verschieden und wird von den peripheren Gefäßwiderständen, d. h. von der Abstrommöglichkeit beeinflußt. Die dikrote, der Incisur folgende Welle, kann gleichfalls stark variieren. Bei dem durch Betasten festgestellten „doppelschlägigen" dikroten Puls (s. Abb. 32), wie er bei weichem Fieberpuls auftritt, ist die dikrotische Welle stark ausgeprägt, unter Umständen gegenüber der systolischen Welle zeitlich verschoben. Heute interessieren die verschiedenen Kurvenveränderungen infolge unterschiedlicher Pulsqualitäten weniger als bestimmte Zeit- und Form-Differenzen, die aber diagnostisch nur in Verbindung mit dem gleichzeitig geschriebenen Herzschall und EKG ausgewertet werden können. Immerhin bietet die Carotis-Pulskurve mit einem deutlich verzögerten Pulsanstieg bei Aortenstenose und einem sehr steil abfallenden Kurvenstück bei der Aorteninsuffizienz einige Anhaltspunkte. Für die Beurteilung der Kreislaufverhältnisse sind heute folgende Begriffe wichtig geworden:

1. Zentrale Pulswellenlaufzeit = Verspätung der Carotispulskurve = Abstand: Beginn 2. Ton — Incisur (0,03 sec), „b".

2. Anspannungszeit = Q (EKG) — Pulskurvensteilanstieg abzüglich Pulswellenlaufzeit (0,09 sec), „a—b".

3. Umformungszeit = Q (EKG) — Beginn 1. Ton (0,05 sec), „c".

4. Druckanstiegszeit = Anspannungszeit abzüglich Umformungszeit (0,03 sec), (a—b) — c.

5. Austreibungszeit = Pulskurvensteilanstieg — Incisur (0,28 sec), „d".

6. Pulskurvenanstiegszeit = Pulskurvensteilanstieg — höchster Punkt der systolischen Welle (0,06—0,11 sec), „*e*".

7. Systolendauer = Beginn der elektrischen Erregung (Q im EKG) bis Beginn 2. Ton, $(a + d) — b$. ˙

Die in den Klammern angegebenen Zahlen bedeuten die durchschnittlichen Normalwerte. Eine Verlängerung der Umformungszeit deutet auf schlechte Ventrikelfüllung (Mitralstenose), eine länger dauernde Druck-anstiegszeit auf mangelnde Kontraktionskraft. Die Austreibungszeit verlängert sich mit zunehmender Herzmuskelschwäche, um sich dann plötzlich zu verkürzen. Unter erfolgreicher Glykosidbehandlung verhält sie sich dementsprechend umgekehrt.

Mit Hilfe der doppelten Arterienpulsschreibung werden die Unterlagen für die Berechnung bestimmter hämodynamischer Werte gewonnen. Aus der Pulsperiodendauer (Mittelwert aus wiederholten Pulszählungen), aus der Systolendauer, der Diastolendauer, der Pulswellengeschwindigkeit, der Blutdruckamplitude und mehreren konstanten bzw. Tabellenwerten (Aortenquerschnitt) läßt

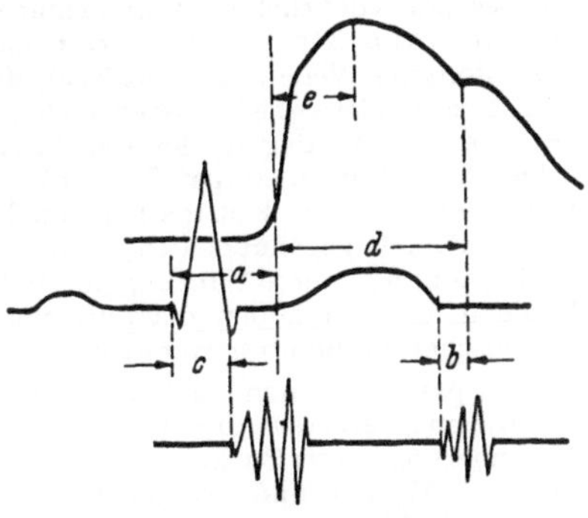

Abb. 33. Zeitliche Beziehungen zwischen arterieller Pulskurve, EKG und Herztonschreibung

sich auf unblutige Weise das Schlag- und das Minutenvolumen des Herzens soweit berechnen, daß sich zumindest unter gleichen Versuchsbedingungen vergleichbare Ergebnisse erzielen lassen.

In ähnlicher Weise können die Werte für den elastischen Widerstand des arteriellen Gefäß-Systems sowie für den peripheren Widerstand gefunden werden. Die Herzarbeit und die Herzleistung lassen sich zahlenmäßig definieren.

Während der Arterienpuls ein Druckpuls ist, handelt es sich beim *Venenpuls* um einen Volumenpuls. Damit stößt die Aufnahme mittels Druckreceptoren (Mareysche Kapsel) auf gewisse Schwierigkeiten. Bevorzugt wird heute die photoelektrische Venenpulsregistrierung (KOLLATZ-WEBER), da auch die Kondensator- oder Kristallmikrophon-Methode eine noch zu starke Druckbelastung der Vene darstellen. Ein homogenisierter Lichtstrahl wird

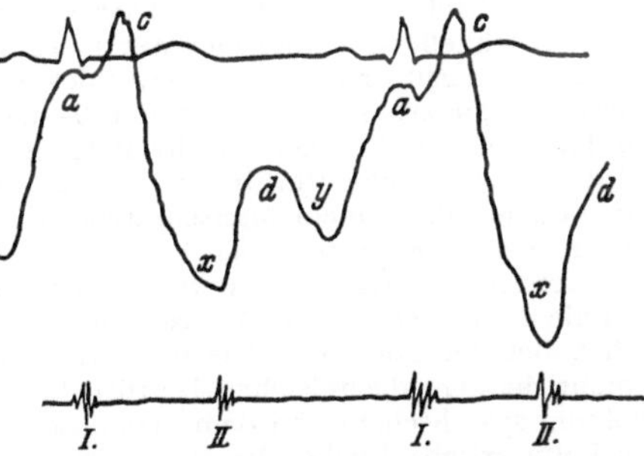

Abb. 34. Venenpulskurve in Verbindung mit einer EKG-Ableitung und der Herztonschreibung

aus einer Niedervoltlampe derart tangential auf die Halsseite des liegenden Patienten gerichtet, daß ein kleiner, auf die Vena jugularis externa aufgeklebter Papierreiter eine vom Puls abhängige mal stärkere, mal schwächere

Belichtung der Photozelle bewirkt. Der so gewonnene Photostrom wird verstärkt und über eine Oszillographenschleife oder mittels Braunscher Röhre registriert. Auch hier ist die gleichzeitige Aufzeichnung von EKG, Herztonkurve, evtl. auch einer arteriellen Pulskurve heute unerläßlich. Außer auf entsprechend günstige Lagerung des Patienten soll darauf geachtet werden, daß bei Atemstillstand nach Ausatmung geschrieben wird.

Die Venenpulskurve zeigt ein anderes Bild als die arterielle Pulskurve, was besonders deutlich wird, wenn man die gleichzeitige Herzton-EKG-Kurve beachtet (Abb. 34). Zeitlich kurz nach der P-Welle im EKG erscheint die präsystolische Welle a als Ausdruck der Vorhofkontraktion. Sie ist gefolgt von der normalerweise höchsten Welle, der systolischen Welle c, die synchron mit dem Steilanstieg in der Carotiskurve auftritt und als „fortgeleitete" arterielle Pulsation aufgefaßt werden muß. Charakteristisch ist der nun folgende systolische Kollaps bis zum Punkt x, eine Folge der Saugwirkung des Ventrikels gegenüber dem Vorhof. Mit Beginn der Diastole (nach dem 2. Herzton) hört diese Wirkung auf und es kommt zur niedrigen diastolischen Welle d, die durch den diastolischen Kollaps (y) von der nächsten präsystolischen Welle (a) getrennt ist.

Bei pathologischen Zuständen, insbesondere bei der beginnenden Herzinsuffizienz, erleidet die Venenpulskurve mehr oder weniger auffällige Veränderungen mit Buckelbildungen im systolischen Kollaps, Verschmelzung gewisser Wellen und Reduzierung des systolischen Kollapses. Bei der Tricuspidalklappeninsuffizienz ist eine charakteristische Insuffizienzwelle beweisend. Die Venenpulsschreibung gibt also Aufschluß über hämodynamische Veränderungen im venösen Herzanteil und kann damit zur Klärung von Arrhythmien, beginnenden Insuffizienzen und anderem beitragen.

6. Die Bestimmung des Blutdrucks

Die Messung des arteriellen Blutdruckes erfolgt mit dem Sphygmomanometer nach RIVA-ROCCI.

Eine mittels Gebläse aufblasbare Gummimanschette von 12 cm Breite wird gut schließend um den Oberarm befestigt und dann so lange aufgeblasen, bis die Quecksilbersäule des angeschlossenen Manometers oder der Zeiger eines Tonometers Werte zwischen 180—200 mm Quecksilber anzeigt, bzw. bis der Radialispuls sicher verschwunden ist. Nach KOROTKOFF und FELLNER wird der systolische Blutdruck in dem Augenblick abgelesen, in dem bei langsam nachlassendem Manschettendruck und fallender Quecksilbersäule mit dem Stethoskop über der Arteria cubitalis peripher von der Manschette der erste Arterienton gehört wird. Läßt man den Manschettendruck weiter absinken, so werden die Arterientöne plötzlich deutlich leiser, bzw. verschwindet der Ton ganz. Die in diesem Augenblick abgelesene Druckhöhe entspricht dem diastolischen Blutdruck. Gelegentlich besteht zwischen erhöhtem systolischem und dem diastolischen Druck eine stumme Zone, eine auskultatorische Lücke, die zu Fehlmessungen führen kann. Es empfiehlt sich daher, den systolischen Wert durch die Palpation der Arteria radialis zu kontrollieren. Bei Verdacht auf Aortenisthmusstenose muß der Blutdruck an Armen und Beinen gemessen werden. Für letztere Untersuchung empfiehlt sich, bei Bauchlage des Patienten die Arteria poplitea zu auskultieren. Dabei muß am Oberschenkel evtl. mit einer größeren Manschette (z. B. vom Oscillographen) wegen der stärkeren Muskelschicht ein um etwa 20 mm Hg höherer Druck ausgeübt werden als an den Armen.

Zur Beurteilung der arteriellen Durchblutung der Extremitäten wird die *Oscillographie* angewandt.

Symmetrisch wird an korrespondierenden Stellen der Arme oder Beine je eine Manschette angelegt, mit der ein bestimmter Druck ausgeübt wird. Mittels Tonometer werden die Pulsschwankungen beider Arterienrohre gleichzeitig auf Schreibhebel übertragen und im Doppelsphygmogramm aufgezeichnet. Durch Einstellen verschiedener Drucke (je nach Lage des arteriellen Blutdruckes) werden so Vergleichskurven bei 160, 120, 100, 80 mm Hg und so fort gewonnen, deren unterschiedliche Ausschlagshöhe auf Mangeldurchblutung in der einen oder anderen Gefäßpartie hinweist. Auf dem gleichen Prinzip beruht die graphische Registrierung des Blutdruckes mittels Direktschreiber. Auch bei oscillographischer Registrierung kommt man heute noch nicht ohne die intermittierende Aufzeichnung nach jeweiliger Einstellung einer Druckhöhe aus.

Der mit dem Apparat von Riva-Rocci und der angegebenen Manschette gemessene und nach Korotkoff auskultatorisch bestimmte arterielle Blutdruck beträgt an der Arteria brachialis beim Gesunden systolisch 100—140, diastolisch 60—80 mm Quecksilber, so daß sich eine Amplitude von etwa 40—60 mm Hg ergibt. Am zweckmäßigsten wird der Blutdruck am liegenden Patienten bestimmt, da körperliche Anstrengungen ebenso wie Erregung zu Blutdrucksteigerung führen können. Es bestehen ferner Tagesschwankungen in der Blutdruckhöhe, und zwar liegen die Werte nachmittags höher als am Vormittag.

Sogenannte Normalwerte sind aus zahlreichen Versuchsreihen gewonnen. Danach spricht man von einer krankhaften Blutdruckerhöhung beim Mann, wenn die Werte systolisch 150 mm, diastolisch 95 mm, bei der Frau systolisch 140 mm, diastolisch 90 mm überschreiten. Konstitutionelle Momente (Astheniker) sind mitbestimmend. Für die Entstehung einer Hypertension oder Hypertonie sind zahlreiche Ursachen anzuführen. Mechanisch spielt eine Einengung der Strombahn der Aorta (Isthmusstenose) oder der peripheren Gefäße (Endarteriitis) eine Rolle. Mangelnde Elastizität des Gefäßsystems beeinflußt den Altershochdruck. Spastische Gefäßveränderungen mit erheblicher Einengung der Lumina spielen bei gewissen Nierenerkrankungen eine Rolle. Enge Zusammenhänge mit dem Sympathicus bestehen bei dem Bild der essentiellen Hypertonie. Bei dieser Erkrankung kann durch ganglienblockierende Mittel eine zeitweilige Senkung des erhöhten arteriellen Blutdrucks erreicht werden. Weniger zu beeinflussen ist der, für die fortschreitende Nierenerkrankung (Nephrosklerose) typische Hochdruck, der sich durch die Erhöhung vor allem auch des diastolischen Wertes (über 120 mm) auszeichnet. Hormonale Störungen (Morbus Cushing), Vergiftungen (Blei, Kohlenoxyd) können ebenso mit Blutdruckerhöhung einhergehen, wie zentralnervöse, das Stammhirn einbeziehende Erkrankungen (Encephalitis, Poliomyelitis). Die systolischen Werte können bis 300 mm Hg und mehr ansteigen, wobei oft krisenartige, plötzliche Anstiege (Phaeochromocytom) beobachtet werden. Die Gefahr einer Gefäßruptur

(Hirnblutung) droht. Für einen alten Menschen mit sklerotischen Arterien kann hingegen ein Blutdruck von 190—200 mm systolisch für das Wohlbefinden erforderlich sein.

Bei weitgestellten peripheren Arterien und Capillaren (Fieber) ist der Blutdruck erniedrigt; ein plötzlicher Abfall tritt bei Kollaps ein. Neigung zur Blutdruckerniedrigung besteht in der Rekonvaleszenz nach Infektionskrankheiten. Gewisse Medikamente (Ganglienblocker) vermögen den Blutdruck stark zu senken. Die Nebennereninsuffizienz (Addisonsche Erkrankung) geht mit einer auffällig starken Blutdruckerniedrigung einher.

Die Messung des *Venendruckes* muß begreiflicherweise blutig erfolgen. Am liegenden Patienten wird der Arm in 45° abgewinkelt und in Höhe des rechten Vorhofes (10 cm über der Unterlage) gelagert. Durch eine Kanüle wird mittels Schlauchsystem der Veneninhalt mit einer wassergefüllten Kommunikationsröhre (Apparat nach MORITZ und TABORA) in Verbindung gebracht. Der normale Venendruck beträgt 40—100 mm Wasserdruck, entsprechend 3,0—7,0 mm Hg. Bei Herzinsuffizienz und schweren Stauungszuständen kann der VD auf 300 mm Wasser und mehr ansteigen. Nicht immer gehen Insuffizienz und Höhe des VD parallel.

7. Weitere Untersuchungsmethoden

Zur orientierenden Bestimmung der Kreislaufverhältnisse wird die *Äther/Decholinprobe* oder auch die Probe mit Natrium Succinat angewandt. Nach schnellem Einspritzen eines Gemisches von Äther und Decholin in die Armvene wird die Zeit bis zum Auftreten von Äthergeschmack oder -geruch bzw. bis zum Bittergeschmack bestimmt. Die Arm-Lungen- oder Kleinkreislaufzeit wird so gegenüber der Arm-Zungen- oder Großkreislaufzeit bestimmt. Die Normalwerte liegen etwa bei 5—6 bzw. 10—12 sec. Mit der Natrium Succinat-Methode wird die Zeit bis zum Auftreten eines sichtbaren Schluckreflexes als Ausdruck der Großkreislaufzeit gemessen.

Zur Beurteilung der gesamten Kreislauffunktion benutzt man als orientierende Untersuchungsmethode die sog. *Schellongsche Kreislauffunktionsprüfung*. In Abständen von einer Minute werden bis zur Erzielung gleicher Ergebnisse die Pulsfrequenz und der Blutdruck am Arm wiederholt gemessen. Dann werden die gleichen Werte beim stehenden Patienten bestimmt, um anschließend wieder die Ruhewerte zu kontrollieren. Erst dann wird der Patient aufgefordert, eine seinem körperlichen Vermögen angemessene Übung (Treppensteigen) auszuüben. Unmittelbar nach Beendigung der Belastung werden die Werte in minütlichem Abstand kontrolliert. Durch diese Probe läßt sich bei graphischer Aufzeichnung der Ergebnisse sehr deutlich sichtbar machen, wie weit durch das Stehen eine orthostatische Kreislaufregulationsstörung bzw. wie weit eine echte Herzinsuffizienz deutlich wird. Letztere läßt sich daraus erkennen, daß insbesondere die Pulsfrequenz nur verzögert nach der Belastung zu den Ruhewerten zurückkehrt (s. Abb. 35).

Im Hinblick auf die angeborenen Herzfehler ist die Untersuchung mittels Herzkatheter (nach FORSSMANN und COURNAND) von Bedeutung. Von einer Arm- oder Beinvene aus wird ein dünner Katheter aus plastischem Material (Charière 6—9) unter Röntgenkontrolle in den rechten Vorhof vorgeschoben und von dort durch die rechte Kammer in die Art. pulmon. dirigiert. Es gelingt auch, krankhafte Querverbindungen wie Vorhofseptumdefekt oder persistierenden Ductus arteriosus (Botalli) zu sondieren. In den einzelnen Herzabschnitten wird unter Zuhilfenahme eines Druckmeßgerätes (Kondensatormanometer) der jeweilige Druck in mm Hg gemessen und mit Hilfe eines Oscillographen fortlaufend registriert. Kurvenform, zeitlicher Ablauf (bezogen auf das synchron registrierte EKG) und Höhe der Druckwerte erlauben weitgehende diagnostische Schlußfolgerungen. Da man bei diesem Vorgehen gewöhnlich die linke Herzhälfte mit dem Katheter nicht erreichen kann, wird aus der Form und den Druckwerten der in der Peripherie der Art. pulmon. registrierten „Pulmonal-Capillar-Druckkurve" auf die Druckverhältnisse im linken Vorhof geschlossen. Die direkte Messung in linkem

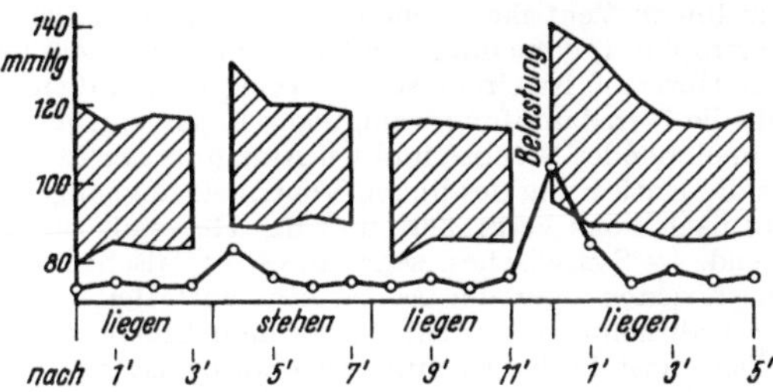

Abb. 35. Graphische Registrierung der Blutdruck- und Pulsverhältnisse bei der Schellong'schen Kreislauffunktionsprüfung —o— Pulsfrequenz

Vorhof, linker Kammer und Aorta ist jedoch möglich, wenn man den linken Vorhof direkt punktiert. Aus den jeweiligen Herz- oder Gefäßabschnitten werden ferner Blutproben entnommen, in denen die Sauerstoffsättigung des Blutes gasanalytisch (nach van Slyke) oder oxymetrisch bestimmt wird. Normalwerte s. Tab. 2.

Tabelle 2

	maximal	minimal	Mittel
Rechter Vorhof	5	0	2
Rechter Ventrikel	25	0	10
Art. pulmonalis	25	10	15
Pulmonal-Capillardruck			7—10

Druckwerte in einzelnen Herz-Gefäßabschnitten in mm Hg.

Mit Hilfe des Herzkatheters gelingt auch die isolierte *angiographische Kontrastdarstellung* einzelner Abschnitte der Lungenschlagader, so daß Fragen der Lungendurchblutung bis zur Größenordnung einzelner Segmente geklärt werden können.

8. Die Symptome der wichtigsten Herzkrankheiten

Die Veränderungen der Klappensegel, welche durch endokarditische Wucherungen, Ulcerationen, Verdickungen, Verwachsungen und Schrumpfungen erzeugt werden, können in zwei Richtungen auf den Zirkulationsmechanismus einwirken: einmal dadurch, daß die Klappen unfähig werden,

ihr Ostium vollkommen zu verschließen (Insuffizienz), oder zweitens dadurch,
daß durch Verwachsung der Klappensegel untereinander das Ostium verengt
wird (Stenose). Eine Insuffizienz wird sich also in derjenigen Herzphase
geltend machen, wo das Ostium normalerweise verschlossen sein soll, eine
Stenose in derjenigen, wo es offenstehen und den Blutstrom passieren lassen
soll.

Aortenstenose kommt dadurch zustande, daß die endokarditisch entzündeten Klappensegel an ihren freien Rändern z. T. miteinander verwachsen und narbig verdickt werden. Durch die starre Verklebung der
Klappen besteht praktisch immer auch eine Klappeninsuffizienz, die sich
jedoch klinisch oft kaum auswirkt. Durch Verengerung des Aortenostiums
erwachsen dem linken Ventrikel größere Schwierigkeiten, sein Blut zu entleeren, er hypertrophiert, ohne dabei zunächst in erheblichem Grade dilatiert
zu werden. Der Herzstoß ist circumscript, wenig nach außen verlagert, bisweilen hebend; die Herzdämpfung wenig nach links vergrößert.

Wird bei zunehmender Stenose und bei Abnahme der Leistungsfähigkeit
des Ventrikels die Entleerung des linken Ventrikels ungenügend, so wird die
Herzdämpfung nach links vergrößert und der Herzstoß rückt nach außen
und wird hebend. — Systolisches, sehr lautes, oft als Schwirren fühlbares
Geräusch, am stärksten über der Aorta, aber fortgeleitet auch über dem
ganzen Herzen wahrnehmbar; es leitet sich, dem Blutstrom folgend, in die
Carotis fort. Das diastolische Insuffizienzgeräusch ist meist nicht hörbar,
jedoch häufig im Herztonbild nachzuweisen. Erster und zweiter Ton meist
unhörbar oder schwach. Puls klein, träge, Pulsfrequenz verlangsamt (Abb. 30).

Aorteninsuffizienz kann durch geschwürige Zerstörung oder durch binde-
gewebige Schrumpfung der Klappensegel, besonders auch bei alter Syphilis,
zustande kommen. Bei rheumatischem Ursprung kann sich eine Stenose
mit der Insuffizienz verbinden, bei der syphilitischen Insuffizienz nicht. Bei
Schlußunfähigkeit der Aortenklappen strömt ein Teil der Blutmenge, welche
systolisch in die Aorta geworfen worden war, während der Diastole wieder
in den linken Ventrikel zurück; dieser wird erweitert und muß, da er eine
vergrößerte Blutmenge auszuwerfen hat, auch hypertrophieren. Herzstoß
verstärkt, nach auswärts und damit oft in den 6. Intercostalraum verlagert,
Herzdämpfung je nach Zustand des Myokards nach links vergrößert.
Diastolisches, weiches, gießendes Geräusch, das über der Aorta und besonders
über dem Sternum in der Höhe des 3. Rippenknorpels am deutlichsten gehört
wird; es pflanzt sich, dem rückläufigen Blutstrom folgend, oft bis zur Herzspitze fort, man hört es meist mit bloßem Ohr besser als mit dem Stethoskop.
Dieses Geräusch beginnt im Gegensatz zu dem diastolischen Geräusch der
Mitralstenose sofort mit dem 2. Ton. Häufig auch systolisches Geräusch an
der Herzspitze durch relative Insuffizienz der Mitralklappe; das systolische
Geräusch kann auch einer begleitenden organischen oder aber einer funktionellen Aortenstenose bei erweitertem Anfangsteil der Aorta entsprechen.
Puls sehr groß und schnellend (Abb. 31). Diastolisches Blutdruckminimum
abnorm niedrig (0—50 mm), Töne an den peripheren Arterien, Femoralis,
Brachialis (Cubitalis), Hohlhand, Capillarpuls.

Mitralstenose. Durch eine entzündlich bedingte narbige Verwachsung
der Ränder der Mitralklappensegel wird das linke Atrioventrikularostium
verengt. Wegen dieser Verengerung des Mitralostiums ist der Einstrom des
Blutes aus dem linken Vorhof in den linken Ventrikel erschwert, dieser wirft
deshalb auch nur eine kleine Blutmenge in die Aorta aus. Das Blut staut
sich im linken Vorhof und dem Lungenkreislauf und der rechte Ventrikel
muß vermehrte Kraft aufwenden, um sein Blut in den überfüllten Lungenkreislauf zu pressen. Er hypertrophiert zunächst, wird aber im weiteren Ver-

lauf der Krankheit dann auch erweitert, wenn er dieser Aufgabe nicht.mehr gewachsen ist. Der Herzstoß ist auffallend kurz, fast schnellend, an normaler Stelle und nur bei Hypertrophie des rechten Ventrikels etwas nach links, jedoch nicht nach unten verlagert. Die Herzdämpfung, anfänglich noch normal, zeigt zunächst eine Verbreiterung nach links oben; mit zunehmender Rechtsbelastung, insbesondere mit Dilatation des rechten Vorhofes, kommt

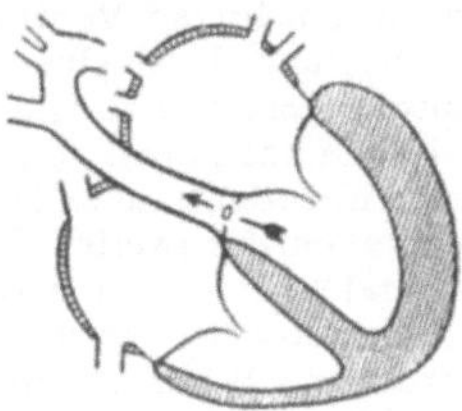

Abb. 36. Aortenklappen-Stenose. Linker Ventrikel hypertrophisch nur wenig erweitert. Systolisches Geräusch an der Aorta

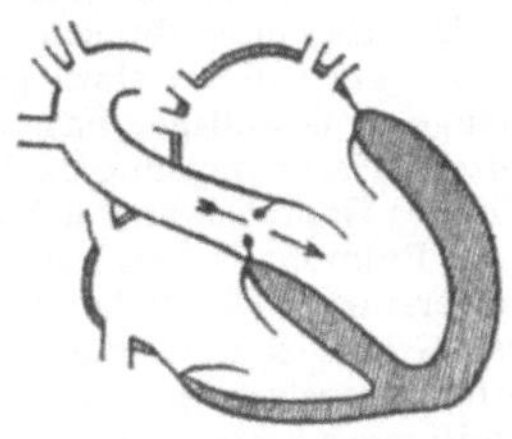

Abb. 37. Aortenklappen-Insuffizienz. Linker Ventrikel erweitert und hypertrophisch. Diastolisches Geräusch an der Aorta

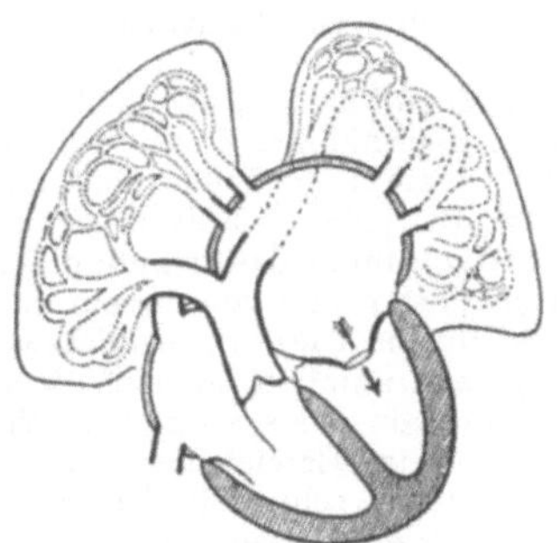

Abb. 38. Mitralklappen-Stenose. Linker Vorhof erweitert, rechter Ventrikel hypertrophisch, Pulmonalarterie erweitert. Lungenkreislauf überfüllt. Diastolisches Geräusch an der Mitralis

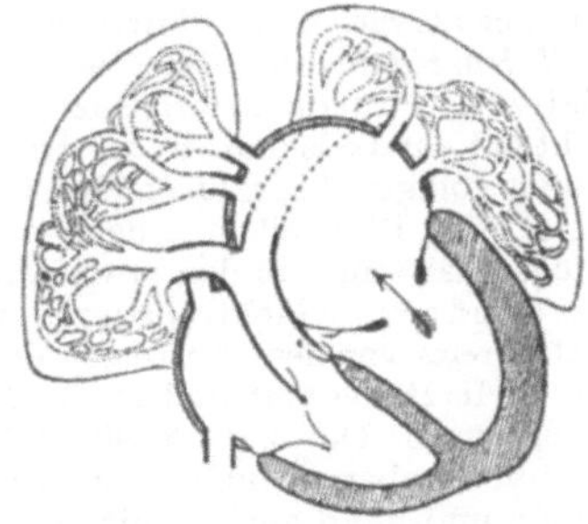

Abb. 39. Mitralklappen-Insuffizienz. Linker Ventrikel erweitert und hypertrophisch. Linker Vorhof erweitert, rechter Ventrikel hypertrophisch. Pulmonalarterie erweitert, Lungenkreislauf überfüllt. Systolisches Geräusch an der Mitralis

es zur Rechtsverbreiterung, der je nach Zustand des Myokards eine Linksverbreiterung folgt. Früher als die Formveränderungen treten die Auskultationsbefunde auf. Bei regelmäßigem Rhythmus endet ein deutliches präsystolisches Crescendo-Geräusch mit dem lauten, paukenden ersten Ton (Herzspitze). Der zweite Ton erscheint dem Ohr häufig gedoppelt (Mitral-Öffnungston) und wird vielfach von einem gießenden, diastolischen Decrescendogeräusch gefolgt. Der zweite Pulmonalton ist stark betont. Der Puls ist in klassischen Fällen entsprechend der ungenügenden Füllung des linken Ventrikels klein. Schwere Stenosen können fast stumm sein.

Mitralinsuffizienz wird durch warzige Auflagerungen, durch geschwürige Zerstörung oder durch narbige Verdickung und Verkürzung der Mitralklappensegel und ihrer Sehnenfäden erzeugt. Bei dieser Schlußunfähigkeit der Mitralklappe wird während der Systole ein Teil des Inhaltes aus dem linken Ventrikel wieder in den linken Vorhof zurückgetrieben; dadurch wird dieser überfüllt, und es tritt Blutstauung im Lungenkreislauf ein, was zu Hypertrophie des rechten Ventrikels und zur Verstärkung des zweiten Pulmonaltones führt. Dilatation des rechten Ventrikels und Vorhofes und damit Verbreiterung der Herzdämpfung nach rechts oben tritt dann ein, wenn der rechte Ventrikel nicht mehr imstande ist, die ihm entgegenstehenden Hindernisse des kleinen Kreislaufes völlig zu überwinden, also bei Kompensationsstörungen. Dadurch, daß der überfüllte linke Vorhof bei der Diastole eine abnorm große Blutmenge in den linken Ventrikel ergießt, wird auch dieser stark gefüllt, also erweitert, und da er eine größere Blutmenge zu bewältigen hat, auch hypertrophisch. Herzstoß verstärkt und verbreitert, Herzdämpfung nach links und meist auch nach oben vergrößert. Systolisches Geräusch an der Mitralis und oft auch über dem linken Herzohr, neben der Pulmonalis. Der erste Mitralton fehlt bisweilen, der zweite Pulmonalton ist verstärkt. Der Puls ist von ungefähr normaler, bisweilen etwas vermehrter Größe, solange die Kompensation gut erhalten ist, er wird klein und oft unregelmäßig bei Kompensationsstörungen. Während man bei gleichzeitigem Auftreten von Aorten- und Mitralfehlern, was bei der rheumatischen Entstehung nicht selten ist, von einem *kombinierten Vitium* spricht, bezeichnet man das gleichzeitige Bestehen von Insuffizienz und Stenose am gleichen Klappenapparat als *unreine* Stenose oder unreine Insuffizienz, je nachdem, welcher Fehler vorherrscht. Die klinisch „reine" Mitralstenose ist häufiger als die „reine" Mitralinsuffizienz.

Tricuspidalinsuffizienz. Sie kommt meist neben Mitralklappenfehlern als relative Tricuspidalinsuffizienz vor, wenn bei übermäßiger Erweiterung des rechten Ventrikels und seines Atrio-Ventrikularostiums die Tricuspidalklappe keinen völligen Abschluß mehr erzielen kann. Bei jeder Systole strömt eine rückläufige Blutwelle aus dem rechten Ventrikel durch das schlußunfähige Tricuspidalostium in den erweiterten rechten Vorhof und von diesem in die obere und untere Hohlvene und ihre Verzweigungen. Diese *Insuffizienz*welle tritt bereits vor dem Ansteigen des Carotispulses, unmittelbar nach Beginn des 1. Herztones auf und ist im Phlebogramm von der systolischen Welle abzugrenzen. Der sog. „positive Venenpuls" — im Bereich der Leber als positiver Lebervenenpuls fühlbar — ist Ausdruck schwerer Stauungszustände und kann auch somit ohne das Vorliegen einer Tricuspidalklappen-Insuffizienz beobachtet werden. Die Überfüllung des rechten Vorhofes führt zu erheblicher Vergrößerung der Herzdämpfung nach rechts und oben. Das Gefäßband kann verbreitert sein. Das zu erwartende systolische Geräusch am Sternumende fehlt oft. Da das Blut aus dem rechten Ventrikel in den rechten Vorhof zurückfließt, kann eine stärkere Füllung der Pulmonalarterie nicht mehr zustande kommen und der zweite Pulmonalton ist deshalb abgeschwächt. Puls klein.

Eine Klappenerkrankung am Pulmonalostium ist äußerst selten. Fast immer handelt es sich um eine relative *Pulmonalklappen-Insuffizienz* bei erweitertem Pulmonalis-Stamm. Als Ursache hierfür kommt eine pulmonale Hypertonie in Frage (Mitralstenose). Die Dilatation und Hypertrophie des rechten Ventrikels führt zur Rechtsverbreiterung. Links oben kann der Conus der erweiterten Pulmonalarterie vorspringen. Das hochfrequente, gießende diastolische Geräusch (Graham-Steelsches Geräusch) kann leicht mit dem einer Aorteninsuffizienz verwechselt werden. Der zweite Pulmonalton ist akzentuiert. Die *Pulmonalstenose* kommt isoliert praktisch nur als angeborener Herzfehler unterschiedlichen Schweregrades vor. Auch der Sitz der eigentlichen Stenose (valvulär, sub- oder supravalvulär) ist sehr verschieden. Die Herzdämpfung entspricht dem Grad der Hypertrophie des rechten Ventrikels. Das Geräusch ist systolisch, meist laut, von Schwirren begleitet. Der zweite Pulmonalton ist leise, bisweilen aber auch betont. Röntgenologisch sind die Lungenfelder hell.

Häufiger ist die Kombination der Pulmonalstenose mit anderen Anomalien, besonders mit dem hohen *Ventrikelseptumdefekt* und reitender Aorta *(Fallotsche Erkrankung)*. Fehlt beim hohen Kammerseptumdefekt und reitender Aorta die Pulmonalstenose, so handelt es sich um den *Eisenmenger-Komplex*, bei dem gleichfalls die Hypertrophie der rechten Kammer im Vordergrund steht. Mißbildungen im Bereiche des rechten atrioventrikulären Klappenapparates sind die *Tricuspidalatresie* und die *Ebsteinsche Anomalie*. Scheidewanddefekte im Vorhof- oder im Kammerbereich gehen ohne und mit Formveränderungen des Herzens einher. Hinweis ist meist ein auffälliges systolisches Geräusch. Vorhofseptumdefekt und Mitralstenose vereint ergeben das *Lutembacher-Syndrom*. Im Aortenbereich spielt der offen gebliebene *Ductus arteriosus* Botalli eine Rolle. Wichtiger als eine mögliche Formveränderung mit Verbreiterung der Herzdämpfung nach links oben ist das charakteristische systolisch-diastolische Geräusch im zweiten Intercostalraum links, das im Phonokardiogramm spindelförmig um den zweiten Ton angeordnet erscheint. Der Puls ist, vor allem nach Anstrengung, schnellend, der diastolische Blutdruck erniedrigt. Eine *Aortenisthmusstenose* weist infolge starker Entwicklung von Kollateralgefäßen Schwirren und systolische Geräusche in der Herzgegend, seitlich am Brustkorb und auch im Rücken auf. Wegweisend ist der an Armen und Beinen unterschiedliche Blutdruck mit Hypertonie in der oberen Körperhälfte.

Aneurysma der Aorta. Es findet sich oft eine Dämpfung und Pulsation in der Gegend der 2. und 3. Rippe rechts oder links, doch kann diese Dämpfung und Pulsation dann fehlen, wenn das Aneurysma nicht den ansteigenden Teil der Aorta, sondern den Bogen oder den absteigenden Teil betrifft, also weiter nach hinten liegt und von der Lunge überlagert ist. Die Pulsation kann nach der Trachea und dem Kehlkopf fortgeleitet werden, und man fühlt ein kurzes Herabrücken des Schildknorpels mit jeder Systole (Oliver-Cardarellisches Zeichen). Häufig systolisches Geräusch im Bereiche des Aneurysma. Herzhypertrophie und diastolisches Geräusch tritt dann auf, wenn gleichzeitig eine Insuffizienz der Aortenklappen vorhanden ist; bisweilen ist Ungleichheit der Radialispulse nachweisbar. Häufig linksseitige Recurrenslähmung des Kehlkopfes, manchmal als erstes Symptom eines sich entwickelnden Aneurysmas. Bei der Brustkorbdurchleuchtung sieht man eine rundliche Vorwölbung im Bereich des Mittelschattens, welche durch das Aneurysma bedingt ist. Hier kann man oft, jedoch nicht immer, eine Pulsation wahrnehmen.

Erkrankt die Arbeitsmuskulatur des Herzens, das Myokard, so kann es sich um echte Entzündung *(Myokarditis)* handeln, z. B. bei Rheumatismus, Scharlach, Tuberkulose oder Tonsillitis. Herzform und Auskultationsbefund zeigen kaum Abweichungen, die Pulsfrequenz ist erhöht, Spaltung der Herztöne und Galopprhythmus kommen vor. Nichtentzündliche Veränderungen des Herzmuskels *(Myodegeneratio)* findet man als toxische Folge bei Diphtherie oder Typhus, ferner bei Hyperthyreose oder bei bestimmten Formen der Vergiftung. Diese Form der Herzmuskelerkrankung ist ebenso wenig durch physikalische Methoden zu erfassen (mit Ausnahme des Elektrokardiogrammes) wie die Folgen einer fortschreitenden Coronarsklerose.

Die zunehmende *Herzinsuffizienz*, das Versagen des Herzmuskels gegenüber der geforderten Leistung, macht charakteristische Symptome: Dilatation der Ventrikel, Vergrößerung der Herzdämpfung, Verbreiterung des Spitzenstoßes, beschleunigten, kleinen, weichen, auch unregelmäßigen Puls,

unreine Herztöne, accidentelle Geräusche (besonders bei relativer Mitralinsuffizienz). Die Folgen sind aufschlußreich: bei Erlahmen des linken Ventrikels treten Cyanose, Atemnot und Asthma cardiale auf, bei Versagen der
rechten Herzkammer stärkere (venöse) Cyanose, Stauungsleber, Stauungs-
albuminurie, Ödeme, später Ascites. Nicht selten gehen beide Formen
ineinander über, es kommt zur Doppelinsuffizienz. Die allseitige Verbreiterung der Herzdämpfung führt zum *Cor bovinum*.

Um einen Anhalt für die Leistungsfähigkeit des Herzens zu gewinnen,
kann man dem Patienten aufgeben, 10 Kniebeugen zu machen (streng
kontraindiziert bei akuter entzündlicher oder toxischer Herzschädigung!).
Bei mangelhafter Leistungsfähigkeit stellt sich danach eine abnorm hohe
Pulsbeschleunigung über 120 ein, welche erst im Laufe mehrerer Minuten abklingt, und vor allem Atemnot; diese kann man am besten in der Weise
erkennen, daß man dem Patienten aufgibt, sofort nach Beendigung der
Kniebeugen mit lauter Stimme bis 20 zu zählen, und beobachtet, ob er
durch die Dyspnoe gezwungen wird, die Zahlenreihe durch Atemzüge zu
unterbrechen. Auch die Beeinflussung des systolischen Blutdrucks bei
körperlicher Tätigkeit ist für die Beurteilung der Leistungsfähigkeit des
Herzens von Bedeutung. Nach Kniebeugen soll der Blutdruck etwas ansteigen, Absinken ist ein ungünstiges Zeichen.

Als *Angina pectoris* bezeichnet man Anfälle von schweren Schmerzen
in der Herzgegend, die meist in die Arme und in die Carotisgegend ausstrahlen und oft mit Todesangst einhergehen. Sie treten besonders bei
Anstrengungen, z. B. beim Gehen, auf und zwingen den Patienten stehen-
zubleiben, ferner bei Kälte, bei Erregungen und bei vollem Magen. Der
Anfall geht gewöhnlich mit einer vorübergehenden Steigerung des Blutdrucks einher. Durch Nitroglycerin oder Amylnitrit pflegt Erleichterung
einzutreten. Nicht selten erfolgt in einem solchen Anfall der Tod (Herzschlag). Bei der Sektion findet sich dann sehr häufig (aber nicht immer)
eine Sklerose und Verengerung der Kranzarterien oder ihrer Abgangsstellen
von der Aorta. Wenn ein Angina-pectoris-Anfall längere Zeit dauert, muß
man an einen Verschluß der Kranzarterien denken, zumal wenn sich ein
Absinken des Blutdrucks, perikarditisches Reiben, Temperatursteigerungen
und Leukocytose einstellen (Coronarthrombose mit Myokardinfarkt).

Perikarditis. Herzbeutelentzündung kann sowohl zu Fibrinauflagerungen
auf dem Perikardium und damit zu Reibegeräuschen führen (trockene
Perikarditis) als auch zu Ergüssen in die Herzbeutelhöhle (Pericarditis
exsudativa). Durch letztere wird die Herzdämpfung bedeutend, besonders
nach oben und nach rechts vergrößert, so daß sie die Form eines gleichschenkligen Dreiecks mit der Spitze nach oben annimmt. Die Herzspitze
ist nach links von Flüssigkeit umlagert und der nur noch bei vornüber-
gebeugter Körperhaltung wahrnehmbare Herzstoß liegt deshalb weiter nach
innen als der äußere Rand der Herzdämpfung. Puls klein, weich und
beschleunigt. Bei Verklebung der beiden Perikardblätter, wobei sich vielfach auch Verwachsungen mit der Thoraxwand und dem Zwerchfell einstellen (Perikarditis adhaesiva obliterans), wird die Symptomatologie durch
die Stärke der Bindegewebsschwarten, durch deren Schrumpfungstendenz
und durch mögliche Kalkeinlagerungen in das narbige Bindegewebe bestimmt.
Bei entsprechender Ausprägung der Folgezustände wird das Herz umklam-
mert, worunter die Aktion der Vorhöfe meist noch mehr leidet als diejenige
der Kammern. Immerhin sind auch sie in ihrer diastolischen wie in ihrer
systolischen Funktion mehr oder weniger behindert. Im Bereich der großen
Venen, die auch von Bindegewebsschwarten ummauert sein können, tritt
eine hochgradige Stauung auf (Leberstauung und frühzeitige Ascitesbildung,

Stauung im Lungenkreislauf) und die gestauten Halsvenen schwellen selbst
im Inspirium nicht ab. Oft findet sich eine leichte Gedunsenheit des Gesichtes
mit Cyanose, manchmal, aber durchaus nicht immer läßt sich eine systolische
Einziehung der Herzgegend ·feststellen. In der Diastole schnellt dann die
Brustwand in diesem Bereich sichtbar ruckartig vor.

9. Das Elektrokardiogramm (EKG)

Bei jeder Erregung reizbaren Gewebes treten elektrische Potentialdifferenzen auf, wobei sich die erregte Stelle gegenüber der unerregten
elektronegativ verhält. Die in der Muskelfaser entstehenden Aktionsströme können auch vom schlagenden Herzen abgeleitet werden,
wobei sich die durch das gleichzeitige Auftreten und Abklingen des
Reizes entstehenden Potentialdifferenzen in Form eines biphasischen
Aktionsstromes registrieren lassen. Als Ableitungspunkte benutzt man
die vier Extremitäten bzw. einzelne Punkte am Brustkorb. Der not-
wendigerweise durch die zwischen Herz und Ableitungspunkt liegende
Gewebsschicht bedingte Spannungsabfall muß durch entsprechende
Registriereinrichtungen ausgeglichen werden. Das von EINTHOVEN
benutzte Saitengalvanometer wird heute durch hochempfindliche
Spiegel- oder Schleifen-Oscillographen ersetzt, bei denen der bereits
verstärkte Elektrodenstrom entweder eine mit einem Spiegel armierte
und in einem Magnetfeld aufgehängte Oscillographenschleife ablenkt
oder ein Kathodenstrahlbündel in ähnlicher Weise beeinflußt. Die
jeweilige Ablenkung wird auf einem Film registriert. Um das zeitraubende Umkehrverfahren der allerdings sehr empfindlichen Licht-
schreibung zu umgehen, benutzt man jetzt auch Direktschreiber, bei
denen der Aktionsstrom den im ma-
gnetischen Feld aufgehängten Schreibhebel direkt ablenkt. Mittels der Ka-
thodenstrahloscillographen ist der zu
registrierende Vorgang auch auf einem
Leuchtschirm sichtbar zu machen.

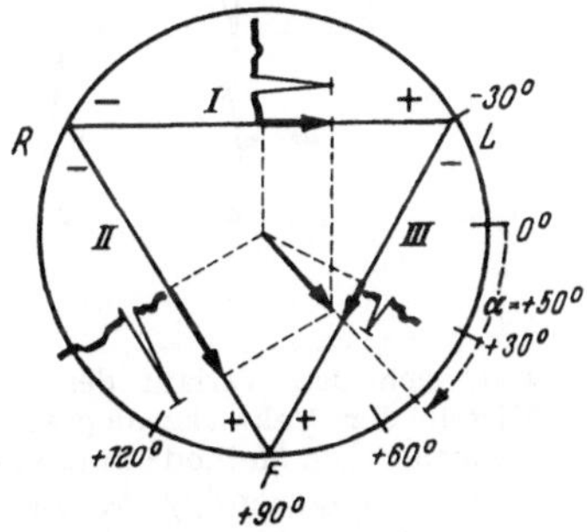

Die Ableitungen erfolgen derart, daß
die vier metallenen Elektrodenplatten
an den Unterarmen und Unterschenkeln
mittels Gummibinden angelegt werden,
wobei man zur Erhöhung der Leitfähig-
keit entweder mit Kochsalzlösung ge-
tränkte Läppchen oder Spezialpaste zwischen Elektrode und Haut bringt. Bei der
Brustwandableitung benutzt man häufig

Abb. 40

Saugelektroden. Die Extremitätenableitungen werden am entspannt liegenden Patienten derart kombiniert, daß die Ableitung I vom rechten Arm (rot)
zum linken Arm (gelb), die Ableitung II vom rechten Arm (rot) zum linken
Bein (grün) und Ableitung III vom linken Bein (grün) zum linken Arm
(gelb) erfolgt. Die vierte (schwarze) Elektrode wird am rechten Bein angelegt und dient zur „Erdung". Die auf diese Weise entstehende und in der
Frontalebene des Körpers liegende gleichseitige Figur nennt man das Eint-
hovensche Dreieck (s. Abb. 40). Trägt man unter Berücksichtigung der

Vorzeichen die Ausschläge in den jeweiligen Ableitungen auf die Seiten des Dreiecks auf, so kann man aus Höhe und Richtung der einzelnen Ausschläge Rückschlüsse auf den momentanen Vektor des Aktionsstromes ziehen. Im allgemeinen wird Ableitung II die größten Ausschläge ergeben, da ihre Ableitungsrichtung parallel zur sog. elektrischen Herzachse verläuft. Da das Herz asymmetrisch im Brustkorb liegt, besteht eine gewisse Schwierig-

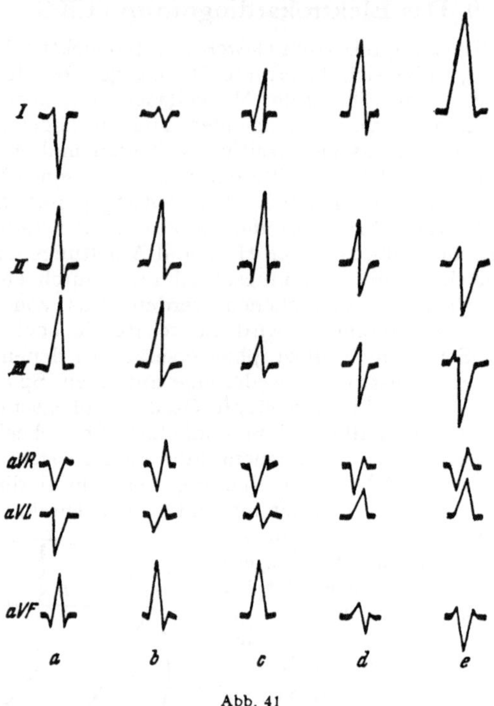

Abb. 41

keit, sich den Verlauf der Erregungsausbreitung räumlich vorzustellen. Mittels der Vektorkardiographie hat man diese Schwierigkeit zu lösen versucht. Die Methode muß studiert werden.

Um weitere Einblicke zu erhalten, hat man zusätzliche Ableitungsmöglichkeiten gewählt: die „vergrößerten unipolaren" Extremitätenableitungen nach GOLDBERGER, bei denen von einer (differenten) gegen die beiden anderen Elektroden gemeinsam abgeleitet wird (z. B. rechter Arm gegen linken Arm plus linkes Bein = aVR). Bei den „unipolaren" Ableitungen wird von einer (differenten) Extremitätenelektrode gegen die Wilsonsche Sammelelektrode abgeleitet, z. B. linker Arm gegen Wilsonsche Elektrode = VL). Wenn auch die Aussagemöglichkeiten dieser Ableitungsart nicht besonders groß ist, erscheinen die Goldberger-Ableitungen doch jetzt fast überall im sog. Standardprogramm. Extremitäten und -unipolare Ableitungen ergänzen sich hinsichtlich der Beurteilung von Positions- oder

Lagetypen des Elektrokardiogrammes. Man spricht kurz vom Rechtstyp (α größer als 90°), vom Steiltyp (α 90—60°), vom Mitteltyp (α + 60° bis + 30°), vom Links- und Horizontaltyp (α + 30° bis — 30°) und von einem überdrehten Linkstyp, je nachdem wie groß der Winkel α zwischen der Horizontalen durch den elektrischen Nullpunkt und dem Vektor der Hauptausschlagsrichtung von QRS ist (vgl. Abb. 41).

Die Beschreibung der auf dem photographischen Streifen oder auf dem Papierband (Direktschreiber) registrierten Kurve erfolgt nach EINTHOVENS Vorschlag auch heute noch mit Buchstaben (s. Abb. 42).

Die Vorhofswelle P soll nicht über 0,25 mV (im Vergleich mit der Eichkurve von 1,0 mV = 10 mm) betragen und von nicht mehr als 0,1 sec Dauer sein. Die Zeitschreibung ist gleichermaßen so markiert, daß die Abstände von 0,1 sec durch dickere senkrechte Striche, die $^1/_{100}$ sec im Abstand von 0,02 sec oder vereinzelt auch noch im Abstand von 0,05 sec durch dünne senkrechte Linien angegeben werden. Der

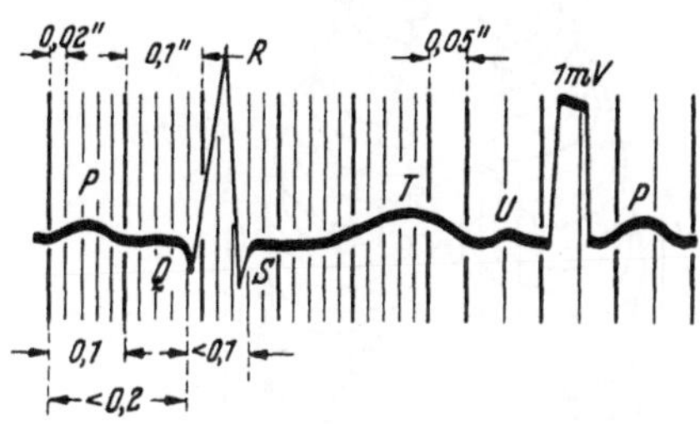

Abb. 42

Vorhofwelle folgt in geringem Abstand die nach abwärts gerichtete, meist kleine Q-Zacke, so daß die Strecke Beginn P bis Beginn Q die Zeit der Vorhoferregung bis zum Beginn der Ventrikelerregung darstellt. Diese Strecke soll 0,2 sec nicht überschreiten. Die nachfolgende, steil ansteigende R-Zacke ist Ausdruck der Reizausbreitung im Ventrikel. Die Höhe der R-Zacke soll mindestens 0,6 mV betragen, jedoch 1,5 mV nicht überschreiten. Der fast ebenso steil abfallende Schenkel von R geht in eine mehr oder weniger deutlich spitze negative Zacke S über. Wenn die von der Verbindung PQ—PQ dargestellte isoelektrische oder 0-Linie wieder erreicht ist, ist die Kammeranfangsschwankung beendet. Die Dauer Q-Anfang bis S-Ende soll 0,1 sec nicht überschreiten. Das nachfolgende Zwischenstück ST soll in der 0-Linie verlaufen. Es geht mehr oder weniger steil in die positive, dem R gleich-

Abb. 43

gerichtete T-Welle über, die etwa eine Höhe von $^1/_2$—$^2/_3$ R haben soll. Auch die Dauer QT als Ausdruck der elektrischen Erregungsdauer wird gemessen, doch schwanken ihre Werte je nach der Herzfrequenz in breiten Grenzen. Die Sollwerte müssen aus Tabellen entnommen werden. Der T-Welle folgt gelegentlich eine sehr flache positive U-Welle, die einzige, im EKG sichtbare Aktionsstromänderung während der mit T-Ende einsetzenden Diastole. Teilt man die Zeit 60 (sec) durch die Pulsperiodendauer (Abstand P—P, bzw. R—R) in Sekunden, so erhält man die Frequenz pro Minute.

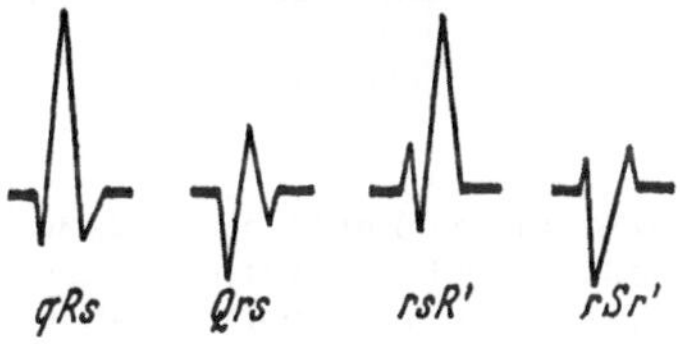

Da die Ausschläge in den einzelnen Ableitungen in bestimmter Weise in Form und Ausschlagrichtung differieren, bedarf es einer exakten Beschreibung eines Elektrokardiogrammes sowohl nach Form als auch nach zeitlichem Verhalten. Zur besseren Verständigung hat man deshalb noch einige

Differenzierungen eingeführt und beschreibt das Größenverhältnis einzelner
Zacken zueinander mit großen bzw. kleinen Buchstaben:

z. B. qRs oder Qrs und so fort,

(s. Abb. 43). Handelt es sich um zwei gleichgerichtete, z. B. positive Ausschläge, so spricht man von rsR' oder rSr'. Diese letzte Bezeichnung ist
wichtig für die Beschreibung der Veränderungen in den sog. Brustwandableitungen. Ähnlich den thorakalen Extremitäten-Ableitungen werden hier
die Potentialdifferenzen so abgeleitet, daß die differente Elektrode an einem

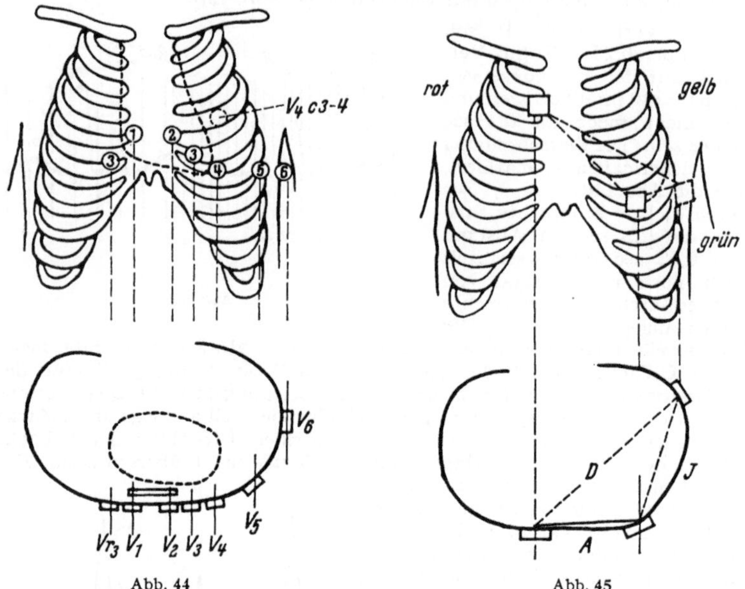

Abb. 44   Abb. 45

bestimmten Punkt der Brustwand angelegt und mit den in einem Widerstand (Wilson-Elektrode) zusammengeschlossenen Elektroden der drei
Extremitäten verbunden ist.

Mit Hilfe dieser unipolaren oder semithorakalen Ableitungen nach
WILSON lassen sich im Gegensatz zu den Extremitäten-Ableitungen die
auf die Horizontalebene projizierten Vektoren erfassen. Zudem lassen sich
Störungen in der Reizausbreitung infolge der herznahen Lage der differenten
Elektroden besser darstellen. Die Punkte V_1—V_6 verteilen sich vom 4. Zwischenrippenraum rechts parasternal bis zur mittleren Axillarlinie links
(etwa in Höhe des sternalen Ansatzpunktes der 5. Rippe). Beliebig läßt sich
dieses Programm erweitern, indem man die korrespondierenden Stellen
der rechten Brustseite (V_3r) oder höher gelegene Punkte ($V_{4\,c\,3-4}$ = V_4 im
3. ICR) zur Ableitung wählt (s. Abb. 44).

Schließlich wurde von NEHB ein Ableitungsmodus angegeben, bei dem
bipolar vom Brustkorb abgeleitet wird, entsprechend etwa den Extremitäten-Ableitungen, und zwar so, daß die Ableitung zwischen dem Sternal-
ansatz der 2. Rippe rechts (rote Elektrode) und der Stelle des Herzspitzen-
stoßes (grün) die Ableitung A, zwischen dem Herzspitzenstoß (grün) und dem

Punkt seiner Projektion auf die hintere Axillarlinie (gelb) die Ableitung J und die der Ableitung I entsprechende Verbindung zwischen der 2. Rippe vorn (rot) und der hinteren Axillarlinie (gelb) die Ableitung D ergibt. Gerade diese letzte Ableitung ergänzt durch intensivere Erfassung der Herzhinterwand das übrige Ableitungsprogramm (s. Abb. 45).

Während man also aus dem zeitlichen Ablauf und aus der Form der einzelnen Zacken und Wellen im EKG bestimmte Rückschlüsse auf die Reizentstehung, Reizausbreitung und seine Rückbildung ziehen kann, sagt das EKG nichts über die tatsächliche Leistungsfähigkeit

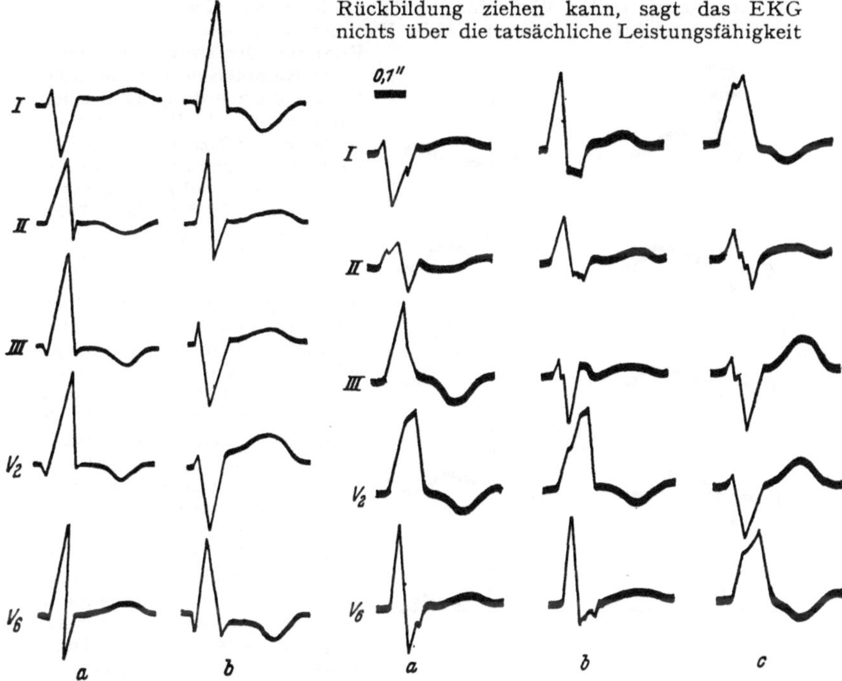

Abb. 46. a Rechts-, b Linkshypertrophie

Abb. 47. a Rechtsschenkelblock, b Wilsonblock, c Linksschenkelblock

des Herzmuskels aus. Die absolute Höhe einzelner Kurvenabschnitte geht bisweilen mit der Hypertrophie, d. h. der Wandverdickung eines Herzabschnittes, einher, so daß aus dem EKG indirekte Schlüsse gezogen werden können, vor allem, wenn man die verschiedenen Veränderungen in den einzelnen Ableitungen berücksichtigt.

Bei der Vorhofzacke P, die unter bestimmten Umständen wie Vorhofflimmern oder Herzblock ganz oder teilweise fehlen kann, sprechen negative Ausschläge in I und II bzw. in II und III für krankhafte Reizbildungsvorgänge, während ein isoliert negatives P in III bei einem links betonten EKG unbedeutend ist. Bei chronischem Lungenemphysem, Pulmonalsklerose, Pleuraverschwartung und einzelnen, vorwiegend angeborenen Herzfehlern finden wir eine Erweiterung und Hypertrophie des rechten Vorhofes. Im

EKG ist P in I sehr flach, in II und III sowie in a VF dagegen spitz und hoch (über 0,25 mV). Diesem P dextrokardiale läßt sich ein P sinistrokardiale gegenüberstellen, das über 0,11 sec verbreitert, in I und II flach und gebukkelt erscheint und sich vor allem in V_1 durch einen zunächst positiven, dann negativen biphasischen Verlauf auszeichnet. Dieses auch als P mitrale bezeichnete Bild findet sich vorwiegend bei einer Mitralstenose. Eine Mischung beider Befunde ergibt das P kardiale, ein bei schweren Herzfehlern zu beobachtendes Bild.

Kommt es infolge Widerstandserhöhung in einem Kreislaufabschnitt zu einer vermehrten Druckarbeit einer Kammer, so hypertrophiert sie. Bei Erlahmen der Herzkraft kommt es zur Kammererweiterung (Dilatation), die allerdings auch schon durch vermehrte Volumenarbeit (Klappeninsuffizienz) entstehen kann. Beide Zustände beeinflussen das EKG, und zwar im Sinne einer zunehmenden Seitenbetonung. Der tatsächliche Spannungszuwachs im hypertrophierten Herzteil führt zu höheren Ausschlägen; nicht selten folgt sehr bald eine Störung der Erregungsrückbildung (pathologischer Seitentyp), bzw. eine Verzögerung der Erregungsausbreitung (QRS über 0,1 sec). Die in Abb. 46 wiedergegebenen Seitentypen werden auch insofern pathologisch, als sich T gegensinnig zu R (discordant) verhält und ST entsprechend gesenkt oder gehoben wird. Der tatsächliche Potentialzuwachs zeigt sich in den Brustwandableitungen durch besonders hohe R-Ausschläge über der entsprechenden Herzhälfte (V_{1-2} bei Rechts-, V_{5-6} bei Links-Typ). Ähnliche Bilder bietet bisweilen die sog. Schenkelblockkurve (s. Abb. 47): in einem Abschnitt des Hisschen Bündels ist die Reizleitung durch Narbe oder entzündlichen Herd so verzögert, daß die Erregungswelle ungewöhnlich lange über der betroffenen Kammerhälfte verharrt und dadurch dem Summationsbild der Einzelvektoren eine ganz bestimmte Richtung gibt.

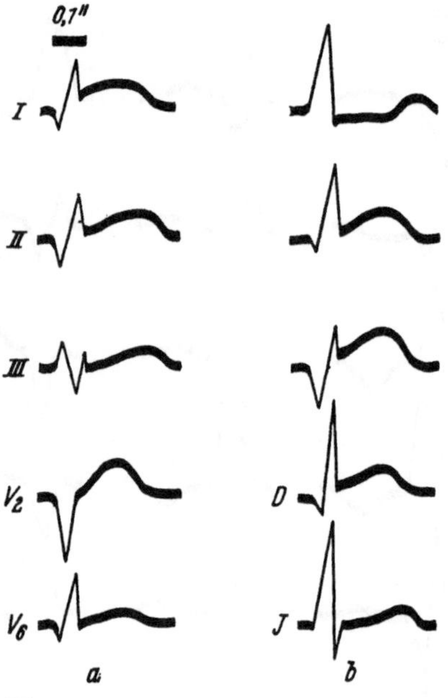

Abb. 48. a Vorderwandinfarkt, b Hinterwandinfarkt

So entsteht der Linksschenkelblock mit hohem breitem R_1 und tiefem S_3; T ist jeweils ausgesprochen diskordant. Entsprechend erfolgt beim Rechtsschenkelblock die Negativierung über der rechten Herzhälfte verzögert, d. h. R_3 ist am höchsten, in V_{1-2} ist R stark verbreitert. Am häufigsten findet man allerdings den sog. Wilson-Block, der ein relativ normales R_1 und R_2, aber ein sehr kleines R_3 aufweist. Die obligate Verbreiterung von QRS auf 0,11—0,12 sec erfolgt in diesem Falle durch eine breite S-Zacke in Ableitung I und II. Alle diese Schenkelblockbilder erfahren Abweichungen, je nachdem ihnen ein rechtstypisches- oder linkstypisches EKG zugrunde liegt. Bisweilen liegt der Grund der Erregungsverzögerung nicht im Schenkel, sondern in den Verzweigungen des Reizleitungs-Systems, so daß in den Extremitäten-Ableitungen nur eine Verbreiterung der Kammeranfangs-Schwankung resultiert. Die Brustwandableitungen decken hier unter Umständen die vorwiegende Lokalisation auf.

QRS als sog. Initialkomplex kann noch aus einem weiteren Grunde über 0,1 sec verbreitert sein, und zwar dann, wenn es zu einer abnorm schnellen Überleitung vom Vorhof zur Kammer kommt. Das Wolff-Parkinson-White-Syndrom zeichnet sich durch die hochgradige Verkürzung bzw. das Fehlen einer PQ-Strecke aus (PQ kleiner als 0,12 sec), QRS ist verbreitert, so daß meist der Abstand PS der Norm entspricht. Obwohl ein negatives diskordantes T ein schenkelblockartiges Bild ergibt, findet man die Abweichung nicht selten bei Herzgesunden.

Während sich am Vorhofteil (P) und am Initialkomplex (QRS) nur einige und meist genauer abzugrenzende pathologische Veränderungen auswirken, finden sich bei zahlreichen kardialen und extrakardialen Ursachen Abweichungen am Kammerendteil (ST und T), wobei einer Vielzahl von Ursachen eine relative Uniformität der Stromkurvenänderung entspricht: ST wird gegenüber der 0-Linie gesenkt, mal mehr muldenförmig, mal mehr nach oben konvex, und T wird abgeflacht, isoelektrisch oder negativ. Diese Veränderungen finden sich bevorzugt in den Ableitungen mit den größten Ausschlägen von R; sie sollen möglichst in zwei Abteilungen gleichzeitig vorkommen und die ST-Senkung soll mindestens 0,05 mV betragen. In den Brustwandableitungen finden sich die Abweichungen häufiger über $V_{5—6}$ und im Nehbschen Dreieck oft in D. Elektrokardiographisch handelt es sich um eine Störung in der Erregungsrückbildung, die nicht selten ihre Ursache in einer krankhaften Veränderung der Herzmuskulatur hat und daher mit dem Begriff „Myokardschädigung" gleichgesetzt wird.

Ein wesentlicher Faktor beim Zustandekommen dieser Veränderungen ist der Sauerstoffmangel, sei es, daß er durch Einengung der kapillaren Strombahn oder durch das Mißverhältnis eines hypertrophierten Muskels zu einem nun insuffizienten Capillarsystem hervorgerufen wird. Ferner kann infolge einer Mischblutcyanose bei angeborenem Herzfehler oder infolge mangelnden Schlagvolumens bei erworbenem Herzfehler ein Sauerstoffmangel im Herzmuskel auftreten. Ähnliches verursacht die schwere Anämie. Wichtigste Ursache bleibt aber die vorwiegend organisch bedingte Einengung der Strombahn der Coronararterien, wie sie als Coronarsklerose mit zunehmendem Lebensalter oft auftritt. Erst in zweiter Linie vermögen akut entzündliche Herde im Herzmuskel bei Infektionskrankheiten oder bei Gelenkrheumatismus ähnliche EKG-Veränderungen hervorzurufen. Häufiger werden sie durch toxische Stoffe bei derartigen Erkrankungen oder bei Vergiftungen verursacht. In der Beurteilung solcher Kurvenabweichungen ist besondere Vorsicht geboten, da auch nervale Einflüsse (Vagus/Sympathicus) und mit ihnen rhythmische Schwankungen im Ablauf der 24 Std. ähnliche Veränderungen hervorrufen können. Schließlich vermögen Stoffwechselstörungen, insbesondere solche im Elektrolyt-Haushalt (K/Ca), im Eiweißgefüge (Myokardose), im Coma diabeticum oder hepaticum, beim Basedow und so fort die EKG-Kurve mehr oder weniger stark zu beeinflussen. Digitalis hat ähnliche Folgen, bzw. vermag es krankhafte Abweichungen in EKG-Kurven noch zu verdeutlichen, so daß im EKG eine Befund-Verschlimmerung vorgetäuscht wird, während sich die Digitalis-Medikation klinisch — wie erwartet — günstig auswirkt.

Trotz aller Vielfalt der Ursachen versucht man aus den gleichen Kriterien, etwas über die Anpassungsfähigkeit des Herzens an gewisse Belastungen

auszusagen. ST-Senkung, T-Abflachung oder Negativierung von T unter
einer dosierten, dem Alter angemessenen körperlichen Belastung (Arbeits-
versuch) deuten auf eine Herzmuskelschädigung hin, wenn andere Ursachen
für die EKG-Veränderungen ausgeschlossen werden können. Hier sowohl
wie bei dem sog. Steh-EKG (nach 10 min Stehen) sind gewisse, mehr angedeutete Zeichen der ST-Senkung und der T-Abflachung als noch normal
zu werten, so daß die Beurteilung solcher Kurven besondere Erfahrungen
voraussetzt.

In zwei Fällen erfährt die Kammerendschwankung allerdings eine
deutliche Veränderung: beim *Myokardinfarkt*, d. h. dem durch Coronar-
arterienverschluß verursachten, umschriebenen Gewebstod (Nekrose), und
bei der Perikarditis, der Herzbeutelentzündung. Beim Infarkt kommt es
Stunden nach dem ursächlichen Ereignis zur auffälligen Hebung des ST-
Stückes, und zwar in Ableitung I (und II), wenn der infarzierte Bezirk mehr
an der Vorderwand, in Ableitung III (und II), wenn er mehr an der Hinterwand des Herzens gelegen ist (s. Abb. 48). Nur ausgedehnte Gewebs-
zerstörungen lassen sich in den Extremitäten-Ableitungen erkennen.
Kleinere Infarkte müssen aus gleichsinnigen Veränderungen in den Brustwandableitungen bzw. in den Ableitungen nach Nehb diagnostiziert werden.
Heilt der Infarkt ab, kehrt ST zur 0-Linie zurück, jedoch nimmt T jetzt
einen eindeutig negativen, fast spitzwinkligen Verlauf (coronares T).
Häufig findet sich als Restzustand auch noch eine deutliche Q-Zacke, die
aber mindestens $^1/_3$ der Höhe von R betragen muß. In den Brustwandableitungen macht sich das Fehlen des Aktionspotentials über dem infar-
zierten Gebiet durch den völligen Verlust einer R-Zacke bemerkbar. ST ist
auch hier angehoben. Nicht jeder Myokardinfarkt ist im EKG ohne weiteres
zu erkennen, zumal wenn das EKG bereits vor dem Ereignis pathologisch
verändert war (Schenkelblock oder ähnliches). Einzelne Infarkte sind auch
infolge ihrer Lokalisation schwer faßbar (Infarkte des Kammer-Septums,
alter und neuer Infarkt).

Bei der *Perikarditis* verläuft die deutliche ST-Anhebung so, daß meist
ein flacherer, nach oben konvexer Bogen noch eben die Abgrenzung gegen den
absteigenden R-Schenkel und gegen die T-Welle erlaubt. Kommt es zu
einer Perikarditis exsudativa, so resultiert infolge des flüssigkeitsbedingten
Kurzschlusses eine Niedervoltage in allen Ableitungen, d. h. die Ausschlagshöhe für R liegt unter 0,6 mV.

Die Domäne des Elektrokardiogramms ist die Analyse der *Rhyth-
mus-Störungen*, in der, abgesehen vom Sinusreiz, alle fehlortigen Reiz-
bildungsstörungen ebenso erkannt werden können wie Störungen in
der Erregungsleitung. Fehlen die P-Wellen im EKG und findet man
stattdessen eine ganz feinzackige Aufsplitterung der Grundlinie mit
etwa 600 Zacken pro Minute, so spricht man von Vorhofflimmern.
Die Kammerkontraktionen folgen unregelmäßig, sind aber regelrecht
geformt (Absolute Arrhythmie). Treten anstelle der Flimmerwellen
etwas trägere, besonders in V_1 gut abgrenzbare Undulationen von
etwa 250—300 pro Minute auf, so spricht man von Vorhofflattern, das
eine gleichermaßen unregelmäßige Kammertätigkeit zur Folge hat, das
aber häufig in Flimmern übergeht. Nicht selten gehen diesen Zuständen vereinzelte, unregelmäßige Schläge, sog. Extrasystolen, voraus, zunächst als vereinzelte supraventrikuläre Extrasystolen (E.S.).
Diese Extraschläge können von verschiedenen Abschnitten des oberen

Reizleitungssystems ausgelöst sein, erkennbar am zeitlich verschiedenen Eintreffen der dazu gehörigen Vorhofwelle in bezug zur Kammerschwankung; sie können auch salvenartig auftreten oder schließlich in einem fixen zeitlichen Bindungsverhältnis an Normalschläge gekoppelt sein. Beim sog. Bigeminus folgen dem Normalschlag eine, beim Trigeminus zwei Extrasystolen. Folgt dagegen auf zwei Normalschläge ein Extraschlag, so spricht man von einer 2:1 Extra-Systolie. Diese Extraschläge können als interponierte ES den Grundrhythmus unter Umständen gar nicht stören, meist folgt ihnen aber eine kompensatorische Pause. Der reizfähige Herzmuskel ist von dem Extraschlag

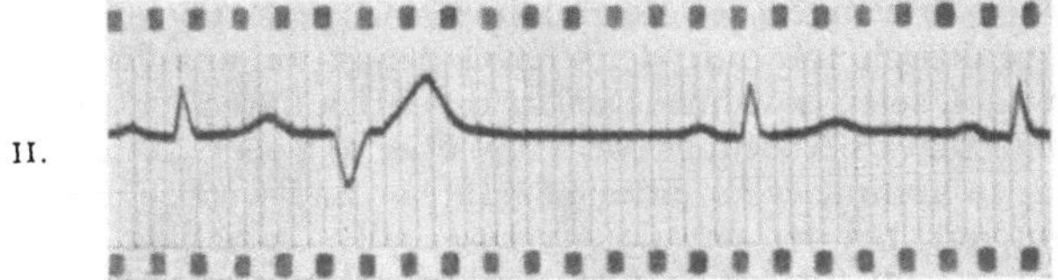

Abb. 49. Kammerextrasystole vom linksseitigen Typ in Abl. II. Nach abwärts gerichtete Anfangsschwankung. Kompensatorische Pause

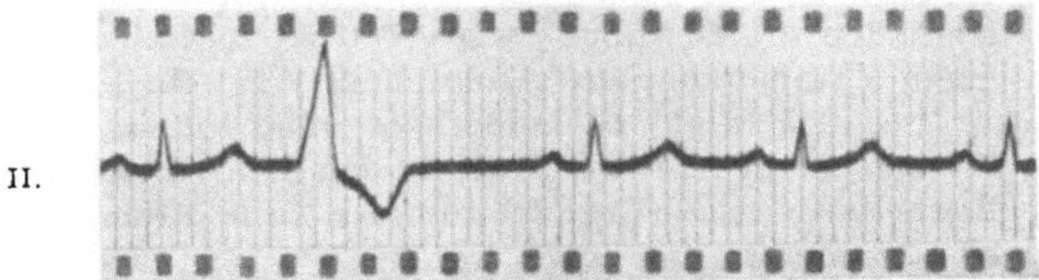

Abb. 50. Kammerextrasystole vom rechtsseitigen Typ in Abl. II. Große diphasische Schwankung des Kammerkomplexes mit positiver Anfangsschwankung und folgender negativer Phase. Kompensatorische Pause

her noch eine gewisse Weile unerregbar, er ist absolut refraktär gegenüber neu ankommenden Reizen, so daß der zeitgerecht eintreffende Sinusreiz nach einer ES ohne Erfolg bleibt.

Alle bislang angeführten Extraschläge haben, da ihr Reiz oberhalb der Teilungsstelle des Hisschen Bündels zustande kommt, die übliche Form des Kammerkomplexes. Wird der Extrareiz in einem tieferen Abschnitt, z. B. in den subendokardialen Wandschichten der Ventrikel ausgelöst, so folgt (ohne Vorhofswelle) ein deformierter Kammerkomplex mit einem schenkelblockartigen Kurvenbild, wobei die rechts ausgelösten ES das Bild des Linksschenkelblocks, die in der linken Herzhälfte entstehenden ES das Bild des Rechtsschenkelblocks bieten (s. Abb. 49, 50). Auch diese Extraschläge haben häufig eine kompensatorische Pause. Wenn auch die Pulsunregelmäßigkeit peripher zu tasten ist, der Charakter der Rhythmus-Störung wird erst durch das EKG aufgedeckt. Treten gehäufte und verschiedenartige (polymorphe) ES auf und entstehen sie offensichtlich an verschiedenen Orten (polytop), so sind sie prognostisch ernst zu bewerten.

Seltene, einortige ES kommen auch bei Gesunden vor. Anfälle von salvenartigen und höchst frequent auftretenden Extrasystolen nennt man paroxysmale Tachykardie (Herzjagen), die in ihrer essentiellen Form mehr supraventrikulär ausgelöst wird und vorwiegend vegetativ labile Personen befällt. Die sicher extrasystolische Form mit deformierten Kammerkomplexen ist fast immer ein Zeichen einer echten Myokardschädigung. Bei hoher Frequenz von etwa 160/min droht Übergang in Kammerflattern, aus dem sich das zum Herzstillstand führende Kammerflimmern entwickeln kann. Infolge mangelnder Auswurfleistung kann es zu Adams-Stokesschen Anfällen von Bewußtlosigkeit kommen.

Neben den Störungen der Reizbildung sind auch die Reizleitungsstörungen praktisch nur mit dem EKG genau zu analysieren. Der Häufigkeit nach seien erwähnt: Der atrio-ventrikuläre Block 1. Grades mit ,verlängerter Überleitungszeit (PQ über 0,2 sec). Nimmt diese Störung zu, so kommt es zu unterschiedlicher und wechselnder Überleitungsfähigkeit, bei der sich das av-Intervall von Schlag zu Schlag vergrößert bis schließlich eine Kammerkontraktion ausfällt und das Spiel von neuem beginnt (*Wenckebach*sche Periodik oder Block 2. Grades). Beim av-Block 3. Grades fällt mit Regelmäßigkeit jeder 2. oder 4., seltener jeder 3. Schlag aus, kenntlich daran, daß die zeitgerecht auftretenden, oft allerdings etwas versteckt liegenden P-Wellen nicht von einem Kammerkomplex gefolgt sind. Wird die Überleitung noch stärker beeinträchtigt, so kommt es zum totalen av-Block 4. Grades, bei dem ein niederes Reizzentrum den Schrittmacher für die Ventrikel übernehmen muß (Ersatzrhythmus). Eine Kammerschlagfolge von 30—35/min ist die Folge (vgl. S. 77). Bei diesem immer organisch, meist sklerotisch bedingten Herzleiden kann es gleichfalls zu den erwähnten Adams-Stokes-Anfällen kommen, hier aber durch einen vorübergehenden Kammerstillstand (Asystolie).

Verdauungsorgane[*]

1. Die Mundhöhle

Anatomische, physiologische und pathologisch-physiologische Vorbemerkungen

Die Mundhöhle enthält den Kauapparat, der aus den Zähnen, den Kau- und Wangenmuskeln und der Zunge besteht, sowie die drei großen Speicheldrüsen.

Bei den **Zähnen** unterscheidet man im Kindesalter das *Milchgebiß* und im späteren Alter das *bleibende Gebiß*.

Das Milchgebiß besteht aus 20 Zähnen, und zwar finden sich an jeder Seite des Kiefers oben und unten je 2 Schneidezähne, ein Eckzahn und zwei Backenzähne. Die Milchzähne brechen zwischen dem 7. Monat und dem Ende des 2. Lebensjahres durch.

---

[*] Neubearbeitet von K. Krentz.

Als erste erscheinen die medialen unteren Schneidezähne (im 6. bis
8. Monat). Dann folgen die übrigen 6 Schneidezähne (im 7.—9. Monat).
Hierauf kommt der obere und der untere vordere Backzahn (im 12. bis
15. Monat), dann der obere und untere Eckzahn (im 16.—21. Monat) und
Ende des 2. Lebensjahres erscheint der hintere Backzahn. Im 7. Lebensjahre
beginnt der Zahnwechsel und die Milchzähne fallen ungefähr in derselben
Reihenfolge aus, in welcher sie gekommen sind.

Das *bleibende Gebiß* besteht aus 32 Zähnen, und zwar finden sich an
jeder Seite des Kiefers 2 Schneidezähne, 1 Eckzahn, 2 Backzähne und
3 Mahlzähne. Als erster erscheint der vordere Mahlzahn, welcher im 4. bis
5. Lebensjahre hinter dem hinteren Milch-Backzahn durchbricht. Im
7. Lebensjahre folgen die mittleren Schneidezähne, und zwar wiederum
zuerst die unteren und dann die oberen. Im 9.—10. Lebensjahre erscheint
der vordere Backzahn, im 10.—11. Jahre der Eckzahn, im 11.—12. Jahre
der hintere Backzahn. Der zweite (mittlere) Mahlzahn tritt auf zwischen
dem 12. und 13. Lebensjahre, und zwischen dem 16.—20. Jahre erscheinen
die hinteren Mahlzähne oder Weisheitszähne.

Bei *Rachitis* setzt die erste Dentition verspätet ein, die Zähne bleiben
klein und sind an den Rändern durch Einkerbungen verändert. Bei der
konnatalen Syphilis sind oft die oberen Schneidezähne des bleibenden Gebisses verkümmert und an ihrer Schneide halbmondförmig ausgehöhlt.
Die Schneidezähne des Unterkiefers können dabei ganz schmal sein wie
Stifte. Man bezeichnet diese charakteristischen Zahnveränderungen als
Hutchinsonsche Zähne, sie bilden ein Symptom der Hutchinsonschen Trias:
Deformation der bleibenden Zähne, Keratitis parenchymatosa und Taubheit. Schmelzdefekte an den Zähnen kommen auch vor infolge von Rachitis,
sowie verbunden mit Schichtstar und Tetanie bei ungenügender Funktion
der Epithelkörperchen.

Infektiöse Prozesse, die von den Zahnwurzeln ausgehen, können
bisweilen zu Allgemeininfektionen, also zum Krankheitsbild einer
akuten oder chronischen Sepsis, sowie zu Fokalintoxikationen Veranlassung geben. Bei septischen Zuständen muß daher untersucht
werden, ob ein primärer Infektionsherd an einer Zahnwurzel vorhanden
ist; Röntgenaufnahmen der Kiefer zeigen dabei meist eine Aufhellung
des Kieferknochens an der erkrankten Zahnwurzel, ein sog. Granulom.

Manche *allgemeinen Krankheiten* können sich auch in Veränderungen des Zahnfleisches äußern. So findet sich eine gesteigerte Vulnera-
bilität und Blutungsneigung der Gingiva, verbunden mit wulstiger
Schwellung bei einer Vitamin C-Avitaminose, dem *Skorbut*, der bei
Mangel an frischer Pflanzenkost auftritt. Noch stärker aber sind diese
Veränderungen, oft mit geschwürigen Prozessen des gesamten Zahnfleisches und der Mundschleimhaut einhergehend, bei gewissen Formen
der *akuten Leukämien*. Hier stehen neben der außerordentlich starken
Blutungsneigung die geschwürigen Prozesse ganz im Vordergrund.
Aber auch bei gewissen *gewerblichen Intoxikationen*, beispielsweise bei
der Bleivergiftung, finden sich Anhaltspunkte für die Erkrankung an
der Gingiva. Die Papillen zeigen in diesen Fällen ein grauschmutziges
Aussehen, den sog. *Bleisaum*, einen PbS-Niederschlag. Dieser kann
aber auch bei lokalen entzündlichen Vorgängen an der Gingiva, der
sog. Gingivitis, vorgetäuscht werden.

7*

Als *Alveolarpyorrhoe* bezeichnet man Eiterungsprozesse der Zahnalveolen, wobei auf Druck der Eiter zwischen dem Zahnhals und dem entzündlich geschwollenen Zahnfleisch hervorquillt. Die Zähne selbst sind dabei nicht erkrankt, aber sie verlieren durch die langdauernde Eiterung der Alveole ihren festen Halt, sie werden locker und fallen schließlich aus. Das Leiden befällt im Lauf der Jahre eine Alveole nach der anderen und führt schließlich zum Verlust einer großen Reihe von Zähnen; die Alveolarpyorrhoe kommt in manchen Familien gehäuft vor, ihre Ausbildung wird durch Diabetes und Gicht gefördert.

Die Zunge ist ein Muskelorgan und besteht aus der Zungenwurzel und dem Zungenkörper. Sie besitzt eine Schleimhaut aus geschichtetem Plattenepithel, welches in Papillen angeordnet ist. Die Papillae fungiformes und die Papillae circumvallatae tragen einen Teil der sog. Geschmacksknospen. Die Papillae filiformes sind zahlenmäßig am stärksten vertreten, sie besitzen eine Reihe von kurzen, mit verhornendem Plattenepithel ausgekleideten Fortsätzen, die sog. Sekundärpapillen. Diese bestimmen in ihrer Gesamtheit den Zungenbelag und somit das Aussehen der Zunge. Der Zungenbelag entsteht durch starkes Wachstum dieser Sekundärpapillen, in deren dichten netzartigen Verflechtungen sich Mikroorganismen ansiedeln können, die hier gute Wachstumsbedingungen vorfinden. Beim Hungern oder bei mangelnder Kautätigkeit kommt es zu einer geringeren Abschilferung dieser Sekundärpapillen und somit zur Ausbildung eines stärkeren Zungenbelages. Eine belegte Zunge findet sich daher bei allen Zuständen, bei denen keine oder nur wenig feste Nahrung aufgenommen wird, z. B. beim Fieber oder auch bei vorwiegender Suppenkost. Die Zungenwurzel reicht nach caudal bis zur Epiglottis hinab und enthält reichlich lymphatisches Gewebe, so daß man auch von einer Zungentonsille spricht.

Inspektion. Wichtiger als die Beurteilung des Zungenbelages ist die Beurteilung des Feuchtigkeitsgrades der Schleimhaut. Eine *trockene Zunge* bei fieberhaften Abdominalerkrankungen kündet oft eine beginnende oder bereits eingetretene Bauchfellentzündung (Peritonitis) an. Eine *glatte atrophische Zunge* kommt oft im Gefolge von gewissen Bluterkrankungen (z. B. bei der *perniziösen Anämie*) vor und ist oft bei gleichzeitiger Atrophie der Magenschleimhaut vorhanden. Auch beim *Magencarcinom* sowie bei manchen atrophischen Gastritiden und im Alter sieht man eine glatte papillenlose, atrophische Zunge. Bei der *Akromegalie* findet sich auch als Teilsymptom eine Zungenvergrößerung (Makroglossie). Beim Scharlach kommt es während der ersten zwei bis vier Krankheitstage zu einer Schwellung der filiformen und fungiformen Papillen mit Epitheldesquamation und Abstoßung der Sekundärpapillen, was der Zunge ein ausgesprochen himbeerartiges Aussehen gibt, so daß man auch von einer sog. *Himbeerzunge* spricht. Charakteristische Zungenveränderungen trifft man auch beim *Typhus* an. Neben dem Anschwellen der Zunge (erkennbar an den tiefen Zahneindrücken am Rande) findet sich ein schmutziger, dicker Zungenbelag, der die Ränder und die Spitze frei läßt. Bei Kranken, deren Widerstandskraft durch eine andere Krankheit geschwächt ist, sowie nach langdauernder antibiotischer Therapie findet sich nicht selten eine pathologische *Soorbesiedlung* der gesamten Mundhöhle, die auch auf die Zunge übergreifen kann. In der meist sehr wenig speichelhaltigen Mundhöhle lassen sich besonders an der Wangenschleimhaut weiße, leicht erhabene Belege erkennen, die sich jedoch nur teilweise abstreifen lassen. Die Krankheit ist sehr schmerzhaft. Betrachtet man die Mundschleimhaut eines Kranken, der kurze Zeit vorher Milch oder flüssige Milchspeisen genossen hat, so können einzelne Milchpartikelchen der Schleimhaut aufliegen und ein dem Soor ähnelndes Bild vortäuschen.

Nicht damit zu verwechseln sind die *Aphthen*, kleine schmerzhafte weißliche Epitheldefekte mit roter Umgebung. Die *Landkartenzunge* (Lingua geographica) ist eine oft vererbbare harmlose Eigentümlichkeit.

Die Speicheldrüsen. Die größte der Speicheldrüsen, die *Ohrspeicheldrüse* oder *Parotis*, liegt unmittelbar vor und etwas unterhalb des äußeren Ohres und mündet mit ihrem Ausführungsgang, dem *Ductus parotideus*, an der Wangenschleimhaut gegenüber dem zweiten oberen Molaren. Die *Glandula submaxillaris* liegt mit ihrem Drüsenkörper im Trigonum submaxillare. Der Hauptausführungsgang mündet auf der Caruncula salivaris hinter den vorderen unteren Schneidezähnen neben dem Ductus sublingualis majoris der *Glandula sublingualis*. Diese hat im Gegensatz zur Glandula submaxillaris noch eine ganze Anzahl von kleineren sekretführenden Nebenausführungsgängen (Ductus sublinguales minores). Der Speichel wird von den drei großen Speicheldrüsen kontinuierlich sezerniert. Sie unterliegen sympathischen und parasympathischen Einflüssen. Die 24-Std.-Menge schwankt zwischen 1—2 l. Das p_H kann dabei in relativ großen Grenzen schwanken (p_H 5,0 bis 8,5). Auch das spezifische Gewicht ist ganz unterschiedlich. Werte von 1002—1012 können dabei angetroffen werden. Der parasympathische Speichel ist dünnflüssig, der sympathische zäher und mucinreicher. Im Speichel finden sich eine Reihe von Kationen (Ca, K, Ba, Mg) und Anionen (Cl, P und Rhodan) sowie Mucin, Eiweiß und eine Amylase, das *Ptyalin*. Das im Speichel vorkommende Rhodankalium kann leicht chemisch nachgewiesen werden. Man versetzt den Speichel mit einigen Tropfen Salzsäure und verdünnter Eisenchloridlösung. Dabei bildet sich eine blutrote Farbe, die beim Schütteln mit Äther in diesen übergeht.

Das Ptyalin spaltet Stärke in Maltose und Dextrin. Der durchschnittliche Ptyalingehalt im gemischten Speichel schwankt zwischen 6000—9000 Wohlgemuth-Einheiten.

Die stärkespaltende Wirkung des Speichels dauert auch nach dem Verschlucken der gekauten und dabei mit Speichel durchtränkten Speisen im Magen noch eine Zeitlang fort, da im Magen die Speisen so geschichtet werden, daß die aus der Kardia austretenden Speisen zunächst in die Mitte des im Magen befindlichen Nahrungsbreies kommen, so daß unter dem Einfluß der Salzsäure und der peptischen und katheptischen Fermente zunächst nur an den Randpartien eine Eiweißspaltung erfolgen kann. Erst bei weiterer peristaltischer Durchmischung des Mageninhaltes kommen auch die vorher in der Mitte befindlichen Teile mit den eiweißspaltenden Fermenten und der Salzsäure in Berührung. Um das Ptyalin im Speichel nachzuweisen, versetzt man den Speichel in einem Reagenzglas mit ein wenig verdünntem Stärkekleister und läßt dieses Gemisch dann bei Körpertemperatur stehen. Schon nach wenigen Minuten hat sich Maltose gebildet, die durch die Trommersche Probe erkannt werden kann. Durch den Nachweis des diastatischen Ferments und des Rhodankaliums kann ermittelt werden, ob eine ausgebrochene oder angeblich ausgehustete Flüssigkeit Speichel enthält.

2. Oesophagus

Die Länge des Oesophagus beträgt bei Erwachsenen durchschnittlich 25 cm; 8 cm unterhalb des Anfangs des Oesophagus kreuzt er sich mit dem linken Bronchus. Die Entfernung von den oberen Schneidezähnen bis zum Anfang des Oesophagus beträgt durchschnittlich 15 cm. Wenn demnach die Magensonde tiefer als 40 cm (von den oberen Schneidezähnen an gerechnet) eindringt, kann man annehmen, daß sie bis in den Magen vorgeschoben ist; stößt die Sonde früher auf ein Hindernis, so kann man die Länge des eingedrungenen Stückes von der Stelle ab, wo sie die Schneidezähne berührte, abmessen und daraus beurteilen, an welcher Stelle des Oesophagus das Hindernis gelegen ist. Dringt z. B. die Sonde nur 23 cm tief ein, so wird die verengte Stelle an der Kreuzungsstelle der Speiseröhre mit dem linken Bronchus zu suchen sein. Oesophagusstenosen sind meist durch Carcinome bedingt, seltener durch Narbenstrikturen infolge von Verätzungen nach Laugen- oder Säurevergiftungen und Verbrennungen. Stößt die Sonde auf ein Hindernis, während zu anderen Zeiten auch eine dicke Sonde glatt in den Magen gleitet, so kann ein *Krampf* oder, seltener, ein *Divertikel* der Speiseröhre vorliegen. Verengerungen und Erweiterungen des Oesophagus, Fremdkörper, Divertikel und Spasmen können am besten mit Hilfe des Röntgenverfahrens beobachtet werden. Gleichfalls gelingt es durch die Röntgenuntersuchung, auch einen Einblick in den komplizierten Schluckmechanismus zu erhalten. Röntgenkinematographische Untersuchungen des Oesophagus zeigen zwei Phasen des Schluckaktes: 1. die buccopharyngeale und 2. die oesophageale Phase. Bei der ersten wird der im Munde geformte Bissen mit Hilfe der Zunge in den hinteren Pharynx gedrückt. Hier angelangt, wird der Bissen durch die Pharynxmuskeln zusammengepreßt und tritt erst, nachdem der Eingang zum Oesophagus durch eine Auf- und Vorwärtsbewegung des Larynx freigeworden ist, in den Oesophagus ein. Durch peristaltische Bewegungen der Oesophagusmuskulatur wird der Bissen nun in einem Zeitraum von 6—7 sec in den Magen gebracht. Dieser Vorgang kann bei Verwendung eines Röntgen-Kontrastmittels gut überblickt werden, wenn man den Brustkorb in schräger Richtung (in Fechterstellung) durchleuchtet. In dieser Stellung kommt der dorsale Mediastinalraum, der vor der Wirbelsäule und hinter dem Herzen gelegen ist, gut zur Darstellung. Bei schluckweiser Verabfolgung des Bariumkontrastbreies kann man dann das Heruntergleiten des geschluckten Breies durch den ganzen Oesophagus verfolgen und bei Hindernissen ein Steckenbleiben an der verengten Stelle und darüber eine Erweiterung beobachten.

Enge Stenosen werden bei Verwendung dünner Bariumaufschwemmungen besser dargestellt, während leichtere Störungen des Schluckaktes bei einer relativ festen Kontrastpaste eher in Erscheinung treten. Durch Injektion von 1 mg Atropin vor der Untersuchung kann die Sekretion besonders der Speicheldrüsen eingeschränkt und eine bessere Haftfähigkeit des Kontrastmittels auf der Schleimhaut erreicht werden. Diese Technik wird bei der speziellen Schleimhautdarstellung des Oesophagus angewandt und ermöglicht eine bessere Schleimhautzeichnung. Dies ist besonders bei der Fragestellung nach dem Vorliegen von Oesophagusvaricen, die häufig bei Lebererkrankungen (Cirrhosen) und Stauungen im Pfortaderkreislauf vorkommen, wichtig.

Für die Diagnostik von Oesophaguserkrankungen, insbesondere für den Nachweis von Fremdkörpern, kommt auch die Oesophagoskopie in Betracht, bei welcher ein starres, etwa fingerdickes Metallrohr durch den Mund bei rückwärts gebeugtem Kopf in die Speiseröhre eingeführt wird. (Vorsicht bei Aneurysmen der Aorta!)

3. Abdomen

Die **Palpation** des Abdomens hat bei erschlafften Bauchdecken evtl. im warmen Bade und bei schwierigen Fällen in der Narkose stattzufinden. Das Abdomen ist unter normalen Umständen weich, nirgends druckempfindlich und gibt im Bereich des Darmes gewöhnlich lauten tympanitischen Schall; nur über Darmschlingen, die mit Kot gefüllt oder kontrahiert und dadurch luftleer sind, findet sich eine meist nicht sehr intensive Dämpfung. Bei der Palpation des Magens achte man erstens auf circumscripte *Druckempfindlichkeit*, welche auf das Vorhandensein und den Sitz eines Geschwüres hindeuten kann, zweitens auf das Vorhandensein von *Tumoren*, die meist, besonders wenn sie hart und höckerig erscheinen, durch Carcinome bedingt sind. Tumoren des Magens zeigen bei der Respiration keine oder nur geringe Verschiebung in senkrechter Richtung zum Unterschied von den Tumoren der Leber und Milz.

Bei stoßweisem Palpieren in der Magengegend hört man bisweilen Plätschergeräusche. Diese werden manchmal auch bei gesundem Magen kurz nach reichlicher Aufnahme von Speisen und Getränken wahrgenommen, am deutlichsten ist jedoch dieses Plätschern bei Erschlaffung (Atonie) der Magenwand. Wird es mehrere Stunden nach der letzten Nahrungs- und Getränkezufuhr wahrgenommen, also zu einer Zeit, in der der Magen wieder leer sein sollte, so ist es ein Zeichen verlangsamter Magenentleerung.

Wenn die Plätschergeräusche in größerer Ausdehnung gefunden werden, als es den normalen Magengrenzen entspricht, z. B. unterhalb der Nabellinie oder nach rechts von der Medianlinie, so kann dies für Gastroptose oder für Magenerweiterung sprechen.

Das Abdomen erscheint kahnförmig *eingesunken*, wenn der Darmkanal leer ist, also bei länger dauerndem Hungerzustand und bei Oesophagus- oder Kardiastenose, ferner dann, wenn die Darmschlingen in großer Ausdehnung krampfhaft kontrahiert sind, unter anderem bei Bleikolik und bei Meningitis.

Auftreibung des Abdomens findet sich:

1. Bei Anfüllung der Därme mit übermäßigen Mengen von Darmgasen (Meteorismus); diese kann zustande kommen bei Typhus, Darmkatarrhen, zumal demjenigen der Kinder, ferner bei Lebercirrhose und bei Peritonitis und besonders hochgradig bei Darmstenose und Darmverschluß. Bei übermäßiger Gasaufblähung im Dünndarm erscheint der Bauch kugelförmig aufgetrieben und gespannt; abnorme Gasansammlung im Dickdarm äußert sich vor allem in der Gegend der Flexura coli hepatica und lienalis. Die Ursachen für das Entstehen von Meteorismus liegen meist in lokalen Durchblutungs- und Ernährungsstörungen der Darmwand und führen zu erheblichen Tonusveränderungen der einzelnen Darmabschnitte.

Bei *Peritonitis* ist das Abdomen gespannt, meist aufgetrieben und höchst druckempfindlich, es besteht Singultus[1] und Erbrechen, kleiner rascher Puls und Kräfteverfall. Bei circumscripter Peritonitis, z. B. infolge von Ulcerationen und Perforationen des Wurmfortsatzes (Epityphlitis oder Appendicitis), beschränkt sich die Schmerzhaftigkeit auf die erkrankte Stelle, und außerdem läßt sich meistens bei den Entzündungen des Wurmfortsatzes eine Vermehrung der weißen Blutkörperchen im kreisenden Blut nachweisen. Es ist hauptsächlich jener Punkt des Abdomens druckempfindlich, welcher in der Mitte zwischen der Spina ilica ventralis (ant. sup.) und dem Nabel gelegen ist (McBurneyscher Punkt). Über den entzündeten Stellen kann man bisweilen *peritonitisches Reibegeräusch* fühlen und hören, unter anderem bei Entzündung des Milzüberzuges als perisplenitisches, oder bei solcher der Leber und Gallenblase als perihepatitisches Reiben.

Findet eine *Perforation* des Magens oder Darmes statt, z. B. bei Ulcus ventriculi, bei Typhusgeschwüren oder Epityphlitis und bei Bauchschüssen, so treten die stürmischen Erscheinungen einer schweren Bauchfellentzündung ein: diffuse Druckschmerzhaftigkeit des zuerst flachen und brettharten, später sehr aufgetriebenen Leibes, Singultus, Erbrechen, Sistierung der Darmperistaltik und damit Fehlen von Flatus und Kotentleerung, kleiner weicher, sehr beschleunigter Puls und rascher Kräfteverfall. Ist bei der Perforation mit dem Magen- oder Darminhalt gleichzeitig Luft in die Bauchhöhle übergetreten, so nimmt die Luftblase stets die oberste Stelle ein und bringt durch ihren lauten, tympanitischen oder metallischen Klang, je nach der Lage des Kranken, die Leber- oder Milzdämpfung zum Verschwinden.

Auch röntgenologisch läßt sich ein Lufteintritt in die freie Bauchhöhle leicht nachweisen. Es findet sich nämlich in diesen Fällen beim stehenden Kranken eine deutliche Luftsichel unter dem Zwerchfell, die, wenn ein subphrenischer Absceß ausgeschlossen werden kann, als typisches Symptom einer eingetretenen Magen-Darm-Perforation (meist Perforation eines Magengeschwüres) angesehen werden muß.

Bei *Darmverschluß*, der durch Einklemmung von Hernien, durch Abknickung und Verschlingung des Darmes (besonders im Gefolge alter peritonitischer Adhäsionen), durch Intussuszeption und Carcinom des Darmes erzeugt wird, kommt es desto langsamer zu dem bedrohlichen Bilde des *Ileus*, je tiefer unten das Hindernis sitzt: stürmische, peristaltische Darmbewegungen, Kotbrechen (= Miserere), Kräfteverfall, kleiner, frequenter Puls. Liegt die Stenose in höheren Darmabschnitten, so ist die Harnsekretion sehr vermindert, betrifft sie das untere Ileum oder das Colon, so ist die Harnsekretion reichlicher, und der Urin enthält massenhaft Indican. Eines der wichtigsten Zeichen für Unwegsamkeit des Darmes ist das Ausbleiben der Kotentleerung und besonders der *Flatus*, das übrigens auch bei *Lähmung* eines Darmabschnittes infolge von Peritonitis oder Epityphlitis sowie bei Nierenbecken- und Gallenblasenkoliken bisweilen beobachtet wird. Bei jeder Darmstenose ist es vor allem wichtig, die *Bruchpforten* zu untersuchen und das Rectum zu palpieren.

Ein paralytischer Ileus bei Peritonitis (auch lokaler Peritonitis z. B. bei Gallenblasenempyem) bietet im Röntgenbild bei einer Abdomenleeraufnahme die typischen Spiegelbildungen in den Dünndarm- oder Dickdarmschlingen.

---

[1] Hartnäckiger, kaum stillbarer Singultus (Zwerchfellkrampf) wird nicht nur dann beobachtet, wenn Reize das Zwerchfell treffen, sondern wird auch in manchen Fällen durch lokal auf den N. phrenicus wirkende pathologische Prozesse (Mediastinitis, Carcinommetastasen im Mediastinum usw.) hervorgerufen.

Deshalb sollte bei allen entzündlichen Prozessen des Abdomens bei dem geringsten Verdacht auf das Vorliegen eines Ileus eine Röntgenübersichtsaufnahme des Abdomens durchgeführt werden, da die Beseitigung des eingetretenen Ileus schnelles Eingreifen erfordert.

2. Kommt Auftreibung des Leibes vor bei *Flüssigkeitsansammlung in der Bauchhöhle (Ascites)*. Diese kann Teilerscheinung allgemeiner Ödembildung und Wasserretention sein und kommt vor allen Dingen bei Herzkrankheiten oder Nephrose vor; besteht aber eine Flüssigkeitsansammlung nur im Abdomen, ohne daß Ödeme des Rumpfes und der Extremitäten vorhanden wären, so handelt es sich entweder um Stauung im Gebiete der Pfortader (Lebercirrhose, Lebersyphilis) oder um einen entzündlichen peritonitischen Erguß, wobei bei fehlenden Temperaturen auch eine peritoneale Carcinommetastasierung in Betracht kommt.

Bei Pfortaderstauung, die durch Lebercirrhose, ferner durch Stauungsleber bei Herzkrankheiten und bei Perikardverwachsung, seltener durch Lebersyphilis oder Pfortaderthrombose bedingt wird, ist das Abdomen bei Rückenlage hauptsächlich in den seitlichen Partien ausgedehnt, in der Nabelgegend abgeflacht (Froschbauch), bei aufrechter Stellung hängt es schwer herab. Die Dämpfungsgrenze, die dem oberen Rande des Flüssigkeitsergusses entspricht, verläuft horizontal und ist frei beweglich, d. h. sie wechselt mit der Lage des Kranken den Ort, indem sie sich immer wieder horizontal einstellt.

Peritonitische Exsudate sind im Gegensatz zu diesen Stauungstranssudaten oft abgekapselt, ihre Begrenzung ist unregelmäßig und verändert sich bei Lagewechsel des Patienten nicht oder nur wenig. Bei *chronischer* Peritonitis, die meist auf Tuberkulose oder Carcinommetastasierung des Bauchfelles beruht, kann im Gegensatz zur akuten Peritonitis die Schmerzhaftigkeit des Abdomens gering sein.

3. Bei *Tumoren* des Abdomens ist der Leib ungleichmäßig vorgewölbt; bei Leber- und Milztumoren in der oberen Bauchhälfte, bei Geschwülsten, die vom Becken ausgehen, in den unteren Teilen. Ovarialtumoren erzeugen, ähnlich wie der schwangere Uterus, eine vom Becken ausgehende Dämpfung mit nach oben konvexer Begrenzung; die seitlichen Bauchgegenden geben dabei lauten Schall. — Kottumoren liegen im Verlauf des Dickdarms; sie zeichnen sich dadurch aus, daß sie eindrückbar sind, den Ort wechseln und bei Evakuierung des Darms verschwinden. Kann die Lokalisation eines Tumors, besonders eines solchen des Darms, oder einer *Stenose* des Darms durch die Palpation und Perkussion nicht festgestellt werden, so ist es nötig, das Colon durch Lufteinblasung aufzublähen, indem man ein Darmrohr in das Rectum einführt; dabei ist es oft auch nützlich, gleichzeitig den Magen mit Speisen oder Wasser zu füllen und seine Lage zu perkutieren. Stenosen des Colons können auch nach Füllung des Colons mit Bariumsulfataufschwemmung vom Rectum aus mit dem Röntgenverfahren nachgewiesen werden. Bei Bauchtumoren soll man stets das Rectum und bei Frauen auch die Scheide untersuchen.

4. Magen

Anatomische Vorbemerkungen. Der Magen stellt ein großes Hohlorgan mit muskulärer Wandung dar. Durch seine kraniale Verankerung mit dem

Oesophagus einerseits und seine caudale Verankerung mit dem Duodenum andererseits stehen seine Lage, Größe und Form als sehr veränderliche Faktoren in engen Relationen zu den benachbarten Organen. Des weiteren sind Form und Tonus des Magens abhängig von seinem Füllungszustand und von vegetativ-nervösen Einflüssen. Beim Gesunden bietet der *leere* Magen in Rückenlage des zu Untersuchenden die Form eines Stierhorns dar, wobei dessen weitester Teil dem Fundus und dessen Spitze dem Pylorus entspricht. Der Fundus liegt der linksseitigen Zwerchfellkuppel direkt an, der Pylorus findet sich rechts von der Medianlinie etwas tiefer als die Spitze des Processus ensiformis. Die große Curvatur liegt der Innenseite der Rippen und weiter caudalwärts der vorderen Bauchwand an. Der Oesophagus tritt durch die Kardia an der Innenseite des Fundus in den Magen ein. Ganz anders stellt sich der *gefüllte* Magen, besonders bei aufrechter Körperhaltung, dar. Er bietet das Bild eines Angelhakens, wobei der Pylorus dann nicht mehr den tiefsten Punkt darstellt, sondern mit der gebogenen Spitze des Angelhakens verglichen werden kann. Der Anfangsteil des Duodenums, der sog. Bulbus duodeni (anatomisch Pars cranialis duodeni), sitzt dem Pylorus normalerweise in Form eines umgekehrten Kartenherzens auf; der weitere Verlauf des Zwölffingerdarmes geht als Pars descendens retroperitoneal rechts neben der Wirbelsäule nach abwärts und besitzt an seiner Hinterwand in der Papilla major (Vateri) die gemeinsam hier mündenden Ausführungsgänge für das Gallensekret (Ductus choledochus) und den Ausführungsgang der Bauchspeicheldrüse (Ductus pankreaticus). Dann zieht das Duodenum, nach links umbiegend, an der Rückseite des Magens nach oben und geht in das Jejunum über.

Zur freien Bauchhöhle hin ist die ganze äußere Magenwand von Serosa überzogen, die nur an den beiden Krümmungen schmale Bezirke ausspart, in denen die Ansatzstellen der großen Magengefäße liegen. Die Verbindung zu der Leber, zum Duodenum und zum Dickdarm sowie auch zur Milz werden durch Ligamente hergestellt, die zum Aufhängeapparat des Magens gehören. Derartige Ligamente sind das Lig. hepatogastricum, das Lig. hepatoduodenale (diese beiden Ligamenta bilden das sog. „kleine Netz"). Das Lig. gastrocolicum stellt die Verbindung mit dem Dickdarm dar und bildet einen Teil des großen Netzes. Das Lig. gastrolienale und das Lig. phrenicogastricum vervollständigen die Aufhängung des Magens im Bauchraum. Die dickste Magenschicht wird von der Muscularis gebildet, deren äußere Längsmuskelschicht als Fortsetzung der Längsmuskelwand des Oesophagus fächerförmig in die Muscularis des Magens übergeht. Unter dieser findet sich eine mächtige Ringmuskelschicht, die vom Fornix zum Pylorus ständig an Dicke zunimmt. Ganz innen liegt die innere Schrägschicht (Fibrae obliquae), die nur im Fornix und im Antrum fehlt. Diesen drei, die Muscularis bildenden Schichten folgt nach innen die Submucosa, in der Gefäße und Nerven verlaufen. Diese spielt nach den Untersuchungen von FORSSELL mit der folgenden dünnen Schicht der Muscularis mucosa eine wesentliche Rolle für das Zustandekommen der sog. *Autoplastik der Schleimhaut*. Als innerste Schicht findet sich schließlich die Mucosa. Die Schleimhaut ist im normalen Magen stark gefältelt. Im Bereiche des Fornix und der Hinterwand des Magens finden sich gewundene Schleimhautfalten von einem den Hirngyri ähnelnden Aussehen. Im Bereiche der kleinen Curvatur dagegen verlaufen die Schleimhautfalten parallel und bilden hier die sog. Waldeyersche Magenstraße. Einige dieser Falten weichen kurz vor dem Antrum ab und verlaufen bogenförmig in der Vorderwand. Diese ist bei mäßiger Füllung faltenarm. Auch die Antrumschleimhaut ist relativ glatt. Der Pylorus springt als Verdickung zirkulär ins Magenlumen vor. Histologisch finden sich in der Schleimhaut verschiedene Drüsen, über deren Funktion nur z. T. Kenntnis herrscht.

Die Fundus- oder Korpusdrüsen bestehen aus den Haupt- und den Belegzellen. Die Hauptzellen bilden das Pepsin, in den Belegzellen wird die Salzsäure in einer noch inaktiven Form gebildet. In der Schleimhaut des Antrum gibt es nur eine Zellart, die Pylorusdrüsenzellen, die histologisch den Brunnerschen Drüsen sehr ähnlich sind. Nach den Untersuchungen von HENNING und BRUGSCH sowie von MEULENGRACHT muß man die Pylorusdrüsenzellen als Bildner des antianämischen Faktors ("Intrinsic factor") ansehen. Auch im Kardiabereich finden sich Drüsen, die den Antrumdrüsen sehr ähnlich sind, deren Funktion jedoch nicht bekannt ist.

Die arterielle Versorgung des Magens geschieht durch die Arteria coeliaca und ihre Äste. Die Arteria lienalis versorgt den Fornix, die A. coronaria sinistra und die A. gastroepiploica sinistra den Korpusteil des Magens und die A. coronaria dextra die kleine Curvatur im Antrumbereich, während die A. gastroepiploica dextra die große Curvatur im Antrumbereich versorgt. Die kleinsten Verzweigungen der Arterien in der Schleimhaut stellen Endarterien dar.

Die nervöse Versorgung des Magens erfolgt durch extragastrale Nerven und durch den in der Muscularis gelegenen intramuralen Plexus. Der N. vagus und der N. sympathicus gehören zu den extragastralen Nerven. Die feinsten Verzweigungen der sympathischen und parasympathischen Nerven bilden unter inniger Verschmelzung den intramuralen Plexus. Dieser wird nochmals in den zwischen der äußeren Längs- und Ringmuskelschicht liegenden Auerbachschen Plexus und den Meissnerschen Plexus, der in der Submucosa liegt, unterteilt. Aus diesem Grunde bezeichnet man den Meissnerschen Plexus auch als Plexus submucosus.

Perkussion des Magens

Um den Umfang des Magens durch Perkussion abzugrenzen, bestimmt man zuerst den Stand des Zwerchfells und die Grenzen der Leber- und Milzdämpfung. Zwischen diesen Organen trifft man auf den tiefen tympanitischen Schall des Magens, der sich vom hohen tympanitischen Schall des Darmes abgrenzen läßt, doch ist diese Abgrenzung meist nur unsicher, auch muß bedacht werden, daß die Perkussion nur den Umfang der Luftansammlung im Magen, der Magenblase, meist aber nicht den wirklichen Umfang des Magens abgrenzen kann. Den oberen Teil dieses tympanitischen Schallraumes, welcher oben von der Lungengrenze, rechts vom linken Leberrand, links von der Milzdämpfung und nach unten vom Rippenbogen abgegrenzt wird, nennt man den halbmondförmigen Raum von TRAUBE.

Wenn der Magen reichliche Mengen von Speisebrei enthält oder wenn eine Füllung des Magens dadurch erzielt worden ist, daß man dem Kranken kurz hintereinander zwei Gläser Wasser zu trinken gab, so läßt sich bei aufrechter Stellung des Patienten die untere Grenze des Magens meist sehr gut perkutieren; es findet sich dann gedämpfter Schall in den unteren Partien des Magens, der sich vom Darmschall abgrenzen läßt und bei Rückenlage des Kranken lautem tympanitischen Schall Platz macht. Ist der Magen allgemein gesenkt, so daß die große Curvatur bis unter den Nabel herabreicht, so spricht man von *Gastroptose*. In diesen Fällen verläuft die kleine Curvatur nicht

wie normalerweise vollständig hinter dem linken Leberlappen, sondern
sie tritt gleichfalls tiefer. Die Gastroptose oder Magensenkung ist oft
nur ein Teilsymptom einer allgemeinen Enteroptose (Senkung der
ganzen Eingeweide) und beruht auf einer Schwäche des bindegewebigen Aufhängeapparates. Keineswegs darf die Gastroptose, bei der die
wirkliche Magengröße nicht verändert ist, mit einer Gastrektasie verwechselt werden, bei der der Magen eine dauernde Erweiterung seines
Rauminhaltes erfahren hat. Ähnlich wie beim Herzen tritt eine Erweiterung besonders dann auf, wenn ein Austreibungshindernis vorliegt. Am Magen können diese Hindernisse auf einer organisch oder
funktionell bedingten Pylorusstenose als Folge eines narbig abgeheilten
Ulcus duodeni oder eines Antrumcarcinomes beruhen. Auch gewohn-
heitsmäßige, lang andauernde Überdehnungen des Magens bei flüssig-
keitsreicher Suppenkost können zur Bildung einer Gastrektasie
führen.

Physiologische und pathologisch-physiologische Bemerkungen

Dem Magen fällt die Aufgabe zu, größere Mengen besonders von festen
Nahrungsmitteln zu speichern, sie chemisch und mechanisch anzudauen und
schließlich sie fraktioniert an den Dünndarm weiterzuleiten. An seinen
beiden Enden ist der Magen durch Kardia und Pylorus abgeschlossen. Die
Kardia öffnet sich reflektorisch, wenn ein Speisebrocken sie erreicht, und
öffnet somit den Zugang zum Magen, der in der Zwischenzeit wasser- und
gasdicht verschlossen ist. Nur beim Aufstoßen und beim Erbrechen wird der
Kardiaverschluß geöffnet. Auf diese Weise ist der für die Austreibung der
Nahrungsmittel erforderliche Innendruck gewährleistet. Tag und Nacht ist
die Schleimhaut des Magens in ständiger Bewegung. Diese Bewegungen
konnten elektrogastrographisch recht genau studiert werden. Die ersten
Elektrogastrogramme wurden zunächst an Tiermägen, die operativ frei-
gelegt worden waren, durchgeführt. ALVAREZ (1922), KATSCH und VEIT
(1926) haben später mit Sondenelektroden an menschlichen Mägen Messungen der Aktionsströme vorgenommen. Die Registrierung der Aktions-
potentiale des Magens hat neuere Einblicke in die für die Magenentleerung
so bedeutungsvolle Pylorustätigkeit erbracht. Hatte man früher unter den
Vorstellungen von PAWLOW und seiner Schule die Pylorustätigkeit als völlig
isoliert angesehen oder gar von einem Pylorusreflex gesprochen [CANNON
(1907), Lehre von der "acid control" des Pförtners; Säure im Magen führt zur
Öffnung des Pylorus, saure Verhältnisse im Duodenum bedingen einen
Pförtnerschluß], so muß man diese Vorstellungen jetzt auf Grund der
neueren elektrogastrographischen Forschungen als haltlos aufgeben. Die
Magentätigkeit muß als eine funktionelle Einheit betrachtet werden, es gibt
keine isolierte funktionelle Tätigkeit des Pylorus. Dieser öffnet sich, wenn
peristaltische Wellen ihn erreichen, und schließt sich kurz darauf wieder,
um einen Rückfluß vom Duodenum her zu verhindern (sog. „Pylorusspiel").
BRAUCH konnte nachweisen, daß auch der sog. Lintwarewsche Fettreflex
vom Duodenum keinen isolierten Pylorusschluß, sondern eine allgemeine
Hemmung der Magenperistaltik zur Folge hat. Auch bei Anacidität des
Magensaftes und bei Magenresektionen entleert sich der Magen rhythmisch,
so daß es offenkundig nicht die Salzsäure sein kann, die den Pförtnerschluß
oder seine Öffnung regelt. Natürlich kann es unter dem Einfluß lokaler,
entzündlicher Schleimhautveränderungen, wie auch z. B. bei einem Ulcus
im pylorischen Bereich, zum Auftreten eines Pylorospasmus kommen; bei

stärkerer Reizung wird aber nicht nur der Tonus des Pylorus, sondern der des ganzen Magens erhöht.

Wie bei jedem Hohlmuskel hat auch der Magen seinen höchsten Innendruck bei einem gewissen Füllungs- bzw. Dehnungszustand. Als logische Folge hiervon ergibt sich, daß ein stärker gefüllter Magen relativ rascher entleert wird als ein nur wenig gefüllter Magen. In diesem aber kann natürlich die fermentative Aufspaltung der Nahrung besser wirksam werden, was bei subaciden Säureverhältnissen bedeutungsvoll sein kann.

Der Magentonus unterliegt dem Einfluß des vegetativen Nervensystems. Tonusherabsetzung wird durch Sympathicusreize hervorgerufen (Dilatation des Magens), während parasympathische Reize eine Tonussteigerung zur Folge haben. Trotzdem ist es aber verfehlt, den N. vagus als den motorischen Nerven des Magens anzusehen, denn nach dem Vorherigen ergibt sich, daß der Magen zwar dem Einfluß der extragastralen Steuerungsnerven ausgesetzt ist — dies spielt aber nur für den Grad des Magentonus eine Rolle —, die peristaltischen Bewegungen aber werden durch die Magenautomatie selbst geregelt.

Beim Brechakt ist der Pylorus stets fest geschlossen. Das Antrum wird kontrahiert, jede Peristaltik ruht. Der im Magenkorpus vorhandene Inhalt wird durch intensive Kontraktionen der als Bauchpresse zusammengefaßten willkürlichen Muskeln durch die erschlaffte Kardia herausgepreßt. Das Brechzentrum in der Medulla oblongata kann zentral oder reflektorisch gereizt werden, wobei der Vagus die das Erbrechen fördernden Impulse zum Magen führt.

Als *Regurgitieren* bezeichnet man das beschwerdelose Hochsteigen von genossenen Speisen in den Mund. Das nochmalige Kauen und abermalige Hinunterschlucken derselben nennt man *Rumination*.

Eine Herabsetzung der Magenperistaltik bis zum Ruhen (Magenatonie) findet sich beim Coma diabeticum sowie beim acetonämischen Erbrechen. BERNING erklärt die Magenatonie als Ausdruck einer zentralvegetativen Regulationsstörung.

Eine Steigerung der Magenperistaltik findet sich bei Neurosen, bei Rauchern und bei Austreibungsstörungen in der Pylorusgegend. Sie kann bei einem Hindernis am Magenausgang so heftig werden, daß man von einer ausgesprochenen Stenosenperistaltik spricht, die besonders bei Menschen mit dünnen Bauchdecken auch äußerlich sichtbar sein kann. Diese Zustände werden als „Magensteifung" bezeichnet und können mit ausgesprochen krampfartigen Schmerzen einhergehen. Bei längerem Bestehen einer Passagestörung kommt es zur Gastrektasie mit echter Hypertrophie der Magenmuskulatur. Selten einmal kommt es auch bei der Pylorusstenose zu einer echten *Antiperistaltik.* Jegliche Peristaltik fehlt bei akuter Magenlähmung und bei dem, mit diffuser carcinomatöser Infiltration einhergehenden Scirrhus. Lokal kann die Peristaltik bei einem Ulcus ebenso fehlen wie auch bei einem umschriebenen Magencarcinom.

Unter *Spasmen* versteht man länger anhaltende tonische Kontraktionen der Magenmuskulatur, sie gehen mit dem Gefühl eines ausgesprochen krampfartigen Schmerzes einher und finden sich recht häufig bei pylorusnahen Ulcera. Einen Spasmus stellt auch die von den Röntgenologen beschriebene, gegenüber einem Ulcus liegende Schleimhauteinziehung dar, die als „Fingersymptom" auf das gegenüberliegende Ulcus hinweist.

Die *Entleerungszeit* des Magens schwankt auch bei gesunden Personen je nach der Art der zugeführten Nahrung recht beträchtlich. Wasser wird am raschesten entleert, andere Getränke sowie flüssige Speisen brauchen etwas längere Zeit; am längsten verweilen feste Speisen, da diese erst durch

die Wirkung des Magensaftes und der peristaltischen Bewegungen zu einem
dünnen Brei verwandelt werden müssen. Ein leichtes Frühstück ist nach 2,
eine Mittagsmahlzeit durchschnittlich nach 4—6 Std. vollständig aus dem
Magen entfernt.

Eine *Entleerungsbeschleunigung* kann durch Steigerung der Peristaltik,
aber andererseits auch als Folge des Fehlens jeder Peristaltik, wie beispielsweise beim scirrhösen Magen, hervorgerufen werden, wobei die Speisen ohne
Widerstand wie durch ein starres Rohr gleiten. Eine Steigerung der Peristaltik und eine funktionelle Pylorusinsuffizienz wirken oftmals bei Achy-
likern zusammen und führen zu einer *Sturzentleerung* des Magens.

Die Funktionsdiagnostik mit Hilfe der Magensonde hat gezeigt, daß
auch der nüchterne Magen nie völlig leer ist, es findet sich stets etwas
,,*Nüchterninhalt*". Die Menge beträgt unter normalen Verhältnissen selten
mehr als 10 cm³ und setzt sich aus einem Gemisch von Speichel, Rachenschleim und Magensekret zusammen. Gelegentlich kommt es auch einmal zum
Rückfluß von Duodenalinhalt. Nach Untersuchungen von HENNING
findet eine Sekretion bei magengesunden Menschen während des Nacht-
schlafes nicht statt, sie setzt vielmehr beim Erwachen möglicherweise unter
dem Einfluß psychischer Reize ein. Der Nüchterninhalt besteht meist aus
Schleim, grampositiven Bakterien, Leukocyten und Epithelien. Speisereste
dürfen normalerweise nicht darin gefunden werden; sind sie mikroskopisch
nachweisbar, so deutet diese Mikroretention meist auf eine beginnende
Pylorusstenose hin. Dagegen kann Milchsäure in winzig kleinen Mengen als
regelmäßiges Produkt der Zelltätigkeit im Nüchterninhalt gefunden werden.

Der Vorgang der *Magensekretion* geschieht in drei Phasen. 1. Die
psychische, 2. die chemische und 3. die Darmphase. Die Sekretion der ersten
Phase geschieht durch einen bedingten Reflex, der von einem Sinnesorgan
über die Hirnrinde und von hier über den Vagus an das sekretionsfähige
Drüsenparenchym geleitet wird. Schon das Sehen, der Geruch oder das
Denken an schmackhafte Speisen führt zur Sekretion. In der zweiten
Phase müssen die im Magen befindlichen Speisen mit ihren chemischen
Wirkstoffen ein in der Antrum-Schleimhaut liegendes Hormon, das Magen-
sekretin, aktivieren, das auf humoralem Wege zu den Fundusdrüsen gelangt
und hier eine Sekretion auslöst. Die dritte Phase entsteht durch direkte
Einwirkung der Nahrung von den oberen Dünndarmanteilen aus gleichfalls
auf humoralem Wege. Die Gesamtmenge des innerhalb von 24 Std. sezernierten Magensaftes dürfte ungefähr 1 l betragen. Die *Hauptbestandteile des
menschlichen Magensaftes* sind Salzsäure, Pepsin, Kathepsin und andere
Proteinasen, Schleim und das sog. Nebensekret. Dieses Nebensekret macht
quantitativ die Hauptmenge des Magensekretes aus. Ferner enthält der
Magensaft einen Teil des Castleschen antianämischen Faktors, das Apoerythein, das mit dem Vitamin B_{12} zusammen das Erythein bildet und die
normale Ausreifung der Erythrocyten bewirkt. Darüber hinaus finden sich
im Magensekret reichlich $NaCl$, KCl, $NaHCO_3$, Na_2CO_3. In kleineren Mengen
kommen auch NH_3, Mg, Ca, CNS-, SO_4 und PO_4-Ionen vor. Es ist im einzelnen nicht geklärt, inwieweit diese Ionen durch die Magenschleimhaut hindurch diffundieren oder inwieweit eine aktive Sekretion von der Schleimhaut aus erfolgt.

Die *Salzsäure* wurde 1824 von PROUT im Magensekret entdeckt. HEIDEN-
HAIN konnte als erster 1878 reinen Magensaft durch eine Magenfistel vom
Hund gewinnen und fand einen Salzsäureprozentgehalt von 0,5—0,6%.
Die Histochemie der Salzsäurebildung ist bis heute noch nicht restlos geklärt.
Sicher ist nur, daß die Salzsäure in den Belegzellen der Magenschleimhaut
gebildet wird. Jedoch kann die Säure nicht in der Zelle selbst frei werden,

da die Belegzellen selbst alkalisch reagieren. Nach ZIMMERMANN (1925) wird von den Belegzellen eine Vorstufe, eine sog. ,,acidogene Substanz'' sezerniert, die sich an der Zelloberfläche mit den Chloriden verbindet, so daß freie Salzsäure entsteht. ·Da auch gewisse Farbstoffe, wie beispielsweise das Neutralrot, in den Belegzellen gespeichert werden, hat man die Ausscheidung dieser Farbstoffe durch die Belegzellen mit der Salzsäure-Sekretionsfähigkeit der Magenschleimhaut in Beziehung gebracht und eine spezielle Funktionsprobe der Säuresekretion, die *Chromoskopie*, in die Magendiagnostik eingeführt (s. im speziellen Teil unter Funktionsproben).

Unter den *Magenfermenten* steht an erster Stelle das *Pepsin*. Es wird von den Hauptzellen der Korpusdrüsen gebildet und geht nicht mit der Salzsäuresekretion parallel. Auf Pilocarpinreiz gewonnenes Magensekret enthält wesentlich mehr Pepsin als das Magensekret nach Histaminreiz.

Das von den Hauptzellen gebildete Ferment wird in einer Vorstufenform sezerniert. Diese Vorstufe, das sog. ,,Pepsinogen'', wird im sauren Milieu aktiviert, es wird durch Hitze zerstört und verliert in alkalischer Reaktion seine Wirksamkeit. Bei einem p_H von 1,5—2,5 bewirkt es eine hydrolytische Spaltung der Eiweißkörper in lösliche Peptone. Pepsin ist auch das einzige Ferment, das das kollagene Bindegewebe aufspalten kann, während sonst alle anderen Fermentwirkungen von den Fermenten der Bauchspeicheldrüse bzw. von den Darmfermenten übernommen werden.

Pepsin wird in geringer Menge mit dem Harn ausgeschieden, es steht heute einwandfrei fest, daß dieses Uropepsin aus dem Magen stammen muß, denn es verschwindet nach Magenresektion sowie bei der perniziösen Anämie. Die Uropepsinausscheidung ist beim floriden Ulcus duodeni viermal höher als normal.

Auch im Blut sind Spuren von Pepsin vorhanden. Der Pepsingehalt steigt nach den Mahlzeiten an, doch besteht keine Parallele zwischen der Höhe des Magenpepsins und der Pepsinkonzentration im Blut.

Neben dem Pepsin konnte 1940 von FREUDENBERG und BUCHS im Magensaft noch eine weitere, im schwachsauren Gebiet wirksame Proteinase nachgewiesen werden, die *Kathepsin* genannt wurde. Der Begriff des ,,Magenkathepsins'' wurde von WILLSTÄTTER geprägt, der als erster in Extrakten von Magenschleimhaut eine im schwachsauren Bereich wirksame Proteinase isolieren konnte. WILLSTÄTTER sah in dem Kathepsin jedoch nur ein Zellferment, das an die Struktur der Zelle gebunden war. Die späteren Erkenntnisse von FREUDENBERG und BUCHS über die Rolle des Kathepsins für die Eiweißaufspaltung der Nahrung zeigten, daß bei Kindern jede Eiweißspaltung zuerst durch das Magenkathepsin erfolgt. Auch bei Erwachsenen wird die Eiweißspaltung durch das Kathepsin eingeleitet und erst später durch das Pepsin weitergeführt, wenn p_H-Werte von 1,5—2,8 erreicht werden und somit ein für das Pepsin notwendiges Wirkungsoptimum vorhanden ist.

Man unterscheidet im Magen-Darm-Kanal vier proteolytische Fermente, die Eiweißkörper bis zu den niedermolekularen Peptiden aufspalten: das Kathepsin und Pepsin des Magensaftes und das Trypsin und Chymotrypsin des Pankreas.

Fast alle Nahrungsproteine werden von diesen Fermenten aufgespalten. Sie unterscheiden sich jedoch voneinander durch die verschiedene p_H-Wirksamkeit und dadurch, daß sie das Eiweißmolekül an verschiedenen Stellen angreifen. (Affinität zu bestimmten Peptid-Bindungen bei der Eiweißspaltung.) Während beim Kinde die Kathepsinaktivität größer ist als die des Pepsins, überwiegt beim Erwachsenen im allgemeinen die des Pepsins (MERTEN).

FREUDENBERG und BUCHS haben für beide Fermente ein unterschiedliches Temperaturoptimum für die Verdauung gefunden. Für Pepsin liegt das Optimum bei 50° C, während das Kathepsin erheblich weniger temperaturempfindlich ist und sein Verdauungsoptimum bei 63° C besitzt.

Bei Temperaturen von 63—70° C zeigt Pepsin selbst bei seinem zwischen p_H 1,8—2,0 liegenden p_H-Optimum keine Verdauungseigenschaften mehr.

Pepsin und Kathepsin fehlen im allgemeinen beim Magencarcinom und bei der perniziösen Anämie, eine gesteigerte Fermentsekretion findet sich vorwiegend bei den akuten Gastritiden und Enteritiden, bei manchen Ulcera duodeni sowie bei acuten Cholecystitiden und Cholangitiden. Ein Fermentmangel wird dagegen bei chronischer Gastritis, Gastroenteritis, chronischer Cholecystitis und bei der Hepatopathie angetroffen. Sie führen zu fehlender oder ungenügender Verdauung im Magen und ziehen meist eine Betriebsstörung des gesamten Magen-Darm-Traktes nach sich.

Magenlipase. Die Magenlipase, von F. VOLHARD 1900 entdeckt, hat bei einem p_H von 5—6 ihr Wirkungsoptimum, im Gegensatz zur Pankreaslipase, deren Wirkungsbereich im alkalischen Milieu liegt.

Magenlysozym. Beim Magenlysozym handelt es sich um ein in die Gruppe der Hydrolasen gehörendes Ferment, dessen nähere Funktion noch nicht überzeugend geklärt werden konnte. Es scheint jedoch die Annahme, daß das Lysozym eine Spaltung des Mucins bewirkt, nicht zuzutreffen.

Methodische Untersuchungen über die Lysozymaktivität des Magensaftes liegen von REIFENSTEIN, GRAY, SPIRO, YOUNG und COLNOLLY (1950) vor. Alle diesbezüglichen Untersuchungen fußen auf der viscosimetrischen Bestimmung nach MEYER (1946). Die Lysozymaktivität wird in Lysozymeinheiten pro cm³ angegeben. Eine Lysozymeinheit ist diejenige Lysozymmenge, die bei 37° C, eingestellt auf ein p_H von 5,3, innerhalb einer Zeit von 10 min die Viscosität eines 0,4%igen Mucopolysaccharid enthaltenden Substrates um 50% senkt. Im Nüchterninhalt von Gesunden schwankt der Lysozymgehalt zwischen 7—32 E/cm³. Auf Histaminreiz sinkt die Lysozymaktivität stark ab (0,5—0,9 E/cm³). Lange Zeit wurde die Rolle des Lysozyms für die Ulcusentstehung diskutiert, doch scheint jetzt erwiesen zu sein, daß es auf die Entstehung von Magengeschwüren keinen sicheren Einfluß hat.

Untersuchungen an resezierten Mägen zeigten, daß der höchste Lysozymgehalt im Pylorus und im Duodenum anzutreffen ist. Bei der perniziösen Anämie ist der Lysozymgehalt im Magen auffallend hoch, bei Pylorusstenose dagegen sehr niedrig.

Magenurease. 1924 konnte LUCK in der Magenschleimhaut eine Urease nachweisen. 1947 beobachtete HOLLÁN ein völliges Verschwinden der Urease beim Auftreten eines Magengeschwürs.

Auch fehlt es nicht an Untersuchungen über den *Sitz der Magenfermente im Elektrophoresediagramm*, doch ist der Fermentnachweis im Magensaft durch den unterschiedlichen Eiweißgehalt der einzelnen Magensäfte und durch die wechselnden p_H-Werte sehr schwierig. NORPOTH, SURMANN und CLÖSGES geben eine spezielle Methode für diese Untersuchung an. Nach der Papierelektrophorese des im Trockentropfen eingedickten Magensaftes werden die Streifen in 6 je 3 cm lange Streifen zerschnitten, die zum Herauslösen des Eiweißes in Aqua dest. gelegt werden. Dann wird die Lösung auf ein einheitliches p_H eingestellt. Zur Lokalisierung des Pepsins wird zu je einem cm³ der Lösung 1 cm³ 0,1 n HCl und 0,5 cm³ inaktiviertes Humanserum als Substrat hinzugefügt. Nach 12stündiger Einwirkung bei 40° C erfolgt die Formoltitration nach einer Modifikation von SÖRENSEN. Eine Zunahme der Acidität deutet auf ein Freiwerden von COOH-Gruppen aus dem Eiweiß des Substrates durch die Pepsinwirkung hin. Der Aciditätszuwachs wird bei Pepsineinwirkung nur in der am schnellsten wandernden Fraktion gefunden.

Beim Kathepsinnachweis· wird ein Veronal-Natrium-Phosphatpuffer (p_H 4,6) und als Substrat wiederum inaktiviertes Humanserum benutzt. Bei der Titration zeigt sich der stärkste Zuwachs der Acidität bei der Fraktion mit einer mittleren Wanderungsgeschwindigkeit. Unter pathologischen Bedingungen finden sich erhebliche Unterschiede; so können z. B. die schnellstwandernden Eiweißfraktionen fehlen oder nur in geringem Ausmaße vorhanden sein. Andererseits wird auch bei einem großen Anteil der schnellstwandernden Fraktionen ein völliger Fermentmangel gefunden. Dieses findet sich besonders bei histaminrefraktärer Anacidität.

Ein weiterer Bestandteil des Magensekretes ist der *Magenschleim*. Er ist mengenmäßig schwer bestimmbar und quillt bei alkalischer Reaktion. Die Viscosität des Schleimes schwankt entsprechend dem jeweils vorliegenden p_H erheblich, daher müssen bei allen Viscositätsmessungen die bestehenden p_H-Verhältnisse berücksichtigt werden.

Die Annahme, daß der Magenschleim als Alkali größere Säurevalenzen binden könnte, und auf diese Weise einen Organschutz gegen die Selbstandauung darstellt, ist nach KATSCH und PICKERT irrig. Eine Schutzwirkung dürfte nur rein mechanisch, sowie in einer fermentchemischen Inaktivierung liegen.

GLASS und BOYD haben seit 1949 immer wieder versucht, die Herkunft des Schleimes näher zu lokalisieren. Sie unterschieden sichtbares Magenmucin und gelöstes Magenmucin. Das erste soll einheitlich zusammengesetzt sein, während das gelöste Magenmucin aus Mucoprotein und Mucoproteose besteht. Die Bildung des Mucoproteins soll in den Schleimzellen der Magendrüsen erfolgen, während die Mucoproteose aus dem Epithelschleim stammt. Mucoproteose besitzt die Eigenschaften eines Polysaccharids. Der Mucoproteosegehalt ist bei Pylorusstenose, bei Gastritis und nach Magenresektionen erhöht. SCHMID sieht die Bedeutung der Mucoproteose in einer Adsorption und Inaktivierung von Histamin. Untersuchungen von HOLLER bestätigten die Ergebnisse SCHMIDs. In diesen Eigenschaften wurden Beziehungen zur Ulcusgenese gesehen.

a) Diagnose der Magenkrankheiten

Für die Diagnose der Magenkrankheiten ist die Erhebung der *Anamnese* von besonderer Bedeutung, weil sich aus der Art der geschilderten Beschwerden häufig schon ein Hinweis auf das Vorliegen einer bestimmten Magenerkrankung ergibt. Auch der Beruf, das soziale Milieu, unregelmäßige, hastige Nahrungsaufnahme, Alkoholmißbrauch, berufliche, toxische Einflüsse und hereditäre Faktoren bieten zahlreiche Anhaltspunkte für die Entstehung von Magenerkrankungen. Auch die *Dauer der Erkrankung* spielt eine große Rolle, langjährige Periodizität mit gehäuften Beschwerden im Frühjahr oder im Herbst sprechen mehr für ein Ulcus oder für eine Ulcusgastritis; Anämie mit blassem schlechtem Aussehen, Gewichtsabnahme, lang andauernder Druckschmerz ohne direkte zeitliche Bindung zur Nahrungsaufnahme bei sonst früher völlig fehlenden Magenbeschwerden sprechen eher für das Vorliegen eines Magencarcinoms. Tabische Krisen müssen bei Syphilitikern in Betracht gezogen werden. Eine plötzliche Abmagerung in Verbindung mit häufigem Erbrechen ist bei der Pylorusstenose meist anzutreffen.

Bei den eigentlichen *Organbeschwerden* muß zunächst festgestellt werden, ob ein gewisser zeitlicher Zusammenhang der Schmerzen mit den Mahlzeiten besteht. Man unterscheidet im allgemeinen einen *Früh-*, *Spät-*, *Hunger-* und *Dauerschmerz* und darüber hinaus Schmerzzustände, die *nicht* von der Nahrungsaufnahme *abhängig* sind. Die *Qualität des Schmerzes* kann ganz verschieden sein, von dumpfem Druck bis zum heftigen Krampfgefühl; bei einer Penetration wird häufig ein brennender oder ein bohrender Schmerz angegeben, der bei einer eingetretenen Perforation oft als kurz, mit dem Gefühl einer Zerreißung geschildert wird. Nicht immer besteht nur ein ausgesprochener Schmerz in der Magengegend, bei Geschwüren der Magenhinterwand findet sich oft ein ausgeprägter Rückenschmerz, der einer hyperästhetischen Zone im Bereiche des 8.—10. Thorakalsegmentes entspricht (Headsche Zone). Anfälle heftiger krampfartiger Schmerzen, die in unregelmäßigen Intervallen und unabhängig von der Art und Zeit der Nahrungsaufnahme auftreten, sind viel häufiger ein Zeichen von Gallenstein- oder Nierensteinkoliken als von Magenkrankheiten. Häufig werden auch schmerzhafte Dickdarmkontraktionen als Magenkrämpfe bezeichnet; sie treten bisweilen in den frühen Morgenstunden auf und enden gewöhnlich mit der Ausstoßung von Kot oder Flatus. Bisweilen werden auch die schmerzhaften Empfindungen bei Angina pectoris (Coronararteriensklerose) als Magenschmerzen angegeben; sie treten besonders nach reichlicher Füllung des Magens auf, zumal wenn der Patient bald nach einer Mahlzeit aufsteht und zu gehen beginnt. Bei der Tabes dorsalis kommen Anfälle von heftigsten Magenschmerzen meist mit hartnäckigem Erbrechen vor. Diese „gastrischen Krisen" werden durch Perioden völlig normalen Magenbefindens abgelöst und oft mit organischen Magenleiden verwechselt.

Bei Gastritis oder einem hochsitzenden Ulcus ventriculi besteht bisweilen eine Abhängigkeit des Schmerzes von der Nahrungsaufnahme Schon kurze Zeit nach dem Essen kommt es hier zum Auftreten der Schmerzen. Sie werden am stärksten, wenn die Salzsäuresekretion ihr Maximum erreicht. Durch Zufuhr von Alkalien können sie rascher beseitigt werden. In vielen Fällen treten Magenschmerzen nicht während der Verdauungsarbeit, sondern erst nach der Entleerung des Magens auf und verschwinden bei neuer Nahrungszufuhr. Dieser „Nüchternschmerz", der sich bei leerem Magen, in den späten Abendstunden, besonders aber in der Nacht und am frühen Morgen geltend macht und meist sofort nach Nahrungsaufnahme verschwindet, kommt hauptsächlich bei solchen Geschwüren vor, die nahe dem Pylorus oder im Duodenum sitzen. Im allgemeinen trägt jeder Ulcusschmerz einen kolikartigen Charakter, im Gegensatz zu den Sensationen in der Magengegend bei Carcinomen, Gastritis, Ptose und Atonie, die mehr als gleichmäßig dumpfer Druck oder als Völlegefühl im Epigastrium empfunden werden. Auch bei einer Magenkaskade kann es zu ausgesprochen kolikartigen Schmerzzuständen im mittleren

Epigastrium kommen. Sehr häufig sind die Mitteilungen der Patienten über die *Verträglichkeit bestimmter Speisen*. Ulcuskranke vertragen saure Speisen, Moselwein, .Kuchen, Schmalzgebackenes und Braten oder Bratensoßen ausgesprochen schlecht. Sehr häufig findet sich bei Ulcuskranken auch eine Obstipation meist vom dyskinetischen Typ. Ausgesprochene *Durchfälle* deuten auf eine Anacidität hin. Man spricht in diesen Fällen auch von „gastrogenen Diarrhoen". Sie verschwinden nach Salzsäure oder Fermentzufuhr und haben ihre Ursache in einer mangelhaften oder fehlenden Eiweißaufspaltung im Magen.

Ein *starker Speichelfluß* kommt häufig beim mit Superacidität einhergehenden Ulcus duodeni vor.

Unter Sodbrennen, *Pyrosis*, versteht man ein bis zum Halse aufsteigendes Gefühl von Brennen, das sich nicht selten beim Vorhandensein abnormer Säuremengen im Magen findet, es kann jedoch auch bei völliger Anacidität vorkommen und deutet auf einen Reizzustand der Oesophagusschleimhaut im Cardiabereich hin.

Aufstoßen, *Ructus*, kommt bei Luftansammlung im Magen z. B. bei Luftschlucken oder aber bei Gärungen des Magensaftes vor. Dieses geräuschvolle Aufstoßen von verschluckter Luft, das oft stundenlang andauert, findet sich oft auch bei Hysterischen und Hypochondern.

Dysphagie (Schluckstörung) wird meist bei Cardia-Fornix-Carcinomen beobachtet, gelegentlich aber auch bei einem Scirrhus ventriculi.

Erbrechen und *Übelkeit* sind nicht für eine bestimmte Magenkrankheit charakteristisch. Das Erbrechen von großen sauren Flüssigkeitsmengen, besonders bei nüchternem Magen, spricht für ein Ulcus duodeni, das Erbrechen von Speiseresten, evtl. noch vom Vortage, deutet auf eine Pylorusstenose hin.

Das Erbrochene kann enthalten:

Schleim, der sich in großen Mengen bei Gastritis vorfindet. *Verschluckten Speichel* (bei Vomitus matutinus potatorum). Er wird erkannt durch seinen Gehalt an Rhodankalium (Blutrotfärbung) durch verdünnte Eisenchloridlösung).

Blut findet sich im Erbrochenen bei Ulcus und Carcinoma ventriculi, bei Melaena neonatorum sowie beim Bersten jener Venenerweiterungen, die sich bei Lebercirrhose oder Lebersyphilis und anderen Pfortaderstauungen an der Kardia, also am Übergang des Pfortaderkreislaufs in denjenigen der Vena thoracica longitudinalis dextra (azygos) entwickeln. Das Blut kann entweder unverändert oder bei längerem Verweilen im Magen zu einer kaffeesatzartigen braunen Masse verdaut worden sein: im letzteren Falle sind die roten Blutkörperchen aufgelöst und das Hämoglobin zu salzsaurem Hämatin verwandelt. Man bedient sich zum Nachweis des Blutes im Mageninhalt der Weberschen Probe.

Galle findet sich bei länger dauerndem Erbrechen, namentlich wenn der Magen leer ist, sehr häufig, weil dabei der Inhalt des Duodenums in den Magen zurückfließt. Auch Pankreassaft kann in den Magen zurücktreten, und zwar findet ein solches Zurücktreten von Galle und Pankreassaft besonders dann statt, wenn in den nüchternen Magen Öl in größeren Mengen aufgenommen worden ist.

8*

Die *Nahrungsbestandteile*, welche sich im Erbrochenen vorfinden, sind meist durch den Verdauungsprozeß oder durch die Wirkung von Mikroorganismen in verschiedenem Grade verändert. Und zwar werden durch die Gärung- und Fäulniswirkungen aus den Kohlenhydraten (Stärke und Zucker) Milchsäure, Buttersäure und Essigsäure, aus den Neutralfetten freie Fettsäuren, aus den Eiweißkörpern Peptone, Leucin, Tyrosin, Phenol, Indol, Skatol, Schwefelwasserstoff und Ammoniak abgespalten. Diese letzteren Produkte vorgeschrittener Fäulnis finden sich nur bei starker Stagnation des Mageninhaltes, sowie dann, wenn Dünndarminhalt in den Magen zurücktritt und erbrochen wird (sog. Kotbrechen, Miserere).

Mikroskopisch finden sich im Erbrochenen *Speisereste*, z. B. quergestreifte Muskelfasern, Pflanzenreste, Fett, Stärkekörner, und zwar kommen in anacidem Mageninhalt, dem die eiweißverdauende Kraft fehlt, gröbere Fleischreste vor, während bei Superacidität die Stärkeverdauung leidet und große Mengen von Amylum durch Jodjodkaliumlösung nachweisbar sind. Außerdem kommen vor: Pflasterepithelien der Mundhöhle und des Ösophagus, selten Cylinderepithelien der Magenschleimhaut, häufig Leukocyten, von denen oft der Protoplasmaleib verdaut und nur der Kern übriggeblieben ist. Hefepilze und warenballenähnliche Sarcinepilze kommen hauptsächlich in stagnierendem Mageninhalt vor; die langen, milchsäureproduzierenden Stäbchen finden sich besonders bei Magencarcinomen, jedoch ist die Anwesenheit dieser „langen Bacillen" noch nicht für die Diagnose Carcinom beweisend.

b) Untersuchung des Kranken

Bei der *Inspektion* von Magenkranken fällt häufig ein Schwund des Corpus adiposum buccae im Gesicht auf. Dieser Schwund führt zur Entstehung von zwei breiten Furchen, die vom inneren Augenwinkel nach außen zu den Mundwinkeln laufen und dem Gesicht des Kranken einen außerordentlich kummervollen Ausdruck verleihen. Man spricht in diesem Zusammenhang auch von „Kummerfalten" oder von einer „facies gastrica".

Weiterhin ist auch die Prüfung des Gebisses von Bedeutung. Ein mangelhaft gepflegtes, lückenhaftes Gebiß kann die aufgenommenen Speisen nicht genügend zerkleinern und schafft oft die äußeren Anlässe zur Entstehung von Gastritiden. Beherdete Zähne können darüber hinaus auf dem Wege einer Fokalintoxikation eine Magenschleimhautentzündung verursachen.

Die Betrachtung der Zunge ergibt nur recht dürftige Anhaltspunkte für das Vorliegen von Magenkrankheiten. Die „belegte Zunge" wurde früher als ein Zeichen der Gastritis gewertet, dies läßt sich aber bei dem heutigen Stand unserer Kenntnisse nicht mehr vertreten. Für die Diagnostik bedeutungsvoll und wichtig ist lediglich die hochrote und glatt-atrophische Zunge, die bei der perniziösen Anämie und recht häufig auch beim Magencarcinom vorkommt und überhaupt den Zuständen von Anacidität gemeinsam ist.

Bei kachektischen Personen sollte man nach der Virchowschen Drüse sehen, deren Vorhandensein für ein bereits inoperables Magencarcinom spricht. Durch Punktion dieser Drüse läßt sich histologisch recht schnell und einfach die sichere Diagnose eines Tumors stellen.

Die *Palpation* des Abdomens dient der Auffindung von Schmerzpunkten und ihrer Lokalisierung. Darüber hinaus ist es oft möglich, harte Resistenzen zu erfassen und Geschwülste des Magens festzustellen.

Die *Perkussion* des Magens kann besonders gut nach Anfüllung des Magens mit Luft oder Kohlensäure durchgeführt werden. Zu diesem Zweck läßt man den Kranken verdünnte Weinsäure trinken und gibt etwas später Natriumbikarbonat. Die Perkussion kann auf diese Weise einen Einblick in die Größe des Magens vermitteln, doch ist dieses Verfahren von der Röntgenuntersuchung weitgehend verdrängt worden.

Auch die *Auskultation* tritt am Magen etwas in den Hintergrund. Die Auskultation von Plätschergeräuschen nach kurzer vorheriger Perkussion bei nüchternen Patienten bietet einen Hinweis auf das Vorliegen einer Supersekretion.

Der Schwerpunkt der klinischen Mageninhaltsuntersuchungen liegt in der Bestimmung der Acidität bei der fraktionierten *Magenaushebung*. Je nach den Ergebnissen der Titration muß man zwischen Superacidität, Normacidität, Subacidität und Anacidität bzw. Achylie beim völligen Fehlen von Magensaft unterscheiden.

Bei gesunden, jüngeren Menschen findet sich in 80% aller Fälle eine Normacidität. Die Salzsäuresekretion steigt in den ersten beiden Lebensjahrzehnten an und scheint mit zunehmendem Alter abzunehmen. Unabhängig hiervon scheinen hohe Außentemperaturen die Salzsäuresekretion zu hemmen, während niedrigere Temperaturen eher zu einer Sekretionssteigerung führen.

Bei einem totalen Verlust des Magensaftes, bei Anlegung einer Magenfistel im Tierversuch, kommt es in wenigen Tagen zum Tode des Tieres. Auch beim Menschen treten nach häufigem Erbrechen oft schwere Störungen des Wasser- und Chlorionenhaushaltes ein, die zur Alkalose und zur Hypochlorämie führen. Unter Auftreten von Magentetanie kommt es zu einem Anstieg des Rest-N im Serum und zu einer hypochlorämisch bedingten Niereninsuffizienz, die schließlich zur Urämie führen kann.

Ausheberungen mit dem Magenschlauch haben gezeigt, daß der gesunde Magen normalerweise in nüchternem Zustande leer ist oder nur wenig Nüchternsekret enthält. Diese Menge, die zwischen 5 und 30 cm³ schwankt, liegt zwischen den einzelnen Schleimhautfalten im Magen verteilt und bildet am tiefsten Punkt den sog. „Schleimsee". Normaler Nüchterninhalt sieht leicht getrübt und schleimig aus. Seine Reaktion ist neutral oder schwach sauer. Milchsäure kann in winzigen Spuren als Spaltprodukt der Zellglykolyse gefunden werden.

Mikroskopisch werden grampositive Kokken und Stäbchen, Epithelien Leukocyten und Schleimpartikelchen angetroffen. In anaciden Magensäften kann es auch zu einer Ansiedelung von Colibakterien aus dem Darm kommen.

Dunkelbraunes, kaffeesatzartiges Nüchternsekret spricht für eine Blutung mit salzsaurer Hämatinumwandlung des Hämoglobins. Die Blutung kann hierbei aus dem Magen, aber auch aus gestauten Oesophagusvaricen kommen. Häufig deutet ein solcher Nüchterninhalt, besonders, wenn er noch einen sichtbaren Bodensatz enthält und einen kakaofarbenen Mißton aufweist, auf das Vorliegen eines zerfallenden Magencarcinoms.

Der mikroskopische Nachweis von Stärkekörnern, angedauten Muskelfasern und von Fett spricht für eine Mikroretention bei beginnender Pylorusstenose. Makroskopisch sichtbare Nahrungsreste, möglichst noch von den an Vortagen genossenen Speisen deuten auf eine gröbere Behinderung der Magenentleerung hin.

Bis vor dem ersten Weltkrieg war es allgemein üblich, sich mit Hilfe einer einmaligen Ausheberung nach einem *Probefrühstück* einen Einblick in die Magensekretionsverhältnisse zu verschaffen. Dieses Probefrühstück findet in praxi heute kaum noch eine Anwendung. Dafür hat sich die *fraktionierte Magenausheberung* nach einem Coffein- oder Alkohol-Probetrunk in der klinischen Diagnostik der Magensekretionsverhältnisse allgemein durchgesetzt. Der große Vorteil dieser Methode liegt neben der einfachen Handhabung in der Möglichkeit, die ganze Sekretions- und Entleerungsphase, sowie auch die Nachsekretion des Magens besser und übersichtlicher zu erfassen.

Die fraktionierte Ausheberung wird im Gegensatz zu der einmaligen Ausheberung beim Probefrühstück mit einer dünnen Verweilsonde durchgeführt. Man verwendet dazu einen langen dünnen Schlauch von $^1/_2$—$^3/_4$ cm Dicke, der am unteren Ende eine Metallolive mit mehreren Öffnungen hat. Dieser Magenschlauch wird des Morgens bei nüchternem Zustand eingeführt. An der Oberfläche des Schlauches ist eine Längeneinteilung in Dezimetern angebracht. Wenn man an dieser erkennt, daß der Sondenkopf 45—50 cm weit eingedrungen ist, so befindet sich der Sondenkopf im Magen. Mit einer an das zum Munde heraushängenden Schlauchende angebrachten Spritze saugt man zunächst möglichst allen Nüchternsaft ab. Nach dem Abziehen des Nüchternsaftes hatte man früher den Alkohol- oder Coffeinreiztrunk direkt durch die liegende Sonde in den Magen gegeben. Auf Grund der Untersuchungen besonders auch amerikanischer Autoren über die sog. Basalsekretion wird die auf die Entnahme des Nüchternsekretes folgende Leersekretion kontinuierlich mit einer Spritze abgesaugt und in 15 min-Fraktionen gesammelt. Auf diese Weise erhält man einen Einblick in die Größe der *Leer- oder Basalsekretion.* Nachdem diese Untersuchung durchgeführt worden ist, werden durch eine an den Schlauch angesetzte Spritze 300 cm³ einer warmen 5%igen Alkohollösung oder einer Lösung von 0,2 g Coffeinum purum in 300 cm³ destillierten Wassers als Reizlösung eingeführt. Diese Lösung wird vorher zweckmäßig durch 2 Tropfen einer 2%igen Methylenblaulösung blau gefärbt. Sodann saugt man im Abstand von je 10 min jedesmal etwa 10 cm³ Mageninhalt ab und füllt diesen in eine Reihe von Reagenzgläsern. Die Blaufärbung verschwindet normalerweise innerhalb 30—60 min nach Eingabe der Reizlösung. Diese Zeit bezeichnet man als *Entleerungszeit.* Sie kann bei krankhaften Zuständen verkürzt oder verlängert sein. Von dem Zeitpunkt des Verschwindens der Blaufärbung an soll die fraktionierte Magenausheberung noch mindestens 1 Std. lang weiter durchgeführt werden, um die Phase der Nachsekretion zu erfassen. Denn auch nach völliger Entleerung der Reizlösung hält die Magensaftsekretion noch eine Weile an. Man erhält jetzt meist bei den in 10-min-Abständen gewonnenen Magensaftmengen weniger als 10 cm³ Magensaft. Nur bei Reizmägen mit ausgesprochener Supersekretion sind die gewonnenen Mengen größer. Werden innerhalb der nächsten 60 min insgesamt mehr als 80 cm³ Mageninhalt gewonnen, so kann man eine Supersekretion annehmen. Eine Stunde nach der Entleerung des Probetrunkes kann der Versuch ruhig abgebrochen werden, auch wenn eine erhebliche Nachsekretion besteht, denn reizbare Mägen können bisweilen noch eine stundenlange Nachsekretion aufweisen. Die einzelnen Fraktionen werden filtriert und mit Dimethylaminoazobenzol und Phenolphthalein auf freie Salzsäure und Gesamtacidität titriert.

Die erhaltenen Resultate trägt man in ein Koordinationssystem ein und bezeichnet auf der Kurve die Zeit der ersten farbfreien Probe sowie das Auftreten von Gelbfärbung durch Gallerückfluß aus dem Duodenum. Die erste Fraktion nach der Einführung der Reizlösung zeigt gewöhnlich etwas geringere Säurewerte als der Nüchternsaft, was sich aus der Verdünnung erklärt. Unter normalen Verhältnissen verlaufen die Kurven der freien Salzsäure und der Gesamtacidität fast parallel in der Form eines Bogens; der höchste Säuregrad von 30—70 Gesamtacidität und von 20—50 freier Salzsäure ist etwa nach 40 bis 60 min erreicht, also ungefähr zur gleichen Zeit wie das Verschwinden der Blaufärbung. Eine hohe steile Kurve mit einer Gesamtacidität von 80—130 und einem Gehalt an freier Säure von übermäßig hohen Säurewerten erreichen ihr Maximum meist schon nach 30—40 min. Sie finden sich bei Duodenalgeschwüren und bei gewissen abnormen Reizzuständen der Magenschleimhaut.

Bei schweren Schädigungen des Magens, z. B. bei Magenkrebs, perniziöser Anämie und Achylie aus anderen Ursachen mit Schleimhautatrophie, pflegt die Gesamtacidität sehr niedrig zu sein (unter 30), und es besteht sehr häufig ein Defizit an freier Salzsäure. Die Kurve verläuft dabei niedrig und flach, und bemerkenswert ist der weite Abstand der Gesamtaciditätskurve von derjenigen der freien Salzsäure bzw. von dem negativen Werte des Salzsäuredefizits.

Vor der eigentlichen Titration kann man orientierend die Reaktion des ausgeheberten Mageninhalts durch Lackmuspapier prüfen; saure Reaktion kann bedingt sein: 1. durch freie Salzsäure, 2. durch Salzsäure, welche locker an Eiweißstoffe und organische Basen gebunden ist und 3. durch organische Säuren, z. B. Milchsäure, Essigsäure, Buttersäure. Die Anwesenheit von freier Salzsäure kann gleichfalls während der Untersuchung mit Hilfe von Kongorot-Papier bestimmt werden. Der Indicator ist in Gegenwart von freier HCl blau gefärbt. Diese Reaktion ist zwar in praxi nicht ausschließlich für die Salzsäure spezifisch, sondern zeigt allgemein eine stark saure Reaktion an, diese kann aber im Magensaft praktisch nur durch die freie Salzsäure hervorgerufen werden. Milchsäure, die an sich diese Reaktion auch gibt, kommt im Magensaft nie in der erforderlichen Konzentration vor.

Um zu ermitteln, ob freie (überschüssige) Salzsäure vorhanden ist, bringt man einige Tropfen Mageninhalt in ein Porzellanschälchen und setzt ebensoviel von Günzburgschem Reagens zu (2 g Phloroglucin, 1 g Vanillin, 30 g Alkohol) und dampft über kleiner Flamme vorsichtig ab. Bei Gegenwart von freier Salzsäure bilden sich rote Streifen am Rand der Flüssigkeit. Das Günzburgsche Reagens ist nicht sehr haltbar und muß öfters erneuert werden, es ist deshalb zweckmäßig, die beiden Bestandteile des Reagens, in je 15 cm³ Alkohol gelöst, getrennt vorrätig zu halten und erst zum Gebrauch eine gleiche Anzahl von Tropfen der beiden zu mischen.

Diese Reaktion ist sehr empfindlich, sie ist noch positiv bei einer Konzentration an freier Salzsäure von $0,1^o/_{oo}$.

Der große Vorteil der fraktionierten Magenausheberung gegenüber der einmaligen Ausheberung beim Probefrühstück zeigt sich weiterhin darin, daß auch bei einem nach 60 min gefundenen normaciden Wert beim Probefrühstück dieser Wert nur relativ sein kann und daß vielleicht etwas später

eine superacide Phase der Diagnostik entgeht. Bei der Beurteilung von
Säurekurven gilt die erste Betrachtung den *höchsten Werten der Gesamt-
acidität*. Ferner spielt die *Dauer der Sekretion* eine wesentliche Rolle für die
Beurteilung des bestehenden Sekretionstyps. Normalerweise beträgt die
Dauer der Sekretion etwa 120—150 min. Die *Entleerungszeit* dauert
normalerweise 60—80 min. Auch die Form der Acidikurve läßt Rückschlüsse auf das Vorliegen bestimmter Magenerkrankungen zu. Eine normale Säurekurve steigt gleichmäßig an und erreicht nach etwa 50 min.
Säurewerte von 40—50 für die Gesamtacidität. Danach fällt sie in gleicher
Weise wieder ab, weist eine Entleerungszeit von 60—80 min auf und
zeigt nur eine geringe, in jedem Falle unter 80 cm³ liegende Nachsekretion
innerhalb der nächsten Stunde. Die Säurekurven für die freie HCl und für
die Gesamtacidität laufen dabei mit Unterschieden von 15—20 Titrations-
graden einander parallel.

Bei der *Superacidität* gibt es verschiedene Formen. Besonders beim
Ulcus duodeni findet sich eine ausgesprochene Kletterkurve (climbing
type). Daneben finden sich superacide Säurekurven, die ihren Gipfel
erst recht spät erreichen (Spätacidität). HENNING und NORPOTH
beschrieben eine Form der Superacidität, die schon im Nüchterninhalt
des Magens extrem hohe Säuregrade aufweist und nicht durch Reiz-
lösungen, ja sogar nicht einmal durch den Histaminreiz zu einem
weiteren, wesentlichen Anstieg gebracht werden können (sog. maximale Dauersekretion).

Subacide Kurven finden sich bei der chronischen Gastritis und
gelegentlich auch beim Ulcus ventriculi. Auch bei diesen Fällen kann
die Entleerungszeit normal oder verlängert sein.

Besonders bedeutungsvoll ist die Feststellung einer *Anacidität*.
Bei dieser findet sich auch nach dem Reiztrunk keine freie Salzsäure.
Man unterscheidet Säurekurven mit geringem und mit hohem HCl-
Defizit (Feststellung durch Titration an der Menge der bis zum Auftreten der Reaktion auf freie HCl erforderlichen n/10 HCl). Besonders
große Unterschiede der beiden Säurekurven mit hohem HCl-Defizit
sind auf das Vorliegen eines Magencarcinoms verdächtig. Eine weitere
Unterscheidung der Art der Anacidität geschieht durch die *Histamin-
probe*. Man unterteilt die Anacidität in histaminpositive und hista-
minrefraktäre Formen. Technisch wird hierbei im einzelnen wie folgt
vorgegangen: Zeigt es sich, daß nach Gabe des Reiztrunkes nach
mindestens 4 Proben keine freie Säure auftritt, so injiziert man 0,5 mg
Histamin subcutan, am besten in den rechten Unterarm. Bei Nebenwirkungen (Kreislaufkollaps, Cyanose, stärkere Rötung und Ein-
genommensein des Kopfes) kann eine weitere Resorption durch Ab-
schnürung des Armes verhindert werden. Am besten legt man vor der
Injektion eine Blutdruckmanschette um den Oberarm, die man
gegebenenfalls durch Luftaufblasung soweit verengen kann, wie gerade
eine Resorption des Histamins erwünscht erscheint. Zeigt sich bei
weiteren Magensaftproben auch nach der Histamininjektion keine
freie Salzsäure, so spricht man von einer histaminrefraktären Anacidität. Wegen der gelegentlich auftretenden Kreislaufwirkungen sei man
mit der Anwendung von Histamin bei Coronarsklerotikern sowie bei
hohem Blutdruck etwas zurückhaltend.

Aus den Bemerkungen über die Salzsäurebildung im Magensaft geht hervor, daß auch gewisse Farbstoffe, wie beispielsweise das Neutralrot in den Belegzellen gespeichert werden. Diese Tatsache und die Ausscheidung dieser Farbstoffe durch die Belegzellen hat zu der Annahme geführt, diese Ausscheidung mit der HCl-Sekretionsfähigkeit der Magenschleimhaut in Beziehung zu bringen. Hierauf beruht die *Chromoskopie*, eine spezielle Funktionsprobe der Salzsäuresekretion. Bei dieser werden bei liegender Magensonde 5 cm³ einer 1%igen Neutralrotlösung langsam i.v. appliziert und dann der Mageninhalt in Abständen von je 10—15 min mit einer Spritze abgezogen und beobachtet, wann der gewonnene Mageninhalt sich rosa oder rot färbt. Normalerweise kommt es nach 8—15 min zu einer kräftigen Rotfärbung. Bei Anacidität tritt eine Rotfärbung oder bisweilen auch eine Braunfärbung (Neutralrot schlägt im alkalischen Bereich in Braun um) erst viel später und auch erheblich schwächer auf. In anderen Fällen kann eine Färbung des Magensekretes auch ganz ausbleiben. Die Farbstoffexkretion ist vom jeweiligen Sekretionstyp unabhängig, solange überhaupt die Säuresekretion erhalten ist. Bei Schleimhautatrophie und bei mit Achylie einhergehenden Gastritisformen ist die Farbstoffexkretion meist völlig erloschen, doch gibt es auch vereinzelte anacide Gastritiden mit normalen oder verringerten Farbstoffausscheidungen (HENNING). KATSCH und KALK sehen in der Chromoskopie eine empfindliche Funktionsprobe der Säuresekretion. HENNING konnte sogar nachweisen, daß Histamin bei histaminrefraktärer Anacidität manchmal noch imstande ist, eine erloschene Farbstoffexkretionsfähigkeit wieder hervorzurufen oder bei verzögerter Ausscheidung eine Beschleunigung eintreten zu lassen.

Außer der Salzsäure und den sauren anorganischen Salzen kommen im Mageninhalt auch organische Säuren vor: Milchsäure, Essigsäure, Buttersäure u. a.; diese werden nicht von der Magenschleimhaut sezerniert, sondern bilden sich bei Stagnation und Gärung des Speisebreies, besonders der Kohlenhydrate. Unter diesen organischen Säuren kommt die größte Bedeutung der Milchsäure zu. Diese bildet sich nur dann, wenn keine freie Salzsäure vorhanden ist, hauptsächlich bei Stagnation der Ingesta; sie ist das Produkt gewisser langer unbeweglicher Bakterien, welche leicht mit Methylenblau zu färben sind. Diese langen Bakterien wuchern besonders reichlich im Mageninhalt bei Carcinoma ventriculi und werden insbesondere in kleinen Blutklümpchen gefunden, welche dem Erbrochenen oder dem ausgeheberten Mageninhalt beigemischt sind. Reichliche Mengen von Milchsäure finden sich deshalb am häufigsten beim Carcinom des Magens, kommen aber in seltenen Fällen auch bei anderen Magenkrankheiten vor; andererseits kann die Milchsäure bei Carcinomen fehlen, wenn freie Salzsäure im Mageninhalt vorhanden ist. Geringe Mengen von Milchsäure finden sich nach den Untersuchungen von MATSUOKA, NORPOTH und KADEN regelmäßig als normal vorkommendes Produkt der Zelltätigkeit. Diese Menge ist jedoch so gering, daß sie mit der Uffelmannschen Reaktion nicht nachgewiesen werden kann.

Zum Nachweis der Milchsäure schüttelt man etwa 10 cm³ filtrierten Mageninhalts mit etwa 5 cm³ Äther in einem Reagensröhrchen oder besser in einem kleinen Scheidetrichter tüchtig durch, hebt die Ätherschicht, welche die Milchsäure aufgenommen hat, ab oder läßt im Scheidetrichter den Magensaft ablaufen. Hierauf fügt man 5 cm³ dest. Wasser zu, dem man

2 Tropfen einer verdünnten Eisenchloridlösung (1:9 aq.) zugesetzt hat, und schüttelt wieder kräftig. Bei Anwesenheit von Milchsäure färbt sich das Wasser gelbgrün durch Bildung von milchsaurem Eisen. Statt der dünnen Eisenchloridlösung kann auch das Uffelmannsche Reagens genommen werden (30 cm³ 1%iger Carbolsäurelösung, der man 3 Tropfen Eisenchloridlösung frisch zugesetzt hat). Die amethystblaue Farbe wird durch Milchsäure in Zeisiggelb oder Gelbgrün verwandelt.

Quantitative Bestimmung der Acidität

Um die Gesamtacidität quantitativ zu bestimmen (welche durch freie sowie gebundene HCl, durch organische Säuren und saure Salze bedingt sein kann), mißt man mittels einer Pipette 10 cm³ filtrierten Mageninhalts in ein Becherglas ab, verdünnt mit destilliertem Wasser und versetzt mit einigen Tropfen Phenolphthaleinlösung. Hierauf läßt man aus einer Bürette vorsichtig so lange $^1/_{10}$-Normalnatronlauge zufließen, bis ein Umschlag in Rot eintritt und auch beim Umrühren bestehen bleibt. Statt des Phenolphthaleins kann man auch Lackmustinktur verwenden, die aber etwas niedrigere Aciditätswerte liefert. Die Zahl der bis zur Neutralisation (bleibenden Rotfärbung) verbrauchten Kubikzentimeter $^1/_{10}$-Normalnatronlauge drückt die Acidität aus, und zwar pflegt man diese Zahl auf 100 cm³ Mageninhalt zu berechnen. — Will man ermitteln, wieviel freie Salzsäure im Mageninhalt vorhanden ist, so kann man sich des gleichen Titrierverfahrens bedienen, nur muß statt des Phenolphthaleins als Indicator Dimethylaminoazobenzol (einige Tropfen einer 0,5%igen Lösung: Umschlag von Rot in Orange) oder die Phloroglucinvanillinprobe verwendet werden. Zweckmäßig titriert man in derselben abgemessenen Portion Mageninhalt zuerst mit Dimethylamino-azobenzol auf freie HCl und dann unter Zusatz von Phenolphthalein auf Gesamtacidität. Hat man es mit Mangel an freier Salzsäure zu tun, so kann man umgekehrt das „Salzsäuredefizit", d. h. diejenige Menge $^1/_{10}$-Normal-salzsäure bestimmen, welche nötig ist, bis eben die Reaktion auf freie HCl mit Kongorot oder Phloroglucinvanillin eintritt.

Wenn ein Mageninhalt starke Reaktion auf freie Salzsäure darbietet, darf man annehmen, daß er keine organischen Säuren enthält.

Ist in dem Mageninhalt der Säuregrad abnorm gering, so spricht man von *Subacidität*. Dabei läßt sich meist ein Fehlen der freien, d. h. überschüssigen Salzsäure mit dem Günzburgschen Reagens nachweisen. Dieses Fehlen der freien Salzsäure auf der Höhe der Magenverdauung findet in manchen Fällen, z. B. bei Atrophie der Magenschleimhaut, dadurch seine Erklärung, daß zu wenig Salzsäure oder überhaupt eine zu kleine Menge von Magensaft sezerniert wurde. In anderen Fällen ist der Mangel an freier Salzsäure dadurch bedingt, daß eine zu große Menge jener Verdauungsprodukte des Eiweißes vorhanden ist, welche Salzsäure zu binden vermögen (Albumosen, Peptone, Aminosäuren und -basen). Es tritt infolgedessen ein Salzsäure-defizit auf; ein solches findet sich häufig bei Magencarcinomen, weil bei diesen der Mageninhalt oft eine weitgehende Zersetzung erleidet. Doch kann manchmal beim Magenkrebs auch der Salzsäuregehalt normal und selbst gesteigert sein, besonders wenn sich das Carcinom auf dem Boden eines alten Magengeschwürs entwickelt hat. Außer bei Carcinom findet sich Subacidität auch bei manchen Formen von Gastritis, bei chronischen Cholecystopathien und im höchsten Grade bei atrophischen Prozessen der Magenschleimhaut. Letztere können bisweilen auch zu einem Versiegen der Pepsin- und Lab-fermentsekretion führen (Achylia gastrica); dieser Zustand kommt regel-mäßig vor bei perniziöser Anämie.

Intragastrale p_H-Messung. In den letzten Jahren ist immer wieder geltend gemacht worden, daß bei den Titrationen des Magensaftes nicht die für die peptische Verdauung wichtige H-Ionenkonzentration bestimmt werden kann. Aus diesem Grunde ist laufend versucht worden, geeignete Meßgeräte in den Magen zu bringen, um die jeweils herrschende H-Ionenkonzentration messen zu können. Dies ist aber erst in den letzten 10 Jahren gelungen. Die Messung der H-Ionenkonzentration im Magen geschieht mit der p_H-Sonde. Diese Sonde besitzt zwei Calomel-Antimonelektroden, die mit einer gesättigten Kaliumchloridlösung in Verbindung stehen.

Beim Gesunden liegen im Nüchterninhalt des Magens die p_H-Werte bei 6—7. Unter Histaminreiz fällt das p_H innerhalb einer Stunde auf einen Wert von 2—1,5, um im weiteren Verlauf wieder in den neutralen Bereich zurückzukehren. Beim Ulcus duodeni werden oft schon im Nüchterninhalt p_H Werte von 2,5—2 gefunden, während beim Magencarcinom die p_H-Werte meist im neutralen oder leicht basischen Bereich liegen.

Zur Untersuchung der *eiweißverdauenden Kraft* des Magensaftes bringt man zu demselben in zwei Reagenzgläsern je ein Flöckchen ausgewaschenen Blutfaserstoffes; zu der einen Probe gibt man einige Tropfen 1%ige Salzsäure und setzt dann beide Röhrchen im Brutschrank der Körpertemperatur aus. Ist nach 6—12 Std. in keiner von beiden Proben die Fibrinflocke aufgelöst, so liegt Mangel an Pepsin vor; ist nur in der mit Salzsäure versetzten Probe das Fibrin verdaut, so enthält der Magensaft Pepsin, aber keine Salzsäure. Bei normalem Magensaft ist in beiden Proben nach 1—2 Std. das Fibrin verschwunden. Diese Methode ist aber nur eine grobe Orientierung über die Pepsinverdauung. Zum Nachweis von Fermentstörungen hat MERTEN eine Methode angegeben, die es ermöglicht, die tatsächlich im Magen stattfindende Verdauung an der Aufspaltung eines Eiweißtrunkes zu überprüfen. Bei diesem Verfahren kann auch die ganze Fermentaktivität erfaßt werden, die ja nur bei optimalen p_H-Verhältnissen erfolgen kann.

Durchführung der Methode. Nach Aushebern der Nüchtern- und Leersekrete durch die eingeführte Magensonde werden statt des sonst üblichen Alkohol- oder Coffeinprobetrunkes 300 cm³ einer auf 37° angewärmten 2%igen Hämoglobinlösung (Behringwerke, Marburg a. d. Lahn) mit einer größeren Glasspritze durch die Sonde gegeben. Das p_H dieses Probetrunkes liegt etwa bei 7. Während der folgenden $^1/_2$ Std. wird der Mageninhalt durch ständige Entnahme und Wiedereinführung kleiner Mengen des Probetrunks durchmischt. Nach 20—30 min werden durch die liegende Sonde jeweils 20 cm³ des Probetrunkes entnommen und die folgenden Untersuchungen angestellt: 1. *Messung des p_H*; 2. *Bestimmung des Gesamt-N* in 0,5 cm³ der entnommenen Probe, um die Verdünnung des Probetrunks durch den Magensaft zu erfassen; 3. *Bestimmung des Nicht-Eiweiß-N im Trichloressigsäurefiltrat* (titrimetrisch oder als Tyrosin-N mit dem Phenolreagens nach FOLIN-CIOCALTEU, wozu sofort zu 2,5 cm³ des Ausgeheberten 0,5 cm³ Aqua dest. sowie 5 cm³ einer 0,3 n Trichloressigsäure zugegeben werden und gut vermischt werden müssen; das Ganze wird durch einen Schleicher & Schüll-Filter 595 filtriert).

Zur Erfassung des N (KJELDAHL) wird 1 cm³ des Trichloressigsäurefiltrates verascht und die N-Bestimmung durchgeführt.

Zur Erfassung des Tyrosin-N werden zu 0,5 cm³ des Trichloressigsäurefiltrates 2,5 cm³ eines Gemisches aus 60 Teilen Aqua dest. und 100 Teilen einer 0,3 n Trichloressigsäure zugegeben, dazu 5 cm³ einer 0,5 n NaOH und 1,5 cm³ des 1:3 mit Aqua dest. verdünnten Phenolreagens. Die entstehende Blaufärbung wird photometrisch gemessen. Diese von MERTEN ausgearbeitete Methode basiert auf der von ANSON angegebenen Hämoglobin-Trichloressigsäuremethode. Von dem erhaltenen Verdauungswert wird der Substratleerwert abgezogen (dieser wird in der gleichen Weise hergestellt, wie bei dem Verdauungswert angeführt, es werden nur anstelle des Ausgeheberten 2,5 cm³ des Probetrunks verwandt). Von dem Verdauungswert wird jetzt der Substratleerwert abgezogen, der nunmehr sich ergebende Wert gibt die Aufspaltung des Probetrunks während der ersten 20—30 min bei dem von der Versuchsperson erreichten p_H an. Die jeweilige Verdünnung kann durch Bestimmung des Gesamtstickstoffes der entnommenen Probe errechnet werden.

Erfassung der gesamten Fermente. Hierzu werden etwa 6 cm³ der ausgeheberten Probe mit 1 n-HCl auf ein p_H von 3,5 gebracht und eine Verdauung bei 37° für 3 Std. durchgeführt. Dann werden 2,5 cm³ enteiweißt und weiter behandelt, wie oben beschrieben. Es kann auch auf p_H 1,8 eingestellt und so außer der Kathepsin- auch die Pepsinaktivität bestimmt werden.

MERTEN konnte in zahlreichen Versuchen zeigen, daß der Hämoglobinprobetrunk unter normalen Voraussetzungen in der zweiten halben Stunde aus dem Magen entleert wird. In den ersten 20 min sind, normale Säure- und Fermentbildung vorausgesetzt, meist über 40% des zugeführten Hämoglobins verdaut. Die Spaltungswerte beim Normalen liegen im 20 min-Wert in 5 cm³ der ausgeheberten Probe

bei 6,4—10 mg Nichteiweiß-N,
bzw. 0,250—0,350 mg Tyrosin-N.

Da 5 cm³ des Probetrunkes i. D. 16 mg N enthalten, entsprechen diese Werte also einer 40—65%igen Spaltung der insgesamt verabreichten 6 g Globin.

Werte unter 6 mg Nichteiweiß-N
bzw. 0,200 mg Tyrosin-N

sprechen für eine Subfermentie.

Werte über 10 mg Nichteiweiß-N
bzw. 0,350 mg Tyrosin-N

sprechen für eine Hyperfermentie.

Zur Untersuchung auf Labferment versetzt man im Reagenzglas etwa 10 cm³ ungekochte Milch mit einigen Tropfen filtrierten Magensaftes. Bei Gegenwart von Labferment tritt binnen einer Viertel- oder halben Stunde Gerinnung ein. Ist keine Gerinnung aufgetreten, so versetzt man 10 cm³ Milch mit 3 cm³ einer 5%igen Chlorcalciumlösung und einigen Tropfen Magensaft. Ergibt sich danach Coagulation, so war das Cymogen des Labfermentes vorhanden. Die Coagulation erfolgt rascher bei Körpertemperatur (im Brutschrank).

Die Empfindlichkeit der Magenschleimhaut gegenüber *Dehnung* wird in einer einfach durchzuführenden Funktionsprobe ausgenutzt. Hierbei wird eine Magensonde in den Magen eingeführt, die mit einem Dreiwege-Hahn, einem Gummigebläse und einem Wassermanometer verbunden ist. Nach Einführung der Sonde wird dem Kranken langsam so viel Luft in den Magen eingeblasen, bis dieser ein Schmerzempfinden verspürt. Gesunde geben nach einem Druck von etwa 25 cm H_2O ein leichtes Spannungsgefühl an, bei

akuter Gastritis werden dagegen schon bei einem Druck von 10—15 cm H_2O
Schmerzen angegeben. Kontraindikation für diese Untersuchung stellen alle
zur Perforation neigenden Geschwüre sowie frische Blutungen dar.

Auch die Bestimmung der *Jodresorptionszeit* im Magen läßt Schlüsse
auf den jeweiligen Grad der Gastritis zu. Diese Methode wurde 1932 von
HENNING angegeben. Bei der zu untersuchenden Person wird zunächst
morgens nüchtern eine dünne Verweilsonde 50 cm tief in den Magen gelegt
und eine linke Seitenlage eingenommen. Der Magen wird aufgebläht, der
Nüchterninhalt abgezogen. Durch subcutane Injektion von 2—4 mg Pilo-
karpin wird eine starke Speichelsekretion hervorgerufen. Nach 4 min wird
eine Speichelprobe abgenommen. Darauf werden 10—20 cm³ einer 7%igen
Jodkaliumlösung durch die Sonde in den erneut aufgeblähten Magen
gegeben. Durch vorsichtige Nachfüllung von Luft wird der Magen entfaltet
gehalten. Weitere Speichelproben werden im Abstand von $2^1/_2$ min entnommen. Die Versuchsdauer beträgt 30 min, danach werden alle entnommenen Speichelproben mit der Stärkereaktion auf Jod geprüft. Beim
Magengesunden darf kein Jod im Speichel nachweisbar sein. Bei akuter
Gastritis besteht eine erhebliche Resorptionsbeschleunigung für das Jodion,
das schon nach 10—20 min im Speichel nachweisbar wird. Die positive
Resorptionsprobe spricht für stärkere entzündliche Veränderungen der
Magenschleimhaut.

Mikroskopische Untersuchung des Magensafttrockenbildes

1933 haben HENNING und NORPOTH eine Untersuchungsmethode des
Magens aus dem Eintrocknungsbild des Magensaftes angegeben. Man bringt
einen Tropfen filtrierten Magensaftes auf einen Objektträger und läßt ihn
dort eintrocknen. Beim Magengesunden zeigt das Eintrocknungsbild eine
zarte, grauweißliche Schicht mit stumpfer Oberfläche. Schon makroskopisch
erkennt man einen Zentralteil und eine ringförmige Randschicht. Die
Zentralpartie besteht aus gitterförmig angeordneten Kochsalzkristallen, die
in der Mitte des Präparates recht zart, an den Randpartien dagegen oft
plumper ausgebildet sind. Ein strukturloser, schmaler Eiweißstreifen rahmt
die Kochsalzgitter allseitig von der Randfläche her ein. Dieser Eiweißring
ist nun bei schwereren Gastritisformen deutlich verbreitert, man spricht in
diesen Fällen von einem *positiven Ringphänomen*. In dieser stark verbreiterten bis zu 100—150 μ dicken Randzone kommen im Gegensatz zu
dem sonst strukturlosen Ring deutliche Wellenlinien vor, die einen nach dem
Zentrum des Tropfens hin offenen Bogen aufweisen und als ,,*Sprungfiguren*''
bezeichnet werden. Diese verbreiterte eiweißhaltige Randzone beim positiven
Ringphänomen ist der Ausdruck eines vermehrten Eiweißgehaltes im Magensaft. Eine Breite der Randzone von 100—150 μ entspricht ungefähr einem
Eiweißgehalt von 25—30 mg-% N. Klinisch kann man ein Ringphänomen
bei diffusen Magenschleimhautatrophien, beim Carcinom, bei der perniziösen
Anämie, aber auch bei hypertrophischer Gastritis finden. Im Tierexperiment
kann nach Alkoholreiz oder nach Histamininjektion eine Verbreiterung der
Ringzone erreicht werden.

Untersuchung des Stuhles auf Blut

Eine ,,indirekte Magenuntersuchung'' stellt auch die Untersuchung
des Stuhles auf Blut dar. Eine solche, ohne eine entsprechende fleisch-
freie und chlorophyllfreie Kost, hat nur bei ausgesprochenem ,,Teer-
stuhl'' einen Sinn. Dieser ist jedoch schon makroskopisch leicht zu
erkennen und deutet auf eine Blutung aus dem Magen oder den oberen

Dünndarmteilen hin. Auch eine Blutung aus Oesophagusvarizen kann
einen Teerstuhl hervorrufen. Zum Nachweis einer okkulten Blutung
ist eine dreitägige Vorbereitungszeit, während der der Kranke eine
fleisch- und blutfreie Nahrung einzunehmen hat, unbedingte Voraussetzung. Außer Fleisch, Fleischbrühe und grünen, chlorophyllhaltigen
Gemüsen dürfen auch keine anthrazenhaltigen Abführmittel, kein
Phenolphthalein und keine Brompräparate gegeben werden, die eine
positive Blutprobe vortäuschen können. Es ist auch darauf zu achten,
daß beim Zähneputzen keine Zahnfleischblutungen auftreten, am
besten läßt man den Patienten während dieser Zeit nur den Mund
spülen. Selbstverständlich ist ferner vorher das Vorhandensein von
evtl. blutenden Hämorrhoiden auszuschließen.

Von dem unter diesen Kautelen gewonnenen Stuhl wird eine kleine
Probe aus der Mitte des Stuhls genommen und für die Untersuchung verwandt. Von den einzelnen Verfahren zum chemischen Nachweis des okkulten
Blutes ist die Chloralhydrat-Alkohol-Guajakprobe von BOAS recht empfehlenswert. Ein kleines erbsgroßes Stuhlpartikelchen wird in einem kleinen
Porzellanschälchen verrieben. Dann wird die Reagenzlösung hergestellt
(2 cm³ einer 70%igen Chloralhydratlösung in 94%igem Alkohol und 10
Tropfen Eisessig) und der ausgestrichene Stuhl mit dieser Lösung übergossen
und 5—10 min stehen gelassen. Die Flüssigkeit wird durch ein Mullfilter in
ein Reagenzglas gegossen, das einige Körnchen Guajak enthält. Diesem
Gemisch werden 2 Tropfen unverdünnten Perhydrols zugesetzt und geschüttelt. Beim Vorhandensein von Blut tritt sofort Blaufärbung ein.

. Noch einfacher aber läßt sich okkultes Blut mit der Benzidinreaktion
nachweisen, die aber so empfindlich ist, daß es zweckmäßiger erscheint, sie
in der Modifikation von GREGERSEN anzuwenden. Eine von der Firma
Merck in den Handel gebrachte Tablette Benzidin wird, ohne mit der Hand
berührt worden zu sein, zerrieben und mit 10 cm³ Eisessig in Verbindung
gebracht. Die Objektträger mit der Stuhlprobe werden mit dieser Lösung
übergossen und beurteilt. Eine Blaufärbung beweist das Vorhandensein
von Blut.

Immer wieder ist versucht worden, die mikroskopische Diagnostik
und speziell die cytologische Untersuchung des Magensaftes weiter
auszubauen. Diese Verfahren sind jedoch durch die zellauflösenden
Eigenschaften des Magensekretes stark erschwert. Unter dem Einfluß
der Arbeiten von PAPANICOLAOU wurden auch bei der Cytodiagnostik
des Magencarcinoms neue Wege beschritten.

Spezielle Operationsgastroskope, die die Möglichkeit einer Probe-
excision aus der vitalen Schleimhaut gestatten, beseitigten die Schwierigkeiten, die sich einer *cytologischen Untersuchung* der abgeschilferten und
bereits angedauten Zellelemente entgegenstellten, doch ist diese Methode
nicht ganz ungefährlich. In Deutschland wurde von HENNING und WITTE
eine besondere „*Zelltupfsonde*" angegeben, die unverändertes Zellmaterial
komplikationslos zu gewinnen gestattete. Die Zelltupfsonde besteht aus
einem kleinen Schwammgummitupfer, der an einem flexiblen Mandrin
befestigt ist. Dieser wird in einem dicken Magenschlauch in den Magen
eingeführt, wobei die vordere Öffnung des Magenschlauches zur Vermeidung
von Verunreinigungen mit einem Cellophanhäutchen verschlossen ist. In
der gewünschten Tiefe wird der Mandrin vorgeschoben, das Cellophan-

häutchen durchstoßen und der Gummischwamm mehrmals an der Magenwand entlanggeführt. Hiernach wird der Mandrin mit dem Tupfer wieder zurückgezogen und im Schutze des Magenschlauches herausgezogen. Der Tupfer wird sofort mit physiologischer Kochsalzlösung abgespült. Die Lösung wird anschließend zentrifugiert und das Filtrat im Phasenkontrastmikroskop untersucht. Mit dieser Methode können Tumorzellen im Phasenkontrastverfahren nachgewiesen werden.

Weitaus bessere Einblicke in das Geschehen der Magenschleimhaut kann man jedoch mit der *Methode der Saugbiopsie* gewinnen. Die ersten Geräte dieser Art wurden 1949 von dem Schweden TOMENIUS und dem Australier WOOD angegeben. Später haben in Deutschland HENNING und HEINKEL die Methode weiter ausgebaut und modifiziert. Mittels eines Unterdruckverfahrens wird ein Stück Magenschleimhaut der Fundusgegend in eine etwa 2 mm große Öffnung des Instrumentes gezogen und abgestanzt. Das gewonnene Material wird anschließend in der üblichen Weise histologisch untersucht.

Dieses Verfahren eignet sich ganz besonders für die Differenzierung der verschiedenen Gastritisformen. Dabei ist die Tatsache besonders bemerkenswert, daß das histologische Schleimhautbild in den meisten Fällen keine Übereinstimmung mit den bei der Gastroskopie gewonnenen Eindrücken ergibt. Auch konnten HENNING und HEINKEL kürzlich zeigen, daß beim Ulcus duodeni meist geringere gastritische Veränderungen an der Fundusschleimhaut anzutreffen waren als beim Ulcus ventriculi. Hier waren die histologischen Zeichen einer gleichzeitig bestehenden Gastritis meist viel stärker vorhanden.

Die alte Anschauung SCHINDLERS, daß eine subtile Diagnostik der verschiedenen Gastritisformen nur gastroskopisch möglich sei, scheint durch die letzten Untersuchungsergebnisse mit dem Verfahren der Schleimhautbiopsie stark erschüttert worden zu sein.

Gastroskopie

Seit der erstmaligen Einführung eines dünnen Metallrohres in den Magen eines Schwertschluckers durch KUSSMAUL fehlt es nicht an Versuchen und Konstruktionen, optische Systeme in den Magen zu bringen, um eine direkte Besichtigung der Magenschleimhaut zu erreichen. Aber erst der Fortschritt der Technik hat in den Jahren nach dem ersten Weltkrieg wirklich gebrauchsfähige Gastroskope entstehen lassen.

Das erste brauchbare Gastroskop wurde von ELSNER geschaffen. SCHINDLER konstruierte 1922 ein Gastroskop, das aus einem starren geraden Rohr von 11 mm Durchmesser bestand und mit einer ausgezeichneten Optik versehen war. Später gelang es KORBSCH, ein Instrument zu bauen, das nur einen Durchmesser von 7 mm hatte. Dieses Instrument, auch starres Gastroskop genannt, ist mit seinen drei, bei liegendem Außenschaft auswechselbaren optischen Systemen (prograde, orthograde und retrograde Optik), der Prototyp der heute noch verwendeten Gastroskope. Neben diesem starren Gastroskop gibt es noch eine flexible Konstruktion von WOLF-SCHINDLER.

Dieses flexible Gastroskop besitzt einen starren Metallteil und einen biegsamen Teil aus Hartgummi. In diesem befindet sich das optische System, das aus zahlreichen, hintereinandergereihten Linsen mit kurzer Brennweite besteht. Diese sind in kleinen Cylindern angeordnet und durch

Kugelgelenke miteinander verbunden. An der Spitze befindet sich neben dem optischen Fenster eine helle Lichtquelle. Das Instrument gestattet eine Durchbiegung bis zu 34° bei noch erhaltener Magensicht. Durch Verwendung von pro- und retrograden Optiken kann die Magensicht erweitert werden. Der große Nachteil dieses Systems liegt aber darin, daß die verschiedenen Optiken nicht ohne eine Herausnahme und Neueinführung des ganzen Gerätes auswechselbar sind. Dieses Gastroskop hat einen Durchmesser von 11 mm im flexiblen Teil. Die Einführung geschieht ähnlich der eines dicken Magenschlauches und ist gegenüber dem starren System wesentlich einfacher und leichter. Ernste Zwischenfälle sind bei vorsichtiger Handhabung des Instrumentes und bei Beachtung der Kontraindikationen nicht zu befürchten. Die Gastroskopie eignet sich besonders zur Beurteilung der verschiedenen Schleimhautveränderungen. In keinem Röntgenbild können diese Veränderungen so gut dargestellt werden, wie bei der direkten Betrachtung durch die Gastroskopie. Durchblutung und Farbe der Schleimhaut, Menge und Aussehen des Magensekretes, Beweglichkeit und Starre der einzelnen Schleimhautfalten sowie deren Verlauf lassen sich bei einiger Geschicklichkeit gut überblicken. Oft kann nur die direkte Ansicht einer carcinomverdächtigen Partie über Malignität oder Gutartigkeit des Prozesses entscheiden. Somit hat auch die Gastroskopie ihren festen Platz in der Diagnostik der Magenkrankheiten gefunden, obwohl bei der Differenzierung der einzelnen Gastritisformen die cytologischen Befunde überzeugender sind.

Ausgesprochene Kontraindikationen für die Gastroskopie stellen anatomische Veränderungen der oberen Brustwirbelsäule, Oesophagusvarizen, Oesophagusdivertikel sowie ältere Personen mit coronarsklerotischem Myokardschaden dar. Auch die Festhaltung der gesehenen Befunde durch die Photographie war schon seit Jahren das Ziel der Gastroskopiker, aber erst in der letzten Zeit war es durch die Weiterentwicklung der optischen Systeme möglich geworden, brauchbare Bilder der Magenschleimhaut in Schwarz-weiß-Photographie zu erhalten. Seit 1957 ist es auch möglich, gastroskopische Farbaufnahmen von der Magenschleimhaut zu erhalten. Lichtstarke optische Systeme und die Schaffung von hochempfindlichen Farbfilmen (Super Anscochrome Color Film) haben die bisherigen Schwierigkeiten überwinden lassen. Frühere Versuche, gastroskopische Farbaufnahmen durchzuführen, scheiterten immer an der mangelnden Lichtstrahlung, die für die weniger empfindlichen Farbfilme noch nicht ausreichend war, um ein lichtscharfes, klares Bild zu erhalten.

Röntgenuntersuchung des Magens und Duodenums

Über die Form, Lage und Größe des Magens, sowie über seine Entleerung kann man sich mit Hilfe des Röntgenverfahrens am besten orientieren. Man läßt den Patienten zunächst ein bis zwei Schluck eines Kontrastmittels (meist Bariumsulfat) schlucken und beobachtet den Schluckakt, die Passage durch die Speiseröhre und durch die Kardia und die weitere Füllung des Magens.

Von BERG wurde empfohlen, die Schleimhautfältelung des Magens dadurch zur Anschauung zu bringen, daß man zunächst nur einen Schluck des Breies gibt und diesen durch Massage und Wechsel der Lagerung auf der Magenwand verteilt. Das Röntgenbild zeigt dann die Schleimhautfalten in ihrer charakteristischen Anordnung: Bei Verdickungen der Magenschleimhaut, also z. B. bei chronischer Magenschleimhautentzündung, erscheint das Schleimhautrelief verbreitert; bei Magengeschwüren sieht man bisweilen Schleimhautfalten von einer· zentralen Vertiefung radiär ausstrahlen. Die Frühdiagnose von Geschwülsten ist nur durch ein genaues Reliefstudium möglich.

Der oberste Teil des Magens wird von einer Luftblase eingenommen, welche von der mit den Speisen verschluckten Luft herrührt. Bei aufrecht stehenden Patienten findet sich diese „Magenblase" in der Kuppel des Zwerchfells. Die Magenwand ist normalerweise durch eine tonische Kontraktion (Peristole) der Ringmuskulatur gut um den Inhalt zusammengezogen. Diese peristolische Kontraktion ist geringer bei schlaffem, atonischem Magen. An dem Fundus und Korpus erkennt man unter normalen Verhältnissen nur flache peristaltische Wellen. Dagegen zeigen sich vom Winkel des angelhakenförmigen Magens ab sehr starke peristaltische Einschnürungen, welche diese Pars pylorica ventriculi (Antrum pyloricum) zunächst vom übrigen Magen abschnüren und die gegen den Pylorus zu verlaufen; dabei öffnet sich der Pylorus zeitweilig und läßt einen Schub in das Duodenum übertreten. Carcinome und Ulcera des Magens können sich im Röntgenbild als Unregelmäßigkeiten und Aussparungen der Schattenkontur oder durch Mangel der Peristaltik verraten. Einschnürungen durch Narben eines Ulcus ventriculi können zur Sanduhrform des Magens führen.

Ein Magengeschwür an der kleinen Curvatur verrät sich nicht selten durch eine Kontraktion der Muskulatur an der gegenüberliegenden Seite der großen Curvatur, die wie eine tiefe Furche in das Mageninnere vorspringt. Diese spornähnlichen Muskelkontraktionen bei Magengeschwür unterscheiden sich dadurch, daß sie nur zeitweise auftreten und gelegentlich wieder verschwinden, von den dauernden Strikturen beim echten Sanduhrmagen, der durch eine narbige Verengerung des Magenlumens erzeugt wird. Tiefergreifende Geschwüre, z. B. solche, welche ihren Grund in der Muscularis, der Serosa, oder nach Durchbrechung der ganzen Magenwand in perigastritischen Verwachsungen haben, lassen sich oft durch eine nischenförmige scharfrandige Ausbuchtung der Schattenkontur erkennen. Diese Haudekschen Nischen sind beweisend für ein Ulcus ventriculi.

Ulcera oder Carcinome an der subkardialen Partie des Magens werden am besten am liegenden Patienten wahrgenommen. Das gleiche gilt von den Veränderungen an der Hinterwand des Antrums, weil bei der Rückenlage eine weniger intensive Füllung dieser Partie erfolgt.

Die Diagnostik der häufig vorkommenden Ulcera am Bulbus duodeni wird durch die Möglichkeit, gezielte Serienaufnahmen anzufertigen, sehr erleichtert. Bei der Durchleuchtung pflegt normalerweise erst nach mehreren peristaltischen Abläufen am Magen Kontrast ins Duodenum überzutreten. Es muß im weiteren Verlauf der Durchleuchtung auf die Entfaltung, auf die Größe und auf die Form des Bulbus geachtet werden. Im ersten schrägen Durchmesser ist der Bulbus am besten in seiner ganzen Ausdehnung zu überblicken. Durch vorsichtiges Komprimieren kann auch am Bulbus eine Schleimhautreliefdarstellung erzielt werden. Nur hierbei sind gewöhnlich Ulcussymptome, wie ein konstanter Nischenfleck, ein sog. Ulcuswall oder eine radiäre Anordnung der Schleimhautfalten, zur Darstellung zu bringen. Narbige Veränderungen als Ausdruck abgeheilter Ulcera verursachen ebenso wie periduodenitische Adhäsionen eine unregelmäßige Gestalt des Bulbus. Divertikel am Duodenum kommen besonders häufig an der Medialseite des absteigenden Duodenalastes vor.

Bei einer ausgeprägten Pylorusstenose füllt sich der Bulbus meist gar nicht. Der ektatische, mit viel Flüssigkeit gefüllte Magen zeigt abwechselnd Atonie und Hyperperistaltik, unter Umständen Retroperistaltik. Die Differentialdiagnose zwischen maligner und benigner Pylorusstenose ist röntgenologisch meist nicht zu klären. Anamnese und Befund im ausgeheberten Magensaft führen hingegen gewöhnlich zum Ziel.

Zur Feststellung schwer zu übersehender Bewegungsvorgänge, z. B. bei der Beurteilung der Antrumperistaltik bei fraglichen neoplastischen Antrumveränderungen hat die Röntgenkinematographie wertvolle Befunde geben können. In einfacher Weise können Bewegungsabläufe einzelner Schleimhautpartien miteinander verglichen werden, wenn mehrere in gewissen zeitlichen Abständen durchgeführte Aufnahmen der gleichen Schleimhautpartien auf demselben Film aufgenommen werden. Diese sog. *Polygramme* dienen der Erkennung feiner lokaler Bewegungsstörungen der Schleimhaut und spielen besonders in der Carcinomdiagnostik eine große Rolle.

5. Darm

Vorbemerkungen

Der menschliche Darm besteht aus dem Dünndarm und dem Dickdarm; der Dünndarm wiederum aus dem Duodenum, dem Jejunum und dem Ileum. Das Duodenum bildet vom Pylorus des Magens beginnend, eine große hufeisenförmige Schlinge, liegt zum großen Teil retroperitoneal und geht an der Flexura duodeno-jejunalis in das anschließende Jejunum über. Der Anfangsteil des Duodenums, der Bulbus duodeni, besitzt eine ausgesprochene Zwiebelform. In den absteigenden Teil, die sog. pars descendens duodeni, münden die großen Ausführungsgänge der Leber und der Bauchspeicheldrüse, der Ductus choledochus und der ductus pancreaticus. Die Mündungsstelle, eine kleine papillenähnliche Vorwölbung bezeichnet man auch als Papilla Vateri. Das Jejunum und das Ileum sind am Mesenterium beweglich aufgehängt. Das Ileum besitzt in der Schleimhaut viel lymphatisches Gewebe (Peyersche Plaques). Diese Plaques springen inselartig vor und liegen dem Mesenterialansatz gegenüber. Die Länge des gesamten Dünndarmes beträgt etwa 6—7 m. Das Ileum endet an der Bauhinschen Klappe und tritt von der Seite her in das Coecum, den blind endenden Teil des Dickdarmes ein. Am Coecum findet sich als kleines Anhängsel der Wurmfortsatz (Appendix). Am Dickdarm unterscheidet man das Coecum, das Colon ascendens, transversum und das Sigma. Der Endteil des Dickdarmes wird vom Rectum gebildet. Die gesamte Länge des Dickdarmes beträgt $1^1/_2$—2 m. Histologisch besteht die Darmwand aus der Mucosa und der Muscularis. Außen ist der Darm von Serosa überzogen. Die Schleimhaut im Duodenum und Jejunum besitzt zahlreiche Falten (Kerckringsche Falten) und fingerförmige Zotten. Im Duodenum liegen spezifische Drüsengruppen, die sog. Brunnerschen Drüsen. Die Muscularis besteht aus einer inneren Ring- und einer außen gelegenen Längsmuskelschicht. Beim Dickdarm sind die Längsmuskeln in 3 Längsbänder, den sog. *Taenien*, zusammengefaßt.

Arteriell wird der Dünndarm von der A. hepatica, A. gastroduodenalis cran. et caud. und von der A. mesenterica cranialis versorgt. Der Dickdarm erhält seine Blutversorgung von der A. mesenterica caudalis, der A. colica sinistra, der A. rectalis cranialis und von den Aa. hämorrhoidales med. et caud.

Der venöse Abfluß geschieht letztlich über die Pfortader. Nur ein kleiner Teil des venösen Blutes aus den untersten Dickdarmabschnitten geht über den Plexus hämorrhoidalis in die V. hypogastrica.

Die Bewegungen des Darmes geschehen unter dem Einfluß des autonomen Nervensystems. Es finden sich in der Darmwand Nervengeflechte von sympathischen und parasympathischen Fasern, die eng miteinander verschmolzen sind. Man unterscheidet den Plexus submucosus (Meissnerscher Plexus) und den zwischen den Muskelschichten verlaufenden Plexus myentericus (Auerbach).

Die Darmbewegungen werden beeinflußt durch Vagus und Sympathicus, und zwar verstärkt der Vagus die Darmbewegungen bis zum Krampf, während der Sympathicus durch den Splanchnicus hemmend auf die Darmbewegungen und gefäßverengernd einwirkt.

Der Darm dient dem Transport der von dem Magensaft und den Verdauungssäften der großen Verdauungsdrüsen aufgespaltenen Nahrungsstoffe, sowie der Resorption der löslichen Spaltprodukte. Verdauung und Resorption spielen sich vorwiegend im Dünndarm ab, im Dickdarm werden die nicht resorbierbaren Reste eingedickt und als Faeces ausgeschieden.

Das Absetzen des Stuhles erfolgt durch die Dickdarmperistaltik bei gleichzeitiger Anspannung der Bauchpresse und Erschlaffung der Sphinctermuskulatur. Die Empfindung des Stuhldranges wird durch Dehnung der Ampullenwand durch den im Rectum befindlichen Stuhl ausgelöst, sog. Defäkationsreflex.

Die Untersuchung des Darmes

Jeder Untersuchung auch des Darmes hat die Anamnese vorauszugehen. Sie gibt die wichtigsten Hinweise für das Vorliegen bestimmter Darmerkrankungen. Appetitlosigkeit, Gewichtsabnahme, Schwäche, Verstopfung und Durchfälle, Flatulenz und Schmerzen sind wichtige Symptome.

Die *Appetitlosigkeit* ist ein allgemeines Symptom. Sie besteht bei schweren Erkrankungen, z. B. bei akuter Enteritis oder Ileus und tritt um so stärker in Erscheinung, je näher der erkrankte Darmteil dem Magen liegt.

Eine *Gewichtsabnahme* kann bei starkem Wasserverlust sehr rasch eintreten (akute Enteritis, Dysenterie, Cholera), eine langsame Gewichtsabnahme kommt bei Resorptionsstörungen (chronische Enteritis) oder als Folge eines chronischen Appetitmangels aus anderen Ursachen (Tumor, Infekt usw.) vor.

Unter *Obstipation* versteht man eine längere Passagezeit im Dickdarm. Eine Verstopfung läßt sich leicht durch Einnahme eines Farbstoffes und Beobachtung der späteren Ausscheidung nachweisen.

Verstopfung kann bedingt sein 1. durch tonische Kontraktion des Dickdarms, besonders des Colon transversum. Das Colon ist in diesem Falle oft als daumendicker Strang durch die Bauchdecken fühlbar, das Abdomen ist dabei meist eingezogen, bei Röntgenuntersuchung sieht man die Kotsäule des Colon transversum und descendens in einzelne runde Ballen zersprengt, welche durch leere kontrahierte Darmstellen getrennt sind (Feigenkranzdickdarm). Diese spastische Obstipation findet sich bei der Bleikolik und besonders bei nervösen Darmstörungen. Diese Form der Obstipation findet sich sehr häufig auch beim Ulcus ventriculi oder duodeni. Hier liegt jedoch meist eine gemischte, dyskinetische Form der Obstipation vor. 2. Durch abnorme Trägheit der peristaltischen Bewegungen des Dickdarms (Darmatonie). Bei Röntgenuntersuchung sieht man, daß der Kontrastbrei im Colon ascendens und transversum, seltener im descendens, mehrere Tage bis

zu einer Woche lang als breiter Schatten liegen bleibt und nicht weiter rückt;
dabei finden sich oft Ansammlungen von Gasen. — 3. Durch abnorme
Entleerungsverzögerung der Pars ampullaris recti. In diesen Fällen durchwandert der Darminhalt das übrige Colon in normaler Zeit, der Kot häuft
sich aber im Rectum an, indem er die Pars ampullaris mächtig ausdehnt.
Der in das Rectum eingeführte Finger findet dann dieses mit Kot gefüllt;
normalerweise ist das Rectum leer, da alsbald nach Eintritt des Kotes in die
Pars ampullaris recti die Kotentleerung stattfindet, dabei pflegt auch die
Kotsäule aus dem Colon descendens herabzurücken und mitentleert zu
werden. Diese Form der Stuhlträgheit, welche auf einer mangelhaften
Tätigkeit des Rectums allein beruht, wird als Dyschezie bezeichnet, sie wird
zweckmäßig durch Klistiere bekämpft, während Obstipation infolge Atonie
des übrigen Dickdarms durch inneren Gebrauch der Abführmittel, durch
ballaststoffreiche Kost und körperliche Bewegung zu beseitigen ist. —
4. Wird ungenügende Stuhlentleerung beobachtet bei Darmstenose, welche
häufig durch Carcinom und Tuberkulose des Darms und Rectums, seltener
durch Narbenstrikturen infolge von Syphilis, Tuberkulose oder Dysenterie
oder durch Strangulationen des Darmes bei peritonitischen Adhäsionen
bedingt ist. Dabei pflegt der oberhalb der Verengerung liegende Darmabschnitt erweitert zu sein und abnorm starke Kontraktionen zu zeigen
(Darmsteifung). Auch hört man bei Durchtritt des Darminhaltes durch die
verengte Stelle ein gurrendes Geräusch. — 5. Pflegt die Stuhlentleerung und
auch der Abgang von Darmgasen (Winden) auszubleiben bei akuter Peritonitis
und Appendicitis, weil infolge der Peritonitis eine Lähmung des Darmes, auch
des Dünndarmes, zustande kommt. Unregelmäßig intermittierende hartnäckige Verstopfung findet sich bei der angeborenen Colondilatation, dem
Megacolon congenitum (Hirschsprungsche Krankheit). — 6. Wird eine
Obstipation oft bei Hämorrhoiden oder Rhagaden der Rectumschleimhaut
beobachtet. Die Kranken fürchten hier den bei dem Stuhlabgang auftretenden Schmerz.

Unter *Diarrhoe* versteht man einen häufigen Stuhlgang von verminderter
Konsistenz.

Durchfall findet sich, abgesehen von gewissen nervösen Zuständen und
der Wirkung der Abführmittel, bei allen Reizungs- und Entzündungszuständen der Darmschleimhaut: z. B. bei bakteriellen Zersetzungen des Darminhaltes, bei akutem Darmkatarrh und bei allen geschwürigen Prozessen des
Darmes (Typhus, Dysenterie, Tuberkulose), auch bei Sepsis und bei Urämie.
Bei *chronischem* Darmkatarrh wechselt meist Verstopfung mit Diarrhoe.
Entzündungen der Rectumschleimhaut oder derjenigen des Colon descendens,
z. B. bei Dysenterie und Quecksilbervergiftungen, erzeugen häufigen schmerzhaften Stuhldrang = *Tenesmus* und Abgang von größeren Schleim- und
Blutmassen mit dem Stuhl. Bei manchen nervösen Zuständen wie auch
bei der Basedowschen Krankheit kommen Diarrhoen vor, die durch eine
abnorm beschleunigte Darmperistaltik erzeugt sind. Hartnäckige Diarrhoen
kommen als sog. *gastrogene Diarrhoen* bei Salzsäure- oder Fermentmangel des Magens vor. Ihre Ursachen liegen in dem raschen Übertritt
von noch nicht aufgespaltenen Eiweißkörpern in den Dünndarm. Sie können durch Fermentsubstitution bzw. Salzsäure-Zufuhr bei erhaltener
Fermentsekretion schlagartig beseitigt werden.

Schmerzen treten bei gesteigerter Motorik der Darmwand auf und können ziehenden oder krampfartigen Charakter aufweisen. Bei weiterer
Steigerung der Motorik trägt der Schmerz kolikartige Züge, läßt sich nicht
genau auf einen Punkt lokalisieren und tritt in wellenförmigen Attacken auf.

Er läßt sich durch Erhöhung des intraabdominellen Druckes (z. B. durch einen Außendruck auf die schmerzende Stelle) etwas lindern.

Schwerste Darmkoliken finden sich bei der Bleivergiftung (oft Verwechslung mit Nierenkoliken), bei der Colica mucosa, bei der Porphyrie, bei Strangulationsileus und bei der akuten Peritonitis.

Bei einem *Perforationsschmerz* versucht der Kranke eine unbedingte Schonung des Bauches zu erreichen (muskuläre Abwehrspannung, oberflächliche Atmung).

Fieber ist nur bei einem Teil der Darmerkrankungen anzutreffen (Appendicitis, Typhus und andere akute Infektionskrankheiten, Colitis ulcerosa).

Jede Darmanamnese ist mit der Frage nach der Zahl und Konsistenz der Entleerungen sowie auch nach etwaigen Auflagerungen auf den Stuhl zu beenden. Farbe (Teerstuhl), sichtbares Blut (Hämorrhoiden), Schleim- und Membranen (Ruhr, Colitis) und auch Parasiten geben oft wichtige Hinweise für die nähere Lokalisation der Erkrankung.

Untersuchung des Rectums

Eine Untersuchung des Rectums kann mit Hilfe der digitalen Austastung oder noch besser durch die *Rectoskopie* vorgenommen werden. Nach einem vorangegangenen Reinigungseinlauf wird in Knieellenbogenlage des Patienten das daumendicke Metallrohr vorsichtig eingeführt. Es gelingt meist, zumal unter behutsamer gleichzeitiger Einblasung von etwas Luft, das Rectoskop etwa 30 cm hoch hinaufzuschieben. Unter dauernder Besichtigung der Schleimhaut, die mittels einer elektrischen Birne beleuchtet wird, zieht man das Instrument dann langsam wieder zurück. Durch diese Untersuchung können Geschwülste, Geschwüre, Fisteln, Narben und diffuse Schleimhauterkrankungen des Rectums bis zum Knie des Colon sigmoides erkannt werden. Auch ist es möglich, durch das Rectoskop hindurch kleine Partikelchen von Darmschleimhaut zum Zwecke der histologischen Untersuchung zu entfernen.

Röntgenuntersuchung des Darmes

Die röntgenologische Untersuchung des Darmes schließt sich an diejenige des Magens an. Der aufgenommene Kontrastbrei durchwandert rasch den Dünndarm und pflegt sich schon nach $3^1/_2$—5 Std. im Blinddarm anzuhäufen. Nach 5—8 Std. ist die Flexura coli hepatica (dextra), nach 7—12 Std. die Flexura coli lienalis (sinistra) erreicht. Das Colon descendens wird schnell passiert und 8—15 Std. nach der Mahlzeit findet sich der Kontrastbrei im Colon sigmoides (S Romanum) und in der Pars ampullaris recti.

Die Jejunumschlingen erkennt man röntgenologisch daran, daß sie durch die in das Darmlumen hereinragenden Plicae circulares (Kerckringschen Falten) ein feingefiedertes Aussehen darbieten. Im Ileum fehlen diese Falten. Soll der ganze Dünndarm übersichtlich dargestellt werden, so wird eine *fraktionierte Füllung nach Pansdorf* vorgenommen. Hierzu bringt man den Patienten in die rechte Seitenlage und gibt ihm alle 5—10 min 1 bis 2 Schluck Kontrastmittel. Durch Palpation werden die einzelnen Dünndarmschlingen isoliert dargestellt. Am Übergang vom Colon ascendens zum Transversum beginnen meist starke Einschnürungen der Darmwand, so daß der Inhalt des Colon transversum unter Umständen wie ein Feigenkranz erscheint. An den Winkeln der Flexura coli hepatica und lienalis (dextra und sinistra) lassen sich nicht selten größere Gasansammlungen beobachten. Das

Colon descendens ist meistens nicht kontinuierlich gefüllt. Bei der Defäkation pflegt es in einem Schube entleert zu werden. — Das Colon sigmoides (S Romanum) erscheint im Röntgenbild häufig als kugeliger Schatten oberhalb der Symphyse, namentlich bei Verzögerung der Mastdarmentleerung (Dyschezie).

Stenosen des Dünn- und Dickdarms, vor allem bei Darmcarcinomen, seltener bei narbigen tuberkulösen Geschwüren, oder auch bei Strangulationen des Darmes infolge entzündlicher Verwachsungen, äußern sich durch Erweiterung und stürmische peristaltische Kontraktionen des proximal gelegenen Darmabschnittes und durch Leere der distalen Darmabschnitte.

Beim Verdacht auf eine Erkrankung des Dickdarms (Neoplasmen, Divertikulosis, ulceröse Colitis) führt oft die röntgenologische Untersuchung mit einem *Kontrasteinlauf* besser zum Ziel als die Verfolgung der per os zugeführten Breimahlzeit. Es ist zu empfehlen, das Fortschreiten des Rectaleinlaufes (1 Teil Bariumsulfat und 2 Teile Wasser) vor dem Röntgenschirm bis zu seiner Ankunft im Coecum zu beobachten und verdächtige Stellen auf einer gezielten Aufnahme festzuhalten. Eine Darstellung des Schleimhautreliefs vom Dickdarm gelingt gewöhnlich leicht, wenn nach der Entleerung des Breieinlaufs, nach welcher sich immer noch zarte Wandbeschläge finden, der Dickdarm mit etwas Luft aufgebläht und leicht massiert wird. Dieses Verfahren bezeichnet man als Fischerung der Dickdarmschleimhaut. Mit Hilfe dieser Technik lassen sich auch umschriebene und sehr kleine pathologische Wandveränderungen im Dickdarm frühzeitig erfassen.

Ist bei einem Füllungsdefekt das Reliefbild der Schleimhaut nicht verändert, dann kann mit einem außerhalb des Colon gelegenen Tumor gerechnet werden. Eine Dickdarmgeschwulst läßt nämlich neben der Aussparung auch ein Verschwinden des Schleimhautreliefs und eine Verdrängung der benachbarten Falten erkennen. Divertikel des Dickdarms führen häufig zu einer entzündlichen Schwellung der Darmwand, die dann als Tumor palpabel ist. Die Entscheidung, ob es sich um eine Neubildung oder um eine Entzündung auf dem Boden eines Divertikels handelt, ergibt die röntgenologische Untersuchung. Bei der Divertikulitis sind die Schleimhautfalten erhalten, manchmal sogar besonders stark gewulstet. Das Divertikel füllt sich mit Kontrastbrei und die Hälse der Divertikel sind oft durch die entzündliche Schleimhautschwellung eingeengt.

Neben der Röntgenuntersuchung mittels der Verfolgung eines per os gegebenen Kontrastbreies und der Dickdarmuntersuchung mit Hilfe eines Kontrasteinlaufes verdient noch die *Röntgenleeraufnahme* am stehenden Patienten der Erwähnung, welche beim Verdacht auf das Vorliegen eines Darmverschlusses der Diagnostik förderlich sein kann. Auf der Leeraufnahme zeigen sich nämlich beim Ileus häufig zahlreiche, nach oben horizontal begrenzte Flüssigkeitsspiegel mit darüberliegenden Gasblasen. Diese Erscheinung erklärt sich dadurch, daß beim Ileus die Luft aus dem Darm nicht resorbiert wird. Außerdem findet eine Sekretion von Flüssigkeit in den Darm hinein statt und der gesamte Darminhalt erfährt keine Weiterbeförderung. Die höchstgradigen Spiegelbildungen mit Gasansammlung sind beim tiefsitzenden Dickdarmverschluß zu beobachten, während beim hochsitzenden Dünndarmileus ebenso wie beim paralytischen Ileus diese Erscheinungen oft fehlen oder zumindest nur wenig ausgeprägt sind.

Faeces

Der Kot setzt sich zusammen 1. aus den unverdaulichen Resten der Nahrungsbestandteile, welche durch Verdauungs- und Fäulnisprozesse verändert erscheinen, 2. aus den in den Darm ergossenen Verdauungssäften, 3. aus gewissen Excretionsprodukten, welche durch die in den Darm mündenden Drüsen aus dem Organismus ausgeschieden werden, z. B. Kalksalzen und den Salzen der schweren Metalle, Eisen, Blei, Quecksilber usw., 4. aus abgestoßenen Epithelien. Außerdem enthält der Stuhl massenhaft Bakterien der verschiedensten Art, besonders Colibacillen.

Bezüglich der *Konsistenz* unterscheidet man: *feste, dickbreiige, weichbreiige* und *flüssige Stühle.* Die letzten beiden Arten sind, falls sie nicht durch Abführmittel oder die Diät bedingt sind, als nicht mehr normal aufzufassen. Flüssige Entleerungen (Diarrhoen) treten dann auf, wenn die Darmperistaltik beschleunigt ist und der Speisebrei so rasch den Darm durchwandert, daß die Resorption unvollständig ist, oder seltener, wenn eine Sekretion oder Exsudation von der Darmschleimhaut aus stattfindet, wie bei der Cholera und Ruhr.

Die Farbe sowie die Konsistenz und die Menge des Kotes sind in erster Linie abhängig von der *Nahrung.* Bei vorwiegender Fleischnahrung wird ein braunschwarzer fester Kot in sehr geringer Menge entleert; bei stärkereicher Nahrung (Brot, Kartoffeln) ist der Stuhl gelbbraun, weich, schaumig und von großer Menge; bei ausschließlicher *Milchdiät* gelbweiß, fest; bei *Eierkost* gelb, weich; bei chlorophyllreicher Kost grünbraun. Ferner werden durch manche Medikamente Farbenveränderungen des Kotes bedingt; durch Eisen und Wismut schwarzgrüne oder schwarze Färbung (Schwefeleisen und Schwefelwismut), durch Quecksilberpräparate, besonders durch Kalomel, grünbraune Färbung (Gallenfarbstoff und Schwefelquecksilber), durch Rheum gelbbraune Färbung. — Blutungen im Magen und Duodenum (Ulcus oder Carcinom, Gastritis, Lebercirrhose und Lebersyphilis, Melaena neonatorum) oder im Dünndarm (Typhus, Embolie der Arteria mesenterica cranialis bedingen einen schwarzdunklen Teerstuhl; der Blutfarbstoff ist durch die Wirkung der Verdauungssäfte verändert. Stammt das Blut aus dem Colon und Rectum (Dysenterie, Colitis follicularis, Carcinom, Mastdarmsyphilis, Hämorrhoidalblutungen), so ist es unverändert rot. Zum Nachweis einer okkulten Blutung ist eine dreitägige Vorbereitungszeit, während der der Kranke eine fleisch- und blutfreie Nahrung einzunehmen hat, unbedingte Voraussetzung. Außer Fleisch, Fleischbrühe und grünen, chlorophyllhaltigen Gemüsen dürfen auch keine anthrazenhaltigen Abführmittel, kein Phenolphthalein und keine Brompräparate gegeben werden, die eine positive Blutprobe vortäuschen können. Es ist auch darauf zu achten, daß beim Zähneputzen keine Zahnfleischblutungen auftreten, am besten läßt man den Patienten während dieser Zeit nur den Mund spülen. Selbstverständlich ist ferner vorher das Vorhandensein von evtl. blutenden Hämorrhoiden auszuschließen.

Von dem unter diesen Kautelen gewonnenen Stuhl wird eine kleine Probe aus der Mitte des Stuhles genommen und für die Untersuchung verwandt. Von den einzelnen Verfahren zum chemischen Nachweis des okkulten Blutes ist die Chloralhydrat-Alkohol-Guajakprobe von Boas recht empfehlenswert. Ein kleines, erbsgroßes Stuhlpartikelchen wird in einem kleinen Porzellanschälchen verrieben. Dann wird die Reagenslösung hergestellt (2 cm³ einer 70%igen Chloralhydratlösung in 94%igem Alkohol und 10 Tropfen Eisessig) und der ausgestrichene Stuhl mit dieser Lösung übergossen und 5—10 min stehen gelassen. Die Flüssigkeit wird durch ein Mullfilter in ein Reagenzglas gegossen, das einige Körnchen Guajak enthält. Diesem Gemisch werden 2 Tropfen unverdünnten Perhydrols zugesetzt und geschüttelt. Beim Vorhandensein von Blut tritt sofort Blaufärbung ein.

Noch einfacher aber läßt sich okkultes Blut mit der Benzidinreaktion nachweisen, die aber so empfindlich ist, daß es zweckmäßiger erscheint, sie in der Modifikation von GREGERSEN anzuwenden. Eine von der Firma Merck in den Handel gebrachte Tablette Benzidin wird, ohne mit der Hand berührt worden zu sein, zerrieben und mit 10 cm³ Eisessig in Verbindung gebracht. Die Objektträger mit der Stuhlprobe werden mit dieser Lösung übergossen und beurteilt. Eine Blaufärbung beweist das Vorhandensein von Blut.

Unveränderter Gallenfarbstoff erscheint normalerweise nur selten im Kot, er wird vielmehr im Darm durch Bakterienwirkung verändert und zu dem farblosen Stercobilinogen reduziert, das sich dann zu braunrotem Stercobilin verwandelt. Nur der Stuhl des mit Frauenmilch ernährten Säuglings ist goldgelb durch Bilirubin. Sonst kommt unveränderter Gallenfarbstoff bisweilen bei beschleunigter Dünndarmperistaltik, z. B. beim Typhus und bei anderen Diarrhoen vor. Bei Dünndarmkatarrh der Säuglinge ist der Stuhl oft grün durch Biliverdin.

Wird bei totaler Verstopfung des Ductus choledochus keine Galle mehr in den Darm ergossen, so fehlt im Stuhl das Stercobilinogen, da dieses im Darm durch die reduzierende Wirkung der Bakterien aus dem Bilirubin der Galle gebildet wird. Die weißen (acholischen) Stühle dunkeln bei längerem Stehen an der Luft nach, weil sie Spuren von Urobilinogen enthalten, das beim totalen Choledochusverschluß aus der prallgefüllten Gallenblase, die auf der Flexura coli dextra ruht, in den Darm diffundiert sein dürfte. Nur wenn der Duodenalsaft bilirubinfrei ist, liegt ein totaler Choledochusverschluß vor. Zum Nachweis des Stercobilinogens im Stuhl verreibt man eine kleine Menge davon mit einer konzentrierten alkoholischen Lösung von Zinkacetat und filtriert. Bei Anwesenheit von Stercobilin, das durch Oxydation aus dem Stercobilinogen hervorgeht, zeigt das Filtrat eine schöne grüne Fluorescenz und vor dem Spektralapparat einen charakteristischen Streifen zwischen Grün und Blau.

Wird *keine Galle* in den Darm ergossen (bei Verschluß der Gallengänge), so leidet die Resorption des Fettes in hohem Maße; der Kot enthält große Mengen von Fett und erscheint deshalb grau, schmierig, lehmartig; bei mikroskopischer Untersuchung findet man große Mengen büschelförmiger, plumper Krystallnadeln, die aus Kalkseifen bestehen und zu Fetttropfen schmelzen, wenn man das Präparat mit einem Tropfen konzentrierter Essigsäure versetzt und über der Flamme erwärmt. Beim Schütteln mit Wasser läßt solcher *Fettstuhl* ein eigentümliches Schillern erkennen. Stellt sich der Gallenzufluß zum Darm wieder her, so nimmt der Stuhl sofort wieder eine braune Farbe und normale Beschaffenheit an, lange bevor der Hautikterus verschwindet.

Außer bei Ikterus wird eine Verschlechterung der Fettresorption und das Auftreten von *Fettstühlen* noch beobachtet bei Pankreaserkrankungen, bei Verkäsung der Mesenterialdrüsen, bei chronischer Peritonitis, bei der Sprue und der Coeliakie der Kinder, bei schweren Anämien sowie bei leichteren Graden von Enteritis und von Darmamyloid. (Bei schweren Graden dieser letzteren Erkrankung treten dagegen unstillbare Diarrhoen auf.) Fettstühle sind also nicht ohne weiteres dafür beweisend, daß die Galle im Darme fehlt. In manchen Fällen gestörter Fettresorption erscheint das Fett im Stuhl nicht in der Form der oben beschriebenen Kalkseifenkristalle, sondern in der von freien Fettsäuren oder von Neutralfett. Die Fettsäuren bilden oft zierlich geschwungene Nadelbüschel, welche beim Erwärmen des Präparates zu glänzenden Tropfen schmelzen, im Gegensatz zu den plumperen Kalkseifen, welche erst dann beim Erwärmen zu Tropfen schmelzen, wenn sie zuvor durch Zusatz von Eisessig gespalten worden waren. Neutralfett erscheint im Stuhl in Form von Fetttropfen. Bei Erkrankungen des Pankreas leidet nicht nur die Spaltung und Resorption des Fettes, sondern auch die Verdauung des Fleisches in hohem Maße. Es finden sich in solchen Fällen nicht nur große Mengen von Neutralfett, sondern auch massenhaft wohlerhaltene Muskelfasern, ja ganze Fleischstücke im Stuhlgang. Bei Fehlen des Pankreassekretes scheint insbesondere auch die Verdauung der Muskelkerne des genossenen Fleisches zu leiden. Die Untersuchung des Stuhles auf Neutralfett, Muskelfasern und -kerne ergibt jedoch nur unzuverlässige Auskunft darüber, ob der Pankreassaft zum Darminhalt zufloß oder fehlte.

Die Ausscheidung der *Gallensäuren* durch den Stuhl beträgt nur wenige Milligramm, da ihre Rückresorption durch die Pfortader fast vollständig erfolgt (enterohepatischer Kreislauf der Gallensäuren). Eine Zerstörung des Gallensäurenmoleküls durch die Darmbakterien konnte nicht nachgewiesen werden.

Schleim findet sich im Stuhl in größeren Mengen bei Darmkatarrh, und zwar ist er bei *Dünndarmaffektionen* in kleinen Klümpchen innig dem dünnflüssigen diarrhoischen Kot beigemischt. Dabei ist der Schleim gallig gefärbt und gibt im mikroskopischen Präparat mit Salpetersäure die Gmelinsche Reaktion. Bei *Dickdarm*erkrankungen werden gröbere, oft blutig gefärbte Schleimklumpen entleert, die mit dem Kot nicht gemischt und von diesem leicht, auch makroskopisch zu trennen sind. Oft werden die Schleimmassen gesondert ausgestoßen (bei Dysenterie, Enteritis oder Colitis).

Größere röhren- oder bandförmige Schleimmassen, die oft reichlich eosinophile Zellen enthalten, werden nach heftigen Kolikschmerzen bei der Colica mucosa entleert.

Eiter im Stuhl findet sich bei allen geschwürigen Prozessen des Dickdarms, z. B. bei chronisch dysenterischen oder tuberkulösen Geschwüren, bei Dickdarmsyphilis und Krebs. *Größere* Mengen von Eiter im Stuhl weisen meist auf Perforation von perityphlitischen, periproktitischen oder perimetritischen Abscessen in den Darm hin.

Bei Typhus abdominalis zeigt der Stuhl meist das Aussehen einer „schlecht gekochten Erbsensuppe", bei Cholera ist er reiswasserähnlich, bei Dysenterie enthält er blutigen und eitrigen Schleim.

Bei der *mikroskopischen Untersuchung* der Faeces findet man Reste von Nahrungsbestandteilen: Trümmer von Muskelfasern, die jedoch bei normaler Verdauung keine deutliche Quer- und Längsstreifung und keine Kerne mehr erkennen lassen; finden sich dagegen reichlich erhaltene Zellkerne in den

Fleischresten, so spricht dies für eine mangelhafte Sekretion des Pankreassaftes. Kommt Bindegewebe im Stuhlgang vor, so darf man daraus auf eine mangelhafte Magenverdauung schließen, da das Bindegewebe des Fleisches nur vom Magensaft, nicht aber vom Trypsin des Pankreas verdaut wird. Stärkekörner finden sich bei normalen Verdauungsorganen niemals im Stuhl. Die Anwesenheit von Stärkekörnern, welche sich bei Zusatz von *Jodjodkaliumlösung* (Jod 1,0, Jodkali 2,0, Aq. 50,0) dunkelblau färben, spricht für mangelhafte Dünndarmverdauung. Fett erscheint normalerweise nur in kleinen Mengen als Schollen und Tropfen. Wenn es in größerer Menge und in Form von Kalkseifennadeln oder von Fettsäurenadeln auftritt, so ist dies ein Zeichen gestörter Fettresorption. Bei Pflanzenkost kommen im Stuhl allerlei Pflanzenreste, z. B. Spiralfasern, Zellmembranen usw., vor. Außerdem findet man bisweilen im Stuhl Sargdeckelkristalle von phosphorsaurer Ammoniakmagnesia und schollenförmige Kristalle von anderen Kalksalzen.

Von *zelligen Elementen* kommen vor: Leukocyten bei Darmkatarrh, besonders auch bei Ulcerationen, rote Blutkörperchen bei Darmblutungen. Cylinderepithelien finden sich zumal bei Darmkatarrh häufig und sind oft in „Verschollung" begriffen. Pflasterepithelien stammen aus dem Mund, Oesophagus und Anus. Sie sind die Hauptbestandteile des Hungerkots und des Kindspechs (Meconium).

Mikroorganismen kommen im Stuhl stets in großer Menge vor; von diagnostischer Bedeutung ist der Nachweis der Tuberkelbacillen, der Typhus-, Dysenterie- und Cholerabacillen; der Nachweis der letzteren kann nur durch Kulturverfahren sicher erbracht werden.

Zum Nachweis der Tuberkelbacillen im Stuhl verrührt man ein etwa bohnengroßes Stückchen Kot mit etwa 20 cm³ Wasser und zentrifugiert. Das oberste Drittel der Flüssigkeitssäule wird abgehoben und mit zwei Teilen 96%igem Alkohol versetzt und nochmals zentrifugiert. Das erhaltene Sediment wird auf den Objektträger gebracht, fixiert und nach ZIEHL-NEELSEN gefärbt.

Zum Nachweis der Parasiteneier genügt es meist, einige kleine Partikelchen des Stuhls mit etwas verdünnter Essigsäure zwischen Objektträger und Deckglas zu zerreiben und mikroskopisch zu untersuchen. Oder man mischt eine Faecesprobe mit 25% Antiformin und gleichen Teilen Äther in der Reibschale, zentrifugiert und mikroskopiert den Bodensatz. Auch kann man den Stuhl mit konzentrierter wäßriger Kochsalzlösung verrühren, die Eier steigen rasch in die Höhe und werden in dem sich bildenden Oberflächenhäutchen gefunden (FÜLLEBORN).

6. Gallenblase und Gallenwege*

Normalerweise wird die von den Leberzellen sezernierte Galle über die Gallenwege zum Duodenum geleitet, wobei in der Gallenblase eine Speicherung und Eindickung der Galle stattfindet. Es erfolgt normalerweise eine Konzentrierung auf das 10- bis 30fache. Je nach den Bedürfnissen der Verdauung wird durch Kontraktion der muskulären Gallenblasenwand die in der Gallenblase gespeicherte Galle in jeweils erforderlicher Menge durch den Ductus cysticus in den Ductus choledochus und von hier in das Duodenum gebracht. Hier findet eine Emulgierung der Fette statt, zur Vorbereitung der fermentativen Aufspaltung und Resorption im Dünndarm.

---

* Neubearbeitet von K. KRENTZ.

Einführung von Fett und Öl in das Duodenum löst über den N. vagus den Entleerungsmechanismus der Gallenblase aus. Bei Gallenblasenerkrankungen ist die Erregbarkeit oft derartig gesteigert, daß es zu einem Sphincterkrampf kommen kann. Klinisch tritt er meist als Gallenkolik in Erscheinung.

Störungen der *Gallenwegsfunktion* können auf verschiedenen Ursachen beruhen. Eine Gallenkolik kann durch *Steineinklemmung*, auf dem Boden einer *Wandentzündung* oder durch *Funktionsstörungen* ausgelöst werden.

Durch Störung des neuromuskulären Zusammenspieles in Form von *Dyskinesien der Gallenwege* können heftige kolikartige Schmerzen ausgelöst werden. Vagusreiz führt zu einer Tonuszunahme der Gallenblase bei Öffnung des ringförmigen Schließmuskels an der Papilla Vateri und bewirkt eine Entleerung der Galle in das Duodenum. Ein sehr starker Vagusreiz führt jedoch bei stärkster Anspannung der muskulären Gallenblasenwand zu einem gleichzeitigen Krampf der Sphinctermuskulatur. Als Folge hiervon kommt es zu einer erheblichen Drucksteigerung im Choledochus, die ebenfalls mit starken, krampfartigen Schmerzen einhergeht. Eine Reizung des Sympathicus führt dagegen zu allgemeiner Erschlaffung der Gallenblase bei Schließung des Sphincter Oddi und somit zu einem Zurückhalten der Galle im Gallenwegssystem.

Zur *Gallenstauung* kann es durch Verschluß des Ductus choledochus durch Konkremente, durch Tumoren, Verwachsungen oder auch einmal funktionell kommen. Da auf dem Boden einer Stauung sehr leicht eine Infektion hinzutritt, ist die Infektion der Gallenblase, die *Cholecystitis*, eine häufige Folge. Bei weiterem Aufsteigen der Infektion in die kleinen intrahepatischen Gallengänge entsteht die *Cholangitis*. Meist führen Streptokokken, Enterokokken, Colibacillen, Pneumokokken, Salmonellen der Typhus- und Paratyphusgruppe und manchmal auch Lamblien zur Cholecystitis. Die Infektion erfolgt meist ascendierend vom Darmlumen her, jedoch ist auch eine Keimaussaat vom Blut auf hämatogenem Wege her möglich (Typhus). Der Grad der Entzündung ist sehr wechselnd. Von einer leichten *Cholecystitis* kann es zu einem *Empyem*, zur *Gangrän* der Gallenblasenwand mit *lokaler oder Perforationsperitonitis* kommen, andererseits kann es beim Hochwandern der Keime zu einer *Cholangitis* und *Cholangiohepatitis* mit allen weiteren Folgen, Leberabscesse, Sepsis, cholangitische (biliäre) Cirrhose, kommen. Darüber hinaus begünstigt jede Entzündung der Gallenblase das Entstehen einer *Dyscholie* mit den Möglichkeiten der Entstehung einer *Cholelithiasis*.

Aber nicht nur die Dyscholie allein ist für die Gallensteinbildung verantwortlich zu machen, infolge der Entzündung können Leukocyten, Epithelien und auch Bakterien kleine Kristallisationszentren bilden, an denen dann schichtweise gallensaure Salze abgelagert werden. Auch Veränderungen des Cholesteringehaltes, beispielsweise während einer Gravidität, spielen für die Steinbildung eine wesentliche Rolle.

Gallensteine finden sich hauptsächlich in der Gallenblase und nur selten in den Gallengängen der Leber. Sie finden sich ungefähr viermal häufiger bei Frauen als bei Männern vor, und zwar bei Frauen hauptsächlich im Anschluß an Schwangerschaft und Wochenbett, auch werden sie in manchen Familien gehäuft beobachtet. Die Gallensteine bestehen beim Menschen hauptsächlich aus Cholesterin, sie sind oft durch Bilirubin braun bis schwarz gefärbt. Man kann das Cholesterin nachweisen, indem man den Stein zerreibt, das Pulver im Reagenzglas mit Alkohol aufkocht (Vorsicht!) und sofort durch ein trockenes Filter filtriert; schon in der Trichterröhre pflegt das Cholesterin in charakteristischen viereckigen Tafeln auszukristallisieren. Ältere Gallensteine und namentlich solche, welche in einer chronisch entzündeten Gallenblase gelegen hatten, zeigen bisweilen eine Kalkschale, und sie sind dann bei der Röntgenaufnahme als dunkel konturierte Scheibchen erkennbar. Bestehen sie jedoch (wie in der Mehrzahl der Fälle) nur aus organischer Substanz, also aus Cholesterin und Bilirubin, so geben sie bei der Röntgenaufnahme keinen Schatten, man kann sie aber durch Füllung der Gallenblase mit einem Kontrastmittel zur Darstellung bringen (s. weiter unten).

Viele Gallensteinträger leben völlig beschwerdefrei oder haben nur nach besonders fettreichen Mahlzeiten geringe Beschwerden. Gallenkoliken werden selten von größeren Konkrementen hervorgerufen, meist sind es die kleinen Steine, die sich an irgendeiner Stelle in den Gallenwegen festklemmen und die Koliken auslösen.

Diese äußern sich durch Anfälle von heftigen Schmerzen im Epigastrium, in der Lebergegend und der rechten Schulter, oft auch durch Erbrechen; die Gallenblasengegend ist dabei druckempfindlich. Solche Gallenkoliken treten vor allem auf bei Einklemmung von Steinen in den Ductus cysticus oder choledochus, ferner aber auch bei Entzündungsprozessen der Gallenblase und der Gallenwege, welche durch das Eindringen von Colibacillen, Enterokokken, Typhusbacillen und anderen Infektionserregern bedingt sein können und bei Dyskinesien der Gallenwege. Die Einklemmung und Wanderung der Steine in den Gallengängen führen zu lebhaften Kontraktionen der Gallenblasenmuskulatur und zu Kolikschmerzen. Ikterus ist bei Cholangitis und bei Cholelithiasis dann vorhanden, wenn der Ductus hepaticus oder choledochus durch die Entzündung oder durch Steine verlegt ist; er fehlt aber häufig, und zwar dann, wenn ein Stein im Ductus cysticus steckt und wenn dabei der Ductus hepaticus und choledochus frei bleibt. Eiterige Entzündung der Gallenblase (Empyema vesicae felleae) erzeugt ein schweres Krankheitsbild, hohes und andauerndes Fieber und starke Vergrößerung und Schmerzhaftigkeit der Gallenblase; sie muß meist operativ behandelt werden. Bei schweren, fieberhaften Gallenblasenerkrankungen denke man auch immer an eine Mitbeteiligung des Pankreas und prüfe daher die Diastase und den Blutzucker. Gelegentlich auftretender Ikterus, begleitet von Kolikschmerzen, kann für einen Ventilstein im Choledochus sprechen, der zu einem nur zeitweisen Verschluß des Hauptausführungsganges führt. Gallenkonkremente bis zu einem Durchmesser von 1 cm können durch den Ductus choledochus in das Duodenum gelangen.

Gallensteine kommen bei Schwangeren vermehrt vor und werden zum mindesten teilweise zurückgeführt auf einen relativ erhöhten Cholesteringehalt bei verringertem Gallensäurengehalt der Galle. Cholesterin ist in der Galle als kolloides Sol enthalten, das durch Gallensäuren stabilisiert wird. Bei der Umwandlung der Lebergalle in Blasengalle wird dieses Sol konzentriert, bei längerem Aufenthalt in der Gallenblase wird ein erheblicher Anteil der Gallensäuren von der Gallenblasenwand wieder aufgenommen. Dadurch verschiebt sich das Verhältnis weiter zugunsten des Cholesterins.

Jedoch ist die Höhe des Cholesteringehaltes in der Gallenblase nicht allein als entscheidender Faktor für die Gallensteinentstehung anzusehen. Das wasserunlösliche Cholesterin und Bilirubin wird durch *Schutzkolloide* in der Gallenblase in Lösung gehalten. Wenn die Stabilität der Galle herabgesetzt wird, kann eine Ausfällung der gelösten Gallenbestandteile eintreten. Eine Herabsetzung der Stabilität der Galle kann durch das Auftreten von Kolloiden mit entgegengesetzter Ladung hervorgerufen werden. Solche, entgegengesetzte Ladung aufweisende Substanzen können beispielsweise Eiweißkörper sein, die bei allen Entzündungsprozessen der Gallenblase vermehrt vorhanden sind.

Untersuchung des Kranken

Neben der Erhebung der Vorgeschichte und der Frage nach der Art und Lokalisation der geklagten Schmerzen spielt auch das Vorhandensein von Erbrechen für die Diagnose einer Gallenerkrankung eine wichtige Rolle.

Grün-galliges, bitteres Erbrechen spricht für Gallenblasenerkrankungen. Während nach dem Erbrechen bei Magenerkrankungen meist eine deutliche Erleichterung eintritt, dauert bei entzündlichen Gallenblasenprozessen die Überkeit auch nach dem Erbrechen weiter an. Charakteristisch sind ferner ein häufig bestehender Widerwillen gegen alles Fett sowie das schnelle Auftreten von Fieber bei bestehendem Schmerz unter dem rechten Rippenbogen bzw. Ausstrahlen auch in die rechte Schulter. Ein sich auch nach links ausbreitender Schmerz bei längerer Gallenanamnese deutet auf eine Pankreasbeteiligung hin. Häufig findet sich als Begleitsymptom auch eine Obstipation. Ein heller, entfärbter Stuhl deutet auf Störungen der Gallenfunktion mit einer passageren Abflußbehinderung hin.

Die Gallenblase ist unter normalen Verhältnissen nicht fühlbar; sie wird als birnförmiger glatter Tumor am unteren Rand der Leber, etwa in der rechten Mamillarlinie, fühlbar, wenn sie durch Stauung oder durch Steine vergrößert ist. Eine *Vergrößerung durch einen vermehrten Flüssigkeitsgehalt kann* bedingt sein durch:

a) *Verlegung des Ductus cysticus*, wobei sich ein *Hydrops der Gallenblase* bildet. Dabei ist der Palpationsbefund sehr unterschiedlich. Es findet sich meist ein wechselnder prall-elastischer, walzen- oder birnförmiger Tumor, der sich nach Fortfall des Abflußhindernisses wieder spontan zurückbildet,

b) *Eiteransammlung in der Gallenblase* (Gallenblasenempyem),

c) *Abflußbehinderung des Ductus choledochus* (Stein oder Tumor im Bereiche des Ductus choledochus bis zur Papilla Vateri),

d) *Steingefüllte Gallenblase*, die ebenfalls vergrößert sein kann, sie fühlt sich derb und hart an.

e) Die *Gallenblase beim Carcinom* ist hart und höckerig.

Von den *diagnostischen Maßnahmen* zur näheren *Untersuchung der Gallenblasenfunktion* kommt in erster Linie die *Duodenalsondierung* in Frage.

Man läßt den nüchternen, sitzenden Patienten die dünne Verweilsonde zunächst genau wie bei der fraktionierten Magenaushebung schlucken.

Von der Marke 50 cm an schiebt man den Schlauch bei jedem Schluckakt
nur noch 1—2 cm weiter bis zur Marke 65—70 cm. Man bringt dann den
Patienten in rechte Seitenlage und lagert das Becken hoch. Kann man mit
einer Spritze alkalischen gallig gefärbten Saft absaugen, so liegt der Schlauch
richtig im Duodenum. Andernfalls wird eine Röntgenkontrolle der Sonden-
lage vorgenommen und die Einführung des Schlauches beim herumgehenden
Patienten wiederholt. Zur Funktionsprüfung fängt man den Duodenalsaft
in einer Reihe von Reagenzröhrchen auf, die man alle 5 min wechselt. Nach
1 Std., d. h. nach Abklingen des Sondenreizeffektes, wird eine Belastung mit
20 cm³ körperwarmen Olivenöls durchgeführt und noch weitere 2 Std.
beobachtet. Statt des Reizes mit Olivenöl kann man auch 40—50 cm³ einer
20—30%igen Magnesiumsulfatlösung durch die liegende Sonde ins Duodenum bringen oder 1 cm³ Hypophysin intramuskulär injizieren. Unter diesen
Reizen kontrahiert sich die Gallenblase und gibt den konzentrierten Gallen-
blaseninhalt ins Duodenum ab, wobei der dunklere Gallensaft eine Bilirubinkonzentration bis zu 100 mg-% aufweisen kann. Unmittelbar nach Gewinnung des Duodenalinhaltes wird dieser auf Amylase, Trypsin und Bilirubin
uutersucht. Röhrchen, in denen sich Magensaft befindet, was durch saure
Reaktion und Farbe kenntlich ist, müssen ausgeschieden werden. Die Werte
werden dann in eine Kurve eingetragen. Als normal wird bei Amylase ein
kurzer Kurvenanstieg beim Sondenreizeffekt von 1280—2560 Wohlgemut-
einheiten (37°/30') und mehrere solcher Kurvenanstiege nach Ölreizeffekt
beobachtet. Bei Trypsin beobachtet man einen ähnlichen Verlauf mit
1024—2048 Einheiten Groß-Fuld (37°/30') (BERGER).

Bei diesen Prüfungen muß man sich jedoch darüber im klaren sein, daß
es sich bei dem gewonnenen Duodenalinhalt keineswegs allein um reinen
Gallen- oder Pankreassaft handelt, da ja ständig Magensekret vom Pylorus
her ins Duodenum übertritt. Um einen möglichst reinen Gallen- oder
Pankreassaft zu erhalten, hat BARTELHEIMER eine Doppelballonsonde
angegeben, die es ermöglicht, aus dem zwischen den beiden aufgeblasenen
Ballons liegenden Bereich einen weitgehend reinen Gallen-Pankreassaft zu
gewinnen, da durch den hinteren Ballon ein Übertritt von Mageninhalt ins
Duodenum und durch den vorderen ein Abfließen bzw. eine Vermischung
mit anderen Darmsekreten vermieden wird. Man kann den *Gallenblasen-
reflex* verwenden, um zu prüfen, ob die Gallenblase normal funktioniert und
ob der Ductus cysticus frei durchgängig ist. Bei Verstopfung dieses Ganges
durch einen Gallenstein tritt dieser Gallenreflex nicht ein, und bei Verschluß
des Ductus choledochus ist der Duodenalinhalt überhaupt nicht gallig
gefärbt.

Der Duodenalsaft wird mikroskopisch auf Bakterien und Entzündungs-
produkte untersucht und zeigt bei Entzündungen der Gallenwege eine große
Zahl von Leukocyten, bei Duodenalgeschwüren nicht selten auch rote Blutkörperchen. Normalerweise ist der Duodenalgehalt steril, bei manchen
krankhaften Zuständen lassen sich darin Mikroorganismen, z. B. Streptokokken, Colibacillen, Enterokokken, Hefezellen oder Lamblia intestinalis
feststellen.

Die wichtigste Untersuchung der Gallenblasenfunktion stellt das
Röntgenverfahren dar. Bei einer *Leeraufnahme der Gallenblase* gelingt
es manchmal, kalkhaltige Konkremente in der Gallenblase nachzuweisen. Diese stellen sich als rundliche oder polyedrische Kalkschatten
dar.

Aber erst die *Kontrastfüllung* der Gallenblase hat nähere Aufschlüsse über die Gallenblasenmotorik gegeben.

Die heute gebräuchlichen Kontrastmittel werden peroral oder intravenös appliziert. Die orale Verabreichung hat den großen Vorteil einer einfachen Anwendungsweise. Der Nachteil jedoch liegt in dem langen Zeitraum, der zwischen der Verabreichung des Mittels und der Kontrastfüllung der Gallenblase erforderlich ist. Auch die Resorption des Kontrastmittels vom Darm aus und die davon abhängige Füllung der Gallenblase ist manchmal verzögert oder unvollständig, so daß die intravenöse Applikationsweise, die keine Resorptionsstörungen aufweisen kann, da das Kontrastmittel direkt in die Blutbahn gebracht wird, sich immer mehr durchsetzt. Die besten Kontrastmittel sind z. Z. das i.v. zu applizierende Biligrafin und das oral zu gebende Teridax bzw. das gleichfalls orale Telepaque. Diese Kontrastmittel sind alle mehr oder weniger jodhaltig (das trijodierte Molekül im Biligrafin enthält 64,3 % Jod). Beim Biligrafin tritt schon nach 2 Std. post injectionem eine Kontrastfüllung der Gallenblase ein. Mit diesem Präparat, das über die Leberzellen in die Gallenblase ausgeschieden wird, ist es sogar möglich, eine Ausscheidungscholangiographie bei Cholecystektomierten durchzuführen.

Nach Kontrastfüllung kann die Gallenblase als birnförmiger Schatten im Röntgenbild erkannt werden, darüber hinaus kann man ihre Entleerung in das Duodenum vor dem Röntgenschirm verfolgen. Um eine Gallenblasenentleerung zu fördern, verabfolgt man dem Patienten ein rohes Ei und beobachtet vor dem Röntgenschirm die darauf einsetzende Gallenblasenkontraktion und die Entleerung der kontrasthaltigen Galle in das Duodenum. Stellt sich die Gallenblase kontrastgefüllt dar, so spricht man von einem *positiven Cholecystogramm*. Die fehlende Kontrastdarstellung bezeichnet man als *negatives Cholecystogramm*. Ein negatives Cholecystogramm ist immer verdächtig auf das Vorliegen einer entzündlichen Gallenblasenerkrankung. Die auf den alimentären Reiz eintretende Verkleinerung des Gallenblasenschattens nennt man einen *positiven Reflex*. Bei fehlender Verkleinerung (negativer Reflex) einer kontrastgefüllten Gallenblase muß man dyskinetisch-bedingte Entleerungsstörungen der Gallenblase annehmen. Sind größere Gallensteine in der Gallenblase vorhanden, so stellen sich diese als umschriebene helle Lücken im Bereich des Gallenblasenschattens dar. Da die Resorption der oral zu verabreichenden Kontrastmittel vom Darmkanal aus nicht immer genügend erfolgt, so gelingt die Füllung der Gallenblase bei peroraler Darreichung des Präparates nicht regelmäßig, und wenn somit keine Schattenbildung im Röntgenbild auftritt, so darf daraus noch nicht der Schluß gezogen werden, daß ein Verschluß des Cysticus vorliegt, welcher eine Füllung der Gallenblase durch die aus der Leber ausfließende Galle unmöglich macht. Bei gröberen ikterischen oder anikterischen Leberparenchymschäden (Cirrhosen) kann das Kontrastmittel oft nicht über die Leberzellen ausgeschieden werden. Es kommt stattdessen zu einer stärkeren Ausscheidung über die Nieren, die sich in einer kräftigen Kontrastanfärbung des Nierenparenchyms äußert.

7. Pankreas*

Das Pankreas ist eine tubuloacinöse Drüse, welche mehr oder weniger willkürlich in einen Kopf-, Körper- und Schwanzteil gegliedert wird. Das langgestreckte Organ liegt retroperitoneal in Höhe des ersten bis zweiten Lendenwirbelkörpers hinter dem Magen und wird von letzterem durch die Bursa omentalis getrennt. An der Hinterwand verlaufen Aorta und Vena cava caudalis. Die Drüse liegt dem Plexus coeliacus, der hier das Ganglion

---

* Neubearbeitet von P. Körtge.

solare bildet, direkt an und wird von diesem nerval versorgt. Die Arteria pancreatico-duodenalis superior und inferior sowie Äste der Arteria lienalis führen dem Organ das Blut zu. Die aus den einzelnen Läppchen hervorgehenden Ausführungsgänge münden in den gemeinschaftlichen Ductus pancreaticus Wirsungianus, der in der Längsachse der Drüse verläuft. In der überwiegenden Mehrzahl der Fälle haben Ductus pancreaticus und Ductus choledochus eine gemeinsame Öffnung an der Papilla major vateri zum Duodenum. Verschiedene Modifikationen der Vereinigung der beiden Hauptausführungsgänge kommen vor und sind für die gegenseitige Infektion der Gallenwege und des Pankreas klinisch wichtig. Der Ductus pancreaticus accessorius mündet auf der Papilla duodenalis minor in das Darmlumen. Der Bauchspeicheldrüse kommen zwei Arten von Funktionen zu, eine äußere, welche auf der Produktion des Pankreassaftes beruht, und eine innere Drüsentätigkeit, die mit der Regulation des Zuckerstoffwechsels in Beziehung steht.

Der Pankreassaft wird, abgesehen von der Nahrungsaufnahme, alle $1^1/_2$ Std. etwa über 30 min hinweg sezerniert und ergießt sich in einer täglichen Menge von 600—100 ml in das Duodenum. Nervös-vegetative Steuerungen müssen angenommen werden. Die Sekretion des Pankreassaftes wird vor allem angeregt durch die Einwirkung des Speisebreies auf die Duodenalschleimhaut und durch das ,,Sekretin", welches sich unter der Salzsäureeinwirkung in der Schleimhaut des Zwölffingerdarmes bildet.

Der Bauchspeichel zeigt abhängig von dem die Sekretion auslösenden Agens eine unterschiedliche Zusammensetzung. Er ist eine klare Flüssigkeit von salzigem Geschmack; spezifisches Gewicht zwischen 1007 und 1040; p_H um 8. Neben organischen und anorganischen Substanzen enthält der Pankreassaft vor allem Fermente. Unter ihnen sind zunächst das Trypsin und Chymotrypsin als eiweißspaltende Fermente zu erwähnen. Nach Aktivierung des Profermentes durch die in der Duodenalschleimhaut befindliche Enterokinase wirkt bei alkalischer Reaktion das Trypsin besonders auf die Albumosen und Peptone, daneben auch auf Albumine, Globuline, Nucleoproteide sowie auf Bindegewebe, das durch peptische Verdauung vorbereitet ist. Das ebenfalls im Pankreassaft vorhandene Erepsin wirkt nur auf Peptide, die bis zu den Aminosäuren abgebaut werden.

Die Kohlenhydrate (Stärke) werden durch ein Fermentgemisch, die Pankreasdiastase, über Dextrin zur Maltose abgebaut. Chloride wirken unterstützend. Das neutralfettspaltende Ferment ist die Pankreaslipase, welche diese Fette unter Wasseraufnahme in Glycerin und Fettsäuren spaltet und durch die Galle aktiviert wird. Das Wirkungsoptimum liegt bei einem p_H von 8,0—9,0. Die Pankreaslipase ist resistent gegen Atoxyl, was differentialdiagnostisch gegenüber den Serumlipasen und anderen Organlipasen (z. B. Leberlipase) von Bedeutung sein kann.

Entzündliche Erkrankungen des Pankreas sind in der Regel Zweitkrankheiten nach Gallenwegsaffektionen, bei Parotitis epidemica, bei Ruhr und Bangscher Krankheit. Septische Erkrankungen können multiple Abscesse in der Bauchspeicheldrüse auf hämatogenem Wege herbeiführen. Die akute Pankreasnekrose mit der Selbstverdauung des Organs entwickelt sich meist bei Gallenkranken, zumal Fettleibigen, gelegentlich auch nach Traumen. Die mit hartnäckigen Durchfällen einhergehende Achylia pancreatica ist meist kombiniert mit einer Achylia gastrica. Cysten des Pankreas imponieren oft durch einen großen, palpablen Tumor. Das Pankreascarcinom mit Kräfteverfall, starker Abmagerung und vielfach auftretendem Ikterus infolge Choledochuskompression kann das Courvoisiersche Zeichen (prall elastischer, schmerzloser Gallenblasentumor) herbeiführen. Konkremente in den Ausführungsgängen des Pankreas bewirken bisweilen Koliken.

Ein, wenn vorhanden, führendes Symptom bei Erkrankungen des Pankreas ist der linksorientierte Schmerz. Er kann durch Fettmahlzeiten oder Einguß von 2—4 ml Narkoseäther in das Duodenum mit Hilfe der Sonde provoziert werden. Eine weitere Objektivierung des linksseitigen Bauchspeicheldrüsenschmerzes erfolgt durch die Feststellung eines überempfindlichen Halbgürtels der Haut (Headsche Zone) im Bereich des 8. Dorsalsegments.

Das normale Organ ist palpatorisch nicht von den Nachbarorganen abzugrenzen. Innerhalb der einzelnen Verdauungsphasen finden sich beträchtliche, aber nicht nachweisbare Größenunterschiede. Bei entzündlich bedingter Vergrößerung und Konsistenzvermehrung des Pankreas findet man bisweilen einen tastbaren, schmerzhaften Tumor. Die malignen Pankreasgeschwülste verursachen hingegen nur einen mäßigen Palpationsschmerz. Die durch Pankreaskopfcarcinome oft hervorgerufene Ausweitung der Duodenalschlinge ist röntgenologisch faßbar. Die seltenen Pankreasabscesse erzeugen Temperatursteigerung. Stuhlunregelmäßigkeiten, Enterocolitiden, Colonblähung, Flatulenz finden sich oft als Symptome einer Pankreaserkrankung. Die enge Nachbarschaft zum Magen, zu verschiedenen Darmabschnitten, zur Milz, zur linken Niere, zum Zwerchfell und zu den großen Gefäßen und Nervenplexus sowie vor allem zu den Gallengängen erklären die häufige Mitbeteiligung dieser Organe bei Krankheiten des Pankreas. Pankreascysten können erhebliche Verdrängungen der Nachbarorgane bedingen. Auf die Häufigkeit einer linksseitigen Pleuritis und einer röntgenologisch auffallenden atelektatischen Horizontalstreifung im linken Lungenunterfeld im Zusammenhang mit Pankreatitiden sei hingewiesen. Bei schweren Pankreasaffektionen werden sekundäre Parotisschwellung, Mundspeichelfluß, Serumcalciumerniedrigung und Leukocytose oft gefunden.

Laboratoriumsuntersuchungen

Von entscheidender diagnostischer Bedeutung sind die mikroskopische Untersuchung des Stuhles nach einer Probekost, die Fermentbestimmung im Urin, Blut und Duodenalinhalt sowie Funktionsprüfungen des Inselorgans, das wegen seiner innigen örtlichen Beziehung mitbetroffen sein kann.

Stuhluntersuchung. Bei groben Pankreasstörungen werden häufig massige, übelriechende, dickbreiige, helle Stühle explosionsartig abgesetzt. In schweren Fällen ragt eine zentrale Faecesmasse aus einem See von in der Kälte gerinnendem öligen Neutralfett hervor. Eine ungenügende Kohlenhydratverdauung wird oft durch die Wirkung von Darmfermenten und Bakterien verdeckt. Zur Aufdeckung weniger grober Ausnutzungsstörungen kann man sich der Schmidt-Straßburgerschen Probekost in der Modifikation nach KATSCH bedienen. Diese Kost besteht aus 126 g Eiweiß, 83 g Fett und 218 g Kohlenhydrate mit 2183 Calorien pro Tag. Nach der Originalvorschrift werden 2,5 l Vollmilch, $3^{1}/_{2}$ Eier, 125 g Filet, 20 g Butter, 80 g Haferflocken zur Schleimbereitung, 20 g Zucker, 190 g Kartoffeln (Rohgewicht) und 100 g Zwieback benötigt. Speisenverteilung: morgens 6.30 Uhr $^{3}/_{8}$ l Milch, 2 Zwieback = 33 g. — 9 Uhr: $^{3}/_{8}$ l Bouillon mit $^{1}/_{2}$ Ei. — 11 Uhr: $^{3}/_{8}$ l Milch, 1 Ei. — 13 Uhr: $^{1}/_{2}$ l Haferschleim (aus 40 g Haferflocken, $^{3}/_{8}$ l Milch, 10 g Zucker, $^{1}/_{2}$ Ei), 100 g überbratenes (nicht durchgebratenes) Hackfleisch aus 125 g rohem Rindfleisch und 15 g Butter, 250 g Kartoffelbrei (60 g Milch, 5 g Butter und 190 g gemahlene Kartoffeln). — 15.30 Uhr: $^{1}/_{4}$ l Milch, 1 Ei, 1 Zwieback. — 18.30 Uhr: $^{1}/_{2}$ l Haferschleim wie mittags mit den restlichen Zutaten.

Nach Katsch kann man während der Dauer der Probekost die Belastungen der drei Teilfunktionen des Pankreas getrennt vornehmen, indem man am zweiten Tage 2 × 300 g Kartoffelbrei (als Kohlenhydratbelastung), am dritten Tag 125 g Rindfleisch (als Eiweißbelastung) und am vierten Tag 200 g Butter (als Fettbelastung) zulegt. Dabei werden die einzelnen Belastungen durch Darreichung von Tierkohle bzw. Carmin voneinander abgegrenzt, so daß sie makroskopisch zu unterscheiden sind. Möglichst bald nach dem Absetzen soll der Stuhl makroskopisch und mikroskopisch untersucht werden. Mikroskopisch erscheint das vermehrte Neutralfett in zahlreichen kleinen runden und größeren landkartenartig geformten, stark lichtbrechenden Tropfen oder Nadeln, die sich mit alkoholischer Sudan III-Lösung (gesättigte Sudanlösung in 10 ml 96%igem Äthanol und 90 ml Eisessig, filtrieren!) orangerot färben. Unverdautes Muskelfleisch wird unter dem Mikroskop in Form von Muskelfasern mit erhaltener Querstreifung und scharfeckigen Bruchrändern nachgewiesen. Die Untersuchung auf Stärkekörner, die sich nach Zusatz von Lugolscher Lösung blau färben, fällt selten positiv aus, stellt aber einen schwerwiegenden Befund dar. Normalerweise werden Eiweiß und Fett zu 90—95% und gut angreifbare Kohlenhydrate sogar vollständig im menschlichen Organismus verdaut. Bei Pankreasschädigung werden größere Mengen von Fett und Eiweiß im Stuhl gefunden. Dabei ist der Nachweis von vermehrtem Neutralfett (Steatorrhoe) diagnostisch bedeutungsvoller als derjenige von Muskelfasern (Kreatorrhoe).

Pankreasfermentbestimmung. *a) Im Stuhl.* Seit Einführung der Duodenaldiagnostik sind Fermentproben im Stuhl obsolet geworden. In der Pädiatrie hat sich der Trypsinnachweis im Stuhl zur Diagnose der cystischen Pankreasfibrose bei Neugeborenen in einer einfachen Modifikation erhalten. Je 1 Tropfen einer Stuhlverdünnungsreihe wird auf die Schichtseite eines belichteten und entwickelten photographischen Films gebracht. Der Test ist positiv, wenn auch in höheren Verdünnungen nach einstündigem Bebrüten bei 37° C die Gelatineschicht verdaut wird, was an einem farblosen Fleck zu erkennen ist.

b) Im Urin hat sich für die Diastasebestimmungen die Methode von Wohlgemuth bewährt. Dabei wird die amyloklastische Tätigkeit einer zu untersuchenden Lösung (Morgenurin) in einer Verdünnungsreihe durch Abbau einer definierten löslichen Stärkemenge bis zu den Erythrodextrinen bestimmt. Methodik s. S. 248.

Bewertung: Werte bis zu 64 WE (Wohlgemuth-Einheiten) sind erfahrungsgemäß als normal zu bezeichnen. Ein höherer Urindiastasegehalt (Fermententgleisung) kann als pathologisch und hinweisend auf eine meist akute Pankreasaffektion betrachtet werden, wenn nicht gleichzeitig eine Ohrspeicheldrüsenerkrankung vorliegt. Fehlende Erhöhung der Diastasewerte spricht nicht gegen eine Pankreasschädigung. Pathologische Erhöhungen können sehr schnell wieder verschwinden. Bei chronischen, besonders cirrhotischen Affektionen sowie bei Diabetes mellitus werden häufig erniedrigte Diastasewerte im Urin gefunden. Verwertbare Trypsin- oder Lipasebestimmungen im Urin haben sich bisher nicht eingebürgert.

c) Blut. Der Bestimmung der entgleisten Fermente im Blut wird klinisch der größte Wert beigelegt, zumal ein direkter Übertritt der Fermente aus dem Pankreas in das venöse Blut experimentell bestätigt worden ist. Auch für die Diastasebestimmung im Blut kann die Methode von Wohlgemuth verwandt werden. Man benützt dazu das abzentrifugierte Nüchternserum. Oberer Grenzwert 32 WE. Noch aufschlußreicher sind Methoden, die die durch Fermenteinwirkungen auf Glykogen oder Stärkelösungen entstehenden Spaltprodukte in Form der Glucose erfassen und z. B. nach Hagedorn-

JENSEN bestimmen. Hierfür hat sich das Verfahren von LEITERT-CARO-METZKA bewährt. Dabei wird eine Kartoffelstärkelösung bei einem p_H von 6,8 durch Diastase abgebaut und die Diastaseaktivität durch Bestimmung der reduzierenden Abbauprodukte nach HAGEDORN-JENNSEN ermittelt (s. auch chemische Untersuchung des Blutserums, S. 346). Normalwerte 40—100 mg-% Glucose.

Die Glykogenasebestimmung im Serum wird nach B. OTTENSTEIN ähnlich wie die Diastasebestimmung durchgeführt, nur dient hier eine 0,3%ige Glykogenlösung als Substrat (s. auch chemische Untersuchung des Blutserums, S. 346). Normalwerte 130—170 mg-% Glucose.

Von den Lipasebestimmungen im Serum ist die Methode nach NOTHMANN, PRATT und BENOTTI empfehlenswert. Hierbei wird eine Olivenölemulsion in einen Veronalpuffer mit Serum 24 Std. inkubiert und die Zunahme ihrer Acidität durch Titration mit Lauge bestimmt (s. auch chemische Untersuchungen des Blutserums, S. 346). Normalwerte 0,2—1,3, im Mittel 0,6 ml 0,05 NaOH.

Duodenalsaft. Mit Hilfe der Einhornschen Verweilsonde kann man bei gelungener Duodenalsondierung im Anschluß an die Prüfung der Gallensekretion und Gallenblasenentleerung durch die duodenale Instillation von 2 ml reinem Narkoseäther den Bauchspeichelfluß erregen (Ätherprobe nach KATSCH). Hinsichtlich seiner Menge wird der gewonnene Duodenalsaft gemessen, wobei zu bedenken ist, daß er in unkontrollierbarer Weise aus Speichel, Magensaft, Duodenalsekret, Galle und Pankreassaft zusammengesetzt ist. Man kann infolgedessen bei den Fermentbestimmungen nicht die gelieferte Fermentmenge, sondern nur den Wirkungsgrad der einzelnen Fermente messen. Bleibt nach Ätherreiz der Saftstrom aus und sind die Fermentwerte niedrig, so darf auf eine erhebliche Pankreasschädigung geschlossen werden. Durch eine dreiläufige Doppelballonsonde (BARTEL-HEIMER) kann man das Duodenum mit Hilfe der luftgefüllten Ballons oral zum Pylorus und caudal zum Dünndarm abschließen. Aus dem abgeschlossenen Raum entnimmt man durch das mittlere Rohr die Ausscheidungen von Pankreas und Leber. So kann man Fermentbestimmungen in physiologischem p_H bei fraktionierter Abnahme vornehmen. Des weiteren sind bakteriologische und cytologische Untersuchungen in diesem Material möglich.

Durch Reizung der äußeren Pankreassekretion, z. B. durch intravenöse Gabe einer Einheit pro kg Körpergewicht von Sekretin (Steigerung der Fermentabgabe) oder durch subcutane Gabe von 15 mg Mecholyl (Erhöhung der Saftmenge) versucht man, mit Hilfe von Fermentbestimmungen im Blut einen Einblick in das funktionelle Verhalten der Bauchspeicheldrüse zu gewinnen. Unter Sekretin i.v. (auch unter Prostigmin s.c.) treten bei Gesunden keine wesentlichen Veränderungen des Blutfermentgehaltes ein. Bei Pankreatitis (manchmal auch bei Darmverschluß) findet man kurzzeitige Serumdiastaseanstiege. Mecholyl ruft beim Gesunden einen Anstieg der Serumamylase hervor. Fehlt diese Reaktion, dann kann der Verdacht auf eine fortgeschrittene Atrophie des Pankreas geäußert werden.

Sekretionsstörungen der Bauchspeicheldrüse können mit einer Schädigung der Insulinproduktion verbunden sein. So finden sich bei akuten Pankreaserkrankungen häufig Steigerungen des Nüchternblutzuckers, manchmal auch Blutzuckersenkungen infolge einer Reizwirkung auf die Inseln.

Die nicht selten vorkommenden Inselzelladenome im Pankreas mit gesteigerter Insulinbildung geben sich durch hypoglykämische Anfälle kund.

8. Milz

Die Milz liegt an der hinteren Wand der Leibeshöhle und grenzt mit ihrem dorsalen (hinteren) Pol an die Wirbelkörper und die linke Niere. Der ventrale (vordere) Milzpol findet sich normalerweise etwa in der mittleren Axillarlinie zwischen der 9. und 11. Rippe und etwa 3—5 Finger breit nach hinten vom Rippenbogen. Dementsprechend kann die Milzdämpfung am besten in der hinteren Axillarlinie perkutiert werden. Wenn die Milz eine krankhafte Vergrößerung erfährt, so rückt der ventrale Milzpol nach vorne bis zum Rippenbogen und über diesen hinaus und wird fühlbar. Auch nimmt dann die Milzdämpfung in der Breite zu. Der hintere Milzpol ist perkutorisch von der Wirbelsäule und der Nierendämpfung nicht abzugrenzen und die *Länge* der Milz kann deshalb nicht festgestellt werden. Die Höhe der Milzdämpfung (= der Breite der Milz) beträgt in der mittleren Axillarlinie 5—7 cm. Bei tiefer Inspiration, noch mehr bei rechter Seitenlage, wird die Milzdämpfung durch Herabrücken des linken unteren Lungenrandes verkleinert. Wenn derjenige Teil des Colon, welcher der Milz anliegt (Flexura coli lienalis und Colon descendens), mit Kot gefüllt oder luftleer kontrahiert ist, so läßt sich die Milzdämpfung perkutorisch nicht abgrenzen. Um bei gefülltem Magen die Milzdämpfung perkutieren zu können, ist es nötig, den Kranken in rechter Seitenlage zu untersuchen. Die Milzdämpfung wird verkleinert und kann fehlen, wenn bei Lungenemphysem der geblähte Lungenrand die Milz vollständig überlagert oder wenn bei Ascites oder Meteorismus die Milz nach oben in die Kuppel des Zwerchfells gedrängt wird. *Vergrößerung der Milz* ist also dann anzunehmen, wenn die Höhe der Dämpfung 7 cm überschreitet und die Spitze den Rippenbogen erreicht oder überragt und dann fühlbar wird. Man palpiert die Milz, indem man mit der Hand flach den Rippenbogen umgreift und den Patienten tief atmen läßt. In der Konsistenz vermehrte Milzschwellungen können von anderen Bauchgeschwülsten meist dadurch unterschieden werden, daß an ihrer vorderen Kante eine Kerbe zu fühlen ist und daß sie mit der Inspiration eine Bewegung nach abwärts machen.

Funktionell kommt der Milz in ihrer Eigenschaft als großes lymphzellbildendes Organ Bedeutung zu. Ihre ausgedehnten reticulo-endothelialen Gewebsbestandteile befähigen sie zur Verarbeitung von körpereigenen wie körperfremden Proteinen, ihre reticulo-histiocytären Gewebsbestandteile zu wichtigen Leistungen in der Abwehr. Zur Anämie führende hämolytische Vorgänge, Leukopenien und Thrombopenien sind bisweilen einer im Zustand dysfunktioneller Hyperplasie sich befindlichen Milz insofern zuzuschreiben, als in dieser offenbar Antikörper verschiedener Art gegenüber körpereigenen Zellen gebildet werden können (R. Duesberg).

Milzvergrößerung findet sich bei zahlreichen Infektionskrankheiten, und zwar regelmäßig und in erheblichem Grade bei Typhus abdominalis (vom Ende der ersten Krankheitswoche an), bei Malaria, Fleckfieber, Maltafieber, Morbus Bang, Febris wolhynica, Rückfallfieber, Weilscher Krankheit, infektiöser Mononucleose und bei septischen Zuständen, insbesondere bei der Endocarditis lenta. Weniger regelmäßig ist die Milz vergrößert bei den akuten Exanthemen und bei der Pneumonie, bei welcher sie oft erst mit oder nach der Krise auftritt. Dem Stillschen und dem Feltyschen Syndrom ist eine Milzschwellung eigen. Ferner zeigt die Milz eine Volumenzunahme bei den abdominellen Formen der Lymphogranulomatose und der Retotheliosen, bei Morbus Gaucher, bei der Niemann-Pickschen Krankheit, bei thrombopenischer Purpura, bei der Lebercirrhose, der Pfortaderthrombose, dem Milzinfarkt, den Milzabscessen und bei der Amyloiderkrankung. Die höchsten

Grade der Milzvergrößerung werden beobachtet bei den Leukämien, zumal den chronischen Myelosen. Auch bei der perniziösen Anämie und der Polycythaemia rubra ist die Milz meist tastbar.

Bei der Bantischen Krankheit handelt es sich um Milzvergrößerung mit sekundärer Erkrankung der Leber (Cirrhose) und Anämie mit Kachexie; in den *späteren Stadien* Ascites. Das Blutbild zeigt eine Verminderung der roten Blutkörperchen (Oligocythämie), Sinken des Hämoglobingehaltes (Oligochromämie), Leukopenie. Bei *hämolytischer* Anämie auf konstitutioneller Grundlage wie auch bei den serogenen hämolytischen Anämien ist die Milz und oft auch die Leber vergrößert, es besteht ein leichter, wechselnder Ikterus und es kann sich mit der Zeit eine sehr hochgradige Anämie ausbilden (s. S. 458).

9. Laparoskopie*

Eine in ihrer diagnostischen Leistungsfähigkeit häufig unterschätzte Methode zur Klärung intraabdomineller Erkrankungen ist die bei einiger Übung gefahrlose Laparoskopie. Der dabei zu erhebende makroskopische Befund soll als letztes die funktionelle und röntgenologische Diagnostik durch eine anatomische ergänzen. Punktionen von Leber und Milz, Probeexcisionen aus dem Netz und Peritoneum sowie Ausstrichuntersuchungen vom Ascites ermöglichen darüber hinaus eine mikroskopische Differenzierung und ätiologische Abklärung. Ein Überblick über Leber, Magen und Peritoneum bewahrt bei Metastasierung vor einer erfolglosen Tumoroperation.

Indikationen. Ascites, Ikterus, chronische Hepatopathie, Hämochromatose, Amyloidose, Speicherkrankheiten, Periarteriitis nodosa, Reticulosen; Verdacht auf intraabdominelle Tumoren oder Metastasen, besonders von Leber, Gallenblase, Magen, Darm, Netz oder weiblichem Genitale; Cholecystopathien; Milzvenenthrombose; akute Bauchfelltuberkulose; isolierte Verwachsungsbeschwerden; unklare Erkrankungen des Bauchfelles oder der Bauchorgane.

Kontraindikationen. Akute Entzündungen der Bauchhöhle bzw. des Bauchfells; generalisierte intraabdominelle Verwachsungen, besonders nach Bauchfelltuberkulose. Zwerchfellhernien (!); abgekapselte abdominelle Abscesse und Perforationen; schwere Kreislaufdekompensation.

Ausführung. Die Bauchspiegelung erfolgt morgens am nüchternen Patienten in einem verdunkelbaren, den besonderen Bedürfnissen der Endoskopie angepaßten Raum auf einem möglichst in drei Ebenen verstellbaren, mit Transformator und elektrischen Anschlüssen versehenen und zur Vornahme von Röntgenaufnahmen geeigneten Operationstisch. Sie wird mit Unterstützung eines Assistenten und einer instrumentierenden Schwester unter aseptischen Bedingungen ausgeführt.

Der Patient soll Blase und Darm entleert haben und erhält etwa $1/_2$ Std. vor dem Eingriff 1 cm³ Scophedal (schwach) oder — bei schwerem Ikterus oder kardialer Dekompensation — eine Megaphen-Atosil-Dolantin-Mischinjektion i. m. Bei jugendlichen Patienten kann zur Erschlaffung der Bauchdecken zusätzlich Curare verwendet werden, jedoch muß hierbei stets die Möglichkeit zur Intubation gegeben sein.

Für die Durchführung des Eingriffs liegen bereit:

a) In einer Sterilisiertrommel: 2 Operationsmäntel, 2 Handtücher, 2 kleine Tücher, 1 großes Schlitzlaken, 2 Tücher für den Instrumententisch, 1 Vier-Lochtuch für den Operationsvorwärmer mit einem Abdecktuch, Verbandstoffe und Tupfer, Gummihandschuhe und Puder.

---

* Bearbeitet von H. GERHARTZ.

b) Auf einem Instrumententisch: 6 Tuchklemmen, anatomische Pinzette, 2 Rekordspritzen (20 cm³ und 10 cm³), Pneumoperitonealnadel, Laparoskop-Trokar mit Hülse, Taststab, Probeexcisionszange, schmales, zweiseitig geschliffenes Scalpell, Schnepper, Klammersetzer mit Wundklammern bzw. Nahtmaterial, 2 kleine einhakige stumpfe Wundhäkchen, Gummischlauch für die Luftzufuhr, Gummischlauch zum Ablassen von Ascites, Stromkabel, einige Kanülen, 3 kleine Emailleschälchen, wovon eines eine sterile Heparin-Lösung und ein anderes 5%iges Formalin enthält.

c) Im elektrischen Vorwärmer in sterilen Einsätzen diverse Optiken: Das von KALK angegebene Instrument (Firma Sass-Wolf, Berlin, oder H. C. Ullrich, Ulm) besteht aus einem hohlen Lampenträgerschaft mit Gummikappendichtung, Kabelanschluß und Anschlußstutzen für die Luftzufuhr sowie der eigentlichen Optik von 135° (Durchmesser: 9 mm). Das Instrument von HENNING (Firma R. Wolf, Knittlingen) vereinigt Optik und Beleuchtung in einem Rohr; es ist dünner (Durchmesser: 7,5 mm), aber zugleich lichtschwacher und wird durch ein Ventil abgedichtet. Am Fuße des Patienten steht eine Sauerstoff-Flasche mit Reguliervorrichtung bereit.

Nach Palpation des Leibes bei horizontaler Rückenlage des Patienten werden die Stellen zur Anlegung des Pneumoperitoneums sowie die zur Einführung der Optik festgelegt und durch Einspritzen von 1%igem Novocain (mit Suprareninzusatz) unempfindlich gemacht, insbesondere in Nähe des Peritoneums. Desinfektion der Bauchhaut des Patienten mit Waschäther, Jod und Alkohol; Abdecken mit sterilen Tüchern und Schlitzlaken.

Nach Händedesinfektion der Operierenden und Kleidung mit sterilen Kitteln und Gummihandschuhen werden die Abdecktücher ohne Verletzung der Bauchhaut mit Tuchklemmen untereinander fixiert, so daß die Leibmitte gut überblickbar bleibt.

Der Einstich für das Pneumoperitoneum erfolgt im allgemeinen im linken Unterbauch etwas oberhalb der Verbindungslinie von Nabel und Spina ilica anterior an der Grenze zwischen mittlerem und äußerem Drittel, wobei ein feiner Trokar mit stumpfer Hülse verwandt werden soll (Trokar nach KALK oder VERRES). Es empfiehlt sich, mit einem Schnepper die Haut für den Einstich vorzubereiten.

Nach Anschluß der Hülse an die Sauerstoffflasche mittels Gummischlauch langsames Einblasen von etwa 2—4 l Sauerstoff. Statt des Sauerstoffes kann auch atmosphärische Luft mit Hilfe einer 200 cm³-Spritze und eines Zweiwegehahnes oder einer Spezialrekordspritze mit Rekofix-Ansatz eingegeben werden.

Bei richtiger Lage der Nadel wölbt sich der Leib — so er nicht durch intraabdominelle Verwachsungen daran gehindert ist — gleichmäßig auf und zeigt deutliche Tympanie. Kommt es zum Hautemphysem, so liegt die Nadel noch innerhalb der Bauchdecken und muß tiefer geführt werden; gibt der Patient Beschwerden an, so hat sich meist die Nadel im Netz verfangen und sollte etwas zurückgezogen werden; oft hilft dabei ein kurzes Hochziehen der Bauchdecke mit Daumen und Zeigefinger beiderseits der Nadel. Jeder Widerstand bei der Pneuanlegung sollte vermieden werden. Eine Röntgenübersichtsaufnahme erlaubt jetzt eine Beurteilung der Lage und Größenverhältnisse der Organe.

Der Einstich des Laparoskop-Trokars erfolgt nach Stichincision bei genügender Spannung der Leibdecken unter drehenden Bewegungen, und zwar im allgemeinen 2—3 cm oberhalb des Nabels, für den Einblick auf den Beckeneingang oder bei Oberbauchtumoren unterhalb des Nabels. Er sollte

unter Meidung der Linea alba und der A. epigastrica etwa $^1/_2$ cm seitlich der
Mittellinie erfolgen, wobei er im Unterbauch rechts oder links, im Oberbauch
jedoch angesichts der chorda venae umbilicalis nur links vorgenommen
werden darf. Notfalls ist es auch erlaubt, den Einstich am lateralen Rand des
M. rectus abdominis in beliebiger Höhe vorzunehmen. Nach Entfernung des
Stiletts Einführung des vorgewärmten Laparoskopes und Anschluß des
Stromkabels.

Die Besichtigung der Bauchhöhle erfolgt bei verdunkeltem Raum und
beginnt mit einer Orientierung am Ligamentum teres hepatis. Von hier aus
Beobachtung des rechten Leberlappens, der Gallenblase, der Leberpforte
und des Magenausganges, des Quercolons, der Ileocöcalregion und des Peritoneums, des Beckeneinganges, Netzes und der Magenvorderwand sowie
letztlich des linken Leberlappens und der Milz — also in Uhrzeigerrichtung.

Vorbedingung für gute Sichtverhältnisse ist ein ausreichendes Pneumoperitoneum. Vor einer weiteren Sauerstoffeinblasung sollte man sich jedoch
vergewissern, daß die Pneunadel frei schwebt. Die Vergrößerung der Optik
beträgt bei einem Abstand von etwa 0,5—1 cm (Nahsicht) etwa 1:8, bei
einem Abstand von 4 cm 1:1 und bei 10 cm Abstand etwa 3:1. Lagever-
änderungen des Operationstisches, kontrollierende Palpation von außen
und gegebenenfalls die Benutzung eines Taststabes zur Konsistenzprüfung,
Verlagerung des Netzes oder Anhebung der Leberlappen leisten oft wertvolle Hilfe.

Nach Abschluß der Bauchspiegelung wird zunächst das Laparoskop
herausgezogen und die Luft möglichst vollständig durch die noch liegende
Trokarhülse abgelassen. Entfernung der Hülse; Klammerung der Wundränder mit Hilfe kleiner Wundhäkchen. Mastixverband.

Beim Vorliegen eines stärkeren Ascites verzichten wir auf den Einstich
im linken Unterbauch und gehen — nach Sicherung des Ascites durch Ansaugen geringer Mengen — gleich mit dem Laparoskop-Trokar im mittleren
Oberbauch an der gewohnten Stelle ein. Dann führen wir einen eng anpas-
senden, mit kleinen seitlichen Löchern am Ende versehenen Gummischlauch
durch die Hülse in die Bauchhöhle ein und lassen den Ascites ablaufen. Hernach erfolgt durch den gleichen Schlauch das Einblasen des Sauerstoffs.
Nach Entfernung des Schlauches Einführung des Laparoskopes.

Die *gezielte Leberpunktion* empfiehlt sich bei allen zweifelhaften Leber-
diagnosen. Sie sollte jedoch bei starkem Ikterus, bei Blutgerinnungsstörun-
gen wie auch bei einwandfreien Tumormetastasen (zur Vermeidung einer
peritonealen Aussaat) unterlassen werden. Bei Lebercirrhosen erfolgte die
Punktion der Leber zur Vermeidung von Fehldiagnosen mehrmals aus
verschiedenen Bezirken. Die Vornahme blinder Leberpunktionen lehnen
wir wegen der damit verbundenen Gefahren ab.

Für die Leberpunktion kann je nach Übung das Punktionsbesteck nach
HENNING, die Spezialkanüle nach SILVERMANN-BOECKER oder SILVERMANN-
KÜHN in verschiedenen Längen, die Spezialkanüle nach IVERSON-ROHOLM
oder ROTTER-ULRICH oder auch die Punktionszange nach ROBBERS verwandt
werden. Die Einführung des Instrumentes erfolgte nach Lokalanaesthesie
und Stichincision vom mittleren oder rechten Oberbauch aus, nachdem
zuvor ein Durchleuchten der Bauchdecken von innen eine gefäßfreie Partie
aufgezeigt hat. Wir benutzen gern das Instrument von HENNING, weil sich
hierbei durch die luftdicht verschlossene Hülse gleichermaßen Leberpunk-
tionsstanze, Taststab, Probeexcisionszange wie auch Glühkauter benutzen
lassen: Unter optischer Kontrolle führt der Untersuchende die Punktions-
stanze an die gewünschte Stelle der Leberoberfläche und nach Entfernung

des Mandrains unter leichtem Druck mit drehender Bewegung etwa 1 cm tief in das Gewebe ein. Nun setzt der Assistent eine 20 cm³-Rekord-Spritze auf, die zur Säuberung des Gewebscylinders von evtl. Blutbeimengungen geringe Mengen einer Heparinlösung enthält, und erzeugt einen gleichmäßigen kräftigen Sog in der Stanze. Das hierdurch abgerissene und zumeist in der Punktionskanüle hängengebliebene Lebergewebe wird in eine leere Schale gespritzt und dann in eine 5%ige Formalinlösung zur weiteren histologischen Aufarbeitung übertragen. Gelegentliche Sickerblutungen der Leber aus der Punktionsstelle können durch Aufträufeln einer Thrombinlösung (Topostasin) rasch gestillt werden.

Die Robbers-Zange verzichtet auf ein Trokar und durchstößt die anaesthesierte und durch Stichincision vorbereitete Bauchwand direkt. Die Silvermann-Kanüle wird mittels einer Trokar-Hülse durch die Bauchdecke geführt und besteht aus einer zweigeteilten, beim Einstich in die Leber sich spreizenden Spitze. Durch Nachschieben der Hülse in die Leber bis zur Kanülenspitze wird der Gewebscylinder so komprimiert, daß er beim Herausziehen des Punktionsinstrumentes in der Kanüle haften bleibt.

Mit Hilfe einer starren oder flexiblen *Probeexcisions*zange lassen sich durch die luftdichte Hülse Gewebsbröckel aus der Bauchhöhle gewinnen.

Die flexible Schere oder die Anwendung der Glühkaustik ermöglichen eine *Lösung intraabdomineller Verwachsungen*.

Die *Punktion der Milz* geschieht ohne Trokar vom linken Oberbauch aus mittels einer langen dünnen einfachen Kanüle. Sie ermöglicht auch mit Hilfe eines elektrischen Druckmeßgerätes (mit geringem Pumpvolumen) eine Orientierung über den Milzvenendruck und damit zur Frage der portalen Hypertension.

Die *Punktion der Gallenblase* erfolgt mit Hilfe einer etwa 25 cm langen, 2 mm dicken, schräg angeschliffenen Punktionskanüle mit Mandrain (Instrument nach KALK oder KELLER), wobei die Kanüle nach Durchstoßung der rechtsseitigen Oberbauchdecke zur Vermeidung eines Rückflusses der Galle in die freie Bauchhöhle durch das Lebergewebe und Gallenblasenbett bis zur Gallenblase hindurch geführt wird. Sie kann durch eine *Cholangiographie* ergänzt werden:

Nach Absaugen möglichst des gesamten Gallenblaseninhaltes und evtl. Spülung der Gallenblase mit physiologischer Kochsalzlösung werden 20 bis 40 cm³ von 60%igem Per-Abrodil in die Gallenblase injiziert. Röntgenübersichtsaufnahme und evtl. Kontrolle nach Reizmahlzeit. Die laparoskopische Cholangiographie vermag besonders bei Steingallenblasen und Verschluß des Ductus cysticus oder Choledochus ergänzende Auskunft zu geben, sollte jedoch beim Gallenblasenempyem vermieden werden.

Zur laparoskopischen *Endophotographie* benutzt man ein besonderes Photolaparoskop mit vergüteten Linsen und einer Doppelfadenlampe mit zwei getrennten Kontaktanschlüssen; es ist durch einen Spiegelreflexansatz zur Einstellung und Beobachtung des Objektes mit einem Kameragehäuse (Contax, Leica, Robot) durch Bajonettverschluß verbunden. Ein Spezialauslöser betätigt in Verbindung mit einem gekoppelten Phototransformator gleichzeitig den Kameraverschluß, den Spiegel des Photoreflexansatzes sowie einen Kontakt für den Beleuchtungsfaden. Die Einführung des Instrumentes erfolgt in gleicher Weise wie die des üblichen Laparoskopes. Für die Endophotographie empfiehlt sich wegen der oft störenden Lichtreflexe die Benutzung von Farbfilmen. Eine Belichtungszeit von $^1/_2$ sec ist im allgemeinen ausreichend.

10. Leber*

Anatomische, physiologische und pathophysiologische Vorbemerkungen

Die Leber des gesunden Erwachsenen wiegt durchschnittlich 1,5 kg. Sie ist in die Wölbung der rechten Zwerchfellkuppe eingelagert, befestigt durch Bauchfellduplikaturen (Bänder), gehalten vom negativen Druck in der Bauchhöhle und gestützt vom Gastrointestinaltrakt.

Das Organ Leber stellt eine *funktionelle Einheit* dar, bestehend aus:
1. Leberepithelzellen (Leberparenchym)
2. Blut- und Lymphbahnsystem, Gallenwegssystem } Mesenchymales
3. RES (Kupffersche Sternzellen)   } Lebergewebe

Die drei Funktionsanteile werden seit ROESSLE in Anlehnung an den Begriff Nephron als „Hepaton" bezeichnet.

Die Leberzellen sind nach den Vorstellungen von ELIAS in Form einschichtiger, perforierter (Durchtritt von Pfortader- und Leberarterienästen) Leberepithelplättchen angeordnet, die strahlenförmig zur Zentralvene zulaufen. Nach außen sind diese Platten mittels einer Grenzlamelle zum periportalen Feld (= bindegewebiges, gefäßeführendes Stroma) abgeschlossen. In diesem verlaufen die Pfortader- und Leberarterienäste sowie die Gallengänge. Die Äste der Arteria hepatica anastomosieren mit den Pfortaderästen in den periportalen Feldern und über die Lebersinusoide. Dadurch findet eine Druckübertragung von der Peripherie zur Zentralvene hin statt. Diese Vis a tergo, zusammen mit dem Sog der Zentralvene schafft ein Druckgefälle, das eine gute Durchblutung der Leber gewährleistet. Das Besondere der Leberdurchblutung beruht darin, daß die Pfortader aus einem Capillargebiet entspringt und in ein solches verläuft. Das Pfortaderblut ist daher einerseits nährstoff-, andererseits sauerstoffreich (infolge arteriovenöser Anastomosen in den Darmschleimhautzotten und den Milzkurzschlüssen, sowie der Zufuhren durch die Arteria hepatica). Die Leber besitzt schließlich ein ausgedehntes Lymphgefäßnetz, das anscheinend für die Bildung eines Ascites von wesentlicher Bedeutung ist.

a) Leberfunktionen

Während die Leberfunktionen im Fetalleben in der Hauptsache auf die Blutbildung und die Proteinproduktion konzentriert sind, handelt es sich später um die Anhäufung von Hunderten von Einzelfunktionen in diesem Organ. Es finden Auf-, Ab- und Umbauvorgänge statt. Räumlich geordnete Strukturen in der Leberzelle ermöglichen einen zeitlich abgestimmten Reaktionsablauf. Dieses Zusammenspiel kann durch pathogene Einflüsse infektiöser, toxischer oder physikalischer Art gestört werden. Dabei sind die Angriffspunkte verschieden und die Empfindlichkeiten der Zellelemente und Funktionsketten unterschiedlich. Eine Funktionsstörung tritt nicht erst nach anatomisch erkennbarer Zellschädigung auf. Andererseits bleiben länger anhaltende Dysfunktionen nicht ohne Folgen für die Zellstruktur. Die normale Funktion einer Zelle setzt ihre strukturelle und funktionelle Integrität voraus. Jede Zelleistung erfordert Energie, deren Gewinnung meist von einer Reihe von Enzymsystemen abhängig ist.

Ist der energieliefernde Stoffwechsel der Leberzelle gestört, kommt es zunächst zu Funktionsstörungen, die sich nach dem oben Gesagten unterschiedlich auswirken. Wenn sie ein bestimmtes Maß überschritten haben,

---

* Neubearbeitet von F. A. PEZOLD.

werden sie biochemisch oder klinisch faßbar. Es darf daher nicht wundernehmen, daß die Ansprechbarkeit der verschiedenen Funktionsproben bei der gleichen Krankheit so unterschiedlich ist. Ohne auch nur einen annähernden Anspruch auf Vollständigkeit zu erheben, seien im folgenden einige der diagnostisch relativ einfach zu prüfenden Leberfunktionen aufgeführt.

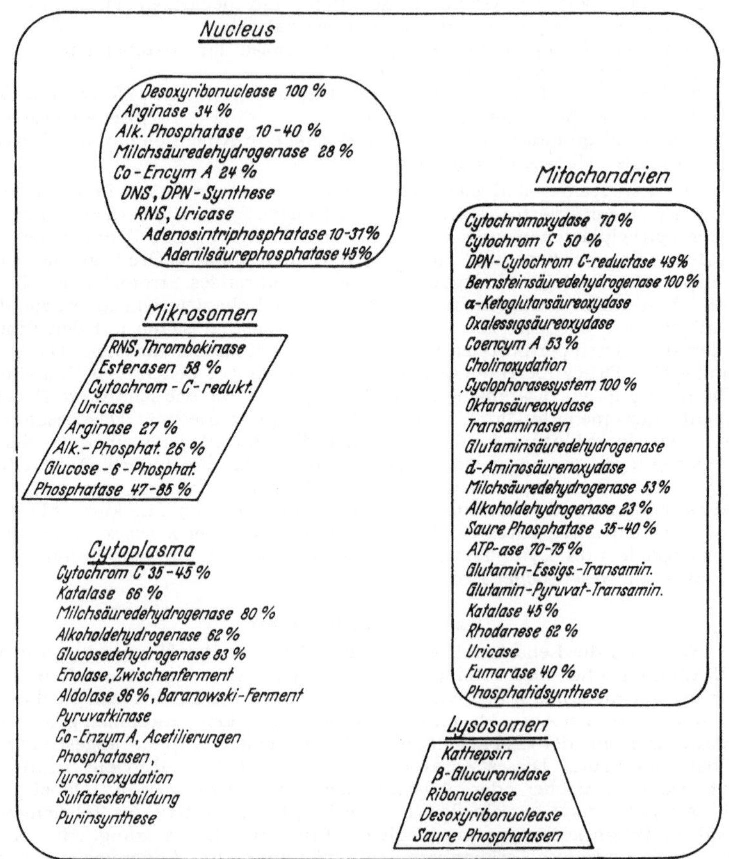

Abb. 51. Verteilung der Funktionen auf die Strukturen der Leberzelle. (Nach F. HARTMANN, Verhdlg. dtsch. Ges. inn. Med. 1957)

Wesentliche, diagnostisch faßbare Partialfunktionen der Leber

1. Bildung und Ausscheidung der Galle.

2. Aufgaben im Kohlenhydratstoffwechsel: Verwertung von Galaktose, Glucose, Fructose, Milchsäure.

3. Aufgaben im Eiweißstoffwechsel: Hauptstätte der Albuminsynthese, anteilig auch Bildung der α- und β-Globuline. *Aufrechterhaltung des Gerinnungsmechanismus* (Bildung von Prothrombin, Acceleratoren der Prothrombinumwandlung, Faktor V, V.II, IX und X, Antithrombinen, Fibrinogen). Verwertung der Aminosäuren.

4. Rolle des Vitamin K bei der Synthese gerinnungsaktiver Proteine (Prothrombin, Faktoren V, VII, IX und X).

5. Aufgaben im Fett- und Lipidstoffwechsel: Fettsäurenabbau, Synthese und Verwertung des Plasmacholesterins und der Plasmaphosphatide.

6. Inaktivierungs- und Entgiftungsfunktionen: Harnstoffsynthese (Entgiftung des HN_3). *Bindung an Glucuronsäure:* Phenole, Salicylsäure, indirektes Bilirubin, Steroidhormone. *Bindung an Schwefelsäure:* Phenol, Indol. *Bindung an Glykokoll:* Benzoesäure. *Acetylierung:* Sulfonamide. *Oxydation, Reduktion:* Santonin, Atophan, Nitroverbindungen.

7. Beteiligung am Wasserstoffwechsel.

b) Der Gallenstoffwechsel

Die Hauptquelle des Gallenfarbstoffs (Bilirubin) ist das Hämoglobin. Die Leberzelle selbst scheint nicht an der *Bilirubinbildung* beteiligt zu sein (LICHTMAN). Sie erfolgt normalerweise in den Zellen des RES, verschiedener Organe und Gewebe (Milz, Lymphknoten, Kupffersche Sternzellen in der Leber). Für die extrahepatische Entstehung spricht auch die Gallenfarbstoffbildung in Gewebsextravasaten. Das gebildete Bilirubin gelangt auf dem Blutwege zu den Leberepithelzellen, von denen es zusammen mit den übrigen Bestandteilen der Galle, vor allem Gallensäuren und Cholesterin, sezerniert wird und über das Gallengangssystem (einschließlich Gallenblase) ins Duodenum gelangt.

Weiteres Schicksal des in die Galle ausgeschiedenen Bilirubins
(Klassische Theorie)

Nach der Theorie von FRIEDRICH V. MÜLLER wird das mit der Galle in den Darm gelangte *Bilirubin* im Dickdarm infolge Reduktion durch Darmbakterien in *Stercobilinogen* (Braunfärbung der Faeces) umgewandelt. Ein Teil des Stercobilinogens wird aus dem Darm über die Pfortader rückresorbiert, gelangt zur Leber zurück, in der es wiederum in die Galle ausgeschieden wird (enterohepatischer Kreislauf des Bilirubins).

Ein kleiner Teil des rückresorbierten Stercobilinogens wird in der Leber nicht erneut zum Aufbau von Bilirubin verwendet, sondern passiert die Leber, gelangt in den großen Kreislauf und wird in der Niere als „*Urobilinogen*" ausgeschieden. Die tägliche Urobilinogenausscheidung im Urin beträgt etwa 4 mg. Bei dieser geringen Menge ist die Urobilinogenreaktion im Urin negativ. Tägliche Stercobilinogenausscheidung mit den Faeces etwa 300 mg.

Baumgärtelsche Theorie vom Bilirubinabbau. Nach BAUMGÄRTEL ist die klassische Theorie der ausschließlichen enteralen Urobilinentstehung nicht mehr haltbar. Danach erfolgt der Bilirubinabbau auf zwei verschiedenen Wegen, enterogen (bakteriell) zu Stercobilinogen und hepatogen (cellulär) zu Urobilinogen. Stercobilinogen enthält 4 Wasserstoffatome mehr als Urobilinogen. Da nur Stercobilinogen ein optisch aktives Kohlenstoffatom enthält, kann man zur Unterscheidung das Polarisationsverfahren heranziehen.

Die Bildung des Urobilinogens erfolgt in der Leber und der Gallenblase durch ein Fermentsystem aus Mesobilirubin. Das mit der Blasengalle in den Darm gelangende Urobilinogen wird bereits im Duodenum rückresorbiert und gelangt über die Pfortader zur Leber, wo es zerstört wird.

Das *vermehrte* Auftreten von Urobilin und Urobilinogen im Urin ist pathologisch. Es entsteht, wenn der natürliche Abfluß des Gallenbilirubins behindert ist, sowohl bei Parenchym- wie auch bei mechanischem Ikterus.

c) Aufgaben der Leber im Kohlenhydratstoffwechsel

In der Leber wird ein beträchtlicher Teil der resorbierten Glucose, Fructose und Galaktose und der im Muskelstoffwechsel gebildeten Milchsäure in Glykogen verwandelt. Ferner die Umwandlung von Fructose und Galaktose in Glucose und der Abbau dieser Zucker. Die Umwandlung von Fructose in Glucose ist auch in anderen Organen möglich, die von Galaktose in Glucose allerdings überwiegend in der Leber (Galaktoseprobe!). Die Fructose wird in der Leber rascher verwertet als die Glucose. Bei Kohlenhydratmangel in der Nahrung findet eine Glyconeogenese aus den Metaboliten von Aminosäuren und Fettsäuren statt. Sehr wesentlich für eine intakte Leberfunktion ist die Glykogendepotbildung und die Glykogenolyse, die reversible Reaktionen sind und nebeneinander herlaufen. In der Verteilung der Kohlenhydrate und dem fortwährenden Neuaufbau liegt wohl die Hauptbedeutung der Leber für den Kohlenhydratstoffwechsel. Somit ist sie an der Aufrechterhaltung eines normalen Blutzuckerspiegels wesentlich beteiligt (homöostatischer Effekt der Leber), um selbst unter extremen physiologischen Bedingungen ausreichende Zuckermengen zur Verfügung stellen zu können.

d) Aufgaben der Leber im Eiweißstoffwechsel

Die aus der Eiweißverdauung stammenden Aminosäuren werden im Dünndarm resorbiert, gelangen via Pfortader in die Leber und werden dort verwertet. Sie werden in die *Strukturproteine* der Zellen, die *Serumproteine*, die Eiweiße der *Enzyme* und der *Gerinnungsfaktoren* eingebaut. Die Leber hat wesentlichen Anteil an der *Regulation* des „dynamischen Gleichgewichts" zwischen zirkulierendem und zelleigenem Eiweiß. Der Eiweißumsatz läuft in der Leber schneller als in anderen Organen ab. Die Leberproteine werden etwa innerhalb von 10 Tagen, das Muskeleiweiß in 180 Tagen zur Hälfte erneuert. Besonders bedeutungsvoll ist die *Biosynthese wichtiger Plasmaproteine* in der Leber. Sie bildet Serumalbumin, Prothrombin, Fibrinogen, Faktor V, VII, IX und X. Die Leber ist weiter an der α- und β-Globulinbildung beteiligt. Über extrahepatische Plasmaproteinsynthese s. S. 284. Partielle Leberresektionsstudien haben ergeben, daß der Fibrinogen- und Albuminspiegel im Blutplasma rasch abfällt, während die Globulinverminderung nachhinkt. Ebenso erfolgt unter diesen Bedingungen die Globulinregeneration schneller. Die Erhöhung der γ-Globulinfraktion bei chronischen Leberparenchymschäden, die extrahepatisch erfolgt, wird teils mit der Umleitung der resorbierten Aminosäuren, teils durch die Bildung von Autoantikörpern und unspezifischen Abwehrstoffen vom Typ des Properdin erklärt. Der *Prothrombinmangel* im Blut bei Parenchymikterus beruht auf einer Synthesestörung in der Leberzelle, beim mechanischen Ikterus auf einer Resorptionsstörung des Vitamins K, das zur Synthese des Prothrombin und der Faktoren V und VII erforderlich ist. Die drohende hämorrhagische Diathese mit „hepatogenen" (früher „cholämisch" genannten) Blutungen läßt sich durch geeignete Vitamin K-Zufuhr beheben. In der Leber findet weiter die *Desaminierung* und *Transaminierung von Aminosäuren* und der *Aufbau nichtessentieller Aminosäuren* statt. Nimmt man die *Harnstoffsynthese*, die *Bildung spezifischer Fermente* hinzu und berücksichtigt man die Tatsache des Fermentreichtums der Leberzelle, so muß man feststellen, daß im Vorstehenden nur einige wesentliche Zusammenhänge herausgegriffen worden sind.

e) Aufgaben der Leber im Fett- und Lipidstoffwechsel

Die Leber nimmt im Fettstoffwechsel, insbesondere bei der Regulation der Plasmalipide, eine zentrale Stellung ein. Die aus der Fettverdauung anfallenden *Fettsäuren* werden in der Leber zur Veresterung von Cholesterin und zur Bildung von Phosphatiden herangezogen. Fettsäuren werden im Organismus aber auch synthetisiert, praktisch in allen Körperzellen, hauptsächlich und am raschesten aber in der Leber, wo sie auch abgebaut werden. Die *Plasmaphosphatide* werden größtenteils, wenn nicht sogar ganz in der Leber synthetisiert. Auch das *Blutplasmacholesterin* wird nahezu vollständig im Leberparenchym gebildet. Ebenso ist die Regulierung des Plasmacholesterins an eine intakte Lebertätigkeit gebunden, sowohl was die Plasmacholesterinsynthese als auch die Senkung erhöhter Plasmacholesterinwerte anlangt. Bei erheblicher Beeinträchtigung der Leberzelltätigkeit leidet der Fermentmechanismus, was man u. a. auch an einem Absinken der Cholesterinester feststellen kann. Mittels neuerer physikalisch-chemischer Untersuchungsverfahren (Äthanolfraktionierung, Elektrophorese, Ultrazentrifuge) ließ sich zeigen, daß die Lipide im Blutplasma großenteils nicht im freien Zustand existieren, sondern mit spezifischen Proteinen zu Lipoproteidkomplexen vergesellschaftet sind. Diese makromolekularen Strukturen enthalten Fettsäuren, Lecithin, andere Phosphatide, Cholesterin, Carotinoide, Vitamin A, bestimmte Hormone. Die Auftrennung des Serums ergab bestimmte Fraktionen und eine unterschiedliche chemische Zusammensetzung der einzelnen Fraktionen bei Gesunden und Kranken. Erhebliche Abweichungen wurden auch bei Leberkrankheiten festgestellt. Die *Ketonkörperbildung* erfolgt in der Hauptsache in der Leber, sowohl während des Abbaues wie auch des Aufbaues von Fettsäuren, wenn das gebildete Acetat nicht in den Citronensäurecyclus eintreten kann und zu Acetessigsäure rekondensiert wird. Bei diabetischer Acidose erfolgt ein gesteigerter Fettsäurenabbau, der auch zu einer gesteigerten Ketonkörperproduktion führt. Eine Ketonämie und Ketonurie tritt dann auf, wenn der Ketonkörperabbau in den peripheren Geweben nicht mehr mit ihrer vermehrten Bildung in der Leber Schritt hält.

f) Inaktivierungs- und Entgiftungsfunktionen

Der beim Aminosäurenabbau freiwerdende NH_3-Rest wird in der Leber durch die *Harnstoffsynthese* entgiftet. Eine Überbeanspruchung dieser Funktion droht bei Leberparenchymschäden durch das im Darm aus Eiweiß (durch die Tätigkeit der Darmbakterien, insbesondere bei Dysbakterie) gebildete Ammoniak, z. B. bei Oesophagusvaricenblutung und übermäßiger Eiweißzufuhr mit der Nahrung. Besonders gefährdet sind Lebercirrhotiker mit beginnender Leberinsuffizienz.

Die *entgiftende Funktion* der Leber erfolgt ganz allgemein teils durch Abbau, Anlagerung an andere Stoffe oder Ablagerung in Zellen. Erwähnt sei in diesem Zusammenhang die *Bindung von Darmfäulnisprodukten an Schwefelsäure*, z. B. des Indol zur Indoxylschwefelsäure (Indican), die *Paarung von Benzoesäure mit Glykokoll* als Hippursäure und das *Speicherungsvermögen der Kupfferschen Sternzellen*. Bedeutungsvoll erscheint auch die *Inaktivierung von Hormonen*.

g) Sonstige Leberfunktionen

Das zur Neubildung von Erythrocyten notwendige Eisen entstammt unter physiologischen Bedingungen dem Hämoglobinabbau. Die physiologischen Eisenverluste werden aus dem Nahrungseisen ersetzt. Dagegen bedient sich der Körper *nach größeren Blutverlusten* (Blutungsanämien) des *in der Leber* gespeicherten „Depoteisens" (etwa 2—3 g), das schnell mobilisierbar ist. Es liegt als Eisen-Eiweißverbindung (Ferritin) vor. Den Mobilisationsreiz auf die Leber übt wahrscheinlich der Abfall des Serumeisenspiegels aus.

Bei der *akuten infektiösen Hepatitis* findet sich fast ausnahmslos eine *Hypersiderämie.* Da diese beim Verschlußikterus fehlt, ist dieser Befund differentialdiagnostisch von großer Bedeutung. Die Ursache dieser Erhöhung des Serumeisenspiegels ist noch nicht restlos geklärt. Man nimmt an, daß aus den nekrobiotischen Leberzellen verstärkt Eisen frei wird. Andere Untersuchungen sprechen für eine verminderte Bereitstellung des eisenbindenden β_1-Globulins (Transferrin = Transportvehikel des Serumeisens) durch die erkrankte Leberzelle. Da sich der Serumeisenspiegel bei der *Lebercirrhose* regellos verhält, kann man das Verhalten des Serumeisens nicht als Gradmesser einer Leberfunktionsstörung, wie z. B. den BSP-Test ansehen.

Die Leber ist ein wichtiges *Depot für Vitamine,* insbesondere A, Anteile des B-Komplexes (B_{12}), D, E und K. Schließlich ist die Leber am Wasser- und Mineralstoffwechsel beteiligt.

Die unmittelbare Untersuchung des Kranken

Inspektion. In flacher, entspannter Rückenlage mit leicht angewinkelten Oberschenkeln verschaffe man sich zunächst einen allgemeinen Überblick über die Konturen des Abdomens (vorgewölbt, eingesunken, ungleichmäßig). Dann betrachte man die Haut nach Farbe, Teleangiektasien, Venenerweiterungen, Pulsationen, Bewegungen des Bauchinhaltes, Vorwölbungen. Ein circulär um die untere Thoraxapertur verlaufender Kranz von Teleangiektasien kommt bei Stauungsleber öfters vor. Erweiterungen der subcutanen Bauchvenen können, besonders wenn sie varicös geschlängelt erscheinen, der Ausdruck eines Anastomosenkreislaufs bei portaler Hypertension sein. Vorwölbungen in der Lebergegend lassen an das Vorliegen einer Hepatomegalie denken oder wenn sie umschrieben sind, an einen Lebertumor, der sich allerdings nur bei fettarmen Bauchdecken sichtbar abzeichnet. Eine epigastrische Pulsation kann ein Hinweiszeichen auf eine Hypertrophie des rechten Ventrikels sein oder auch der Ausdruck einer fortgeleiteten Lebervenenpulsation. Weiteres siehe unter Abdomen (s. S. 103).

Perkussion. Die obere Grenze der *Leberdämpfung* fällt mit der unteren Grenze der rechten Lunge und des Herzens zusammen. Die untere Grenze findet sich bei Gesunden in der Axillarlinie zwischen 10. und 11. Rippe, schneidet den Rippenbogen in der Mamillarlinie, liegt in der Medianlinie mitten zwischen Proc. ensiformis (xiphoideus) und Nabel, verläuft dann im Bogen nach aufwärts und trifft zwischen Parasternal- und Mamillarlinie mit dem Diaphragma und gewöhnlich der Herzspitze zusammen. Bei tiefer Inspiration, zumal bei linker Seitenlage, wird die Leberdämpfung kleiner, indem der Lungenrand tiefer herabtritt. Der untere Leberrand rückt bei In- und Exspiration um ein geringes nach ab- und aufwärts.

Die Perkussion gestattet nur, den von der Lunge nicht überlagerten Teil der Leber mit Sicherheit abzugrenzen. Die oberste Grenze des Organs, also die Kuppel der Leber, welche der rechten Zwerchfellwölbung anliegt und hoch in den Thoraxraum hinaufreicht, kann auch durch Bestimmung der relativen Dämpfungsgrenze nicht festgestellt werden. Dagegen gelingt es mit Sicherheit, den Stand der Leberkuppel und des Zwerchfells bei der Röntgendurchleuchtung zu erkennen. Diese ermöglicht es auch zu sehen, ob die respiratorischen Zwerchfellbewegungen in der normalen ausgiebigen Weise erfolgen. Entzündliche Prozesse der Leber und ihrer Umgebung (Leberabsceß, subphrenische Eiteransammlungen, paranephritische Abscesse) verraten sich dadurch, daß die respiratorischen Zwerchfellexkursionen gering sind oder ganz fehlen. Die rechte oder linke Zwerchfellhälfte erweist sich ferner als gelähmt und abnorm hochstehend bei Läsion des gleichseitigen Nervus phrenicus, der vom 4. Cervicalsegment durch die Brusthöhle, und zwar den Herzbeutel entlang, zum Diaphragma zieht, z. B. bei Exhairese des Nervus phrenicus, also bei Durchtrennung dieses Nerven zum Zweck der Ruhigstellung einer tuberkulös erkrankten Lunge.

Palpation. Beim Gesunden ist die Leber und besonders ihr Rand *nicht* oder nur undeutlich zu fühlen. Kann man sie durch Palpation abgrenzen, so ist die Leber entweder tiefstehend oder vergrößert. Die vergrößerte Leber ist gewöhnlich in ihrer Konsistenz vermehrt. In diesem Fall kann man über die vordere Leberkante mit den palpierenden Fingern hinübergleiten. Man palpiere langsam und mit warmen Händen! Dazu lege man die Hände flach auf die rechte Bauchseite und drücke bei tiefer Inspiration mit den Fingern sanft, aber tief nach oben gegen den Rippenbogen zu. Der Kranke muß in horizontaler Rückenlage untersucht werden. Er darf den Kopf nicht nach vorn beugen, sondern soll ihn ruhig auflegen, damit die Bauchdecken vollständig entspannt werden.

Bei Lungenemphysem ist die Leberdämpfung verkleinert, weil die geblähten Lungenränder die Leber mehr überragen. Bei höheren Graden von Emphysem, wenn auch die Kuppel des Zwerchfells tiefer steht, rückt der untere Leberrand nach abwärts. Eine Verschiebung der Leber nach unten findet sich auch bei rechtsseitigem pleuritischem Exsudat und Pneumothorax.

Verdrängung der Leber nach oben kommt außer bei rechtsseitiger Lungen- oder Pleuraschrumpfung vor allem bei Auftreibung des Bauches, z. B. infolge von Schwangerschaft, Ascites, Meteorismus vor; dabei wird der vordere Leberrand nach oben gedreht (Kantenstellung) und dadurch die Leberdämpfung nicht nur nach kranial verschoben, sondern auch verkleinert.

Die Prüfung der Partialfunktionen der Leber

Bei Lebererkrankungen sind die Zellfunktionen und -strukturen in unterschiedlichem Ausmaße betroffen. Bei der *Virushepatitis* betrifft die Leberzellstoffwechselstörung in erster Linie die Bildung von Enzymeiweiß und freien Nucleotiden. Mangels energiereicher Phosphate kommt es zu Permeabilitätsstörungen: Wasser tritt in die Zellen ein, Kalium und Enzyme diffundieren aus den Zellen heraus ins Blut. Die *Fermentkonzentrationen* im Serum steigen an, besonders Aldolase, Glutaminsäure-Oxalessigsäure- und Glutaminsäure-Brenztraubensäure-Transaminase u. a. Der Mangel an energieliefernden Substanzen und die Veränderungen in den Fermentaktivitäten

macht sich im Leberstoffwechsel bemerkbar. *Fermentbestimmungen im Serum,
Konzentrationsmessungen faßbarer Stoffwechselzwischenprodukte, Bestimmungen
der Plasmaproteinverschiebungen, Diagnose von Syntheseleistungen,* sowie *Prüfung der Entgiftungs- und Exkretionsleistung* sind die üblichen Methoden, mit
denen man sich eine Vorstellung von der Funktionsleistung des Organs als
ganzem machen kann.

Zu einer besonders eingreifenden Störung des Leberkreislaufs und Wasser-
Mineralhaushaltes kommt es bei der *Lebercirrhose.* Durch den zunehmenden
bindegewebigen Umbau kommt es zu einer fortschreitenden Einengung der
portalen Strombahn, die sich als portale Hypertension auch klinisch äußert
(Venenzeichnung am Bauch bis zum Caput Medusae, Oesophagusvaricen,
Hämorrhoiden). Zusammen mit der Hypalbuminämie und der vermehrten
Natriumretention, sowie der erhöhten Lymphproduktion, tritt schließlich
Ascites auf.

Voraussetzungen der Leberfunktionsprüfung. Streng genommen, ist die
generell gebrauchte Bezeichnung „Leberfunktionsprobe" unkorrekt. Wie
aus dem im Abschnitt „physiologische Vorbemerkungen" Gesagten hinreichend klar hervorgehen dürfte, kann es unmöglich einen Test geben, mit
dem sich die Funktionsweise der Leber als Ganzes prüfen läßt. Mit einer
einzelnen Probe lassen sich immer nur einzelne Teilfunktionen erfassen,
beispielsweise solche des Kohlenhydratstoffwechsels, des Eiweißstoffwechsels
oder der exkretorischen Funktion gegenüber bestimmten Belastungssubstanzen. Eine weitere Ungenauigkeit in der Definition liegt darin, daß der
normale oder pathologische Ausfall einzelner Proben nur z. T. auf die Leber
bezogen werden kann, da sie, wie z. B. die Dextrose-, Insulin- oder Adrenalinbelastungsprobe, von vegetativen oder endokrinen Regulationsmechanismen
abhängig sind.

Es hat nicht an *Einwänden* gefehlt, die den Leberfunktionsproben überhaupt jede Berechtigung in der Diagnostik absprechen. Sie stünden nicht in
Kongruenz zum pathologisch-anatomischen Befund. Bei schon erheblicher
Durchsetzung mit Carcinommetastasen und schwerem klinischen Krankheitsbild ließen manche Leberfunktionsproben einen pathologischen Ausfall
vermissen. Sie seien zu unempfindlich. So sei bei eindeutigen Cirrhosen oft
die Galaktoseprobe normal und ein monatelang bestehender Ikterus könne
ein normales Serumproteinverhalten aufweisen. Sie seien leberunspezifisch.
Ein oft gleicher Ausfall von Serumlabilitätsproben fände sich bei manchen
Fällen von Plasmocytom, rheumatischer Polyarthritis oder Carcinose. Sie
erlaubten keine Aussage über den Schweregrad. Bei der Hepatitis sprächen
die Proben oft besser an als bei der Cirrhose. Man benötigte aber eher
bei den klinisch stummen Fällen eine Aussage über die Funktion als bei der
Hepatitis, bei der die vergrößerte Leber, der Ikterus und der Bilirubinspiegel
im Blut für die Verlaufsbeurteilung gute Anhaltspunkte böten. Schließlich
— sie seien prognostisch nicht verwertbar.

Aus dem Vorhandensein einer fast unübersehbaren Anzahl von Leberfunktionsproben kann man schließen, daß keine der Idealforderung, die man
an die Funktionsprüfung eines Organs stellen sollte, vollauf entspricht.
Bevor man aber Unsicherheit und Unzuverlässigkeit herausstellt, sollte man
sich zuerst der Möglichkeit und Grenzen solcher Proben bewußt werden.
Im Tierversuch ist klar gezeigt worden, daß bis zu drei Viertel des Lebergewebes entfernt werden können, ohne daß typische Belastungsproben
wesentliche Ausfallerscheinungen zeigen. Voraussetzung ist allerdings, daß
der restliche Leberanteil intakt ist. Darin dürfte der oft normale Ausfall
mancher Leberfunktionsproben beim Leberkrebs eine befriedigende Erklärung finden. Beim hepatocellulären Ikterus liegt ein diffuser Leberzell-

schaden vor, während bei Lebercirrhosen beide Leberlappen verschieden stark befallen sein können. Dadurch und durch die mehr oder weniger gut entwickelten Regenerate reicht das vorhandene Parenchym aus, um manche Aufgaben noch ausreichend zu bewältigen. Hier hilft die Heranziehung mehrerer Proben und ihre geschickte Auswahl weiter. Das restierende Gewebe kann einer Stoffwechselanforderung noch genügen, aber in der Exkretion einer Testsubstanz bereits Mängel zeigen. Was die Serumlabilitätsproben angeht, so ist keine von ihnen leberspezifisch. Aber es sind Reaktionskonstallationen aufgestellt worden, die diagnostisch sehr brauchbar sind.

Alle Sachkenner sind sich heute über folgende Punkte einig: Es gibt eine Reihe von Funktionsproben, die eine wertvolle, oft unentbehrliche Hilfe in der Diagnostik von Lebererkrankungen bieten. Man kann sich auf wenige, in ihrem Reaktionsablauf klar übersehbare Proben beschränken. Zweckmäßigerweise stellt man sie so zusammen, daß mehrere Partialfunktionen der Leber erfaßt werden. Einzeln erlauben sie oft nur eine ungenügende, manchmal sogar widersprechende Aussage. In jedem Fall dürfen sie nur zusammen mit dem klinischen Bild in die diagnostische Waagschale geworfen werden.

Es sollen im Folgenden nur solche Untersuchungsmethoden und Funktionsproben aufgeführt werden, die eine hinreichend brauchbare Aussage über den entsprechenden Funktionsanteil in der Leber gestatten.

Die Beurteilung des Gallenstoffwechsels. Ein häufiges Symptom bei Lebererkrankungen ist die Gelbsucht (Ikterus). Ikterus ist keine Krankheit, sondern ein Symptom. Vorbedingung zu seinem Auftreten ist die Hyperbilirubinämie, zu deren Zustandekommen ein Mißverhältnis von Produktion und Exkretion des Bilirubins Voraussetzung ist. Zur Gelbfärbung von Skleren, Haut und Schleimhäuten kommt es aber nur dann, wenn der Schwellenwert im Blut (etwa 2 mg-%) überschritten ist.

Einen Einblick in den Gallenstoffwechsel kann man von zwei Seiten her gewinnen: Durch Untersuchung des Gehaltes an Bilirubin und anderen Gallenbestandteilen im Blut (s. S. 363) und durch die Feststellung von Gallenbestandteilen oder deren Abbauprodukten im Urin. Über den Nachweis der letzteren siehe Harnkapitel.

Über die beiden Formen des Bilirubins im Blut. Über die Natur der zwei Bilirubinarten im Serum wird seit Jahrzehnten diskutiert. Die Annahme, daß das eine proteingebunden sei, das andere nicht, hat sich nicht bestätigt. Das direkt wie auch das indirekt reagierende Serumbilirubin wandert im elektrischen Feld zusammen mit dem Serumalbumin. Demnach ist auch die Annahme, daß das extrahepatisch gebildete Bilirubin bei seiner Passage durch die Leberzelle von seinem Proteinvehikel abgekoppelt würde (= „hepatisches“ Bilirubin) nicht zutreffend, wenn auch stoffwechselbedingte Veränderungen der Substanz in der Leberzelle angenommen werden dürfen. Beim Verschlußikterus ist in der ersten Zeit vorwiegend das direkt reagierende Serumbilirubin vermehrt, beim hämolytischen Ikterus das indirekte. Beim hepatozellulären Ikterus sind beide Bilirubinarten vermehrt, das direkt reagierende meist in höherem Maße als das indirekte.

Nach neueren Untersuchungen (SCHMID) scheint der Unterschied im Verhalten der beiden Bilirubinarten darin zu bestehen, daß das direkt reagierende Bilirubin an Glucuronsäure gekoppelt ist, das indirekt reagierende dagegen nicht. Chromatographisch unterscheiden sie sich beide durch verschiedene Wanderungsstrecken. Anscheinend entsteht das Bilirubinglucuronid in der Leber aus dem indirekten Bilirubin des Blutes. Die Glucuronsäureanlagerung ist eine aktive Leistung der Leberzelle. Infolge der Abflußbehinderung beim Verschlußikterus, bzw. des Übertritts von Gallenbestandteilen ins Blut beim Parenchymikterus, steigt daher zunächst vorwiegend das direkt reagierende Bilirubin im Serum an. Erst wenn infolge hinzutretender (beim mechanischen Ikterus) bzw. fortschreitender (beim Parenchymikterus) hepatocellulärer Schädigung der Glucuronsäuremechanismus beeinträchtigt wird, kommt es auch zu einem Anstieg des indirekt reagierenden Serumbilirubins. Beim hämolytischen Ikterus wird, so lange die Leberzellfunktion intakt ist, das mit Glucuronsäure verbundene Bilirubin in die Gallenwege abgeleitet. Da aber bei diesem Ikterus ein Mißverhältnis zwischen Bilirubinbildung und Ausscheidungskapazität der Leber besteht, ist das indirekte Bilirubin im Serum erhöht.

Dieses ist nach WEICKER an die Phosphatide der Albumin-α_1-Lipoproteidfraktion gebunden, die beim hämolytischen Ikterus in normaler Menge vorhanden ist. Da diese Lipoproteidfraktion beim hepatischen Ikterus, sowohl beim mechanischen wie auch beim hepatocellulären, stark reduziert ist, ist diese Bindungsart nicht ausreichend möglich. Es tritt dafür zur Bindung das Serumalbumin ein, eine Koppelung, die leicht trennbar ist, womit die glomeruläre Filtration des direkten Bilirubins erklärt würde, leichter allerdings, wenn man dabei mit SCHMID annimmt, daß es als Glucuronid ausgeschieden wird. Jedenfalls findet sich im Harn von Kranken mit hepatogenem oder mechanischem Ikterus fast ausschließlich das direkt reagierende Bilirubin (Bilirubin-Glucuronid). Beim hämolytischen Ikterus ist trotz Bestehens einer Hyperbilirubinämie der Urin praktisch bilirubinfrei, weil das indirekt reagierende Bilirubin nicht nierengängig ist.

Bestimmung von Bilirubin nach JENDRASSIK *und* CLEGHORN s. S. 345.

Funktionsproben im Zusammenhang mit dem Kohlenhydratstoffwechsel

Die Störungen des Kohlenhydratstoffwechsels bei Leberkrankheiten sind faßbar als 1. *Toleranzverminderung* für Galaktose, Glucose, Fructose, Milchsäure und Alkohol, 2. *Blutspiegelanstieg* von Milchsäure, Brenztraubensäure, Citronensäure und α-Ketoglutarsäure.

a) Galaktosebelastungsprobe (BAUER 1906)

Prinzip. Nur die Leber vermag Galaktose in Dextrose umzuwandeln und so für den Organismus assimilierbar zu machen. Während die gesunde Leber bis zu 40 g Galaktose verwerten kann, wird bei Leberparenchymschädigung ein größerer Teil unverändert mit dem Urin ausgeschieden.

Ausführung. Nach Entleerung der Harnblase trinkt der Kranke morgens nüchtern 40 g Galaktose in 400 cm³ Tee. Der Urin der folgenden 12 Std. wird in 4 Std.-portionen gesammelt und polarisiert. Da die Polarimeter für Dextrose geeicht sind, muß der gefundene Polarisationswert mit dem Faktor 0,62 multipliziert werden. Die Probe zeigt eine pathologische Galaktoseverwertung an, wenn insgesamt mehr als 3 g von den zugeführten 40 g Galaktose im Urin nachzuweisen sind.

Da es nur auf dieses Limit ankommt, kann die Probe nach 4 Std. abgebrochen werden, wenn bereits in dieser Zeit mehr als 3 g Galaktose im Urin ausgeschieden sind.

Bewertung. Positiver Ausfall bei ernsterer Leberzellschädigung. *Positiv* in der Regel bei infektiöser Hepatitis. *Negativ* bei unkompliziertem Obstruktionsikterus, hämolytischem Ikterus, Lebertumoren bei noch ausreichend vorhandenem intaktem Parenchym und einfacher Stauungsleber. In der Differentialdiagnose zwischen hepatocellulärem und mechanischem Ikterus ist die Galaktosebelastung daher gut brauchbar, wenn es sich um Frühstadien (*vor* eingetretener Leberparenchymschädigung) des Choledochusverschlusses handelt. Bei *Lebercirrhose* schwanken die Befunde je nach dem Zustand und der Menge des Funktionsgewebes.

Kritik. Die ersten Stufen des Galaktoseabbaues sind leberspezifische Funktionen, außerdem besitzt Galaktose den längsten und störungsempfindlichsten Abbauweg unter allen Monosacchariden. Daher ist die Galaktoseprobe den anderen Zuckerbelastungsproben überlegen. Die Galaktoseprobe ist mit Unsicherheitsfaktoren belastet, die man kennen muß, wenn man Fehlinterpretationen vermeiden will. Die Resorptionsverhältnisse im Darm sind variabel. Gesteigerte Resorption bei Thyreotoxikose. Zu beachten ist die Nierenschwelle für Galaktose (s. Galaktosurie). Die renale Ausscheidung kann bei Nierenerkrankungen gestört sein.

Modifizierte Galaktoseprobe nach LUDWIG (1942) und STREHLER (1948)

Ausführung. Morgens nüchtern 40 g Galaktose in 1 l dünnem warmem Tee innerhalb einer Viertelstunde trinken lassen. Nach 2. Std. (Urinportion I) und 3 Std. (Urinportion II) quantitative Bestimmung der ausgeschiedenen Galaktosemengen im Harn durch Polarisation und Umrechnung, wie oben.

Ausscheidung von 0—2 g in Portion I normal. Bei 2—2,5 g liegt eine zweifelhafte, bei über 2,5 g eine sicher pathologische Galaktoseverwertung vor. Desgleichen für Leberzellschädigung sprechend, wenn nach 3 Std. (Urinportion II) überhaupt noch Galaktose ausgeschieden wird. HARTMANN bewertet mehr die Dauer als die Menge der Ausscheidung.

Die Strehlersche Modifikation erscheint uns empfindlicher, daher zur Früherkennung von latenten Leberzellschäden besonders geeignet zu sein. Natürlich gilt auch hier die Einschränkung wie für andere Funktionsproben, daß sie erst dann positiv ausfällt, wenn eine erhebliche Beeinträchtigung der Galaktoseverwertung vorliegt. Es ist daher erlaubt, den Galaktose-Toleranztest als wirkliches Maß der Leberfunktion zu betrachten.

b) Milchsäurebelastungsprobe (Natrium-D-lactat-Toleranztest)

Prinzip. Die Leber kann Milchsäure zu Glykogen synthetisieren, so auch intravenös zugeführtes Natrium-D-lactat. Bei hepatocellulärer Schädigung ist die Milchsäureverwertung in der Leber gestört.

Ausführung. 20 ml einer 0,2 n-Natriumlactatlösung (= 0,36 g Milchsäure) werden intravenös injiziert. Vor, sofort, 5 und 15 min danach wird Blut entnommen und die Milchsäurekonzentration bestimmt.

Auswertung. Auf intravenöse Milchsäurezufuhr kommt es bei ernsteren Parenchymschäden zu einem höheren Anstieg des Milchsäurespiegels, der länger anhält als gewöhnlich. Manchmal ist auch schon in Ruhe die Milchsäurekonzentration im Blut erhöht (normal 7—13 mg-%), wenn auch dies keineswegs leberspezifisch ist.

c) Verhalten der Brenztraubensäure im Blut nach Glucosebelastung

Während beim Gesunden nach intravenöser Glucosezufuhr der Brenztraubensäurespiegel im Blut nur leicht und kurzdauernd ansteigt, kommt es bei schwererer Leberparenchymschädigung zu einem längerdauernden Anstieg. Es handelt sich um Abbaustörungen der Glucose an den Zwischenprodukten Brenztraubensäure und α-Ketoglutarsäure.

Zur Prüfung der Funktionstüchtigkeit der Leber im Zusammenhang mit dem Kohlenhydratstoffwechsel sind noch *andere Belastungsproben* empfohlen worden: Lävulosebelastung, Glucose-Toleranztest (Dextrosebelastung), Adrenalin- und Insulinbelastungsprobe.

Es sind in der Literatur gewichtige Bedenken laut geworden, von denen die gravierendsten kurz angeführt werden sollen.

11*

Die *Lävuloseprobe* wird als ungeeignet angesehen: Der Fructosestoffwechsel findet anteilig in Leber und Muskulatur statt und der Leberanteil ist noch nicht annähernd übersehbar. Die Fructose weist den kürzesten und sparsamsten Abbauweg auf (daher zur Leber*therapie* sehr geeignet!). Als Belastungsprobe ist sie daher wegen der geringen Beanspruchung der Leberfunktion zu unempfindlich. Nach unseren Erfahrungen ist sie bedeutend weniger empfindlich als die Galaktoseprobe und nicht in gleicher Weise zur Differentialdiagnose zwischen mechanischem und parenchymatösem Ikterus verwertbar wie diese.

Die *Dextrosebelastungsprobe* ist ebenfalls keine spezifische Leberfunktionsprobe, da der Glucosestoffwechsel auch in anderen Geweben abläuft und der in der Leber sich abspielende Anteil nicht ohne weiteres bestimmt werden kann. Außerdem wird der Ablauf der Probe vom endokrinen System entscheidend und je nach Reaktionsweise variabel beeinflußt. Die *Insulinbelastungsprobe* halten wir ebenso wie die *Adrenalinbelastungsprobe* mit so vielen Unsicherheitsfaktoren belastet, daß sie keine verläßliche Aussage über die Leberfunktion gestatten. Wir haben ebenso wie andere Autoren „Leberkurven" bei einwandfrei Lebergesunden gesehen und schließlich ist die physiologische Streubreite zu groß.

Funktionsproben im Zusammenhang mit dem Eiweißstoffwechsel

Man kann die Leistungen der Leber im Eiweißstoffwechsel von verschiedenen Seiten her beurteilen. Einen unmittelbaren *Einblick in die Verwertungsstörung von Aminosäuren* ermöglicht die Zufuhr von Substanzen, die sich „direkt an den Energie liefernden Prozeß in der Leber" (FELIX) wenden. Da die Synthese der Serumproteine, soweit sie in der Leber erfolgt, energetisch vom Leberzellstoffwechsel abhängig ist, kann man zu ihrer Beurteilung die Reaktionen heranziehen, die Auskunft über die quantitative Zusammensetzung der Serumeiweißkörper geben. Hierher gehören die *Serumlabilitätsproben*, die *elektrophoretische Untersuchung des Serums* und die *Bestimmung der in der Leber gebildeten Gerinnungsfaktoren*.

Proben zur unmittelbaren Erfassung von Verwertungsstörungen in der Leber

a) *Belastungsprobe mit p-Oxyphenylbrenztraubensäure* (Testacidprobe nach FELIX und TESKE). Prinzip. Die Leber baut p-Oxyphenylbrenztraubensäure zu den gleichen Endprodukten ab wie d-Tyrosin, nämlich in Acetessigsäure und CO_2. Das oxydierende Ferment, die Tyrosinoxydase, kommt nur in der Leber vor. Es handelt sich also um eine leberspezifische Reaktion. Die geschädigte Leber ist in dieser oxydativen Abbaufähigkeit gestört, so daß ein erheblicher Anteil der zugeführten Substanz unverwertet mit dem Harn ausgeschieden wird.

Zur *Ausführung der Probe* ist eine genaue Eiweißbilanz erforderlich, d. h. eine konstante Eiweißernährung für 3 Tage. Am Tag vor der Probe und während der 3 Versuchstage darf kein Käse zugeführt werden, da er an Tyrosin reich ist. Am Versuchstage erhält der Patient 2 g „Testacid", in 100 ml Wasser aufgeschwemmt, morgens nüchtern. Der 24-Std.-Urin wird gesammelt und die Ausscheidung der p-Oxyphenylbrenztraubensäure mit der Millonschen Reaktion nach FOLIN und CIOCALTEU [J. biol. Chem. **73**, 627 (1927)] bestimmt. Von dem erhaltenen Wert wird der 3-Tage-Durchschnittswert der Vorperiode abgezogen.

$$\text{Tyrosin} \rightleftharpoons \text{p-Oxyphenylbrenztraubensäure}$$

Auswertung. Eine Ausscheidung von weniger als 5% (= 100 mg) der zugeführten Dosis wird als normal angesehen. Bei einer Ausscheidung von mehr als 8% (= 160 mg) der Substanz kann man eine oxydative Leistungsminderung der Leber annehmen.

Nach Literaturberichten scheidet der Gesunde am Versuchstage 5 bis 30 mg-%, ein Kranker mit Lebercirrhose bis 125 mg-% und bei Leberkoma bis 240 mg-%, als Tyrosin berechnet, aus.

Es sind eine ganze Reihe *weiterer Belastungsproben zur Prüfung des Eiweißstoffwechsels* empfohlen worden: Verabreichung von Aminosäuren (Methionin, Tyrosin, Gelatine), Eiweißhydrolysaten, Ammoniumsalzen. Als Vergleichsmaß diente entweder *Höhe* und *Geschwindigkeit* der Konzentrationszunahme der Testsubstanz im Blutplasma oder die *Ausscheidungsgröße* der Prüfsubstanz selbst bzw. des Harnstoffs, Ammoniaks oder des Aminosäuren-N.

b) Vitamin K-Test (nach KOLLER). Prinzip. Die Synthese des Prothrombins erfolgt in der Leberzelle. Dazu ist die Anwesenheit von Vitamin K erforderlich. Bei ernster Leberparenchymschädigung ist die Prothrombinbildung eingeschränkt, auch wenn genügend Vitamin K in die Leber gelangt. Andererseits resultiert bei intakter Leberzelltätigkeit eine Hypoprothrombinämie, wenn ein Vitamin K-Mangel in der Nahrung vorliegt oder Vitamin K nicht aus dem Dünndarm resorbiert werden kann. Zur Resorptionsstörung kommt es beim Fehlen von Galle im Darm, z. B. bei Choledochusverschluß, da Vitamin K nur bei Anwesenheit von Gallensäuren im Darm aus der Nahrung aufgenommen werden kann.

Der Vitamin K-Test ist natürlich nur beim Vorliegen einer *Hypoprothrombinämie* sinnvoll. Ist sie durch K-Hypovitaminose bedingt, führt *parenterale* Vitamin K-Zufuhr zu einem Anstieg der Prothrombinkonzentration im Blut. Ein ausbleibender Anstieg weist auf einen hepatocellulären Schaden hin.

Ausführung. Bestimmung der Prothrombinzeit nach QUICK (s. S. 425) *vor* und 24 Std. nach intramuskulärer Injektion von 30 mg Synkavit. Wir geben an drei aufeinanderfolgenden Tagen je 30 mg Vitamin K und bestimmen am vierten Tag den Prothrombinwert im Blut.

Durch diese Modifikation kommt es manchmal noch zur Normalisierung des Prothrombinspiegels in den Fällen, die auf 30 mg Vitamin K allein nicht angesprochen haben. Demnach scheint manchmal ein größeres K-Defizit vorzuliegen oder bei leichterer Parenchymschädigung auf energische Stimulation mit Vitamin K doch noch eine ausreichende Prothrombinsynthese zustande zu kommen.

Kritik. Der Einwand, daß der Test dem histologischen Befund nicht parallel gehe, bedeutet unseres Erachtens keine Wertminderung, da alle „Leberteste" Diskrepanzen in dieser Beziehung aufweisen. Es gibt keine Übereinstimmung zwischen Funktion und Morphe. Der Vitamin K-Test beleuchtet, wie alle anderen Proben, nur eine Teilfunktion. Wir können die Feststellungen zahlreicher Nachuntersucher bestätigen, daß dieser Test in derDifferentialdiagnose zwischen mechanischem und hepatocellulärem Ikterus zusammen mit anderen Funktionsproben wertvoll ist. Der Beurteilung der Prothrombinsynthese kommt bei geplanten chirurgischen Eingriffen, insbesondere an den extrahepatischen Gallenwegen, besondere Bedeutung zu.

Der unspezifische Serumeiweißstatus bei Leberkrankheiten

Für die praktisch-ärztliche Tätigkeit setzt er sich aus der *Prüfung der Kolloidlabilität des Blutserums* und der *elektrophoretischen Untersuchung der Serumproteine* zusammen. Die Methodik der präparativen und analytischen Ultrazentrifugierung setzt eine kostspielige Apparatur voraus und dürfte in erster Linie der Forschung vorbehalten bleiben. Serologische Spezialmethoden, insbesondere die Immuno-Elektrophorese, stellen noch diagnostisches Neuland dar.

Die Serumproteine weisen bei Leberparenchymerkrankungen charakteristische Veränderungen auf. Physikalisch-chemisch sind sie an einer
Verteilungsänderung (Dysproteinämie), an *Änderungen ihrer Stabilität*, ihrer
Flockungsbereitschaft, des *Bindevermögens* und der *Wanderungsgeschwindigkeit im elektrischen Feld* zu erkennen und mit geeigneten Methoden vergleichbar zu messen. Für die Entstehung einer Dysproteinämie spielen Leber und
reticuloendotheliales System eine wichtige Rolle.

Bei Leberparenchymerkrankungen kommt es im Blutplasma zu einer
Zunahme der gröber dispersen Globuline auf Kosten der feindispersen
Albumine. Einen groben Annäherungswert dieser Verschiebungen erbrachte
die früher üblich gewesene *Bestimmung des Albumin-Globulin-Quotienten* im
Blutserum (s. S. 291). Sie ist durch die zuverlässigeren Fraktionierungsmethoden ersetzt. Im klinisch-chemischen Labor gebräuchlich sind die
Serumlabilitätsproben (s. S. 293) und die elektrophoretischen Untersuchungsmethoden des Blutserums (s. S. 298).

Die Serumlabilitätsproben

Die Ausführung der einzelnen Proben ist im Abschnitt ,,Plasmaproteine
in der Diagnostik" beschrieben. Hier soll lediglich das *Zustandekommen* und
die *Interpretation* der *pathologischen Befunde* bei Leberkrankheiten abgehandelt werden. Generell vermindert die Albuminabnahme die Serumstabilität. Den gleichen Effekt hat die γ-Globulinzunahme. Manche Proben
sprechen vorwiegend auf diese beiden Faktoren an, wie z. B. die Takata-
Reaktion. Andere Teste sind daneben von dem β-Globulingehalt abhängig,
wie die Cephalin-Cholesterin-Reaktion, oder werden von dem Lipoproteidgehalt der Seren beeinflußt, wie die Thymoltrübungsreaktion. Diese wird
daher vorübergehend positiv, auch nach Fett- und Cholinaufnahme mit der
Nahrung. Die folgende Tabelle bringt eine Übersicht über die Faktoren, die
das Zustandekommen der Koagulationsreaktion begünstigen (links) bzw. sie
verzögern (rechts).

Tabelle 3. *Beziehungen zwischen Bluteiweißbild und Reaktionsausfall einiger Serumlabilitätsteste*

	Förderung von Trübung, Flockung		Hemmung
Cephalin-Cholesterin	γ, β		Albumin, α_1
Thymol	γ, β	Lipoproteide Phospholipoide	Albumin
Takata	γ, β, (α)		Albumin
Cadmiumsulfat	γ, α, (β_2)		Albumin, β_1
Formolgel	γ, Harnstoff (Urämie)		

	Verkürzung	Verlängerung	Verschleierung
CaCl$_2$-Hitze- Koagulation (Weltmann-KB)	α, β_1	γ	α, β oder $\alpha + \beta$ bei gleichzeitiger γ-Vermehrung

Befunde bei Lebererkrankungen

Akute infektiöse Hepatitis. Cephalin-Cholesterin-Reaktion und Thymolreaktion in fast allen Fällen positiv. Die Takata-Reaktion ist nur in etwa der

Hälfte der Fälle positiv, die Blutsenkungsreaktion nicht oder nur mäßig beschleunigt. Das Weltmannsche Koagulationsband ist verbreitert, das Nephelogramm rechtsverschoben, schmal und tief verlaufend. Bei gleichzeitiger Cholecystitis oder hinzukommender Cholangitis (= Cholangio-Hepatitis) erscheint infolge der Linksverschiebungstendenz das Weltmannsche Koagulationsband stumm oder sogar nach links verkürzt.

Chronische Hepatitis. Das Bestehenbleiben einer positiven Thymolreaktion, die Rechtsverschiebung des „Stufen-Takata" (50—60 mg-% Grenzwert der Sublimatkonzentration) und die Konstanz des breiten Weltmann-Bandes deuten von seiten der Serumlabilitätsproben in die Richtung „chronischer Leberschaden".

Lebercirrhose. Takata-Reaktion in der Modifikation nach Mancke-Sommer: Grenzkonzentration der Sublimatflockung bei 30—40 mg-%. Weltmannsches Koagulationsband stark nach rechts verbreitert. Blutsenkungsreaktion beschleunigt, stärker bei dekompensierten Fällen. Gesamtserumeiweiß häufig vermindert.

Differentialdiagnostische Leitsätze

Bei *Verschlußikterus* im Anfangsstadium (vor dem Hinzutreten einer hepatocellulären Schädigung) Thymolreaktion negativ. Mancke-Sommer-Reaktion gewöhnlich nicht oder nur leicht pathologisch. Weltmannsches Koagulationsband normal.

Bei der *Bewertung entzündlicher Vorgänge* in den Gallenwegen bei bestehendem Ikterus kann das *Weltmannsche Koagulationsband* von großem Nutzen sein. Während die Vermehrung der γ-Globuline bei afebrilen Zuständen die Koagulationsschwelle herabsetzt (Resultat verbreitertes Koagulationsband), führen die bei entzündlichen Prozessen vermehrten α-Globuline und die durch den Antikörperanteil vermehrten γ-Globuline meist zu einer Verkürzung infolge erhöhter Hitzekoagulationsschwelle. Diese beiden Tendenzen können sich die Waagschale halten. Dann bezeichnet man das WKB, das normal erscheint, als „stumm" oder „verschleiert". Es läßt sich mittels des *Nephelogramms* demaskieren. Es ist rechtsverschoben mit tiefem Kulminationspunkt bei chronischer Hepatitis mit Übergang in Cirrhose und linksverschoben bei bestehender Gallenwegsentzündung.

Die folgende Tabelle faßt die besondere Bedeutung einzelner Reaktionen zusammen:

Tabelle 4. *Bewertung einiger Serumlabilitätsreaktionen in der Leberpathologie*

Cephalin-Cholesterin	„Frühdiagnosticum" der akuten, floriden Leberschädigung (entzündlich, toxisch)
Thymol	1. Verlaufsdiagnosticum 2. Beurteilung chronischer und latenter Hepatopathien 3. Differentialdiagnose des Okklusionsikterus
ASF (Mancke-Sommer)	Beobachtung des Heilungsverlaufes
Weltmannsches KB	*Verkürzung* bei cholangitischer Komponente oder Allgemeininfekt *Verlängerung* persistiert bei verzögerter oder unvollständiger Ausheilung

Anmerkung: Keine Reaktion leberspezifisch, aber Leber bei allen Serumlabilitätsproben im Vordergrund. Diagnostische oder prognostische Schlüsse nur aus der Reaktionskonstellation!

Die Serumproteinelektrophorese

Die Verschiebungen der Serumproteine lassen sich sehr übersichtlich mit den Elektrophoreseverfahren erkennen. Bei Leberparenchymerkrankungen sind die Veränderungen geradezu uniform. Es findet sich fast ausnahmslos eine γ-Globulinvermehrung bei einer Albuminverminderung. In bestimmten Phasen stellt sich gelegentlich eine passagere β-Globulinvermehrung ein.

Bei *akuter Virushepatitis* erfolgt gewöhnlich eine deutliche, wenn auch mäßige γ-Globulinvermehrung in Abhängigkeit von der Schwere des Krankheitsbildes. In ganz akuten Verlaufsabschnitten tritt manchmal eine β-Globulinvermehrung in Erscheinung. Eine Verschlechterung geht mit γ-Globulinzunahme einher. Ebenso pflegt bei *protrahiert verlaufender infektiöser Hepatitis* die γ-Globulinfraktion zunehmend anzusteigen (bei gleichzeitigem Albuminabfall). Beim *mechanischen Ikterus* sind zunächst (in den ersten 2—3 Wochen) keine Verschiebungen elektrophoretisch faßbar. Erst bei Mitbeteiligung des Leberzellsystems findet man den typischen Befund, wie bei akuter Hepatitis. Bei *komplettem Choledochusverschluß* läßt sich manchmal eine α_2- und β-Globulinzunahme nachweisen, insbesondere wenn die Lipidkonzentration im Serum erhöht ist. Die *kompensierte Lebercirrhose* zeigt einen beträchtlichen Konzentrationsanstieg der γ-Globuline. Sie können 30—40% des gesamten Serumproteins ausmachen. Entsprechend sinkt der Albuminspiegel ab (45—55%). Die stärksten Verschiebungen kann man bei dekompensierten Lebercirrhosen feststellen. Hier läßt sich in etwa 30% der Fälle noch eine Verminderung der Gesamteiweißkonzentration im Serum nachweisen.

Zur Beurteilung des Leberanteils am Fettstoffwechsel
a) Feststellung der Lipoidkonzentrationen im Blutserum

Wie auf dem Gebiet des Eiweißstoffwechsels, hat hier nur die indirekte Beurteilung größere Bedeutung erlangt. Es hat nicht an Versuchen gefehlt, aus der Beobachtung, daß bei der infektiösen Hepatitis, dem Obstruktionsikterus und der Lebercirrhose nach Fettaufnahme die „*alimentäre*" Lipämie ausbleibt, eine „Leberfunktionsprobe" zu machen. Da es sich bei diesem Phänomen um eine Neutralfettvermehrung im Blutserum handelt, transportiert von den im Dunkelfeldmikroskop sichtbaren Chylomikronen, muß beim Fehlen der postresorptiven Chylomikronenvermehrung in erster Linie an Resorptionsstörungen des Nahrungsfettes im Darm gedacht werden. Somit ist unter Berücksichtigung der Pankreasleistung an eine differentialdiagnostische Verwertung einer oralen Fettbelastungsprobe nicht zu denken. Die neueren Erkenntnisse über spezifische, extrahepatisch gebildete und im Blut hydrolytisch auf die Triglyceride eingestellte Klärfaktoren („Lipoproteid-Lipase") rücken den Klärungseffekt im lipämischen Serum aus dem Blickfeld der Leberfunktionen heraus.

Am meisten ist das Verhalten der Serumcholesterinkonzentration bei Leberkranken untersucht. Während unter physiologischen Umständen 60—70% des Serumcholesterins in veresterter Form vorliegen, geht das *Estercholesterin* beim *Parenchymikterus* gewöhnlich auf Werte unter 50% des Gesamtcholesterins zurück. Tritt dieser Esterrückgang schnell und in großem Ausmaß ein, spricht man vom „Estersturz". Er wird im allgemeinen als signum mali ominis betrachtet, wenn auch dieses Zeichen nach unserer Beobachtung nicht absolut verläßlich ist.

Beim *mechanischen Ikterus* fehlt dieser Rückgang so lange, wie keine sekundäre hepatocelluläre Alteration eintritt. Beim Totalverschluß, vor allem beim hochsitzenden, sowie bei der intrahepatischen (pericholangiolitischen) Cholostase kommt es·zu einem deutlichen Anstieg der Cholesterinkonzentration im Serum. Bei anderweitig vorhandenen Hinweissymptomen gilt ein Anstieg über 250 mg-% bei jüngeren ikterischen Kranken als verdächtig auf das Vorliegen eines mechanischen Hindernisses.

Bei der *atrophischen* und *posthepatitischen Lebercirrhose* fanden wir die Gesamtlipide im Normalbereich. Nur die dekompensierten Fälle lagen überwiegend an der unteren Grenze oder knapp unterhalb. In etwa 40% unserer Fälle war die *Gesamtcholesterinkonzentration* gegenüber dem Altersdurchschnitt erniedrigt. Der Anteil an verestertem Cholesterin lag nur in 20% der Fälle unterhalb der unteren Normgrenze. In *prognostischer Hinsicht* erscheint uns bei diesen Cirrhoseformen nicht der Gesamtcholesterinspiegel, wohl aber das Absinken des veresterten Anteils verwertbar. Die *Serumphosphatide* lagen im physiologischen Streubereich mit Ausnahme der dekompensierten Cirrhosen, die etwa zu einem Drittel niedrigere Werte aufwiesen. *Extrem hohe Serumlipidwerte* liegen bei der *xanthomatösen biliären Cirrhose* (primary biliary cirrhosis der angloamerikanischen Literatur) vor. Es kommen dabei nicht selten Werte bis zu 5000 mg-% Gesamtlipide und 2500 mg-% Phospholipide bzw. Cholesterin vor. Die relative Konzentration der Phospholipide im Serum ist meist wesentlich höher als die des Gesamtcholesterins. Mit zunehmendem Gesamtlipidspiegel verschiebt sich dieses Verhältnis immer mehr zugunsten der Phosphatide. Das Auftreten von Xanthomen erfolgt gewöhnlich erst nach Überschreitung eines Gesamtlipidspiegels von 1500 bis 1800 mg-%. Das Serum bleibt dabei im Gegensatz zu anderen Hyperlipämien klar, weil es wenig Neutralfett aufweist und der hohe Phosphatidspiegel ein natürliches Emulgierungsmittel im Serum darstellt.

b) Lipoproteidelektrophorese

Methodik s. S. 303.

Während sich unter physiologischen Umständen etwa 25—35% α-Lipoproteide auffinden lassen, liegt bei *akuter Hepatitis, mechanischem Ikterus, Leberkoma* und *xanthomatöser biliärer Lebercirrhose* ein starker α-Lipoproteid-Rückgang, in manchen Fällen praktisch sogar ein Schwund vor. Eine differentialdiagnostische Aussage erscheint uns nicht möglich. Dagegen ergibt sich die Möglichkeit einer gewissen Verlaufsbeurteilung, da bei klinischer Besserung die α-Lipoproteidkonzentration zuzunehmen pflegt. Ob es sich bei dem α-Lipoproteidmangel um eine Synthesestörung in der Leber handelt, ist noch nicht restlos klar. Sie wird vermutet, da auch der zuckerhaltige Anteil des α_1-Globulins (α-Mucoproteid) bei der Hepatitis vermindert zu sein pflegt.

Funktionsproben im Zusammenhang mit Inaktivierungs- und Entgiftungsfunktionen

Hippursäuretest nach QUICK (1933). Er beruht auf der Tatsache, daß beim Menschen vorzugsweise die Leber (beim Tier die Niere) zugeführte *Benzoesäure* mit *Glykokoll* (von der Leber aus dem Eiweißstoffwechsel bereitgestellt) zu *Hippursäure* säureamidartig koppelt. Bei Leberschäden ist die Reaktion verlangsamt oder die Glykokollbindungsfähigkeit von Natriumbenzoat herabgesetzt. Leberkranke scheiden daher weniger Hippursäure im Harn aus als Gesunde. Bei gleichzeitiger Nierenstörung versagt die Probe.

Funktionsproben im Zusammenhang mit dem Wasserstoffwechsel

Prinzip. Eine definierte orale Wasserbelastung wird vom Gesunden in typischer Weise beantwortet. Die zugeführte Wassermenge wird innerhalb bestimmter Zeit ausgeschieden. Dabei kommt es zu einem erheblichen Absinken des spezifischen Gewichts des Harns. Wenn auch die renale Elimination von Wasser eine tubuläre Funktion darstellt, so ist sie doch von extrarenalen Faktoren abhängig. Zusammenhänge mit der Leber sind lange bekannt, das hepatorenale Syndrom in der Klinik ein Begriff. Bei Hepatitis und manchen chronisch ablaufenden Leberparenchymschäden erfolgt eine von der Norm abweichende Diurese.

6-Std.-Wasserversuch nach WOLLHEIM

Durchführung. Nach Entleerung der Harnblase erhält der Patient bei Bettruhe und Rauchverbot in stündlichen Abständen 6mal hintereinander je 150 ml dünnen Tee. Vor jeder Flüssigkeitszufuhr wird Urin gewonnen, seine Menge und sein spezifisches Gewicht bestimmt. Diese Werte werden zusammen mit den Werten des Körpergewichtes vor und nach dem Versuch graphisch in ein Koordinatensystem eingetragen.

Auswertung: Unter *physiologischen* Umständen erfolgt eine erheblich (um 30—40%) überschießende Ausscheidung. Die größten Urinmengen mit dem niedrigsten spezifischen Gewicht liegen in der Mitte des Versuchs. Von da an bis zum Versuchsende kontinuierlicher Konzentrationsanstieg. Unter *pathologischen* Umständen ist die Gesamtausscheidung reduziert, das Verdünnungsmaximum erfolgt später, die Harnmengen steigen langsam gegen das Versuchsende zu an. In extremen Fällen geht die Gesamtreduktion der 6-Std.-Ausscheidung mit hochgestelltem Harn und während des Versuchs fast gleichbleibenden Stundenportionen einher.

Kritik. Die Auswertung eines Einzelversuchs allein kann zu Fehlschlüssen führen, wenn er in die Phase einer «Crise diurétique» gefallen ist. Man versteht darunter eine im Verlauf einer Lebererkrankung plötzlich einsetzende vermehrte Harnausscheidung. Sie läßt sich aus der beschriebenen Kurvendarstellung, nicht aber aus der 6-Std.Urinmenge allein ablesen. Dies war auch einer der Gründe für die Empfehlung, den Volhardschen Wasserbelastungsversuch auf 6 Std. auszudehnen.

Bei der Beurteilung dieses Testes im Hinblick auf die Leber ist große Zurückhaltung am Platz. Renale oder kardiale Störungen sowie Wasserretentionen aus anderen Gründen schließen seine Anwendung aus, da er ein falsches diagnostisches Bild ergeben würde. Er ist weiter durch endokrine und vegetative Einflüsse, Fieber, Wasserverluste, Hypoproteinämie, Hypalbuminämie und emotionelle Abläufe störbar.

Unter Berücksichtigung dieser Einschränkungen ist der Wassertest vor allem zur Verlaufsprognose brauchbar, insofern eine mit der Leber in Zusammenhang stehende Wasserhaushaltsstörung vorliegt. Es empfiehlt sich allerdings eine wiederholte Durchführung. Er ist ebenfalls nicht leberspezifisch.

Bestimmung von Fermentaktivitäten im Serum

Jede Zelle enthält eine mehr oder minder große Zahl von Fermenten, die Leberzelle Hunderte. Sie sind, wie die Abb. 51 zeigt, auf die Zellstrukturen in ganz bestimmter Weise verteilt und so geordnet, daß die einzelnen Reaktionsprodukte wie auf einem Fließband von einem Arbeitsplatz zum nächsten weitergeleitet werden können. Sie gelangen auch unter physiologischen Bedingungen ins Blut und mit dem Blutstrom zu den Orten des Bedarfs. Jedoch überschreitet ihr Anteil am Gesamtproteinbestand des Blutplasma unter physiologischen Verhältnissen nicht 1%. Sie sind dort gewöhnlich inaktiv. Erst an ihrem Bestimmungsort werden sie durch Aktivatoren, Cofermente oder durch Verminderung bzw. Hemmung von Inhibitoren in die wirksame Form umgewandelt. Andere Fermente können bereits im Blut selbst wirksam werden, wie z. B. die am Gerinnungsvorgang oder am Klärungseffekt teilnehmenden. Schließlich finden sich im Blut überschüssige und „ausgediente" Fermente, die zur Niere oder zu den Orten des Abbaues, z. B. der Leber, transportiert werden.

Bei infektiöser, toxischer oder anoxämischer Schädigung von Zellen erfolgt ein verstärkter Einstrom von Zellenzymen ins Blut. Die *Konzentration der im Blutserum kreisenden Fermente* steigt an, was an der Zunahme ihrer spezifischen Aktivität gemessen werden kann. In der Leberpathologie haben bis jetzt im wesentlichen die „alkalische Serumphosphatase", die Serum-Glutaminsäure-Oxalessigsäure-Transaminase (SGO-T) und die Serum-Glutaminsäure-Brenztraubensäure-Transaminase (SGP-T = „serum glutamic pyruvic-T") differentialdiagnostische Bedeutung erlangt.

Alkalische Phosphatase

Die *alkalische Serumphosphatase* entsteht vorwiegend im Skeletsystem und entfaltet im alkalischen Milieu zwischen p_H 9,2—9,6 ihr Wirkungsoptimum. Sie ist auf Phosphorsäureester eingestellt und spielt bei den Phosphorylierungs- und Dephosphorylierungsprozessen im Stoffwechsel eine sehr große Rolle. Als vorwiegender Ausscheidungsort wird die Leber angenommen. Es ist daher nicht überraschend, daß man *beim Gallengangsverschluß* gewöhnlich eine *stark erhöhte Aktivität der alkalischen Serumphosphatase* findet. Extrem hohe Werte lassen sich meist auch beim *Morbus Paget*, der *Recklinghausenschen Krankheit* und bei *primären Knochensarcomen* feststellen. Dagegen zeigt der *hämolytische Ikterus normale Werte* und der *hepatocelluläre Ikterus*, wie auch die anikterischen Hepatitiden, *nur mäßige Aktivitätsvermehrung* im Serum. Wenn man die oben erwähnten Krankheitsbilder ausschließen kann, sprechen bei vorhandenem Ikterus stark erhöhte Werte für eine mechanische Genese.

Nachweismethoden s. S. 347.

Bewertung: Die meisten Angaben der Literatur sind nach Bodansky-Einheiten (BE) oder King-Armstrong-Einheiten (KAE) gemacht. Definition des Begriffes „Einheit" s. S. 348. *Normalwerte* nach KING-ARMSTRONG, modifiziert nach GUTMAN, beim Erwachsenen 3—13 KAE, bei Kindern bis 20 KAE.

In etwa 70% der Fälle von *Obstruktionsikterus* (Gallengangsverschluß, cholastatischer Ikterus) und *Cholangitis* dürfte die *Aktivität der alkalischen Serumphosphatase oberhalb 10 BE, bzw. 15 (beim Kind 20) KAE* liegen. Zur Differentialdiagnose zwischen Verschlußikterus und Parenchymikterus muß dieser Test daher als sehr brauchbar bezeichnet werden.

Transaminasen

Transaminasen sind für die Übertragung der NH_2-Gruppe von Aminosäuren auf Ketosäuren verantwortlich. Sie werden nach dem Donator und Acceptor der Aminogruppe benannt. Ihre Konzentration ist besonders hoch im Herzmuskel und in der Leber. Bei Zellschädigung werden sie in großen Mengen freigesetzt und gelangen in die Blutbahn. Ihre Aktivität im Blutserum steigt daher besonders beim Herzinfarkt und bei der Hepatitis an. Wahrscheinlich ist bei letzterer Erkrankung die Aktivitätszunahme der Serumtransaminasen nicht nur auf die verstärkte Einschwemmung ins Blut,

sondern auch auf den gestörten Fermentabbau in der Leber zu beziehen.
Die Ausscheidung erfolgt mit der Galle.

Nachweismethoden s. S. 352—354.

Bewertung: Eine *Transaminaseeinheit* nach WRÓBLEWSKI ist die Fermentmenge, die im Reaktionsansatz nach WRÓBLEWSKI einen Extinktionsabfall von 0,001/min, bezogen auf 1 ml Serum, hervorruft. Der SGO-T-Gehalt des Gesunden kann bis zu 40 E betragen, der SGP-T-Gehalt bis 35 E.

Bei *akuter Hepatitis* erfolgt ein Aktivitätsanstieg beider Serumtransaminasen, wobei die SGP-T Aktivität überwiegt. Ein SGO-T/SGP-T Quotient über 1 spricht für das Vorliegen eines *chronischen Leberschadens*. Ein *toxischer Leberschaden* macht sich durch einen frühzeitigen SGO-T Aktivitätsanstieg bemerkbar. Desgleichen gehen *leukämische Infiltrationen* in die Leber mit einer Zunahme der SGO-T Aktivität einher. Diagnostisch besonders wertvoll ist der Aktivitätsanstieg beider Transaminasen bei der *anikterischen Hepatitis* bzw. der *präikterischen Phase*, der sich der Tendenz nach wie bei der akuten Hepatitis verhält. Beim *Verschlußikterus* SGO-T und SGP-T meist normal oder nur leicht erhöht, dabei SGO-T > SGP-T. Dagegen zeigen die Transaminasebestimmungen bei der *Lebercirrhose* uncharakteristische Werte, abgesehen von den Phasen atrophischer Schübe.

Von großer differentialdiagnostischer Bedeutung ist die Beobachtung, daß beim Herzinfarkt praktisch nur die SGO-T Aktivität ansteigt, während die SGP-T Aktivität nur bei sehr großer Infarktausdehnung die obere Grenze des Normbereichs überschreitet.

Prüfung der exkretorischen Funktion der Leber

Prinzip. Zufuhr von Substanzen, die praktisch ausschließlich von der Leber in die Galle ausgeschieden werden. Gemessen wird die Größe und der zeitliche Ablauf der Elimination aus dem Blut. Die intakte Leber scheidet die entsprechenden Prüfsubstanzen rasch, die kranke Leber mit mehr oder weniger großer Verzögerung aus.

a) Farbstoffproben

Früher verwendete man Methylenblau, Indigocarmin, Fuchsin-S, Kongorot, Phenoltetrachlorphthalein, Azorubin S und andere. International am weitesten verbreitet ist heute die Bromsulphaleinprobe (BSP-Test). Über die vorzügliche klinische Brauchbarkeit des BSP-Testes zur Prüfung der exkretorischen Funktion der Leber herrscht weltweite Übereinstimmung. Er soll daher als einziger chromodiagnostischer Test aufgeführt werden.

Der Bromsulphaleintest. Die von ROSENTHAL und WHITE 1924 angegebene Probe verwendet als Testsubstanz den Indikatorfarbstoff Phenoltetrabromphthalein-dinatriumsulfonat (als „Bromthalein" der Fa. E. Merck, Darmstadt, im Handel), der bei alkalischer Reaktion violett erscheint. Der Farbstoff wird intravenös injiziert und der Konzentrationsabfall im Blutserum gemessen. Die bei der Farbstoffelimination aus dem Blut ablaufenden physiologischen Vorgänge sind bis heute nur lückenhaft bekannt. Sichergestellt ist, daß im intakten Organismus der Leber die Hauptaufgabe bei der BSP-Ausscheidung zukommt. Nach dem gegenwärtigen Stand unserer Kenntnisse wird BSP nach Mischung im strömenden Blut und Erreichung eines Verteilungsgleichgewichtes von der gesunden Leberzelle relativ rasch aufgenommen und bis zu einem gewissen Grade konzentriert. Die Aufnahmekapazität ist zeitlich begrenzt („Sättigung"). Bevor der Farbstoff in die Galle ausgeschieden wird, unterliegt er gewissen Stoffwechselveränderungen in der Leberzelle.

Somit prüfen wir mit dem BSP-Test beide Phasen, die *intracelluläre Farbstoffaufnahme* (als physikalisch-chemische Zelleistung allgemeiner Art) und seine Exkretion in die Galle als eigentlichen Stoffwechselvorgang der Leberzelle (exkretorische Funktion im engeren Sinne). Die *Blutelimination des BSP* ist die Resultante beider Vorgänge.

Ausführung. Die Untersuchung soll während der gesamten Versuchsdauer möglichst am nüchternen, ruhenden Patienten vorgenommen werden. Es werden zunächst 5 ml Blut aus der Cubitalvene bei nur leichter Stauung entnommen (die Entnahme dieses „Nüchternwertes" ist für die spätere Farbstoffbestimmung unter allen Umständen empfehlenswert). Anschließend erfolgt rasche (innerhalb 15 sec) intravenöse Injektion des Farbstoffes in einer Konzentration von 5 mg/kg Körpergewicht. Diese Injektion kann durch die gleiche wie zur „Nüchternwertabnahme" benützte Kanüle erfolgen. Früher haben wir 1, 45 und 60 min nach der Farbstoffinjektion Blut zur Analyse entnommen. Heute beschränken wir uns nach Vergleichsuntersuchungen an 1246 Kranken auf eine einmalige Blutentnahme nach der Farbstoffzufuhr. Genau (!) 60 min nach abgeschlossener Injektion von Bromsulphalein erfolgt Entnahme von wiederum 5 ml bei leichter Venenstauung, diesmal jedoch möglichst aus der Cubitalvene des anderen Armes. (Es empfiehlt sich, das Blut direkt in ein Zentrifugenröhrchen hineinlaufen zu lassen, da so am ehesten hämolysefreies Serum erhalten wird. Außerdem werden Blut- und Farbstoffverluste durch Umgießen vermieden.) Nach alsbaldigem Zentrifugieren des Blutes pipettiert man das Serum ab und verbringt es in jeweils gleichen Mengen in Reagenzgläser. Zur Feststellung der Leerwertextinktionen wird zunächst das reine Serum jeder Probe in einem Photometer gegen Aqua dest. gemessen. Anschließend versetzt man jede Serumprobe mit 2 Tropfen einer 10%igen NaOH-Lösung und mißt nunmehr die sogenannten alkalisierten Serumextinktionen. Die Bromsulphalein enthaltenden Serumproben färben sich violett-rot an. Die Extinktionswerte *vor* Alkalisierung werden von denen *nach* Alkalisierung abgezogen. Anschließend wird der Leerwert des Nüchternserums, der auf die eben beschriebene Weise ermittelt wurde, von jeder Serumprobe abgezogen. Die Messung erfolgt am besten im Zeiss-Elektrophotometer Elko II. Bei Verwendung des Filters S 53 dieses Gerätes ist eine Serumverdünnung praktisch nicht notwendig. Bei Verwendung des Filters S 57 ist im allgemeinen eine Verdünnung des Serums von 1:3 erforderlich, da der Verlauf der Eichkurve bei diesem Filter steiler ist und man somit bei höheren Konzentrationen höhere Extinktionswerte erhält. (Wird eine Verdünnung des Serums vorgenommen, so ist die „Klärung" des Nüchternserums mit 2 Tropfen 10%iger HCl zweckmäßig.) Außerdem ist das Havemann-Kolorimeter mit der 5 mm Mikrocuvette (0,8 ml Inhalt) mit den Filtern VG 3, BG 7 und GG 11 gut zu verwenden.

Die „Komparatormethode" (Vergleich mit Farbkeil) liefert nur Annäherungswerte und ist für den eigentlichen wesentlichen Einsatzbereich des Testes unbrauchbar.

Auswertung. Die meisten Autoren halten die exkretorische Leberfunktion für normal, wenn 45 min nach der intravenösen BSP-Injektion höchstens noch 5% der zugeführten Dosis (Maximalkonzentration 1 min nach Farbstoffinjektion = 100%) im Blutserum retiniert werden. Auf Grund eigener Beobachtungen, daß 22% der untersuchten gesunden Versuchspersonen nach 45 min noch mehr als 5% BSP retinierten und andererseits 35% der biochemisch oder bioptisch gesicherten Fälle von abklingenden Hepatitiden oder latenten Hepatopathien unter diesen Bedingungen mit dem BSP-Test nicht als pathologisch erfaßt worden wären, halten wir den 60 min-Grenzwert für brauchbarer. Sicher ist auch er willkürlich festgelegt, aber er scheint uns zur

Abgrenzung der wirklich pathologischen von den noch hinlänglich funktions-
tüchtigen (hinsichtlich der exkretorischen Funktion!) Lebern geeigneter
zu sein. Die *exkretorische Funktion der Leber gegenüber BSP-Belastung*
(5 mg/kg Körpergewicht) werten wir als *normal, wenn nach 60 min* im Serum
kein oder *höchstens 0,1 mg-% BSP* nachweisbar ist.

Wir können mit diesem Verfahren wesentlichen Fehlerquellen entgehen,
da wir uns weder auf eine *Standardlösung* noch auf eine *initiale Maximalkonzentration* des BSP im Blutserum zü beziehen brauchen. Als Standardlösung wurde von einigen Autoren willkürlich eine Konzentration von
10 mg-% BSP in Aqua dest. angenommen und diese gleich 100% gesetzt.
Wenn auch die Mehrzahl der Autoren nach einer Minute das Maximum
gefunden hat, so haben wir bei in ganz kurzen Zeitabständen abgenommenen
Blutwerten festgestellt, daß die Maximalkonzentration sehr schwankt, im
großen und ganzen zwischen 1—3 min liegt. Eine wirklich exakte Ermittlung der Maximalkonzentration des Farbstoffes im Blut würde daher zahlreiche Blutentnahmen in den ersten 3 min erforderlich machen, was zu einer
erheblichen Erschwerung des Testes führen würde.

Die methodische Vereinfachung des Testes mit nur 2 Blutentnahmen,
die eine vor der Farbstoffinjektion, die andere nach 60 min mit der Angabe
des Farbstoffgehaltes in mg-%, erlaubt eine diagnostisch völlig ausreichende
Aussage.

Über den *diagnostischen Einsatz des Testes* herrscht weitgehende Übereinstimmung. Seine Anwendung ist bei folgenden Krankheitsgruppen
besonders empfehlenswert:

1. Abklingende chronische, latente und anikterische Hepatitiden. 2. Resi-
dualschäden nach abgeklungener klinisch „geheilter" Hepatitis. 3. Lebercirrhosen aller Stadien. 4. Fettleber, toxische Leberschädigung. 5. Stauungsleber. 6. Bei allgemeinem Verdacht auf Leberparenchymschädigung verschiedener Genese (arzneimitteltoxisch, entzündlich, infektiös).

Der allgemeine *diagnostische Wert des BSP-Testes* läßt sich folgendermaßen zusammenfassen: Er erlaubt 1. eine empfindliche *verlaufsprognosti-
sche Beurteilung* einer ausklingenden Hepatitis, 2. bis zu einem gewissen
Grade eine *quantitative Aussage* über das Ausmaß eines Leberparenchymschadens, 3. die mögliche *Aufdeckung latenter Leberschäden* und schließlich
4. eine *Beurteilung von Therapieerfolgen* bei methodisch-kritischer Versuchsanordnung.

Der BSP-Test ist *überflüssig* bei *akuter ikterischer* Hepatitis, Leberschäden
mit *stärkerer Hyperbilirubinämie* und beim *mechanischen Ikterus*.

Ein wesentlicher *differentialdiagnostischer Wert beim Verschlußikterus*
kommt dem BSP-Test jedoch *nicht* zu. Ebenso erscheint er für die Früherkennung von primärem Leberkrebs oder Carcinommetastasen in der Leber
klinisch nicht geeignet.

Die Beobachtung, daß bei manchen Hepatitisabläufen oft der BSP-Test
noch pathologische Werte zeigt, während andere Funktionsproben und die
Serumlabilitätsproben schon normalisiert sind, kann man nicht allein auf
eine höhere Empfindlichkeit des BSP-Testes beziehen. Vielmehr kann man
daraus auch folgern, daß die exkretorische Funktion der Leberzelle im Vergleich zu anderen Zelleistungen besonders leicht störbar ist. Immerhin
würde dann die Testung gerade dieser empfindlichen Partialfunktion einen
besonders wertvollen Gradmesser für die Beurteilung der Funktionsrepara-
tion abgeben. *Deshalb erscheint uns der BSP-Test in Übereinstimmung mit
einer Reihe von Autoren für die prognostische Beurteilung des posthepatitischen
Verlaufes besonders wertvoll.* OPPENHEIM, ESSELLIER und ROSENMUND halten
den Grad der BSP-Retention für „ein direktes Maß für die Intensität und

Ausdehnung der Leberparenchymschädigung", eine Feststellung, der wir in bezug auf die Funktion beipflichten möchten, nicht aber hinsichtlich des pathologisch-anatomischen Substrats. Dagegen sehen POPPER u. Mitarb. eine signifikante Korrelation zwischen dem Grad der BSP-Retention und dem Ausmaß des Leberparenchymschadens als erwiesen an.

Am wichtigsten erscheint uns der *Einsatz des BSP-Testes* zur Beantwortung der Frage, wie weit eine klinisch gewöhnlich als „*abgeheilt*" bezeichnete Hepatitis noch Leberfunktionsstörungen zeigt und daher *unbedingt hausärztlicher Überwachung bedarf*. Wir haben in 61 von 74 derartigen Fällen bei der Entlassung noch einen pathologischen BSP-Test gefunden, ein weiterer Hinweis darauf, wie langwierig die Abheilung hier verläuft.

Kritik: Wohl selten ist eine Methode so eingehend überprüft worden, wie gerade der BSP-Test. Die Einwände betrafen: Fehlerquellen in methodischer und rechnerischer Hinsicht, Abhängigkeit vom Gallenfluß, Funktion des RES, extrahepatische Eliminationsmechanismen, Leberdurchblutung, Plasmavolumen, enterohepatischer Kreislauf, Beeinflussung durch andere Substanzen, Empfindlichkeit des Testes, Leberspezifität, Nebenerscheinungen. Einzelheiten siehe Dtsch. Arch. klin. Med. **200**, 520 (1953); **204**, 518 (1957); Ärztl. Wschr. **1957**, 956.

b) Belastung mit körpereigenen gallepflichtigen Substanzen

Die Bilirubinbelastungsprobe. Bei dieser von v. BERGMANN und EILBOTT 1927 angegebenen Probe handelt es sich im Gegensatz zu den vorherstehenden Farbstoffproben um eine Belastung mit einem körpereigenen Farbstoff. Sie stellt ebenfalls eine Ausscheidungsprobe dar, da eine normale Leber in der Lage ist, eine bestimmte Menge auf dem Blutwege herangebrachtes Bilirubin in die Galle auszuscheiden. Bei Leberparenchymschädigung ist diese Exkretionsfähigkeit herabgesetzt. Die Probe wird als eine spezifische Funktionsprüfung des Leberepithels angesehen.

Ausführung: Nach Blutentnahme zur Bestimmung der Bilirubingesamtkonzentration (Ausgangswert) werden 50 mg Bilirubin in gelöster Form (Bilirubin „Homburg") intravenös injiziert. Nach 3 min und nach 4 Std. erneute Blutentnahme, um den Konzentrationsabfall an Bilirubin im Serum zu messen. Das nach dem Zentrifugieren abgetrennte Serum wird mit Aceton (1:5—1:2, je nach dem Bilirubingehalt) versetzt, der sich bildende Niederschlag abzentrifugiert und die überstehende Flüssigkeit colorimetriert. Die erhaltenen Extinktionswerte werden auf einer Eichkurve abgelesen, die mittels einer reinen Bilirubinlösung gewonnen wurden. Setzt man den Bilirubinwert der 3 min-Probe gleich 100, so kann man den Bilirubinspiegel nach 4 Std. prozentual danach berechnen.

Auswertung: Beträgt die Retention nach 4 Std. mehr als 25% der 3 min-Konzentration, so kann eine verzögerte Bilirubinausscheidung durch die Leber angenommen werden.

Spezielle Symptomatologie von Leberkrankheiten
Pathogenese und Diagnose der Ikterusformen

Man unterscheidet drei Entstehungsmechanismen: Gallenabflußbehinderung, Leberzellschädigung, vermehrte Bilirubinbildung durch Hämolyse. Die ersten beiden Formen werden als hepatischer Ikterus, die dritte als extrahepatischer Ikterus bezeichnet.

a) Mechanischer Ikterus
(Obstruktionsikterus, Okklusionsikterus, Verschlußikterus)

Zustandekommen durch extrahepatischen Verschluß der großen Gallengänge (Steine, Carcinom an der Papilla Vateri oder durch Kompression der Hauptgallengänge durch Tumormassen, Lymphknotenmetastasen an der Leberpforte, Narbenschrumpfungen) oder intrahepatisch durch cholangitische Schwellung der kleinen Gallengänge oder des umgebenden Gewebes (Pericholangiolitis) oder beim cholostatischen Ikterus. Durch die Rückstauung kommt es zur Drucksteigerung und Überfüllung der Gallencapillaren, wodurch die Leberzellen auseinandergedrängt und die Galle über die Lymphräume in die Blutbahn gelangt (Anstieg des direkt positiven Bilirubins = hepatisches Bilirubin) mit nachfolgender Bilirubinurie bei Überschreiten der Nierenschwelle. Dazu kommt, daß das prähepatisch durch die Blutmauserung im RES gebildete und in die Leber gelangende Bilirubin aus dieser infolge des Abflußhindernisses nicht abströmen kann und weiter im Blute verbleibt, wodurch es auch zu einem Anstieg des indirekt reagierenden Bilirubins kommt. Mit dem Bilirubin treten gleichzeitig Gallensäuren und auch Cholesterin ins Blut über, so daß ein Anstieg des Gallensäuren- und Cholesterinspiegels beim Totalverschluß des Hauptgallenganges die Folge ist. Durch die fehlende Galle im Darm werden die Faeces acholisch (tonfarben). Infolge des Fehlens der emulgierenden Wirkung der Gallensäuren ist die Fettresorption gestört, der Stuhl fetthaltig. Die Leber zeigt sich im Laparoskop bei mechanischem Ikterus grün gefärbt. Bei längerem Anhalten des Verschlusses nimmt die Haut einen dunklen Ton an (Ikterus melas). Nach 3—4 wöchiger Dauer tritt gewöhnlich eine Leberzellschädigung hinzu. Über Fermentaktivitäten s. S. 171, 172 weitere Befunde s. S. 178.

b) Hepatocellulärer Ikterus (Parenchymikterus)

Durch infektiöse oder toxische Noxen kommt es zu einer Schädigung der Leberepithelien bis zu Einzelzellnekrosen. Die so geschädigte Leberzelle ist *funktionell* unfähig, den Gallenfarbstoff auszuscheiden. Oder der Gallenfarbstoff gelangt statt in die Gallencapillaren in die Lebersinusoide und in den Blutstrom, was zu einer Hyperbilirubinämie führt. Infolge des verringerten Gallenabstromes nach dem Darm kommt es zu einer Abnahme des Stercobilinogens (sub- bis acholischer Stuhl). Das aus dem Darm rückresorbierte Urobilinogen wird durch die geschädigte Leberzelle vermindert in die Galle ausgeschieden, was zu einer vermehrten Urobilinogenurie führt (klassische Theorie). Nach der Baumgärtelschen Auffassung führt die vermehrte intrahepatische Urobilinogenbildung bei der Hepatitis zur Urobilinogenurie. Sie ist der Ausdruck des Leberparenchymschadens.

Biochemische Befunde. Positive Galaktoseprobe, positive Serumlabilitätsproben, γ-Globulinvermehrung, gelegentlich β-Globulinvermehrung bei gleichzeitiger Albuminverminderung, Absinken des Prothrombinspiegels, Erhöhung des Serumeisenspiegels, Verminderung bis Schwund der α-Lipoproteide. Bei Verschlechterung Cholesterinestersturz. Über Fermentaktivitäten im Serum s. S. 171, 172.

Ätiologie des hepatocellulären Ikterus. *a) Infektiöse Hepatitis.* Durch *Viren* bedingt: Hepatitis epidemica, Inokulationshepatitis, Hepatitis bei infektiöser Mononucleose und bei Gelbfieber.

Hepatitis bei *Leptospirosen:* Morbus Weil, Leptospirosis, Lues.

Hepatitis bei *Protozoenerkrankungen:* Amöbenhepatitis, Malaria und Kala-Azar.

Bruzellosen-Hepatitis.

Das infektiöse Agens greift vorwiegend am Mesenchym an. Daher bezeichnet man diese Formen als Hepatitis. Daneben finden sich aber auch unmittelbare Schädigungen .der Leberzellen mit degenerativen Veränderungen.

b) *Toxische Noxen. Exogene*, wie Alkohol, Arsen, Atophan, Barbitursäure, Chloroform. Conteben, Pilzgifte, Phosphor, Tetrachlorkohlenstoff. *Endogene*, z. B. bei Diabetes, Thyreotoxikose.

Ernährungsmängel, z. B. Protein-, Vitaminmangel.

Zum Leberschaden kommt es prinzipiell entweder hämatogen oder cholangiogen.

c) *Hämolytischer Ikterus.* („Hyperfunktionsikterus, Produktionsikterus, prähepatische Gelbsucht").

Eine excessiv gesteigerte Bilirubinbildung kommt zustande durch stark vermehrten Erythrocytenzerfall, wodurch es zu einem excessiven Hämoglobinabbau im RES kommt. Oder er ist die Folge der Auswirkung von Hämolysegiften oder im Blut selbst liegenden hämolytischen Faktoren (Hämolysine). Als Zeichen der Produktionsaktivität des RES findet sich eine Splenomegalie. Das indirekt reagierende Bilirubin im Blutserum ist erhöht, weil die mit Bilirubin überfüllten Leberzellen dieses nur verzögert in die überfüllten Gallencapillaren ausscheiden können (Druckprobleme). Außerdem besteht infolge des O_2-Mangels (Anämie) eine funktionelle Störung der Leberzelle, die sich als verminderte Cholerese äußert. Der Urin ist frei von Bilirubin, da das indirekt reagierende Bilirubin nicht harnfähig ist. Es entleert sich dunkle zähflüssige Galle (Pleiochromie der Galle); infolge des Überangebots von Bilirubin im Darm sind die Faeces braun gefärbt (relativ vermehrte Umwandlung in Stercobilinogen). Infolge der geschädigten Abfangfunktion der Leber kann das rückresorbierte Stercobilinogen nur in reduziertem Umfang zum Bilirubinaufbau verwendet werden. Es findet daher ein vermehrter Übertritt von Stercobilinogen in den Harn statt. Nach BAUMGÄRTEL beruht die positive Aldehydreaktion im Harn nicht auf einer Urobilinogenvermehrung, sondern einer Stercobilinogenzunahme. Im Harn finden sich noch andere Abbauprodukte des Blutfarbstoffes, wie Urochrom B, Uroerythrin und bei Leberzellschädigung auch Urobilinogen und Urobilin.

Bei der hämolytischen Anämie ist der Erythrocytenzerfall, wie die Erythrocytenproduktion gegenüber der Norm um das 10—15fache erhöht. Trotz dieser gewaltigen Umsatzsteigerung hält sich Untergang und Neubildung die Waagschale. Lebensdauer der Einzelerythrocyten ist von 100 Tagen in der Norm auf etwa 10 Tage reduziert. Der gewaltige intravitale Hämoglobinabbau äußert sich auch in der Erhöhung des Serumeisenspiegels. Die überstürzte Produktion macht sich geltend im Auftreten von Mikrocyten und Sphärocyten, die gegenüber hypotonischen Lösungen eine verminderte Resistenz zeigen. Desgleichen finden sich die Retikulocyten vermehrt.

Eine Vergrößerung der Leber (Hepatomegalie) wird beobachtet bei *Hepatitis epidemica, Inoculationshepatitis* und anderen *infektiösen Hepatitisformen*, sowie *Verschlußikterus*. Die Leber ist dabei gewöhnlich in ihrer *Konsistenz vermehrt*. Der untere Leberrand ist nicht oder nicht sonderlich druckschmerzhaft. Meist ikterisch mit dunklem Urin. Eine Hepatitis kann auch anikterisch verlaufen (Hepatitis sine ictero).

Stauungsleber infolge solcher Herzerkrankungen, die mit Rechtsinsuffizienz einhergehen. Der untere Leberrand überragt oft beträchtlich den unteren rechten Rippenbogen. Bei *akuter Leberstauung* ist er stumpf, die Leber selbst derb und druckschmerzhaft. Es besteht meist eine mäßige Hyperbilirubinämie ohne manifesten Ikterus. Nur die Skleren erscheinen

Tabelle 5. *Differentialdiagnose des Ikterus*

Ikterus-Typ	Verchlußikterus	Hepatocellulärer	Hämolytischer
Haut	Verdinikterus bis Ikterus melas	Rubinikterus	blaß-gelb
Urinfarbe	bierbraun mit gelbem Schüttelschaum	bierbraun mit gelbem Schüttelschaum	normal
Bilirubin im Urin	positiv	positiv	negativ
Stercobilinogen im Urin	negativ	auf d. Höhe der Erkrankung u. bei schwerem Leberzellschaden negativ, anfangs und später positiv	stark positiv
Urobilinogen im Urin	vermehrt	vermehrt	normal
Faeces	dauernd entfärbt (acholisch)	zeitweilig entfärbt bis hell (subcholisch)	dunkelbraum
Bilirubin im Serum	direkt positiv	direkt positiv	indirekt positiv
Milz	normal	gelegentlich leicht vergrößert	vergrößert
Serumlabilitätsproben	negativ	auf dem Höhepunkt meist positiv	negativ
Galaktoseprobe	negativ	positiv	positiv
Serumeisen	normal	erhöht	erhöht
Alk. Serumphosphatase	stark erhöht	normal	
SGO-T	normal bis mäßig erhöht	stark erhöht	—
SGP-T	normal bis mäßig erhöht SGO-T > SGP-T	stark erhöht SGP-T > SGO-T	—
Gesamtcholesterin im Serum	häufig oberhalb 250 mg-%	unter 200 mg-%	normal
Anteil des Estercholesterins am Gesamtcholesterin	normal	auf dem Höhepunkt unter 50%	normal
Biopsie Leber	graugrün bis grün	akutes Stadium: vergrößert, rotbraun, später graubraun	normal braun
Gallenblase	gefüllt, wenn Choledochusverschluß; leer, wenn Hepaticusverschluß	unterschiedlich je nach Stadium	prall gefüllt

oft gelblich. Die chronische Stauungsleber ist derb (Stauungsinduration), der untere Rand meist scharfkantig.

Carcinomleber. Unterschiedliche Vergrößerung, oft grobe, „steinharte" Knoten dicht unter der fettarmen Bauchhaut fühlbar, manchmal schon sichtbar. Die krebsig durchsetzte Leber zeigt den stärksten Härtegrad aller Hepatomegalien. Kachexie, Anämie. Kein Milztumor. Ascites bei portaler Stauung oder Peritonealmetastasierung.

Hypertrophische Formen, bzw. *Stadien der Lebercirrhose*. Der tastbare untere Leberrand ist verhärtet. Die Leberoberfläche fühlt sich, wenn man sie durch die Bauchdecken hindurch überhaupt beurteilen kann, je nach der zugrunde liegenden Cirrhoseform (posthepatitische, Laennecsche Form) grobhöckerig mit Einkerbungen oder Einziehungen oder gleichmäßig fein-höckerig an. Es findet sich gewöhnlich eine deutlich vergrößerte, verhärtete Milz. In einem Teil der Fälle bleibt die Leber zeitlebens groß, in einem anderen geht sie später in die atrophische Form über.

Fettleber. Vorkommen bei chronischem Alkoholismus, Colitis ulcerosa chronica, Tuberkulose, schlecht eingestelltem Diabetes mellitus, chroni-schem Eiweißmangel, Tumorkachexie. Es findet sich eine gleichmäßig vergrößerte Leber mit glatter Oberfläche. Sie ist von weicher Konsistenz und nicht druckempfindlich

Leberlues. Großhöckerige Form der *hereditären Leberlues* (pathologisch-anatomisch Feuersteinleber) oder der gummösen Form der *tertiär-luischen Lebercirrhose*. Die Leber ist vergrößert, von derber Konsistenz und zeigt eine unebene Oberfläche. Wenn es sich um eine Durchsetzung des Organs mit miliaren Gummiknötchen (Miliarsyphilome) handelt, kann man unter Umständen eine vergrößerte Leber von derber Konsistenz, aber glatter Oberfläche palpieren. Ein begleitender Ikterus weist auf hinzugetretene hepatitische Veränderungen hin. Ein Milztumor ist sehr häufig. Diagnose: Luische Anamnese, positive Seroreaktionen, andere Luessymptome. Aller-dings kann die Wassermannsche Reaktion durch eine unspezifische Komple-mentablenkung des ikterischen Serums negativ ausfallen. Entscheidend Laparoskopie und gezielte Leberpunktion eines Gummiknotens.

Nicht jede Lebererkrankung bei einem Luetiker ist luischer Genese. Beim unbehandelten Luetiker kann eine *Virushepatitis* vorliegen. Beim salvarsanbehandelten Luetiker muß es sich nicht zwangsläufig um eine toxische Schädigung der Leber durch Salvarsan (*Salvarsanhepatitis*) handeln. Die Hepatitis kann ebenso infektiöser Art sein *(Inoculationshepatitis, Hepatitis epidemica)*.

Leberabsceß. Lebervergrößerung bei genügend großem oder an der Ober-fläche liegendem Absceß oder bei multiplen Abscessen. Sitz vorwiegend rechter Leberlappen. Druckgefühl bis Schmerzen im rechten Oberbauch und über der rechten unteren Lungenpartie. Gewöhnlich zeigt Fieber, Leuko-cytose, beschleunigte Blutsenkungsreaktion, Anämie und Gewichtsabnahme das schwere Krankheitsbild an. Entstehung aus einer Cholangitis oder einer entzündlichen Erkrankung im Pfortadergebiet. Durchbruchgefahr mit subphrenischem Absceß, Pleuraempyem.

Essentielle Hyperlipämie. Lactescenz des Blutserums infolge Erhöhung des Neutralfettgehaltes, aber auch des Cholesterins und der Phospholipide im Blut. Xanthomatöse Hautveränderungen. Leber und Milz sind vergrößert. Normale Leberfunktionsproben.

Hämochromatose (Bronzediabetes). Ablagerung von Hämosiderin in Leber, Pankreas, anderen Organen und Geweben mit Pigmentierung. Es besteht eine hypertrophische Lebercirrhose. Das Organ ist erheblich vergrößert, verhärtet, die Oberfläche stellenweise höckerig, der Rand

12*

uneben. Später Folgeerscheinungen der portalen Hypertension (Ascites, Oesophagusvaricen). In etwa der Hälfte der Fälle geht die Pankreassklerose mit Diabetes mellitus einher. Die Diagnose einer Hämochromatose wird durch das Vorliegen eines dauernd erhöhten Serumeisenspiegels, den positiven Eisennachweis in einem excidierten Hautstückchen und schließlich durch die Leberbiopsie gesichert.

Hepatomegalie bei Speicherungskrankheiten.

Glykogenspeicherkrankheit (v. GIERKE 1929). Sehr seltene, nur bei Kindern beobachtete Stoffwechselerkrankung. Riesenhafte Lebervergrößerung mit starkem Aufgetriebensein des Leibes. Zurückbleiben des Körperwachstums, Hypoglykämie, Ketonurie, Osteoporose.

Gauchersche Krankheit. Lipoidose mit Speicherung von Cerebrosiden im reticulohistiocytären System. Seltene Erkrankung, hereditär, in allen Lebensaltern auftretend. Splenohepatomegalie. Großer derber Milztumor. Leber vergrößert, derb, glattrandig. Keine portale Hypertension. Normale Leberfunktionsproben. Normale Serumlipidwerte. Im Sternal- und Milzpunktat typische ,,Gaucherzellen". Haut- und Knochenbeteiligung. Splenogene Knochenmarkhemmung.

Niemann-Picksche Krankheit. Lipoidzellige Hepatosplenomegalie. Fast ausschließlich bei Säuglingen und Kleinstkindern angeboren vorkommend. Phosphatidspeicherkrankheit (Sphingomyeline). Leber ist vergrößert, nicht besonders derb; ihre Oberfläche ist glatt. Der Milztumor ist kleiner als beim Morbus Gaucher. Leberfunktionsproben normal. Serumlipidwerte nicht erhöht.

Hand-Schüller-Christiansche Krankheit. Lipoidspeichererkrankung (Cholesteringranulomatose) aller Lebensalter, nicht angeboren, selten familiär. Auftreten von cholesterinreichen Granulomen in Skelet, Haut, Organen und ZNS. Leber vergrößert. Leberfunktionen gewöhnlich intakt. Serumlipidkonzentrationen normal.

Pfaundler-Hurlersche Krankheit. Schwere Ossifikationsstörung mit Speicherungsvorgängen von Lipopolysaccharidkomplexen. Auffällige Symptome sind Kleinwuchs, relativ großer Schädel, Fratzengesicht (Sattelnase, Wulstlippen), Skeletveränderungen usw. Leber und Milz sind vergrößert. Leberfunktionsproben und Serumlipidwerte sind nicht verändert.

Amyloidose der Leber als Teilerscheinung einer allgemeinen Amyloidose, die bei chronischen Entzündungsvorgängen auftreten kann, wie chronische Osteomyelitis, Empyemen, Bronchiektasen, Tuberkulose, Malaria, Lues, Lymphogranulomatose. Die Leber ist vergrößert, von derber Konsistenz, glatter Oberfläche und stumpfem Rand. Sie ist nicht druckempfindlich.

Verkleinerung der Leber wird beobachtet bei:

Atrophischer Lebercirrhose (LAËNNEC). Leber hart, höckerig, geschrumpft; in frühen Stadien ist nur der linke Leberlappen verkleinert, während der rechte noch eine ansehnliche Größe darbieten kann. Milz erheblich vergrößert, Pfortaderstauung, Ascites meist hohen Grades, kein oder nur geringer Ikterus, häufig abundante Magenblutungen (Oesophagusvaricen), Urobilinurie. Zwischen der hypertrophischen und der atrophischen Form der Lebercirrhose kommen mancherlei Übergänge vor.

Akute und subakute Leberatrophie. Bei schwerer Leberzellschädigung durch den Zusammenbruch wichtiger Stoffwechselfunktionen in der Leber (Leberinsuffizienz). Es ist ein gefürchtetes *Krankheitsstadium* bei *infektiösen oder toxischen Hepatitiden*, bei *Lebercirrhosen*, bei *Lebercarcinom* mit oft tödlichem Ausgang. Die vorher meist vergrößerte Leber wird weicher und verkleinert sich rasch. Unruhe, Erregungszustände, Schlaflosigkeit, Kopfschmerzen auf der einen Seite, Apathie, Somnolenz, Bewußtlosigkeit

(Coma hepaticum) auf der anderen Seite charakterisieren das klinische Bild.
Die Atemluft riecht oft schon frühzeitig süßlich-faulig (Foetor hepaticus).
Die Leberfunktionsproben werden stark pathologisch. Ikterus ist häufig.
Eine hämorrhagische Diathese tritt oft hinzu.

Atrophische Form der Leberlues. Form der tertiär-luischen Lebersyphilis
mit Gummiknoten. Leber verkleinert, derb mit verschieden großen Höckern.
Zur weiteren Diagnostik s. oben unter „Leberlues".

Der Urogenitaltrakt*

A. Anatomische, physiologische und pathophysiologische Vorbemerkungen

1. Der harnbereitende Apparat

Eine Niere des Erwachsenen wiegt 120—200 g. Das Gewicht
beider Nieren zusammen beträgt demnach etwa $\frac{1}{200}$ des gesamten
Körpergewichts. Die Abmessungen des ausgewachsenen Organs
betragen etwa $11,5 \times 5,5 \times 3,6$ cm.

Die Nieren liegen zu beiden Seiten der Wirbelsäule. Etwa ein
Drittel befindet sich oberhalb der letzten Rippe. Die rechte Niere
reicht mit ihrem oberen Ende bis zum Dornfortsatz des 11. Thoracal-
wirbels herauf, die linke steht etwas höher. Die rechte Niere grenzt
nach oben an die Leber, die linke an die Milz.

Die Urinbildung erfolgt durch Filtration, Rückresorption und
Sekretion. Diese Aufgabenteilung wird in einem fein differenzierten
System besorgt, dessen kleinste Einheit das Nephron darstellt. Dieses
setzt sich aus folgenden Abschnitten zusammen:

1. *Glomerulum* (etwa 25 Capillarschlingen) mit dem Vas afferens
und dem etwas dünneren Vas efferens.

2. *Bowmansche Kapsel,* die durch Einstülpung des Capillar-
knäuels entstanden ist. Das „innere Blatt" der Kapsel bildet zusammen mit dem Endothelsyncytium der Capillaren die Filtrierfläche für
das hindurchfließende Blutplasma.

3. *Kanälchensystem* mit dem proximalen und dem distalen Tubulusabschnitt und dem dazwischenliegenden dünnen Segment (zur
Henleschen Schleife gehörig).

Das Nephron ist eine anatomische und funktionelle Einheit. Die
Nephra weisen untereinander keine Anastomosen auf. Die Niere soll
etwa 2 000 000 Nephra enthalten. Die Gesamtfläche der filtrierenden
Glomerula beträgt beim Erwachsenen etwa $1,6$ m², die Gesamtlänge
der Tubuli etwa 50 km. Die Niere wird von sehr großen Blutmengen
durchströmt, im Ruhe-Nüchternzustand etwa von 1,3 l/min. Das sind

---

* Neubearbeitet von F. A. PEZOLD.

30% des gesamten, den Körperkreislauf durchströmenden Minutenvolumens. Obwohl die Nieren nur $\frac{1}{200}$ des Körpergewichtes wiegen, erhalten sie die gleiche Blutmenge wie die beiden unteren Extremitäten zusammen. Von dem die Nieren durchströmenden Blut fließen

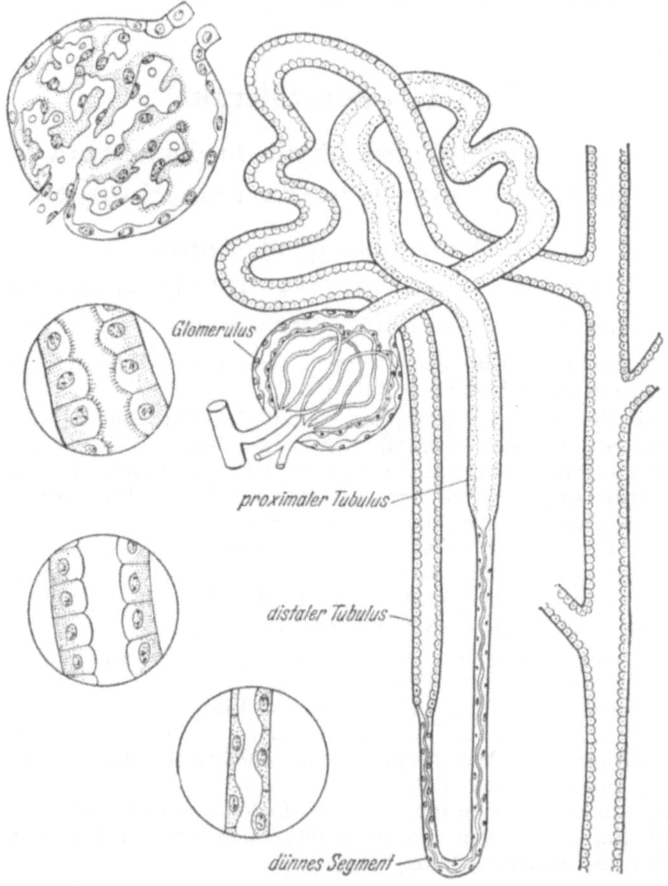

Abb. 52. Das Nephron (nach H. W. Smith, The Kidney Oxford. University Press, New York 1951 — aus F. Grosse-Brockhoff, Pathologische Physiologie — Berlin-Göttingen-Heidelberg: Springer-Verlag 1950)

90% durch die Glomerula, wo sie filtriert werden. Die restlichen 10% dienen der Ernährung des Nierenparenchyms selbst. Nach H. W. Smith entfallen von dem die Nieren passierenden Blut (unter der Voraussetzung einer Körperoberfläche von 1,73 m²) 600—650 ml/min auf das Blutplasma *(Gesamtplasmadurchfluß)*. Davon werden in den Glomerula 120—130 ml/min filtriert (Glomerulumfiltrat). Bei einer Filtrationsgröße von 130 ml/min werden demnach in der Stunde 7,8 l und am Tag 187,2 l Glomerulumfiltrat produziert. Da der endgültige Harn nur etwa 1,5 l pro Tag beträgt, setzt dies eine intensive Eindickung durch eine nahezu 99%ige Wasserrückresorption im Tubulusapparat voraus.

Das Glomerulum produziert ein plasmaisotonisches, *extrem eiweißarmes* Filtrat („Primärharn"), das alle übrigen Substanzen des Blutplasmas enthält. Die Masse der einfachen und zusammengesetzten Proteine des Blutes von einem Molekulargewicht oberhalb 68000 (Plasmaproteine, Lipoproteide, Chylomikronen, geformte Elemente) passiert nicht das Glomerulumfilter. Die hindurchgehenden Nichtelektrolyte, z. B. Glucose (Molekulargewicht = 180), Harnstoff (M. G. = 60) erscheinen im Glomerulumfiltrat in derselben Konzentration pro Einheit Wasservolumen, wie sie im Blutplasma vorkommen. Die Elektrolyte passieren in Konzentrationen, dem Donnan-Gleichgewicht entsprechend.

Die „Eindickung" des Primärharns erfolgt im tubulären Apparat. Im *proximalen Tubulusabschnitt* erfolgt die *völlige Rückresorption* von Glucose, wenn nicht infolge einer überhöhten Plasmazuckerkonzentration (Hyperglykämie, Diabetes mellitus) die Rückresorptionskapazität der Tubulusepithelien überschritten oder wie beim renalen Diabetes, das Rückresorptionsvermögen in diesem Bereich gestört ist. Eine *unvollständige*, vom Plasmaspiegel der betreffenden Substanz abhängige *Rückresorption* erfahren nach der gegenwärtigen Auffassung Harnstoff, Kreatinin, Aminosäuren, Sulfate, Phosphate. Etwa 85% der gelösten Elektrolyte (in erster Linie die Kationen Na^+, K^+ und die Anionen Cl^-) werden proximal rückresorbiert (obligatorische aktive Reabsorption, ohne hormonelle Kontrolle) und 80% des filtrierten Wassers gelangt in diesem Abschnitt und im dünnen Segment der Henleschen Schleife passiv durch Diffusion aus dem Tubulusharn ins Blutplasma zurück. Dieser Wasserübertritt dient zum Ausgleich des durch die Rückresorption osmotisch aktiver Bestandteile entstehenden (osmotischen) Druckunterschiedes zwischen den beiden durch die Tubuluszelle getrennten Flüssigkeitsräumen.

Im *distalen Tubulusabschnitt* erfolgt die „fakultative" Natrium- und Chlor-Rückresorption unter Kontrolle der Nebennierenrinde (Aldosteron, Cortexon). Zum weiteren osmotischen Ausgleich erfolgt hier eine weitere Wasserrückresorption, gesteuert vom antidiuretischen Hormon (ADH, Pitressin) des Hypophysenhinterlappen-Hypothalamus-Systems.

Die Kaliumrückresorption unterliegt wahrscheinlich einem ähnlichen Ionenaustauschmechanismus, wie er bei dem Natriumtransport bekannt ist. Physiologischerweise besteht ein Gleichgewicht zwischen Na^+, K^+ und H^+, das vom Nebennierenrindensystem gesteuert wird. Überschießende Mineralocorticoidproduktion führt zu Natriumretention und Kaliumverlust. NNR-Insuffizienz (Addisonismus) zeigt den gegenteiligen Effekt.

Die Urinproduktion steht im Dienste des Gesamtorganismus. Die Niere ist sowohl ein Ausscheidungs- wie Regulationsorgan. Sie scheidet die harnpflichtigen stickstoffhaltigen Stoffwechselendprodukte des Eiweißumsatzes (Harnstoff, Kreatinin, Ammoniak, Harnsäure) aus. Mit dem Urin verlassen ferner körpereigene und aus der Nahrung

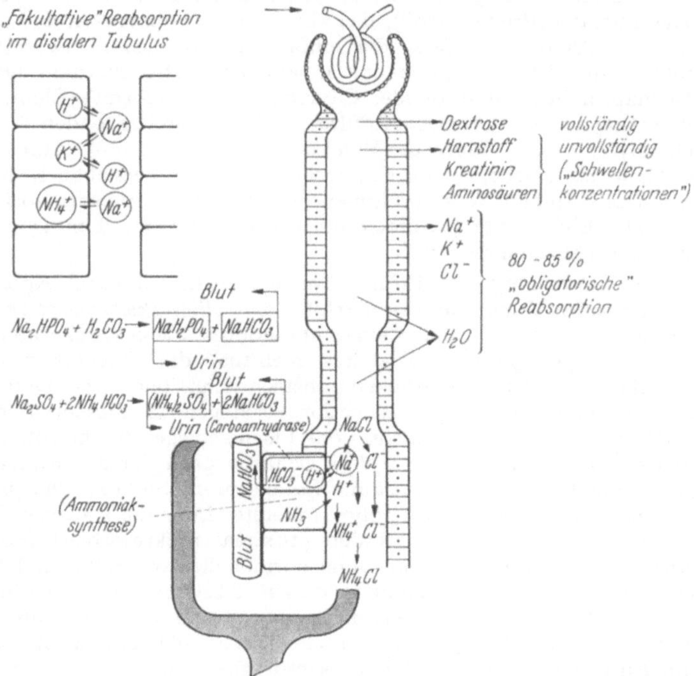

Abb. 53. Tubuläre Sekretions- und Resorptionsvorgänge

stammende Farbstoffe, Hormone bzw. ihre Metaboliten, Vitamine und andere Substanzen den Körper, gleichsam wie durch ein Überlaufventil. Die Nieren sind schließlich an der Wasser- und Elektrolytregulation und an der Aufrechterhaltung des Säurenbasen-Gleichgewichtes zwischen extra- und intracellulärem Flüssigkeitsraum wesentlich beteiligt.

Die Ausscheidungs- und Regulierungsfunktionen der Niere sind eng miteinander verknüpft. Daß es sich bei der Herstellung des endgültigen Urins aus dem Glomerulumfiltrat („Primärharn") nicht einfach nur um eine Rückresorption von Wasser handeln kann, geht schon aus dem Vergleich der Konzentrationsverhältnisse der Harnbestandteile zwischen Serum und Urin hervor. Wenn bei der Tubuluspassage nur Wasser reabsorbiert würde, müßte der Konzentrierungsgrad für alle festen Bestandteile des Harns gleich sein. Statt dessen wird Chlor durchschnittlich 2fach, Kalium 7fach, Harnsäure 25fach und Harnstoff sogar 60fach konzentriert.

Die *Regulation des Säuren-Basen-Gleichgewichts* erfolgt in Zusammenarbeit mit der Lunge.

Das pH im Blut und in den Geweben wird in bemerkenswert engen Grenzen um 7,4 (schwach alkalisch, nahezu neutral) aufrechterhalten, obwohl die Metaboliten der Nahrung im wesentlichen sauer reagieren, so z. B. CO_2 (bzw. HCO_3^-) aus der Kohlenhydrat- und Fettverbrennung und Sulfat- und Phosphationen aus dem Eiweißabbau. Dazu kommen aus dem Intermediärstoffwechsel Mineralsäuren und organische Säuren, wie Milchsäure und β-Oxybuttersäure. Die *respiratorischen Regulationsmechanismen* (siehe Lungenkapitel), die letzten Endes von dem Konzentrationsverhältnis der gebundenen (als Bicarbonat) und freien Kohlensäure (als $HHCO_3$) veranlaßt werden, stabilisieren die Konzentration der Kohlensäure im Plasma zwischen 1,2 und 1,4 mäq/l. Die *renalen Regulationsmechanismen* dienen der Aufrechterhaltung einer Bicarbonatkonzentration in den Körperflüssigkeiten zwischen 24—28 mäq/l. Das Konzentrationsverhältnis von Bicarbonat zu freier Kohlensäure beträgt somit unter physiologischen Bedingungen 20:1. Die Niere besitzt die Fähigkeit, entsprechend der Zusammensetzung der Nahrung bzw. der Metaboliten bald mehr saure, bald mehr basische Valenzen in den Harn abzuscheiden. Nach proteinreicher Kost oder bei Vorgängen von endogenem Eiweißabbau reagiert der Urin sauer, nach vegetabilischer Kost alkalisch. Die erforderlichen Mechanismen laufen in der Tubuluszelle als aktive Stoffwechselprozesse ab.

Aus H_2CO_3 durch die Carboanhydraseaktivität abdissoziierte H^+-Ionen werden gegen Na^+-Ionen aus dem Tubulusharn ausgetauscht, die als Natriumbicarbonat ins Blut zurückgelangen. Der Urin wird sauer.

Der Basenverteidigung dient noch ein zweiter Mechanismus, die Fähigkeit der Niere $(NH_4)^+$ gegen Na^+ auszutauschen. Die Ammoniaksynthese in der Tubuluszelle des distalen Abschnittes (aus Glutamin und manchen Aminosäuren, auf dem Blutwege an die Tubuluszelle herangebracht) und ihre Ausscheidung, die proportional der H-Ionenkonzentration des Urins verläuft, versetzt den Organismus in die Lage, freie HCl und H_2SO_4 völlig neutralisiert auszuscheiden, ohne Natrium zu opfern. Bei eiweißreicher Kost steigt die NH_4-Ausscheidung von 0,7 g pro Tag (= physiologischer Mittelwert) auf mehrere Gramm an, bei Acidose sogar bis auf 12 g. Ist die Bicarbonatkonzentration des Plasmas im Bereich der Norm oder erniedrigt, so wird ein saurer Harn ausgeschieden. Die sauren Valenzen werden vorwiegend als $(NH_4)_2SO_4$ und NaH_2PO_4 (saures Natriumphosphat) ausgeschieden. Umgekehrt findet bei erhöhter Bicarbonatkonzentration eine Ausscheidung basischer Valenzen (Phosphate als alkalisches Na_2HPO_4)im Harn statt. Der Urin reagiert alkalisch.

Unter *pathologischen Bedingungen* können die renalen Regulationsmechanismen zum Erliegen kommen, wenn durch Untergang oder Funktionsausfall von Nephronen etwa zwei Drittel des harnbereitenden Apparates nicht mehr arbeiten. Dies ist z.B. der Fall bei *entzündlicher* oder *vasculärer Schrumpfniere* oder infolge akuter *tubulärer Schädigung* (Sublimatintoxikation, Crush-Syndrom, Transfusionshämolyse, Operationsschock, Exsiccose, Verbrennungen). Es resultiert das Bild der Niereninsuffizienz. Die respiratorischen Mechanismen werden zur Abwehr herangezogen (große Atmung), reichen aber zur Kompensation der *renalen (= metabolischen) Acidose* nicht aus. Die Aufrechterhaltung des Säuren-Basen-Gleichgewichts ist unmöglich, wenn es nicht gelingt, durch Alkalizufuhr, bzw. intestinale, peritoneale oder extracorporale Dialyse (= künstliche Niere) die Tubulusfunktionen wenigstens teilweise zu ersetzen. Bei der *diabetischen Acidose* kommt es durch die akkumulierenden Ketokörper trotz der respiratorischen Abwehr und der ansteigenden Ausscheidung von Ammoniak und *freier* Säure schließlich zur Acidose, da die Abnahme der fixen Basen zur Verminderung der Alkalireserve führt.

Zur Pathophysiologie der *Proteinurie* (S. 197), *Cylindrurie, Hämaturie* (S. 205), *Lipurie* (S. 247) siehe die einschlägigen Abschnitte.

2. Der harnableitende Weg

Die im Markabschnitt der Niere verlaufenden Sammelrohre münden auf den Markpapillen, die von den *Nierenkelchen* umgriffen werden. Diese gehen in das gemeinsame *Nierenbecken* über. Kelche wie Nierenbecken besitzen eine glattmuskelige Wand, die sich peristaltisch bewegt. Der Urin gelangt vom Nierenbecken in den Ureter, der ebenso wie die Niere, retroperitoneal liegt. Beide Harnleiter münden an der hinteren, unteren Seite in die Blase. Ihre Mündungsöffnungen bilden zusammen mit dem Orificium urethrae das Trigonum vesicae. Die Ureteren münden nach schrägem, etwa 2 cm langem intramuralem Durchtritt in die Blase.

Die Vorsteherdrüse *(Prostata)* (s. S. 188) umschließt den Anfangsteil der Blase.

In der *Harnblase* entsteht normalerweise bei einer Füllung von 300—500 cm³ ein Harndrang, der das Bedürfnis zur Urinentleerung auslöst. Wird quälender Harndrang schon bei geringer Blasenfüllung empfunden, so führt dies zu abnorm häufiger Miktion *(Pollakisurie)*, z. B. bei Blasenkatarrh, namentlich bei Reizzuständen am Trigonum vesicae (Lieutaudii), auch bei der „reizbaren Blase" nervöser Individuen, und besonders bei der *Blasentuberkulose*, welche im weiteren Verlauf nicht selten zur Schrumpfblase führt. — Die Harnentleerung erfolgt abnorm *selten*, etwa zweimal am Tage, wenn die Sensibilität der Blase bei Rückenmarkskrankheiten, z. B. bei Tabes dorsalis, herabgesetzt oder aufgehoben ist *(Oligakurie)*. Bei übermäßiger Anfüllung der Blase mit 1—2 l Harn wird sie oberhalb der Symphyse oft bis zum Nabel als runde Anschwellung gefühlt und perkutiert, und sie kann dann zu Verwechslungen mit Ascites, Ovarialtumoren und Schwangerschaft Veranlassung geben. Übermäßige Ausdehnung der Harnblase findet sich bei allen Erschwerungen der Harnentleerung, hauptsächlich bei Prostatahypertrophie, im Frühwochenbett, bei Verengerung der Harnröhre durch Narbenstrikturen, bei benommenen Kranken und bei manchen Rückenmarksläsionen. In allen diesen Fällen, wo eine Erschwerung der Harnentleerung vorliegt, entwickelt sich eine Hypertrophie des Blasenhohlmuskels, dessen Bündel wulstartig vorspringen (Balkenblase). Wenn die Blase trotz der Hypertrophie ihrer Muskulatur nicht mehr imstande ist, sich vollständig zu entleeren, so bleibt auch nach Beendigung der willkürlichen Miktion noch eine erhebliche Menge von Harn in der Blase zurück. Die Menge dieses *„Restharns"* wird durch Katheterisation unmittelbar nach Beendigung der willkürlichen Harnentleerung festgestellt. Die Menge des Restharns ist maßgebend für die Insuffizienz der Blase.

B. Die Untersuchung des Kranken
1. Die spezielle Anamnese

Besondere Bedeutung haben die Fragen nach vorausgegangenen Tonsillaranginen, Scharlach, rheumatischem Fieber und Nierenaffektionen. Man muß gezielt nach Sensationen in der Nieren- und Lendengegend und im Bereich der ableitenden Harnwege fragen. Aus den darauf erhaltenen Antworten wird man das Vorliegen oder Abgelaufensein von Pyelitis, Nephrolithiasis, Cystitis vermuten können, insbesondere wenn man sich weiter nach Fieber, Harnbefund und durchgeführter Behandlung erkundigt. Von diesen Fragen nach örtlichen Beschwerden, die der Kranke mit der Niere verbindet, müssen streng die Fragen nach den dem Arzt geläufigen Symptomen von Nierenerkrankungen unterschieden werden: Kopfschmerzen, Gesichtsschwellungen, Oligurie oder Anurie, Blutharn, Miktionsbeschwerden, Sehstörungen, Atemnot. Eine gute Nierenanamnese ist oft wegweisend. Auch bei der Erforschung der „jetzigen" Beschwerden (d. h. die zum Arzt geführt haben) sollte der Arzt präzis vorgehen. Es genügt nicht die Angabe über Schmerzen beim Wasserlassen. Wichtig ist, ob sie nur zu Beginn oder während der ganzen Miktion bestehen, ob sie nachklingen, nur lokal empfunden werden oder ausstrahlen, ob sie plötzlich und bei welcher Gelegenheit sie aufgetreten sind, ob sie mit Blutabgang einhergehen und wann Blut austritt? Aus Fragen erfährt man das Vorliegen einer Oligurie, Polyurie, Nykturie, Pollakisurie, Oligakurie, Strangurie.

2. Die unmittelbare Untersuchung des Kranken

Nichts ist gefährlicher, als sich beim Verdacht auf eine Nierenerkrankung diagnostisch *nur* diesem Organ oder seinem Ausscheidungsprodukt, dem Urin, zuzuwenden. Die Scharlachnephritis kann man eher mit dem Blutdruckapparat als mit einer Urinuntersuchung feststellen. Eine plötzlich aufgetretene Dyspnoe mit Ödemen kann der Ausdruck einer akuten diffusen Glomerulonephritis sein. Wenn der Arzt bei einer Dyspnoe nur an das Herz denkt, kann die Nierenkrankheit übersehen werden. Hier entscheidet die Blutdruckmessung, zusammen mit dem Harnbefund. Die Untersuchung des ganzen Organismus ist auch hier, wie auf allen Gebieten der Inneren Medizin, unentbehrlich. Der Status hat die Zähne, Tonsillen und Nebenhöhlen, ebenso wie den Augenhintergrund zu umfassen. Die Feststellung von Wasserretentionen (Diurese, Gewichtskontrolle, Ödeme) kann auf eine Herz- oder Nierenerkrankung hinweisen. Ödemlokalisation, Hautfarbe, Blutdruck, Herzbefund, Untersuchung von Urin und Blutserum, evtl. Cystoskopie und Röntgenuntersuchung sind die Unterlagen einer ausreichenden Nierendiagnostik.

Der unmittelbar zu erhebende Lokalbefund bleibt bei den reinen Nierenerkrankungen oft unerheblich, im Gegensatz zu den Krankheiten der ableitenden Harnwege. Aber es gibt wichtige Ausnahmen. Bei Asthenikern
lassen sich die Nierengrenzen perkutorisch bestimmen. Jedoch werden die
Ergebnisse ungenau, wenn das angrenzende Colon gefüllt ist. Man *perkutiert*
in der Reihenfolge von oben, von lateral und von unten her. Dabei zeigt
sich die laterale Grenze etwa 10 cm von der Dornfortsatzreihe entfernt. Die
paravertebrale Rückenregion liefert im Bereich der Nieren- und Leberdämpfung leisen Perkussionsschall, während sich unterhalb der Nierendämpfung
im Gebiet seitlich der Lendenwirbelsäule und des Kreuzbeins lauter tympanitischer Schall findet. Die Nierenperkussion ist von Bedeutung für die Diagnose
der Nierentumoren und der Hydronephrose. Bei größeren *Nierengeschwülsten*
pflegt das Colon als fühlbarer oder tympanitisch schallender Strang über den
Nierentumor hinweg zur Milz emporzuziehen, während bei Milztumoren die
Flexura coli lienalis (sinistra) nach rechts verschoben ist.

Verkleinerungen der Niere, z. B. bei Schrumpfniere, können perkutorisch
nicht bestimmt werden, wohl aber kann die Nierendämpfung ganz fehlen,
wenn eine Niere fehlt oder operativ entfernt worden ist.

Bei gut entspannten Bauchdecken und nicht übermäßigem Fettpolster
kann man die Nieren bimanuell *palpieren*. Der Patient liegt auf dem Rücken
auf flacher Unterlage. Die eine Hand wird flach auf den Rücken des Kranken aufgelegt, parallel zur letzten Rippe, diese mit ihrer Radialkante er-
reichend. Die andere geht palpierend mit den Bauchdecken unterhalb des
Rippenbogens in die Tiefe, während die unten befindliche Hand die Lende
nach oben zieht. Wenn die Niere vergrößert oder disloziert ist, kann man
sie gut zwischen beiden Händen zu fassen bekommen. Beim Gesunden ist
gewöhnlich nur der caudale Anteil des Organs palpabel.

Die Nieren bewegen sich bei der Respiration etwas nach ab- und aufwärts.
Bei Nierengeschwülsten ist diese respiratorische Verschiebung jedoch meist
geringer als bei Leber und Milz. Bei *Wanderniere*, die auf der rechten Seite
viel häufiger vorkommt als links, rückt das Organ aus seiner normalen
Lage nach abwärts und ist, zumal nach tiefer Inspiration, unterhalb der
Leber oder Milz als glatter rundlicher Tumor fühlbar. Bei bimanueller
Palpation fühlt man das Zurückgleiten der Niere in ihre alte Lage. Der
Tiefstand der Nieren ist meist kombiniert mit Gastroptose und Enteroptose.
Häufig finden sich noch andere Zeichen der Bindegewebsschwäche, wie
Schlaffheit des Beckenbodens mit Senkung der weiblichen Unterleibsorgane,
Varicenbildung, Hämorrhoiden, Senk-Spreiz-Fuß.

Die *Prostata* kann mit dem in den Mastdarm eingeführten Finger als
ein kastaniengroßes Gebilde abgetastet werden. Sie ist *atrophisch* und bis
auf einen kleinen Rest reduziert in allen Fällen von Hypogenitalismus, also
bei Fehlen oder ungenügender Entwicklung der Hoden. *Hypertrophie* der
Prostata, bis zu Apfelgröße, kommt häufig bei älteren Männern vor und
kann zu ernster Erschwerung der Harnentleerung führen, so daß die Patienten gezwungen werden, dauernd den Katheter anzuwenden. Häufig betrifft
diese Hypertrophie nicht die ganze Drüse, sondern nur einen in der Mitte
gelegenen Lappen, der sich als Zapfen von hinten her in das Orificium urethrae internum (vesicae) hereinwölbt. — Bei *Entzündungen* der
Vorsteherdrüse kann man mit dem in den Mastdarm eingeführten Finger
ein trüb-eitriges Sekret durch die Harnröhre ausdrücken. Bei Prostata-
absceß ist die Drüse bei der Palpation sehr schmerzhaft; beim *Prostata-
carcinom* fühlt sich die knollig verdickte Prostata steinhart an und es entleert
sich nicht selten etwas blutiges Sekret aus der Urethra. Bei Prostatacarci-
nomen kommen auffallend häufig Metastasen in den Knochen vor (s. S. 349).

3. Spezielle Untersuchungsmethoden

a) Cystoskopie. Bei vielen Erkrankungen der Blase, der Ureteren und der Nierenbecken ist die Ausführung der **Cystoskopie** notwendig. Nach Desinfektion des Orificium urethrae externum und unter Umständen nach Anästhesierung der Urethra mit einem geeigneten Schleimhautanaestheticum wird das mit Katheterpurin eingefettete Cystoskop eingeführt. Zunächst wird vermittels des Cystoskops die Blase mit warmer 3%iger Borsäurelösung ausgespült und dann zur Feststellung der Blasenkapazität mit dieser Lösung so weit aufgefüllt, bis der Patient leichten Harndrang verspürt. Darauf wird das an der Spitze des Cystoskops befindliche Lämpchen eingeschaltet, die ,,Optik'' durch den dünnen Schaft eingeführt und man kann nun das Blaseninnere ableuchten und übersehen.

Durch das Cystoskop kann man zwei stricknadeldünne Ureterenkatheter in die Blase und von dort unter Leitung des Auges durch die beiden Ureterenostien und Harnleiter zu den Nierenbecken hinaufführen und so den Harn der beiden Nieren getrennt auffangen. Es wird also durch den Ureterenkatheterismus ermöglicht, die Durchgängigkeit der Ureteren festzustellen und zu ermitteln, ob Eiter, Blut, Eiweiß oder ungenügende Harnsekretion der einen oder beiden Nieren zugehört. Auch kann man zur Funktionsprüfung 8 cm³ einer 0,2%igen Indigocarminlösung intravenös oder in die Glutaealmuskeln einspritzen und mit dem Cystoskop feststellen, wann der blaue Farbstoff aus den Ureterenöffnungen austritt. Schon nach 4—12 min sieht man dann auf der gesunden Seite den Harn in kräftigem, tiefblauen Strahl durch das Ureterenostium austreten, das sich peristaltisch öffnet und schließt. Auf der erkrankten Seite dagegen erscheint der Farbstoff verspätet, in schwachem Strahl oder überhaupt nicht, ist oft mit Eiter oder Blut versetzt. Auf dieser Seite zeigt das Ostium häufig keine Peristaltik, ist verschwollen oder klafft.

Die Cystoskopie zeigt bei normaler Blase eine gelbrosa Färbung der Blasenschleimhaut mit einzelnen verzweigten Gefäßen. Bei Blasenentzündungen erscheint die Blasenschleimhaut samtartig aufgelockert, abnorm gerötet, verdickt oder gewulstet und läßt dann die feine Gefäßzeichnung nicht erkennen. In schweren Fällen ist sie mit Eiterfetzen bedeckt, bisweilen selbst geschwürig verändert. Bei Blasentuberkulose ist gewöhnlich das zur erkrankten Niere gehörige Ureterenostium mitgegriffen und von kleinen, gelblichen, oft ulcerierten Knötchen umgeben. Auch Steine, Fremdkörper, Papillome und Carcinome können durch die Cystoskopie festgestellt werden.

Bei *Blasensteinen* kommt nicht selten eine plötzliche Unterbrechung des Harnstrahls vor, nämlich dann, wenn sich der Stein vor das Orificium urethrae internum legt. Auch werden dabei häufig Blasenblutungen beobachtet, und zwar wird der Harn namentlich gegen den Schluß der Miktion stärker blutig.

b) Röntgendiagnostik. Weitere Aussagen über *Lage, Größe* und *Abgrenzung* der Nieren erlaubt die Röntgendiagnostik. Bei guter Entleerung des Darms, namentlich Entfernung der Luftblasen, lassen sich oft schon durch eine *Leeraufnahme* die Konturen der Nieren erkennen. Bei Oligurie oder Anurie ist eine Leeraufnahme oft differentialdiagnostisch zur Entscheidung der Frage wichtig, ob eine kleine *(Schrumpfniere)* oder große *(nephrotische) Niere* vorliegt.

In der Diagnostik der Nieren- und Nebennierentumoren hat sich zur Hervorhebung der unterschiedlichen Gewebsdichten die perirenale Sauerstoffeinblasung *(Retropneumoperitoneum)* als wertvolles Hilfsmittel erwiesen. Die normale Nebenniere kommt dabei als flaches mützenförmiges Gebilde über dem oberen Nierenpol einwandfrei zur Darstellung, wenn keine Verwachsungen im Nierenlager bestehen oder dieser Raum durch eine Geschwulst ausgefüllt ist.

Die *intravenöse Pyelographie* bringt Form und Größe des Organs gut zur Darstellung und gibt häufig auch eine befriedigende Auskunft über Beschaffenheit des Nierenbeckens und seiner Kelche, sowie den Ureterenabgang. Man injiziert zur Darstellung des Organs ein geeignetes Röntgenkontrastmittel (Urographin, Perabrodil) intravenös und macht in dem vorgeschriebenen zeitlichen Abstand von der Applikation des Mittels die Aufnahme. Sie gibt Auskunft über die Dynamik der Ausscheidung und des Durchflusses und ergänzt die mehr röntgen-anatomischen Befunde der vorigen Methode. Auf diese Weise kann weiter Abgang und Verlauf der *Ureteren*, ihre Durchgängigkeit und gegebenenfalls eingeklemmte Konkremente, Abknickungen oder Verengerungen durch komprimierende Prozesse von außen (Tumoren) oder Erweiterungen vor einem Hindernis festgestellt werden.

Man kann derartige kontrastgebende Substanzen aber auch transvesikal zuführen. Zur *retrograden* Pyelographie werden dünne Ureterenkatheter bis ins Nierenbecken eingeführt und durch diese die Kontrastflüssigkeit instilliert, wobei eine übermäßige Füllung des Nierenbeckens zu vermeiden ist. Man kann auf diesem Wege die Kelche des Nierenbeckens auf dem Röntgenbild zur Darstellung bringen und erkennen, ob das Nierenbecken infolge von Harnstauung sackförmig erweitert ist (Hydronephrose), ob sich Konturveränderungen an den Nierenkelchen, wie bei Nierentuberkulose oder bei Nierentumoren (Ausziehungen, Verdrängungen, Ausschaltungen der Kelche), schattengebende Konkremente oder schließlich Bildungsanomalien finden. Wenn kolikartige Schmerzen in der Nierengegend auftreten und zur Harnröhre hin ausstrahlen, so erwecken diese (oft mit Auftreibung des Bauches und Stuhlverhaltung einhergehenden) Ureterkoliken den Verdacht auf Steine im Nierenbecken oder Ureter. Um Verwechslungen mit Drüsenschatten oder Darmkonkrementen zu vermeiden, empfiehlt sich die retrograde Pyelographie und gegebenenfalls Aufnahme im schrägen Durchmesser. Zur Sichtbarmachung von Steinen hat sich außerdem die Luftfüllung des Nierenbeckens mit dem Ureterkatheter bewährt, evtl. kombiniert mit einem Kontrastmittelbeschlag. Über die röntgenologische Funktionsdiagnostik s. unter „Nierenfunktionsproben"!

C. Die Untersuchung des Urins

In praxi wird sich die Harnanalyse zunächst auf die unter I und II aufgeführten Maßnahmen erstrecken. Ergeben sich darüber hinaus besondere diagnostische Gesichtspunkte, so muß die Hilfe des biochemischen Laboratoriums herangezogen werden.

Der Dringlichkeit nach erscheint folgende Einteilung als zweckmäßig:

I. Urinuntersuchung am Krankenbett

1. Messung der 24 Std.-Menge. 2. Inspektion (Farbe, mit dem bloßen Auge erkennbare Trübungen). 3. Bestimmung des spezifischen Gewichtes. 4. Feststellung der Reaktion. 5. Schnelluntersuchung des Urins auf Eiweißgehalt.

II. Harnanalyse im ärztlichen Laboratorium

1. *Einfache chemische Untersuchungsmethoden.* (Nachweis von Eiweiß, Zucker, Aceton, Gallenfarbstoffen, sonstigen Pigmenten, Indikan).

2. *Einfache physikalische Untersuchungsmethoden.* (Mikroskopie, Spektroskopie, Polarisationsbestimmung).

III. Harnanalyse im klinisch-chemischen (biochemischen) Laboratorium

1. *Chemische Untersuchungsmethoden.* Nachweis anorganischer Stoffe. Nachweis von stickstoffhaltigen Substanzen. Nachweis sonstiger organischer Stoffe. Nachweis von Vitaminen, Hormonen und Fermenten. Nachweis von Arzneimitteln.

2. *Physikalisch-chemische Untersuchungsmethoden.* Elektrophorese, Chromatographie.

I. Urinuntersuchung am Krankenbett
1. Messung der 24-Std.-Menge

Der gesunde Erwachsene entleert in 24 Std. 1200—2000 ml, die Frau etwas weniger als der Mann. Eine Vermehrung der Harnmenge *(= Polyurie)* besteht bei Diabetes mellitus und Diabetes insipidus, im polyurischen Stadium der chronischen Niereninsuffizienz (infolge nephritischer oder arteriosklerotischer Schrumpfniere), bei der Ausschwemmung von Ödemen oder Ergüssen.

Eine Verminderung der Harnmenge *(= Oligurie)* liegt vor, wenn weniger als 600 ml Urin am Tag entleert werden. Sie ist physiologisch nach starker Kochsalzaufnahme, bei großem Durst oder während des Konzentrationsversuches. Pathologisch herrscht Oligurie im Fieber, bei starken diarrhoischen Entleerungen, nach heftigem Erbrechen, bei akuter diffuser Glomerulonephritis (evtl. Anurie), bei interstitieller Nephritis, bei hydropischen Nephrosen, im „oligurischen" Finalstadium der chronischen Niereninsuffizienz (bei entzündlicher oder vasculärer Schrumpfniere), bei der akuten (tubulären) Niereninsuffizienz (lower nephron nephrosis), bei Rechtsinsuffizienz infolge Herzinsuffizienz (mit Ödemen, Stauungsleber, -niere oder Höhlenhydrops), im Kreislaufkollaps, Schock, bei dekompensierter Lebercirrhose.

Bis zur kompletten *Anurie* sind es oft nur graduelle Übergänge. Wenn es sich um eine Uretersteinkolik handelt, ist der Zusammenhang meist rasch aus der Anamnese zu entnehmen. Da eine Anurie rasch in Niereninsuffizienz übergehen und lebensbedrohlich werden kann, muß man hier sehr schnell nach der Ursache fahnden. Es kann weiter aus folgenden Gründen, die z. T. schon im vorigen Abschnitt angeführt worden sind, zur Anurie kommen:

Tabelle 6. *Akutes Nierenversagen mit Anurie*

I. Hypoxydose und Schock: 1. Großer Blutverlust. 2. Traumatischer Schock, Operations- und Transfusionsschock. 3. Allgemein: Starker Blutdruckabfall oder Herzinsuffizienz.

II. Hämolyse und Myolyse (mit Eiweißabbau): 1. Fehlerhafte Bluttransfusion. 2. Crush-Syndrom (Weichteilzertrümmerung, Myoglobinurie). 3. Verbrennungen.

III. Kochsalzmangel und Dehydratation: 1. Unstillbares Erbrechen. 2. Profuse Durchfälle. 3. Verbrennungen. 4. Operation (Plasmaverlust). 5. Diuretica, Natriumrestriktion. 6. Andere Salzmangelzustände.

IV. Toxisch: durch Sublimat, Chromat, Kaliseifen (Artefizieller Abort) Glykolderivate, Tetrachlorkohlenstoff, Oxalat, Phosphor u. a.

V. Toxisch-allergisch: Sulfonamide, Antibiotica, Schwermetallsalze u. a. Medikamente.

VI. Infektiös: 1. Sepsis. 2. Bacterium perfringens, chlostridium, Welchii (septischer Abort). 3. Hämorrhagisches Fieber, Diphtherie, Typhus u. a. Aus H. SARRE: Dtsch. med. Wschr. *1956*, 1382.

Im Gegensatz zur Anurie, bei der die Niere die Urinproduktion völlig eingestellt hat, bezeichnet man mit *Harnretention* (Harnverhaltung) das Unvermögen der Harnblase, den Urin spontan zu entleeren. Sie kann eintreten bei Beginn des Lähmungsstadiums bei der akuten Poliomyelitis oder bei der Querschnittsläsion, bei Myelitis, komprimierenden Rückenmarkstumoren und anderen Prozessen, wenn die zentripetalen Bahnen oder die von den spinalen Zentren zur Blase verlaufenden Fasern unterbrochen werden. Die Blasenentleerung kann dann nicht mehr willkürlich eingeleitet werden und der Füllungsdruck mit dem Entleerungsbedürfnis bleibt aus. Die gefüllte und überdehnte Blase läßt sich perkutorisch oft bis zum Nabel reichend nachweisen. Im Gegensatz zur Anurie, wo sich nach der Einführung eines Blasenkatheters kein Harn entleert, läßt sich bei der Harnverhaltung eine große Urinmenge entleeren.

Mit der Polyurie und Oligurie ist nicht zu verwechseln die *Pollakisurie* (von πολλάκις häufig) und *Oligakisurie* (von ὀλιγάκις selten).

Während bei gesunden Individuen die Hauptmenge des Harns während des Tages und nur eine geringere Menge während der Nachtstunden sezerniert wird, beobachtet man nicht selten bei Patienten mit Herzkrankheiten und Stauungszuständen sowie bei Pyelitis (Nierenbeckenentzündung), daß die Hauptmenge des Harns während der nächtlichen Bettruhe ausgeschieden wird *(Nykturie)*.

2. Inspektion (Farbe, mit dem bloßen Auge erkennbare Trübungen)

Der Morgenurin des Gesunden sieht in einer Schichtdicke von mindestens 5 cm citronen- bis bernsteingelb aus. Nach Flüssigkeitszufuhr wird der Urin blasser, bis nahezu wasserklar entleert. Sauer reagierender Urin ist dunkler als alkalisch reagierender, auch wenn er die gleiche molare Konzentration aufweist. Die Harnfarbe ändert sich unter krankhaften Bedingungen und nach Zufuhr von Pharmaca.

Trübungen des Urins. Von einem Gesunden frisch gelassener Harn ist gewöhnlich klar und durchsichtig. Der Urin des Fieberkranken ist meist getrübt. Nach Erkalten zeigt auch mancher Normalharn *Opalescenz* bis *Trübung.* Zum Eiweiß-Nachweis sind besondere Proben erforderlich (siehe Eiweißproben). Bleibt der Harn nach dem Filtrieren trübe, handelt es sich gewöhnlich um Bakterienbefall (infolge Stehenlassen ohne Desinficiens). Durch die bakterielle Zersetzung erhält er einen üblen Geruch.

Tabelle 7. *Farbveränderungen des Harns (Synopsis)*

Farbe	Ursache	Bemerkungen
rot schmutzig rot	Erythrocyten plus Hämatinbildung im sauren Urin	massive Hämaturie (Blase, Harnleiterstein, Tumor)
fleischwasser-ähnlich	Erythrocyten	Mikrohämaturie (Herdnephritis, akute diffuse Glomerulonephritis) Hypernephrom, Nierentuberkulose
dunkelbraunrot bis braunschwarz	gelöstes Hämoglobin (Hämatin, Methämoglobin(?)	Hämoglobinurie bei hämolytischen Krisen, Schwarzwasserharn, Schwarzwasserfieber bei schwerer Malaria
rötlich	Farbstoff der roten Beete	nach übermäßigem Genuß
rot-orange	Rhabarbar, Senna (Chrysophansäure)	in Laxantien, nach Alkalisieren des Urins, Verstärkung u. Bestehenbleiben der Rotfarbe, nach Ansäuern Wechsel in gelb
lila bis rotviolett	Phenolphthalein	in Laxantien. Lila nur in alkalischem Urin, auf Säurezusatz Wechsel in farblos
rosahellrot bis kirschsaftrot	Pyramidon	Harnfarbe nicht regelmäßig. Wenn vorhanden, dann Nachdunkeln beim Stehenlassen
bierbraun	Bilirubin (bei hepatocellulärem und mechanischem Ikterus)	mit gelbem Schüttelschaum
strohgelb mit grünlichem Unterton	Santonin	Nach Alkalizusatz vorübergehendes Nachröten des Urins.
gelblich-milchig	Fett	Chylurie
hellgelb, fast wasserklar	nicht oxydierte Chromogene (normale Vorstufen der Harnfarbstoffe)	Finalstadium der chronischen Niereninsuffizienz (Oligurie!)

Weiteres über Farbänderungen s. unter „Hämaturie" (S. 205). „Porphyrinurie" (S. 219), „Nachweis von Arzneimitteln" (S. 251).

Kalter, wolkig getrübter Urin ist durch *vermehrten Uratgehalt* (s. auch S. 231) bedingt, wenn er sich beim Erhitzen klärt. Die ausgefallenen Salze, die in hochgestelltem Harn in Schwebe gehalten werden, lösen sich in der Wärme. Manchmal ist der Harn rötlich-weiß gefärbt oder er zeigt einen gleichfarbenen Bodensatz (Sedimentum lateritium, Ziegelmehlsediment, „brick-dust" deposit). Es handelt sich um *Natrium-, Kalium-* und *Ammoniumurate,* die *in konzentriertem* oder *saurem Urin ausfallen,* wenn sie in größeren Mengen von der Niere ausgeschieden werden (proteinreiche Kost). Es kann unter den genannten Umständen auch beim Gesunden in erkaltetem Urin gefunden werden. Beim Erhitzen löst sich das Sediment rasch auf. Dagegen löst zugegebene Essigsäure (z. B. bei der Essigsäurekochprobe zum Eiweißnachweis im Urin) nicht das Ziegelmehlsediment, wohl aber Salpetersäure. Es ist empfehlenswert, bei der Kochprobe (auf Eiweiß) das Erhitzen des Urins langsam durchzuführen, damit sich der Uratniederschlag erst auflösen kann, bevor die evtl. vorhandenen Harnproteine ausfallen.

Im *alkalischen* oder *neutral reagierenden Harn* können *Calcium-* oder *Magnesiumphosphate* (bzw. auch -carbonate) als farbloser Niederschlag ausfallen (s. auch S. 233). Diese als *Phosphaturie* oder auch *Kalkariurie* bezeichnete Erscheinung beruht darauf, daß die Menge des im Harn ausgeschiedenen Kalkes ungewöhnlich groß ist, dagegen ist ein solches Phosphatsediment nicht als Zeichen einer Vermehrung der Phosphorsäureausscheidung aufzufassen. Kalkariurie kommt hauptsächlich bei *Neuropathen* vor, kann aber auch durch übermäßigen Genuß von alkalischen Wässern oder kohlensauren und pflanzensauren Alkalien bedingt sein. In vielen solchen Fällen ist der Harn schon bei der Entleerung milchartig trübe (Milchpisser). Er erscheint (als Bodensatz oder Wölkchen = „Nubecula") bereits im frisch gelassenen, warmen Harn. Im Reagenzglas löst sich dieses Sediment nach Ansäuren mit etwas Essigsäure sofort.

Findet sich im Harn ein *Eitersediment,* so zeigt dieses bei saurer Reaktion des Harns eine krümelige Beschaffenheit, bei alkalisch zersetztem Harn dagegen ballt es sich zu schleimigen, zähen, fadenziehenden Schlieren zusammen.

Eine nähere Analyse der Harnsedimente erlaubt die mikroskopische Untersuchung (S. 227).

3. Bestimmung des spezifischen Gewichtes

Das spezifische Gewicht (Dichte = D) wird von der Gewichtsmenge der im Urin gelösten Substanzen bestimmt. Das spezifische Gewicht des gesamten Tagesharns schwankt bei gesunden Menschen unter gewöhnlichen Verhältnissen ungefähr zwischen D = 1015 und 1030. Die gesunde Niere ist aber in der Lage, einen verdünnten Harn bis D = 1001, also nahezu von der Dichte des destillierten Wassers zu produzieren. Auf der anderen Seite kann sie unter Umständen einen konzentrierten Harn bis D = 1035 entleeren. Bei reichlicher Getränkeaufnahme und bei Aufregungszuständen werden alsbald große Mengen eines dünnen Harnes von niedrigem spezifischen Gewicht ausgeschieden (bis zu 1001); dagegen werden nur geringe Mengen eines konzentrierten Urins von hohem spezifischen Gewicht entleert, wenn die Getränkezufuhr sparsam war, oder wenn der Körper bei schwerer Muskelarbeit durch die Lungen oder durch Diarrhoen und profuse Schweiße viel Wasser abgegeben hatte. — Es ist charakteristisch für die gesunde Niere, daß sie sich diesen wechselnden Verhältnissen rasch anpassen kann und daß trotz wechselnder Harnmengen die Ausscheidung der Stoffwechselprodukte und Salze stets den Bedürfnissen des Gesamtorganismus entsprechend erfolgt. Die große Verschiedenheit des spezifischen Gewichtes und damit der Konzentration des Harns bei der Untersuchung einer *einzelnen* Harnportion ist oft irreführend. Hat man dagegen Sammelportionen, wie den Morgenurin und die weiter entleerten 3 Std.-Portionen zur Verfügung, so ergibt sich eher ein Bild der wahren Verdünnungs- und Konzentrationsleistung der Niere. Unter physiologischen Bedingungen verhält sich das spezifische Gewicht des Urins direkt proportional der Farbintensität des Urins. Eine Ausnahme macht der Diabetikerharn. Er ist meist hell, hat aber wegen des Zuckergehaltes ein hohes spezifisches Gewicht.

Das spezifische Gewicht, das temperaturabhängig ist, wird mit einem „Urometer" bestimmt. Es ist ein kleines, graduiertes Aräometer, dessen Skala auf eine Temperatur von 15° C oder 20° C geeicht ist. Das Instrument nach Dr. VOGEL (die größere Ausführung ist zu bevorzugen!) gestattet, in einem Meßbereich von D = 1000—1060 abzulesen. Bei der Messung muß die nötige Vorsicht obwalten: Harn zur Messung in einen weiten Glaszylinder gießen, Schaumblasen mit Filtrierpapier entfernen. Beim Messen darf das Instrument nicht die Innenwand des Zylinders berühren. Messen der Urintemperatur. Differiert sie gegenüber der Eichtemperatur des Urometers, so ist für je 3° C Abweichung eine Einheit zuzuzählen oder abzuziehen, je nachdem, ob die Flüssigkeitstemperatur höher oder niedriger als der Eichwert ist, z. B. wenn als Meßwert bei 18° C Urintemperatur D = 1015 abgelesen wird, so beträgt das wirkliche spezifische Gewicht D = 1016.

Bei manchen Nierenkrankheiten akuter wie auch chronischer Art, insbesondere bei manchen Formen der Schrumpfniere, haben die erkrankten Nieren die Fähigkeit verloren, sich den wechselnden Verhältnissen anzupassen; auf reichliche Getränkezufuhr folgt dann entweder gar keine Vermehrung und Verdünnung des Harns oder sie geschieht erst nach längerer Zeit *(Bradyurie)* und unvollkommen. Vor allem aber vermag in vielen Fällen die kranke Niere nicht mehr einen konzentrierten, an Stoffwechselprodukten und Salzen reichen, sondern nur noch einen dünnen Harn zu bilden *(Hyposthenurie)*.

Mit fortschreitender Niereninsuffizienz scheiden die Nieren einen annähernd dem Blutplasma isotonischen Harn mit einem spezifischen Gewicht zwischen 1008 und 1012 aus *(Isosthenurie)*. Die Fixation des spezifischen Gewichts auf 1010 bei Trockenkost ist ein sicheres und leicht feststellbares Kennzeichen der Niereninsuffizienz. Ist dabei die *Harnmenge* groß, wie dies im Stadium der Polyurie *(„Zwangspolyurie")* bei der Schrumpfniere der Fall ist, so kann die Elimination der Stoffwechselendprodukte noch einigermaßen ausreichend erfolgen. Wenn jedoch bei solchen Patienten die Harnmenge gering wird, wie dies oft bei der akuten Nephritis und auch bei manchen Formen chronischer Nierenkrankheiten (über „Pseudonormalurie" zur terminalen „Oligurie") vorkommt, dann wird die Ausscheidung der Stoffwechselprodukte ungenügend, und es kommt zu deren Retention und zur Urämie.

Aus dem spezifischen Gewicht läßt sich in approximativer Weise die Menge der in einem Liter Harn enthaltenen festen Bestandteile in Gramm berechnen, indem man die beiden letzten Ziffern des spezifischen Gewichtes mit dem Häserschen Koeffizienten 2,3 multipliziert: So ergibt sich z. B. bei einem spezifischem Gewicht von 1015 eine Menge von 34,5 g fester Bestandteile in einem Liter und bei einer Tagesmenge von 2000 cm³ eine Ausscheidung von 69,0 g fester Stoffe.

4. Feststellung der Reaktion

Die *Reaktion* des normalen, frisch gelassenen menschlichen Harns ist meistens *sauer*, hauptsächlich durch die Anwesenheit von primärem, also zweifachsaurem (einfach basischem) phosphorsaurem Alkali (PO_4H_2Na). Seltener ist die Reaktion des normalen Harns neutral, wobei blaues Lackmuspapier schwach gerötet, rotes schwach gebläut wird. Dies ist dann der Fall, wenn größere Mengen von einfachsauren (zweibasischen) Phosphaten (PO_4HNa_2) neben den zweifachsauren vorhanden sind. Wenn nur zweibasische oder neben diesen auch dreibasische (PO_4Na_3) Phosphate vorhanden sind, ist die Reaktion alkalisch.

Die Feststellung der aktuellen H-Ionenkonzentration mittels der pH-Bestimmung im Indikatorpapier ist ein genaues und für die Zwecke der Harnuntersuchung ausreichendes Verfahren. Man taucht den Teststreifen für einige Sekunden in den Urin ein und vergleicht das gefärbte feuchte Indikatorpapier mit der beigegebenen Farbenskala. Mit dem Universal-Indikatorpapier „Merck" lassen sich ganzzahlige pH-Werte, mit Spezial-Indikatorpapier auch Zehnerpotenzen von 0,2 pH unmittelbar ablesen. Für die Harnanalyse sind diese Papiere in 3 Blöcken abgepaßt, für die Meßbereiche pH 3,8—5,4, 5,4—7,0 und 6,6—8,0.

Für die oft ausreichende einfache Bestimmung, ob der Urin sauer oder alkalisch reagiert, reicht die Untersuchung mit Lackmuspapier aus. Im sauren Urin rötet sich blaues Lackmuspapier, während sich rotes im alkalischen Harn bläut.

Die Reaktion wird *stärker* sauer, wenn der Harn sehr konzentriert ist, z. B. nach reichlichen Schweißen, ferner dann, wenn im Organismus ein erhöhter Eiweißumsatz stattfindet (z. B. im Fieber und bei reichlicher Fleischnahrung), da der Schwefel des Eiweißes und der Phosphor der Nucleine und Lecithine bei der Verbrennung als Schwefelsäure und Phosphorsäure in den Harn übergehen.

Ist der Harn übermäßig sauer (superacid), überwiegen also die zweifachsauren Phosphate, so wird die Folge sein, daß die Harnsäure aus den harnsauren Salzen frei wird und daß die freie Harnsäure in Kristallen (Wetzsteinformen) ausfällt (Tafel I). Diese Superacidität des Harns, welche den Sedimenten und Harnsteinen zugrunde liegt, kann nach dem Verfahren von NEUBAUER erkannt werden, indem man den Harn im Reagenzglas mit einigen Kubikzentimetern einer ätherischen Lackmoidlösung schüttelt. Normal saurer Harn nimmt dabei eine schwach blaue oder grünliche Färbung an, superacider Harn bleibt farblos, alkalischer Harn entzieht den roten Farbstoff dem Äther und wird tiefblau. Man stellt sich die Lackmoidlösung her, indem man eine kleine Messerspitze des Farbstoffs in einigen Kubikzentimetern Alkohol auf dem Wasserbad löst, mit 300 cm³ Äther versetzt und filtriert.

Die Reaktion des Harns wird *schwach sauer, neutral* oder *alkalisch*, wenn bei starkem Erbrechen oder durch wiederholte Magenausheberungen dem Körper große Mengen von Magensalzsäure entzogen werden; ferner kurz nach den Hauptmahlzeiten und bei vorwiegender Pflanzenkost, da die essigsauren, weinsauren und überhaupt pflanzensauren Alkalien, die in Obst und Gemüsen reichlich enthalten sind, im Organismus zu kohlensauren Alkalien verbrannt werden. Auch bei rascher Resorption von Exsudaten und Transsudaten ist die Reaktion des Harns weniger sauer, weil der Alkaligehalt dieser Flüssigkeiten in den Harn übergeht. — Es ist bemerkenswert, daß der Harn bei nervösen Individuen sehr häufig neutrale oder alkalische Reaktion aufweist.

Zersetzt sich der Harn durch Bakterienwirkung in der Blase und im Nierenbecken (bei Cystitis und Pyelitis) oder infolge Stehenlassen des entleerten Urins durch das aus dem Harnstoff sich bildende kohlensaure Ammoniak, ist ebenfalls die Reaktion *alkalisch* (ammoniakalische Harngärung). Der ammoniakalisch zersetzte Harn zeigt einen üblen Geruch und entwickelt beim Darüberhalten eines mit Salzsäure befeuchteten Glasstabes Salmiakdämpfe. Während sich bei nicht zersetztem alkalischen Harn im Sediment nur ausnahmsweise spärliche Kristalle von phosphorsaurer Ammoniak-Magnesia (PO_4MgNH_4) vorfinden, treten im ammoniakalisch zersetzten Harn diese Sargdeckelkristalle auf und daneben zeigen sich Stechapfelformen von harnsaurem Ammoniak.

5. Schnelluntersuchung des Urins auf Eiweißgehalt

Sulfosalicylsäureprobe. Setzt man etwa 5 ml Urin (getrübten Harn zuerst filtrieren!) 5—10 Tropfen einer 20%igen Lösung von Sulfosalicylsäure zu, so entsteht auch bei ganz geringen Eiweißmengen (bis 1,5 mg-% = „0,015 ⁰/₀₀" Eiweißgehalt im Urin) eine Trübung. Gibt man die Säure tropfenweise zu, so kann man im Urin jeweils ein zu Boden schwebendes graues „Wölkchen" beobachten, wenn man das Reagensglas vor einem dunklen Hintergrund betrachtet. Diese Probe ist sehr empfindlich. Fällt sie positiv aus, muß eine mikroskopische Untersuchung (S. 227) des Urins angeschlossen werden. Über weitere Eiweißproben siehe unter „Chemische Untersuchungsmethoden" (S. 200).

II. Harnanalyse im ärztlichen Laboratorium

1. Proteinurie

Die *Proteinurie* kann entzündlich (infektiös-toxisch, allergisch, toxisch) anoxisch, stauungsbedingt oder durch Stoffwechselstörungen veranlaßt sein. Ihre Quelle ist entweder in der Niere selbst (Glomerulum, Tubuli) oder in den ableitenden Harnwegen (Entzündungssekret) zu suchen.

Proteinurie infolge Glomerulumschädigung. Mittels intravenöser Applikation von Eiweißarten hat man am Hund zeigen können, daß die intakte Glomerulummembran Proteine von einem Molekulargewicht unter 68000 ohne weiteres passieren läßt. So werden Gelatine (M. G. 35000), Eiereiweiß (M. G. 34500), Bence-Jones-Protein (M. G. 35000—37000) und Hämoglobin (M. G. 68000), letzteres allerdings erst nach Überschreiten der „Nierenschwelle", quantitativ durchgelassen. Neuere Untersuchungen haben ergeben, daß auch der Urin des Gesunden regelmäßig Spuren von Eiweiß enthält, die mit den in der Klinik üblichen qualitativen Proben (z. B. auch Sulfosalicylsäureprobe) nicht nachgewiesen werden können. Es handelt sich um Werte bis zu 50 mg/24 Std. Elektrophoretisch läßt sich zeigen, daß es sich sowohl um Albumine, als auch um Globuline (α, β und γ) handelt. Da sich auch bei der pathologischen Eiweißausscheidung Albumine und Globuline im Harn befinden, sollte man korrekterweise von *Proteinurie* (nicht Albuminurie) sprechen. Wenn diese auch die gleichen Proteinklassen (auch Lipoproteide!) wie das Serum zeigt, so ist doch ihre prozentuale Verteilung verschieden (s. Elektrophoresediagramme S. 198, 203 und 204).

Bei einer Schädigung der Glomerulumcapillaren kommt es zu einer mehr oder weniger ausgiebigen Proteinurie. Bei einer einseitigen Glomerulumerkrankung erfolgt die Proteinurie nur aus der kranken Niere. Setzt man am Tiere durch eine Arterienklemme eine zeitweilige Durchblutungsstörung einer Niere, so erfolgt die Proteinurie nur aus der geschädigten Seite. Veränderungen der Serumproteine allein (ohne Nierenschädigung) scheinen nicht auszureichen, um eine Proteinurie zu erzeugen. So läßt sich z. B. weder mit Blut von Nephritikern noch Nephrotikern, auch wenn diese hochgradige Proteinurien zeigen, an Gesunden eine Proteinurie hervorrufen.

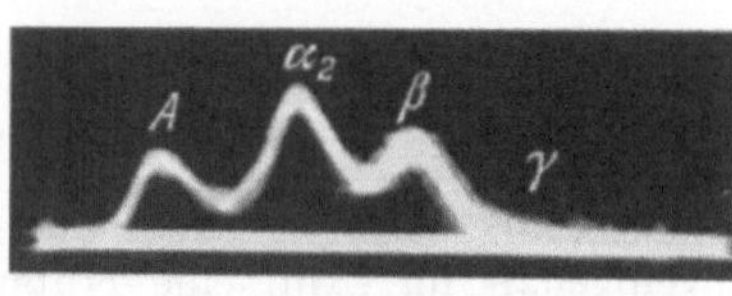

Abb. 54 a   Abb. 54 b

Abb. 54 a. Nephrose: Serumelektrophorese. Abb. 54 b. Nephrose: Urinelektrophorese. Beachte: Das Kurvenbild der Urinelektrophorese gleicht dem Elektrophoresediagramm eines normalen Serums. [Aus SANDKÜHLER, St., u. F. HUGENTOBLER: Z. f. klin. Med. 148, 614 (1951)]

Die Proteinurie beim nephrotischen Syndrom. Das Elektrophoresediagramm der *Uroproteine bei der Nephrose* ähnelt dem Kurvenverlauf eines *Normal*serums. Es zeigt wie im Serumbild einen hohen Albumingipfel, sowie deutliche Erhebungen im Bereich der α-, β- und γ-Globuline.

Wenn man die α-Globuline in die kleinmoleküligen α_1-Globuline (M. G. 45000) und die lipidtragenden α_2-Globuline (M. G. etwa 300000) trennt, fällt die geringe Menge der ausgeschiedenen α_2-Globuline gegenüber dem erhöhten Gehalt im Serum auf. Demgegenüber ist der α_1-Globulingipfel relativ hoch. Es erscheint daher die Auffassung vertretbar, daß eine Schädigung der Glomerulummembran vorliegt, bei der allerdings die kleineren Moleküle leichter durchtreten als die größeren. Für die glomeruläre Proteinausscheidung bei der Nephrose haben sich eine große Anzahl von Pathologen ausgesprochen. Es wird eine glomeruläre Permeabilitätsstörung für Proteine angenommen, die nicht unbedingt ein anatomisches Substrat aufweisen muß. Das Wesen der „großen Proteinurie", die für die nephrotische Verlaufsform der Nierenerkrankungen typisch ist, wird in dem gleichzeitigen Zusammentreffen der Capillarpermeabilitätsstörung mit der bei diesen Formen relativ intakten Glomerulumdurchblutung gesehen. Diese normalerweise nicht oder nur in Spuren durch die Glomerulummembran durchtretenden Substanzen (nicht nur vollständige Proteine, sondern nierenzellfremde Polypeptide und Albumosen) werden aus dem Kanälchenlumen rückresorbiert und in den tubulären Zellen abgelagert („trübe, albuminöse Schwellung, hyaline Tropfenbildung, tubuläre Schädigung").

Proteinurie bei Nephritiden. Auch hier stellen die Albumine den Hauptanteil der Uroproteine, aber sie erscheinen in wesentlich geringerer Konzentration als bei den Nephrosetypen. Allerdings ähnelt das Urinproteinelektro-

phoresediagramm dem zugehörigen Serum-Elektrophoresediagramm insofern, als die relative Zusammensetzung den Verhältnissen im Serum prinzipiell gleicht. Die relativen Anteile der Globuline im Urin sind etwa entsprechend denen im Serum. Man findet diesen Ausscheidungstyp bei akuter
diffuser Glomerulonephritis, akuter interstitieller Nephritis, Pyelonephritis
und beim hepatorenalen Syndrom. Die Genese der Proteinurie dieser Formen
ist noch nicht genügend geklärt. Bei der akuten diffusen Glomerulonephritis
läßt sich eine entzündliche Exsudation in die Bowmansche Kapsel als
Ursache der Proteinurie annehmen. Da bei einer gleichzeitig bestehenden
Schädigung der Glomerulummembran eine mehr oder weniger starke
Reduktion des Glomerulumfiltrats vorliegt, könnte man sich die geringere
Proteinurie bei der akuten Nephritis wenigstens z. T. durch die reduzierte
Glomerulumdurchblutung (in den späteren Stadien) erklären. Da Protein
nur aus funktionierenden Capillaren
abgepreßt werden kann, ist die relativ geringe Proteinurie bei dem
Schwund der Nephronen (arterio-
sklerotische und glomerulonephriti-
sche Schrumpfniere) wohl z. T. damit

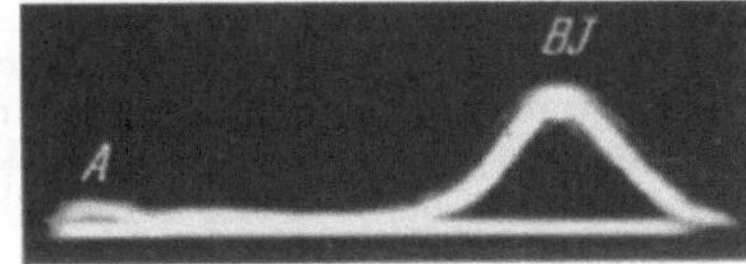

Abb. 55

Abb. 55. β-Plasmocytom (Serumelektrophorese nach Tiselius)

Abb. 56

Abb. 56. Urinelektrophorese des gleichen Plasmocytoms (Bence-Jones-Protein neben sehr
wenig Albumin)

(Nach Sandkühler, St., u. F. Hugentobler)

erklärt. Für die anderen hier aufgeführten entzündlichen Nierenerkrankungen
möchte man auf Grund pathologisch-anatomischer Befunde das gleichzeitige
Vorliegen erheblicher Tubulusschädigungen annehmen. Es sind Lücken in der
Basalmembran bis zur ausgesprochenen Tubulorhexis mit Anastomosen-
bildung zwischen Harnkanälchen und Blutgefäß beschrieben worden. Die
stärkeren Proteinurien bei manchen Mischformen dürften so auf eine gleichzeitige Beteiligung des Glomerulumfilters und der tubulären Zellen bezogen
werden können.

Die Proteinurie beim Plasmocytom. Dieses atypische Uroprotein wurde
erstmalig 1847 von Bence-Jones beschrieben. Über die chemische Struktur
dieses Körpers wissen wir sehr wenig. Strukturanalysen haben ergeben, daß
diese Eiweißsubstanz methioninfrei ist. Es gibt zahlreiche Abarten dieses
Proteins, wie sich immunologisch und immunoelektrophoretisch nachweisen
läßt. Es handelt sich um ein Paraprotein. Es wird in etwa 40% der Fälle von
Plasmocytom ausgeschieden, kommt jedoch auch bei anderen Erkrankungen
(Sarkomen, Leukämien) vor. Dieser Eiweißkörper wird meist ohne wesentliche Beimengungen von „banalen" Uroproteinen ausgeschieden, wie sich
elektrophoretisch erweisen läßt (s. Abb. 56). Das Molekulargewicht beträgt
33000—37000. Es sind aber auch Fälle von 41000 und 45000 beschrieben
worden. Elektrophoretisch wandern die Uroproteine beim Plasmocytom im
Globulinbereich, vorwiegend zwischen β- und γ-Globulin. Als Bildungsort
des Bence-Jones-Proteins werden die Plasmazellen angenommen.

Für den Nachweis ist die relativ niedrige Koagulationstemperatur dieses Eiweißkörpers (bei 50—60° C) typisch.

Neuere Untersuchungen haben gezeigt, daß das Wiederinlösunggehen bei höherer Temperatur jedoch nicht obligat ist. Damit muß die Elektrophoresemethodik als zuverlässiger gegenüber der Kochprobe angesprochen werden.

Weiter ist die Fähigkeit charakteristisch, Kristalle zu bilden.

Andere im Nierenparenchym zustande kommende Proteinurien. Bei *Hydronephrose mit Niereninsuffizienz* erfolgt gewöhnlich keine oder nur eine geringe Proteinurie, da keine primäre Capillarläsion vorliegt.

Bei *Stauungsniere* wird die Proteinurie durch den Staudruck (Anstieg des hydrostatischen Druckes) in den Capillaren erklärt. Bei der *Stauungsniere* sind wohl auch hypoxämische Vorgänge als Folge der allgemeinen Durchblutungsstörung des Nierenparenchyms für die Permeabilitätsänderung verantwortlich zu machen.

Die *lordotische Proteinurie* ist eine gutartige, renale, zirkulatorische Proteinurie. Sie ist statisch bedingt, soweit eine stärkere Lordose der Lendenwirbelsäule vorliegt, aber auch im Liegen bei entsprechender Lagerung zu erzeugen. Als primäre Ursache wird die Lordose angesehen, die bei bindegewebsschwächlichen Kindern und Jugendlichen gehäuft auftritt. Es ist die Störung der neuropathischen, schwächlichen, schlaffen und leicht ermüdbaren Jugendlichen.

Pathophysiologisch resultiert eine venöse Stauung in der Niere infolge Behinderung des venösen Abflusses, indem die lordotische Wirbelsäule durch Kompression zu einer funktionellen Verengerung des Lumens mit der Vena cava caudalis führt. Vielleicht ist gleichzeitig auch eine Leberstauung im Spiel mit extrarenaler Natrium- und Wasserretention. Die gelegentlich bestehende *Oligurie* mit wenig NaCl und viel Urobilinogen spricht in dieser Richtung.

„*Sportalbuminurie*" wird ebenfalls orthostatisch erklärt. Es bestehen fließende Übergänge in die „Marschhämoglobinurie". Manche „nephritische Albuminurie" wird orthostatisch verschlechtert bis zum Auftreten von „*Mikrohämaturie*" als Zeichen unvollkommener Abheilung. Sie ist klinisch zu trennen von der reinen „*Restalbuminurie*".

„Restalbuminurie" *ohne* pathologischen Sedimentbefund hat eine günstige Prognose.

Rest-A. *mit* pathologischem Sediment weist auf das mögliche Bestehen einer chronischen Nephritis hin.

Die *Proteinurie bei Läsion der harnableitenden Wege* tritt meist nur gering in Erscheinung. Sie ist neben entzündlicher Exsudation auch durch Zellzerfall bedingt. So weisen die Cystitis, Urolithiasis. Pyelitis gewöhnlich nur geringe Eiweißbeimengungen im Urin auf (unter $1^0/_{00}$),

Qualitative Nachweismethoden von Eiweiß im Urin

Zum Nachweis des Eiweißes im Harn dienen folgende Proben:
Trüber Harn ist vor Anstellung der Proben zu filtrieren. Ist er auch danach noch trübe, so kann es sich um ausgefallene Urate handeln, die in hochgestelltem (oder sauer reagierendem) Urin manchmal in Schwebe gehalten werden (als „Nubecula", wenn der Urin nicht geschüttelt worden ist). In diesem Fall verschwindet die Trübung nach vorsichtigem Erhitzen (nicht kochen!). Handelt es sich um alkalischen Urin, kann die Trübung durch Bakteriengehalt bedingt sein. Hier wirkt längeres, hochtouriges (4500 r/min) Zentrifugieren klärend.

Anschließend kann man folgende Proben anstellen:

a) Kochprobe. Man bringt etwa 10 ml Harn in einem Reagenzglas zum Kochen. Handelt es sich um alkalischen Urin, muß man ihn vor dem Erhitzen mit einem oder mehreren Tropfen einer 10%igen Essigsäurelösung schwach ansäuern (Lackmuspapier!). Eine beim Kochen entstandene Trübung kann nur dann auf Eiweißgehalt bezogen werden, wenn sie bei weiterem Essigsäurezusatz (2—10 Tropfen der gleichen Lösung) bestehen bleibt oder sich sogar noch verstärkt. Löst sie sich durch Säurezusatz auf, so bestand sie nicht aus Eiweiß, sondern aus phosphorsaurem oder kohlensaurem Kalk und Magnesia, welche in Säuren leicht löslich sind. (*Bleibt* dagegen eine wenn auch minimale Trübung bestehen, oder kommt eine solche erst bei Säurezusatz zum Vorschein, so ist Eiweiß vorhanden.) Ist der Harn sehr dünn und salzarm, so muß er vor Anstellung der Kochprobe mit etwas Kochsalz versetzt werden, da das Albumin in salzarmer Lösung durch Erhitzen nicht gefällt wird.

Bisweilen tritt bei Zusatz von Essigsäure zu dem erwärmten oder auch schon zum kalten Harn eine Trübung auf, welche durch *Eiweiß* (nicht durch Mucin) bedingt ist. Dieser ,,durch Essigsäure fällbare Eiweißkörper'' (,,Essigsäure-Kältekörper'') findet sich unter anderem bei Ikterus, orthostatischer Albuminurie und bei manchen leichten Formen von Nephritis.

b) Hellersche Probe. Man unterschichtet den Harn mit konzentrierter Salpetersäure, indem man diese mit einer Pipette in das Reagenzglas langsam einfließen läßt. Bei Gegenwart von Eiweiß entsteht an der Berührungsstelle eine scharf begrenzte ringförmige Trübung.

Liegen nur Eiweißspuren vor, kann es 1—2 min bis zum Auftreten der Ringbildung dauern.

Außer durch Eiweiß kann in sehr konzentrierten Harnen ein Niederschlag auch erzeugt werden durch Harnsäure (der Ring steht höher, im Urin selbst und ist verwaschen), salpetersauren Harnstoff (der Niederschlag ist kristallinisch und entsteht erst nach längerem Stehen) und Harzsäuren (nach dem Einnehmen von Copaiva, Styrax, Terpentin usw.; der Niederschlag löst sich nach dem Erkalten in Alkohol). Durch Indigo und Gallenfarbstoff kann der Eiweißring blau oder grün gefärbt werden.

c) Sulfosalicylsäureprobe. Sehr zuverlässige Probe. Ausführung s. unter ,,Schnelluntersuchung des Urins auf Eiweißgehalt'' (S. 197).

d) Proben zum Nachweis des Bence-Jones-Eiweißkörpers.

α) *Kochprobe nach* BENCE-JONES. Ein mit Urin gefülltes Reagenzglas wird im Wasserbad vorsichtig auf 50—60° C erwärmt. Bei Anwesenheit des Bence-Jones-Eiweißkörpers entsteht nach Erreichen dieses Temperaturbereiches ein Niederschlag. Man kann die Gegenwart dieses Paraproteins besonders dann annehmen, wenn der Niederschlag beim Aufkochen sich löst und beim Wiederabfall zum kritischen Temperaturbereich wieder ausfällt.

Modifikation der Bence-Jones-Originalprobe nach LAUCK. Trübt sich nach Durchführung der B.J.-Probe bei 60° C der Urin, dann wird der Urin scharf zentrifugiert oder filtriert (hartes Filter, z. B. 640 D, Macherey u. Nagel, Co., Düren/Rhld.). Sediment oder Niederschlag wird in ein Reagenzglas verbracht und mit 5 ml physiologischer NaCl-Lösung vermischt. Wenn es sich vorwiegend um B.J.-Proteine handelt, kann man den Niederschlag so nicht lösen. Man erhitzt nun. Geht das Sediment beim Kochen in Lösung und fällt es bei rascher Abkühlung wieder aus, dann handelt es sich sicher um B.J.-Protein. Eine weitere Modifikation besteht darin, daß man dem mit physiologischer NaCl-Lösung versetzten Sediment während des Erhitzens tropfenweise eine 20%ige Sulfosalicylsäure zusetzt. Dann entsteht bei Gegenwart von B. J.-Protein bei Raumtemperatur eine massive Trübung, die beim Aufkochen klar wird und beim Abkühlen spontan wiederkehrt.

Eine *weitere Abwandlung* der B. J.-Originalmethode besteht darin, daß man dem Nativharn 12,5%ige Salzsäure zusetzt. Wenn eine Proteinurie vorliegt, kommt es zur Trübung. Bleibt diese beim Erhitzen auf über 50° C bestehen, spricht dies für die Anwesenheit von Albuminen. Wenn nach Heißfiltration (hartes Filter) das Filtrat *nach dem Abkühlen* getrübt bleibt, kann man das Vorhandensein von Bence-Jones-Protein annehmen.

β) Purdysche Probe. 5 Teile Urin + 1 Teil 50%ige Essigsäure + 3 Teile 30%ige wäßrige NaCl-Lösung. Danach Fortsetzung wie bei der Kochprobe. Es kann bereits nach der Zugabe von Essigsäure ein Niederschlag auftreten. Aber erst der nach NaCl-Zusatz und Erhitzung auf 50—60° C bestehen bleibende Niederschlag ist auf die Gegenwart des Bence-Jones-Eiweißkörpers verdächtig. Verschwindet die Trübung beim Aufkochen, so liegt eine Bence-Jones-Proteinurie mit Sicherheit vor. Bleibt die Trübung bestehen, handelt es sich um andere Uroproteine.

γ) Engelfriedsche Probe. 50 ml angesäuerter und filtrierter Urin werden im Wasserbad langsam zum Kochen gebracht. Durch ständiges Schütteln des Uringefäßes soll verhindert werden, daß die Bence-Jones-Proteine zusammen mit dem unter den gegebenen Bedingungen koagulierenden Albumin ausfallen. Die im kochenden Urin in Lösung gegangenen B. J.-Proteine lassen sich filtrieren (hartes Filter), wenn man darauf achtet, daß der

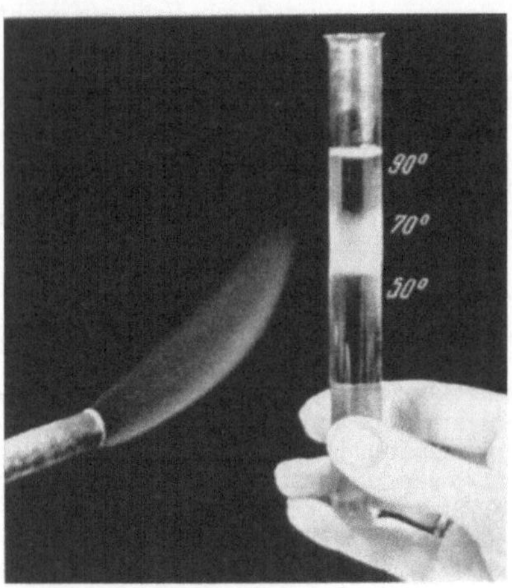

Abb. 57. Sandkühlersche Ringprobe

durchlaufende Urin sich nicht unter 60° C abkühlt. Die gefällten Albumine werden vom Filter zurückgehalten. Die im Filtrat befindlichen B. J.-Proteine lassen sich mit Sulfosalicylsäure ausfällen.

δ) Sandkühlersche Ringprobe. Der in einem senkrecht gehaltenen zu $^2/_3$ gefüllten Reagenzglas befindliche verdächtige Harn wird mit horizontal gerichteter Flamme eines Bunsenbrenners etwa 5 cm unterhalb des Flüssigkeitsspiegels langsam erhitzt. Bei Anwesenheit von Bence-Jones-Proteinen bildet sich eine ringförmige Trübungszone im Mittelteil (Temperaturbereich 50—60° C). Die darüber befindliche kochende Zone ist ganz oder nahezu völlig klar. Wenn der ganze Bereich oberhalb des Trübungsringes getrübt ist oder wenn wegen zu starker Gesamttrübung überhaupt kein isolierter weißer Ring zu sehen ist, stellt man mit einem 1:2 bis 1:10 mit physiologischer NaCl-Lösung verdünnten Harn die Reaktion erneut an. Durch Zugabe von je 1 Tropfen Pandy-Reagens pro 1 ml Urin kann man die Empfindlichkeit der Probe steigern. Wenn beim Erhitzen eine evtl. aufgetretene Trübung verschwindet, ohne daß vorher ein „Ring" sichtbar war, ist die „Ringprobe" negativ.

Mit den aufgeführten Proben kann man zwar das Vorhandensein einer
Bence-Jones-Proteinurie nachweisen. Aber sie sind keineswegs spezifisch.
Die gleichzeitige Anwesenheit anderer Paraproteine oder der gewöhnlichen
Uroproteine stört den Reaktionsausfall, wenn auch die aufgeführten Modifi-
kationen eine erhebliche Empfindlichkeitssteigerung gebracht haben.

Quantitative Nachweismethoden von Eiweiß im Urin

Bestimmung nach ESBACH. Das Prinzip der Methode besteht darin, daß
unter konstanten Relationen von Urinmenge und Konzentration des zugefügten Reagens die Menge der koagulierten Uroproteine in einer graduierten Röhre gemessen wird.

Methode. Alkalischen Harn macht man durch Zusatz einiger Tropfen
10%iger Essigsäure schwach sauer. Dann füllt man den Urin in das Esbachsche Albuminometer bis zur Marke U ein und gibt das Esbachsche Reagens
(10 g Pikrinsäure und 20 g
Citronensäure in 1 1 Aqua
dest.) bis zur Marke R hinzu.
Anschließend dreht man das
verkorkte Röhrchen einige
Male vorsichtig um (Schaumbildung vermeiden!) und läßt
es 24 Std. stehen. Dann liest
man die Höhe des Bodensatzes
an der Skala in Gramm pro
Liter Urin ab (= Eiweiß „pro
mille"). Es empfiehlt sich,
ähnlich wie bei der Glykosurie, auch bei der Proteinurie
die ausgeschiedene Eiweißmenge quantitativ (Gramm/
24-Std.-Urin) anzugeben.

Kritik. Das Esbachsche
Reagens verursacht bisweilen
schon in normalen eiweißfreien
Harnen Niederschläge, da die
Pikrinsäure auch mit Kali-
salzen, Uraten, Chinin, Uro-
tropin und anderen Stoffen
zu Niederschlägen führt. Die
Esbachsche Methode gibt z. B.
nach dem Gebrauch von Uro-
tropin und anderen Hexame-

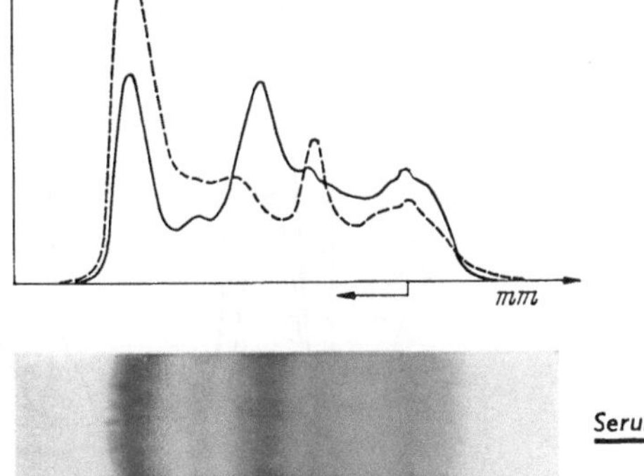

Abb. 58. Nephrotisches Syndrom bei Vena cava-Throm-
bose. Serum: Alb. 27%, α_1 7%, α_2 31%, β 14%, γ 21%.
Urin: Alb. 52%, α_1 8%, α_2 13%, β 15%, γ 12%. Der
stark eingeengte Urin zeigt alle Serumproteinfraktionen.
Die Hälfte der Uroproteine besteht hier aus Albumin

thylenpräparaten entschieden zu hohe Werte und kann auch in vollständig
eiweißfreien Urinen positiv ausfallen. Für den praktischen Gebrauch, vor
allem für die fortlaufende Beobachtung des Eiweißverlustes bei Nierenkrankheiten, ist die Esbachsche Methode jedoch sehr nützlich, soweit man
ihre Grenzen kennt. Sie hat daher zu Recht weltweite Verbreitung erfahren.

Eine *orientierende Schätzung der Größe der Proteinurie* erlaubt auch die
erwähnte Kochprobe [s. a)]. Läßt man den Eiweißniederschlag sich nach
dem Kochen absetzen und schätzt sein Volumen nach etwa einer Stunde ab,
so kann man daraus einen annähernden Schluß auf den Prozentgehalt des
Eiweißes im Harn ziehen. Bei einem Eiweißgehalt von 2—3% erstarrt die
ganze Flüssigkeit zu einem kompakten Koagulum. Bei 1% füllt das Eiweiß-
koagulum etwas über die Hälfte der Harnsäule; bei 0,5% ein Drittel, bei

0,25% ein Viertel, bei 0,1% ein Zehntel; bei 0,05% ist eben noch die Kuppe des Reagenzrohres ausgefüllt, und bei geringeren Mengen als 0,01% ist nur noch eine Trübung zu konstatieren.

Über die *Art der Urinproteine* gibt am besten die Urin-Elektrophorese Auskunft.

Urin-Elektrophorese

Bei hohem Salzgehalt des Urins ist eine vorausgehende Dialyse gegen Aqua dest. zu empfehlen. Wegen der meist geringen Proteinkonzentration

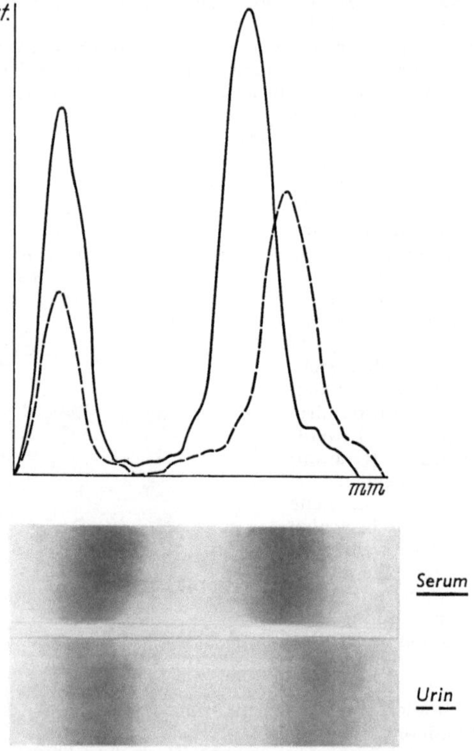

Abb. 59. β-Plasmocytom. Serum: Ges. E. W. 10,5-g%, Alb. 31,5%, α_1 2,5%, α_2 4,5%, β 54,0%, γ 7,5%. Urin: 6⁰/₀₀ E. W. (Esbach), Alb. 27%, α_1 3%, α_2 5%, β 62%, γ 3%. Deutlich ist die Ausscheidung eines Uroproteins mit einer Wanderung zwischen der β- und γ-Globulinfraktion zu erkennen

im Urin muß eine mehr oder weniger starke Einengung des Volumens erfolgen. Man bedient sich zweckmäßigerweise entweder der *Konzentrationsdialyse* gegen eine makromolekulare Lösung (z. B. 10—20% Dextran oder Polyvinylalkohol) oder der *Druckfiltration* (Membranfilter). Die Konzentrationsdialyse kann man durch Auflösen des Dextrans in einer geeigneten Pufferlösung (Barbituratpuffer pH 8,6, Ionenstärke 0,06 μ) mit der Dialyse gegen den bei der Elektrophorese verwendeten Puffer verbinden. Dann erfolgt die elektrophoretische Auftrennung in prinzipiell der gleichen Weise wie im Serum.

Aus den beiden vorstehenden Abbildungen geht die Leistungsfähigkeit der Urin-Elektrophorese in Filtrierpapier hervor.

2. Hämaturie und Hämoglobinurie

Von *Hämaturie* spricht man, wenn sich der Blutfarbstoff an Blutkörperchen gebunden im Harn vorfindet; von *Hämoglobinurie*, wenn der Farbstoff gelöst ist.

Hämaturie findet sich bei akuter Glomerulonephritis oder akuten Verschlimmerungen der chronischen Glomerulonephritis, dagegen pflegen bei denjenigen chronischen Nierenerkrankungen, wo die Glomeruli intakt und nur die Epithelien der gewundenen Harnkanälchen degeneriert sind (Nephrosen oder tubuläre Nephropathien), rote Blutkörperchen im Harnsediment zu *fehlen*. Hämaturie findet sich ferner bei Niereninfarkt, bei Parasiten (Distomum, Filaria), bei Geschwülsten und Tuberkulose der Niere und der Blase, bei Steinen im Nierenbecken und in der Blase, sowie bei schwerer Pyelitis und Cystitis und bei manchen Vergiftungen.

Bei *hämorrhagischen Nierenerkrankungen* ist der Eiweißgehalt des Harns größer als der Blutbeimengung entspricht, und es finden sich Blutkörperchenzylinder (Tafel I). *Niereninfarkte* kommen bei Herzfehlern vor und äußern sich durch kurzdauernde Hämaturie, die unter Schmerzen und Temperatursteigerungen eintritt. Bei *Nierenbeckensteinen* sind die anfallsweise auftretenden Blutungen von heftigen Nierenkoliken begleitet. *Nierentumoren* (meist Hypernephrome und Carcinome) oder Blasentumoren erzeugen von Zeit zu Zeit größere Blutungen, meist ohne Schmerzen; auch bei Cystennieren können Blutungen auftreten; jedoch sind Cystennieren fast immer doppelseitig und angeboren, bei *Urogenitaltuberkulose* sind dauernd kleinere Blutmengen dem Harn beigemischt, und es lassen sich in dem krümeligen Sediment Tuberkelbacillen nachweisen. Hämorrhagische *Cystitis* geht mit Blasenschmerz, Harndrang und eitrigem, oft bakterienhaltigem, zersetztem Harn einher. Eine mit Dysurie kombinierte, durch Bewegung provozierte, durch Ruhe mitsamt der Dysurie wieder aufhörende Hämaturie ist nahezu pathognomonisch für *Blasensteine*. Man vergesse nicht, daß bei Frauen während der *Menstruation* dem Harn Blut beigemischt ist. Bei Verletzungen und schweren Erkrankungen der *Harnröhre* fließt das Blut zwischen den einzelnen Miktionsakten aus.

Zum Nachweis von Erythrocyten im Urin dient die mikroskopische Untersuchung des Sediments (s. S. 228).

Hämoglobinurie. Der Blutfarbstoff ist hier im Urin gelöst, ohne daß Blutkörperchen im Sediment aufzufinden sind. Jeder Hämoglobinurie geht die intravasale Auflösung der roten Blutkörperchen *(Hämolyse)* mit Freiwerden des Blutfarbstoffes *(Hämoglobinämie)* voraus. Es kommt aber nicht in jedem Fall zu einer Ausscheidung des Hämoglobins durch die Niere *(Hämoglobinurie)*. Normalerweise wird das aus dem Untergang der Erythrocyten *(Blutmauserung)* freiwerdende Hämoglobin zu Bilirubin abgebaut, ein Vorgang, der vorwiegend im RES (in erster Linie Milz und Kupffersche Sternzellen der Leber) stattfindet. Erst wenn der Blutzerfall zeitlich und quantitativ die Leistungskapazität dieses Systems übersteigt, kommt es zu einer Anhäufung freien Hämoglobins im Blut. Überschreitet die Hämoglobinämie die Nierenschwelle, was der Fall ist, wenn mehr als 12 g Hb (= etwa 2% des gesamten Blutfarbstoffes) intravasal kreist, dann tritt Hämoglobin durch das Glomerulumfilter hindurch und es kommt zur Hämoglobinurie. Der renale Schwellenwert für Hämoglobin wurde auf 100—200 mg-% geschätzt. Zur Hämoglobinurie kommt es in erster Linie dann, wenn es zu einem plötzlichen Blutzerfall *(hämolytische Krise)* kommt. Bei der paroxysmalen Hämoglobinurie spielt also der Zeitfaktor eine wesentliche Rolle.

Hämoglobinurie tritt weiter ein bei manchen schweren Vergiftungen, z. B. mit Kali chloricum, Phenylhydrazin, Resorcin, Arsenwasserstoff, Nitrosegasen, Phenol, Lysol, Saponinen, Gift des Knollenblätterschwammes und manchen Schlangengiften.

Außer nach Aufnahme der erwähnten *hämolytischen Blutgifte* kann es zum hämoglobinurischen Anfall unter folgenden Umständen kommen: Transfusion *gruppenfremden Blutes*, bei schweren mit Hämolyse einhergehenden *Infektionskrankheiten* (Gelbfieber, Erysipel, Scharlach, Malaria). Gefürchtet in den Tropen ist die Hämoglobinurie bei Malaria tertiana *(„Schwarzwasserfieber")*, die manchmal nach Behandlung mit Chinin oder anderen wirksamen Medikamenten auftritt. Auch bei manchen hämolytischen Anämien (konstitutionellen wie erworbenen) kann es durch plötzliche Intensivierung des Blutzerfalls zur paroxysmalen Hämoglobinurie kommen.

Neben diesen symptomatischen Formen gibt es die *idiopathischen Hämoglobinurien*: Bei der *Kältehämoglobinurie* handelt es sich um das Vorliegen von Autohämolysinen im Serum, die aber nur in der Kälte wirksam werden. Die *nächtliche Hämoglobinurie* bei der Marchiafava Anämie ist durch die Zunahme der Kohlensäurespannung im Blut während der Nacht charakterisiert. Der Störungsfaktor liegt nicht im Serum, sondern in den Erythrocyten. Demgegenüber handelt es sich bei der seltenen *Marschhämoglobinurie* um chemisch (fermentative Aufspaltung von Lipiden) intravasal entstehende hämolytisch wirkende Stoffe.

Die *Diagnose* der paroxysmalen Hämoglobinurie ist neben der Harnfarbe, die zusammen mit dem klinischen Bild (s. S. 279) lediglich einen Hinweis auf das mögliche Vorhandensein von Blutfarbstoff im Harn gibt, nur aus dem *Nachweis von Blutfarbstoff* im Harn zu stellen. Dies ist entweder auf chemischem Wege möglich oder spektroskopisch (s. S. 358). Gleichzeitig muß das Urinsediment mikroskopisch untersucht werden (s. S. 228), um das Fehlen von Erythrocyten auszuschließen.

Blutfarbstoffhaltiger Harn ist entweder *hellrot*, ins Grünliche schillernd (fleischwasserähnlich) bei Gegenwart von Hämoglobin, oder er ist dunkelbraunrot bis nahezu schwarz (Schwarzwasser) bei Gegenwart von Methämoglobin.

Chemischer Nachweis von Blutfarbstoff im Urin

Benzidinprobe. Prinzip. Diese Probe beruht auf der Fähigkeit des Blutfarbstoffs und seiner eisenhaltigen Derivate, als Peroxydase zu wirken, d. h. aus einem Peroxyd Sauerstoff auf eine leicht oxydable Substanz übertragen zu können.

Als Peroxyd benützt man meistens 3%iges Wasserstoffsuperoxyd, als oxydable Substanz eine Eisessiglösung von Benzidin. Diese beiden Lösungen sind jeweils frisch herzustellen. Bei Anwesenheit von Blutfarbstoff entsteht eine blaue Färbung.

Ausführung. In 2 ml Eisessig werden einige Benzidinkristalle gelöst und 2 ml 3%iges Wasserstoffsuperoxyd hinzugegossen. Aus dem zu untersuchenden Urin macht man einen Ätherextrakt, indem man ihn mit $^1/_6$ seines Volumens mit Eisessig versetzt und mit Äther (gleiche Menge, wie das ursprüngliche Urinvolumen) schüttelt. Durch den Eisessig wird das Hämatin in essigsaures Hämatin übergeführt, welches in Äther löslich ist und diesen bräunlich färbt. Setzen sich nach dem Schütteln die beiden Schichten nicht voneinander ab, so gibt man einige Tropfen Alkohol zu. Auf die frisch bereitete Benzidinlösung schichtet man dann den Ätherextrakt. Bei Anwesenheit von Blutfarbstoff tritt an der Berührungsstelle bei Benzidin ein blaugrüner Ring auf.

Die Probe ist nicht spezifisch und ist unter anderem auch positiv, wenn der Harn zwar kein Blut, aber Eiter enthält, da in den Leukocyten eine Peroxydase vorkommt. Zur Ausschaltung dieser Fehlerquelle kocht man entweder den Harn, um das Ferment zu zerstören und stellt mit der abgekühlten Flüssigkeit, ohne zu filtrieren, die Probe an oder man isoliert den Farbstoff mit der beschriebenen Ätherextraktion.

Hellersche Probe. Kocht man den mit Kalilauge stark alkalisch gemachten Harn, so reißen die ausfallenden Erdphosphate den Blutfarbstoff mit und erscheinen nach dem Absetzen rotbraun gefärbt, während sie sonst weiß sind. Man nimmt 2 Teile Urin und 1 Teil Kalilauge.

3. Zucker im Urin (Glucosurie)

Man unterscheidet bei den Kohlenhydraten folgende Gruppen (wobei nur die medizinisch wichtigeren Repräsentanten genannt werden sollen):

1. Monosaccharide, $C_6H_{12}O_6$

Traubenzucker = Glucose, dreht nach rechts, reduziert, gärt. *Fruchtzucker* = Lävulose, dreht nach links, reduziert, gärt. *Galaktose,* dreht nach rechts, reduziert, gärt nicht mit reiner Bierhefe.

2. Disaccharide, $C_{12}H_{22}O_{11}$

Rohrzucker, dreht nach rechts, reduziert nicht, wird von Bierhefe erst in Traubenzucker und Fruchtzucker (Invertzucker) gespalten und dann vergoren, von Säuren in der gleichen Weise gespalten.

Milchzucker, dreht nach rechts, reduziert, gärt nicht mit Hefe, gibt bei der Säurespaltung Traubenzucker und Galaktose. Von dem Erreger des Kumys wird er vergoren, von den Milchsäurebacillen zu Milchsäure gespalten (Sauerwerden der Milch, Kefyr).

Maltose, dreht nach rechts, reduziert, gärt, liefert bei der Spaltung zwei Moleküle Dextrose.

3. Polysaccharide, $(C_6H_{10}O_5)n$

Amylum = Stärke, quillt in Wasser; gärt nicht und reduziert nicht, geht bei der Verdauung über in Dextrin, Maltose und Traubenzucker.

Dextrin und *Glykogen*, in Wasser trüb löslich, gären nicht und reduzieren nicht, gehen bei Spaltung über in Traubenzucker.

Für die Urinuntersuchung ist in erster Linie der Nachweis von *Glucose* und *Lactose* von Bedeutung. *Lävulose* kommt gelegentlich vor, meist zusammen mit Glucose. Selten findet man eine Pentosurie.

a) Traubenzucker

Eine Zuckerausscheidung im Urin (= Glucosurie) ist nicht gleichbedeutend mit Diabetes mellitus. Sie ist zwar das Hauptsymptom dieser Krankheit, nach dem sie ihren Namen erhalten hat. Aber schon beim Gesunden kann es nach überreichlichem Genuß von leicht resorbierbaren Kohlenhydraten zum Auftreten von Zucker im Urin kommen. Man kann dieses Stoffwechselverhalten, das man „alimentäre *Glucosurie*" nennt, mittels einer Belastungsprobe leicht prüfen. Nach oraler Zufuhr von 100 g Traubenzucker (als Limonade gereicht) oder manchmal schon nach geringeren Mengen läßt sich in solchen Fällen Zucker im Urin nachweisen. Eine solche alimentäre Glucosurie kann bestehen bei der Basedowschen Krankheit, nach Gebrauch von Schilddrüsen-Präparaten, ferner bei manchen Neurosen, bei gewohnheitsmäßig überreichlichem Biergenuß, bei manchen Fällen von Fettsucht, Leberkrankheiten und Arteriosklerose. Wenn auch nach *Amylazeen*nahrung Traubenzucker im Harn sich findet, oder wenn dauernde Glucosurie vorhanden ist, so handelt es sich um Diabetes mellitus. Vorübergehend kommt Zucker im Harn auch bei gewissen Vergiftungen, z. B. Kohlenoxydvergiftungen, bei Meningitis, Hirnsyphilis und anderen schweren Nervenkrankheiten, bei Tumoren der Hypophyse und der Nebennieren sowie gelegentlich nach Herzinfarkt vor.

Durch weitere Beobachtung und gleichzeitige Kontrolle des Blutzuckergehaltes (Nüchternblutzucker und Tagesprofil) läßt sich entscheiden, ob diese ein anderes Grundleiden begleitende und durch ein zusätzliches Ereignis aufgetretene Glucosurie nicht doch die Erstmanifestation eines Diabetes mellitus war.

Traubenzucker hat folgende für den Nachweis wichtige Eigenschaften (s. Formel bei den Vitaminen):

1. er reduziert in alkalischer Lösung Metallhydroxyde, z. B. Kupferoxyd oder Wismutoxyd,

2. er gibt, mit Kalilauge gekocht, Braunfärbung,

3. er dreht die Ebene des polarisierten Lichtes nach rechts,

4. er gibt mit Phenylhydrazin kristallinisches Glucosazon,

5. er wird durch Bierhefe zu Alkohol und Kohlensäure vergoren ($C_6H_{12}O_6 = 2\,C_2H_5OH + 2\,CO_2$).

Qualitative chemische Bestimmungsmethoden von Traubenzucker im Urin

Reduktionsproben

α) *Fehlingsche Probe.* Prinzip: Reduktion von Kupferhydroxyd und Ausfällung von Kupferoxydul. Die Fehlingsche Lösung setzt sich wie folgt zusammen:

Reagens a). 34,64 g kristallisiertes, pulverisiertes Kupfersulfat in 200 ml warmen Aqua dest. lösen, abkühlen lassen und auf 500 ml Aqua dest. auffüllen. Reagens b). 175 g kristallisiertes Kaliumnatriumtartrat (Seignettesalz) werden in 300 ml heißen Aqua dest. gelöst und filtriert. Dazu werden 50,0 g Natrium caust. gegeben und das Ganze auf 500 ml Aqua dest. aufgefüllt. Das Seignettesalz ist somit in einer 10%igen NaOH-Lösung gelöst.

Ausführung der Probe. Von diesen beiden Lösungen mischt man kurz vor dem Gebrauch genau gleiche Teile (= Fehlingsche Lösung). Man füllt in ein Reagenzglas 5 ml Urin, in ein zweites 5 ml Fehlingsche Lösung und bringt beide Röhrchen zum Kochen (gealterte Fehlingsche Lösung fällt beim Kochen gelegentlich aus — Selbstreduktion — sie muß daher stets frisch bereitet werden). Dann fügt man die Reagenzlösung langsam dem Urin zu. Bei Gegenwart von Traubenzucker tritt je nach der Konzentration ein mehr oder weniger starker gelbroter Niederschlag von Kupfer(I)-hydroxyd und Kupfer(I)-oxyd auf.

Bei der Durchführung der Probe muß man darauf achten, daß der Urin eiweißfrei ist. Vorhandenes Eiweiß kann man durch Zugabe einiger Tropfen konzentrierter Essigsäure und Erhitzen fällen und abfiltrieren. Es empfiehlt sich weiter, sehr konzentrierten Urin (oberhalb D 1015) vorher zu verdünnen. Neben Glucose können noch andere Substanzen im Urin Kupferoxyd reduzieren, so Harnsäure, Lactose, Glucuronsäure, Pentosen und Ascorbinsäure, insofern diese Stoffe in höherer Konzentration ausgeschieden werden. Auch im Harn ausgeschiedene Medikamente, wie Chloralhydrat, Aspirin, Salicylate können einen positiven Ausfall der Probe bewirken.

β) Trommersche Probe. Man versetzt den Harn mit $^1/_3$ Volumen einer 10%igen Natronlauge und setzt vorsichtig 1—3 Tropfen einer 5%igen Kupfersulfatlösung zu; bleibt das mit hellblauer Farbe ausfallende Kupfer-II-hydroxyd auch beim Umschütteln ungelöst und flockig, so ist kein Zucker vorhanden. Bei Gegenwart von Zucker, Glycerin, Weinsäure oder Ammoniak löst sich das Kupfer-II-hydroxyd mit lazurblauer, bei Anwesenheit von Eiweiß mit violetter Farbe. Man setzt nun so lange tropfenweise Kupfersulfatlösung zu, bis eben ein kleiner Rest beim Schütteln ungelöst bleibt. Erwärmt man darauf, so tritt bei Gegenwart von Traubenzucker beim Kochen oder schon vor dem Sieden ein roter Niederschlag von Kupfer(I)-oxyd oder ein gelber Niederschlag von Kupfer(I)-hydroxyd auf.

Tritt nur Entfärbung der Flüssigkeit, aber kein Niederschlag auf, oder bildet sich der letztere erst während des Erkaltens (sog. Nach-Trommer), so ist die Probe nicht als beweisend anzusehen, da im Harn noch andere reduzierende Stoffe (z. B. Harnsäure und Kreatinin) und solche Substanzen vorkommen, die das gebildete Kupferoxydul in Lösung halten (Kreatinin, Ammoniak). Außerdem treten bisweilen nach Darreichung gewisser Medikamente (Terpentin, Chloralhydrat, Chloroform, Benzoesäure, Salicylsäure, Campher, Copaiva und Cubeben) reduzierende Substanzen, z. B. Glucuronsäure, im Harn auf. Jedoch wird durch diese Stoffe meist nur eine geringe Reduktion erzeugt. Auch bei der Alkaptonurie zeigt der Harn reduzierende Eigenschaften (s. S. 247).

Kritik. Ein wesentlicher Nachteil der Methode liegt in der unexakten Dosierung begründet. Bei einem Zuwenig an Kupfersulfat kann der nicht reduzierte Zuckerüberschuß zu Karamel umgewandelt, bei einem Zuviel kann infolge anderer Reaktionsprodukte die Kupfer(I)-oxydausscheidung verdeckt werden. Wir bevorzugen die Fehlingsche Probe, die diese Nachteile nicht aufweist.

γ) Nylandersche Probe. Prinzip. Braun- bis Schwarzfärbung einer alkalischen Wismuttartratlösung bei Anwesenheit von Traubenzucker. Man kocht den Harn mit $^1/_{10}$ seines Volumens *Nylanderscher Lösung* (4,0 Seignettesalz, 100 cm³ 10%iger Natronlauge, der man unter leichtem Erwärmen 2,0 Bismutum subnitr. zusetzt; nach dem Erkalten filtriert). Bei Gegenwart von Traubenzucker bildet sich Braun- und Schwarzfärbung durch Ausscheidung metallischen Wismuts. Die Probe ist nicht anwendbar bei eiweißhaltigem Harn und gibt auch sonst nicht ganz selten unzuverlässige Resultate, namentlich in Laienhänden.

Phenylhydrazinprobe. Zu 10 ml eines eiweißfreien Urins gibt man in einem Reagenzröhrchen 5 Tropfen Eisessig, zwei Messerspitzen voll salzsaures Phenylhydrazin und 4 Messerspitzen voll festes Natriumacetat. Die Mischung wird bis zur Lösung erhitzt und in ein anderes Reagenzröhrchen hineinfiltriert. Dieses verbringt man für 20 min in ein kochendes Wasserbad und läßt danach abkühlen. Bei reichlichem Gehalt an Traubenzucker bildet sich nach wenigen Minuten ein Niederschlag aus schönen gelben Kristallnadelbüscheln von Phenylglucosazon.

Zur besseren Darstellung kann man einen Tropfen des Sediments auf einen Objektträger verbringen, mit einem Deckglas bedecken und unter dem Mikroskop die nadelförmigen Kristalle beobachten. Die Probe ist auch bei Anwesenheit von Lactose, Pentosen und Glucuronsäure positiv. Der positive Ausfall der Gärungsprobe kann zur Entscheidung der Frage, ob es sich um Glucose als reduzierende Substanz handelt, herangezogen werden. Wenn Zucker überhaupt fehlt (die Fehlingsche Probe aber positiv ausgefallen ist), sieht man nur gelbbraune Kügelchen oder Granula. Die vorhandenen reduzierenden Substanzen sind dann anderer Herkunft.

Quantitative chemische Bestimmungsmethoden von Traubenzucker im Urin

α) *Quantitative Fehlingsche Probe.* Die Fehlingsche Lösung (Reagentien s. oben) ist so eingestellt, daß 1 ml derselben durch 5 mg reinen Traubenzuckers eben vollständig reduziert wird. Es erfolgt eine Titration in der Weise, daß 10 ml Fehlingscher Lösung mit etwa 10 ml konzentrierter Natronlauge und etwa 50 ml Wasser in einem Kölbchen zum Sieden erhitzt werden. Aus einer Bürette läßt man unter wiederholtem Aufkochen so viel des zu prüfenden Harns zulaufen, bis die blaue Farbe des Kupferoxyds eben vollständig verschwunden ist. In der abgelesenen Anzahl von Kubikzentimetern Harn sind dann gerade 50 mg Traubenzucker vorhanden.

β) BENEDICTs *Test.* Reagentien. Kupfersulfat 17,3 g, Natriumcitrat neutral 173,0 g, Natriumcarbonat krist. 100,0 g (alle pro analysi).

Kupfersulfat in 150 ml Aqua dest. auflösen. Dazu die anderen, jeweils in Aqua dest. gelösten und filtrierten Substanzen, langsam unter ständigem Umrühren zufügen und bis zu einem Volumen von etwa 800 ml auffüllen. Nach vollständiger Auflösung mit Aqua dest. auf 1 l auffüllen!

Ausführung der Probe. In 5 ml des Reagens gibt man 8 Tropfen Urin, erhitzt 2 min und läßt erkalten. Bei Anwesenheit einer reduzierenden Substanz tritt eine Fällung auf, die von einer grünlichen Trübung bis zu einem rotgefärbten Sediment schwanken kann.

Grünliche Trübung = 0,1—0,5% Zuckergehalt, grünes Sediment = 0,5 bis 1,0% Zuckergehalt, gelbes Sediment = 1,0—2,0% Zuckergehalt, rotes Sediment = 2,0% oder mehr Zuckergehalt.

Außer von Glucose wird die Benedictsche Lösung auch noch von Lactose, Pentose und Homogentisinsäure reduziert.

γ) *Gärungsprobe.* Zur Anstellung der *Gärungsprobe* versetzt man den Harn mit ein wenig frischer Preßhefe und füllt damit ein „Gärungsröhrchen" so an, daß in der senkrechten Röhre keine Luftblase mehr enthalten ist. Hierauf verschließt man die enge Abbiegungsstelle mit einigen Tropfen Quecksilber und läßt an einem warmen Orte stehen. Bei Gegenwart von Traubenzucker wird nach einigen Stunden eine Entwicklung von Kohlensäure auftreten. Um nachzuweisen, daß das entwickelte Gas wirklich Kohlensäure und nicht etwa eine Luftblase ist, die durch das Schütteln des Harns entstanden war, bringt man etwas Kalilauge in das Glas, verschließt luftdicht mit dem Daumen und schwenkt um, wodurch die Kohlensäure absorbiert wird. Um sicher zu gehen, kann man noch ein zweites Röhrchen mit Traubenzuckerlösung und Hefe und ein drittes mit Wasser und Hefe aufstellen. Durch den positiven Ausfall der zweiten Probe kann nachgewiesen werden, daß die Hefe wirksam, durch den negativen Ausfall der dritten Probe, daß sie zuckerfrei ist. *Die Gärungsprobe ist die sicherste aller Zuckerproben* und stets anzuwenden, wenn die anderen Proben ein zweifelhaftes Resultat geben.

Als sehr brauchbar erweist sich der von LOHNSTEIN angegebene Apparat, welcher die Menge der gebildeten Kohlensäure abzulesen und daraus den Zuckergehalt zu berechnen gestattet.

Bei der Ausführung der Probe muß folgendes beachtet werden: Der Urin muß sauer reagieren, evtl. durch Zusatz von Essigsäurelösung. Er darf keine Konservierungsmittel enthalten. Nicht ganz frischer Harn sollte, wenn überhaupt, dann nur nach 10 minütigem Kochen zur Bakterienvernichtung verwendet werden. Vorher auf Zimmertemperatur abkühlen lassen! Beschleunigt geht die Gärung im Thermostaten bei 36° C vor sich, wo das Resultat bereits nach 6 Std. abgelesen werden kann.

ϑ) *Polarisationsbestimmung.* Siehe S. 233.

b) Nachweis anderer Zucker im Urin

Lävulosurie

Fruchtzucker (Lävulose) ist nur dann leicht im Harn zu erkennen, wenn dieser nicht zugleich Traubenzucker enthält. Der Urin zeigt alsdann Linksdrehung; im übrigen verhält er sich wie bei Anwesenheit von Dextrose, d. h. er gibt die Reduktionsproben, vergärt mit Hefe und liefert Phenylglucosazon. Bei gleichzeitiger Anwesenheit von Dextrose wird die Linksdrehung der Lävulose durch die Rechtsdrehung der Dextrose verdeckt. In solchen Fällen ergibt die Titration mittels Fehlingscher Lösung einen höheren Zuckergehalt als die Polarisationsbestimmung, denn bei der letzteren wird die Rechtsdrehung der Dextrose um den Wert der Linksdrehung der Lävulose *vermindert*, während das Reduktionsvermögen der Dextrose dem der Lävulose gleich ist und sich zu diesem hinzuaddiert.

Seliwanoffsche Probe. Erwärmt man den Harn mit einigen Kristallchen Resorcin und dem halben Volumen rauchender Salzsäure, so tritt eine tiefrote Farbe und ein dunkler Niederschlag ein, der sich in Alkohol mit roter Farbe löst.

Die Reaktion kann nur als positiv gewertet werden, wenn die Farbreaktion sofort eintritt. Die Probe ist nicht sehr spezifisch. Auch bei Anwesenheit von Traubenzucker kann sie positiv ausfallen. Die teilweise Umwandlung von Traubenzucker in Lävulose, die beim Erhitzen mit HCl eintritt, kann dadurch hintangehalten werden, daß man weder aufkocht, noch längere Zeit erhitzt. Eine Kontrollprobe mit einer Glucoselösung ist anzuraten. Auf Galaktose, Maltose und Pentosen spricht die Reaktion nicht an.

Modifikation nach ROSIN. Nach Eintritt der Rotfärbung Zusatz von Natriumcarbonat, bis die Entwicklung von Kohlensäurebläschen sistiert. Anschließend ausschütteln mit Amylalkohol, der orangefarben wird und schwach grünlich fluoresciert. Umwandlung in Rosafärbung mit einigen Tropfen absolutem Alkohol. Charakteristisches Linienspektrum (Streifen im Grün und manchmal auch im Blau).

Weitere empfindlichere Fruchtzuckerbestimmungsmethoden s. Spezialliteratur!

Lactosurie. Lactose (Milchzucker) findet sich gelegentlich im Harn von stillenden Frauen (besonders bei Milchstauungen) und in den letzten Wochen der Schwangerschaft. Milchzucker ist nicht vergärbar, reduziert aber. Die Phenylhydrazinprobe fällt positiv aus. Man findet gelbe Rosetten von Phenyl-Lactosazon. Die Nadeln sind allerdings kleiner als die durch Glucose bedingten. Es empfiehlt sich daher, eine Paralleluntersuchung mit glucosehaltigem Urin anzustellen.

Wöhlksche Probe. Reagentien. Ammoniaklösung 0,910 = 24° Bé (pro analysi), Kalilauge rein 1,30 (etwa 31%, „pro analysi") mit Aqua dest. zu 2 + 1 verdünnt.

Ausführung der Probe. Zu 5 ml Urin gibt man 5 ml konzentrierte Ammoniaklösung und 5 Tropfen Kalilauge (20%) zu und erhitzt $^1/_2$ Std. im Wasserbad bei 60° C. Findet sich Milchzucker im Urin, wird er nach kurzer Zeit rot. Glucosegehalt ergibt Braunfärbung.

Pentosurie. In einzelnen Fällen ist im Harn das Vorkommen einer *Pentose*, d. h. eines Zuckers mit 5 Kohlenstoffatomen beobachtet worden, und zwar der Arabinose ($C_5H_{10}O_5$). Die Pentosurie ist eine seltene Stoffwechselanomalie. Meist bestehen keine äußerlich feststellbaren Krankheitssymptome dabei und gewöhnlich benötigen solche Zustände keine besondere Therapie. Das Vorkommen von Pentosen ist ohne diagnostische Bedeutung. Gelegentlich treten Pentosen im Urin nach dem Essen bestimmter Früchte auf (Kirschen, Weintrauben, Pflaumen).

Zum Nachweis erhitzt man den Harn mit Naphthoresorcin und 50%iger Schwefelsäure 5 min lang und extrahiert nach dem Erkalten mit Äther; bei Gegenwart von Glucuronsäure färbt sich der Äther rotviolett. Die Harnpentose (Arabinose) ist optisch inaktiv, reduziert Kupfer, vergärt *nicht* mit Hefe und liefert mit Phenylhydrazin ein Pentosazon.

Bialsche Reaktion. Reagentien. 1,0 g Orcin + 500 ml HCl (spez. Gewicht 1,151) + 25 Tropfen einer 10%igen Eisenchloridlösung.

5 ml dieser Lösung werden in einem Reagenzröhrchen zum Kochen gebracht, dann von der Flamme weggenommen. Nach Zugabe von 5 Tropfen Urin tritt ein grüner Ring an der gegenseitigen Berührungsstelle auf, wenn Pentosen im Urin anwesend sind.

c) Nachweis anderer reduzierender Substanzen im Urin

Den Zuckern nahe verwandt ist die *Glucuronsäure*, $CHO \cdot (CHOH)_4 \cdot COOH$. Diese findet sich niemals frei im Harn, sondern mit Phenolen oder Indoxyl gepaart oder nach Verabreichung von Campher oder Chloralhydrat als Camphoglucuronsäure und Urochloralsäure. Diese gepaarten Glucuronsäuren sind linksdrehend, während die freie Glucuronsäure rechts dreht.

Ein Harn, welcher gepaarte Glucuronsäure enthält, reduziert Kupfer, meist erst nach Hydrolyse, gärt aber nicht mit Hefe, dreht die Ebene des polarisierten Lichtes nach links, nach dem Kochen mit starker Salzsäure verschwindet die Linksdrehung oder geht in Rechtsdrehung über wegen der Abspaltung der freien Glucuronsäure. Mit Orcin und Salzsäure gekocht gibt der Harn Grünfärbung.

4. Acetonkörper im Urin

Aceton, Acetessigsäure und Oxybuttersäure sind, wie ihre Formeln zeigen, nahe miteinander verwandt.

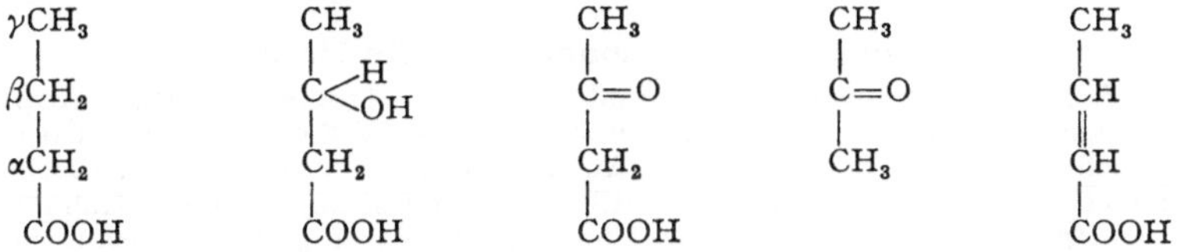

$$\begin{array}{ccccc}
\gamma CH_3 & CH_3 & CH_3 & CH_3 & CH_3 \\
| & | & | & | & | \\
\beta CH_2 & C{\small\begin{smallmatrix}H\\OH\end{smallmatrix}} & C{=}O & C{=}O & CH \\
| & | & | & | & \| \\
\alpha CH_2 & CH_2 & CH_2 & CH_3 & CH \\
| & | & | & & | \\
COOH & COOH & COOH & & COOH
\end{array}$$

Buttersäure β-Oxybuttersäure Acetessigsäure Aceton Crotonsäure

Acetessigsäure findet sich im Harn bei völligem Fehlen der Kohlenhydrate in der Nahrung sowie im Hungerzustand; ferner bisweilen bei fieberhaften Krankheiten (insbesondere neigen Kinder dazu), selten bei Konsumptionskrankheiten und Verdauungsstörungen. In größeren Mengen kommt sie bei ernsteren Fällen von Diabetes mellitus vor.

Aceton kommt in allen jenen Harnen vor, welche Acetessigsäure enthalten, also bei Fehlen der Kohlenhydrate in der Nahrung und bei den oben genannten Krankheitszuständen. Das Aceton entsteht aus der Acetessigsäure am Ort der Ausscheidung, d. h. im Harn bzw. in der Lunge. Es läßt sich in der Exspirationsluft durch den obstartigen Geruch nachweisen. Jeder Harn, welcher Acetessigsäure enthält, ergibt positive Acetonreaktionen.

β-Oxybuttersäure findet sich fast konstant in solchen Harnen, welche auch Aceton und Acetessigsäure enthalten. Sie kommt vor bei länger dauerndem Hungerzustand, bei schweren Infektionskrankheiten und besonders bei ernsten Fällen von Diabetes mellitus.

Große Mengen von Acetessigsäure und β-Oxybuttersäure im Harn (Ketonurie) sind das Zeichen einer Acidose, die im Hunger, bei ausschließlicher Fleischfettkost, namentlich wenn man brüsk von KH-reicher zu KH-freier Kost übergeht, besonders aber bei Diabetes mellitus als Komplikation auftritt (diabetische Acidose). In schweren Fällen können 70—100 g und mehr pro Tag ausgeschieden werden. Wenn die Kapazität der respiratorischen (vertiefte Atmung zur Abrauchung der CO_2) und renalen Regulationsmechanismen (Ausscheidung saurer Valenzen) nicht mehr ausreicht, kommt es zu einem Zusammenbruch des Säuren-Basengleichgewichtes (siehe Einleitung des Nierenkapitels und im Abschnitt „Der Wasser- und Elektrolythaushalt" (S. 649).

Bei nichtdiabetischen Harnen wird durch Kohlenhydratzufuhr Aceton, Acetessigsäure und β-Oxybuttersäure sofort zum Verschwinden gebracht und auch bei leichten und mittelschweren Fällen von Diabetes oft bedeutend vermindert.

Bei diabetischer Acidose vor allem im Coma diabeticum müssen ausreichende Mengen Insulin (teils intravenös, teils subcutan) *zusammen* mit Traubenzucker (anfangs auch intravenös) bis zum Verschwinden der Ketonurie gegeben werden. Die zu diesem Zweck notwendige KH-Menge ist individuell verschieden. Bei drohender Acidosegefahr muß Fett in der Nahrung beschränkt und die KH-Zufuhr (unter Insulinschutz) erhöht werden.

Qualitativer Acetonnachweis im Harn

Legalsche Nitroprussidprobe. 5 ml Urin + 10 Tropfen wäßrige Nitroprussidnatriumlösung (frisch bereitet, gesättigt) + 2 ml Eisessig. Überschichten mit 2 ml konzentriertem Ammoniak (25%ig). An der Grenzfläche bildet sich ein violett bis braun-rötlich gefärbter Ring, der einer Kaliumpermanganatlösung ähnlich sieht. Eine ähnliche Farbe gibt der Harn auch, wenn er gewisse Medikamente, wie Aloe oder Phenolphthalein enthält. Bei Anwesenheit von Melanin entsteht eine Blaufärbung.

Liebensche Probe. 100—500 cm³ Harn werden mit einigen Tropfen Salzsäure versetzt, unter Anwendung eines Liebigschen Kühlers destilliert und das Destillat auf Aceton geprüft mit der *Liebenschen Probe*; man versetzt einige Kubikzentimeter Destillat mit einigen Tropfen Jodjodkaliumlösung und Kalilauge; bei Gegenwart von Aceton und Acetessigsäure tritt sofort ein gelbweißer Niederschlag von Jodoform mit charakteristischem Geruch auf.

Nachweis von Acetessigsäure im Harn

Gerhardtsche Eisenchloridreaktion. Bei Anwesenheit von *Acetessigsäure* (Diacetsäure) gibt der Harn die Gerhardtsche Eisenchloridreaktion: Man versetzt den Harn im Reagenzglas mit einigen Tropfen einer 10%igen Eisenchloridlösung. Dabei bildet sich (auch in normalen Harnen) ein weißgrauer Niederschlag von phosphorsaurem Eisen. Bei Gegenwart von Acetessigsäure tritt neben diesem Niederschlag eine burgunderrote Farbe auf. Harne, welche Acetessigsäure enthalten, geben stets auch die Acetonreaktionen. *Braunrotfärbung* des Urins mit Eisenchlorid ist noch nicht für Acetessigsäure beweisend, da auch Antipyrin und andere Arzneistoffe sowie Aminosäuren eine ähnliche Färbung hervorrufen können, doch läßt sich die Unterscheidung dadurch treffen, daß acetessigsäurehaltiger Harn immer auch die Acetonreaktionen gibt. Salicylsäure liefert mit Eisenchlorid eine violette Farbe.

Nachweis von β-Oxybuttersäure im Urin

β-Oxybuttersäure dreht die Ebene des polarisierten Lichtes nach links ($[\alpha]_D = -24{,}1°$) und zersetzt sich beim Erhitzen mit Schwefelsäure zu α-Crotonsäure und Wasser.

Bei Anwesenheit größerer Mengen von β-Oxybuttersäure dreht der vergorene und mit Bleiessig und Ammoniak ausgefällte Harn nach links. Zum Nachweis wie auch zur quantitativen Bestimmung sättigt man etwa 200 cm³ Harn mit Ammonsulfat, macht mit Schwefelsäure stark sauer und extrahiert die Oxybuttersäure im Extraktionsapparat oder durch wiederholtes Schütteln mit Äther im Schütteltrichter. Der Äther wird abgedampft, sein Rückstand mit 20 cm³ Wasser aufgenommen, filtriert und der Polarisation unterworfen. Aus dem Grad der Linksdrehung kann die Menge der Oxybuttersäure nach der S. 234 angegebenen Formel berechnet werden. 1 Grad Drehung im 2-Dezimeterrohr entspricht demnach einem Oxybuttersäuregehalt der Lösung von 2,073%.

Wegen der nahen Beziehungen des Acetons, der Acetessigsäure und der Oxybuttersäure wird deren *quantitative* Bestimmung am besten nach VAN SLYKE (J. biol. Chem. 1917, 32) gemeinsam vorgenommen, indem die Oxybuttersäure und Acetessigsäure durch Kaliumbichromat zu Aceton oxydiert und somit die gesamten Acetonkörper bestimmt werden.

Quantitative Bestimmung der Keton-Körper nach van Slyke

Prinzip. Der Harn wird zunächst mit Kupfersulfat und Kalk behandelt, um Zucker und andere störende Substanzen zu entfernen. In dem Filtrat werden Acetessigsäure durch Kochen mit Säure und β-Oxybuttersäure durch Oxydation mit Kaliumbichromat in Aceton übergeführt. Das Aceton wird mit Quecksilbersulfat gefällt und der Niederschlag gewogen.

Lösungen. I. Kupfersulfatlösung, 200 g reines kristallisiertes Salz werden in destilliertem Wasser aufgelöst und auf ein Volumen von 1 l aufgefüllt.

II. Mercurisulfatlösung, 10%, 73 g reinen roten Mercurioxyds werden in 1 l 4-n-Schwefelsäure aufgelöst.

III. Schwefelsäure, 50 Vol.-%, zu 500 cm³ destillierten Wassers werden vorsichtig 500 cm³ konzentrierter Schwefelsäure gegeben, gekühlt und mit Wasser auf 1 l aufgefüllt. 5 cm³ davon werden mit 5-n-Natronlauge titriert. Die Schwefelsäure soll 17-normal sein. Eventuell ist Wasser oder Schwefelsäure zuzugeben.

IV. Kalksuspension, 10%, 100 g reines Calciumhydroxyd werden mit destilliertem Wasser verrieben und mit Wasser auf 1 l aufgefüllt.

V. Kaliumbichromatlösung, 5%, 50 g reines Kaliumbichromat werden in destilliertem Wasser zu 1 l gelöst.

Ausführung. 25 cm³ Harn werden in einem 250 cm³-Meßkolben mit 100 cm³ Wasser und 50 cm³ der Lösung I gemischt, dann 50 cm³ der aufgeschüttelten Lösung IV zugegeben und geschüttelt. Die Mischung soll gegen Lackmus alkalisch sein, allenfalls noch mehr Kalk zugeben. Dann wird zur Marke aufgefüllt, mindestens 30 min stehen gelassen und durch ein trockenes Filter filtriert. Auf diese Weise wird der Traubenzucker bis zu einem Gehalt von 8% entfernt. Enthält der Harn mehr Traubenzucker, so ist entsprechend mit Wasser zu verdünnen. Enthält das Filtrat Glucose, so entsteht beim Kochen ein gelber Niederschlag von Cuprohydroxyd. 25 cm³ des Filtrats (= 2,5 cm³ Harn) werden in einem Erlenmeyer-Kolben von 500 cm³ Inhalt mit 100 cm³ Wasser, 10 cm³ der Lösung III und 35 cm³ der Lösung II gemischt und an einem Rückflußkühler zum Sieden erhitzt. Wenn das Sieden begonnen hat, werden 5 cm³ der Lösung V durch den Kühler zugesetzt. Man läßt die Lösung weiter $1^1/_2$ Std. kochen. Es bildet sich dabei ein gelber Niederschlag, der aus einer Verbindung von Quecksilber und Aceton besteht und in seiner Zusammensetzung annähernd der Formel 3 $HgSO_4$, 5 HgO, 2 CH_3COCH_3 entspricht, worin in Gegenwart von Bichromat ein Teil der Schwefelsäure durch Chromsäure ersetzt ist. Nach dem Abkühlen wird durch einen gewogenen Goochtiegel filtriert, mit kaltem Wasser (im ganzen 200 cm³) gewaschen, bei 110° C eine Stunde getrocknet und gewogen. 1 g des Quecksilberniederschlags entspricht 24,8 g Aceton in 1 l Harn.

5. Gallenbestandteile im Urin

Bilirubin

Die Gallenfarbstoffe entstehen aus dem Hämoglobinabbau im RES, aber auch extracellulär aus Extravasaten (siehe Braungrünwerden von Hämatomen). Über ihre Konstitution und den Bilirubinstoffwechsel siehe Blutkapitel (S. 361). Sie gehören, wie die Porphyrine zu den Pyrrolderivaten (s. S. 655).

Im Harn erscheint beim mechanischen Stauungsikterus und beim parenchymatösen Ikterus der Gallenfarbstoff Bilirubin, daneben auch Urobilinogen. Bilirubinhaltiger Harn ist von bierbrauner Farbe und gibt beim Schütteln gelben Schaum. Beim Schütteln mit Chloroform geht das Bilirubin mit goldgelber Farbe in dieses über. Bei den hämolytisch bedingten Ikterusformen, die im Blutserum die „indirekte" Gallenfarbstoffreaktion nach HIJMANS VAN DEN BERGH aufweisen, fehlt das Bilirubin im Harn. Der Harn enthält aber Stercobilinogen.

Bilirubinnachweis im Harn

Jodprobe nach ROSIN. Man überschichtet etwa 10 ml Harn im Reagenzglas mit einer 1%igen alkoholischen Jodlösung. Es entsteht an der Berührungsstelle beider Flüssigkeiten ein grasgrüner Ring, der sich lange hält.

Gmelinsche Probe zum Bilirubinnachweis. Man unterschichtet den Harn mit konzentrierter Salpetersäure, der man einige Tropfen rauchender Salpetersäure bis zur schwachen Gelbfärbung zugesetzt hatte. Es bildet sich ein Farbenring, der von Grün durch Violett in Rot und Gelb übergeht. Ein blauer Ring allein kann bedingt sein durch Indigo, ein rotbrauner durch Urobilin und andere Körper. Man kann die Gmelinsche Probe auch in der Weise ausführen, daß man den Harn filtriert. Das Filtrierpapier nimmt einen großen Teil des Gallenfarbstoffes auf; man tupft etwas Salpetersäure auf das gelbgefärbte Filter und erhält dann den charakteristischen Farbenring. Auch kann man einige Tropfen Harn auf eine Platte von unglasiertem weißem Ton bringen und dann mit Salpetersäure betupfen.

Genauer ist die *Huppertsche Probe.* Man versetzt den Harn mit Barythydrat und kocht den abfiltrierten Niederschlag mit Alkohol, dem man einige Tropfen verdünnter Schwefelsäure zugesetzt hat, aus. Bei Gegenwart von Bilirubin nimmt der Alkohol eine grüne Farbe an.

Stercobilinogen und Urobilinogen. Siehe unter Gallenstoffwechsel S. 155. Beim Verschlußikterus, wo keine Galle in den Darm gelangt, fehlt die Urobilinogenurie. Bei hepatocellulärem Ikterus, aber auch bei anikterischer toxischer Leberparenchymschädigung tritt Urobilinogen vermehrt im Urin auf.

Nachweis des Urobilinogens und Stercobilinogens. Zum Nachweis des Urobilinogens und Stercobilinogens versetzt man den Harn mit einigen Tropfen von EHRLICHS Reagens: 2%ige Lösung von p-Dimethylaminobenzaldehyd in 10%iger Salzsäure (DAB 6). Es entsteht in der Kälte eine kirschrote Farbe, die sich mit Chloroform extrahieren läßt. Wird normaler Harn mit EHRLICHS Reagens versetzt, so tritt nur in der Wärme eine himbeerfarbene Rötung auf, die bald in Braun umschlägt. Es handelt sich hierbei um in der Hitze gespaltene Indolderivate.

Nachweis des Urobilins und Stercobilins. Zum Nachweis des Urobilins und Stercobilins versetzt man Harn mit gleicher Menge SCHLESINGERS Reagens: 10 g Zinkacetat in 100 cm³ Alkohol, das vor Gebrauch geschüttelt werden muß. Der Harn wird bei Zusatz des Reagens stark getrübt und muß filtriert werden. Wenn dann die Flüssigkeit im auffallenden Licht gegen einen dunklen Hintergrund grün fluoresciert, so liegt Urobilin oder Stercobilin vor. Die Probe wird deutlicher, wenn man vor Zusatz des SCHLESINGERs Reagens auf 10 cm³ Harn 3 Tropfen einer 5%igen alkoholischen Jodlösung zugibt, wodurch das vorhandene Urobilinogen bzw. Stercobilinogen in Urobilin bzw. Stercobilin übergeführt wird. Bei spektroskopischerUntersuchung läßt urobilin- bzw. stercobilinhaltiger Harn (zumal nach Versetzen mit Chlorzink und Ammoniak) Absorptionsstreifen bei Grün und Blau erkennen.

Das *vermehrte* Auftreten von Urobilin und Urobilinogen im Urin ist pathologisch. Es spricht für eine Leberfunktionsstörung. Dementsprechend findet sich eine Urobilinogenurie bei vielen Leberkrankheiten: Inoculationshepatitis (homologer Serumikterus), Hepatitis epidemica, Icterus infectiosus (WEIL), Lebercirrhose, Lebertumor und zu Beginn der akuten gelben Leberatrophie. Aber auch im Verlauf vieler infektiös-toxischer Prozesse, die zu einer indirekten Leberparenchymschädigung führen, kommt eine Urobilinogenurie vor: So bei Meningitis epidemica, Tuberkulose, Sepsis, Erysipel, Scharlach, Masern, Röteln. Ferner bei Vergiftungen: Pilzvergiftung, Blei-, Arsen- und Phosphorvergiftung, nach längeren Narkosen; ferner bei Gravidität, Eklampsie, bei akutem Gelenkrheumatismus, mitunter bei Diabetes und bei Morbus Basedow.

Die Urobilinogenurie nimmt zu bei Verstärkung des Parenchymschadens oder bei vermehrter Stauung. Sie fehlt bei zu hoher Bilirubinkonzentration im Blut, womit auch das völlige Fehlen von Urobilinogen im Urin bei totalem Gallengangsverschluß erklärt wird.

Im normalen Harn findet sich bei Untersuchung größerer Harnmengen das *Stercobilinogen*, das über den Plexus haemorrhoidalis aus dem Dickdarm resorbiert wird, denn beim Anus praeter naturalis fehlt dieses Stercobilinogen im Harn. Das Stercobilinogen ist somit ein physiologischer Harnbestandteil. Vermehrt findet sich das Stercobilinogen im Harn bei Fällen von hämolytisch bedingtem Ikterus, also besonders bei hämolytischem Ikterus, perniziöser Anämie, Malaria, Pneumonie, kardialer Stauung, Salvarsanikterus und bei Resorption von Blutergüssen. In allen diesen Fällen entsteht eine bilirubinreiche sogenannte pleiochrome Galle. Der bakteriellen Tätigkeit im Dickdarm fällt das Bilirubin zum Opfer, so daß auch viel Stercobilinogen über den Plexus haemorrhoidalis resorbiert wird und mit dem Harn zur Ausscheidung gelangt.

Demgegenüber entsteht das *Urobilinogen* in der Leber aus dem rückgestauten Bilirubin und findet sich daher nur bei Ikterusformen, die durch direkte oder indirekte Leberparenchymschädigung hervorgerufen werden.

Da beim *Verschlußikterus* infolge der Abflußbehinderung der Galle in den Darm kein Stercobilinogen entstehen kann, fehlt die Stercobilinogenausscheidung sowohl im Stuhl wie im Urin.

Stercobilin und Urobilin, bzw. Stercobilinogen und Urobilinogen sind durch die üblichen Urobilin- und Urobilinogenreaktionen (Schlesingersches Reagens, bzw. Ehrlichs Reagens) nicht unterscheidbar. Hierzu müssen Spezialreaktionen durchgeführt werden. Nach BAUMGÄRTEL muß man auf folgende Weise verfahren:

1. Zu 10 cm³ Harn oder Galle oder Duodenalsaft, die zuvor eine positive Ehrlichsche bzw. Schlesingersche Reaktion gaben, gibt man im Reagenzglas

3 cm³ Chloroform und schüttelt den Inhalt mit aufgesetztem Daumen mehrfach hin und her, wodurch die Bilirubinderivate extrahiert werden. Das Chloroform nimmt hierbei eine mehr oder weniger gelb-bräunliche Färbung an. Bleibt das Chloroform farblos, so sind keine Bilirubinderivate vorhanden.

2. Nun gibt man die Mischung in einen kleinen Scheidetrichter, läßt den sich absetzenden gelb-bräunlichen Chloroformextrakt in ein neues Reagenzglas abfließen und bringt das Chloroform im Wasserbad zur Verdunstung. Der hierbei erhaltene bräunliche Rückstand wird in 2 cm³ Alkohol aufgenommen, der sich hierbei ebenfalls bräunlich färbt.

3. In einem besonderen Reagenzglas wird 1 cm³ konzentrierter Salzsäure mit einer Spur von Eisenchlorid versetzt, so daß die Salzsäure ganz schwach citronenfarben wird. Diese ganz schwach gelbliche Salzsäure wird nun zum Sieden gebracht und langsam — etwa 2—3—4 Tropfen — dem unter 2. erhaltenen Alkoholextrakt zugesetzt und abermals gekocht.

4. Bei dieser Reaktion entstehen die verschiedenfarbenen Dehydrierungsprodukte folgender Bilirubinderivate:

rotviolett-rot	= Mesobiliviolin bzw. Mesobilirhodin aus Urobilinogen bzw. Urobilin,
bräunlich	= Ferrichlorid-Komplexsalz des Stercobilinogens bzw. Stercobilins,
bläulich	= Glaukobilin aus Mesobilirubin,
blau-violett	= Mischung aus Mesobiliviolin und Glaukobilin,
violett-braun	= Mischung aus Mesobiliviolin und Ferrikomplexsalz des Stercobilins.

5. Um diese verschiedenen Farbkörper noch schöner darzustellen, schüttelt man das abgekühlte Reagenzglas mit 2—3 cm³ Chloroform, in welches die Farbkörper übergehen. Durch Zusatz von 15 cm³ Aqua dest. kann man das Chloroform waschen und erhält hierdurch besonders reine Farbtöne.

6. Will man aus einer Mischung von Mesobiliviolin (entstanden aus Urobilin) und dem Ferrikomplexsalz des Stercobilins das Mesobiliviolin bzw. Mesobilirhodin abgrenzen, so setzt man zu dem unter 5. genannten Chloroform einige Tropfen einer 10%igen Natronlauge und dann 15 cm³ Aqua dest. zu. Nach wiederholtem Schütteln geht das Mesobiliviolin in die verdünnte Natronlauge über, während das Stercobilin, das durch die Natronlauge wieder aus dem Komplexsalz eliminiert wurde, nach wie vor im Chloroform verbleibt.

Urobilinogen und *Urobilin* ergeben eine positive Pentdyopent-Reaktion (BINGOLD), d. h. eine Rosafärbung mit spezifischen Absorptionsstreifen bei der Wellenlänge 525 mμ = „Pent-dyo-pent". Stercobilin und Stercobilinogen verhalten sich dieser Reaktion gegenüber negativ.

Pentdyopent-Reaktion (nach BINGOLD). Man versetzt 10 ml Harn mit 2 ml Ammoniak, gibt dazu einige Körnchen Natriumhydrosulfit und kocht die Mischung auf. Die auftretende Rosafärbung wird spektroskopisch untersucht, wo ein Absorptionsstreifen in Grün bei der genannten Wellenlänge entsteht.

Gallensäuren im Harn

Gallensäuren finden sich im Harn bei hochgradigem Ikterus, besonders wenn die Gallenstauung erst seit kurzem besteht; ihr Nachweis ist schwierig.

Nachweis als Schnelltest. Beim *Hayschen Schwefeltest* wird etwas pulverisierter Schwefel auf die Urinoberfläche gestreut. Bei Anwesenheit von gallensauren Salzen sinken die Schwefelpartikelchen, während sie auf normalem Urin schwimmen. Dies beruht auf der Senkung der Oberflächenspannung, die von den gallensauren Salzen bewerkstelligt wird.

6. Sonstige Harnfarbstoffe
a) Die Porphyrine

Porphyrine sind cyclische Tetrapyrrole. Sie unterscheiden sich durch die Art der substituierenden Gruppen und durch die Stellung der Substituenten. Charakteristischerweise absorbieren Porphyrinlösungen stark Licht der Wellenbereiche zwischen 390—410 mμ (,,Soret-Bande''). Man kann daher die Absorptionsmessung zu ihrer Bestimmung heranziehen. Bei Bestrahlung mit gefiltertem Ultraviolettlicht (bevorzugt bei 365 mμ) tritt bei Anwesenheit von Porphyrinen eine auffallende Rotfluorescenz auf. Bezüglich chemischer Konstitutionen der Porphyrine, sowie Physiologie und Pathologie des Porphyrinstoffwechsels s. S. 655.

Die tägliche *Porphyrinausscheidung* beträgt unter *physiologischen Bedingungen* etwa 0,5 mg, wovon bis zu 100 γ mit dem Urin und 150—400 γ mit den Faeces ausgeschieden werden. Bei bestimmten Krankheiten und manchmal auch ohne faßbare Ursache (,,idiopathische Kopro*porphyrin*urie'') werden vermehrte Mengen von Koproporphyrinen im Urin ausgeschieden. Zur *Koproporphyrinurie*, d. h. einer *erhöhten* Ausscheidung von Koproporphyrin, kann es bei verschiedenen Krankheiten kommen, von denen die häufigsten in Tab. 8 aufgeführt sind.

Tabelle 8. *Vorkommen von Koproporphyrinurie*

Koproporphyrin I	Koproporphyrin III
Akute fieberhafte Zustände (Pneumonie, rheumat. Fieber)	Poliomyelitis
Infektiöse Hepatitis	Morbus Hodgkin
Verschlußikterus	Lebercirrhose
Perniciöse Anämie	Aplastische Anämie
Hämolytische Anämie	
Leukämien	Schwermetallvergiftungen

,,Idiopathische Koproporphyrinurie''

Man muß *grundsätzlich* die vermehrte Ausscheidung von Koproporphyrinen im Urin = *Koproporphyrinurie* (,,sekundäre oder symptomatische Porphyrinurie'') von der *echten Porphyrie unterscheiden*. Unter *Porphyrie* versteht man eine Gruppe von Krankheitsbildern, die ursächlich auf einer Störung der Porphyrinsynthese als angeborener Fehlleistung (konstitutionelle Abnormalität) beruhen. Es handelt sich um eine Stoffwechselanomalie, die recessiv oder dominant vererbt wird. Diese seltenen Störungen des Pyrrolstoffwechsels gehen mit der Ausscheidung von Uroporphyrin-Isomeren oder ihren Vorstufen, Porphobilinogen und Delta-Amino-Lävulinsäure im Urin einher. Sie bieten typische, mit dem vermehrten Auftreten dieser Substanzen in Beziehung zu bringende klinische Symptome. Eine Koproporphyrinausscheidung im Harn kann daneben vorhanden sein. Sie überschreitet jedoch oft nicht die Norm.

Tabelle 9. Hauptausscheidungsprodukt im Urin bei
den klinischen Formen der Porphyrie

I. *Porphyria erythropoetica* („kongenitale Porphyrie")	Uroporphyrin I
II. *Porphyria hepatica* 1. Intermittierende akute Porphyrie	Porphobilinogen (δ-Aminolävulinsäure)
2. Chronische Porphyrie a) Porphyria cutanea tarda	Uroporphyrin I u. III
b) gemischte Form	Uroporphyrin I u. III, im „Anfall" außerdem Porphobilinogen

Grundsätzliche Vorbemerkungen zum Porphyrinnachweis. Um Verluste an Porphyrin bzw. seinen Vorstufen zu vermeiden, bewahrt man den Harn im Dunkeln (braune Flasche) und kühl auf. Außerdem macht man den Urin schwach alkalisch, was man durch vorhergehendes Einbringen von 5 g Na_2CO_3 (ausreichend für die 24 Std.-Menge) in die Sammelflasche erreichen kann. Es ist auch der Zusatz von Toluol empfohlen worden.

Nachweis des Koproporphyrins nach SCHWARTZ, ZIEVE und WATSON[1]. Man gibt 5 g Natriumcarbonat in die Flasche, in der der Harn gesammelt wird. Wird er außerdem kühl aufbewahrt, treten in den nächsten 48 Std. keine Verluste ein.

Ausführung. 5 ml Urin werden mit 5 ml einer Lösung vermischt, die aus 1 Teil Eisessig und 4 Teilen einer gesättigten Natriumacetatlösung besteht. Dazu gibt man 100 ml Äthylacetat und 20 ml Aqua dest. Nach intensivem Schütteln entfernt man die wäßrige Phase und wäscht den Äthylacetatauszug zweimal mit je 30 ml 1%igen Natriumacetats und einmal mit 0,005%igem Jod aus. Dadurch werden die Chromogene oxydiert. Anschließend 4malige Extraktion des Äthylacetats mittels je 5 ml 1,5 nHCl, bis die letzte HCl-Probe nicht mehr fluoresciert. Bei vorhandener Trübung weiterer Zusatz von 1,5 nHCl. Die gesammelten HCl-Extrakte werden vor einer Quecksilberlampe (Wellenlänge 405 mμ) fluorometrisch untersucht.

Uroporphyrinnachweis nach R. A. ALDRICH[2]. Frisch entleerter Urin wird mit einigen ml Eisessig angesäuert und in einem Scheidetrichter mit

---

[1] J. Lab. clin. Med. **37**, 843 (1951).
[2] J. Amer. med. Ass. **146**, 1207 (1951).

einem gleichen Volumen einer Mischung von normalem Butylalkohol und
Äthylacetat (zu gleichen Teilen) geschüttelt. Nach völliger Trennung wird
die wäßrige Phase abgetrennt und weggeschüttet. Die *Butylalkohol-Äthyl-
acetatmischung* wird mit 3 Teilen destillierten Wassers gewaschen. Die
organische Lösungsschicht zeigt dann eine Rotfluorescenz, nahe der Ultra-
violettregion des Spektrums. Dann extrahiert man mit 3—5 ml einer 10%igen
NaOH-Lösung. Die Porphyrine gehen nahezu quantitativ in die alkalische
Lösung über, weshalb man jetzt die Alkohol-Acetatmischung weggießen kann.

Anschließend neutralisiert man die NaOH-Lösung mit HCl bis zum
Grauwerden von Kongorotpapier. Zu dieser Lösung gibt man jetzt 1—2 ml
Eisessig hinzu und schüttelt sie mit einem gleichen *Volumen von Äther* aus.
Koproporphyrin geht in den Äther, während Uroporphyrin (soweit es an-
wesend ist) in die wäßrige Phase geht. Wenn es sich um große Mengen von
Porphyrinen handelt, empfiehlt es sich, die Ätherextraktion mehrmals
auszuführen, um sicher zu gehen, daß alles Koproporphyrin aus der Wasser-
schicht entfernt wird.

Schließlich säuert man die wäßrige Phase mit HCl an und untersucht die
Rotfluorescenz der Lösung mit einem geeigneten Fluorophotometer. Die
Absorptionsstreifen der Uroporphyrine (gelöst in 25%iger HCl) liegen nach
den Bestimmungen von Hans Fischer bei den Wellenlängen 511,3 — 553,6
— 577,6 — 596,6 mμ.

Bestimmung von Uroporphyrin im Urin (nach J. Brugsch[1]). Wenn nicht
frisch entleerter Urin untersucht werden kann, muß er in dunkler Flasche
unter Zusatz von Toluol aufbewahrt werden. Da meist die Gesamtausscheidung von Uroporphyrin in 24 Std. interessiert, wird man ohnedies meist
diese Konservierung anwenden.

Reagentien. 1. Bleiacetat in Substanz, 2. HCl 25%ig, 3. HCl 5%ig,
4. Eisessig, 5. Äther.

Ausführung. 50 ml Urin werden mit 10 ml Eisessig versetzt und vorsichtig 45 min lang mit 250 ml Äther im Scheidetrichter ausgeschüttelt.
Der Äther (der das ätherlösliche Koprophyrin enthält) wird abgetrennt und
die Extraktion mit 100 ml Äther 15 min lang wiederholt. Beide Ätherauszüge
werden mit Wasser (zur Beseitigung der Essigsäure) ausgewaschen (beachte
Rotfluorescenz!). Das äthergelöste Koproporphyrin wird in 5%iger Salzsäure extrahiert und fluorometrisch bestimmt (s. J. Brugsch: Z. ges. inn.
Med. 2, 71 (1947)].

Zum *Nachweis des Uroporphyrins* wird der ausgeätherte Harn mit einer
Messerspitze Bleiacetat versetzt und durch ein Faltenfilter filtriert. Das an
Bleiacetat adsorbierte Uroporphyrin befindet sich auf dem Filter. Man
extrahiert anschließend das Filter mit 25%iger HCl so lange, bis sowohl das
Filter wie auch die durchlaufende Salzsäure keine Rotfluorescenz mehr vor
dem mit entsprechendem Filter versehenen UV-Licht zeigen. In dem gesammelten Salzsäureauszug wird das Uroporphyrin anschließend fluorometrisch bestimmt.

Der Nachweis von Porphobilinogen. a) Porphobilinogen gibt die Ehrlichsche Reaktion mit p-Dimethylaminobenzaldehyd. Das rote Reaktionsprodukt löst sich aber nicht in Chloroform, zum Unterschied von dem aus
Urobilinogen. Man versetzt deshalb in einem Reagenzglas etwa 3 ml Harn
mit der gleichen Menge Ehrlichs Reagens und etwa 5 ml gesättigter Natriumacetatlösung, mischt und extrahiert mit etwa 2 ml Chloroform. Das
rote Kondensationsprodukt des Porphobilinogens bleibt in der wäßrigen
Phase, das des Urobilinogens geht in das Chloroform.

---

[1] Z. ges. inn. Med. **4**, 253 (1949).

b) Urobilinogen ist in essigsaurem Äther löslich, Porphobilinogen nicht.— Man schüttelt den Harn, den man mit etwa $^1/_{20}$ seines Volumens an Eisessig versetzt hat, mit dem gleichen Volumen Äther aus, trennt den Äther ab und stellt mit dem Harn die Ehrlichsche Reaktion an. Tritt eine Rotfärbung in der Kälte ein, so handelt es sich um Porphobilinogen.

Praktisches Vorgehen im Laboratorium

a) Qualitative Vorprüfung auf Vermehrung von Porphyrinen. Bei einer Menge von über 0,3 mg Porphyrin im Tagesharn leuchtet dieser unter der Hanauer Fluorescenzlampe direkt, ohne Extraktherstellung, rötlich auf.

Zu $^1/_{100}$ der 24 Std.-Harnmenge setzt man im Zentrifugenglas pulverförmiges Calciumacetat hinzu, und zwar im Verhältnis 0,04 g pro ml Harn. Fällt nach 1 Std. kein Niederschlag aus (saurer Harn!), so gibt man 10 Tropfen eines leicht alkalischen Phosphatpuffers hinzu. Nach 2 Std. zentrifugiert man, gießt ab und löst den Niederschlag in 1 ml 10%iger Salzsäure. Ist unter der Analysenlampe eine Rotfluorescenz sichtbar, so ist die Porphyrinmenge pathologisch und man schließt eine quantitative Bestimmung (s. u.) an, wobei auch festgestellt wird, ob Uro- oder Koproporphyrine oder beide vermehrt sind.

b) Quantitative Bestimmung von Uro- und Koproporphyrin im Harn nach R. A. ALDRICH[1] und C. RIMINGTON u. S. L. SVEISSON[2].

Prinzip. Aus dem Harn werden Uro- und Koproporphyrin mit organischen Lösungsmitteln und daraus wieder mit Lauge extrahiert. Aus der essigsauer gemachten wäßrigen Phase wird mit Äther das Koproporphyrin extrahiert, im Rückstand bleibt das Uroporphyrin.

Reagentien. 1. Eisessig, 2. n-Butanol, 3. Äthylacetat, 4. Natronlauge 10%, 5. Salzsäure 25%, 6. Äther.

Ausführung. In einem 50 ml-Zentrifugenglas mit Stopfen werden 20 ml Harn mit 1 ml Eisessig, 10 ml n-Butanol und 10 ml Äthylacetat 10 min geschüttelt, zentrifugiert, im Scheidetrichter die Harnschicht abgetrennt, verworfen. Die organische Phase wird 2mal mit 30 ml Aqua dest. gewaschen.

Dann werden mit 5 ml 10% NaOH Uro- und Koproporphyrin extrahiert. Die organische Phase wird dabei hell. Die abgetrennte Lauge wird mit 25% Salzsäure neutralisiert, bis Kongopapier grau ist (etwa 2 ml). Dann werden 2 ml Eisessig hinzugefügt und 2mal mit 10 ml Äther das Koproporphyrin extrahiert. Den Äther extrahiert man wiederum 2mal mit 3 ml 25% Salzsäure, füllt die vereinigten Salzsäureportionen auf 15 ml auf und bestimmt dann das Koproporphyrin.

Die wäßrige essigsaure Lösung füllt man mit Salzsäure ebenfalls auf 15 ml auf und bestimmt darin das Uroporphyrin.

Photometrische Messung und Berechnung. Die Lösungen mit dem Koproporphyrin und dem Uroporphyrin werden in einem Spektralphotometer, z. B. Beckman-Spectrophotometer Modell DU) bei 405 mμ und 1 cm Schichtdicke gemessen. Zur Ausschaltung des Untergrundes mißt man die Extinktionen bei 380 mμ ($e = 380$), bei 405 mμ ($e = 405$) und bei 430 mμ ($e = 430$) und berechnet die eigentliche Extinktion der reinen Porphyrine nach

$$E_{405}^{1\,cm} = \frac{2 \times e\,405 - (e\,430 + e\,380)}{1,844} .$$

[1] J. Amer. med. Ass. **146**, 1207 (1951).
[2] Scand. J. clin. Lab. Invest. 2, 209 (1950).

Die Mengen der Porphyrine in der Harntagesmenge von M ml berechnen sich dann nach

$$\text{Uro-(Kopro)porphyrin} = E \times 1{,}5 \times M\gamma/\text{Tag.}$$

Anmerkung: Ist die Färbung zu intensiv, so verwendet man 20 ml eines entsprechend mit Wasser verdünnten Harnes (z. B. 1:4) und multipliziert das Ergebnis entsprechend.

c) Vereinfachte quantitative Bestimmung von Porphobilinogen nach D. Mauzeral u. S. Granick[1].

In einem Reagenzglas versetzt man 0,1 ml Harn (24 Std.-Harn) mit 5 ml Aqua dest. und setzt 5 ml Ehrlichs Reagens hinzu. Nach genau 5 min mißt man mit einem Spektralphotometer bei 555 mμ in 1 cm Schichtdicke. Gemessene Extinktion

$$E \times 630 = \text{Porphobilinogenmenge in } \gamma/\text{ml.}$$

In schweren Fällen von Porphyrie muß man den Harn unter Umständen 1:100 verdünnen, 5 ml davon verwenden und entsprechend mit 1260 multiplizieren.

b) Harnfarbstoffe außer Pyrrolderivaten

Trotz der Vielzahl der beschriebenen Farbstoffe wissen wir noch recht wenig. *Uroerythrin* wurde schon 1840 beschrieben, aber noch nicht kristallisiert dargestellt. *Purpurin, Urohämatin, Uromelanin, Urorosein, Skatolrot* sind mit ihm wahrscheinlich identisch. *Urochrom B* entstammt wohl dem Hämoglobinstoffwechsel, enthält aber kein Pyrrol, wohl Uroerythrin. *Uropterin* leitet sich von den Pteridinen her und *Urothion* ist ein schwefelhaltiger Farbstoff.

Eine summarische Messung der Harnfarbstoffe hat Heilmeyer angegeben [L. Heilmeyer: Z. ges. exp. Med. **60**, 648 (1928)].

Nachweis von Urochromogen. Zur Entfernung störender Substanzen wird Harn zu gleichen Teilen mit Ammoniumsulfat versetzt (Aussalzung) und filtriert. Das Filtrat wird so weit mit Aqua dest. verdünnt, bis es nahezu völlig farblos erscheint. Auf Zugabe von einigen Tropfen einer 1⁰/₀₀igen Kaliumpermanganatlösung tritt eine goldgelbe Färbung durch Bildung von Urochrom auf. Es handelt sich um eine Oxydation von Urochromogen zu Urochrom.

Die Probe ist für den Schrumpfnierenharn von Bedeutung. Dieser ist fast farblos, weil die erkrankte Niere das Oxydationsvermögen eingebüßt hat. Andererseits werden die Chromogene in der Haut an den belichteten Stellen (Gesicht, Hände) oxydiert, was dem Schrumpfnierenkranken die schmutzigbräunliche Farbe an diesen Partien gibt.

Melanin. Melanin stellt eine Gruppenbezeichnung dar. Die Melaninpigmente sind braun und schwarz. Sie sind verwandt mit den physiologischen Pigmenten der Haut, Haare und Chorioidea. Unter pathologischen Umständen, namentlich bei melanotischen Tumoren, finden sie sich im Harn, gewöhnlich aber in farblosen Vorstufen *(Melanogene)*. Es kommt beim Melanosarkom aber keinesfalls regelmäßig zur Ausscheidung von Melanogen oder Melanin. Andererseits kann man sie auch bei Ochronosis und Morbus Addison beobachten.

---

[1] J. biol. Chem. **219**, 435 (1956).

Nachweis. Auf Eisen(III)-chloridzusatz bilden sich im verdächtigen Urin braunschwarze Wolken.

Thormählensche Nitroprussidreaktion. 5 ml Urin werden mit 4 Tropfen einer frischen Nitroprussidnatriumlösung und 10 Tropfen einer 40%igen Natronlauge versetzt und geschüttelt. Unter vorsichtigem Ansäuern (Vermeidung von Erwärmung) mit 33%iger Essigsäure entsteht bei Anwesenheit von Melanogen eine preußischblaue Farbe. Bei starkem Farbstoffgehalt wird der Harn grünlich. Die Probe ist negativ, wenn der Harn nur Homogentisinsäure (Alkaptonurie) enthält (s. S. 247).

7. Darmfäulnisprodukte im Urin

Indican (indoxylschwefelsaures Kalium) $C_6H_8N \cdot O \cdot SO_3K$. — Aus dem in den Eiweißkörpern enthaltenen Tryptophan $=$ Indolaminopropionsäure

$$\text{HC}_2\text{-C-C-CH}_2\text{-CHNH}_2\text{-COOH (Indolring)}$$

bildet sich bei der Fäulnis im Darmkanal oder bei putriden Eiterungen Indol

$$\text{Indol}$$

Das Indol wird aus dem Darmkanal resorbiert, im Organismus zu Indoxyl oxydiert und im Harn an Schwefelsäure gebunden als indoxylschwefelsaures Kalium.

$$\text{C-C-O-SO}_2 \cdot \text{OK}$$

ausgeschieden. Dieses letztere liefert bei Spaltung mit konzentrierter Salzsäure Indoxyl, das durch Oxydation (z. B. mit Chlorkalk oder Eisenchlorid) in Indigo

$$\text{Indigo}$$

übergeführt wird.

Das Indican ist vermehrt bei Darmkrankheiten mit abnormer Zersetzung der Ingesta, bei Cholera, Peritonitis, am stärksten bei Darmverschluß. Aus der Menge des Indicans im Harn kann man einen

Rückschluß ziehen auf die Intensität der Eiweiß-Fäulnisprozesse im
Darmkanal, Bei ernsten Nierenkrankheiten werden die Phenole und
die anderen aromatischen Harnbestandteile ungenügend ausgeschieden
und häufen sich im Blut an (VOLHARD-BECHER). Über den Indicannachweis im Blutserum s. S. 337.

Indicannachweis. Man versetzt 25 ml sauren Urin mit 2,5 ml einer
10%igen Bleiacetatlösung, wodurch eine Reihe störender Substanzen
gefällt wird, und filtriert von dem entstehenden Niederschlag ab. Es werden
in ein Reagenzröhrchen ungefähr 10 ml des Filtrates und 3 ml Chloroform
gegeben, in ein zweites 10 ml Obermayers Reagens (= konzentrierte Salzsäure, die etwa 0,8% Eisenchlorid enthält). Durch mehrfaches Hin- und Her-
gießen werden die beiden Lösungen miteinander gemischt. Die blaue Farbe
geht in das Chloroform über.

Manchmal tritt statt der blauen Farbe des Indigoblaus eine rote oder
violette auf, namentlich dann, wenn man den Harn (statt mit Salzsäure und
Eisenchlorid) mit konzentrierter Salpetersäure versetzt und erwärmt und
wenn man mit Äther statt mit Chloroform ausschüttelt. Bei Gegenwart von
Jod färbt sich das Chloroform ebenfalls violett; diese Färbung verschwindet
aber beim Schütteln mit Natronlauge. Dieses „Indigorot" dürfte sich ebenfalls aus der Indoxylschwefelsäure und damit vom Indol herleiten und hat
keine andere Bedeutung als das Indigoblau. Manche Harne werden beim
Ansäuern mit Salzsäure rosa. Die Bildung dieses Farbstoffes (Urorosein)
beruht auf der Gegenwart von Indolessigsäure.

Phenole, nämlich Phenol, C_6H_5OH = Carbolsäure; Kresol $CH_3 \cdot$
$C_6H_4 \cdot OH$; Hydrochinon $C_6H_4(OH)_2$.

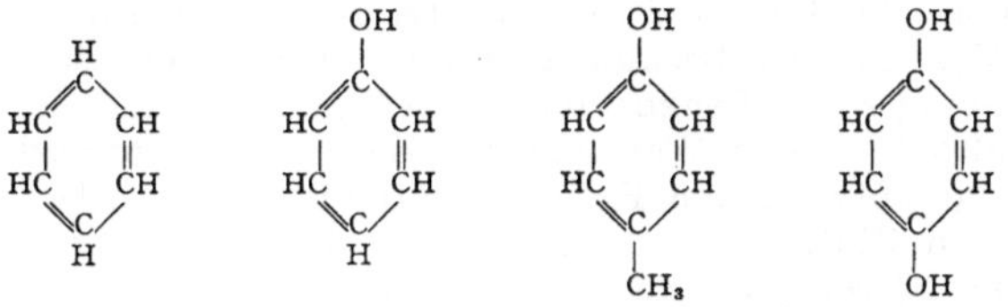

Benzol ·	Phenol	p-Kresol	Hydrochinon

Penole finden sich in kleinen Mengen normalerweise im Harn, sie
erscheinen, an Schwefelsäure und Glucuronsäure gebunden, als Phenol-
glucuronsäure und als Phenolschwefelsäure, sog. *Ätherschwefelsäure.*
Vermehrung derselben deutet auf Fäulnisprozesse im Organismus, und
zwar bilden sich die Phenole durch die Fäulnis aus dem Tyrosin (S. 232).
Außerdem kommen größere Mengen von Phenolen im Harn vor, wenn
Carbolsäure oder verwandte Stoffe in den Magen aufgenommen oder
von der Haut oder von Körperhöhlen, z. B. der Vagina, resorbiert
worden waren, bei Vergiftung mit Carbolsäure oder Lysol (Lysol ist
eine Auflösung von Kresolen in Seifenlösung). Phenolharn dunkelt an
der Luft nach. Zum Nachweis des Phenols versetzt man ungefähr
100 cm³ Harn mit 5 cm³ konz. Schwefelsäure und destilliert. Das
Destillat gibt bei Anwesenheit von Phenol auf Zusatz von Bromwasser
einen gelbweißen Niederschlag von Tribromphenol und beim Erwärmen
mit einigen Tropfen von Millons Reagens eine Rotfärbung.

8. Diazoreaktion (Ehrlich)

Die Diazobenzolsulfosäure vereinigt sich mit verschiedenen noch unbekannten, meist aromatischen Körpern des Harns zu Farben.

Zur Herstellung des „Reagens" hält man sich zwei Lösungen vorrätig: a) Sulfanilsäure (Anilinsulfosäure) 5,0, Salzsäure 50,0, destilliertes Wasser 1000,0. b) Natriumnitrit 0,5, Wasser 100,0. Zum Gebrauch versetzt man 25 cm³ von Lösung a mit genau 10 Tropfen von Lösung b; dieses „Reagens" ist jedesmal frisch zu bereiten. Man vermischt im Reagenzglas gleiche Teile Harn und Reagens und ¹/₈ Volumen Ammoniak und schüttelt einmal auf. Bei gewissen fieberhaften Krankheiten tritt eine Rotfärbung der Flüssigkeit (scharlach, carmin, rotorange) auf, die sich besonders deutlich am Schaume zeigt (rote Reaktion). Diese findet sich häufig bei Abdominaltyphus (von der ersten Woche an) und hat für die Diagnose dieser Krankheit große Bedeutung, ferner bei Fleckfieber, bei schweren Fällen von Pneumonie, Puerperalinfektion und bei Masern (selten bei Scharlach), gelegentlich bei Tuberkulose (Lungenphthisis, Miliartuberkulose) und bei Lymphogranulomatose. Ihr Vorkommen weist bei Tuberkulose auf eine schlechte Prognose. Ferner findet sich eine starke Diazoreaktion auch bei der Trichinose zur Zeit der Entwicklung der Muskeltrichinen.

9. Einfache physikalische Untersuchungsmethoden des Urins

(Mikroskopie, Spektroskopie, Polarisationsbestimmung)

a) Mikroskopische Untersuchung des Urinsediments

Der normale Harn ist *klar* und setzt beim Stehen nur ein kleines lockeres Wölkchen (Nubecula) ab, in welchem sich bei mikroskopischer Untersuchung einige Leukocyten, Blasenepithelien und Schleimfäden (= Cylindroide) finden. Wenn ein eigentliches Sediment vorhanden ist, so kann dies entweder aus Formelementen bestehen, z. B. aus Leukocyten, roten Blutkörperchen, Epithelien der Blase und der übrigen Harnwege, Nierencylindern, oder aus chemischen Verbindungen, die im Harn gelöst waren und beim Stehen ausgefallen sind. Im ersteren Fall ist das Sediment lockerer. Im letzteren Fall ist es kompakter, und zwar ist das Sediment, welches aus saurem und konzentriertem Harn ausgefallen ist, meistens ziegelrot und besteht aus saurem harnsaurem Natron. Aus stark sauren Harnen kann auch freie Harnsäure in wetzsteinförmigen Kristallen ausfallen; die Sedimente aus alkalischen oder neutralen Harnen sind gewöhnlich weiß und bestehen aus phosphorsauren oder kohlensauren alkalischen Erden (Kalk und Magnesia). In ammoniakalisch zersetzten Harnen kommen neben den letzteren auch phosphorsaure Ammoniakmagnesia und harnsaures Ammoniak vor.

Zur Untersuchung des Urinsediments sollte der Harn möglichst bald nach der Blasenentleerung verwendet werden, bevor der beim Stehenlassen immer eintretende Bakterienbefall wirksam wird. Man zentrifugiert den zu untersuchenden Urin in einer geeigneten Zentrifuge, gießt die überstehende Flüssigkeit vorsichtig ab und entnimmt den Bodensatz mit einer Pipette. Die Untersuchung erfolgt auf einem Objektträger, indem man einen Tropfen des Sediments aufbringt und mit einem dünnen Deckglas bedeckt. Man untersucht am besten bei teilweise geschlossener Blende.

Für fortlaufende und vergleichende Untersuchungen sei auf die quantitative Methode von ADDIS verwiesen, der eine Zählkammer benutzt.

Man unterscheidet organisierte und nicht organisierte Sedimente.

α) Organisierte Sedimente

Leukocyten finden sich in geringer Zahl auch im normalen Harn. Kommen sie in großer Menge vor, so wird der Harn trüb, und es deutet dies auf eine Entzündung oder Eiterung in irgendeinem Teil des Urogenitalapparates (Gonorrhoe, Fluor albus, Cystitis, Pyelitis, Nephritis) hin, deren Lokalisation durch weitere Untersuchung aufzuklären ist. Bei Ikterus enthalten die Leukocyten bisweilen feine Bilirubinkristalle.

Bei chronischer Gonorrhoe finden sich, auch wenn die Infektion schon viele Jahre vorher stattgefunden hat, *Tripperfäden:* feine Schleimfäden, die mit Leukocyten, bisweilen auch mit Gonokokken besetzt sind; sie stammen aus der Prostata und aus den hinteren Teilen der Urethra.

Erythrocyten finden sich bei den verschiedensten hämorrhagischen Zuständen der Urogenitalorgane (s. Hämaturie, S. 205). Bei renalen Blutungen sind sie z. T. zu Blutkörperchencylindern zusammengebacken (Tafel I). In Harnen von sehr niedrigem spezifischen Gewicht erscheinen die roten Blutkörperchen oft ausgelaugt als blasse, doppelt konturierte Scheibchen (Blutkörperschatten), bisweilen kugelig.

Die *Nierenepithelien* sind klein, rund oder kubisch, etwas größer als Leukocyten, mit *bläschenförmigem* Kern, meist schlecht erhalten und schwer zu erkennen. Sie sind oft mit Fett-Tröpfchen dicht angefüllt. Die Nierenepithelien werden bisweilen zu Cylindern zusammengebacken oder liegen Cylindern auf (Epithelcylinder, Tafel I). Das Vorkommen von Nierenepithelien deutet stets auf einen krankhaften Vorgang in der Niere. Wenn sich zahlreiche *verfettete* Nierenepithelien vorfinden, so ist dies ein Zeichen fettiger Degeneration der Harnkanälchen. Bei schweren Degenerationszuständen der Nierenepithelien bestehen die Fett-Tropfen aus doppelbrechenden Lipoidsubstanzen und geben bei der Untersuchung mit dem Polarisationsmikroskop ein helles Kreuz.

Epithelien der Blase, der Ureteren und der Nierenbecken zeigen untereinander keine Verschiedenheiten. Diejenigen der oberflächlichen Schichten haben polygonale Plattenform, die der tieferen Schichten rundliche, oft mit Fortsätzen (Birnenform) versehene Gestalt und bläschenförmigem Kern. Finden sich sehr zahlreiche derartige Epithelzellen gemeinsam mit Leukocyten im Harn vor, so deutet dies auf einen entzündlichen Zustand der Schleimhaut der Blase oder der Ureteren oder der Nierenbecken. Die mikroskopische Untersuchung ergibt demnach keinen Anhaltspunkt für die Differentialdiagnose der Erkrankungen dieser verschiedenen Regionen.

Vagina und *Praeputium* besitzen sehr große Plattenepithelien, denen der Mundschleimhaut ähnlich. — Die *männliche Urethra* trägt Cylinderepithelien. Diese Epithelien finden sich bisweilen im Eiter bei akuter Gonorrhoe. Der gonorrhoische Eiter ist außerdem charakterisiert durch das Vorkommen von Gonokokken. (Siehe das Kapitel der Mikroorganismen.)

Cylinder sind Ausgüsse der Harnkanälchen, gebildet durch Coagulation eiweißhaltigen Materials. Sie finden sich in großer Zahl bei der akuten Nephritis und den chronisch hydropischen Nierenerkrankungen, in kleiner Zahl bei der Schrumpfniere sowie bei jeder Proteinurie, auch bei Stauungsniere, bei fieberhaften Infektionskrankheiten, ferner (gelb gefärbt) bei Ikterus.

Man unterscheidet folgende Arten von Harncylindern:

1. *Cylinder mit cellulärer Strukturierung.*

Erythrocytencylinder bestehen aus zusammengebackenen Massen roter Blutkörperchen. Sie sind ein Zeichen dafür, daß Blutungen im Nierengewebe, und zwar meist in der (Bowmanschen) Kapsel der Glomeruli stattgefunden haben. Sie sind also ein Zeichen renaler Hämaturie bzw. hämorrhagischer Nephritis, meist der Glomerulonephritis.

Leukocytencylinder, aus weißen Blutkörperchen zusammengesetzt, kommen vor bei den *entzündlichen* Erkrankungen der Niere, auch bei den vom Nierenbecken aufsteigenden Infektionen der Niere und bei den metastatischen Eiterungen im Nierengewebe. Leukocyten allein bilden gewöhnlich keine Cylinder. Sie finden sich dagegen oft dicht gepackt an der Oberfläche amorpher Cylinder.

Epithelcylinder. Diese bestehen aus den abgestoßenen Epithelien der Harnkanälchen; diese Epithelien sind nur selten gut erhalten, meist sind sie entartet, oft fettig degeneriert, manchmal zu einer körnigen Masse zusammengesintert. Auch können einzelne Nierenepithelien den hyalinen und gekörnten Cylindern aufliegen. Epithelcylinder sind immer das Zeichen einer Degeneration der Epithelien der Harnkanälchen.

Granulierte Cylinder. Sie weisen eine gröbere oder feine Körnelung auf. Manchmal sind sie bräunlich gefärbt, manchmal erscheint der ganze Cylinder mit Fettkügelchen bedeckt (Fettkörnchencylinder). Sie sind entweder aus Erythrocyten- oder Epithelzellenbruchstücken entstanden, was aus erhaltenen Zellresten zu schließen ist. Oder sie sind aus amorphen kolloiden Kanälchenausgüssen durch chemische Einwirkung anderer Urinbestandteile entstanden, was schließlich zur Granulierung geführt hat. Manchmal finden sich Auflagerungen von Epithelien und Erythrocyten. In jedem Fall weist die Anwesenheit von granulierten Cylindern auf ernstere Läsionen im Nierenparenchym hin. Sie kommen bei akuten wie chronischen Nierenkrankheiten zur Beobachtung.

Hämoglobincylinder bestehen aus braunen Körnchen von Blutfarbstoff. Sie finden sich bei der Hämoglobinurie, z. B. nach Vergiftung mit Kali chloricum und anderen Giften, welche die Blutkörperchen zerstören und ihr Hämoglobin frei machen, auch bei der paroxysmalen Hämoglobinurie und dem Schwarzwasserfieber der Malaria nach Chiningebrauch. Ferner kommen sie nach Knochenbrüchen und selten bei manchen schweren Infektionskrankheiten vor.

Große Mengen kurzer granulierter Harncylinder kommen im Coma diabeticum (Comacylinder) vor. Manchmal treten sie auch als Vorboten auf.

2. *Amorphe Cylinder.*

Hyaline Cylinder bestehen aus einer homogenen, glasartig durchscheinenden kolloiden Substanz, die coaguliert ist. Sie zeigt sehr zarte, oft schwer erkennbare Konturen. Man findet sie nicht nur bei den eigentlichen Nierenkrankheiten, sondern auch bei den Proteinurien infolge von fieberhaften Infektionskrankheiten, von Überanstrengung, von Ikterus, und sie haben deshalb geringere diagnostische Bedeutung als die übrigen Cylinderarten. Gelegentlich kommen hyaline Cylinder auch ohne gleichzeitige Proteinurie vor. Bei längerem Stehen des Urins können sie durch die Einwirkung des Harnpepsins verschwinden. Auch nach Säurezusatz zum Sedimentpräparat werden sie unsichtbar.

Wachscylinder, durch Dehydrierung coagulierten Eiweißes entstanden, sind von gelblicher Farbe und stärkerem Glanze, mit scharfen Konturen, oft unregelmäßig gebogen und geknickt. Sie sind stark lichtbrechend und im Gegensatz zu den hyalinen Cylindern resistent gegen Säurezusatz. Sie finden sich hauptsächlich bei chronischen Nierenkrankheiten und weisen auf eine schwere Erkrankung der Nieren hin.

Sehr häufig liegen den Cylindern, besonders den hyalinen, andere Formelemente auf: Harnsalze, Fett-Tropfen, rote Blutkörperchen, Leukocyten, Nierenepithelien und Bakterien.

3. *Cylindroide* sind lange, unregelmäßig breite, längsgestreifte Gebilde; sie sind wohl größtenteils als Schleimfäden aufzufassen und besitzen keine diagnostische Bedeutung.

Mikroorganismen finden sich stets in solchen Harnen, die länger gestanden und sich zersetzt haben; es darf deshalb nur frisch gelassener Urin zur Untersuchung verwendet werden, am besten der Harn, welcher mit sterilem Katheter aus der Blase entnommen worden war; in diesem wird bei Cystitis und Pyelitis am häufigsten das *Bacterium coli commune* angetroffen.

Die in der Harnblase und im Nierenbecken als Entzündungserreger häufig vorkommenden Colibakterien können mikroskopisch erkannt werden, daneben aber ist für ihre Anwesenheit der positive Ausfall der *Nitritreaktion* charakteristisch. Das Griessche Nitritreagens setzt sich folgendermaßen zusammen:

Lösung I: 0,2 cm³ Alphanaphthylamin werden in 20 cm³ Wasser erhitzt und mit 150 cm³ Acidum aceticum dilutum vermischt und dann filtriert.

Lösung II: 0,5 cm³ Acidum sulfanilicum werden in 150 cm³ Acidum aceticum dilutum gelöst und filtriert.

Gleiche Mengen von I und II werden gemischt und in einem dunklen Gefäß aufbewahrt.

Gibt man zum frisch gelassenen Urin eine gleiche Menge Reagens, so zeigt sich bei der Anwesenheit von Colibakterien eine leuchtend rote Farbe.

Seltener kommen Staphylo-, Strepto- und Pneumokokken vor. In übelriechenden Harnen wird bisweilen der Proteus vulgaris gefunden.

Von manchen Personen wird dauernd, ohne daß eine eigentliche Cystitis besteht, ein schwach saurer, bakterienreicher, etwas trüber und leicht übelriechender Harn entleert; diese „Bakteriurie" ist ebenfalls meist durch Bacterium coli bedingt und kann nach einer Cystitis und Pyelitis übrigbleiben. Unter ganz normalen Verhältnissen ist der frischgelassene Harn bakterienfrei. Bei manchen Infektionskrankheiten, wie bei Sepsis, Abdominaltyphus und Recurrens können Kokken, Typhusbakterien und Spirillen in den Harn übergehen. Die Typhusbakterien sind durch Kultur nachzuweisen.

Bei Urogenitaltuberkulose sind in dem krümeligen Sediment Tuberkelbakterien vorhanden. Man bringt einen Tropfen des aus einer größeren Harnmenge abzentrifugierten Sediments auf einen Objektträger, läßt ihn antrocknen (falls das Sediment auf dem Glas nicht haften will, kann man etwas verdünntes Hühnereiweiß zusetzen) und färbt nach den im Kapitel Mikroorganismen angegebenen Methoden. Ein saurer Harn mit zahlreichen weißen, vielfach auch roten Blutkörperchen, der sich bei der bakteriologischen Untersuchung als steril erweist, erweckt den dringenden Verdacht auf das Vorhandensein einer Nierentuberkulose.

Im Smegma des Präputiums und der Labien kommen Bakterien vor, welche in Gestalt und Färbeverhältnissen den Tuberkelbakterien außerordentlich gleichen. Um sich vor Verwechslungen der Tuberkelbakterien mit diesen „Smegmabakterien" zu schützen, ist es meist nötig, den Harn mittels des Katheters zu entnehmen. Um mit Sicherheit festzustellen, welche der beiden Nieren tuberkulös erkrankt ist, muß mittels des Ureterenkatheterismus der Urin der beiden Nieren gesondert untersucht werden. Gelingt der mikroskopische Nachweis der Tuberkelbakterien nicht, so kann man das Zentrifugat des Harns einem Meerschweinchen einspritzen. Auch wenn nur vereinzelte Tuberkelbakterien vorhanden sind, entwickelt sich bei dem Tier im Laufe der nächsten 4 Wochen eine charakteristische tuberkulöse Erkrankung.

β) Nicht organisierte Sedimente

Im *sauren* Urin können sich finden:

1. *Harnsäure* (s. a. S. 240). *Freie Harnsäure*, in Wasser fast unlöslich, erscheint in manchen stark sauren (superaciden) Harnen, besonders nach längerem Stehen und beim Fehlen von Schutzkolloiden; sie bildet einen schweren, auf dem Boden des Uringefäßes liegenden, harten, meist kristallinischen, gelbrot gefärbten Sand und zeigt mikroskopisch Wetzstein-, Kamm-, Tonnen- und Spießform (löslich in Kalilauge) (s. Tafel I). Unter Umständen kann die freie Harnsäure auch schon im Nierenbecken und in der Blase auskristallisieren und zur Bildung von Grieß, Steinen und zu Blutungen Veranlassung geben.

2. *Harnsaure Salze (Urate)*. Es handelt sich um Kalium-, Natrium- und Ammoniumurate. Infolge ihrer großen Affinität zu den Urinpigmenten sind sie mehr oder weniger rötlich gefärbt, rotem Backstein ähnlich. Daher hat man dem Sediment den Namen „Ziegelmehlsediment" gegeben. Es ist amorph, besteht mikroskopisch aus kleinsten

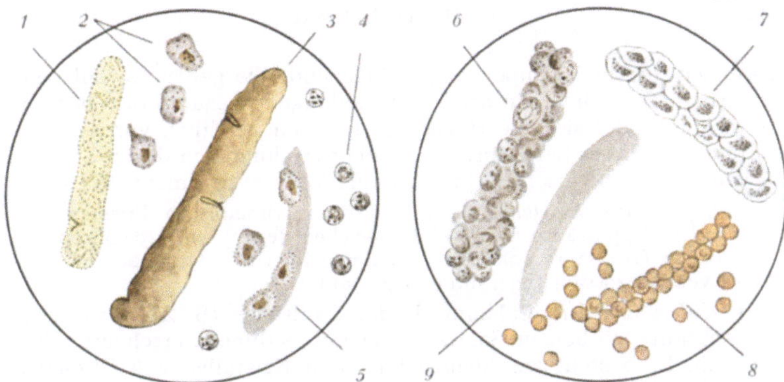

Celluläre Harnsedimente und Cylinder. *1* Granulierter Cylinder, *2* Nierenepithelien, *3* Wachscylinder, *4* Leukocyten, *5* Hyaliner Cylinder mit aufgelagerten Nierenepithelien, *6* Leukocytencylinder, *7* Epithelcylinder, *8* Erythrocytencylinder (daneben einzelne Erythrocyten), *9* Hyaliner Cylinder

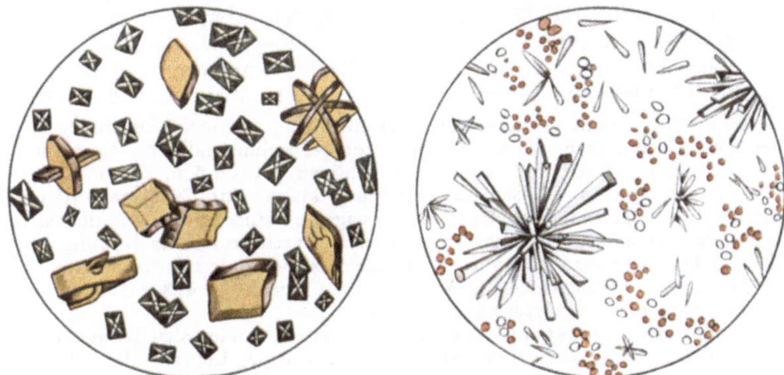

Harnsäurekristalle (gelbe bis rötlich braungelbe grobe Platten, Aggregate, Wetzsteinformen), daneben *Calciumoxalatkristalle* („Briefkuvertform")
Calciumphosphat-(PO₄CaH)*-Kristalle* in Nadel- und Büschelform, daneben *amorphe Phosphate*

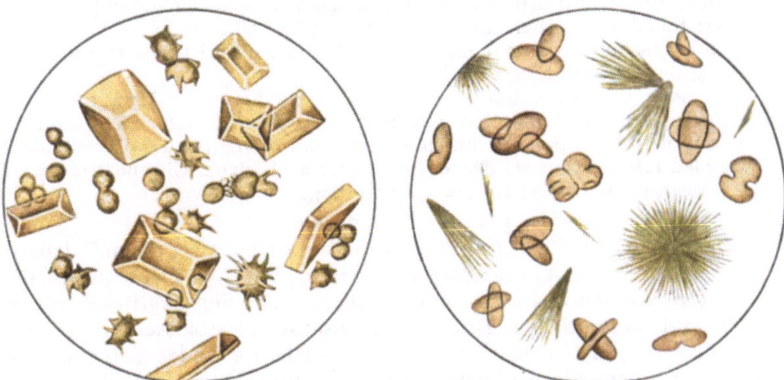

Harnsaures Ammonium, in Kugel- und Stechapfelform (in zersetztem alkalischem Harn) und *Harnsäurekristalle* in Sargdeckelform (gelb gefärbt, in saurem Harn).
(Beachte: Farblose Sargdeckel in alkalischem Harn sind Tripelphosphatkristalle).
Tyrosinkristalle in Büschelform (unlöslich in Essigsäure) und *Leucinkristalle* in Kugel- oder Ovoidform (seltener; gut löslich in Essigsäure)

Körnchen, die in Klumpen angeordnet sind. Sie gehen sowohl beim Erwärmen als auch bei Zusatz von Alkalilauge in Lösung. In zersetzten Urinen verbindet sich die Harnsäure mit dem reichlich vorhandenen Ammoniak. Dieses harnsaure Ammoniak zeichnet sich durch Schwerlöslichkeit aus und erscheint in Stechapfelform im Sediment (s. Tafel I)

3. *Hippursäure-Kristalle.* Es sind farblose rhombische Prismen oder Nadeln der Hippursäure (S. 244). Sie gleichen denen des Tripelphosphats, sind aber in Essigsäure unlöslich. Sie treten im Urin meist nach der Einnahme von Benzoesäure oder ihren Salzen auf.

4. *Calciumoxalate.* Calciumsalz der Oxalsäure (S. 247), unlöslich in Essigsäure, löslich in Salzsäure. Dieses Sediment erscheint selten reichlich. Es besteht aus kleinen farblosen Kristallen von Oktaederform (Briefkuvertform) s. Tafel I, seltener in Nadel- oder Biskuitform. Der qualitative wie auch der quantitative Nachweis der Oxalsäure ist vorderhand ohne diagnostische Bedeutung. Aus dem Vorhandensein größerer Mengen von Briefkuvertkristallen darf noch nicht auf eine krankhafte „Oxalurie" geschlossen werden, wohl aber kann bei dauernder Ausscheidung größerer Mengen von oxalsaurem Kalk schließlich die Bildung von Oxalatsteinen zustande kommen.

5. *Cystin.* Cystin (Disulfid der α-Amido-β-thio-propionsäure) findet sich bei einer eigenartigen, oft hereditären Stoffwechselanomalie, der Cystinurie Das Cystin erscheint im Sediment in schönen glänzenden, regelmäßigen, sechseckigen Tafeln, die sich in Ammoniak lösen. Zum Nachweis kleiner Mengen versetzt man den Harn mit Essigsäure und untersucht den sich bildenden Niederschlag mikroskopisch. Das Cystin kann zur Bildung von Harnsteinen Veranlassung geben (s. pathologische Konkremente S. 280).

Nachweis. Sullivan-Reaktion [J. biol. Chem. *117*, 423 (1937)] oder mittels Papierchromatographie (s. S. 245).

6. *Tyrosin* = p-Oxyphenyl-Aminopropionsäure findet sich bisweilen im Leberkoma (akute gelbe Leberatrophie, Hepatargie, Leberinsuffizienz) im Urin. Tyrosin tritt in zarten Nadelbüscheln oder Kugeln auf. Zum Nachweis untersucht man das Harnsediment mikroskopisch; besser ist es, den Harn mit basisch essigsaurem Blei auszufällen, das Filtrat durch H_2S zu entbleien, die abfiltrierte Flüssigkeit möglichst weit einzudampfen und zur Kristallisation stehen zu lassen. Tyrosin löst sich leicht in Ammoniak und kann aus heißem ammoniakalischem Alkohol umkristallisiert und dann mikroskopisch erkannt werden.

7. *Leucin* = α-Aminoisocapronsäure. Es erscheint im Urin als gelbe kugelförmige Gebilde von fettartigem Glanz, die oft mit feiner radiärer Streifung versehen sind. Es findet sich, wenn überhaupt, dann gewöhnlich zusammen mit Tyrosin bei der akuten Leberinsuffizienz. Gleicher Nachweis wie Tyrosin (Tyrosin und Leucin s. Abbildung).

In alkalischem Urin können vorkommen:

Phosphate (s. S. 238). In praxi handelt es sich entweder um Calciumphosphat oder Ammoniummagnesiumphosphat (= Tripelphosphat).

1. *Calciumphosphat.* Die einfachsauren Salze der *alkalischen Erden* (Kalk und Magnesia), z. B. das einfachsaure (zweibasische) Calciumphosphat PO_4CaH, sind in Wasser unlöslich. Es findet sich meist in amorpher Form als weißliche, körnig-flockige Masse am Boden des alkalischen Urins. Der Niederschlag löst sich beim Erwärmen nicht

auf. Oder der *einfachsaure phosphorsaure* Kalk kristallisiert in keilförmigen, zu Rosetten vereinigten Kristallen (Tafel I). Er löst sich durch Zusatz von Essigsäure auf.

2. *Tripelphosphat.* Die tertiären Salze der alkalischen *Erden*, also das Tricalcium- und Trimagnesiumphosphat, sind in Wasser unlöslich, ebenso die in Sargdeckelform kristallisierende phosphorsaure Ammoniakmagnesia ($PO_4MgNH_4 + 6 H_2O$, Tafel I). Es sind farblose Prismen. Sie lösen sich ebenfalls durch Zusatz von Essigsäure auf.

Carbonate. Kohlensaurer Kalk erscheint im Sediment in Gestalt kleiner Kugeln sowie in Biskuitformen, welche sich bei Versetzen mit Säuren unter Bläschenbildung lösen. Durch die Gasbildung beim Versetzen mit Essigsäure unterscheiden sie sich von den Phosphaten.

Sulfonamidkristalle. Sie können bei Sulfonamidtherapie im Urin auftreten, wenn es zu einer Ausfällung in den Harnkanälchen kommt (wie dies zu Beginn der Sulfonamidaera bei Sulfathiazol, Sulfadiazin gelegentlich der Fall war). Es können sehr unterschiedliche Formen auftreten, je nach der ausgeschiedenen Substanz. Bei Verdacht kann auch der chemische Sulfonamidnachweis durchgeführt werden.

Cholesterinkristalle erscheinen nur gelegentlich im Urin. Es handelt sich um charakteristische, dünne farblose rhombische Platten mit einer Einkerbung an einer Ecke.

b) Spektroskopie des Urins

Die spektroskopische Untersuchung läßt sich mit einem Taschenspektroskop leicht ausführen; man hält den Urin in einem Reagenzglas vor den Spalt des Apparates; sehr zweckmäßig ist das Vergleichsspektroskop von BÜRKER.

Bei *Hämoglobinurie* ist der Harn infolge des gelösten Blutfarbstoffs fleischwasserfarben bis rot. Bei Gegenwart von Hämatin oder Methämoglobin wird er dunkelbraunrot bis nahezu schwarz („Schwarzwasser").

Methämoglobin unterscheidet sich vom Oxyhämoglobin dadurch, daß es vor dem Spektroskop neben den beiden Oxyhämoglobinstreifen in Gelb und Grün noch einen dunklen Absorptionsstreifen im Rot und einen schwächeren zwischen Grün und Blau erkennen läßt. Bei Hämoglobinurie findet man im Harn meist auch Methämoglobin. Bisweilen ist auch *Hämatin enthalten*, welches einen Streifen im Rot gibt; dieser ist dem Streifen des Methämoglobins sehr ähnlich, läßt sich aber dadurch unterscheiden, daß beim Versetzen mit Natriumhydrosulfid und Pyridin der Streifen des reduzierten Hämatins (Hämochromogen) im Grün und ein nach rechts davon gelegener verwaschener Streifen auftritt, während das Methämoglobin bei Reduktion mit Schwefelammonium den Streifen des reduzierten Hämoglobins liefert (s. Spektroskopie S. 358). Siehe weiter unter Blut (S. 355).

c) Polarisationsbestimmung des Urins

Wenn polarisiertes Licht durch ein Rohr von l dm Länge mit einer p-prozentigen Lösung von Traubenzucker hindurchgeht, so erfährt es eine Drehung seiner Polarisationsebene um einen Winkel α. Dieser Winkel ist proportional dem Prozentgehalt p und der Länge des

Rohrs l, d. h. es ist $\alpha = k \cdot \dfrac{p}{100} \cdot l$, worin k eine Konstante des gelösten Stoffes, die „spezifische Drehung", ist. Das spezifische Drehungsvermögen des Traubenzuckers für das gelbe Natriumlicht beträgt $+ 52{,}8°$.

Aus dem am Apparat abgelesenen Drehungswinkel α ergibt sich also der Prozentgehalt p der Lösung zu $p = \dfrac{\alpha \cdot 100}{52{,}8 \cdot l}$. Wenn eine Röhre von 1,893 dm Länge zur Verfügung steht, gibt die am Teilkreis abgelesene Zahl von Graden ohne weiteres den Zuckergehalt in Prozenten an. Häufig wird die Skala des Apparates nicht in Graden und Minuten des Kreises, sondern gleich in Prozenten des Traubenzuckers eingeteilt. — Die Polarisationsbestimmung gibt bei Gegenwart linksdrehender Substanzen, z. B. Eiweiß oder β-Oxybuttersäure, zu geringe Werte. Es ist deshalb in solchen Fällen zu empfehlen, den Harn zu vergären und dann nochmals zu polarisieren. Ergibt sich nach dem Vergären eine Linksdrehung, so muß deren Wert zu demjenigen der Rechtsdrehung, welche vor der Vergärung beobachtet worden war, hinzuaddiert werden. — Ist der Harn dunkelgefärbt oder trüb, so ist es unmöglich, ihn direkt im Polarisationsapparat zu untersuchen, und es ist dann nötig, ihn vorher farblos zu machen und zu klären. Das geschieht, indem man ihn in einem Reagenzglas mit einer kleinen Messerspitze voll gepulverten Bleiacetats oder Tierkohle versetzt, schüttelt und filtriert. Das Filtrat wird in die Röhre unter Vermeidung von Luftblasen eingefüllt und in den Apparat eingelegt. An der Skala liest man den Grad der Drehung ab. — Die Polarisation ist die bequemste Methode zur Bestimmung des Traubenzuckers und gibt, besonders unter der oben angeführten Modifikation, genaue Resultate.

III. Harnanalyse im klinisch-chemischen (biochemischen) Laboratorium

1. Anorganische Stoffe

a) Natrium (Na$^+$). Das Natrium findet sich sowohl in der Nahrung, wie auch im Organismus ausschließlich als Na-Ion. Das Natriumion überwiegt in den extracellulären Flüssigkeiten (Plasma, interstitieller Raum) auf der Kationenseite mengenmäßig ganz beträchtlich. Über 90% der sauren Valenzen dieser Flüssigkeitsräume werden von Natriumionen neutralisiert und die osmotische Druckregulation (zur Aufrechterhaltung der Isotonie und Isohydrie der Körperflüssigkeiten) wird etwa zu 50% vom Natrium bestritten. Es ist daher für die Kontrolle der Wasserbilanz unentbehrlich. Physiologischerweise wird es zum überwiegenden Teil durch die Niere ausgeschieden. Es findet sich weiter im Schweiß.

Die Natriumelimination durch die Niere ist von der Natriumzufuhr abhängig. Bei Übergang von Normalkost zu kochsalzarmer Diät kommt es zunächst zu einer verstärkten Natriumausscheidung. Dieser Verlust, als NaCl-Ausscheidung berechnet, kann bis zu 20 g betragen. Die Tagesausscheidung geht aber rasch zurück. Es stellt sich ein neues Gleichgewicht ein. Der Organismus hält unter physiologischen Bedingungen ein ausreichendes Natriumquantum im Plasma und den Gewebsflüssigkeiten zur Verfügung. So wird bei extrem natriumfreier Kost im Harn nahezu überhaupt kein Natrium ausgeschieden.

Die *Natriumbestimmung im Urin* kann zur Kontrolle einer Diätbehandlung mit Na-armer Kost von Nutzen sein. Sie kann ferner bei Bilanzuntersuchungen wertvolle Aufschlüsse geben, insbesondere zur Feststellung eines *Natriummangels*, infolge pathologischer Na-Verluste über Niere, Darm, durch Erbrechen, ausgiebige Punktionen von Höhlenergüssen (insbesondere bei gleichzeitiger Na-armer Kost), nach traumatisch oder operativ bedingtem Plasmaverlust, Verbrennungen usw.

Schließlich kann im Stadium der Ödementstehung eine Natriumanalyse im Urin zweckmäßig sein. Die Natriumausscheidung geht bei der Entstehung von Ödemen oder Höhlenergüssen infolge der Natriumretention im Gewebe (bzw. der Diffusion in den Erguß) erheblich zurück. Dies trifft sowohl für die Kreislaufdekompensation (besonders Rechtsinsuffizienz), wie auch für die dekompensierte Lebercirrhose und das nephrotische Syndrom zu. Umgekehrt steigt in der Ausschwemmungsperiode (auch bei der Lösung einer Pneumonie und dem Rückgang einer Hepatitis) die Natriumausscheidung mit dem Urin erheblich an.

Siehe weiter das Kapitel über „Wasser- und Elektrolythaushalt", S. 635.

b) Kalium (K⁺). Kalium ist ein typisches intracelluläres Element. Extracellulär finden sich nur 25% des gesamten Kaliumbestandes. Die unterschiedlichen Konzentrationen von Natrium und Kalium intra- und extracellulär werden unter erheblichem Energieaufwand aufrechterhalten. Außerhalb der Zellen erscheint es wahrscheinlich völlig ionisiert. Kalium wird in der Hauptsache durch die Nieren ausgeschieden (daneben Darm). Durch exzessiven Kaliumverlust über die Nieren, wie z. B. bei der akuten tubulären Nekrose, oder über den Magen-Darm-Kanal (Diarrhoen, Erbrechen), kann es zu dem bedrohlichen Bild der *Hypokaliämie* kommen. Der Kaliumverlust wird als lebensgefährlich angesehen, wenn er etwa $^1/_5$ des gesamten Kaliumbestandes überschreitet. Dies kann bei einem täglichen Verlust von 2 g Kalium über die Nieren in etwa 14 Tagen eintreten. Bei Oligurie (z. B. bei Niereninsuffizienz) kann es zur Hyperkaliämie kommen. Über *Hypokaliämie* und Hyperkaliämie s. S. 644.

Die Bestimmung von Natrium und Kalium mit dem Flammenphotometer. Da die einwandfreie Bestimmung dieser Elemente auf rein chemischem Wege geschulte Kräfte erfordert, hat sich erst seit der allgemeinen Einführung der Flammenphotometrie ein größerer Kreis in der klinischen Chemie an dieses Problem herangewagt.

Von den beiden nahe verwandten Verfahren, dem Vergleichsverfahren oder der Leitlinienmethode und dem Anschlag- oder Direktverfahren, wird in Deutschland meist nur das letztere angewendet. Dessen *Prinzip* ist bei den verschiedenen im Handel befindlichen Geräten das gleiche: Einer Flamme wird die ionenhaltige Lösung in zerstäubter Form mit der inneren Brennluft zugeführt. Aus dem ausgesandten Licht werden durch Interferenzfilter soviel Fremdlinien wie möglich ausgeblendet und die Strahlungsintensität der zu bestimmenden Linie mit einem Selenelement, dessen Photostrom noch verstärkt wird, an einem Zeigerinstrument oder auf andere Weise gemessen. Dabei wird jedesmal zu Beginn durch Regulierung der Verstärkung die Emissionsintensität einer bekannten Eichlösung auf einen bestimmten Skalenteil eingestellt.

Das erste Präzisionsflammenphotometer wurde vor mehr als 70 Jahren von GOUY in Frankreich konstruiert. Die flammenphotometrische Analyse wird in Europa aber erst seit den bahnbrechenden spektrochemischen Untersuchungen von LUNDGARD 1929 angewendet. In der klinisch-chemischen Diagnostik der angloamerikanischen Länder wird die Flammenphotometrie erst etwa seit dem Ende des letzten Weltkrieges benützt. In Deutschland ist sie erst in den letzten Jahren bekannt geworden. Es ist daher kein Wunder, daß die USA in der Entwicklung geeigneter Apparaturen und in der Erarbeitung zuverlässiger Analysemethoden einen gewaltigen Vorsprung haben. Die Wahl eines geeigneten Instrumentes und einer einwandfreien Methode ist daher wohl auf keinem Gebiet der Laboratoriumsanalyse so entscheidend, wie gerade bei der Flammenphotometrie.

c) Calcium (Ca^{++}). Die Calciumausscheidung erfolgt im wesentlichen durch den Darm und die Niere. Das Hauptausscheidungsorgan ist der Darm. Der gesunde erwachsene Mensch scheidet 0,1—0,4 g Calcium am Tag aus. Diese Ca-Ausscheidung soll auch im Hungerzustand in gleicher Weise weitergehen. Sie erfolgt proportional dem Serumcalciumspiegel, der in der Norm 9—11 mg-% beträgt. Bei sehr niedriger Blutcalciumkonzentration sind Ausscheidungsmengen gefunden worden, die nur ein Zehntel der Tagesnorm betragen. Umgekehrt fand man bei einer Hypercalcämie von 14 mg-% 2—4 g Calcium im 24 Std.-Urin. Die Calciumausscheidung hängt von verschiedenen Faktoren ab. Ganz im Vordergrund steht der Einfluß der hormonalen Regulation durch die Nebenschilddrüsen (Collip- oder Parathormon). *Übermäßige Hormonproduktion* der Epithelkörperchen führt letzten Endes zu einer *Hypercalciurie* und *Hyperphosphaturie*. Parathormon fördert die Ausscheidung von PO_4-Ionen in der Niere, wahrscheinlich durch Hemmung der PO_4-Rückresorption in den Tubuli. Die resultierende Hyperphosphaturie (s. auch S. 238) kann so beträchtlich sein, daß sie zu einer Hypophosphatämie führt. Trotz verstärkten Knochenabbaues (Osteoporose) kommt es zu einem echten Phosphormangel des Organismus, der dem Vorgang den Namen ,,Phosphatdiabetes'' gegeben hat. Bei der engen Verknüpfung des Calcium- und Phosphatstoffwechsels wird beim Knochenabbau auch Calcium frei. Da Parathormon nur die tubuläre Rückresorption von Phosphationen, nicht dagegen die von Ca-Ionen hemmt, werden Ca-Ionen nicht mit der gleichen Schnelligkeit ausgeschieden, wie Phosphationen. Es kommt in diesem Fall daher trotz der beträchtlichen Calciurie zu einer Hypercalcämie.

ALBRIGHT und REIFENSTEIN haben diesem ,,*primären Hyperparathyreoidismus*'' einen ,,*sekundären Hyperparathyreoidismus*'' gegenübergestellt, der meist mit einer gestörten Nierenfunktion zusammenhängt. Es handelt sich teils um rein tubuläre, teils glomerulotubuläre Insuffizienzen. Ein sekundärer Hyperparathyreoidismus entsteht nur dann, wenn der in den pathophysiologischen Vorbemerkungen (S. 185) beschriebene basensparende Mechanismus (Carboanhydrasemechanismus und NH_3-Bereitstellungsfunktion), der der Ausscheidung saurer Valenzen mit dem Harn aus dem Körper dient, so schwer beeinträchtigt ist, daß es zu einer Störung des Säuren-Basen-Gleichgewichtes in Richtung einer Acidose kommt. Es kommt nun in der Tat bei solchen acidotischen Nierenerkrankungen zu einer Vergrößerung der Epithelkörperchen mit gleichzeitiger Überfunktion. Durch die renal bedingte Ausscheidungsstörung für Phosphor kommt es zur Hyperphosphatämie (,,renale Rachitis oder Osteomalacie''). Durch die gleichzeitig eintretende Kalkmobilisation aus dem Skelet kann es zu Kalkablagerungen in der Niere (Nephrocalcinose) und in anderen Geweben kommen. Die Acidose, auch aus anderer Ursache, kann zu einer Hypercalciurie (zugleich evtl. auch Hyperphosphaturie) führen.

Probe zum Nachweis einer Calciumvermehrung im Harn
(nach SULKOWITSCH)

Prinzip. Eine Oxalat enthaltende Lösung von einem bestimmten p_H wird zum gleichen Volumen Harn zugesetzt, so daß bei normalem Calciumgehalt sofort ein feiner Niederschlag von Calciumoxalat als schwache Trübung ausfällt.

Reagentien. 2,5 g Oxalsäure und 2,5 g Ammoniumoxalat werden mit 5 ml Eisessig und Aqua dest. gelöst und ad 150 ml mit Aqua dest. aufgefüllt.

Ausführung. Man fügt zu 5 ml Harn 5 ml Reagens und schüttelt um. Entsteht keine Trübung, so liegt der Serumcalciumspiegel sicher unter 7,5 mg-%, entsteht eine dicke, milchige Ausfällung, so ist er wahrscheinlich über 11,5 mg-%. *Normal* ist eine schwache Trübung.

Man verwendet eine Probe des 24 Std.-Harnes und vermeidet calciumreiche Kost (Milch!).

Kalksedimente im Harn: Einfachsaurer phosphorsaurer Kalk und *phosphorsaure Ammoniakmagnesia* (Tripelphosphat). Weiteres s. unter „Sedimente" S. 232.

d) Chlor. Chlor ist wie Natrium ein extracelluläres Ion. 75 g von insgesamt 85 g finden sich im extracellulären Raum. Zu 98% wird Cl durch die Nieren ausgeschieden. Beim Schwitzen werden beträchtliche Mengen durch die Haut ausgeschieden. Die renale Cl-Elimination geht bei Cl-armer Kost bis zum praktischen Verschwinden des Chlors zurück. Durch Selbstregulationsmechanismen in der Niere wird ähnlich wie beim Natrium eine Chlorverarmung verhütet. Erst wenn pathologische Chlorverluste bei gleichzeitig reduzierter Chlorzufuhr eintreten, kann es ähnlich wie bei den geschilderten Natriumverlusten zu Mangelerscheinungen (Hypochlorämie) kommen. Da Cl^- in den extracellulären Flüssigkeiten unter den Anionen (neben HCO_3^-) beträchtlich überwiegt, kommt es bei Chlorverlust zu einem Absinken des osmotischen Druckes im interstitiellen Bindegewebsraum. Der Ausgleich erfolgt, wie immer, durch Wasserbewegung. Es kommt zum Wasser- und Natriumeintritt in die Zellen. Erfolgt dies innerhalb des Gehirns, so machen sich die Zeichen des Hirnödems bemerkbar. Die pathophysiologischen und klinischen Vorgänge sind aber wegen der gleichzeitig eintretenden Natrium- und Wasserbewegung nicht als eindeutig dem Cl-Mangel zur Last fallende Folgen abzugrenzen.

Da die Niere die Chlorausscheidung weitgehend drosseln kann und sich der Chlorbedarf im wesentlichen nach dem extrarenalen Verlust (Schweiß, Wüstenklima), insbesondere unter pathologischen Bedingungen (Chlorverluste durch Erbrechen, Diarrhoen usw.) richtet, ist der Chlornachweis im Urin für die Klinik von untergeordneter Bedeutung.

Bestimmung der Chloride im Harn. Prinzip. Zur Klärung und zur evtl. Beseitigung von Eiweiß im Harn wird eine Somogyi-Fällung mit Zinkhydroxyd durchgeführt und das Filtrat mit Merkurinitratlösung titriert (s. Chloride im Blut S. 330).

Reagentien. Zinkchloridlösung 10%ig (chloridfrei), 0,5 n-Natronlauge (chloridfrei), 0,02 n-Merkurinitratlösung (s. Chloride im Blut), alkoholische Diphenylcarbazonlösung 1%ig.

Ausführung. In einem Zentrifugenglas werden 1 ml Harn, 7 ml Wasser, 1 ml Zinksulfatlösung und 1 ml Natronlauge gemischt, zentrifugiert und 2 ml klares Zentrifugat abgenommen. Diese werden mit 1 Tropfen Diphenylcarbazonlösung versetzt, die Rosafärbung durch 1 Tropfen 2 n-Salpetersäure beseitigt und mit 0,02 n-Mercurinitratlösung bis zur Blaufärbung titriert. 1 ml Mercurinitratlösung entspricht 0,709 mg Chlorion.

e) Phosphate (PO_4). Die Ausscheidung von P erfolgt z. T. durch den Darm, z. T. durch die Nieren. Der im Harn ausgeschiedene P stammt nach Schütte wahrscheinlich fast ausschließlich aus hydrolysierten Phosphorsäureestern. Seine Menge ist vom Phosphatgehalt des Serums, der Größe der Hydrolyse durch die Phosphatase in den Nierentubuli und von dem rückresorbierten Anteil abhängig. Phosphationen werden erst ausgeschieden, wenn der Blutphosphatspiegel 4 mg-% überschreitet (physiologische Konzentration des anorganischen Phosphors im Blut = 3,5 mg-%). Der gesunde Erwachsene scheidet bei „normaler" Kost 0,8—1,3 g als P aus.

Die Phosphorsäure (H_3PO_4) bildet als dreibasische Säure drei Reihen von Salzen: 1. Die zweifachsauren (= primären) Salze, z. B. NaH_2PO_4 (Mononatriumphosphat). Es ist in Wasser löslich und reagiert sauer. 2. Die einfachsauren (= sekundären) Salze, z. B. Na_2HPO_4 (Dinatriumphosphat), ebenfalls in Wasser löslich. Dagegen sind die einfachsauren Ca^{++}- und Mg^{++}-Salze in Wasser unlöslich (s. „Sedimente" S. 232).

3. Die dreibasischen (= tertiären) Alkalisalze, z. B. Na_3PO_4 (= Trinatriumphosphat) sind ebenfalls wasserlöslich. Dagegen sind die tertiären Erdalkaliphosphate (Tricalcium- und Trimagnesiumphosphat) in Wasser unlöslich. Ebenfalls unlöslich ist das in Sargdeckelform kristallisierende Magnesium-Ammoniumphosphat („Ammoniakmagnesia") = $MgNH_4PO_4$ plus 6 H_2O (s. „Sedimente" S. 233!). Etwa 70% der Urinphosphate bestehen aus NaH_2PO_4 bzw. Na_2HPO_4. Außer Phosphationen finden sich im Harn Ca^{++}-, Mg^{++}- und NH_4-Ionen. Etwa 25% verlassen die Niere als Calcium- und Magnesiumphosphat. Ihre Menge und Konzentration überschreitet meist wesentlich das Löslichkeitsprodukt für die schwerlöslichen Phosphate. Daß sich trotzdem bis zur Entleerung des Urins kein Niederschlag bildet, hat seine Ursache darin, daß sich im Urin Schutzkolloide und hydrotrope Substanzen (z. B. Hippursäure) finden. Außerdem wirkt die geringe Grenzflächenspannung der Epithelmembranen der Harnkanälchen (zum durchfließenden Urin) der Konkrementbildung entgegen.

Die Phosphaturie („Milchpisser" in der Kinderheilkunde) erfolgt *physiologischerweise* bei *alkalischer Kost* und *Alkalitherapie*, im *Hunger* und bei *erschöpfender Muskelarbeit*, beim *Stehenlassen des Urins* (bakterielle Zersetzung → Ammoniakbildung), *pathologischerweise* bei:

1. Rachitis und Osteomalacie, 2. Morbus Paget, 3. Cushing-Syndrom, 4. Akromegalie, 5. Multiplen Myelomen (Morbus Kahler), 6. Hyperparathyreoidismus, 7. Osteolytischen Tumormetastasen.

f) Sulfate (SO_4)$^{--}$. *Schwefelsäure*, H_2SO_4, Tagesmenge 2,0—2,5 g, erscheint im Harn teils als „*anorganische*" Schwefelsäure an Alkalien oder alkalische Erden gebunden, teils als „Ätherschwefelsäure" an Phenol, Indoxyl und andere Stoffe gebunden. Das Verhältnis der zweiten zur ersteren beträgt unter normalen Verhältnissen ungefähr 1:10; bei Carbolsäurevergiftung kann aber fast die ganze Schwefelsäure des Harns an Phenol gebunden erscheinen. Daneben enthält der Harn noch Schwefel in organischer Bindung (Neutralschwefel).

2. Organische Substanzen

a) Stickstoffhaltige Substanzen

Die Ausscheidung der harnpflichtigen N-haltigen Stoffwechselendprodukte gehört zu den wesentlichen Aufgaben der Niere. Als Stickstoff berechnet, verlassen täglich 10—15 g unter physiologischen Umständen den Körper. Es handelt sich dabei überwiegend um Harnstoff. Außerdem findet sich N in Kreatinin, Ammoniak, Harnsäure, Hippursäure, Indican, Aminosäuren.

Harnstoff. Bei Durchschnittsernährung beträgt die Harnstoffmenge des Gesunden im 24 Std.-Urin 25—35 g. Sie ist vermehrt bei eiweißreicher Kost, sowie bei vermehrtem Zerfall von Körpereiweiß im Fieber (bis 60 g); vermindert bei Inanition (bis 9 g), bei stickstoffarmer und kohlenhydratreicher Kost, ferner bei manchen Nierenerkrankungen.

Harnstoff als kleines Molekül (Molekulargewicht = 60) wird ohne weiteres im Glomerulum filtriert, bei der tubulären Passage infolge der Wasserrückresorption konzentriert. Überschreitet seine Konzentration in der Tubulusflüssigkeit die im Blutplasma, so gelangt er nach der heutigen Auffassung durch passive Rückdiffusion z. T. wieder ins Blut zurück. Die Harnstoffausscheidung im Urin nimmt bei abnehmender Harnproduktion ab, bei vermehrter Diurese zu. Bei einem die Glomerula, wie auch die Nephronen als Ganzes treffenden Schaden resultiert unter anderem eine Verminderung der Harnstoffelimination. So kommt es sowohl beim Rückgang der glomerulären Filtration, wie bei der Schrumpfniere (der entzündlichen, wie auch der vasculären Verlaufsform) als auch bei der tubulären Insuffizienz (s. S. 273) zu einer starken Reduktion der Harnstoffelimination. Sie geht einher mit einer Harnstoffretention (erhöhter Reststickstoffgehalt) im Blut und in den Geweben.

Gegen die Ansicht, es würden wesentliche Mengen Harnstoff *tubulär sezerniert*, spricht die Tatsache, daß bei Lipoidnephrose, wo starke Tubulusschädigungen vorliegen, keine Harnstoffretention erfolgt. Ja im Gegenteil, therapeutisch zugeführter Harnstoff in Tagesdosen bis zu 60 g wird ohne Schwierigkeit zusätzlich ausgeschieden. In Anbetracht der großen Rückdiffusionsmöglichkeit des Harnstoffs in den Tubuli ist die Annahme einer tubulären Sekretionsnotwendigkeit unnötig, selbst wenn aglomeruläre Nieren bestimmter Tiere eine solche Harnstoffelimination aufweisen. Zur Erklärung der Harnstoffretention bei Niereninsuffizienz erscheint es auch nicht notwendig, ausgehend von einer normalen Glomerulumfiltratmenge von 190 l pro Tag, eine gesteigerte Harnstoffrückdiffusion anzunehmen. Vielmehr liegt bei der Schrumpfniere eine starke Einschränkung der glomerulären Filtration (auf 10% und weniger) vor, so daß gar nicht so viel Harnstoff primär ausgeschieden wird.

Harnstoff ist sehr leicht in Wasser und Alkohol löslich. Der Harnstoff setzt sich durch Wirkung gewisser Bakterien und Fermente (die Urease) oder durch Einwirkung starker Alkalien unter Aufnahme von Wasser um in *kohlensaures Ammonium:*

$$\mathrm{O:C} \Big\langle {{}^{NH_2}_{NH_2}} + 2\,H_2O = O:C \Big\langle {{}^{ONH_4}_{ONH_4}}$$

Wird Harnstoff trocken erhitzt, so bildet sich *Biuret*, dessen wäßrige Auflösung mit Kalilauge und einem Tropfen sehr verdünnter Kupfersulfatlösung versetzt Violettfärbung gibt *(Biuretreaktion)*.

Harnstoff im Harn. Diese Bestimmung kann man nach der einfachen Diffusionsmethode mit Urease durchführen (s. Harnstoff im Blut, S. 336). Man verdünnt dazu den Harn auf das Zehnfache oder bei hohem Gehalt auf das Fünfzigfache und verwendet 0,2 ml. Das Ergebnis ist dementsprechend zu multiplizieren.

Also: sind bei einer Harn-Tagesmenge von T ml, einer Verdünnung auf das Zehnfache, a ml $\dfrac{n}{200}$ Salzsäure verbraucht worden, so ist ihre 24 Std.-Menge Harnstoff

$$\frac{a \cdot 0{,}75 \cdot T \cdot 10}{1000}\ \text{g}\,.$$

Harnsäure. Die *Harnsäure*, $(C_5H_4N_4O_3)$ = Trioxypurin, oft als $\overline{\text{U}}$

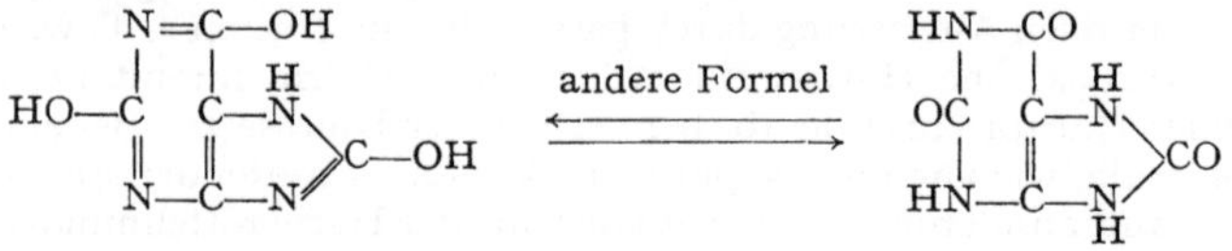

$$
\begin{array}{ccc}
\text{N}=\text{C}-\text{OH} & & \text{HN}-\text{CO}\\[2pt]
\text{HO}-\text{C}\quad\text{C}-\text{N}\diagdown & \xleftarrow{\ \ \text{andere Formel}\ \ } \xrightarrow{\hspace{3em}} & \text{OC}\quad\text{C}-\text{N}\diagdown\\
\qquad\qquad\qquad\text{C}-\text{OH} & & \qquad\qquad\qquad\text{CO}\\
\text{N}-\text{C}-\text{N}\diagup & & \text{HN}-\text{C}-\text{N}\diagup
\end{array}
$$

Enol- oder Lactimformel — Keto- oder Lactamformel

bezeichnet und die *Xanthin-* oder *Alloxurbasen*, zu denen das Xanthin = Dioxypurin $(C_5H_4N_4O_2)$, Hypoxanthin $(C_5H_4N_4O)$, Guanin $(C_5H_5N_5$ und Adenin $(C_5H_5N_5)$ gehören, leiten sich ab vom Purin:

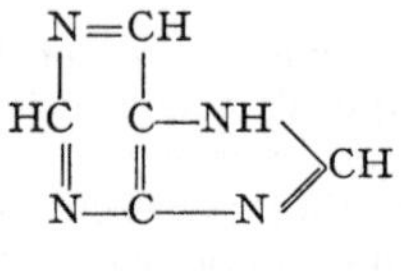

$$
\begin{array}{ccc}
\text{N}=\text{CH} & & \\[2pt]
\text{HC}\quad\text{C}-\text{NH}\diagdown & & \\
\qquad\qquad\qquad\text{CH} & & \\
\text{N}-\text{C}-\text{N}\diagup & &
\end{array}
$$

und werden deshalb auch als „Purinkörper" zusammengefaßt.

Über die Entstehung der Harnsäure aus den Kernsubstanzen, sowie über ihr Verhalten unter normalen und krankhaften Verhältnissen, insbesondere bei der Gicht, s. die Lehrbücher über „Stoffwechsel und Ernährung".

Die Tagesmenge der Harnsäure beträgt bei Gesunden je nach Art der Nahrung 0,2—1,0 g. Sie ist vermehrt bei allen Krankheiten, welche mit einem gesteigerten Zerfall von Zellkernen einhergehen, so bei der Pneumonie im Stadium der Lösung und besonders bei der Luekämie.

Die Harnsäure ist eine zweibasische Säure und bildet als solche zwei Reihen von Salzen (Uraten): die zweibasischen Urate, z. B. $(C_5H_2N_4O_3)Na_2$ *Dinatriumurat*, sind nur in so stark alkalischen Lösungen existenzfähig, wie sie im menschlichen Körper und dessen Sekreten nicht vorkommen. Als einfachsaures Urat, z. B. $(C_5H_2N_4O_3)NaH$ findet sich die Harnsäure gelöst im Blut und in den übrigen Körpersäften, ferner auskristallisiert zu dünnen Nadeln in den gichtischen Konkretionen, z. B. den Gichtperlen am Ohr. Neben diesem Mononatriumurat kommen im *Harn* aber auch noch übersaure Salze, nämlich Verbindungen eines Moleküls einfach sauren Urates mit einem Molekül freier Harnsäure vor, z. B. $(C_5H_2N_4O_3)NaH$, $(C_5H_2N_4O_3)H_2$ *Heminatriumurat*, so genannt, weil auf zwei Moleküle Harnsäure nur ein Atom Natrium trifft.

Im Harn ist die Harnsäure hauptsächlich in Form des Mononatriumurat und Heminatriumurat gelöst und nur zu einem kleinen Teil auch als *freie* Harnsäure. In konzentrierten und stark sauren Harnen (im Fieber, nach starkem Schwitzen) fällt, zumal nach einigem Stehen in der Kälte, übersaures Urat (Heminatriumurat) als amorphes, meist gelbrot gefärbtes Ziegelmehlsediment aus, das sowohl beim Erwärmen als auch bei Zusatz von Alkalilauge wieder in Lösung geht.

Der *qualitative Nachweis* der Harnsäure kommt in Frage bei der Untersuchung von Harnsedimenten, von gichtischen Konkretionen und von Harnsteinen. Man bringt etwas von der zu untersuchenden Masse auf einem Porzellantiegeldeckel mit einigen Tropfen Salpetersäure zusammen und dampft langsam ab; es bildet sich alsdann ein orangeroter Fleck, der mit Ammoniak befeuchtet purpurfarben, bei nachträglichem Zusatz von Kalilauge blau wird: *Murexidprobe.*

Die *quantitative Bestimmung des Harnsäuregehaltes* im Blut oder Harn ist nur dann von diagnostischer Bedeutung, wenn der Patient vorher drei Tage lang eine purinfreie und eiweißarme Kost eingehalten hat. Unter dieser Voraussetzung kann die Bestimmung des Harnsäuregehaltes aber nicht nur bei der Gicht, sondern auch bei Leukämie, der sog. uratischen Diathese, ferner bei akuter und chronischer Nephritis wertvoll sein. Da jedoch die zu ihrem Nachweis ersonnenen Methoden in ihrer Zuverlässigkeit nicht einheitlich beurteilt werden, so mußten mehrere dieser Methoden angegeben werden.

Bestimmung der Harnsäure nach FOLIN-SHAFFER *(modifiziert)*

Prinzip. Der Harn wird durch Zugabe von Uranylacetat von unbekannten Substanzen befreit, die, wie die Harnsäure, durch Ammoniak und durch Kaliumpermanganat fällbar bzw. oxydierbar sind. Die Harnsäure wird dann mittels Ammoniak als Ammonurat gefällt und durch Titration mit Kaliumpermanganat bestimmt.

Lösungen. I. Lösung, die 500 g Ammonsulfat, 5 g Uranylacetat, 60 ml 10%ige Essigsäure in 650 ml Wasser enthält. II. 10%ige Lösung von Ammoniumsulfat, die nicht sauer reagieren darf und nötigenfalls mit Ammoniak neutralisiert werden muß. III. Konzentrierte Schwefelsäure. IV. 25%iges Ammoniak. V. n/20 Kaliumpermanganatlösung.

Ausführung. Die 24stündige Urinmenge wird in dem Gefäß, in welchem sie gesammelt wurde, mit pulverisiertem Natriumcarbonat neutralisiert oder schwach alkalisch gemacht, um etwa ausgefallene Harnsäure in Lösung zu bringen. Von diesem Harn, der nur Spuren von Eiweiß enthalten darf, werden 250 ml mit 62,5 ml der Lösung I versetzt und gemischt. (Sollte auf eine Doppelbestimmung verzichtet werden, so werden 125 ml Harn und 31,25 ml der Lösung I verwendet.) Nach etwa einer halben Stunde hat sich ein Niederschlag abgesetzt, welcher durch ein trockenes Faltenfilter in ein trockenes Gefäß abfiltriert wird. In zwei hohe, etwa 200 ml fassende, mit Glasstöpseln versehene Gläser werden je 125 ml des Filtrats gebracht, mit 5 ml der Lösung IV versetzt und durchgeschüttelt. Die verschlossenen Gefäße läßt man über Nacht stehen. Von dem ausgefallenen und als Bodensatz vorhandenen Ammonurat läßt sich die überstehende Flüssigkeit meist vollständig trennen und abgießen. Der Bodensatz wird dann auf ein Filter gebracht und das Fällgefäß und der Filterrückstand werden so lange mit Lösung II gewaschen, bis sich im Waschwasser kein Chlor mehr nachweisen läßt. Durch das durchstoßene Filter wird der Filterrückstand mittels Spritzflasche und etwa 100 ml Aqua dest. in ein Becherglas gespült. Dazu gibt man

15 ml der Lösung III. Diese jetzt heiße Flüssigkeit wird sofort mit Lösung V bis zur Rosafärbung, die einige Minuten bestehen bleiben muß, titriert.

Berechnung: 1 ml der Lösung V entspricht 3,75 mg Harnsäure. Hierzu sind noch für je 100 ml Harn 3 mg Harnsäure wegen der Löslichkeit der Harnsäure zuzuzählen.

Mikrobestimmung der Harnsäure nach St. R. Benedict *und* E. Franke

Prinzip. Wird verdünnter Harn mit Benedicts Harnsäurereagens (Arsenphosphorwolframsäure) und Natriumcyanid versetzt, so entwickelt er eine tiefblaue Farbe, die auf dem Gehalt an Harnsäure beruht. Die Farbe wird mit der einer Standardharnsäurelösung verglichen.

Lösungen. I. 5%ige Lösung von Natriumcyanid in Wasser, die 2 ml konzentriertes Ammoniak pro Liter enthält. Sie ist ungefähr alle zwei Monate frisch herzustellen. Da sie giftig ist, darf sie nicht mit einer Pipette, sondern nur aus einer Bürette abgemessen werden.

II. Benedicts Harnsäurereagens. In einem Literkolben werden 100 g reinsten Natriumwolframats in etwa 600 ml Wasser aufgelöst. Zu der Lösung fügt man 50 g reine Arsensäure (As_2O_5), 25 ml 85%ige Phosphorsäure und 20 ml konzentrierte Salzsäure. Die Mischung wird für 20 min gekocht und nach dem Abkühlen mit Wasser auf einen Liter verdünnt. Sie ist unbegrenzt haltbar, ebenfalls giftig, also auch nur aus einer Bürette abzumessen.

III. Harnsäurestammlösung. In ungefähr 250 ml heißem Wasser werden 9 g reines kristallisiertes Dinatriumphosphat und 1 g kristallisiertes Mononatriumphosphat aufgelöst. Wenn die Lösung nicht klar ist, wird filtriert und darauf mit heißem Wasser auf ein Volumen von ungefähr 500 ml aufgefüllt.

Die klare heiße Lösung wird in einen Meßkolben von 1 l gegossen, in den man inzwischen 200 mg genau abgewogene reine Harnsäure gebracht und in wenig Wasser suspendiert hat. Man schüttelt so lange, bis die Harnsäure gelöst ist, kühlt ab, setzt genau 1,4 ml Eisessig zu, füllt auf 1 l auf und schüttelt gut durch. Zur Konservierung werden 5 ml Chloroform zugegeben. An einem kühlen Platz aufbewahrt, ist die Lösung zwei Monate haltbar. 5 ml dieser Lösung enthalten 1 mg Harnsäure. Von dieser Stammlösung wird alle 10 Tage eine Standardlösung bereitet. Dazu werden 50 ml der Stammlösung (= 10 mg Harnsäure) mit einer Pipette in einen 500-ml-Meßkolben verbracht und mit Wasser auf ungefähr 400 ml verdünnt, 25 ml verdünnte Salzsäure (1:10) zugesetzt, mit Wasser zur Marke aufgefüllt und geschüttelt. 10 ml dieser Standardlösung enthalten 0,2 mg Harnsäure.

Ausführung. Der Harn wird so weit verdünnt, daß 10 ml etwa 0,15 bis 0,30 mg Harnsäure enthalten. Meistens genügt eine zwanzigfache Verdünnung, indem 5 ml Harn in einen 100-cm³-Meßkolben pipettiert und mit destilliertem Wasser zur Marke aufgefüllt werden. Zwei Meßkölbchen von 50 cm³ werden mit S und H bezeichnet. In das Kölbchen H werden 10 ml des verdünnten Harns und in das Kölbchen S 10 ml der Standardlösung gegeben. Zu beiden gibt man aus einer Bürette 5 ml der Lösung I, aus einer anderen Bürette 1 ml der Lösung II, mischt durch vorsichtiges Schütteln und füllt nach 5 min zur Marke mit destilliertem Wasser auf. Dann wird kräftig geschüttelt und colorimetriert.

Kreatinin, Kreatin. Das *Kreatin* (Methylguanidinessigsäure) findet sich im Muskelsaft als Kreatinphosphorsäure. Seine chemische Formel leitet sich von derjenigen des Guanidins ab. Durch Wasserentzug geht das Kreatin leicht über in Kreatinin. Im Harn des gesunden Erwachsenen kommt gewöhnlich kein Kreatin, sondern nur *Kreatinin* vor. Bei

Säuglingen, sowie bei gewissen Erkrankungen der Muskeln, bei pseudo-hypertrophischer Muskeldystrophie z. B., wird *Kreatin* ausgeschieden. Zur *Prüfung einer Störung des Kreatinstoffwechsels* wird bei kreatin-freier Kost einige Tage die tägliche Kreatin- und Kreatininausschei-dung im Urin quantitativ bestimmt (Sammelurin!). Fehlt eine nen-nenswerte Kreatinausscheidung, so spricht dies gegen das Vorliegen einer Myopathie (Dystrophia musculorum progressiva; Myotonia dystrophica). Wird nach dieser Vorperiode von einer Belastungsdosis von 1 g Kreatin 50% oder mehr im darauffolgenden 24-Std.-Harn ausgeschieden, so gilt dies als beweisend für eine idiopathische Muskel-dystrophie. Eine Kreatin-Intoleranz findet sich aber auch bei der myotonischen Dystrophie und der Myasthenie.

Das Kreatinin gibt bei Versetzen des Harns mit einigen Tropfen einer frisch bereiteten wäßrigen Lösung von Nitroprussidnatrium mit einigen Tropfen Natronlauge eine tiefrote Farbe, die auf Zusatz von Eisessig ver-schwindet (s. Legalsche Probe auf Aceton). Außerdem gibt das Kreatinin die Jafécsche Reaktion (s. Kreatininbestimmung im Blut).

$$HN{=}C\begin{smallmatrix}\nearrow NH_2\\ \searrow NH_2\end{smallmatrix} \qquad HN{=}C\begin{smallmatrix}\nearrow NH_2\\ \searrow N{-}C{-}COOH\end{smallmatrix} \qquad HN{=}C\begin{smallmatrix}\nearrow N{-}CO\\ \searrow N{-}CH_2\end{smallmatrix}$$

Guanidin	Kreatin	Kreatinin
	= Methylguanidinessigsäure	

Kreatinin im Harn. Prinzip. Mit Pikrinsäure bildet Kreatinin ein orange-rotes Kondensationsprodukt. Der verwendete Harn muß klar sein und darf kein Eiweiß, Aceton, Acetessigsäure oder Schwefelwasserstoff enthalten. Von den letzten drei Verbindungen kann man ihn befreien, indem man ihn auf 50° C erwärmt und eine Viertelstunde lang Luft durchleitet.

Reagentien. Kalt gesättigte Pikrinsäurelösung, 10%ige Natronlauge.

Ausführung. 1 ml Harn wird in einem 100 ml-Meßkolben mit 20 ml Pikrin-säurelösung und 1,5 ml Natronlauge versetzt, umgeschüttelt, 10 min stehen gelassen und mit Wasser bis zur Marke aufgefüllt. Nach gründlichem Durch-mischen wird nach 5 min colorimetriert bei 1 cm Schichtdicke. Im Stufo oder Elko II verwendet man Filter S 53 und kann den Gehalt nach $c = 260 \cdot k$ mg Kreatinin in 100 ml Harn berechnen.

Eichkurve. 200 mg Kreatinin werden unter Zusatz von 10 ml 1 n-HCl in 100 ml Wasser gelöst. In 10-ml-Meßkölbchen werden von dieser Stamm-lösung 1, 2, 3 usw. bis 10 ml eingefüllt und auf jeweils 10 ml aufgefüllt. Diese Verdünnungen entsprechen 20 mg-%, 40 mg-% usw. bis 200 mg-% und von ihnen werden jeweils 1 ml der Reaktion wie der Harn unterzogen.

Will man im Harn einen (pathologischen) Gehalt an Kreatin feststellen, so muß man wie im Blut durch Kochen mit Säure alles in Kreatinin um-wandeln und das native Kreatinin abziehen.

Kreatinin-Normalwerte. 0,4—2,0 g in 24 Std.

Ammoniak. *Ammoniak*, NH_3, findet sich (an Säuren gebunden) in *unzersetztem* Harn zwar konstant, aber nur in kleinen Mengen (0,3 bis höchstens 1,0 g). Wenn im Intermediärstoffwechsel bei eiweißreicher Kost oder infolge endogenen Eiweißabbaues vermehrt Anionen (Phos-phat- und Sulfationen) auftreten, wird vermehrt Ammoniak mit dem

Urin ausgeschieden. Die in der Niere zur Neutralisation der Säurereste bereitgestellten Ammoniumionen (s. S. 185) dienen der Einsparung des Kationenbestandes, insbesondere von Natrium und Kalium. Der Bedrohung der Alkalireserve begegnet die Niere unter anderem mit der vermehrten Ausscheidung von NH_4^+-Ionen. Bei der *Acidose* werden täglich bis zu 12 g Ammoniak mit dem Harn ausgeschieden. Beim Diabetes mellitus hat die Ammoniakvermehrung deshalb diagnostische Bedeutung, weil sie auf die drohende Gefahr der Säurevergiftung und damit des Coma diabeticum hinweist. Umgekehrt wird die Ammoniakausscheidung durch Zufuhr von Alkalien mit der Kost auf sehr niedrige Werte herabgedrückt. Im *diabetischen Koma* reicht weder die „Ammoniakbereitstellungsfunktion" der Niere, noch das vermehrte Abrauchen von CO_2 durch die Atemluft („Kußmaulsche Atmung") aus, um das Absinken der Alkalireserve zu verhindern. Bei der *Niereninsuffizienz* ist die Ammoniaksynthese in der Niere beeinträchtigt.

In *Zersetzung begriffene* Harne können sehr große Mengen von kohlensaurem Ammoniak enthalten, das aus zersetztem Harnstoff herstammt.

Ammoniaknachweis im Harn. Prinzip. Das Ammoniak wird durch Lauge freigemacht und im Wasserdampfstrom abdestilliert. Um aber Ammoniakabspaltung aus Harnstoff zu vermeiden, wird nur gerade alkalisch gemacht und durch Alkohol die Ionisation verringert, gleichzeitig die Temperatur herabgesetzt.

Reagentien. Methylalkohol p. a.; Phenolphthalein 1% in Alkohol; $\frac{n}{10}$ Natronlauge; Reagentien zur Rest-N-Bestimmung (s. S. 335).

Ausführung. 1 ml Harn werden in das Gerät von PARNAS-WAGNER eingefüllt, 2 Tropfen Phenolphthaleinlösung und tropfenweise $\frac{n}{10}$ NaOH hinzugefügt, bis der Indicator umschlägt. Die Laugetropfen werden jeweils mit einigen Tropfen Wasser heruntergespült. Schließlich werden 30 ml Methanol hinzugefügt und 3 min in Wasserdampfstrom mit vorgelegter Borsäure wie üblich destilliert. 1 ml $\frac{n}{100}$ Säure entspricht 0,17 mg NH_3, a ml bedeuten also

$$\frac{a \cdot 0,17 \cdot \text{Tagesmenge Harn in ml}}{1000} \text{ g } NH_3 \text{ in der Tagesmenge.}$$

Normalwerte. 0,3—1,0 g NH_3 in 24 Std.

Hippursäure. $C_9H_9NO_3$, Tagesmenge 0,1—1,0 g, bildet sich in den Nieren durch Synthese aus Benzoesäure und Glykokoll, erscheint bisweilen in Nadeln oder rhombischen Prismen, welche denen des Tripelphosphates gleichen, aber in Essigsäure unlöslich sind (s. a. S. 232).

Aminosäuren[1]. Der qualitative und quantitative Nachweis von Aminosäuren in biologischen Flüssigkeiten war bisher außerordentlich schwierig, zeitraubend und teilweise überhaupt unmöglich. Erst in letzter Zeit ist es gelungen, sowohl mit Hilfe *mikrobiologischer* Metho-

---

[1] Neu bearbeitet von M. KESSEL.

den, insbesondere aber durch die *Chromatographie*, und hier besonders mittels der Papierchromatographie, Aminosäuren qualitativ darzustellen und teilweise auch quantitativ zu bestimmen. Während das erstgenannte Verfahren noch zu diffizil und umständlich ist, so daß es Speziallaboratorien vorbehalten bleiben muß, hat die von der organischen Chemie übernommene Methode der Papierchromatographie heute bereits Eingang in viele klinische Laboratorien gefunden.

Für jedes zu trennende Substanzgemisch muß je nach Fragestellung die geeignete Versuchsanordnung, das Adsorbens- und Lösungsmittelgemisch und dergleichen herausgesucht werden. (Eine gute Einführung in die für den Kliniker notwendigen Grundlagen geben F. Turba: Chromatographische Methoden in der Proteinchemie, Springer-Verlag, Berlin 1954, und F. Cramer: Papierchromatographie, Verlag Chemie GmbH., Weinheim, Bergstraße, 1952, während für rein methodische Anleitungen die Schriften der Fa. E. Merck AG., Darmstadt, und C. Schleicher u. Schüll, Dassel, Krs. Einbeck, unter Umständen ausreichend sein dürften.)

Im *normalen Urin* des Erwachsenen werden durchschnittlich 10 Aminosäuren nachgewiesen (Glykokoll, Alanin, Serin und Histidin fast immer, Glutaminsäure, Taurin, Leucine, Valin, Tyrosin, Prolin seltener), gelegentlich in Spuren noch weitere.

Die Zahl der im Chromatogramm feststellbaren Aminosäuren schwankt also ziemlich erheblich, während ein Einfluß von eiweißreicher oder -armer Kost anscheinend ebenso wenig besteht wie ein Unterschied bei den Geschlechtern. Bezüglich der Konzentration der einzelnen Aminosäuren steht das Glykokoll an der Spitze. Im Säuglings- und Kleinkindesalter ergeben sich etwas abgewandelte „Aminosäure-Ausscheidungs-Bilder".

Von wesentlichem klinischem Interesse ist jedoch die Frage nach einer allgemein vermehrten oder isoliert erhöhten Ausscheidung einer Aminosäure, gemeinhin als *Aminoacidurie* bezeichnet.

1. Sekundäre Aminoacidurien. a) Bei erhöhtem Aminosäurespiegel im Blut kann es sekundär zu einer Aminoacidurie kommen.

Hierher gehören schwerste mit Nekrose einhergehende Leberschäden, bei denen teilweise eine isolierte Vermehrung von Cystin und Prolin gefunden wurde. Bei der *subakuten gelben Leberatrophie* finden sich häufig die schon mit älteren Methoden nachweisbaren Aminosäuren Leucin und Tyrosin (s. S. 232). Dagegen zeigten sich bei anderen akuten und degenerativen Leberschädigungen nur mäßige oder gar keine eindeutigen Veränderungen des Aminosäurespektrums im Urin.

Ferner können in diese Gruppe eingereiht werden Beobachtungen über vermehrte Aminosäureausscheidung bei ausgedehnten *malignen Tumoren* und *akuten Leukämien* (gesteigerter Proteinabbau), bei Diabetes mellitus (einhergehend mit *Acetonämie* und erhöhter NNRH-Ausscheidung), sowie nach *therapeutischer Anwendung von ACTH oder Cortison* bei Polyarthritis rheumatica acuta oder chronica. Schließlich wurden Aminoacidurien nach Chloroform-, Phosphor- und Uran-Vergiftung sowie bei einigen selteneren Erkrankungen vornehmlich des Kindesalters beschrieben.

b) Bei normalem Blutaminosäurespiegel kann bei Nierenkrankheiten, insbesondere mit *Störung der tubulären Rückresorption*, ebenfalls eine sekundäre Aminoacidurie auftreten. Hierbei handelt es sich in erster Linie um die *Lipoidnephrose*, bei der relativ hohe Aminosäure-Konzentrationen im Urin, teilweise bei Erniedrigung der Serumaminosäuren nachgewiesen wurden. Allerdings ließen sich keine sicheren Beziehungen zur Stärke der Proteinurie und Dysproteinämie darstellen.

2. Primäre Aminoacidurien sind dagegen gekennzeichnet durch erhöhte Ausscheidung von Aminosäuren im Urin bei normalem Blutaminosäurespiegel und ohne Nierenfunktionsstörung. Sie sind zumeist Folge allgemeiner Stoffwechselstörungen. Hier ist zunächst die *Cystinosis* (Cystinspeicherkrankheit Fanconi-Syndrom) zu nennen, bei der es zu einer Aminoacidurie unterschiedlicher Art kommt, wobei festgestellt werden konnte, daß es sich nicht nur um eine Stoffwechselstörung handelt, bei der allein Cystin vermehrt ausgeschieden wird. Andere Aminosäuren, wie Valin, Leucine, Prolin und Lysin wurden ebenfalls in größeren Mengen ausgeschieden. Es dürfte sich um eine allgemeine Störung des intermediären Stoffwechsels handeln. Klinisch abzugrenzen ist jedoch die häufiger vorkommende *Cystinurie* (s. S. 232). Chromatographisch läßt sich in diesen Fällen meist auch eine Lysinvermehrung nachweisen, weshalb die Bezeichnung „Cystin-Lysinurie" vorgeschlagen wurde. Auch Arginin konnte in etwa der Hälfte der untersuchten Fälle festgestellt werden.

Bei der *Phenylketonurie* (Phenylbrenztraubensäure-Oligurie, Föllingsche Krankheit) scheint es sich dagegen um eine Stoffwechselstörung nur einer Aminosäure zu handeln (Phenylalanin → Tyrosin). Die Konzentration von Phenylalanin im Urin ist deutlich erhöht, während die übrigen Aminosäuren keine wesentlichen Abweichungen zeigen. Schließlich sei noch auf das allerdings nicht obligate Vorkommen allgemeiner Aminoacidurien bei der *hepatolenticulären Degeneration* (Wilsonsche Krankheit) und der *Galaktosämie* hingewiesen, bei denen Vermehrung von Serin, Threonin, Tyrosin und Phenylalanin festgestellt wurde, während bei der *Dystrophia musculorum progressiva* teilweise Lysin, Histidin und Prolin stärker in Erscheinung traten.

Die Pathophysiologie und Pathogenese dieser und einiger anderer seltenerer Aminoacidurien ist noch nicht hinreichend geklärt.

Proteine. Die auch unter physiologischen Umständen stattfindende glomeruläre Filtration von Eiweißspuren (bis zu 50 mg/24 Std.) entzieht sich dem Nachweis mit den in der Klinik üblichen qualitativen Eiweißproben. Näheres s. S. 200! Über pathologische Eiweißausscheidung (= Proteinurie) s. S. 197! Über Hämaturie und Hämoglobinurie s. S. 205!

Albumosen. Die Albumosen erscheinen im Harn bei vielen fieberhaften Infektionskrankheiten (febrile Albumosurie) und bei manchen Vergiftungen (z. B. Phosphorvergiftung), ferner bei der Anwesenheit eitriger Exsudate, bei Empyem, Meningitis (pyogene Albumosurie), Pneumonie, im Puerperium, bei geschwürigen Prozessen des Darmkanals und anderen Krankheiten mehr. Daneben kommen noch andere Produkte des Eiweißabbaus wie Peptide und Aminosäuren vor.

Zum Nachweis der Albumosen, der nur geringe diagnostische Bedeutung hat, ist es notwendig, etwa vorhandenes Eiweiß zuerst zu entfernen. Man versetzt 10 ml Harn in einem Reagenzglas mit 8 g gepulvertem Ammoniumsulfat und erwärmt zum Sieden. Der Niederschlag wird abfiltriert und zur Entfernung des Urobilins mehrmals mit Alkohol gewaschen. Sodann wird der Niederschlag mit etwas Wasser aufgeschwemmt, zum Sieden erhitzt und abfiltriert. Die eigentlichen Eiweißkörper, welche durch das Erhitzen coaguliert worden waren, lösen sich dabei nicht in Wasser, wohl aber die Albumosen. Mit dieser wäßrigen Lösung wird die Biuretprobe angestellt. Fällt diese positiv aus, sind Albumosen vorhanden.

b) Sonstige organische Substanzen
(alphabetisch geordnet)

Alkaptonurie. Es handelt sich um eine sehr selten auftretende recessiv vererbte, zu etwa $^2/_3$ der Fälle das männliche Geschlecht befallende Stoffwechselanomalie. Prognose gewöhnlich günstig, in späteren Jahren aber auch infolge der Alkaptonablagerungen in verschiedenen Geweben (alkaptonurische Ochronose) zu Gelenkschwellungen, Knochenbrüchigkeit und Herzerscheinungen führend. Erstes auffälliges Symptom ist oft die braunschwarze Verfärbung der Windeln. Der frisch entleerte Harn ist farblos, soweit er sauer reagiert. Beim Stehenlassen an der Luft färbt er sich bald dunkelbraun. In der Wäsche zeigt er braune Farbe.

Nachweis. Da heutzutage durch verschiedene Medikamente öfters dunkler Urin entleert wird (s. S. 193), ist die Feststellung einer *Alkaptonurie* auch differentialdiagnostisch von Bedeutung.

1. Schüttelt man den Harn mit Kalilauge oder Ammoniak, so färbt er sich braun. 2. Mit einigen Tropfen verdünnter Eisenchloridlösung färbt sich der Alkaptonharn vorübergehend tiefblau. 3. Er reduziert Fehlingsche Lösung (s. Zuckerproben!) schon in der Kälte, zeigt aber nicht die übrigen Eigenschaften des Zuckers (keine optische Aktivität, kein Gärungsvermögen). 4. Man versetzt den angesäuerten Urin mit einigen Tropfen Wasserstoffsuperoxyd (H_2O_2) und 3 Tropfen Kupfersulfat. Homogentisinsäurehaltiger Harn verfärbt sich sofort schwarz. 5. Papierchromatographie (s. S. 245).

Die vorliegende Stoffwechselanomalie ist durch das Auftreten von *Homogentisinsäure* (= 2,5-Dioxyphenylessigsäure) bedingt, die als solche im Urin ausgeschieden wird. Die Störung ist durch das gengebundene Fehlen der Homogentisinase bedingt. Dieses Enzym baut normalerweise die aus dem Abbau des Phenylalanins im Stoffwechsel entstandene Homogentisinsäure weiter ab.

$$\text{Homogentisinsäure}$$

Diazoreaktion: s. S. 226.
Gallenfarbstoffe: s. S. 216.
Indican: s. S. 225.

Lipide. *Lipurie. Fett* und andere Lipoidsubstanzen finden sich bisweilen im Harn als feine Trübung und verleihen ihm ein milchartiges Aussehen (Chylurie). Die Trübung verschwindet, wenn man den Harn mit Kalilauge versetzt und mit Äther ausschüttelt; dieser nimmt das Fett auf und hinterläßt es beim Abdunsten. Lipurie findet sich bei Kommunikation der Chylusgefäße mit den Harnwegen, wie sie unter anderem bei der durch Filaria sanguinis erzeugten Krankheit vorkommt, außerdem bei anderen Krankheitszuständen der Lymphwege und des Ductus thoracicus.

Oxalurie. Oxalsäure COOH bzw. ihre Salze gelangen hauptsächlich
                        |
                        COOH
mit der Nahrung in den Organismus, in geringer Menge werden sie im Körper synthetisiert. Die tägliche Ausscheidung im Urin ist gering (etwa 10—50 mg). Bei Lebercirrhose, Stauungsleber und Niereninsuffizienz ist eine erhöhte Oxalatausscheidung gefunden worden. Einige Oxalatkristalle kommen

physiologischerweise im Urin vor. Bei stärkerer Auskristallisierung von Calciumoxalat kann es zum Auftreten von Konkrementen mit Symptomen kommen, wie sie für die Urolithiasis bekannt sind. Zur Konkrementbildung müssen aber verschiedene Faktoren zusammenwirken. Das Verbot von oxalsäurereichen Nahrungsmitteln, wie Rhabarber und Sauerampfer bei Oxalolithiasis läßt sich pathophysiologisch nicht begründen. Der therapeutische Effekt war ohnedies fraglich. Siehe die Lehrbücher über Pathophysiologie und Stoffwechsel.

Phenole: s. S. 225.

Andere Pigmente: s. S. 223.

Porphyrine: s. S. 219.

Zucker: s. S. 207.

3. Fermente

Diastase im Harn (nach Wohlgemuth). Definition. Eine Wohlgemuth-Einheit (WE) ist diejenige Fermentmenge, die imstande ist, 1 mg Stärke bei 38° C in 30 min wenigstens bis zu den Erythrodextrinen zu spalten. Die diastatische Kraft wird normalerweise in WE pro 1 ml Körperflüssigkeit angegeben.

Prinzip der Bestimmung. Praktisch geht man nach Wohlgemuth so vor, daß man den Harn fortlaufend verdünnt und 1 ml dieser Verdünnungen auf jeweils 2 ml Stärkelösung $1\,^0/_{00}$ (= 2 mg Stärke) einwirken läßt. Die Verdünnung, die mit Jod noch keine blaustichige Farbe ergibt, wird zur Berechnung verwendet.

Reagentien. 1. Gepufferte 1%ige Kochsalzlösung: 1 g Natriumchlorid p. a. wird in einer Mischung aus 77 ml $^1/_{15}$ molarer Dinatriumhydrophosphatlösung (23,88 g Na_2HPO_4 in 1 l Wasser) und 23 ml $^1/_{15}$ molare Kaliumdihydrophosphatlösung (9,076 g $K\,H_2PO_4$ in 1 l Wasser) gelöst.

2. Stärkelösung $1\,^0/_{00}$ aus „Kartoffelstärke für Diastasebestimmungen". Am besten täglich frisch bereiten.

3. Lugolsche Lösung.

Ausführung. Man stellt sich 12 Reagenzgläser bereit. In Gläschen I kommen 2 ml Urin (Nüchternurin von früh 7 Uhr, nachdem der Nachturin 1 Std. vorher gelassen wurde), in Röhrchen II—XII je 1 ml physiologische Kochsalzlösung. Man pipettiert nun 1 ml Urin von Röhrchen I nach Röhrchen II, mischt gut und überführt wieder 1 ml von II nach III usw. bis Röhrchen XII. Von dort wird 1 ml wegpipettiert. Es entsteht so eine progressive Verdünnungsreihe, in der jedes Gläschen die halbe Urinmenge wie das vorhergehende enthält. Jetzt werden die Gläschen schnell hintereinander mit je 2 ml der $1\,^0/_{00}$-Stärkelösung beschickt und für 30 min in einen Thermostaten oder Brutschrank bei 38° C gebracht. Nach genau $^1/_2$ Std. wird der Fermentprozeß durch Abschrecken der Röhrchen in Eiswasser unterbrochen und nach Zugabe von 1—2 Tropfen der $n/_{50}$-Jodlösung abgelesen. Das erste in der Reihe blaurot gefärbter Röhrchen heißt das Grenzröhrchen oder „Limes", das ihm in der Nummerierung vorangehende dient zur Berechnung. Man kann den Wert aus folgender Tabelle ablesen:

Nr. des Röhrchens	I	II	III	IV	V	VI	VII	VIII	IX	X	XI	XII
Diastase-Einheiten je ml Urin	2	4	8	16	32	64	128	256	512	1024	2048	4096
je ml Pankreassaft	5	10	20	40	80	160	320	640	1280	2560	5120	10240

Es sei z. B. Röhrchen IX als erstes blaurot, dann enthält 1 ml des untersuchten Urins 256 Einheiten (Ablesung Röhrchen VIII) oder wie man schreibt: d 38°,30′ = 256.

Oberer Grenzwert: d 38°, 30′ = 64. Darüberliegende Werte sprechen für eine Erkrankung des Pankreas oder seine sekundäre Beteiligung, z. B. bei Choledochusverschluß. Besonders wichtig ist die Erhöhung der Harndiastase für die Diagnose der akuten Pankreatitis und Pankreasfettgewebsnekrose.

4. Vitamine

Vitamin C-Bestimmung im Harn

Prinzip. Man benützt die leichte Oxydierbarkeit der Ascorbinsäure, die dabei in Dehydroascorbinsäure übergeht. Als Oxydationsmittel wird das blaugefärbte 2,6-Dichlorphenol-indophenol verwendet, das dabei in die farblose Leukoform umgewandelt wird.

Lösungen. Dichlorphenol-indophenoltabletten „Roche" von Hoffmann-La Roche A. G. Eine Tablette wird in 100 ml doppelt destilliertem Wasser gelöst. 100 ml der Lösung = 1 mg Ascorbinsäure.

Ausführung. 10 ml Harn werden in einen Erlenmeyer-Kolben von 500 cm³ pipettiert und 100 ml doppelt destilliertes Wasser zugegeben. Man säuert mit 1 ml Eisessig an und bringt dadurch das pH auf 2,7—3,0. Nun wird sofort mit der Lösung titriert, bis die deutliche Rosafärbung 30 sec bestehen bleibt. Man vergleicht mit dem Harn, der nur verdünnt und angesäuert ist. Zur Titration gibt man die Titrationslösung in eine Bürette von 50 ml. Man verwendet zur Bestimmung einen 24 Std.-Harn, der im Eisschrank aufbewahrt wird. Man rechnet auf 100 cm³ und auf die Tagesmenge Harn um.

Normalwert. 12—15 mg in der Tagesmenge. Die Methode liefert nur annähernd einwandfreie Werte bei Belastungen, wenn man Serienuntersuchungen macht oder bei einer Untersuchung, bei der es sich um eine starke Vermehrung oder Verminderung des Gehaltes handelt.

Über Urinkonzentrationen der einzelnen Vitamine s. S. 254.

Weiteres siehe Lehrbücher der Biochemie!

5. Hormone

Bestimmung der 17-Ketosteroide. Prinzip. Glucuronide und Sulfate der 17-Ketosteroide im Harn werden durch HCl hydrolysiert. Ein Ätherextrakt wird hergestellt, dem phenolische und chromogene Anteile durch festes NaOH entzogen werden. Sein Trockenrückstand wird in wäßrig-alkoholischer Lösung der Zimmermann-Reaktion unterworfen.

Reagentien. 1. Salzsäure 35% p. a., 2. Natriumhydroxyd p. a. in rotuli, 3. Äthylalkohol abs. p. a. aldehydfrei, 4. Äthyläther z. Analyse peroxydfrei, 5. 1-3-Dinitrobenzol p. a. 2% Lösung in Alkohol wie 3., 6. 3 n-Kalilauge. Der Titer muß genau stimmen.

Ausführung. *Hydrolyse.* 50 ml Harn der gesammelten und gemessenen Tagesmenge werden in einem 100 ml-Kölbchen mit NS und Liebigschem Rückflußkühler in einem siedenden Wasserbad erhitzt. Durch den Kühler werden zum Harn 9 ml Salzsäure gegeben (Endlösung 1,84 n-HCl).

Nach genau 15 min wird das Bad entfernt und die Kölbchen in einen großen Topf mit kaltem Wasser eingetaucht.

Extraktion. Zwei 250 ml-Scheidetrichter werden zurechtgelegt. Im ersten wird der Harn, der unter Nachspülen mit einem Teil des Äthers übergeführt wurde, 4 min lang mit 50 ml Äther geschüttelt. Nach Schichtung wird

der Harn in den zweiten Scheidetrichter abgelassen, dort noch einmal mit
50 ml Äther 3 min geschüttelt. Hieraus wird der Harn abgelassen und verworfen, der Äther in den 1. Trichter überführt, mit 10 ml Äther nachgespült.

Reinigung des Extraktes. Die vereinigten Ätherextrakte werden gleich im
Scheidetrichter mit einem Reagenzglas voll festem Natriumhydroxyd aus-
geschüttelt (etwa 3 min). Bei sehr dunklem Extrakt wiederholt man diese
Operation. Der Ätherextrakt wird durch ein Faltenfilter in einen 100 ml-
Mischzylinder oder -Meßkolben filtriert, mit 20 ml Äther Scheidetrichter und
Filter nachgespült und ad 100 aufgefüllt.

Herstellung des Trockenrückstandes. 20 ml des Extraktes (entsprechen
10 ml Harn) werden in ein mit NS versehenes Schliffröhrchen eingefüllt

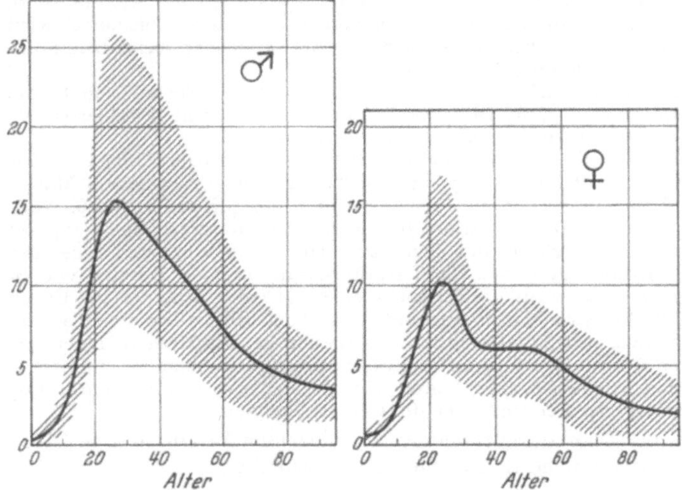

Abb. 60. Physiologische Streubreite der 17-Ketosteroide im Harn in Abhängigkeit
von Alter und Geschlecht. [Nach HAMBURGER: Acta endocrin. 1, 19 (1948)]

(18 m/m lichte Weite, 20 cm hoch) in ein Wasserbad von 45—55° C gestellt
und Luft mit Hilfe der Wasserstrahlpumpe darüber hinweggesaugt. Das
den Ätherdampf absaugende Röhrchen muß etwa 5 cm über dem Äther-
spiegel enden, um beim Sieden keine Lösung abzusaugen. Es wird durch einen
gekerbten Korken gehalten und kann allmählich tiefergeschoben werden.
Man kann stattdessen auch im Vakuum destillieren. Nötig ist es nicht. Der
vollkommen trockene Rückstand kann im verschlossenen Zustand gelagert
werden.

Zimmermannsche Reaktion. Den trockenen Rückstand löst man durch
Zufügen von 2 ml absoluten Alkohols p. a., versetzt zur Zeit 0 mit 2 ml 2%
Dinitrobenzollösung, schüttelt durch und stellt in ein passendes Gestell in
einen Höppler-Ultrathermostaten von genau $25 \pm 0,1°$ C. Weitere Gläser
werden in Abständen von 5 min in den Thermostaten gebracht. Nach genau
105 min wird jedes Glas aus dem Bad genommen, der Inhalt in einen 100 cm³-
Tropftrichter überführt, 2mal mit 10 ml Äther nachgespült und im Trichter
kurz ausgeschüttelt. Die braune Lauge wird abgelassen, durch einen Pulver-

trichter 2 Löffelchen gut trockenes Natriumsulfat sicc. zugegeben und bis zur völligen Klärung geschüttelt. Dann wird die bläulich-rote Farblösung in eine Normalcuvette der Schichtdicke 1 cm gegeben und genau in der 110. Minute im Havemann oder einem anderen Photometer gemessen. Dabei wurde mit dem Reagentienleerwert (s. unten) das Gerät bei Trommelteil 100 mit der Blende kompensiert, ein Cuvettenleerwert festgestellt.

Filter: Li. VG9; Mi. VG3, BG7; Re. GG11.

Reagentienleerwert und Kontrollwert (Eichung). Für den *Reagentienleerwert* werden 2 ml abs. Alkohol, 2 ml 3 n KOH und 2 ml Dinitrobenzollösung im Reagenzglas im Thermostaten und weiter behandelt wie der Harnextrakt. Man stellt damit, wie oben beschrieben, den Wert 0 γ Ketosteroide bei Trommelteil 100 ein.

Zur Aufstellung einer *Eichkurve* wird eine Stammlösung von 50 mg Dehydroisoandrosteron in 100 ml abs. Alkohol (500 γ/ml) hergestellt. Davon werden jeweils 1, 2, 3, 4 und 5 ml ad 25 aufgefüllt.

So entstehen folgende Eichlösungen:

1 ml Stamm ad 25, d. s.   2 mg-%, hat in 2 ml 40 γ Ketosteroide
2 ml Stamm ad 25, d. s.   4 mg-%, hat in 2 ml 80 γ Ketosteroide
3 ml Stamm ad 25, d. s.   6 mg-%, hat in 2 ml 120 γ Ketosteroide
4 ml Stamm ad 25, d. s.   8 mg-%, hat in 2 ml 160 γ Ketosteroide
5 ml Stamm ad 25, d. s. 10 mg-%, hat in 2 ml 200 γ Ketosteroide
6 ml Stamm ad 25, d. s. 12 mg-%, hat in 2 ml 240 γ Ketosteroide

Jeweils 2 ml Eichlösung werden mit 2 ml 3 n KOH und 2 ml Dinitrobenzol der Zimmermannschen Reaktion unterzogen. Die Abszisse der Kurve trägt die absoluten Mengen 40 γ usw. als Maß. Da die Hormone aus 10 ml Harn in die Endreaktion gelangen, muß der im Versuch gefundene Wert entsprechend der Tagesmenge Harn multipliziert werden. Man läßt bei den Versuchen 1—2 Eichlösungen zur Kontrolle mitlaufen.

6. Medikamente und Giftstoffe im Urin

Alkaloide. Siehe Spezialliteratur.

Antipyrin. Erscheint größtenteils unverändert im Urin.

Zu einigen Millilitern Urin gibt man tropfenweise Ammoniak zu, bis er alkalisch reagiert. Nach Ausschütteln mit Chloroform läßt man dieses abfließen und verdunsten. Zu dem mit Aqua dest. aufgenommenen Rückstand gibt man 2 Tropfen Eisenchlorid zu. Es entsteht eine leuchtend dunkelrote Färbung.

Anthrachinone. Ihre Derivate finden sich in Abführmitteln mit Sennesblättern und Rhabarber (s. S. 193). Nach Einnahme wird alkalischer Urin rötlich, saurer grünlich-gelb.

Nachweis. Man gibt 1 Tropfen Kalilauge zu etwas Harn und kocht wenige Minuten. Nach Ansäuern mit Salzsäure schüttelt man die abgekühlte Mischung mit Äther aus. Der ätherische Extrakt wird dann mit verdünnter wäßriger Ammoniaklösung ausgeschüttelt. Es entsteht eine kirschrote Farbe.

Arsen. Zur Zerstörung der organischen Substanz dampft man 1—2 l Harn in einer Porzellanschale bis auf ein Fünftel des Volumens ein, versetzt mit der gleichen Menge konzentrierter Salzsäure und unter fortwährendem Erwärmen messerspitzenweise mit so viel chlorsaurem Kali, bis Entfärbung eintritt, dampft sodann ab bis zum *vollständigen* Verschwinden des Chlorgeruches. Dann untersucht man die Flüssigkeit im Marshschen Apparat, in welchem durch arsenfreies Zink und Salzsäure Wasserstoff erzeugt wird. Der sich dabei bildende Arsenwasserstoff zeigt sich als Arsenspiegel.

Tabelle 10. *Hormonausscheidung bei verschiedenen Krankheiten*

Vermehrt	Vermindert oder Null
Gonadotrope Hormone	
Hydatiforme Mole	Hypophysäre Amenorrhoe
Chorionepitheliom	Anovulationen auf Grund hypo-
Hodenteratom	physärer Erkrankung
Natürliche oder künstliche	Chromophobes Adenom
Menopause	Kraniopharyngiom
Primäre ovarielle Amenorrhoe	Dystrophia adiposogenitalis
Sexuelle Frühreife	Simmondssche Erkrankung
Hypophysentumor	Laurence-Moon-Biedl-Syndrom
Hypophysenbasophilismus (Cushing)	Dercumsche Erkrankung
Erkrankungen des Hypothalamus	Diabetes insipidus
Unterentwicklung der Ovarien	Hypophysärer Zwergwuchs
Oestrogene	
Überfunktion der Ovarien durch	Kastration
Granulosa- oder Thecazellen-	Rückbildung der Ovarien nach
tumoren	Menopause
Follikuläre Hyperplasie	Hypofunktion der Ovarien
Persistierende Follikel	
Femininisierender Nebennierentumor	
Pregnandiol	
Normale Schwangerschaft	Drohender Abort
Persistierendes Corpus luteum	Behandelter Abort
Thecazellentumoren	Anovulatorischer Cyclus
Gewisse Nebennierentumoren	Fehlen von Corpus luteum
17-Ketosteroide	
Nebennierentumoren (β-Fraktion)	Addisonsche Krankheit
Nebennierenhyperplasie	Chromophobes Adenom
Hand-Schüller-Christiansches	Simmondssche Erkrankung
Syndrom	Myotonia dystrophica
	Hypophysärer Zwergwuchs

(Nach H. DE WATTEVILLE and R. BORTH: Brit. med. J. **1949 II**, 352.)

Balsamum Copaivae und *Oleum Santali.* — Der Harn gibt beim Erwärmen mit Salzsäure eine schöne rote Farbe.

Barbitursäurederivate. Nachweis von Barbituraten im Harn.

Reagentien. 1. Schwefelsäure 10%ig. 2. Trockener, peroxydfreier Äther. 3. Tierkohle. 4. Wasserfreies Natriumsulfat. 5. Kobaltacetat 0,2% in wasserfreiem Methanol. 6. Lithiumhydroxyd 0,5% in wasserfreiem Methanol.

Ausführung. 100 ml Harn werden mit verdünnter Schwefelsäure auf pH 4 angesäuert und im Scheidetrichter zweimal mit je **75 ml** absolutem Äther 30 sec extrahiert. Bei Emulsionsbildung muß ein Netzmittel zugesetzt werden. Die Ätherextrakte werden in einem Erlenmeyerkolben gesammelt, mit etwa 2 g Tierkohle und 5 g entwässertem Natriumsulfat geschüttelt, filtriert und verdampft im Luftstrom bis zur völligen Trockne. Dann nimmt man in 2 ml Äther auf, gibt 5 Tropfen Lithiumhydroxydlösung und 0,2 ml Kobaltacetatlösung hinzu. Bei Anwesenheit von Barbituraten entsteht eine Blaufärbung. Thiobarbiturate geben eine Grünfärbung.

Blei. Vorbereitung wie beim Arsennachweis. Hierauf wird die überschüssige Säure abgestumpft und nach Filtration Schwefelwasserstoff eingeleitet: Braunfärbung durch Schwefelblei.

Carbol. Carbol (Phenol C_6H_5OH). Bei reichlicher Aufnahme von Carbol oder Lysol ist der Harn grünlich-braun und dunkelt beim Stehen an der Luft nach. Ebenso verhält sich der Harn nach Gebrauch von *Hydrochinon* [$C_8H_4(OH)_2$], *Fol. Uvae ursi* und *Teer.* Alle Arzneimittel, deren Grundlage der Phenolkern bildet, können zu einer Dunkelfärbung des Urins führen. Bezüglich des Verhaltens der Schwefelsäure bei Carbolintoxikation sowie des Nachweises der Carbolsäure s. unter „Schwefelsäure"!

Chloralhydrat. Nach Gebrauch von *Chloralhydrat* reduziert der Harn Fehlingsche Lösung, gibt auch die Mooresche Zuckerprobe, gärt aber nicht mit Hefe und dreht das polarisierte Licht nach *links* wegen der Gegenwart der *Urochloralsäure.* Diese stellt eine Verbindung von Trichloräthylalkohol mit der *Glucuronsäure* dar. Auch andere Medikamente, wie Campher und manche Phenole, erscheinen im Harn an Glucuronsäure gepaart und bedingen dadurch Linksdrehung.

Jod und Brom. Man versetzt den Harn mit frischem Chlorwasser oder starker rauchender Salpetersäure und schüttelt mit einigen Kubikzentimetern Chloroform aus; das letztere färbt sich bei Gegenwart von Jod carminrot, bei Anwesenheit von Brom braungelb. Schärfer ist der Nachweis des Jods nach folgender Methode: Man säuert den Harn mit Salzsäure an, setzt ein paar Tropfen dünnen Stärkekleister und vorsichtig tropfenweise Chlorkalklösung zu. Jod gibt mit Stärkekleister Blaufärbung.

Phenolphthalein. In manchen Abführmitteln. Der Harn gibt beim Versetzen mit Alkalilauge eine schöne Rotfärbung.

Pyramidon. Der Harn zeigt mitunter eine rosa-hellrote bis (nach einigem Stehenlassen) kirschsaftrote (Cherry) Farbe, die durch die Anwesenheit von Rubazonsäure bedingt ist. Im wesentlichen wird Pyramidon als gepaarte Glucuronsäure durch die Nieren ausgeschieden. Bei Überschichtung des Urins mit Jodtinktur entsteht an der Berührungsstelle ein violetter Ring. Mit einer 2%igen Eisenchloridlösung verfärbt sich pyramidonhaltiger Harn dunkelbraun bis dunkelviolett.

Quecksilber. Man versetzt die Tagesmenge Urin mit 10 cm³ Salzsäure und einer kleinen Menge Messingwolle oder reiner Kupferdrehspäne oder einem Blättchen Rauschgold und erwärmt. Nach 24 Std. gießt man den Urin ab und wäscht das Metall mehrmals mit Wasser, dem man eine Spur Kalilauge zugesetzt hat, dann mit Alkohol und Äther und läßt es an der Luft trocknen. Danach bringt man es in ein langes, weites, sorgfältig getrocknetes Reagenzglas und erhitzt die Kuppe desselben über der Gasflamme bis zur Rotglut. Das Quecksilber, welches sich als Amalgam auf das Kupfer oder Messing niedergeschlagen hatte, verflüchtigt sich und schlägt sich an den kälteren Teilen des Reagenzglases nieder. Durch Einbringen von Joddämpfen wird es zu Quecksilberjodid verwandelt, das als roter Anflug erscheint und sich durch vorsichtiges Erwärmen zu einem scharf begrenzten Ring zusammendrängen läßt.

Salicylsäure (Oxybenzoesäure). Der Harn gibt mit Eisenchlorid Violettfärbung. Ebenso bei Salol-, Salophengebrauch und anderen Salicylpräparaten.

Santonin. Der Harn ist strohgelb, wird bei Zusatz von Alkalien scharlachrot, bei Zusatz von Fehlingscher Flüssigkeit erst dunkelgrün, dann dunkelviolett, hierauf mit Essigsäurezusatz smaragdgrün.

Tannin wird im Harn als Gallussäure ausgeschieden, der Harn wird mit Eisenchlorid schwarzblau.

Terpentin. Der Harn riecht nach Veilchen, gibt bisweilen mit Salpetersäure einen Niederschlag.

7. Die Konstituenten des Urins (Übersicht)

Mit dem Urin unter physiologischen Bedingungen ausgeschiedene Substanzen[1]
(24 Std.-Werte des Erwachsenen bei gemischter Kost)
Gesamtmenge fester Substanzen 55—70 g.

N-haltige Substanzen: Gesamtmenge des ausgeschiedenen Stickstoffs 10—17 g, Harnstoff 20—35 g, Harnsäure (gesamt) 0,2—1,0 g, Kreatinin 1,0—1,7 g, Ammoniak 0,5—1,0 g, Hippursäure 0,1—1,0 g, Indican 0,004 bis 0,02 g, Aminosäuren (mikrobiologisch bestimmt) 0,005—0,01 g, freie (in Gramm N) 0,1 g, gesamt (in Gramm N) 0,5 g, Proteine 0,020—0,050 g, Purinbasen 0,015—0,06 g.

Weitere organische Substanzen. Koproporphyrine 0,05—0,1 mg, Stercobilinogen 0—4 mg, Stercobilin 3—5 mg, Phenole (gesamt) 0,075—0,3 g, Oxalsäure 0,01—0,02 g, Glucuronsäure 0,04—0,4 g, Citronensäure 0,15 bis 0,3 g.

Fermente. Diastase 16—64 Wohlgemuth-Einheiten pro ml Harn.

Vitamine. p-Aminobenzoesäure 0,13—0,2 mg, Vitamin B_1 (Aneurin, Thiamin) 0,1—0,36 mg, B_2 (Lactoflavin, Riboflavin) 0,3—0,8 mg, Nicotinsäure durchschnittl. 0,7 mg, Nicotinsäureamid durchschnittl. 5,8 mg, B_6 (Pyridoxin) 0,4—0,8 mg, Pantothensäure ♂ 2,72 ± 0,61 mg, ♀ 2,63 ± ± 0,60 mg, Biotin (Vitamin H) 28—36 mg, Folsäure 0,004 mg, B_{12} 0,0002 mg, C (einschl. sonstiger auf Dichlorphenol-Indophenol ansprechende Substanzen) 6,7—35 mg.

Carotin, Vitamin A, D und E erscheinen nicht im Harn.

Hormone.

1. *Steroidhormone:* (meist als Ester der Glucuron- oder der Schwefelsäure) a) Androgene (Androsteron ♂ 1,5—3 mg; ♀ 1,5—4 mg; 17-Ketosteroide nach der Zimmermannschen Reaktion zwischen 20—50 Jahren bei ♂ 7,5—27 mg, ♀ 5—20 mg) (Näheres s. Abb. 60). b) Oestrogene ♂ 0,005 bis 0,015 mg, ♀ (cyclusabhängig) 0,010—0,036 mg, während der Schwangerschaft bis 20 mg. c) Corpus luteum-Hormon (Progesteron), als Pregnandiol während der Follikelphase durchschnittl. 3,3 mg, in der Lutealphase 0,15 bis 27,15 mg, im 4. Schwangerschaftsmonat 20 mg, gegen Ende der Schwangerschaft 60—80 mg. d) Nebennierenrindensteroide (Corticosteroide) ♂ 1,15 ± ± 0,32 mg, ♀ 0,84 ± 0,29, also durchschnittlich 1 mg.

2. *Hypophysenhormone:* a) Gonadotropin ♀ (cyclusabhängig) 3—6 ME, in der Mitte des Menstruums 10—50 ME, in der Menopause 50—100 ME, frühzeitiger und starker Anstieg in der Schwangerschaft. ♂ 7—120 ME. b) Prolactin ♀ cyclusabhängig mit Maximum im Intermenstruum, während der Schwangerschaft allmähliches Ansteigen. ♂ 0—306 iE.

Kationen: Natrium 3,0—6,0 g, Kalium 1,7—3,4 g, Calcium 0,01—0,12 g (0,36 g), Magnesium 0,10—0,14 g.

Anionen: Chloride, als NaCl 6,0—15,0 g, als Chlorid 4—5,5 g. Phosphate, als anorganischer P 0,045—3,0 g, als organischer P 0,3 g. Schwefel (Gesamtschwefel 1,33 g, Sulfatschwefel 1;16 g, Esterschwefelsäureschwefel 0,18 g, Neutralschwefel 0,07 g).

---

[1] Werte zusammengestellt aus SUNDERMAN, F. W., and F. BOERNER: Normal Values in Clinical Medicine. Philadelphia and London: W. B. Saunders Company 1950 sowie aus FLASCHENTRÄGER und LEHNARTZ: Physiologische Chemie Bd. II 2/b. Berlin-Göttingen-Heidelberg: Springer-Verlag 1957.

D. Prüfung der Nierenfunktion

I. Prüfung des Konzentrations- und Verdünnungsvermögens

Einen wertvollen Einblick in die Verdünnungs- und Konzentrationsleistung der Niere erhält man nach VOLHARD dadurch, daß man durch Wahl geeigneter physiologischer Bedingungen die Niere zu Höchstleistungen zwingt.

Konzentrationsversuch

Nach 19 Uhr weder essen noch trinken lassen! Der in dieser Nacht gelassene Urin wird weggegossen. Der Versuch beginnt um 7 Uhr: Die Harnblase wird entleert, Menge und spezifisches Gewicht des Urins wird bestimmt (Probe 1). Der Kranke hat Bettruhe einzuhalten und erhält an diesem Tag nur Trockenkost. Jede zweite Stunde soll Urin entleert und das spezifische Gewicht gemessen werden. Die gesunde Niere vermag den endgültigen Harn bis zu einem spezifischen Gewicht von 1030 (manchmal bis 1032/35) zu konzentrieren. Der Gesunde erreicht dieses spezifische Gewicht gewöhnlich vor Ablauf eines halben Tages. Die einzelnen Urinportionen sind natürlich klein. Der Konzentrationsversuch muß daher mindestens über 12 Std. ausgedehnt werden, wenn nicht schon vorher ein spezifisches Gewicht von 1027—1030 erreicht wird.

In den USA wird der Test oft in abgewandelter Form angewendet. Es wird mehrere Tage lang bis zum Versuchsbeginn eine standardisierte Kost gegeben. Der Versuch selbst wird neben dem obligatorischen Flüssigkeitsstop mit subcutaner Injektion von ADH (z. B. Pituitrin) eingeleitet. Prinzipiell ist damit allerdings nichts geändert, wenngleich nicht verkannt werden soll, daß exaktere Versuchsbedingungen vorliegen.

Pathophysiologie. Die reduzierte Wasseraufnahme (dadurch osmotische Druckänderung in der extracellulären Flüssigkeit) stimuliert die Sekretion des antidiuretischen Hormons, unter dessen Kontrolle die aktive Rückresorption von Wasser im distalen Tubulusabschnitt erfolgt. Da auch das den Wasserhaushalt im wesentlichen bestimmende Natrium durch eine tubuläre Funktion ausgeschieden oder rückresorbiert wird, hielt man den Konzentrationsversuch für einen Test zur Prüfung der Tubulusfunktion. Im Tierversuch kann man jedoch zeigen, daß nach operativer Verkleinerung des Nierenparenchyms auf etwa ein Drittel das Tier keinen konzentrierten Harn mehr produzieren kann, wenn auch die Restniere histologisch völlig normal ist.

Aus der Literatur ist eine ganze Reihe von Fällen mit doppelseitiger Nierenhypoplasie bekannt, wo trotz Intaktheit aller vorhandenen Nephronen die Konzentrationsfähigkeit aufgehoben war und frühzeitig der Tod an Niereninsuffizienz eintrat. Demnach scheint der Schluß erlaubt, daß die Konzentrationsschwäche nicht das Bestehen einer Tubuluserkrankung anzeigt, sondern charakteristisch für die Verkleinerung des tubulären Apparates oder der Nephronen im Ganzen ist. Dies kann eintreten nicht nur durch entzündlich oder vasculär bedingten Untergang von Glomerula (Arteriolosklerose), sondern auch durch die Druckwirkung von Cysten (Cystenniere), entzündlichen Prozessen (interstitielle Nephritis) oder durch Harnstauung (Hydronephrose).

Interpretation. Der Konzentrationsversuch ist nierenspezifisch. Bei Niereninsuffizienz kommt es zu einem Verlust des Konzentrationsvermögens.

Hyposthenurie = Eingeschränktes Konzentrationsvermögen (spezifisches Gewicht bis 1017).

Isosthenurie = Praktisch aufgehobenes Konzentrationsvermögen. Entleerung eines plasmaisotonischen Harns (spez. Gewicht zwischen 1008 bis 1012).

Bei fortgeschrittener Hyposthenurie, vor allem bei Isosthenurie besteht meist eine *Polyurie*. Es erfolgt eine osmotische Diurese durch die Azotämie.

Störfaktoren. Während der *Ausschwemmung manifester* oder *latenter Ödeme* kann die Niere nicht ihr volles Konzentrationsvermögen entfalten. In diesem Fall wird das Abfallen der Harnmengen im Laufe des Tages bei der Trockenkost vermißt. Eine Wiederholung des Versuches einige Tage später ist angezeigt. Außerdem wirken für die Beurteilung störend *Proteinurie, Glykosurie* und die *Ausscheidung von Röntgenkontrastmitteln.*

Vorsicht bei Rest N-Steigerung! Schrumpfnierenkranke mit Azotämie vertragen den Konzentrationsversuch schlecht. Sie bekommen leicht Kopfschmerzen und starken Durst. Man muß dann den Versuch abbrechen, genügend Flüssigkeit geben und 5—10 g NaCl (evtl. 10%ige Lösung intravenös) zuführen.

Wasserversuch

Morgens nüchtern, nach Entleerung der Blase werden 1—1$^1/_2$ l Flüssigkeit innerhalb $^1/_2$ Std. getrunken. Man läßt anschließend für die nächsten 4 Std. halbstündlich Urin entleeren und mißt die Menge und das spezifische Gewicht der einzelnen Urinportionen.

Normales Verdünnungsvermögen der Niere liegt vor, wenn: 1. das spezifische Gewicht des Harns auf minimale Werte (1001—1003) absinkt, 2. die größten Einzelportionen (etwa 400 ml) bald nach Versuchsbeginn, zumindest in der ersten Versuchshälfte entleert werden, 3. mehr als die Hälfte der zugeführten Flüssigkeitsmenge in den ersten 2 Std. ausgeschieden wird, 4. nach 4 Std. die aufgenommene Flüssigkeit (oder sogar etwas mehr) völlig wieder ausgeschieden ist.

Interpretation. Bei Niereninsuffizienz wird die zugeführte Flüssigkeit in 4 Std. nicht restlos ausgeschieden. Die einzelnen Halbstundenportionen fallen nicht mehr so verschieden groß aus wie beim Gesunden. Die größte Halbstundenportion ist kleiner als die in der Norm und das spezifische Gewicht erreicht nicht mehr die tiefen Werte.

Störfaktoren. Aus einem pathologisch ausfallenden Wasserbelastungsversuch kann *nicht* ohne weiteres auf ein mangelndes Verdünnungsvermögen der Niere geschlossen werden. Der Test ist durch extrarenale Faktoren (Wasserretention, Wasserverlust) störbar, soweit sie die Wasserelimination durch die Nieren beeinflussen: Ödeme, Höhlenergüsse jeglicher Genese, Hepatitis, dekompensierte Lebercirrhose, Myxödem, Diarrhoe, Morbus Addison und Addisonismus.

Vorsicht. Kein Verdünnungsversuch bei frischer akuter diffuser Glomerulonephritis! Ebenso sollte er bei bestehender Linksinsuffizienz oder Neigung zu Asthma cardiale beim Hochdruck nicht angesetzt werden. Auch im oligurischen Stadium der Niereninsuffizienz ist er kontraindiziert.

II. Clearencemethoden[1]

1. Quantitative Methoden

Die Clearancemethoden beruhen auf der heute weitgehend anerkannten Filtrations-, Rückresorptions- und Sekretionstheorie der Nierenleistung. In den Glomerula findet eine Ultrafiltration des Blut-

---

[1] Gemeinsam mit M. KESSEL.

plasmas statt. Die Tubulusepithelien sind in der Lage, sowohl Substanzen aus dem Blut in den Harn zu *sezernieren* als auch Substanzen aus dem Harn zu *reabsorbieren* und wieder in das Blut zu geben, entweder *passiv* durch Diffusion, wobei die Konzentration im Harn und im Plasma gleichbleibt, oder aber *aktiv* entgegen einem Konzentrationsgefälle.

Unter Clearance (,,Klärwert") versteht man definitionsgemäß diejenige Plasmamenge, die beim Durchfluß durch die Niere in einer Minute vollständig von der betreffenden harnpflichtigen Testsubstanz befreit (,,gereinigt, geklärt") wird. Der jeweilige Clearancewert ist von den physikalischen und biologischen Eigenschaften des Prüfstoffes und dem jeweiligen Verhalten der Niere gegenüber diesem Stoff abhängig.

Durch Wahl geeigneter Testsubstanzen ist es möglich, sich ein Bild über einige der wesentlichen Partialfunktionen der Niere zu verschaffen. Solche Prüfstoffe müssen chemisch indifferent, auf dem Blutwege transportfähig und nierengängig sein. Zweckmäßigerweise wählt man Testsubstanzen mit einfachem Ausscheidungsmechanismus. Es gibt Substanzen, die nur durch das Glomerulum filtriert und solche, die sowohl glomerulär filtriert wie tubulär sezerniert werden. Weniger geeignet sind naturgemäß solche Stoffe, die im Tubulusbereich sowohl sezerniert wie auch reabsorbiert werden, insbesondere wenn die einzelnen Anteile unter pathologischen Bedingungen nicht abgrenzbar sind.

Voraussetzung für die Verwertbarkeit der erhaltenen Zahlenwerte ist die exakte Einhaltung von Clearancebedingungen: Konstante Plasmakonzentration der Testsubstanz, Harngewinnung mittels Blasen- bzw. Ureterenkatheterismus.

Der Volumenwert, durch den die Clearance ausgedrückt wird, wird nach folgender Gleichung errechnet:

$$C = \frac{U \cdot V}{P}$$

C = Clearance, U = Konzentration der Testsubstanz im *U*rin, P = Konzentration der Testsubstanz im *P*lasma, V = Urin-*V*olumen pro Minute.

Mittels Clearance-Methoden kann man sich über die *Glomerulumfiltratmenge*, die *Durchblutungsgröße*, die *maximale Rückresorptions-* und *Ausscheidungsleistung* der Tubuli ein diagnostisch und prognostisch brauchbares Bild verschaffen.

Eine Übersicht über den Mechanismus der Nieren-Einzelleistungen vermittelt die folgende *Abbildung*, wobei die zu wählende Testsubstanz und die entsprechenden mittleren Normalwerte angegeben sind.

a) Die Prüfung der glomerulären Filtration (Inulin-Clearance)

Zur Prüfung der glomerulären Filtrationsgröße sind nur solche Substanzen geeignet, die *quantitativ die Glomerulummembran passieren* und in den Tubuli weder zusätzlich sezerniert noch rückresorbiert werden, wie z. B.

Inulin und Natriumthiosulfat. Die im Urin ausgeschiedene Menge ($U \cdot V$) einer derartigen Substanz, die bei der Tubuluspassage quantitativ und qualitativ unverändert geblieben ist, entspricht daher dem Glomerulumfiltrat. Sie ist proportional der Plasmakonzentration dieser Substanz. Somit ist auch die Clearance einer solchen Substanz gleich der Glomerulumfiltratmenge. Zur Bestimmung des Glomerulumfiltrats gilt die *Inulin-Clearance* heute als die Methode der Wahl. Inulin ist ein hochmolekulares Polysaccharid

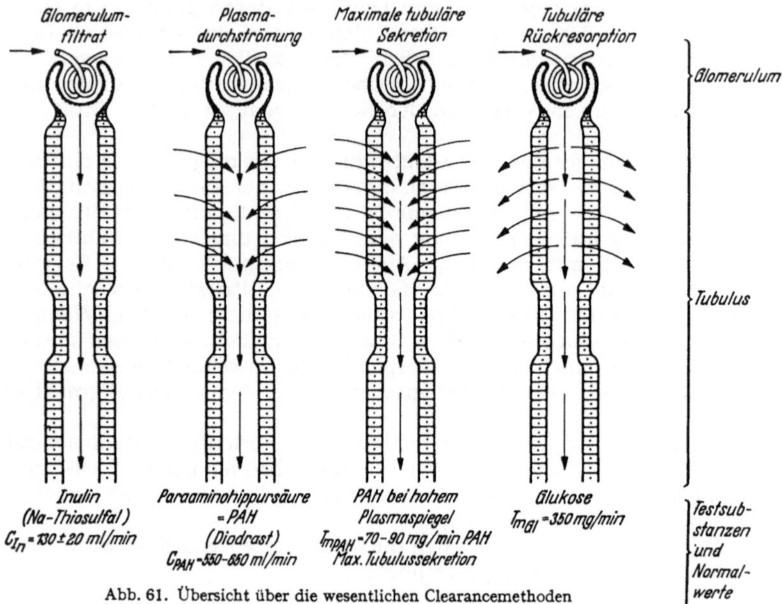

Abb. 61. Übersicht über die wesentlichen Clearancemethoden

(Mol.-Gew. 4—5000), das auch bei pathologisch veränderten Permeabilitätsverhältnissen von den Tubuli nicht rückresorbiert wird. Seine Ausscheidung wird auch nicht nach Applikation von Substanzen beeinflußt, die die tubuläre Sekretion beeinträchtigen. Aglomeruläre Nieren können Inulin nicht ausscheiden.

Die Errechnung der filtrierten Glomerulummenge erfolgt nach der eingangs erwähnten allgemeinen Clearance-Formel.

Das Glomerulumfiltrat, mit der *Inulin-Clearance* bestimmt, beträgt: 130 cm³/min, 7,8 l/Std., 187,2 l/24 Std.

b) Prüfung der effektiven Plasmadurchströmung der Niere
(PAH-Clearance bei niedrigem Plasmaspiegel)

Zur Messung des renalen Plasmadurchflusses dienen Prüfstoffe, die durch *Glomerula und Tubuli* ausgeschieden werden und deren Ausscheidungsgeschwindigkeit so groß ist, daß praktisch keine nennenswerten Mengen die Nieren auf dem venösen Wege verlassen. Hierfür geeignet sind Perabrodil (Diodrast) und paraaminohippursaures Natrium (PAH), wobei sich das letztere wegen seines verhältnismäßig einfachen Nachweises in Serum und Urin und seiner recht guten Verträglichkeit allgemein als Testsubstanz durchgesetzt hat. Unter der Bedingung, daß es bei *niedriger Blutkonzentration* in die Niere gelangt, wird es sofort (d. h. innerhalb einer Zirkulationsperiode) in den Urin ausgeschieden. Die Elimination erfolgt praktisch quantitativ d. h. zu etwa 92%. Wenn demnach die PAH-Clearance auch nur 92% der gesamten die Nieren durchströmenden Plasmamenge beträgt, so kann man doch die PAH-Clearance dem „effektiven Plasmastrom" durch die Nieren gleichsetzen. Bei sehr schweren Nierenparenchymschäden ergeben sich jedoch Abweichungen von diesen Verhältnissen.

Der effektive Plasmadurchfluß beim Gesunden, mit Hilfe der PAH-Clearance bestimmt, beträgt 550—650 cm³/min. Errechnung nach der allgemeinen Clearanceformel.

Methodische Durchführung. *Prinzip:* Die Bestimmung der glomerulären Filtration und der effektiven Plasmadurchströmung der Nieren kann *kombiniert* in *einem Versuchsgang* vorgenommen werden. Zur Erzielung einwandfreier, exakter Ergebnisse ist die Vornahme der Clearance-Untersuchung bei *konstantem Plasmaspiegel* der Testsubstanzen erforderlich. Die Testsubstanzen müssen also mittels dosierter Dauerinfusion in physiologischer NaCl-Lösung appliziert werden. Mit Hilfe einer höheren *Initialdosis* wird verhältnismäßig schnell eine erforderliche Ausgangshöhe erreicht, während durch fortgesetzte gleichbleibende Zufuhr der Infusionsdosis ein möglichst konstanter Plasmaspiegel aufrecht erhalten wird. Nach etwa 30 min kann mit einer annähernd gleichmäßigen Verteilung und mit einem relativen Diffusionsgleichgewicht gerechnet werden, so daß erst *nach* dieser *Vorperiode* mit der eigentlichen Clearance-Bestimmung begonnen werden kann. Es erfolgen in *3 Perioden* zu jeweils *15 min* Dauer venöse Blutentnahmen am Anfang und Ende jeder Periode. Aus diesen zwei Blutwerten wird dann der Mittelwert errechnet. Während jeder Periode wird der gesamte aus einem Blasenkatheter auslaufende Urin in einem Sammelkölbchen aufgefangen. Auf Blasenspülungen kann zur Vereinfachung des Untersuchungsganges und der späteren Berechnung nur bei gutem Urinfluß verzichtet werden. Sonst ist nach jeder Urinsammelperiode Blasenspülung mit 50 ml physiologischer NaCl-Lösung notwendig, die dem gesammelten Urin zugefügt wird und deren Menge bei der späteren Berechnung berücksichtigt werden muß. Der Gehalt des Urins an Testsubstanz wird zu dem oben erwähnten Blut-Mittelwert in Beziehung gesetzt und somit für jede Periode die Clearance berechnet. Ein ausreichender Urinfluß mit einem Urin-Minutenvolumen von mindestens 1,5 ml/min ist für einwandfreie Clearance-Ergebnisse unbedingt erforderlich. Der endgültige Clearancewert ergibt sich dann als Mittelwert aus den drei Perioden, wobei noch eine Korrektion auf eine mittlere Körperoberfläche von 1,73 m² erfolgt (Beispiel einer Clearance-Berechnung s. S. 263).

Gang der Untersuchung am Patienten. 1. Sorgfältige Vorbereitung vor Beginn ist unbedingt erforderlich. Zurechtstellen aller benötigten Gegenstände (bezeichnete Urin-Sammelkölbchen, Zentrifugenröhrchen usw.), Vorbereitung des Infusionsgerätes. Vorbereitung und Anwärmung der Testsubstanzen (Heizkissen am Infusionszylinder). Die Untersuchung erfolgt am besten in einem gesonderten Raum, morgens, am nüchternen Patienten, der sich möglichst entspannt in völliger Ruhelage befinden soll. Gute Lagerung des zur Infusion benutzten Armes, da die Kanüle während der ganzen Untersuchung liegen bleibt.

2. Gabe von 600—1000 ml Kamillentee etwa 30—45 min vor Versuchsbeginn.

3. Zu Beginn des Versuches Einlegen eines Blasenkatheters. Es wird der *Leerurin* = U_L in ein Erlenmeyer-Kölbchen aufgefangen. Fixierung des Katheters und Vorlegen einer Ente.

4. Venöse Blutentnahme: *Leerwert Blut* = B_L für Leerwertbestimmung PAH und Inulin (etwa 20 cm³).

5. Anschließend durch die gleiche Kanüle i.v. Injektion der *Initialdosis*, langsam, innerhalb von 10—15 min.

Initialdosis:
PAH[1] 2 cm³ 20%ige Lösung
Inulin[2] 20 cm³ 10%ige Lösung.

6. Sofort anschließend i.v. Dauertropfinfusion zur Erzielung des konstanten Plasmaspiegels anlegen. Die *Infusionsdosis* von PAH und Inulin wird auf 500 cm³ physiologischer NaCl-Lösung gegeben. Die Lösung wird gut umgeschüttelt und auf Körperwärme gebracht. Mit einer konstanten Tropfenzahl von 20 Tropfen/15 sec läßt man die Infusion einlaufen.

Infusionsdosis:
PAH 8 ml 20%ige Lösung. Inulin 30 ml 10%ige Lösung. Die Inulin-Ampullen müssen unmittelbar vor Gebrauch erhitzt werden, bis die Lösung vollständig klar ist, und warm infundiert werden, um ein erneutes Ausfallen von Inulin zu verhindern. Es empfiehlt sich, von der Krankenhausapotheke die Lösung aus der Reinsubstanz herstellen und sterilisieren zu lassen.

7. Hiermit beginnt die *Vorperiode*, die 30 min dauert und während derer die Ente vor dem Katheter liegen bleibt. Der während dieser Zeit aufgefangene Urin wird anschließend verworfen.

8. Nach 30 min Ende der Vorperiode, Beginn der 1. *Sammelperiode*. Der Urinsammelkolben U_1 wird vorgelegt und bleibt während der ganzen ersten Sammelperiode liegen.

Blutentnahme. Die Infusion wird kurz unterbrochen und die ersten 2 ml Blut werden verworfen. Das anschließend ablaufende Blut kommt direkt in 2 Zentrifugengläser zur Inulin- und PAH-Bestimmung (2 mal 2 ml Serum erforderlich). Anschließend wird die Infusion wieder angelegt und dabei die Tropfenfolge neu eingestellt.

9. Nach 15 min wiederum Blutabnahme und Wechseln des Urinsammelkolbens. Es werden insgesamt 3 Sammelperioden von je 15 min benötigt.

Erhaltene Proben

B_L Blut-Leerwert	U_L Leerwerte
B_1 Blutentnahme zu Beginn der Sammelperiode I	U_1 Gesamturin aus Sammelperiode I (15 min)
B_2 Blutentnahme zu Beginn der Sammelperiode II	U_2 Gesamturin aus Sammelperiode II (15 min)
B_3 Blutentnahme zu Beginn der Sammelperiode III	U_3 Gesamturin aus Sammelperiode III (15 min)
B_4 Blutentnahme am Ende der Sammelperiode III	

---

[1] „Nephrotest" der Firma Casella, Frankfurt-Mainkur.
[2] Inulin purissimum, Dtsch. Laevosan-Ges., Linz/Donau, Vertrieb: Boehringer u. Söhne G.m.b.H., Mannheim.

c) Prüfung der maximalen tubulären Sekretion
(PAH-Clearance mit hohem Plasmaspiegel)

Bei langsamer Steigerung des Blutspiegels einer *durch die Tubuli sezernierten Substanz* wird zunächst ihre Harnausscheidung gleichfalls ansteigen. Von einer bestimmten Blutspiegelhöhe ab läßt sich jedoch eine weitere Steigerung der Ausscheidung nicht erreichen, weil die Tubuli abgesättigt sind, d. h. über eine bestimmte Maximalmenge hinaus nichts mehr vom Blut abnehmen und sezernieren können. Von diesem Zeitpunkt an bleibt die Menge im Endharn konstant, da auch die Glomerulumfiltration konstant bleibt. Diese Menge in mg/ml gibt ein Maß für die *maximale Ausscheidungsfähigkeit der Tubuli*, wenn diejenige Substanzmenge abgezogen wird, die schon durch die Glomeruli abfiltriert wurde und somit nicht die Tubuli passiert hat. Diese letztere ergibt sich aus dem Wert der Inulin-Clearance. Als Testsubstanz für die maximale Tubulusexkretionsfähigkeit (T_m) kann PAH benutzt werden, wenn es mittels hochdosierter i.v. Dauerinfusion zugeführt wird.

Die Berechnung erfolgt nach der Formel:

$$T_m \, \mathrm{PAH} = (U_{PAH} \cdot V) - k \cdot P_{PAH} \cdot C_{IN}$$

(U_{PAH} = Urinkonzentration der *PAH* in mg-%, V = Harnmenge in cm³/min (*V*olumen), k = Konstante 0,83 (Anteil des filtrierbaren PAH im Plasma), P_{PAH} = Plasmakonzentration der *PAH* in mg-%, C_{IN} = Wert der *I*nulinclearance)

Die T_m PAH beträgt normal etwa 70—80 mg/min.

Durchführung. Für die Bestimmung der maximalen tubulären Sekretion (T_m PAH) werden also nur die PAH-Dosen erhöht, sonst kann das gleiche Verfahren wie oben beibehalten werden:

Initialdosis: PAH = 60 ml 20%ige Lösung
               Inulin = 20 ml 10%ige Lösung
Infusionsdosis: PAH = 90 ml 20%ige Lösung) 500 ml physiologische
               Inulin = 30 ml 10%ige Lösung) NaCl.

Infolge der Hypertonie dieser Lösungen wird ein Hitzegefühl und leichte Übelkeit verspürt, auch der Blutdruck kann vorübergehend etwas ansteigen. Bei stärkerem Unbehagen sollte daher die Initialdosis noch langsamer, etwa innerhalb von 20 min infundiert werden. Mäßige subjektive Mißempfindungen während der Infusion pflegen bald abzuklingen.

An den kombinierten Versuchsgang zur Bestimmung der glomerulären Filtration und effektiven Plasmadurchströmung ($C_{IN} + C_{PAH}$) kann auch die Bestimmung der maximalen tubulären Sekretion (T_m PAH) direkt angeschlossen werden, indem nach Beendigung der ersteren sofort 60 ml PAH langsam i.v. injiziert und anschließend die Infusion mit 90 ml PAH angeschlossen wird. Evtl. kann bei diesem Verfahren eine Beschränkung auf 2 Sammelperioden erfolgen. Bei zu erwartenden schweren Nierenschäden müssen die Dosen etwas geringer gewählt werden, bei Oligurie-Anurie sollte diese Untersuchung unterbleiben.

Chemische Aufarbeitung und Berechnung der bei der Inulin- und PAH-Clearance erhaltenen Proben.

Inulinbestimmung im Serum und Urin. Inulin ist ein aus Fructoseanhydriden aufgebautes Polysaccharid, das hydrolytisch gespalten wird, wobei die entstehende Fructosemenge colorimetrisch bestimmt wird.

1. Die Blutproben B_L und B_1 bis B_4 werden gut abzentrifugiert, die Urinmengen U_1 bis U_3 werden genau abgemessen.

2. In vorbereitete Bechergläser für die obigen Proben kommen: 10 ml Aqua dest. + 4 ml Zinksulfat 10%ig + 4 ml 0,5n NaOH + 2 ml Serum bzw. Urin.

(Es ergibt sich eine Verdünnung 1:10.)

3. Die Serum- und Urinproben bleiben 10 min stehen.

4. In dieser Zeit Vorbereitung von Reagenzgläsern mit Trichter und Faltenfilter.

5. Filtration der nach Ziff. 2 aufgearbeiteten Proben (Ende der Enteiweißung).

6. Die Urinfiltrate werden 1:10 verdünnt (1 ml Filtrat + 9 ml Aqua dest. = Endverdünnung 1:100).

7. Von den Harnfiltratverdünnungen und von den unverdünnten Blutfiltraten je 2 ml in neue Reagenzgläser abmessen. Außerdem ein weiteres Reagenzglas als Reagens-Leerwert mit 2 ml Aqua dest. beschickt mitführen.

8. In jedes Reagenzglas kommen:

1 ml Resorcineisessig 0,1%ig + 7 ml 30%ige HCl (pro analysi Merck).

9. Bei 80° C für 10 min in ein Wasserbad einstellen, anschließend Abkühlung unter fließendem Leitungswasser.

10. Sofortige Colorimetrie mit einem Photocolorimeter (z. B. Elko II mit Grünfilter S_{53} in Cuvetten von 1 cm Schichtdicke) gegen den nach Ziff. 7 vorbereiteten Reagens-Leerwert.

11. Die erhaltenen Extinktionswerte werden an einer Eichkurve abgelesen, die über eine entsprechende Verdünnungsreihe vorher aufgestellt worden ist. (Die in mg-% aus der Eichkurve abgelesenen Werte werden im Falle des Serums mit 10, beim Urin mit 100 multipliziert, womit die Verdünnungsverhältnisse berücksichtigt sind.)

12. Der Serum- oder Urin-Leerwert wird gegebenenfalls von jedem einzelnen Blut- und Urinwert abgezogen. Dies ist besonders bei erhöhten Blutzuckerwerten und Urinzuckerausscheidung von Bedeutung.

13. Zur Kontrolle kann man eine 2 mg-%ige Inulin-Standardlösung bei jedem Analysengang mitlaufen lassen.

PAH-Bestimmung im Serum. Paraaminohippursäure ist ein Benzoylglykokoll, das in para-Stellung am Phenylkern eine Aminogruppe trägt. Verwendet wird das Natriumsalz:

$$CO—NH—CH_2—COONa$$

$$NH_2$$

Nach Enteiweißung des Serums wird mit Natriumnitrit eine Diazotierung der Aminogruppe durchgeführt und der Nitritüberschuß mit Aminosulfosäure[1] entfernt. Nach Kuppelung mit bromwasserstoffsaurem Salz des Äthyl-α-Naphthylamins[1] entsteht eine rote Farbstofflösung.

1. In Erlenmeyer-Kölbchen B_L und B_1 bis B_4 kommen je 6 ml Cadmiumsulfatreagens,

2. dazu 20 ml Aqua dest. — umschütteln.

3. In Reagenzgläschen derselben Bezeichnung wie oben kommen 9 ml Aqua dest. und 1 ml Serum (Serumverdünnung 1:10).

---

[1] Diese Reagentien liegen den Packungen „Nephrotest" der Casella AG., Farbwerke Mainkur, Frankfurt-Fechenheim, bei.

4. Von den Reagenzgläschen unter Ziff. 3 kommen je 2 ml Serumverdünnung in die oben unter Ziff. 1 und 2 vorbereiteten Erlenmeyer-Kölbchen unter ständigem Umschütteln bei tropfenweiser Zugabe.

5. Dazu 2 ml 1n NaOH — 10 min stehen lassen (Lösung wird trübe).

6. In Reagenzgläser werden harte Faltenfilter eingelegt und jeweils der Inhalt der Erlenmeyer-Kölbchen hineingegeben und abfiltriert. Es werden etwa 10 ml Filtrat benötigt (Abschluß der Enteiweißung).

7. 10 ml klares Filtrat (von Ziff. 6) werden in neue saubere Erlenmeyer-Kölbchen gegeben.

8. Dazu kommen 2 ml 1n-HCl.

9. Dazu 1 ml 0,1%ige $NaNO_2$, jeweils täglich frisch zubereitet — 5 min warten (Natriumnitrit tritt in Reaktion mit PAH).

10. 1 ml 0,5%ige Aminosulfosäure[1] dazugeben, gut schütteln — 5 min warten.

11. 1 ml 0,1%iges bromwasserstoffsaures Äthyl-α-Naphthylamin[1] dazugeben. Die Lösung wird schwach rötlich-violett, die Farbstoffbildung setzt sofort ein, erreicht jedoch erst nach 2 Std. ihre konstante Farbtiefe.

12. Nach 2 Std. Messung der Extinktion im Photometer (Cuvette 20 mm Schichtdicke, Filter S 53, bzw. 546 mμ) gegen Aqua dest.

13. Ablesung der Werte nach Eichkurve, die über eine entsprechende Verdünnungsreihe vorher aufgestellt worden ist.

PAH-Bestimmung im Urin. 1. Jeweils 0,25 ml Urin werden auf 1000 ml Aqua dest. aufgefüllt. Urinverdünnung 1:4000.

2. Jeweils 10 ml Urinverdünnung werden in Erlenmeyer-Kölbchen gegeben.

3. 2 ml 1n - HCl dazugegeben.

4. 1 ml einer 0,1%igen $NaNO_2$-Lösung dazugeben und 5 min warten.

5. 1 ml einer 0,5%igen Aminosulfosäure dazugeben und 5 min warten.

6. 1 ml 0,1%iges bromwasserstoffsaures Äthyl-Naphthylamin dazugeben. Nach 2 Std. Farbumschlag konstant.

7. Messung der Extinktion und Ablesung der Werte an einer Eichkurve wie beim Serum.

Anmerkung. Die hier angegebenen Serum- bzw. Urinverdünnungen sind unbedingt erforderlich, wenn hohe PAH-Konzentrationen zu erwarten sind, wie z. B. bei der Prüfung der maximalen tubulären Sekretion, wo hohe PAH-Dosen gegeben wurden.

Bei der Prüfung der effektiven Plasmadurchströmung bei niedrigem PAH-Plasmaspiegel kommt man mit geringeren Verdünnungen aus. Die Verdünnungsverhältnisse müssen bei der späteren Berechnung entsprechend berücksichtigt werden.

Zur Kontrolle kann man eine 0,2 mg-%ige PAH-Standardlösung bei jedem Analysengang mitlaufen lassen.

Berechnungsbeispiel einer Inulin-Clearance (C_{IN})

$$C_{IN} = \frac{U \cdot V}{P}$$

$C_{IN} =$ Clearance-Inulin in ml/min

U = Urinkonzentration (des Inulins in mg-%)
V = Urinmenge (Volumen in ml/min)
P = Plasmakonzentration (des Inulins in mg-%).

Nach Abzug des Leerwertes seien ermittelt:

$U_1 = 220$ mg-% bei 100 ml = 6,6 ml/min = V_1
$U_2 = 225$ mg-% bei 98 ml = 6,53 ml/min = V_2
$U_3 = 245$ mg-% bei 94 ml = 6,26 ml/min = V_3

(Urinvolumen dividiert durch 15, da 15 min-Periodendauer.)

---

[1] Siehe Anm. 1, S. 262.

$$B_1 = 18{,}3 \text{ mg-}\% $$
$$B_2 = 17{,}4 \text{ mg-}\% = 17{,}8 \text{ mg-}\% = P_1 \quad \text{Inulin-Plasmaspiegel während der}$$
$$B_3 = 18{,}3 \text{ mg-}\% = 17{,}8 \text{ mg-}\% = P_2 \quad \text{Urinsammelperioden (Mittelwert)}$$
$$B_4 = 22{,}9 \text{ mg-}\% = 20{,}6 \text{ mg-}\% = P_3$$

$$C_1 = \text{Clearance} = \text{Periode } 1 = \frac{U_1 \cdot V_1}{P_1} = \frac{220 \cdot 6{,}6}{17{,}8} = 81{,}5 \text{ ml/min}$$

$$C_2 = \text{Clearance} = \text{Periode } 2 = \frac{U_2 \cdot V_2}{P_2} = \frac{225 \cdot 6{,}53}{17{,}8} = 82{,}5 \text{ ml/min}$$

$$C_3 = \text{Clearance} = \text{Periode } 3 = \frac{U_3 \cdot V_3}{P_3} = \frac{245 \cdot 6{,}2\,6}{20{,}6} = 74{,}4 \text{ ml/min}$$

$$C_{IN} = \text{Clearance-Inulin (Mittelwert aus 3 Perioden)} = 79{,}5 \text{ ml/min.}$$

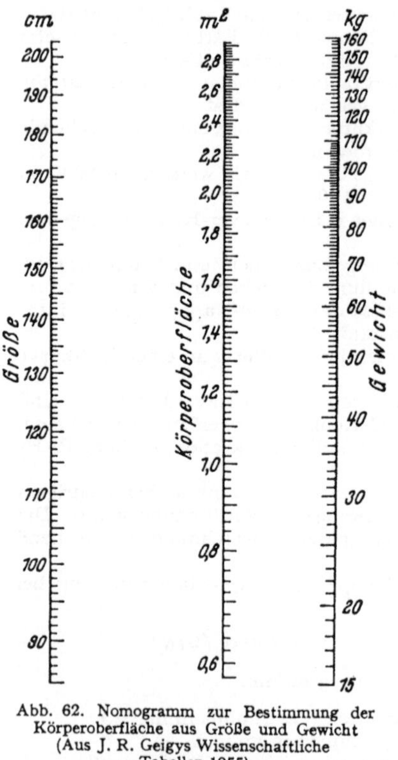

Es kann nun noch eine Korrektion des erhaltenen Clearance-Wertes auf eine mittlere Körperoberfläche von 1,73 m² erfolgen. Der Patient sei 173 cm groß und 70,0 kg schwer gewesen. Nach einem Nomogramm zur Bestimmung der tatsächlichen Körperoberfläche aus Größe und Gewicht (s. Abb. 62) ergibt sich eine Körperoberfläche von 1,83. Nach der Formel Clearance-Wert mal mittlere Körperoberfläche 1,73 : tatsächliche Körperoberfläche 1,83 errechnet sich ein korrigierter Clearance-Wert von 75,1 ml/min

$$\frac{79{,}5 \cdot 1{,}73}{1{,}83} = 75{,}1 \ .$$

Bei der Bewertung dieses Ergebnisses ist ferner die physiologische Abnahme der gesamten Nierenfunktion im Alter zu berücksichtigen, die am besten aus der Abb. S. 267 zu ersehen ist.

Die Berechnung der PAH-Clearance als Maß der effektiven Plasmadurchströmung der Niere erfolgt in analoger Weise. Es sind lediglich die PAH-Plasmawerte mit dem Faktor 0,83 zu multiplizieren, womit die Bindung der PAH an die Plasmaeiweißkörper berücksichtigt wird.

Abb. 62. Nomogramm zur Bestimmung der Körperoberfläche aus Größe und Gewicht (Aus J. R. Geigys Wissenschaftliche Tabellen 1955)

Hat man nunmehr die Werte für die Glomerulumfiltration (C_{IN}) und die Gesamtplasmadurchströmung erhalten, so läßt sich als klinisch wertvolle Größe der Quotient aus diesen als *Filtrationsfraktion* (*FF*) errechnen.

$$FF = \frac{C_{PAH}}{C_{IN}} \ .$$

Die Filtrationsfraktion gibt den jeweils durch die Glomerula abfiltrierten Anteil der die Niere durchströmenden Plasmamenge an. Sie beträgt normalerweise etwa 20%.

Ist auch der Wert für die maximale tubuläre Sekretion (T_M PAH) bekannt, so ergibt der Quotient: Nierenplasmadurchströmung (C_{PAH}) zu maximaler tubulärer Sekretion ($T_{M\ PAH}$) ein Maß der Blutversorgung speziell des tubulären Parenchyms, wobei der Durchschnittswert bei etwa 8,3 liegt. Ferner gilt das Verhältnis von Glomerulumfiltrat (C_{IN}) zu maximaler tubulärer Sekretion ($T_{M\ PAH}$) als Zeichen eines normalen oder gestörten glomerulär-tubulären Funktionsgleichgewichtes, je nachdem ob ein Quotient von etwa 1,5 erhalten wird. Somit liefern diese Quotienten über die Clearance-Werte hinaus weitere klinisch-diagnostische Hinweise.

d) Prüfung der maximalen tubulären Rückresorption

Das gleiche Prinzip läßt sich wie bei der maximalen tubulären Sekretion auch auf die Berechnung der Reabsorptionsfähigkeit der Tubuli mit Hilfe der Glucose anwenden. Unter physiologischen Bedingungen wird Glucose in der Niere vollständig rückresorbiert. Wird der „Schwellenwert" überschritten, d. h. wird infolge Hyperglykämie die Rückresorptionskapazität der Tubulusepithelien überschritten, kommt es zur Glykosurie. Um beim Stoffwechselgesunden einen so hohen Plasmazuckergehalt zu erreichen, ist es nötig, durch eine hochprozentige Glucoseinfusion einen Blutzuckerspiegel von 600—700 mg-% zu schaffen.

Die maximale tubuläre Rückresorption berechnet sich nach der Formel:

$$Tm_G = P_G \cdot C_{IN} - U_G \cdot V$$

$Tm_G =$ Maximale *tubuläre* Rückresorption für *Glucose*
$P_G =$ Plasmaspiegel der *Glucose* in mg-%
$C_{IN} =$ *Inulinclearance* in ml/min
$U_G =$ *Urinkonzentration* der *Glucose* in mg-%
$V =$ Harnmenge in ml/min (*Volumen*)

Der Gang der Untersuchung am Patienten ist wiederum der gleiche wie bei den vorhergehenden Beschreibungen. Es müssen jedoch größere Flüssigkeitsmengen infundiert werden.

Initialdosis:
  Glucose: 60 ml 50%ige Lösung⎤innerhalb von 5 min
  Inulin: 30 ml 10%ige Lösung⎦gleichmäßig injizieren

Infusionsdosis:
  Glucose: 450 ml 50%ige Lösung⎫
  Inulin: 90 ml 10%ige Lösung⎭ auf 700 ml Aqua dest.

Nach einer *Vorperiode* von mindestens 20 min werden 3 Clearance-Perioden von je 15 min Dauer angeschlossen. Blutzuckerbestimmung aus dem *Capillarblut* nach HAGEDORN-JENSEN oder Bestimmung der „wahren Glucose" nach FRANK-KIRBERGER. Harnzuckerbestimmung polarimetrisch.

2. Vereinfachte Clearancemethoden

Kombinierte Inulin-PAH-Clearance bei abfallendem Plasmaspiegel

Zum Zwecke der Vereinfachung der eben beschriebenen ausführlichen exakten Clearance-Methodik wurden in letzter Zeit verschiedene Verfahren erprobt. Hierzu ging man zunächst von der Konstanterhaltung des Plasmaspiegels der Testsubstanzen mittels Dauertropfinfusion ab. Es erfolgt also lediglich eine *einmalige* intravenöse Gabe der Testsubstanzen. Infolge alsbaldiger Ausscheidung (nach vorheriger Durchmischung und Verteilung) durch die Nieren wird der Blutspiegel ständig abfallen, d. h. die Konzentrationen im Serum sinken ab. Es handelt sich also um Clearancebestimmungen am *abfallenden Plasmaspiegel*. Als Testsubstanzen werden wiederum Inulin (zur Prüfung der glomerulären Funktion) und PAH (zur Prüfung der Gesamtplasmadurchströmung) gewählt.

Die *Injektionsdosis* beträgt:

$$\text{Inulin: 20 ml } 10\%\text{ige Lösung}$$
$$\text{PAH: } 10 \text{ ml } 20\%\text{ige Lösung.}$$

Die Dosis ist langsam, innerhalb 4—6 min zu injizieren. Ansonsten wird das gleiche Verfahren wie Seite 260 beschrieben beibehalten. Es werden also nach einer Vorperiode von 30 min ebenfalls 3 Clearanceperioden von je 15 min Dauer mit Urinsammlung mittels Blasenkatheter durchgeführt. Um für die Blutentnahmen mehrfache Venenpunktionen zu vermeiden, ist die Benutzung einer Mandrin-Kanüle zweckmäßig. Die Clearance-Berechnung geschieht nach der bekannten allgemeinen Clearanceformel.

Für praktisch-klinische Zwecke hat sich diese Untersuchungsanordnung hinreichend bewährt.

Weitere Vereinfachungen, bei denen besonders zur Prüfung des Gesamtplasmastromes (PAH) auf Urinentnahmen verzichtet wird und teilweise sogar die Zahl der Blutentnahmen auf zwei reduziert wird (sog. ,,Total-Clearance-Methode" und ,,Halbwertzeitmethode"), bergen theoretisch und praktisch erhebliche Fehlerquellen in sich.

Die erhaltenen Werte weichen auch von den Ergebnissen der exakten Clearance-Untersuchungen ab, wie entsprechende Vergleichsuntersuchungen gezeigt haben. Derartige Verfahren können nicht mehr zu den exakten Clearance-Methoden gerechnet werden. Sie sind als halbquantitative Nierenfunktionsprüfungen anzusprechen.

3. Die Stellung der Clearancemethodik in der klinischen Diagnostik

Zur Beurteilung der erhaltenen Werte muß man die Normwerte gegenwärtig haben.

Clearancewerte bei der gesunden Niere

Glomerulumfiltrat C_{IN}	125—140 ml/min
Tubuläre Rückresorption von Wasser	98— 99%
maximale tubuläre Rückresorption für Glucose T_{mG} . .	350—375 mg/min
maximale tubuläre Sekretionsfähigkeit T_{mPAH}	70— 80 mg/min
Gesamtplasmadurchströmung der Nieren C_{PAH}	550—650 ml/min
Filtrationsfraktion FF	20%

Die Clearancewerte sinken mit *zunehmendem Alter* ab, wie die folgende Abb. 63 zeigt.

Die Clearance als der Ausdruck der Nierenfunktion ist aber auch noch von äußeren Faktoren abhängig, wie Körperhaltung, Tag-Nacht-Rhythmus und psychischen Einflüssen. Nach passivem Aufrichten sinkt die Nierendurchblutung und die Filtrationsgröße ab, wohingegen die Wasserrückresorption zunimmt. Nachts steigt die Wasserrückresorption erheblich an. Zigarettenrauchen soll die Clearancewerte

vermindern. Insbesondere werden sie durch psychische Erregungen
verändert. Auf die theoretischen Erörterungen über die tatsächlich
durch Inulin bestimmbare Höhe des Glomerulumfiltrates soll an dieser
Stelle nicht näher eingegangen werden.

Daher ist unbedingt zu verlangen, daß Clearance-Untersuchungen
am liegenden Patienten (im Bett) und unter Grundumsatzbedin-
gungen durchgeführt werden. Es erscheint uns notwendig, sie in
ruhiger Umgebung in einem geräumigen besonderen Raum des
Kranken anzustellen.

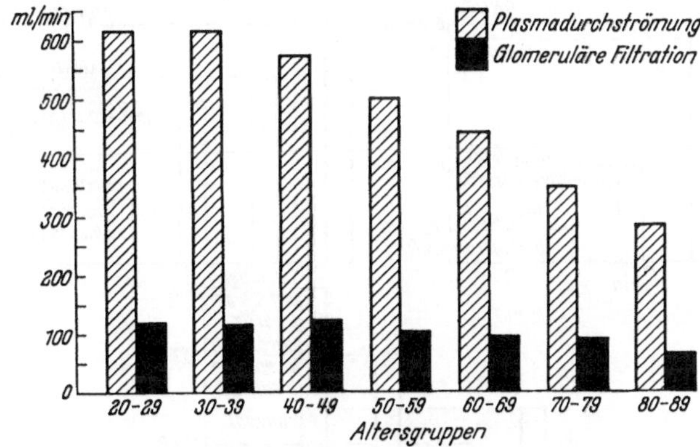

Abb. 63. Physiologische Abnahme der Nierenleistung mit zunehmendem Alter.
(Nach A. KLEINSCHMIDT. In Pathologische Physiologie u. Klinik der Nierensekretion.
(Berlin-Göttingen-Heidelberg: Springer-Verlag 1955)

4. Die Clearancewerte bei den einzelnen Nierenerkrankungen

a) Akute Glomerulonephritis. Bei akuter Glomerulonephritis ist im
Gegensatz zu VOLHARDs Auffassung von der primären angiospastischen
Ischämie und in Übereinstimmung mit SARRE (Masugi-Nephritis) die *Nierendurchblutung* normal oder sogar leicht erhöht (Hyperämie des entzündeten
Organs). Der mittels PAH gemessene renale Plasmadurchfluß ist oft absolut
wie relativ vermehrt. Aber das *Glomerulumfiltrat* ist infolge des Exsudates
in die Bowmansche Kapsel deutlich reduziert. Daher ist die *Filtrationsfraktion* im akuten Stadium vermindert.

Bei Ausheilung nimmt das *Glomerulumfiltrat* langsam wieder bis zur
Norm zu. Wenn es sich nicht restlos restauriert, ist mit einer Defektheilung
zu rechnen.

b) Chronische Glomerulonephritis. Wenn auch noch *keine Niereninsuffizienz* vorliegt, ist der Plasmadurchfluß durch die fortschreitende
Parenchymschrumpfung (Nephrocirrhose) bereits erheblich vermindert.
Das Glomerulumfiltrat ist zwar auch beträchtlich reduziert, aber prozentual
meist etwas geringer als die Plasmadurchströmung der Niere. Dadurch
erscheint die Filtrationsfraktion gegenüber der Norm erhöht.

Bei *vorhandener Niereninsuffizienz* ist der Plasmadurchfluß sehr stark vermindert. Das Glomerulumfiltrat ist ebenfalls stark reduziert, verhältnismäßig jedoch geringer als das die Niere durchströmende Plasmavolumen. Dadurch ist die Filtrationsfraktion ebenfalls gesteigert.

Filtrationsfraktion bei Glomerulonephritis:

normal 20%
akute Glomerulonephritis 14,9%
chronische Glomerulonephritis ohne Niereninsuffizienz 31%
chronische Glomerulonephritis mit Niereninsuffizienz 43%

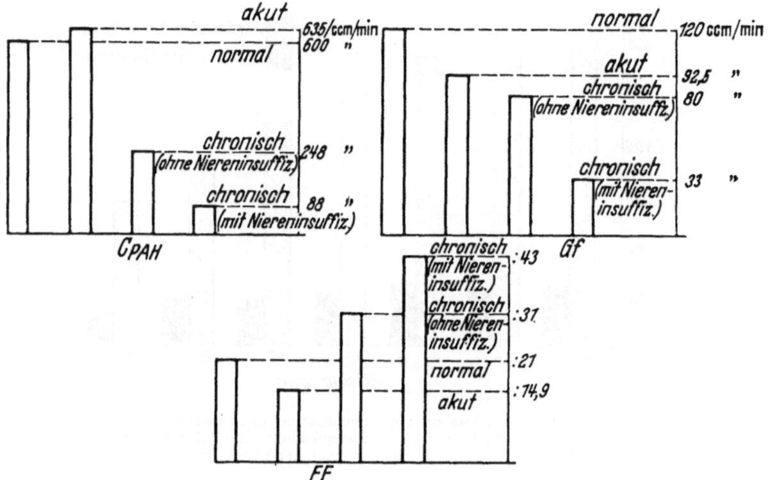

Abb. 64. Verhalten der Clearancewerte bei akuter und chronischer Glomerulonephritis. (Nach G. SCHETTLER, Verh. dtsch. Ges. inn. Med. **58**, 283 (1952)

Es ergibt sich mit Recht die Frage, ob im Stadium der Niereninsuffizienz oder auch schon bei fortgeschrittener Glomerulonephritis angesichts des klaren klinischen Bildes und der eindeutigen biochemischen Befunde überhaupt noch Clearance-Untersuchungen notwendig sind. Wir haben zu dieser Frage folgende Stellung bezogen:

1. Im *Übergangsstadium zur chronischen Nephritis* mit spärlicher Symptomatik ist die Clearanceuntersuchung den übrigen klinischen Untersuchungsmethoden *überlegen.*

2. *Im akuten Stadium ist sie nur in differentialdiagnostisch schwierigen Fällen* nötig.

3. In fortgeschrittenen Stadien ist sie zwar nicht zur Diagnostik, aber zur quantitativen Abschätzung der *Funktionsausfälle* nützlich.

c) Chronische Pyelonephritis. Mit fortschreitendem Verlauf kommt es zu einer *Abnahme aller Clearancewerte.* Im Gegensatz zu den Glomerulonephritiden kommt es hier nicht zu einem Anstieg der Filtrationsfraktion.

d) Hochdruckerkrankungen. Beim *labilen Hochdruck* fallen alle Clearancewerte nahezu normal aus.

Beim *fixierten Hochdruck* ist die Plasmadurchströmung etwa auf die Hälfte herabgesetzt, das Glomerulumfiltrat mäßig vermindert und die tubuläre maximale Exkretion vermindert. Die Filtrationsfraktion ist erhöht.

Beim *malignen Hypertonus* ist der Plasmadurchfluß, das Glomerulumfiltrat und die maximale tubuläre Exkretion stark vermindert. Die Filtrationsfraktion ist ebenfalls erhöht.

*Das Verhalten der Filtrationsfraktion
bei verschiedenen Hochdruckformen*

Normal 20%
Labiler Hochdruck 23%
Fixierter Hochdruck. 37%
Maligner Hochdruck 45%

Bei der *benignen Nephrosklerose,* bei der sich morphologisch faßbare Nierenveränderungen finden, besteht ein verminderter Plasmadurchfluß. Durch kompensatorische Konstriktion des Vas efferens erfolgt Aufrechterhaltung des intraglomerulären Filtrationsdruckes. Dadurch resultiert ein *normales* oder *nur gering vermindertes Glomerulumfiltrat.* Die Filtrationsfraktion ist daher ebenfalls erhöht.

Bei der *malignen Nephrosklerose* sinkt das Glomerulumfiltrat stark ab. Auch die Plasmadurchströmung der Niere ist stark herabgesetzt. Daher ist die Filtrationsfraktion erhöht.

Die *diabetische Glomerulosklerose* (KIMMELSTIEL-WILSON) zeigt schon von den Frühstadien an ein herabgesetztes Glomerulumfiltrat bei zunächst noch normalem Plasmadurchfluß. Die Filtrationsfraktion ist daher zunächst eher erniedrigt (Erkrankung vorwiegend der Glomerula).

Diagnostische Bedeutung der Clearance für die Hochdruckerkrankungen

Bei der essentiellen Hypertonie und bei der benignen Nephrosklerose erscheint uns die Clearance überflüssig.

In *ausgeprägten* Fällen bisherige Diagnostik ausreichend. Andererseits ist auch die Niereninsuffizienz anderweitig erkennbar. Die Clearance ist dagegen *wichtig* zur Erkennung der *Übergangsformen vom roten zum blassen Hochdruck.*

Für die *Nierenfunktion beim Hochdruck* ist charakteristisch, daß zuerst die *tubuläre Leistung* und der Plasmadurchstrom durch Herabsetzung der Durchblutung eingeschränkt wird bei zunächst noch *fast völlig normalem Glomerulumfiltrat.* Daher ist es verständlich, daß vom renalen Plasmastrom ein relativ hoher Prozentsatz abfiltriert wird (große Filtratfraktionen). Bei weiterem Fortschreiten des Krankheitsprozesses nimmt der *renale Plasmastrom* immer mehr ab. Die Abnahme des Plasmadurchflusses durch die Niere steht ganz im Vordergrund. Sie ist auch in den Spätstadien prozentual stärker ausgeprägt als der Rückgang der Glomerulumfiltration.

Bei der fortschreitenden Glomerulonephritis ist es vorwiegend die Einschränkung des Glomerulumfiltrates, während der Rückgang der renalen Plasmadurchströmung nachhinkt. Aber es kommt doch zu einer starken Verminderung der renalen Plasmadurchströmung. Die Spätstadien lassen sich mittels Clearancemethoden nicht mehr unterscheiden.

III. Sonstige Funktionsproben

a) Der Phenolsulphophthalein-Test („Phenolrot"-Probe)

Neben verschiedenen anderen Funktionsprüfungen hat in letzter Zeit die sog. „Phenolrot-Probe" eine größere Verbreitung gefunden. Nach Injektion des Farbstoffes Phenolsulphophthalein (Phenolrot) wird die nach einer bestimmten Zeit ausgeschiedene Farbstoffmenge im Urin ermittelt. Der Test ist als qualitative Ausscheidungsprobe der Nieren anzusehen, wobei wahrscheinlich der tubuläre Anteil am Ausscheidungsmodus überwiegt.

Praktische Durchführung: 1. Morgens dem nüchternen Patienten 1000 ml dünnen Tee 1 Std. vor Versuchsbeginn zu trinken geben. 2. Spontan die Blase entleeren lassen, den erhaltenen Urin verwerfen. 3. Anschließend sofort genau 10 ml (= 6 mg) Phenolsulphophthalein intravenös injizieren. 4. Genau (!) 15 min post injectionem spontan die Blase entleeren lassen und den Urin in ein Sammelkölbchen auffangen. Es müssen zur Farbstoffbestimmung etwa 20 ml Urin erhalten werden. Sonst ist Wiederholung des Versuches am nächsten Tag evtl. mit Blasen-Katheterismus notwendig.

Farbstoffbestimmung im Urin: 1. Die erhaltene Urinmenge messen, das Urin-Sammelkölbchen mehrfach mit Aqua dest. nachwaschen und in ein Meßglas geben. 2. 10 ml 10%ige NaOH dazugeben. Farbumschlag $\rightarrow$ rot. 3. Das Meßglas (Urin + Aqua dest. + NaOH) mit Aqua dest. auf 250 ml auffüllen. 4. Von dieser Urinverdünnung 2 ml in ein Reagenzglas abfüllen, dazu 6 ml Aqua dest. geben. (Urin-Endverdünnung 1:1000, d. h. erhaltene Urinmenge auf 1000 ml aufgefüllt. Es wird so der Gehalt an Farbstoff in einer konstanten Verdünnung gemessen.) 5. Messung der Extinktion in einem Colorimeter ($\lambda = 546$ mμ, Grünfilter) gegen Aqua dest. oder einen Urin-Leerwert. Ablesung nach einer Eichkurve.

Bewertung. Die normale Ausscheidung nach 15 min liegt bei 40% $\pm$ 4%. Werte unter 35% sind als pathologisch anzusehen.

b) Die Indigocarmin-Ausscheidungsprobe

Zu den Farbstoffausscheidungsprüfungen der Nierenfunktion gehört die Indigocarmin-Ausscheidung, die insbesondere in Verbindung mit der Cystoskopie als sog. Chromocystoskopie von Chirurgen und Urologen bereits seit längerer Zeit gehandhabt wird. In Verbindung mit der Cystoskopie gestattet gerade diese, auch als „Blauausscheidung" bekannte Prüfung, die Beantwortung der Frage, ob beide oder nur eine der Nieren an der Harnsekretion teilnehmen.

Nach Einführung des Cystoskops bei einem möglichst nüchternen Patienten, der insbesondere 2 Std. vorher nicht getrunken haben soll, werden 5 ml 5%iges Indigocarmin[1] intravenös injiziert. Nach 6 min scheiden gesunde Nieren den Farbstoff kräftig aus. Ist die Ausscheidung beiderseits verlangsamt und vermindert, so erscheint eine Funktionsschwäche beider Nieren wahrscheinlich. Eindeutig ist das Ergebnis der Chromocystoskopie jedoch, wenn der Urin der einen Niere nach 6 min stark dunkelblau gefärbt ist, der Urin der anderen Niere jedoch erst noch längere Zeit schwach blau gefärbt erscheint.

---

[1] Fa. Merck, Darmstadt.

c) Die Ausscheidungsurographie
(Röntgenkontrastausscheidung)

Neben der Röntgenleeraufnahme, die besonders zur Feststellung von in den Harnorganen gelegenen Steinen oder anderen Fremdkörpern geeignet ist, geben die Röntgenkontrastfüllungen weitergehenden Aufschluß über Form und Lage der Harnorgane. Dabei erhält man bei der Füllungsurographie, d. h. der Füllung der Harnwege von der Harnröhre her eine gute Übersicht über die Form der Nierenbecken und über Lagebeziehungen des Nierenbeckens und des Ureters zu fraglichen Harnsteinschatten.

Die *Ausscheidungsurographie* ermöglicht dagegen, die Sekretionskraft der Nieren und Dynamik der ableitenden Harnwege zu beurteilen. Hierbei handelt es sich um die i. v. Applikation eines Kontrastmittels, das durch die Nieren ausgeschieden wird. Zur Verwendung gelangen jodhaltige chemische Verbindungen, die in so hoher Konzentration im Urin ausgeschieden werden, daß sie deutliche Schattenbilder der Harnwege ergeben. Die Untersuchung geschieht am besten morgens, am nüchternen Patienten bei möglichst von Kot und Gasen entleertem Darm (leichte, nicht blähende Kost am Tage, hoher Einlauf am Abend vorher). Nach intravenöser Injektion von 20 ml Uroselectan B[1] oder Urografin[1] setzt die Harnausscheidung der Kontrastmittel fast unmittelbar ein. Bei guter Nierenfunktion ist nach 5—10 min ein gutes Schattenbild des Nierenparenchyms, Nierenbeckens und der Harnleiter erhältlich. Bei *Funktionseinschränkung* der Nieren ist die Ausscheidung der Kontrastmittel verlangsamt.

Bei *doppelseitigen Niereninsuffizienzen* besteht jedoch infolge zu langsamer Kontrastmittelausscheidung die Gefahr einer toxischen Schädigung. Außerdem wird wegen ungenügender Konzentration des Kontrastmittels im Urin selten ein verwertbares Röntgenbild zu erhalten sein.

E. Spezielle Symptomatologie der Nierenkrankheiten
Einteilung der Nierenkrankheiten

Die doppelseitigen Nierenkrankheiten kann man nach verschiedenen Gesichtspunkten einteilen.

Nach topographischen Gesichtspunkten in

a) vorwiegend *glomeruläre* Nierenerkrankungen (diffuse und herdförmige Nephritiden)
b) vorwiegend tubuläre Nierenerkrankungen (Nephrosen)
c) gemischt *glomerulo-tubuläre* Nierenerkrankungen
d) *interstitielle* Nephritis
e) *pyelonephritische* Nierenerkrankungen
f) *vasculäre* Nierenleiden

Nach histologischen Gesichtspunkten

in Anlehnung an das Einteilungsprinzip nach F. VOLHARD und TH. FAHR in

A. Die entzündlichen Nierenkrankheiten (Nephritiden)

a) *Diffuse Glomerulonephritis*
    1. Akute Glomerulonephritis (einschließlich der perakuten Nephritis)
    2. Chronische Glomerulonephritis
    3. Sekundäre (entzündliche) Schrumpfniere (Endstadium von 2)

---

[1] Schering AG., Berlin.

b) Herdförmige Nephritis
1. Löhleinsche Herdnephritis
2. Ausscheidungsnephritis und toxische Herdnephritis
3. Interstitielle Nephritis
4. Pyelonephritis (perakut-akut; chronisch)

B. Die degenerativen Nierenkrankheiten (Nephrosen)

a) Akute Nephrosen
1. Febrile Albuminurie
2. Nephrose (Lues II, Diphtherie usw.)
3. Nekrotisierende Nephrosen bei Intoxikationen (Sublimat usw.)
4. Schwangerschaftsniere

b) Chronische Nephrosen
1. Lipoidnephrose
2. Amyloidniere

C. Die vasculären Nierenkrankheiten

1. Arteriosklerotische Schrumpfniere (Teilerscheinung einer allgemeinen Arteriosklerose, macht klinisch keine Erscheinungen)
2. Arteriolosklerotische Schrumpfniere (primäre Schrumpfniere oder
genuine Nephrosklerose)
3. Maligne Schrumpfniere (Entzündungen und Nekrosen an den
Arteriolen)
4. Stauungsniere.

Das vorliegende Einteilungsprinzip hat sich in seiner Grundkonzeption
für die Nierenklinik als sehr brauchbar erwiesen.

Führende Symptome
der wichtigsten Nierenkrankheiten und -syndrome
(In Klammern synonyme Bezeichnungen)

A. Die doppelseitigen Nierenkrankheiten

a) Akute diffuse Glomerulonephritis (acute type I Nephritis [ELLIS],
Brights Disease):
Hypertonie, Lidödem (blasses Gesichtsödem), *Hämaturie* (Oligurie) —
Proteinurie, Cylindrurie (mittlere Azotämie).
b) Subakute und chronische Glomerulonephritis
1. *Hypertonische Form* (Chronic Nephritis) *Hypertonie, Hyposthenurie,*
mäßige Proteinurie, Augenhintergrundsveränderungen —
Cylindrurie
2. *Nephrotische Verlaufsform* (chronische Nephritis mit „nephro-
tischem Einschlag", Chronic type II Nephritis [ELLIS], Nephrotic
Syndrome):
Große Proteinurie, massive Ödeme, Hypalbuminämie, Hypoproteinämie, Vermehrung der α_2- (und β)-Globuline im Serum, Hyperlipidämie mit Hypercholesterinämie — Cylindrurie.
c) Herdnephritiden
Intrainfektiöse Herdnephritis (Infektionsglomerulitis) und embolische
Herdnephritis (LÖHLEIN):
Hämaturie — keine Ödeme. keine Hypertonie.
d) Nephrosen (Hydraemic Nephritis, Nephrotic Syndrome)
Als Prototyp *Lipoidnephrose:*

Große Proteinurie, *massive Ödeme, Hypalbuminämie, Hypoprotein-ämie*, α_2- und *β*-Hyperglobulinämie, *Hyperlipidämie* mit *Hypercholeste-rinämie*, *β*-Hyperlipoproteidämie, *Lipoidurie, Infektneigung*, Cylindr-urie — *keine* Hypertonie, Erythrocyturie, Azotämie!
Weitere Formen: Amyloidnephrose, luische Nephrose, Plasmocytom-niere (Nephrohydrose), akute febrile Nephrosen (Diphtherie). — Gemeinsam sind nephrotische Züge, Unterschiede sind durch die Grundkrankheit bedingt.
e) Pyelonephritis
Ernste Komplikation einer Pyelitis durch Übergreifen der Infektion auf das Nierenparenchym, bei Männern gewöhnlich infolge Harnstauung (Prostatahypertrophie), bei Frauen oft auch selbständig. Beson-ders häufige Komplikation des Diabetes mellitus. Sonst im Anschluß an eine Pyelitis, nach gynäkologischen Affektionen und Operationen oder im Kindesalter nach „Pyurie":
Fieber, Bakteriurie (Escherichia coli), *Pyurie, starke Blutsenkungs-beschleunigung*, Anämie, Proteinurie, intermittierende Mikrohämaturie.
f) Interstitielle Nephritis
Akute interstitielle Nephritis. Teilweise unter dem Bild des akuten oligurischen Nierenversagens verlaufend, dessen Ursachen S. 191, 192 beschrieben worden sind.
Oligurie, Azotämie.
Chronische interstitielle Nephritis. *Hyposthenurie, Azotämie, Anämie, Osteoporose* (renaler Calciumverlust durch Tubulusschädigung, „Nephrocalcinose")
g) Diabetische Glomerulosklerose (KIMMELSTIEL-WILSON)
Mischbild von nephrosklerotischen und nephrotischen Symptomen: *Hypertonie, Fundus angiospasticus, Isosthenurie, große Proteinurie, Ödeme* — abnehmende Zuckerausscheidung im Harn!
h) „Schwangerschaftsniere" (Nephropathia gravidarum)
Große Ähnlichkeit mit akuter diffuser Glomerulonephritis, aber besondere Neigung zu Krampfanfällen, „Schwangerschaftseklamp-sie"
Generalisiertes Ödem, Hypertonie, Krampfanfälle, Proteinurie.
i) Akutes oligurisches Nierenversagen:
(Synonyma: Lower Nephron Nephrosis, Akute tubuläre Insuffizienz, Acute Tubular Necrosis.) Ursachen s. S. 191, 192.
Oligurie bis Anurie, *Azotämie, Urämiesymptome* — Proteinurie, Cylindrurie.
j) Schrumpfnieren
   1. Primäre, genuine, vasculäre (arteriolosklerotische) Schrumpfniere (Maligne Nephrosklerose, Nephrocirrhosis, Granularatrophie der Nieren)
   2. Sekundäre, glomerulo-nephritische oder pyelonephritische (ent-zündliche) Schrumpfniere.
Hypertonie (blasser fixierter Hochdruck mit diastolischen Werten über 100 mm Hg), *Augenhintergrundssymptome* (Fundus angiospasticus), *Hyposthenurie* mit *Polyurie* (2—3 l), *helle Harnfarbe, Azotämie*, mäßige Proteinurie, Cylindrurie, Erythrocyturie (bei der entzündlichen Form etwas häufiger), *Anämie* — siehe weiter S. 195.
k) Urämie. Die Urämie ist keine Krankheit sui generis, sondern ein klinisches Syndrom, das beim akuten oder chronischen Nierenversagen (Niereninsuffizienz) eintritt. Dabei ist es gleichgültig, ob die Ursache

renal (Schrumpfnieren, akutes Nierenversagen) oder extrarenal (s. S. 191) liegt. Die klinische Symptomatik ist durch folgende *pathophysiologische Vorgänge* bedingt:
1. *Retention N-haltiger Stoffwechselendprodukte*, 2. *Gestörtes Säuren-Basengleichgewicht*, 3. *Störungen der Wasser- und Elektrolytbilanz.* Das klinische Bild zeigt renale, gastrointestinale, kardiale und nervale Symptome. *Kausal geordnet* finden sich:
1. *Azotämie* (Rest-N-Steigerung), urinöser Foetor ex ore, *Ausscheidungsgastritis*, -enteritis, -colitis mit Diarrhoe, Appetitlosigkeit, Übelkeit und Erbrechen. *Perikarditis.*
2. *Acidose.* Abnahme des CO_2-Bindungsvermögens im Blutplasma *(Alkalireserve), Dyspnoe* bis Kußmaulsche Atmung, Sopor bis Somnolenz, Bewußtlosigkeit, Coma ,,uraemicum''- Unruhe, Kopfschmerzen.
3. *Natriumverlust, Exsiccose, Isosthenurie, Durst, Hyperkaliämie,* Hypocalcämie (Tetanie wird meist vermieden durch relative Zunahme des ionisierten Calciumanteils infolge der Zunahme der H-Ionenkonzentration), Hyperphosphatämie.

l) Pseudourämie. (Eklamptische, krampfförmige, falsche Urämie)
Hypertonie, heftige *Kopfschmerzen, plötzlich Koma* mit *tonisch-klonischen Krämpfen (epileptiform), weite, reaktionslose Pupillen, erhöhter Liquordruck* — keine Rest-N-Steigerung.
Auch die Pseudourämie ist keine Krankheit, sondern ein Symptomenkomplex, ausgelöst durch ein akutes Hirnödem. Sie kommt bei der akuten Glomerulonephritis, bei der Schwangerschaftsniere und bei der malignen Nephrosklerose vor.

B. Die einseitigen Nierenkrankheiten

a) Pyelonephritis: In etwa 1/4 der Fälle wird nur eine Niere befallen. Die Neigung zum doppelseitigen Organbefall ist bei der chronischen Pyelonephritis größer als bei akuten und perakuten Verlaufsformen. Nierenklopfschmerz der befallenen Seite, Leukourie, Bakteriurie (gewöhnlich Escherichia coli), beschleunigte Blutsenkungsreaktion, meist Fieber, gelegentlich intermittierende Mikrohämaturie. Proteinurie (nach Filterung des Harnes!) im allgemeinen gering.

b) Paranephritis — paranephritischer Absceß. Entweder nach Durchbruch einer eitrigen Nephritis, eines Nierenabscesses oder embolisch metastatisch (Furunkel, Tonsillarabsceß, Osteomyelitis) entstanden: Fieber, dumpfes Druckgefühl in der Lendengegend, Druck- und Klopfschmerz — schmerzhafte (gerötete) Schwellung.
Fieber, Leukocytose, Senkungsbeschleunigung,
Urin. Leukocyten, gelegentlich Erythrocyten. Weitere Diagnostik: Probepunktion.

c) Tuberkulose der Nieren. Symptome wechselnd, manchmal wie bei *Cystitis,* manchmal geringe *Schmerzen in der Nierengegend* einer Seite. Subfebrile Temperaturen, Beeinträchtigung des Wohlbefindens. Im Urin: *Leukocyten, Erythrocyten,* Bakteriurie (Kultur auf Tuberkelbakterien positiv; *Tierversuch!*)
Weitere Diagnostik. Röntgenologisch finden sich Papillennekrose, Deformierungen der Nierenkelche, kontrastmittelgefüllte Hohlräume im Nierenparenchym.

d) Hypernephroide Tumoren. Hämaturie (Makro- oder Mikrohämaturie), *Gewichtsabnahme, Anämie,* stark beschleunigte Blutsenkung, evtl. *palpabler Tumor.*

Weitere Diagnostik. Cystoskopie (Seitenlokalisation der Blutung). Intravenöse oder retrograde Pyelographie (Harnleiterabknickung, ausgezogene, verdrängte oder fehlende Nierenkelche, Füllungsdefekte im Nierenbecken), Leeraufnahme nach Retropneumoperitoneum (Lage, Größe, Abgrenzung) und vor allem Lungenübersichtsaufnahme (Frühmetastasierung hypernephroider Tumoren in die Lunge!)

Bewertung der Symptome

1. *Hämaturie.* Bei Frauen nur im Katheterurin beweisend. Vieldeutiges Symptom, da Blutungsquelle sowohl Niere wie ableitende Harnwege. Erste Orientierung erlaubt die „*Dreigläserprobe*": Man läßt den Patienten Harn in 3 Gläser entleeren, in das letzte bis zur völligen Blasenentleerung. Gleichmäßige Rotfärbung weist auf eine Nierenblutung, stärkster Blutgehalt der letzten Probe auf die Blase als Blutungsquelle hin. Blutet es aus der Urethra, wird am meisten Blut mit der ersten Urinportion entleert.

Einzelheiten über die verschiedenen Blutungsquellen s. S. 205.

Man vergesse die *Hämaturien aus extrarenaler Ursache* nicht. Hämorrhagische Diathese bei Thrombopenien, Leukämien, Panmyelopathien, Morbus Osler, Hämophilie, Überdosierung von Anticoagulantien.

Die *renale Hämaturie* ohne Ödem und Blutdrucksteigerung weist entweder auf eine intrainfektiöse Herdnephritis oder eine embolische Herdnephritis (LÖHLEIN) hin. Hämaturie mit Anämie und starker Senkungsbeschleunigung läßt an Hypernephrom denken.

Die „*Resthämaturie*" nach Abklingen einer akuten Nephritis ist ernster zu bewerten als die „Restalbuminurie".

2. *Proteinurie.* Die „große" Proteinurie (1,0—4,0 g Eiweißausscheidung pro Tag) ist ein vorherrschendes Symptom der nephrotischen Verlaufsformen. Die Proteinurie im allgemeinen erlaubt keine quantitativen Rückschlüsse auf das Ausmaß des Nierenschadens. Die Eiweißausscheidung ist überhaupt kein obligatorisches renales Symptom. Sie weist lediglich auf eine erhöhte Membrandurchlässigkeit in der Niere gegenüber Proteinmolekülen hin. Dabei wird aber der Bence-Jonessche Eiweißkörper als ein extrarenal entstandenes Paraprotein infolge seiner relativ kleinen Molekülgröße ohne weiteres bereits von der intakten Glomerulummembran filtriert. Die maligne Nephrosklerose, manche chronische Glomerulonephritiden und andere schwere Nierenparenchymschäden weisen oft nur Spuren von Eiweißausscheidung auf. Die Proteinurie allein erlaubt keine prognostische Aussage. Der „Restalbuminurie" nach Ablauf einer akuten Nephritis kommt eine Bedeutung nur im Rahmen der übrigen Symptome (Erythrocyturie, Blutdrucksteigerung) zu. Es empfiehlt sich die Durchführung einer Clearance-Untersuchung (s. S. 256).

Einzelheiten über Proteinurie s. S. 197.

3. *Cylindrurie. Hyaline Cylinder* von geringer pathognomonischer Bedeutung. Vereinzelt können sie schon im Urin des Gesunden auftreten.

Aus *cellulären Bestandteilen bestehende* oder mit ihnen durchsetzte *Cylinder* (granulierte Cylinder, Epithelcylinder, Fettkörnchencylinder) weisen auf das Vorliegen nekrobiotischer Vorgänge hin. Im Zusammenhang mit weiteren Befunden sind sie ernster zu bewerten. *Erythrocytencylinder* finden sich oft in großer Zahl bei frischen nephritischen Prozessen.

Wachscylinder kommen bei chronischen Nephritiden, insbesondere der nephrotischen Verlaufsform zur Beobachtung. Ihr Auftreten ist ernsterer Natur.

18*

4. *Ödeme.* Das *nephritische* Ödem ist zunächst lokalisiert im Gesicht. Es bevorzugt die Augenlider. Später kommt es zum „blassen Aufgedunsensein" (puffiness of the face) des ganzen Gesichts und schließlich bei anhaltender Anurie zum generalisierten Ödem, ohne Bevorzugung der abhängigen Partien (wie beim kardialen Ödem).

Das *nephrotische* Ödem ist als „massives Ödem" besonders charakterisiert. Es ist generalisiert (Anasarca) und breitet sich bald auf die Körperhöhlen (Ascites, Pleura- und Perikarderguß) aus.

5. *Oligurie, Anurie.* Charakteristisch für die akute diffuse Glomerulonephritis, die interstitielle Nephritis, aber auch für die Formen des akuten Nierenversagens aus anderen Gründen (lower nephron nephrosis, akute tubuläre Insuffizienz). Bei ödematösen Nierenkranken (z. B. nephrotisches Syndrom) besteht Oligurie, solange das Ödem anhält. Aber auch Nierenkranke ohne Ödem können oligurisch sein. Die Oligurie ist besonders charakteristisch für das finale Stadium der Schrumpfnieren (nach den vorausgehenden Phasen der „Polyurie" und „Pseudonormalurie").

6. *Blutdrucksteigerung.* Sie tritt akut mit oft unerträglichen Kopfschmerzen bei der akuten diffusen Glomerulonephritis auf, weiter bei Schrumpfnieren (entzündlichen und vasculären), bei der Pyelonephritis, diabetischen Glomerulosklerose, bei beiderseitigem Abflußhindernis (Prostatahypertrophie). Sie fehlt bei den reinen Nephrosen und bei den chronischen Nephritiden mit nephrotischem Einschlag, wenn bei diesen das nephrotische Bild überwiegt.

7. *Fundus angiospasticus*, typisches Kennzeichen des „blassen", malignen Hochdrucks bei der malignen Nephrosklerose (arteriolosklerotische Schrumpfniere). Hochgradige Verengerung der Augenhintergrundsarterien mit schmalen, hellen Reflexstreifen („Silberdrahtarterien"), Kreuzungsphänomenen, Blutungsherden, flockigen weißen Exsudatherden und Degenerationsherden („Kalkspritzer"), verwaschene bis Stauungspapille.

8. *Hypalbuminämie.* Gehört zum Vollbild des nephrotischen Syndroms. Der prozentuale Anteil des Albumins am Gesamtproteingehalt des Serums sinkt von rund 60% auf Werte bis zu 10% ab. Wegen der hohen Wasserbindungsfähigkeit des Albuminmoleküls führt diese Abnahme zu einer starken Verminderung des osmotischen Druckes, wodurch die Ödemneigung gefördert wird. Es findet sich meist auch eine Verminderung des Gesamteiweißgehaltes im Plasma (Hypoproteinämie).

9. Hypercholesterinämie. Sie findet sich zusammen mit einer Hyperlipidämie im Serum von Nephrosekranken. Das elektrophoretische Lipidogramm weist ein fast völliges Fehlen der α-Lipoproteide bei einer starken relativen und absoluten Vermehrung der β-Lipoproteide auf.

10. *Azotämie.* Eine starke Vermehrung des Nichteiweiß-Stickstoffes (= Rest-N), insbesondere des Harnstoffanteils im Blutplasma, tritt als Folge der Retention N-haltiger Stoffwechselendprodukte infolge Niereninsuffizienz ein. Azotämie ist ein Regelsymptom der *chronischen stillen Urämie*, aber ebenso charakteristisch für das *akute anurische Nierenversagen* (tubuläre Insuffizienz), s. S. 191. Die akute diffuse Glomerulonephritis geht im anurischen Stadium mit Rest-N-Steigerungen mittleren Grades einher.

11. *Hyposthenurie — Isosthenurie.* Ausdruck der Konzentrationsschwäche der Niere. Einschränkung und schließlich Verlust der Konzentrationsfähigkeit typisch für Niereninsuffizienz. Wichtiges Zeichen bei Schrumpfnieren (postnephritische, arteriolosklerotische, pyelonephritische) und fortgeschrittenen Cystennieren.

F. Differentialdiagnostische Bemerkungen

Am Krankenbett ist es nützlich, von den *Kardinalsymptomen* auszugehen. Natürlich stehen sie nicht für sich allein da, sondern müssen in ihrer Wertigkeit und Bedeutung richtig eingereiht werden (s. S. 272). Häufig gelingt es, durch richtige Erfassung des klinischen Bildes („der klinische Blick"!), die notwendige Labordiagnostik, deren Ergebnisse durch die Natur der oft zeitraubenden Arbeitsgänge bedingt oft länger auf sich warten lassen, lediglich zur Unterbauung der am Krankenbett gestellten Diagnose heranzuziehen. Im folgenden seien einige der wesentlichen Probleme, vor die sich der Arzt am Krankenbett gestellt sieht, skizziert, ohne daß damit Anspruch auf Vollständigkeit erhoben werden soll.

Tabelle 11. *Häufigkeit und Grad von wegweisenden Symptomen bei Nierenkrankheiten*

	Akute diffuse Glomerulonephritis	Interstitielle Nephritis	Chron. Glomerulonephritis	Nephrotisches Syndrom	Herdnephritis	Maligne Nephrosklerose	Tubulonekrose	Nierentuberkulose
Hämaturie	++	+	+	—	+++	—	—	++
Proteinurie	+	+	+	+++	(+)	(+)	++	+
Cylindrurie	+	+	+	+	+	(+)	+	+
Ödem	+	(+—)	—	+++	—	—	—	—
Oligurie	++	+	—	++	—	—	+++	—
Hypertension	+++	(+—)	++	—	—	+++	—	—
Fundus angiospasticus	—	—	(+—)	—	—	++	—	—
Hypalbuminämie	—	—	—	+++	—	—	—	—
Hypercholesterinämie	—	—	—	+++	—	—	—	—
Azotämie	+	—	+	—	—	+	+++	—
Hyposthenurie bis Isosthenurie	(+—)	(+—)	+	—	—	+	+	—

1. Was kann die Gegenüberstellung von Harnmenge und spezifischem Gewicht aussagen?

Tabelle 12. *Verhalten von Harnmenge und spezifischem Gewicht*

Ursache	Spez. Gewicht des Harns
A. Polyurie	
Diabetes mellitus	hoch (1030—1040)
Diabetes insipidus	niedrig (1003—1006)
Chronische Niereninsuffizienz (Stadium der „Zwangspolyurie")	Isosthenurie (1008—1012)
nach Wasserbelastung (Verdünnungsversuch nach VOLHARD)	niedrig (1001)
Colipyelitis	erniedrigt (1005—1012) trotz Fieber
„Prostatahypertrophie" im Stadium der beginnenden Niereninsuffizienz	niedrig, Hyposthenurie

Tabelle 12 (Fortsetzung)

Ursache	Spez. Gewicht im Harn
B. Oligurie	
Harnwegsstenosen infolge Stein, Entzündung, Tumor	uncharakteristisch, soweit ohne Komplikationen
Venendrucksteigerung bei Herzinsuffizienz	hoch
Akute diffuse Glomerulonephritis	bei Hämaturie 1015—1020 ohne Hämaturie 1025—1030
Generalisiertes Ödem beim nephrotischen Syndrom	hoch (> 1030 bei reiner Nephrose)
Chronische Niereninsuffizienz (Finalstadium der Oligurie)	niedrig Isosthenurie (1008—1012)
Sublimatniere	bald Anurie
Reflektorisch infolge Ureterstein-, Gallensteinanfall, Ileus oder nach Laparotomie	bald Anurie
Coagula oder Präcipitate in den Harnkanälchen infolge Hämoglobinurie (Transfusionszwischenfall), Eiweißgerinnsel (Plasmocytom) nach Sulfathiazol	bald Anurie
Verringerte Flüssigkeitsaufnahme (Konzentrationsversuch)	hoch
Extremer Salz- und Wasserverlust infolge protrahierten Erbrechens oder Diarrhoe, starken Blutverlusts	hoch

2. Proteinurie — kardial oder renal?

Tabelle 13.

Leitsymptome	Stauungsniere	Nephritis	Nephrose	Schrumpfniere
Farbe	dunkel	rötlich		hell
Menge	gering	gering	gering	groß (Stadium I)
spez. Gewicht	hoch	normal bis leicht erniedrigt	hoch	niedrig (Isosthenurie)
Proteinurie	mäßig bis 3 $^0/_{00}$	mittel bis 5 $^0/_{00}$	sehr stark 10—40 $^0/_{00}$	Spuren
Urobilinogenurie	positiv	negativ	negativ	negativ
Ödeme	abhängige Partien	Gesicht	generalisiert	meist fehlend

3. Ursachen der Niereninsuffizienz

Die pathophysiologische Betrachtungsweise, die das klinische Denken in zunehmendem Maße beeinflußt, hat wesentlich zum besseren Verständnis

des heterogenen Syndroms „*Urämie*" beigetragen. Das klinische Bild
(s. S. 273) kann durch alle Vorgänge (akute oder chronische) ausgelöst werden,
die die Nierenleistung (als Ganzes) so weitgehend beeinträchtigen, daß sie
ihre im Dienste des Gesamtorganismus stehenden Funktionen nicht mehr
bewältigen kann. Die *akute* Niereninsuffizienz resultiert aus dem funktionellen Versagen des harnbereitenden Apparates, die *chronische* aus dem fortschreitenden Untergang von Nephronen.

a) Anurie bzw. hochgradige Oligurie kann durch *entzündliche* (exsudative), *toxische* (nekrobiotische), *mechanische* (Abflußhindernis), *funktionelle*
(Schock, Kollaps, Wasser-Salzverlust) und *reflektorische* Vorgänge zustande
kommen, z. B.:

Akute diffuse Glomerulonephritis. Anfängliche Hyperämie der Glomerulumcapillaren, zeitlich begrenzt. Diffuse entzündliche Flüssigkeitsdurch-
tränkung der Glomerula, Gefäßerweiterung durch zunehmenden Kom-
pressionseffekt nicht aufrecht zu erhalten (Einpressung innerhalb der
maximal gedehnten Nierenkapsel; Therapie: Dekapsulation!). Reduktion
des Glomerulumfiltrats.

Interstitielle Nephritis. Entzündliche interstitielle (die Tubuli der Rinde
auseinanderdrängende) Infiltrate mit oft starker Schwellung des gesamten
Organs.

Tubuläre Nekrosen. Durch *Gifte* (Sublimat, Chromsalze, Phenole, Tetrachlorkohlenstoff, Uran), *bakteriell-toxisch* (Diphtherie, Typhus, Sepsis, Gelbfieber), *arzneimitteltoxisch* (Sulfonamidintoxikation durch Carboanhydrase-
hemmung, s. S. 185, aber auch durch Konkrementbildung, s. S. 233, Schwermetallsalze) und *allergisch* (auch medikamentös-allergisch, z. B. Penicillin).

Verlegung der Sammelrohre bei Hämoglobinurie (Autohämagglutinine oder
-hämolysine), infolge *Myoglobinurie* (Crush-Syndrom, lower nephron nephrosis
infolge Zermalmung von Muskulatur mit in großen Mengen freiwerdendem
Myoglobin), infolge Eiweißcoagula (Nephrohydrose bei Plasmocytomniere)
oder *Sulfonamidkristallen* („Sulfathiazolniere", s. oben).

Akuter glomerulärer Filtrationsstop infolge *plötzlichen Abfalls des Blutdrucks* unter den kritischen Wert, profuser *Wasser- und Salzverluste* (Blutverlust, traumatischer und Operationsschock, sonstige Kollapszustände,
Verbrennungen, Diarrhoen, übermäßige Punktionen von Höhlenergüssen
usw.) mit Störung der osmotischen Gleichgewichte.

Reflektorische Anurien, z. B. bei Nephrolithiasis oder zu schnellem
Urinkatheterismus bei Prostatahypertrophie.

b) Verringerung der harnbereitenden Oberfläche. Primäre, genuine,
vasculäre (arteriolosklerotische) und sekundäre, *entzündliche* (glomerulo-
nephritische oder pyelonephritische) *Schrumpfnieren*.

Hydronephrose infolge Abflußbehinderung in Harnröhre, Blase oder
Ureter mit Harnstauung. Parenchymschwund als Druckfolge.

Cystenniere. Die rechtzeitige Erkennung der Zusammenhänge kann
lebensrettend sein. Die unter b) genannten Erkrankungen sind als Final-
stadien anatomisch irreparabler Zustände nur noch einer symptomatischen
Therapie zugängig. Um so dankbarer sind die unter a) aufgeführten Vorgänge. Sie erfordern eine rationelle Therapie, wobei die Nierenfunktion
häufig mit Beseitigung des Grundleidens von selbst wieder in Gang kommt.
In anderen Fällen, wie bei den Tubulonekrosen oder den die Harnkanälchen
verlegenden Prozessen ist ein alsbaldiger künstlicher Ersatz des Nieren-
filters am Platze. Es sind primäre Indikationen für die Hämodialyse:
Intestinale, peritoneale, extracorporale Dialyse (= künstliche Niere).

G. Konkrementuntersuchung*

Harnkonkremente. Das Konkrement wird makroskopisch auf *Aussehen und Härte* geprüft.

Calciumoxalatsteine sind sehr hart mit kristallinem Bruch, hell bis dunkelbraun.

Uratsteine sind ebenfalls ziemlich hart, gelb bis braun.

Phosphatsteine aus Calciumphosphat oder Ammonmagnesiumphosphat sind weich, wenig gefärbt.

Calciumcarbonatsteine sind meist sandähnlich, grau und weich. Selten.

Cystinsteine sind weich, wachsartig. Xanthinsteine sind hart, hellbraun. Beide sehr selten.

Cholesterinsteine sind wachsweich, vor allem als Gallensteine.

Man pulvert die Steine und trennt das Pulver in einen kleinen (für die Verbrennung) und zwei größere Teile (für die Untersuchungen B und C).

A. Vorprobe. Den kleineren Teil erhitzt man auf einem kleinen Platinblech. 1. Verbrennt er fast völlig: Harnsäure, Ammonurat, Cystin, Xanthin, Cholesterin, Fettstein. 2. Verkohlt er zum Teil, bleibt aber ein größerer, nicht verbrennlicher Rückstand: organische neben anorganischen Bestandteilen. Die beiden größeren Teile werden gemeinsam in warmer 10%iger HCl gelöst, der Rückstand nach B, die Lösung nach C untersucht. 3. Beim Erhitzen kein Verbrennen, nur eine mehr oder weniger starke Dunkelfärbung; man betupft den Rückstand mit HCl. Er braust auf unter CO_2-Entwicklung: primär hat Oxalat oder Carbonat vorgelegen. Er braust nicht auf: Phosphate. Man erhitzt einen der größeren Teile mit verdünnter Salpetersäure, gießt in eine 5%ige Lösung von Ammonmolybdat ein und erwärmt: Gelbfärbung oder gelber Niederschlag bestätigen Phosphat.

B. Lösung in Salpetersäure. 1. Ergab die Erhitzung A überwiegend organische Substanz, so wird einer der großen Pulverteile in konzentrierter Salpetersäure durch Erwärmen gelöst: Cholesterin und Fette werden nur langsam unter Schmelzen und reichlicher Stickoxyd-Entwicklung, Harnsäure und Xanthin schneller, Cystin ohne sichtbare Reaktion gelöst. Bleibt ein nicht geschmolzener, unlöslicher Rest, so ist an Phosphat (ein Teil davon ist dann in der Lösung und kann mit Ammonmolybdat nachgewiesen werden), an Calciumsulfat oder Kieselsäure zu denken.

Die Lösung wird in einer kleinen Schale vorsichtig zur Trockne verdampft und mit Ammoniak betupft: Purpurrotfärbung zeigt *Harnsäure* an. Mit Ammoniak keine, aber mit Kalilauge Rotfärbung: *Xanthin.* Keine Reaktion: Cholesterin, Fett, Cystin, Phosphat.

Phosphat ist daran zu erkennen, daß es in scharfer Hitze weder schmilzt noch verkohlt. Man löst in HNO_3 und prüft mit Ammonmolybdat. Ist es kein Phosphat, so teilt man den zweiten großen Teil in zwei Teile und erwärmt einen in Alkohol. Löst er sich in der Hitze und fällt beim Erkalten kristallin wieder aus, so handelt es sich um *Cholesterin.* Man löst dann die Kristalle in Chloroform und versetzt mit konzentrierter Schwefelsäure: es entsteht eine kirschrote Färbung, die später in Blau und Grün übergeht.

Läßt sich kein Cholesterin nachweisen, so versucht man den anderen Pulverteil in Ammoniak zu lösen: löst er sich und scheidet sich beim langsamen Verdunsten in sechsseitigen Tafeln wieder aus, so handelt es sich um *Cystin.*

2. Ergab die Erhitzung A eine Verkohlung zum Teil, so wird der in verdünnter Salzsäure unlösliche Teil nach B 1 untersucht. Cystin löst sich aber in Salzsäure, deshalb kleinen Teil besonders mit Ammoniak prüfen.

---

* Neu bearbeitet von H. WELLER.

C. Lösung in verdünnter Salzsäure. Bestand die Substanz ganz oder teilweise aus anorganischem Material, so wird ein großer Pulverteil durch Erhitzen in verdünnter Salzsäure gelöst. Der unlösliche Rest wird gegebenenfalls nach B untersucht. Trat bei der Lösung schon in der Kälte Gasentwicklung auf: *Carbonat.*

Das salzsaure Filtrat wird mit Ammoniak übersättigt und mit Essigsäure wieder angesäuert. Ein auch in der Wärme unlöslicher Niederschlag zeigt *Calciumoxalat* an. Man zentrifugiert ihn ab, löst ihn in warmer n/1 H_2SO_4 und gibt tropfenweise 1/50 n $KMnO_4$ hinzu: Entfärbung zeigt *Oxalat* an.

Zu dem Abguß vom Zentrifugieren oder der essigsauren Lösung ohne Niederschlag gibt man etwas gesättigte Ammonoxalatlösung. Ein Niederschlag zeigt *Calcium* an. Man erwärmt, filtriert und versetzt mit Ammoniak. Ein Niederschlag jetzt zeigt gleichzeitige Anwesenheit von *Phosphat* und *Magnesium* an. Trat jedoch kein Niederschlag auf, so teilt man die Flüssigkeit in zwei Teile. Den ersten Teil versetzt man mit Natriumphosphatlösung: ein Niederschlag zeigt *Magnesium* an. Den zweiten versetzt man mit Magnesiumsulfatlösung: ein Niederschlag zeigt *Phosphat* an.

Darmkonkremente (Kotsteine) bestehen teils aus organischen Substanzen verschiedener Art, teils aus anorganischen Salzen: phosphorsaurer Ammoniak-Magnesia, schwefelsauren Erdalkalien. Man löst sie soweit möglich in Salzsäure auf und untersucht sie nach dem für die Harnkonkremente beschriebenen Gang.

Speichelsteine bestehen meist aus kohlensaurem Kalk.

Nasen- und **Mandelsteine** bestehen größtenteils aus kohlensaurem und phosphorsaurem Kalk.

Gallensteine bestehen hauptsächlich aus Cholesterin und Bilirubin in Verbindung mit Kalk. Um das *Cholesterin* nachzuweisen, löst man das gepulverte Konkrement mit heißem Alkohol auf und filtriert; nach dem Erkalten kristallisiert aus dem Filtrat das Cholesterin in schiefwinkeligen rhombischen Tafeln aus. Löst man das Cholesterin dann in Chloroform und versetzt mit konzentrierter Schwefelsäure, so bildet sich eine prachtvolle kirschrote Färbung, die später in Blau und Grün übergeht. Zum Nachweis des *Bilirubins* säuert man den Rückstand des Konkrementes mit Salzsäure schwach an und extrahiert mit Chloroform in der Wärme; beim Versetzen mit rauchender Salpetersäure tritt die Gmelinsche Reaktion ein.

Das Blut

A. Das Blutplasma und seine diagnostische Beurteilung*

I. Physiologische und pathophysiologische Vorbemerkungen

1. Das Blutplasma als Ganzes

Aussehen und Farbe. Aus ungerinnbar gemachtem Blut (Zusatz von Natrium citricum, Calciumoxalat, Heparin) scheidet sich das *Blutplasma* ab, aus geronnenem Blut das *Blutserum.* Dieses ist unter

---

* Neubearbeitet von F. A. PEZOLD.

physiologischen Verhältnissen und nach Blutentnahme in nüchternem Zustand klar und schwach gelblich gefärbt. Bei „hypochromen" *Anämien* ist das Serum sehr blaß, bei „hyperchromer" *perniziöser Anämie* strohgelb und bei der *hämolytischen Anämie* tief goldgelb. Nach sehr fettreichen Mahlzeiten kann das Blutserum milchig-getrübt erscheinen (Lactescenz, *postresorptive Hyperlipidämie*). Regelmäßig liegt eine lipämische Serumtrübung bei der *essentiellen xanthomatösen Hyperlipidämie*, beim nephrotischen Syndrom mit Hyperlipidämie und beim entgleisten *Diabetes mellitus* vor.

Bestandteile. Das Blutplasma enthält Wasser, Mineralstoffe, einfache und zusammengesetzte Proteine, Fette, Lipoide und Kohlenhydrate, Fermente, Hormone, Serumfarbstoffe, Stoffwechsel-Zwischen- und -Endprodukte. Diese Substanzen sind teils echt gelöst, teils in kolloidaler Verteilung vorhanden. Der Nachweis ihrer Konzentration und die Feststellung ihrer gegenseitigen Beziehungen stellen einen wesentlichen Bestandteil der klinisch-chemischen Diagnostik dar. Über die physiologischen Konzentrationen der wesentlichen und diagnostisch wichtigen Plasmabestandteile unterrichtet die Tabelle (s. S. 319 ff.).

Die Konzentration dieser Plasmaanteile unterliegt schon physiologischerweise einem ständigen Wechsel. Nahrungs- und Flüssigkeitsaufnahme, Abgabe von Stoffwechselschlacken aus den Abbauprozessen der Zelle, Tag- und Nachtwechsel, Ruhe und Arbeit, Fieber und Wasserverlust usw. bedingen diese Schwankungen. Trotzdem verändern sich *nicht* die Blutkonstanten (= Konstanz der Blutzusammensetzung), die man unter dem Begriff der „Isostruktur" der Blutflüssigkeit zusammenfaßt. Es sind dies die Isotonie, Isohydrie und Isojonie (über die Regulationsvorgänge s. unter „Plasmaproteine", „Niere", „Lunge", „Wasser- und Mineralstoffwechsel").

Eiweißgehalt. Der normale Eiweißgehalt des Blutplasmas beträgt 6,5 bis 7,5 g in 100 ml, das ist 4% des Gesamtblutes. Das gesamte Bluteiweiß wiegt demnach etwa 200 g. Ist der Eiweißgehalt quantitativ und hinsichtlich seiner Bestandteile normal, so spricht man von *Euproteinämie. Pathologische Abweichungen* werden zweckmäßigerweise mit folgenden Begriffen definiert:

Hypoproteinämie = Gesamteiweißgehalt unter 6 g-%. Vorkommen bei Plasmaeiweißverlust (Blutung), ungenügendem Nachschub (Nephrose), Einstrom von wasserreicher Gewebsflüssigkeit (Hydrämie), Nahrungsmangel, Synthesehemmung.

Hyperproteinämie = Gesamteiweißgehalt über 8 g-%. Vorkommen bei Bluteindickung infolge schwerer Wasserverluste (Exsiccose) oder bei Überproduktion der proteinsynthetisierenden Zellen (z. B. Plasmazellen beim Plasmocytom).

Dysproteinämie = pathologische Abweichungen in der Verteilung der Proteinfraktionen (quantitativer Aspekt), möglicherweise auch mit qualitativen Veränderungen einhergehend (Dysfunktion). Siehe dazu unter „Reaktionskonstellationen".

Paraproteinämie = Anwesenheit blutfremder, d. h. strukturell veränderter Proteine im Plasma, durch Entgleisungen des Zellstoffwechsels entstanden (z. B. beim Plasmocytom, bei Reticulosen), mit Speicherungen im Gewebe einhergehend und oft von nephrotischer Proteinurie begleitet (z. B. Bence-Jones-Proteinurie).

Die Paraproteinämien gehen meist mit Hyperproteinämie einher. Die Dysproteinämien können nach dem Gesamteiweißgehalt als Normo-, Hypo- und Hyperproteinämien in Erscheinung treten.

2. Die Plasmaproteine im einzelnen

a) Eigenschaften und Funktionen

Während die Elektrolyte des Blutplasmas, wie z. B. Na^+ oder K^+ echt gelöst sind, liegen die Serumproteine infolge ihrer viel größeren Abmessungen in kolloider Verteilung vor. Die Proteine setzen sich aus α-Aminosäuren zusammen, die mittels Peptidbindungen zu langen Ketten gruppiert sind. So bestehen die Peptidketten des Albuminmoleküls aus etwa 600 Aminosäuren. Es handelt sich daher um makromolekulare Verbindungen, die sich aus verschiedenen Grundmolekülen zusammensetzen. Ihr Molekulargewicht ist demnach sehr hoch. Es beträgt für die kleinsten Anteile, die Albumine, etwa 70000, die Serumglobuline 150000—175000, das α_1-Lipoprotein etwa 200000, das Fibrinogen 300000—500000 und schließlich für den Molekülkomplex des β-Lipoproteins 1300000.

Ihr physikalisch-chemischer Zustand verschafft ihnen eine große Oberfläche. Sie beträgt für die Gesamtheit der Plasmaproteine etwa 140000 m², nach G. SCHRAMM sogar 725000 m². Zum Vergleich einige Größen anderer biologischer Oberflächen: Filtrierende Glomerulumfläche etwa 2 m², Alveolaroberfläche 150 m², Gesamtzahl der Erythrocyten 3000 m². Ihrer enormen Oberflächenentwicklung verdanken sie großenteils ihre besonderen biologischen Funktionen.

Ein wesentliches Charakteristicum der Sphäroproteine (Albumin, Globuline) ist ihre Bindungsfähigkeit gegenüber einer großen Reihe von Stoffen. Obenan steht die Bindung von Wasser, die für die Albuminmoleküle 2,4 mal stärker ist als für die Globuline. Durch die *wasserbindende Kraft* der Serumproteine (kolloidosmotischer Druck, normal 320—450 mm H_2O) wird das Plasmavolumen stabilisiert. Der kolloidosmotische Druck ist neben Filtration (Diffusion) und Osmose die Hauptantriebskraft für Wasserbewegungen im Organismus. Abnahme der Serumproteine (= Hypoproteinämie) bei gleichzeitiger Albuminabnahme (= Hypalbuminämie), wie z. B. beim nephrotischen Syndrom, begünstigt durch die Abnahme des kolloidosmotischen Druckes die Wasserabgabe aus dem Gefäßsystem, was zusammen mit anderen Faktoren (Natriumretention im Gewebe, hydrostatischer Druck, Capillardurchlässigkeit) zur Ödembildung führen kann. In der Bindung und dem Transport von Stoffen im Blut sind die Funktionen auf Albumine und Globuline verteilt. Hydrophile Substanzen besitzen in der Hauptsache eine Affinität zum Albumin, lipophile (Cholesterin, Phosphatide) zu Globulinen. So werden Stoffwechselprodukte, Vitamine, Fermente, Hormone, Farbstoffe (z. B. Bromsulphalein) und Pharmaka der verschiedensten Art von den Plasmaproteinen im Blutstrom transportiert (*„Vehikelfunktion"*) und an die Organe des Bedarfs oder der Ausscheidung herangebracht (*„Abstromregler"*). Die Blutlipide kommen größtenteils nicht frei, sondern an Proteine gekoppelt als *Lipoproteine* im Plasma vor. Ebenso verteilen sich Kohlenhydrate, wie Mannose, Galaktose und Glucosamin, auf die Plasmaeiweißkörper *(Glucoproteine)*. Diese Bindungsfragen sind nicht nur von theoretischem Interesse, sondern haben bereits praktisch-diagnostische Bedeutung erlangt. So spielt die Analyse der *Serumeisenbindungskapazität* (metallbindendes β_1-Globulin-Transferrin) in der Differentialdiagnose der verschiedenen Störungen des Eisenhaushaltes eine wichtige Rolle. Desgleichen gibt das *proteingebundene Jod* bei der Diagnostik der Schilddrüsenerkrankungen wertvolle Hinweise. Mittels der Immunelektrophorese läßt sich der *Transport spezifischer Antikörper* mit den verschiedenen Globulinfraktionen reproduzierbar ad oculos demonstrieren. Damit dienen die Plasmaproteine der *Infektabwehr*. Mit speziellen Faktoren plasmatischer Herkunft sind die Proteine an der *Blutgerinnung* beteiligt, u. a. Prothrombin, Faktor V—VII, antihämophiles Globulin, Christmas factor und dem fibrillären Protein Fibrinogen. Nicht zuletzt sind sie ein Teil des Blutpuffersystems (neben Kohlensäure/Bicarbonat, Hämoglobin und primärem Phosphat/sekundärem Phosphat) und somit an der Aufrechterhaltung des Säuren-Basengleichgewichtes beteiligt. So stellt das Plasmaeiweiß eine biologische Einheit dar mit weitgehend aufgegliederter Aufgabenteilung. Die besonderen strukturellen und funktionellen Eigenschaften der Plasmaproteine dienen der *Aufrechterhaltung der Blutzirkulation*, dem Transport und der gezielten Verteilung lebenswichtiger Substanzen auf die Körpergewebe und -organe, der Infektabwehr und der Erhaltung der Isostruktur. Nicht zuletzt ermöglichen sie die Gerinnbarkeit des Blutes.

b) Bildung und Umsatz der Plasmaproteine

Die Bildung des Albumins, Prothrombins, der Faktoren V und VII und des Fibrinogens in der Leber gilt als erwiesen. Ein Teil der Plasmaproteine, wohl in erster Linie die β- und γ-Globuline, wird extrahepatisch gebildet. Die wohl ausschließliche extrahepatische Bildung der γ-Globuline wird heute von vielen Sachkennern vertreten. Die Plasmazellen und plasmacellulären Reticulumzellen sind wohl der hauptsächliche Bildungsort. Bei Leberschädigungen versuchen die extrahepatischen Bildungsstätten durch qualitative und quantitative Anpassungsvorgänge das Gleichgewicht zwischen Depoteiweiß und Blutplasmaprotein wiederherzustellen. Mit Jod[131]-etikettiertem γ-Globulin ließ sich bei der Lebercirrhose eine stark erhöhte Umsatzrate an γ-Globulin nachweisen. Diese beruht wahrscheinlich nicht auf vermindertem Abbau, sondern verstärkter Produktion in den extrahepatischen Geweben. Die Umleitung des Pfortaderblutes in der cirrhotisch umgebauten Leber durch entwickelte Kurzschlüsse begünstigt die direkte Ableitung von Aminosäuren unter Umgehung des Leberparenchyms in den großen Kreislauf und zu den extrahepatischen Bildungsstätten der Plasmaproteine. Hinzu kommt der gestörte Aminosäurenstoffwechsel, der infolge ungenügenden oxydativen Abbaues in der Leber nicht zur Proteinsynthese benötigtes Aminosäurensubstrat den extrahepatischen Blutproteinbildungsstätten zuleitet. Daß eine potentielle Zunahme der γ-Globulinproduktionskapazität möglich ist, wird aus der vermehrten Zahl von Plasmazellen im Knochenmark bei Lebercirrhosen geschlossen. Für die γ-Globulinproduktion in den extrahepatischen Geweben sprechen auch Befunde mit C^{14}-markiertem ε-Lysin, das von der eviscerierten Ratte nach intravenöser Zufuhr vorwiegend in die γ-Globuline eingebaut wird. Weiter ließ sich tierexperimentell zeigen, daß nach Hepatektomie ein starker Plasmaalbuminabfall bei relativer Globulinkonstanz erfolgt.

Die *Bildung* der einzelnen Plasmaproteine erfolgt mit unterschiedlicher Geschwindigkeit. An erster Stelle steht das Fibrinogen, dann folgen die Albumine und schließlich die Serumglobuline. Die *Geschwindigkeit*, mit der die Leber die Plasmaproteine bildet, ist vom jeweiligen Bedarf abhängig.

Sie ist z. B. nach vorangegangenem Blutverlust gesteigert. Die *Lebensdauer der Plasmaproteine* wird aus der Geschwindigkeit bestimmt, mit der radioaktiv markierte Aminosäuren in die Plasmaproteine eingebaut werden bzw. nach Unterbrechung der Zufuhr etikettierter Aminosäuren aus den Plasmaproteinen verschwinden. Die Halbwertszeit intravenös injizierter artgleicher γ-Globuline (mit Jod[131] markiert) beträgt beim Hund 8 Tage, beim erwachsenen Menschen 13 Tage und beim Kleinkind 20 Tage. Für die

Albuminfraktion beim Menschen konnte bei gutem exponentiellem Abfall eine biologische Halbwertszeit von 60 Tagen gemessen werden, während der Wert für die γ-Globuline in dieser Untersuchungsreihe mit 10 Tagen angegeben wird. Das Fibrinogen hat die kürzeste Halbwertszeit von 6 bis 7 Tagen. Die Proteine des Blutplasmas werden schneller erneuert als alle Organproteine. Der gesamte *Bluteiweißumsatz* des Menschen wird auf 6 bis 10 g pro Tag geschätzt. Mit diesem Befund stimmen auch die neueren deutschen Untersuchungsergebnisse überein.

II. Diagnostische Untersuchungsverfahren
1. Bestimmung des Blutvolumens

Die üblichen Angaben von Hämoglobingehalt, Erythrocyten- und Leukocytenzahl erlauben erst in Verbindung mit der Kenntnis des Blutvolumens eine diagnostisch brauchbare Beurteilung der Blutverhältnisse.

$$\textit{Blutvolumen} = \text{Plasmavolumen} \cdot \frac{100}{100 - \text{Hämatokritwert}} \cdot$$

Die *Bestimmung des Plasmavolumens* erfolgt in der Weise, daß man Testsubstanzen bestimmter Konzentrationen in die Blutbahn injiziert und aus dem Grad ihrer Verdünnung die Plasmamenge bestimmt. Die Fremdgasmethoden sind verlassen. Von den Farbstoffmethoden wird die Kongorotmethode nicht mehr, dagegen noch die Evans-Blau-Methode angewendet. Moderner sind die plasmavolumetrischen Verfahren mit Radiophosphor (P^{32}) und J^{131}-etikettiertem Albumin.

a) Plasmavolumenbestimmung mittels Evans-Blau
(nach GIBSON und EVANS in der Modifikation nach H. REMMER)

Herstellung der Farblösung. 60 mg Evans-Blau (T 1824) werden in 60 ml Aqua dest. unter Zusatz von 0,5 g NaCl gelöst, sterilisiert (verdampftes Wasser durch steriles Aqua dest. ergänzen!) und nach Abkühlung dreimal durch das gleiche Filter filtriert.

Ausführung der Probe. 10 ml dieser Farblösung werden intravenös injiziert, nach $^1/_2$ Std. werden 5 ml Blut entnommen und sofort durch die gleiche Kanüle weitere 20 ml der Farbstofflösung injiziert.

Nach 5—6 min zweimal hintereinander Entnahme von 3 ml Blut aus der Cubitalvene der anderen Seite. Das Serum der geronnenen und abpipettierten Blutproben wird zur restlosen Beseitigung evtl. aufgezogener Erythrocyten nochmals scharf zentrifugiert. Jeweils 1 ml dieser 3 Seren wird in einem Meßkolben mit physiologischer Kochsalzlösung 1:25 verdünnt.

Bereitung der Serumstandardlösung. 1 ml Serum der ersten Blutentnahme (vor der zweiten Farbstoffinjektion!) „wird mit der gleichen Menge einer Farbstoffverdünnung gemischt und ebenso auf 25,0 ml mit physiologischer Salzlösung aufgefüllt. Die Farbstoffverdünnung wird durch Auffüllung der gleichen Menge Ausgangslösung, die injiziert wurde, auf 2500 ml Wasser bereitet. Um jeden Fehler zu vermeiden, wird die Lösung aus der gleichen Spritze, auf der eine Kanüle der Größenordnung sitzt, wie sie zur Injektion verwendet wurde, in einen Meßkolben von 250 ml gespritzt. Damit ist die Gewähr gegeben, daß tatsächlich dieselbe Menge, die injiziert wurde, auch zur Verdünnung verwandt wird. Nach Auffüllen des Kolbens mit Wasser wird diese Lösung nochmals 10fach verdünnt, so daß ein Lösungsraum von insgesamt 2500 ml zur Verfügung steht. Von dieser Lösung dient nun 1 ml in der beschriebenen Weise zur Herstellung der Serumvergleichslösung".

Colorimetrie. Zur Kompensation des Instruments dient die beschriebene Serumvergleichslösung. Alle so vorbereiteten Serumlösungen werden im Colorimeter gemessen. Bei Verwendung eines Havemann-Photozellencolorimeters verwendet man die Filter RG 1 (2 mal) und einmal BG 23.

Extinktionswert des Serums der zweiten Blutprobe $= E_s$
Extinktionswert des Serums der dritten Blutprobe $= E_{s'}$
Extinktionswert der Serumvergleichslösung $= E_v$

Weichen die Extinktionswerte s und s' voneinander ab, so empfiehlt sich zur Verminderung des methodischen Fehlers, den Mittelwert aus beiden zu nehmen.

Das Plasmavolumen errechnet sich aus der Formel:

$$\text{Plasmavolumen} = \frac{E_v \cdot 2500}{E_s} .$$

Noch genauer werden die Ergebnisse, wenn man generell alle Blutproben doppelt entnimmt. Um zur Verdünnung dieselbe Farbstoffmenge zu nehmen, die intravenös injiziert worden ist, empfiehlt es sich, Kolbenstiel und Spritzenkappe der Rekordspritze mit einem Gewinde zu versehen, so daß sich der Kolben bis zu einer bestimmten Marke durch Drehen einstellen läßt. Mittlerer Fehler der Methode: $\pm$ 3—4%.

b) Erythrocytenvolumenbestimmung mittels Radiophosphor P^{32}

Prinzip. Frisch entnommenes Blut wird in geeigneter Weise mit P^{32} markiert, eine abgemessene Menge intravenös reinjiziert und aus der im kreisenden Blut eingetretenen Aktivitätsverdünnung das Erythrocytenvolumen berechnet. Mit Hilfe des Hämatokritwertes läßt sich das Gesamtblutvolumen errechnen. Näheres s. bei M. SCHWAIGER u. K. SCHMEISER: Klin. Wschr. **1951**, 536—540.

c) Plasmavolumenbestimmung mittels J^{131}-Albumin

Prinzip. Wie in vorstehender Anordnung durch Bestimmung der Verweildauer des radioaktiv markierten Albumins.

Methode s. bei W. A. HUNZINGER, H. WILLENEGGER u. A. L. MEIER, Klin. Wschr. **1954**, 777—780.

2. Bestimmung des Plasmaeiweißgehaltes

Die genaueste Methode ist die *Stickstoffbestimmung im Blutplasma nach* KJELDAHL (s. S. 335). Als orientierende Schnellmethode kann die im zweiten Weltkrieg in den USA aufgekommene Feldmethode (VAN SLYKE u. Mitarb.) empfohlen werden.

Bestimmung des Serumeiweißgehaltes mittels Kupfersulfatlösungen (VAN SLYKE u. Mitarb.).

Prinzip. In eine Reihe von Kupfersulfatlösungen verschiedener Konzentration läßt man je einen Tropfen des zu prüfenden Serums eintropfen. Wenn der Tropfen in Schwebe bleibt, gleicht das spezifische Gewicht des Serums dem der Kupfersulfatlösung. Da das spezifische Gewicht des Serums im wesentlichen von seinem Eiweißgehalt abhängig ist, läßt sich dieser nach untenstehender Formel einfach bestimmen.

Reagentien. 2 kg $CuSO_4$-Kristalle.

Material. 50 cm³-Bürette, 10 cm³-Meßkolben, 5 1-Flasche, 1 Mörser zum Zerreiben der Kristalle + Mörserpistill, 1 Thermometer, 1 Trichter, 1 Faltenfilter oder Glaswolle.

Herstellung der Lösungen. Als Ausgangslösung stellt man sich zunächst eine gesättigte Kupfersulfatlösung her. 2 kg Kupfersulfat-Kristalle, die man im Mörser fein zerrieben hat, füllt man in eine 5 1-Flasche und gibt 2,5 1 destilliertes Wasser dazu und schüttelt 5 min stark durch. Unmittelbar danach wird die Sättigungstemperatur mit einem Thermometer auf 0,5° C genau bestimmt und dann sofort durch ein Faltenfilter oder Glaswolle bzw. Watte in eine trockene Flasche abfiltriert.

Zur Herstellung der Stammlösung (spezifisches Gewicht = 1,1!!) dient nachstehende Tab. 14, die angibt, wieviel von der gesättigten Lösung bei der gemessenen Temperatur mit destilliertem Wasser auf das Volumen 1000 ml zu verdünnen ist. Man kann aber auch die gewünschten spezifischen Gewichte unmittelbar mit der Mohrschen Waage einstellen.

Zur Herstellung der Kupfersulfat-Verdünnungsreihe dient nachstehende Tab. 15, die angibt, wieviel Milliliter der Stammlösung jeweils mit destilliertem Wasser auf das Volumen 100 ml zu verdünnen sind. Dazu dient der 100 cm³ Meßkolben.

Tabelle 14

° C	ml	° C	ml	° C	ml
10	578	20	488	30	425
10,5	573	20,5	484	30,5	423
11	568	21	480	31	420
11,5	563	21,5	477	31,5	417
12	558	22	473	32	414
12,5	553	22,5	469	32,5	412
13	548	23	466	33	409
13,5	543	23,5	463	33,5	406
14	539	24	460	34	403
14,5	534	24,5	456	34,5	401
15	529	25	453	35	398
15,5	525	25,5	450	35,5	395
16	521	26	447	36	392
16,5	516	26,5	445	36,5	390
17	512	27	442	37	387
17,5	508	27,5	439	37,5	384
18	504	28	436	38	381
18,5	500	28,5	434	38,5	379
19	496	29	431	39	376
19,5	492	29,5	428	39,5	373
20	488	30	425	40	370

Der Serumeiweißgehalt läßt sich nach folgender Formel berechnen:

$$376 \cdot (G_s - 1{,}007) \text{ in g-}\%$$

wobei G_s das spezifische Gewicht des Serums ist.

Anmerkung. Beim Gebrauch der einzelnen Lösungen tritt durch die tropfenweise Zugabe von Serum allmählich eine Verdünnung ein, die die

Tabelle 15

Spez. Gew.	ml	spez. Gew.	ml	spez. Gew.	ml
1,008	7,33	1,031	30,00	1,054	53,00
1,009	8,32	1,032	31,00	1,055	54,00
1,010	9,31	1,033	32,00	1,056	55,00
1,011	10,30	1,034	33,00	1,057	56,00
1,012	11,29	1,035	34,00	1,058	57,00
1,013	12,28	1,036	35,00	1,059	58,00
1,014	13,27	1,037	36,00	1,060	59,00
1,015	14,26	1,038	37,00	1,061	60,00
1,016	15,25	1,039	38,00	1,062	61,00
1,017	16,24	1,040	39,00	1,063	62,00
1,018	17,23	1,041	40,00	1,064	63,00
1,019	18,22	1,042	41,00	1,065	64,00
1,020	19,21	1,043	42,00	1,066	65.00
1,021	20,20	1,044	43,00	1,067	66,00
1,022	21,19	1,045	44,00	1,068	67,00
1,023	22,17	1,046	45,00	1,069	68,10
1,024	23,15	1,047	46,00	1,070	69,10
1,025	24,14	1,048	47,00	1,071	70,20
1,026	25,12	1,049	48,00	1,072	71,20
1,027	26,10	1,050	49,00	1,073	72,20
1,028	27,08	1,051	50,00	1,074	73,30
1,029	28,06	1,052	51,00	1,075	74,30
1,030	29,04	1,053	52,00		

Meßgenauigkeit negativ beeinflußt. Ist $^1/_{40}$ des Volumens an Serum zugesetzt, tritt die Störung ein. Dies entspricht 60—80 Bestimmungen. Zur Kontrolle, ob $^1/_{40}$ des Volumens bereits vom Serum eingenommen ist, macht man sich eine Vergleichslösung, indem man in 100 ml Kupfersulfatlösung $^1/_{40}$, das sind 2,5 ml, Serum einfüllt. Ist derselbe Bodensatz vorhanden, ist eine Auswechselung der betreffenden Lösung notwendig.

Tabelle 16. *Das Verhältnis des spez. Gewichtes zum Eiweiß in g-%*

spez. Gew.	g-%	spez. Gew.	g-%
1015	3	1027	7,5
1016	3,5	1029	8
1018	4	1030	8,5
1019	4,5	1031	9
1020	5	1032	9,5
1022	5,5	1034	10
1023	6	1035	10,5
1024	6,5	1036	11
1026	7	1038	11,5
		1039	12

Man läßt den Serumtropfen aus etwa 1—2 cm Höhe in die Kupfersulfatlösung fallen. Nach dem Einfallen bildet sich an der Außenfläche des

Tropfens sofort eine Kupferalbuminatsubstanz, die den Tropfen am Auseinanderfließen hindert. Ist das spezifische Gewicht der zu untersuchenden Flüssigkeit nun höher als das der Kupfersulfatlösung in dem betreffenden Fläschchen, so sinkt er kontinuierlich zu Boden. Ist es hingegen niedriger, so steigt der Tropfen nach oben. Entspricht es genau dem spezifischen Gewicht der Lösung, so hält sich der Tropfen für eine gewisse Zeit schwebend in

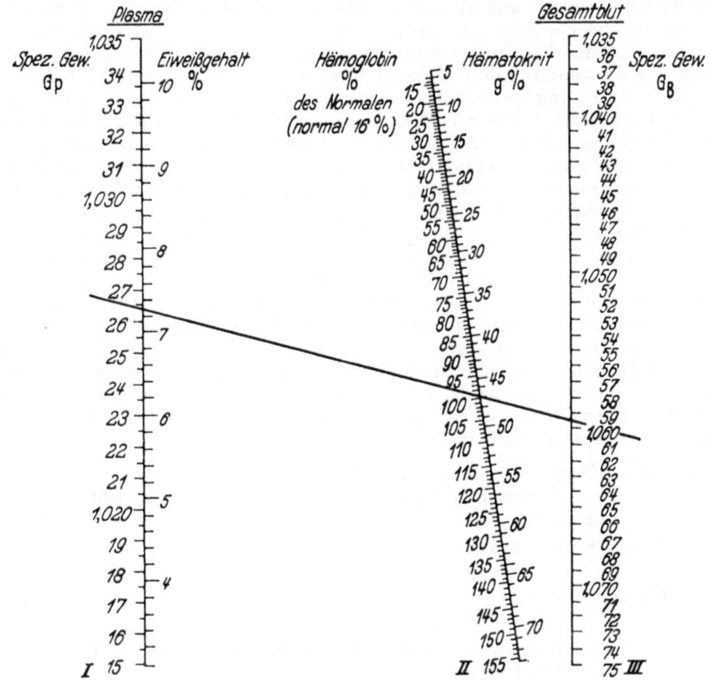

Abb. 65. Tabelle zur Kupfersulfatmethode (nach PHILLIPS, VAN SLYKE). 1. Der dem spezif. Gewicht des Plasmas entsprechende Eiweißgehalt läßt sich in Skala I unmittelbar ablesen. 2. Die Schnittpunkte der Verbindungslinie G_p (Skala I)—G_B (Skala III) mit Skala II zeigt den Hämoglobinwert (in % des Normalen) und den Hämatokritwert (in g %) an. 3. Korrektur: Bei Oxalatzusatz ist vom ermittelten spezif. Gewicht 0,0004 für je 1 mg Oxalat in 1 ml Blut abzuziehen. (Ammonium-Kalium-oxalat-Mischung 3:2). (Nach Tabelle der Fa. B. Braun, Melsungen)

gleicher Höhe. Man probiert so lange an den verschiedenen Fläschchen, bis man das Schweben des Tropfens in einem Fläschchen feststellen kann, und liest das spezifische Gewicht am Fläschchen ab. Infolge des Fallmoments legt jeder Tropfen zunächst eine gewisse Fallstrecke in der Kupfersulfatlösung zurück und letzten Endes sinkt *jeder* Tropfen zu Boden, wenn er vom Kupfersulfat durchtränkt ist. Ausschlaggebend ist das Verhalten des Tropfens während 10—15 sec am Ende des Fallmoments.

Die Firma B. Braun, Melsungen, liefert zur Ausführung der Methode einen Satz von Kupfersulfatlösungen. Der Satz besteht aus 61 Flaschen mit je 80 ml Kupfersulfatlösung, deren spezifisches Gewicht von 1,010 bis

1,070 reicht. Die Kupfersulfatlösungen sind, gut verschlossen, praktisch unbegrenzt haltbar.

Der Satz Kupfersulfatlösung läßt sich um so länger verwenden, je kleiner die hineingegebenen Tropfen sind. Es empfiehlt sich daher, die Pipetten vorne mit etwas Vaseline einzufetten, um dadurch kleinere Tropfen zu erzielen.

Auf Grund seines Fibringehaltes weist das Blutplasma ein etwas höheres spezifisches Gewicht auf als das Serum. Die Differenz beträgt 0,0005. Um das spezifische Gewicht im Plasma oder Gesamtblut direkt bestimmen zu können, muß das Blut ungerinnbar gemacht werden. Am besten eignet sich hierzu die Verwendung von Heparin, welches in der erforderlichen Menge — es genügen 0,2 mg je Milliliter Blut — das spezifische Gewicht nicht meßbar beeinflußt. Bei Verwendung von Oxalat fügt man zweckmäßigerweise jedem Milliliter Blut 1 mg Oxalat in Substanz zu. Zur Korrektur des durch diesen Zusatz etwas höher werdenden spezifischen Gewichts zieht man 0,0004 vom ermittelten spezifischen Gewicht ab. Die Verwendung von Citrat ist unzweckmäßig, weil dieses das spezifische Gewicht des Blutes stark beeinflussen würde.

Berechnung. Zur Ausrechnung vom spezifischen Gewicht auf den Eiweißgehalt, Hämoglobingehalt und Hämatokrit benutzt man die beigegebene Tabelle. Ist das spezifische Gewicht im Plasma und im Gesamtblut bestimmt, dann schneidet die Verbindungslinie der beiden ermittelten Werte auf der Tabelle die Hämoglobin- und die Hämatokritkolonne. Der Schwerpunkt gibt den Hämoglobingehalt in Grammprozent und in Prozenten des Normalen sowie den Hämatokrit in Grammprozent an. Die Tabelle basiert auf folgenden Formeln, wobei G_S, G_P, G_B das spezifische Gewicht von Serum, Plasma, Gesamtblut bedeutet.

1. *Serumeiweiß*: $376 \cdot (G_S - 1{,}0070)$,
    in Grammprozent, also in Gramm Eiweiß je 100 ml Serum (normal 6,5—7,5).

2. *Plasmaeiweiß*: Formel wie beim Serumeiweiß, also
    $376 \cdot (G_P - 1{,}0070)$.

3. *Hämoglobin*: $33{,}9 \dfrac{G_B - G_P}{1{,}0970 - G_P}$
    in Grammprozent, also in Gramm Hämoglobin je 100 ml Blut (normal 15,8 g).

Die *Abschätzung des Eiweißgehalts* im Blutserum kann auch durch das Eintauchen des Pulfrichschen Refraktometers geschehen. Normalerweise hat das Blutserum einen Refraktometerwert von 56—63.

3. Chemische Untersuchungsmethoden

Klinisch-chemisch ist die qualitativ oder quantitativ veränderte Zusammensetzung der Plasmaproteine aus der *prozentualen Verschiebung der Albumine zu den Globulinen*, der *Änderung ihrer Stabilität*, ihrer *Flockungsbereitschaft*, ihres *Bindevermögens* und der *Verteilungsänderung der Globuline untereinander* zu erkennen. Für den klinischen Gebrauch hat es sich bewährt, nur die Änderungen im Stoffwechsel der Serumproteine unter die *Dysproteinämien* bzw. *Paraproteinämien* zu rechnen, die *ausgesprochen, eingreifend* und *längerdauernd sind*. Daher muß man zur diagnostischen und prognostischen Bewertung von Serumproteinveränderungen die physiologischen Schwankungsbreiten der einzelnen Serumreaktionen kennen.

Tabelle 17. *Chemische und physikalische Untersuchungsmethoden
der Bluteiweißkörper in der Klinik*

1. *Gesamteiweißbestimmung*
   Refraktometrie
   Kupfersulfatmethode
     (Dichtebestimmung)
   Kjeldahlmethode
2. *Neutralsalzfällungen*
   Albumin-Globulinquotient
   Aussalzungskurven
3. *Serumlabilitätsproben*
     (Trübungs- und Flockungs-
     reaktionen)
   Takata-Reaktion
   Cephalin-Cholesterinreaktion

Weltmannsches Coagulationsband
Thymoltrübungstest
Cadmiumsulfatreaktion
Grossche Flockungsprobe
Formolgelreaktion
4. *Serumelektrophorese*
   Makroelektrophorese nach
     TISELIUS
   Mikroelektrophorese, z. B. nach
     ANTWEILER (Interferometrie)
   Papierelektrophorese
5. *Papierchromatographie*
6. *Ultrazentrifugierung*

Wie die Tab. 17 zeigt, gibt es eine große Zahl biochemischer Untersuchungsmethoden zur Beurteilung der Plasmaproteinzusammensetzung.
Manche, wie z. B. die Makroelektrophorese nach TISELIUS, die Äthanolfraktionierung nach COHN und die Ultrazentrifugierung nach SVEDBERG sind
an eine umfangreiche und kostspielige Apparatur gebunden und daher zur
Routinediagnostik im klinisch-chemischen Laboratorium nicht geeignet.
Im folgenden sollen nur gängige und mit erschwinglichem Aufwand ausführbare Methoden aufgeführt werden. Sie haben sich in unseren Laboratorien seit Jahren bestens bewährt.

a) Die Bestimmung des Albumin/Globulinquotienten. Nach ROBERTSON
refraktometrische Bestimmung des Gesamteiweißgehaltes im Serum. Danach
fällt man mittels halbgesättigter Ammonsulfatlösung die Globuline aus.
Die Albuminfraktion bleibt in Lösung. Ihr Brechungsindex wird bestimmt.

Auswertung. In normalen Seren wurde eine Streubreite von 1,5—2,5 festgestellt. Unter pathologischen Umständen kommt es infolge relativer Vermehrung der Globuline bei entsprechendem Absinken der Albumine (inverser Regulationsmechanismus) zu einer Abnahme des Quotienten unter
1,5 (bis 0,5 und weniger).

Kritik. Abgesehen von der groben Feststellung einer Globulinvermehrung
unterschiedlicher Größe (mit entsprechender Albuminverminderung) sagt
der Test nichts über die Art der Dysproteinämie aus. Aus der Höhe des
Quotienten lassen sich keine bindenden Rückschlüsse auf den Krankheitsverlauf ziehen. Gleiche Quotientenwerte können mit ganz verschiedenen
Elektrophoresediagrammen einhergehen. Ja ausgesprochene Dysproteinämien können einen „normalen" Albumin-Globulinquotienten aufweisen.
Danach kommt dieser Reaktion in Anbetracht der neueren verfeinerten
Methoden der Eiweißdiagnostik keine besondere Bedeutung zu. Im modernen
klinischen Laboratorium erscheint sie uns daher entbehrlich.

b) Neutralsalzfällungen. Die spezifische Konfiguration der Eiweißmoleküle wird z. T. durch schwache zwischenmolekulare Bindungen stabilisiert,
die man durch Zusatz von Neutralsalzlösungen beeinflussen kann. Mit solchen
in der Eiweißchemie seit langem verwendeten Fällungs- (oder Aussalzungs-)
methoden ließen sich zwar reproduzierbare Fraktionen (Albumin, Euglobulin, Pseudoglobulin) gewinnen, aber sie waren weder chemisch, noch physikalisch, noch serologisch einheitlich. Es kommt hinzu, daß besonders bei
pathologischen Seren mit der Ammoniumsulfat-, wie auch der Natriumsulfatfällung (HOWE, MAJOOR) stets zu hohe Albuminwerte gefunden wurden. Es

19*

ist vielfach bestätigt worden, daß bis zu 75% der α-Globuline und 25% der β-Globuline im Albuminanteil gelöst bleiben. Das Filtrat enthielt ferner Glykoproteide. Zur Herstellung von Fraktionierungskurven war außerdem eine große Anzahl von Messungen erforderlich, die das Verfahren zeitraubend machten. Für klinisch-analytische Zwecke sind die Fällungsmethoden von der Papierelektrophorese abgelöst worden.

c) Blutsenkungsreaktion (BSR). Prinzip. Ungerinnbar gemachtes Blut wird in einer graduierten Röhre unter standardisierten Bedingungen erschütterungsfrei sich selbst überlassen. Es erfolgt eine Sedimentation der Erythrocyten, deren Geschwindigkeit und Größe gemessen wird. Den größten Einfluß auf die Blutkörperchensenkung haben die Plasmaproteine, unter ihnen in erster Linie das Fibrinogen und die Globuline. Bei allen Vorgängen, die mit einer starken Zunahme dieser Fraktionen einhergehen, wie Plasmocytom, Sepsis, rheumatisches Fieber, Pneumonie, kommt es zu einer stark beschleunigten Blutkörperchensenkung. Daneben spielen andere Faktoren eine Rolle: Zahl und Beschaffenheit der Erythrocyten, Hämoglobingehalt, Lipoidgehalt des Plasmas. Damit sind nur die wesentlichsten Faktoren erwähnt. Es gibt besondere Bedingungen, über die eine ausführliche experimentelle Literatur vorliegt.

Technik. In eine 2 cm³-Rekordspritze zieht man 0,4 ml einer 3,8%igen Natriumcitratlösung auf, dazu 1,6 ml Blut aus einer gestauten Cubitalvene (genau bis zur Marke). Diese Mischung überführt man in ein Westergrenröhrchen, das man senkrecht in ein entsprechendes Gestell verbringt. Nach 1 und 2 Std. liest man von oben ab, wo sich der Meniskus der Blutsäule befindet. Nach der Westergren-Methode wird die *Wegstrecke* gemessen, die in einer bestimmten Zeit durchlaufen wird, nach LINZENMEIER die Zeitdauer, die für eine bestimmte Strecke benötigt wird.

Normalwerte nach der Westergren-Methode

$$\left. \begin{array}{l} \text{♂ bis 5 mm} \\ \text{♀ bis 8 mm} \end{array} \right\} \text{ nach 1 Std.}$$

Praktische Bemerkungen. Die BSR ist eine einfache, *unspezifische Routinemethode.* Eine beschleunigte Blutkörperchensenkung spricht für das Vorliegen eines krankhaften Geschehens. Seine Art läßt sich daraus nicht bestimmen, wenn auch die stärksten Beschleunigungen exsudative Entzündungen, einschmelzende Tumoren, Nephrose und Plasmocytom zeigen. Senkungsbeschleunigungen geringeren Ausmaßes auch postoperativ oder posttraumatisch (Eiweißverlust) und bei stärkeren Anämien. Eine erhöhte BSR zeigt oft besser sekundäre Komplikationen, wie pneumonische Infiltrationen, Pleuritiden, Thrombophlebitiden, interkurrente Infekte an als die eigentliche Grundkrankheit. Daher ist die BSR für die Beobachtung eines Krankheitsverlaufes besonders wertvoll. *Eine normale BSR schließt das Vorliegen einer Krankheit nicht aus,* auch nicht einer Tuberkulose oder eines Carcinoms.

Nebenbeobachtungen. Farbe des Serums (s. S. 282).

Die BSR im Rahmen anderer Bluteiweißkörperreaktionen. Im Gegensatz zu den Flockungs- und Trübungsreaktionen spielt sich der Senkungsvorgang im Blutplasma ab. Die BSR kann daher nicht unmittelbar mit den genannten Reaktionen, die im Blutserum verlaufen, verglichen werden. Erhöhte Senkungswerte gehen im allgemeinen mit der Takata-Flockung parallel, während sie bei der Hitzecoagulation im Weltmannschen Coagulationsband sowohl verschmälerte wie verbreiterte WKBs zeigen können. Bei entzündlichen Erkrankungen „hinkt" die Senkungsreaktion meist nach, während das WKB oder das Nephelogramm das „aktuelle" Geschehen viel besser erfaßt.

Fehlerquellen. Feuchte Westergrenröhrchen, ungenaue Maße beim Aufziehen von Citrat und Blut. Zu wenig Citrat beschleunigt, zu viel hemmt. Wärme beschleunigt, daher vermeide sonnigen Fensterplatz!

d) Trübungs- und Flockungsreaktionen. „Serumlabilitätsreaktionen". *Prinzip.* Prüfung der Kolloidstabilität pathologisch veränderter Seren durch Veränderung des Milieus: Änderungen der Elektrolyte, der Temperatur, Zusatz eiweißfällender Agentien oder die Coagulation fördernder organischer Substanzen. Die Stabilität eines Kolloids ist eine funktionelle Größe, welche die Festigkeit eines Kolloids gegenüber coagulierenden Eingriffen zum Ausdruck bringt. Die Albumine hemmen, die Globuline fördern die Coagulationstendenz. Die Reaktionsvorgänge sind derart, daß durch Veränderungen, die dem Normalzustand einer Eukolloidität nichts anhaben können, die Proteine krankhaft veränderter Seren ganz oder teilweise aus dem Sol- in den Gelzustand überführt, d. h. ausgeflockt oder getrübt werden (Flockungsreaktionen — Trübungsreaktionen). Für den Reaktionsausfall sind die Wechselwirkungen der einzelnen Proteingruppen untereinander entscheidend, was durch eine große Zahl von Modellreaktionen erwiesen ist. Es handelt sich nicht um spezifische Reaktionen mit einzelnen Untergruppen, wenngleich die Vermehrung bestimmter Unterfraktionen (Proteine und Proteide) den Ausschlag für das Positivwerden einer Reaktion geben kann. Die *Serumlabilitätsproben gehören daher zum „unspezifischen Status".* Es existieren z. Z. etwa 300 verschiedene Labilitätsproben und es erscheinen trotz Elektrophorese und anderen Fraktionierungsmethoden noch immer neue Reaktionen in der Literatur.

Im folgenden wird nur eine kleine Auswahl von Reaktionen aufgeführt, die sich in der Klinik bewährt haben und über deren praktische Brauchbarkeit umfangreiche persönliche Erfahrungen vorliegen:

Die Takata-Reaktion. Ursprünglich von TAKATA 1925 zur Differentialdiagnose der Lobär- und Bronchopneumonie geschaffen, wurde sie von STAUB und JEZLER 1929 in modifizierter Form in die Leberdiagnostik eingeführt.

Prinzip. Sie gehört zu den Fällungsreaktionen mittels Schwermetallverbindungen. Verwendet wird Sublimat. Der Reaktionsmechanismus wird nur z. T. verstanden. Sie spricht auf starke γ-Globulinvermehrungen sowie Vermehrung von „Takataproteinen" an. Eine gleichzeitige Albuminverminderung soll die Flockungstendenz begünstigen. Eine stärkere α_2-Globulinzunahme hemmt den coagulationsfördernden Einfluß der γ-Globulinerhöhung, so daß die Takata-Reaktion negativ ausfällt. Dieses Ergebnis von Modellversuchen (KNEDEL) erklärt die bei chronischen Infekten manchmal negative Takata-Reaktion.

Empfindlichkeit der Originalreaktion. Ansprechbarkeit erst auf massivere Leberparenchymschädigungen. Nicht leberspezifisch. Unter afebrilen Bedingungen ist sie positiv bei diffusen Leberschäden und γ-Plasmocytom. In fieberhaften Fällen fällt sie oft positiv aus, wenn exsudative Prozesse vorliegen, z. B. bei Lungentuberkulose und anderen chronisch-entzündlichen Erkrankungen.

Kritik. Nicht sehr große Empfindlichkeit, unzureichende quantitative Abstufbarkeit, methodische Umständlichkeit, Temperaturempfindlichkeit. Die Takata-Reaktion wurde daher immer wieder modifiziert. Es gibt eine Reihe brauchbarer, relativ einfacher und quantitativ ablesbarer Reaktionen, z. B. die Uckosche Reaktion, die Grossche Flockungsprobe, die Eiweiß-Zentrifugierreaktion nach LINKE, die Habssche Reaktion. Wir bevorzugen die Modifikation von MANCKE und SOMMER, da sie sich uns im klinischen Gebrauch am meisten bewährt hat.

Abgestufte Takata-Reaktion (Grenzflockungsreaktion)
nach MANCKE und SOMMER (1936)

In 9 Wassermann-Röhrchen gibt man zu je 0,1 ml Blutserum entsprechend der untenstehenden Tabelle eine abgemessene Menge einer 0,9%igen Kochsalzlösung, einer 10%igen Lösung von Natrium carbonicum anhydricum (Merck) und einer 0,25%igen Sublimatlösung. Man mischt jedes Röhrchen gut durch, läßt die ganze Reihe 24 Std. bei Zimmertemperatur stehen und registriert die Flockungsreihe.

Auswertung. Unter physiologischen Umständen können die ersten 3 Röhrchen geflockt sein. Ausflockungen bis zu einer Konzentrationsgrenze von 50 mg-% $HgCl_2$ sind verdächtig bis schwach positiv, darunter stark pathologisch.

Empfindlichkeit. Gegenüber der Staub-Jezlerschen Modifikation ist die Mancke-Sommer-Reaktion besser abstufbar und sicherer ablesbar.

Tabelle 18. *Abgestufte Takata-Reaktion* nach MANCKE und SOMMER

Röhrchen-Nr.	1	2	3	4	5	6	7	8	9
Serum	je 0,1 ml								
0,9% NaCl . . . ml	1,0	1,1	1,2	1,3	1,4	1,5	1,6	1,7	1,8
10% Na_2CO_3	je 0,4 ml								
0,25% $HgCl_2$ . . ml	1,0	0,9	0,8	0,7	0,6	0,5	0,4	0,3	0,2
= $HgCl_2$-Konzentration in mg-%	100	90	80	70	60	50	40	30	20

Einglas-Flockungsreaktion nach HABS (1949)

Prinzip. Modifikation der Takata-Reaktion. Es wird nur das 4. Röhrchen der Jezler-Modifikation angesetzt.

Ausführung. 0,25 ml Serum wird mit 5,0 ml einer Soda-Kochsalzlösung und 1 ml einer 0,3%igen Sublimatlösung bei Zimmertemperatur angesetzt. Das verschlossene Röhrchen wird dreimal umgedreht und dann eine Stunde stehen gelassen. Die Reaktion ist positiv, wenn sich nach dieser Zeit eine massive Ausflockung absetzt, schwach positiv, wenn nur feinflockig getrübt.

Soda-Kochsalzlösung. 20 g Natrium carbonicum anhydricum (Merck) + 7 g NaCl, ad 1000 ml Aqua dest. Lösung nur 2 Wochen haltbar.

Die Reaktion ist von HEEPE als nephelometrische Modifikation quantitativ ablesbar gemacht worden.

Empfindlichkeit. Die Einglasreaktion nach HABS ist sehr empfindlich, in der Modifikation von HEEPE abstufbar. Ihr besonderer Vorteil liegt in dem geringen Serumbedarf und der relativ raschen Ablesbarkeit. Sie eignet sich daher besonders für den Gebrauch in der Praxis.

Cadmiumsulfatreaktion nach WUNDERLY und WUHRMANN (1945). Prinzip. Sie stellt ebenfalls eine Schwermetallfällungsreaktion dar. Positiv hauptsächlich bei Vermehrung der γ-Globuline, aber auch der α-Globuline. Im Fieber ist die Positivität gewöhnlich durch eine α-Globulinvermehrung, bei chronischen Fieberzuständen aber auch durch eine γ-Globulinvermehrung (Antikörpergehalt) bedingt. Stärkere β_1-Globulinvermehrung wirkt der Trübung entgegen. Albuminverminderung vermindert die Kolloidstabilität.

Ausführung. Zu 0,4 ml klaren Patientenserums werden 4 Tropfen einer 0,4%igen Cadmiumsulfatlösung ($CdSO_4 \cdot 8 H_2O$) unter Umschwenken des Röhrchens zugesetzt. Zweckmäßigerweise benutzt man einen Normaltropfenzähler. Nach 5 min liest man ab, indem man das Röhrchen gegen ein Fensterkreuz hält. Bei positiver Reaktion wird das Serum getrübt, so daß das Fensterkreuz nicht mehr zu erkennen ist.

Empfindlichkeit. Die Reaktion spricht auf leichte Dysproteinämien schon an. Sie ist daher bei vielen Erkrankungen positiv, insbesondere bei Leberparenchymschädigungen, Nephrose, chronischen entzündlichen Erkrankungen, Carcinosen, Leukämien, Lymphgranulomatose, Schwangerschaft.

Sie eignet sich als einfache Schnellmethode in der Praxis. Ist sie positiv, dann liegt zumindest eine Dysproteinämie vor. In der Form der nephelometrischen Trübwertsbestimmung läßt sie sich quantitativ verwenden. Ihre besonderen Vorzüge liegen in der Einfachheit und der Konstanz des Reagens.

Das Coagulationsband nach WELTMANN (1930). *Wesen.* Prüfung der Hitzecoagulierbarkeit stark verdünnten Serumeiweißes nach Zusatz eines Elektrolyten (Calciumchlorid).

Technik. a) *Herstellung einer Calciumchlorid-Verdünnungsreihe.* Man geht von einer 5%igen CaCl$_2$-Lösung als ,,Stammlösung'' aus. Von dieser Ausgangslösung werden in 11 Meßkölbchen von 100 cm^3 je 1,0, 0,9, 0,8, 0,7, 0,6, 0,5, 0,4, 0,35, 0,3, 0,2 und 0,1 ml abpipettiert und anschließend jedes dieser Röhrchen mit Aqua bidestillata bis zur Ringmarke aufgefüllt. Calciumchlorid ist hygroskopisch. Daher im Exsiccator aufbewahren! *Herstellung der CaCl$_2$-Stammlösung.* 99,14 g Calcium chloratum cristallisatum Merck (CaCl$_2$ · 6 H$_2$O) in 1 l Aqua bidestillata auflösen. Diese Lösung (= 5% CaCl$_2$-Lösung) muß ein spezifisches Gewicht ^{D} 1,040 haben (Urometerkontrolle!). Die Firma E. Merck A G., Darmstadt, stellt eine für die Weltmann-Reaktion geeignete, standardisierte CaCl$_2$-Lösung her.

b) *Weltmann-Reaktion.* In 11 Reagenzröhrchen kommen je 0,1 ml des zu untersuchenden Serums, in jedes Röhrchen je 5 ml aus dem entsprechenden Meßkölbchen der Calciumchlorid-Verdünnungsreihe. Die Röhrchen werden fortlaufend numeriert, und zwar erhält das mit der höchsten CaCl$_2$-Konzentration die Nr. 1, das nächste die Nr. 2 usw. Man schüttelt jedes Röhrchen leicht um und bringt alle 11 Serumproben für 15 min in ein kochendes Wasserbad. Nach Herausnahme aus dem Wasserbad und kurzem kaltem Abschrecken stellt man das letzte, noch eine deutliche Flockung aufweisende Röhrchen in der Reihe fest. Bloße Trübungen gelten nicht, es muß sich um eine ausgesprochene Flockung handeln. Der Reaktionsausfall wird nun entweder nach der Calciumchloridkonzentration des Grenz-Röhrchens oder einfach nach den Nummern der geflockten Röhrchen bezeichnet, z. B. WKB: I—VII, was besagt, daß die gesamte Röhrchenreihe bis zum siebenten (0,20 pro mille) geflockt ist. Zur Durchführung ·der Reaktion sind etwa 4 ml Blut, d. h. 1,5 ml Serum erforderlich.

Tabelle 19. *Endgültige CaCl$_2$-Konzentration in den Röhrchen der Weltmann-Reihe (in $^0/_{00}$)*

Röhrchen-Nr.	I	II	III	IV	V	VI	VII	VIII	IX	X	XI
CaCl$_2$ $^0/_{00}$	0,50	0,45	0,40	0,35	0,30	0,25	0,20	0,175	0,15	0,10	0,05

Auswertung. Normale Flockungsgrenze im Röhrchen V, VI oder VII, d. h. das WKB umfaßt unter physiologischen Umständen die Röhrchen I—V, I—VI, I—VII. Unter pathologischen Umständen kann das WKB entweder verkürzt oder verlängert sein. Die Verkürzung (auch Linksverschiebung genannt) kann so stark sein, daß überhaupt kein Röhrchen geflockt ist:

WKB = 0. Andererseits kann eine Verlängerung (Rechtsverschiebung bis zum 9. oder 10. oder auch alle Röhrchen umfassend) eintreten. Die Verkürzung zeigt also eine hohe Hitzecoagulationsschwelle an, d. h. die vorausgegangene Aussalzung der Plasmaproteine bei hoher $CaCl_2$-Konzentration (niedrige Röhrchen-Nummer!) wird durch die Hitzecoagulation in irreversibler Weise stabilisiert und dadurch sichtbar gemacht.

Verkürztes Weltmannband allgemein bei exsudativen, entzündlichen und nekrotischen Prozessen (Absceß, Phlegmone, Empyem, Pleuritis exsudativa, Pneumonie), ferner beim nephrotischen Syndrom.

Verlängertes Weltmannband allgemein bei fibrösen, produktiven Entzündungen und Narbenbildungen (Lebercirrhose, chronisch fibrosierende Lungen- und Pleuraprozesse), aber auch bei hämolytischen Prozessen.

Trotz des Vorliegens schwerer pathologischer Veränderungen kann das WKB auch normal erscheinen. Es wird dann als „stumm" *(verschleiertes WKB)* bezeichnet. Diese vorhandenen Proteinveränderungen kommen wegen anderweitiger gegensätzlicher Einflüsse in der Hitzecoagulationsschwelle nicht zur Geltung. Dies ist dann der Fall, wenn gleichzeitig zur Auswirkung kommende verkürzende Einflüsse einerseits und verlängernde andererseits einander entgegenwirken. Die Art der zugrunde liegenden Dysproteinämie läßt sich durch andere Reaktionen meist aufklären. Das Nephelogramm nach WUHRMANN-WUNDERLY ist zur Demaskierung solcher Zustände sehr geeignet (s. u.).

Ein *verkürztes WKB* geht meist mit einer beschleunigten Blutsenkungsreaktion, die *Rechtsverschiebung* mit einer pathologischen Thymol-, Cephalin-Cholesterin-, Takata-Reaktion und anderen sog. γ-Globulinreaktionen einher.

Empfindlichkeit des WKB. Die zweiseitige Ausschlagsweise ist besonders wertvoll, da sich mit der gleichen Reaktion völlig konträre Typen einer Dyskolloidität im Serum nachweisen lassen.

Serumproteinverhalten und WKB. Als verkürzend werden α- und β_1-Globuline sowie die Glyko- und Mucoproteide angesehen. γ-Globuline wirken verlängernd, aber nur bei afebrilen Zuständen. Reaktionsbeeinflussend sind außerdem Lipoide, Fettsäuren und Aminosäuren. Es bestehen *keine einfachen Entsprechungen zu den elektrophoretisch gefundenen Proteinfraktionen.* Deshalb messen wir dem WKB eine hohe Bedeutung zu.

Das Nephelogramm nach WUHRMANN-WUNDERLY. Während beim Weltmannschen Coagulationsband nur die ausgeflockten Röhrchen berücksichtigt werden, werden hier auch die getrübten Röhrchen ausgewertet. Durch Erweiterung der Röhrchenreihe nach rechts und links unter Beibehaltung des Verdünnungsmodus erhält man eine Reihe von Röhrchen mit getrübtem Inhalt. Den Grad der Trübung mißt man in einem Stufenphotometer mit Einrichtung für Trübungsmessungen. Indem man die Trübwerte gegen die Röhrchen-Nummern in ein Koordinatensystem aufträgt, erhält man eine Kurve, deren Verlauf eine weitere Aussage der Serumproteinverhältnisse gestattet.

Thymol-Trübungsreaktion nach MacLAGAN (1944). *Prinzip.* Es handelt sich um eine Fällung durch Phenol. Zugrunde liegt ein komplexer Reaktionsmechanismus. Die Reaktion fällt vor allem positiv aus bei γ- und β-Globulinvermehrung, aber auch die β-Lipoproteidfraktion wirkt coagulationsfördernd, ebenso Albuminverminderung. Durch vorausgehende Serumlipidextraktion läßt sich eine vorher positive Thymolreaktion negativ machen, wie umgekehrt eine Fettmahlzeit schon beim Gesunden einen pathologischen Thymoltest nach sich ziehen kann. Es bestehen keine quantitativen Beziehungen zum γ-Globulingehalt. Vielmehr ließ sich zeigen, daß γ-Globuline von Hepatitiskranken die Reaktion stärker beeinflußten als zugesetzte γ-Globuline von Gesunden, gleiche Konzentrationen vorausgesetzt.

Thymolreagens. 3,0 g pulverisiertes Thymol + 1,38 g Acidum diäthyl-barbituricum (Veronal) + 1,03 Natrium diäthylbarbituricum (Veronal-natrium) werden in 500 ml Aqua dest. gelöst, bis zu beginnendem Kochen erhitzt, gründlich umgeschüttelt, danach abkühlen lassen! Dann gibt man einige Thymolkriställchen zu, läßt 12—24 Std. bei Zimmertemperatur stehen, schüttelt um und filtriert. Die jetzt klare Lösung muß bei etwa 20° C auf-bewahrt werden. Sie ist eine Woche haltbar. Das Reagens ist als gebrauchs-fertige Trockenpackung von der Fa. Riedel-de Haën A. G., Seelze-Hannover, käuflich erhältlich.

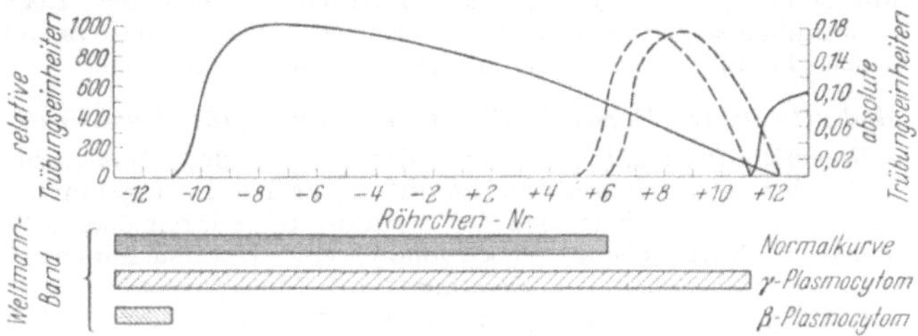

Abb. 66. Kurvenverlauf des Nephelogramms bei verschiedenen Plasmocytomen

Ausführung. Das Blut muß vom nüchternen Patienten entnommen werden. 0,1 ml Serum werden mit 6,0 ml eines Thymol-Veronalpuffer-Reagens (p_H 7,55) versetzt und vorsichtig umgeschüttelt. Nachdem man nach $^1/_2$ Std. nochmals durchmischt hat, mißt man die inzwischen aufgetre-tene Trübung nach der Absorptionsmethode im Elko II (Carl Zeiss, Ober-kochem) mit dem Interferenzfilter I 61,8 (rund 620 mμ) gegen 6 ml physiol. NaCl-Lösung + 0,1 ml Serum als Vergleichslösung. Verwendet man das angegebene Gerät, so kann man die Trübungseinheiten entsprechend der nachstehenden Tabelle bewerten.

Tabelle 20. *Bewertung der Thymol-Trübungseinheiten nach Messung im Elko II (Filter I 61,8 Cuvettenschichtdicke 1 cm)*

Extinktion (Trommelwerte)	Trübungseinheiten (,,MacLagan"-Einheiten)	Bewertung
bis 0,25	I — II	normal
0,26—0,39	III + IV	+
0,40—0,55	V + VI	++
über 0,56	—	+++

Der Test ist besonders in der Leberdiagnostik beliebt, wo er insbesondere bei akuter infektiöser Hepatitis und bei toxischen Leberparenchymschädi-gungen positiv ist. Er bleibt bei fortschwelenden entzündlichen Veränderun-gen in der Leber positiv. Diese Eigenschaft stempelte ihn zu einem aus-gezeichneten Verlaufsdiagnosticum. Es muß ihm außerdem ein differential-diagnostischer Wert zwischen der Feststellung eines Verschlußikterus gegen-über einem Parenchymikterus beigemessen werden. Der Thymoltest ist negativ beim *Verschlußikterus* in rund 90% der Fälle, während er ganz aus-nahmsweise einmal bei einem akuten Parenchymikterus negativ ist. Bei

Fettleber und chronischen mit Übergängen in Cirrhose einhergehenden Prozessen ist die Thymolreaktion manchmal normal.

Formol-Gel-Reaktion (GATÉ und PAPACOSTAS, 1920). Zu 1 ml Blutserum im Wassermann-Röhrchen werden 0,1 ml einer 40%igen Formaldehyd-Lösung (Formalin) hinzugefügt und umgeschüttelt. Man läßt die Probe 24 Std. bei Zimmertemperatur stehen.

Auswertung. Negativ, wenn die Mischung flüssig bleibt, *schwach positiv*, wenn zähflüssig. *Stark positiv*, wenn ein festes Gel entstanden ist.

Die Reaktion ist eine ausgesprochene γ-Globulinreaktion. Gleichzeitige Albuminverminderung begünstigt das Zustandekommen der Reaktion. Sie ist gewöhnlich stark positiv beim γ-Plasmocytom, bei Kala-Azar und bei Reticulosen, die mit starker γ-Globulinvermehrung einhergehen.

Bedeutung der Serumlabilitätsreaktionen für die Klinik

Die *Serumlabilitätsreaktionen*, unter dem Begriff des „*humoralen Blutbildes*" oder des „*unspezifischen Blutstatus*" in die Klinik eingeführt, haben trotz der neueren Trennmethoden der Serumproteine ihren diagnostischen Wert behalten. Vergleichende elektrophoretische Untersuchungen haben gezeigt, daß der Ausfall dieser Trübungs- und Flockungsreaktionen nicht allein von der quantitativen Zusammensetzung der Globulinunterfraktionen, sondern auch von der Albuminmenge abhängig ist. Albuminmangel beeinträchtigt die kolloidale Stabilität. Aber auch Serumbestandteile von Nichtproteincharakter, wie z. B. Lipoide und Polysaccharidkomplexe, beeinflussen die Löslichkeitsverhältnisse. So ist es erklärlich, daß trotz eines eindeutigen Serumelektropherogramms mehrere mit dem gleichen Serum durchgeführte Labilitätsproben voneinander abweichen können. Hinzu kommen in der Praxis die Unsicherheitsfaktoren auf der Reagentienseite, z. B. „Alterungserscheinungen" kolloidaler Reagentien und Mängel in der Technik. Es ist deshalb für die Praxis empfehlenswert, mehrere der verläßlichen Reaktionen nebeneinander zu prüfen. Aus der Übereinstimmung bzw. Dissoziation der Ergebnisse lassen sich weitergehende Schlüsse ziehen als aus einem einzigen Test. Bei Anwendung dieses Verfahrens ergeben sich charakteristische „Reaktionskonstellationen" (WUHRMANN) s. S. 309.

4. Elektrophoretische Untersuchungsmethoden

Prinzip. In der Medizin versteht man unter *Elektrophorese* allgemein die Fortbewegung kolloider Teilchen in einem elektrischen Feld. Im Prinzip ist es der gleiche Vorgang wie die Iontophorese, bei der sich in einer Lösung die gelösten Stoffe (Elektrolyte) ihrer elektrischen Ladung entsprechend zur Anode bzw. Kathode hin bewegen. Die Wanderungsrichtung der Proteinteilchen wird von der Wasserstoffionenkonzentration des sie umgebenden Milieus bestimmt. In dem zur elektrophoretischen Trennung gewöhnlich gewählten alkalischen Medium sind fast alle Proteine negativ geladen, so daß sie zur Anode wandern. Für jedes Protein gibt es eine kritische H-Ionenkonzentration, bei der die Ladung der anionischen durch die der kationischen Gruppen aufgehoben ist. Dieser „*isoelektrische Punkt*" liegt für Albumin bei einem p_H von 4,6, für α-Globulin bei 4,8, für β-Globulin bei 5,2 und für γ-Globulin bei 6,4. Bei Verwendung einer Pufferlösung von p_H 8,6 besitzt das Albumin die größte negative Überschußladung, das γ-Globulin die geringste. Daher legen bei dieser Anordnung die Albumine in Richtung der Anode die größte Wegstrecke zurück. Die übrigen Fraktionen folgen in abgestufter Entfernung. Die Auftrennung eines Proteingemisches erfolgt demnach gemäß der verschiedenen Wanderungsgeschwindigkeit seiner

Komponenten, die von der elektrischen Ladung abhängig ist. Die Bezeichnung der nachweisbaren Globulinfraktionen mit α, β und γ und ihre weitere Unterteilung in α_1 und α_2, β_1, β_2 und β_3 usw. spiegelt nicht die Auftrennung in chemisch oder physiologisch einheitliche Körper wider, sondern entspricht lediglich ihrem Verhalten im elektrischen Feld. Es hat sich aber gezeigt, daß diese Trennmethode exakt und genau reproduzierbar ist, so daß sie sich zur Charakterisierung der Serumproteine in der Klinik und biochemischen Forschung bestens bewährt hat.

a) Die freie Elektrophorese

Die Elektrophoreseapparatur nach ARNE TISELIUS (1937) besteht aus dem eigentlichen *Trennrohr*, der *Kühleinrichtung* (Thermostat), einem *stabilisierten Gleichrichter* und der optischen *Meßeinrichtung*. Das Trennrohr besteht aus 2 U-förmig miteinander verbundenen, aus planparallelen Glasplatten bestehenden Trennzellen von rechteckigem Querschnitt, um eine optisch einwandfreie Beobachtung zu ermöglichen. In diese wird unter geeigneten Bedingungen die Untersuchungslösung eingefüllt. Sie sind durch Glasrohre mit den beiden Elektrodengefäßen verbunden. Außerhalb der Trennzellen befindet sich die jeweils geeignete Pufferlösung. Der eigentliche Trennvorgang muß, wenn er brauchbare Resultate liefern soll, unter konstanten Versuchsbedingungen ablaufen (Temperatur, Wasserstoffionenkonzentration, Stromstärke). Stellt man die Kommunikation von Trennrohr und Elektrodengefäßen her, so bilden sich zwischen Untersuchungslösung und Pufferlösung zwei Grenzflächen.

Legt man jetzt eine konstante Gleichspannung an die beiden Elektroden an, so bewegen sich die Komponenten des zu untersuchenden Protein-gemisches entsprechend ihrer verschiedenen Eigenladung verschieden schnell, wodurch neue Grenzflächen entstehen. Zur *Registrierung* der an diesen gegebenen *Brechungsindexänderungen* (Brechungsindexgradienten),

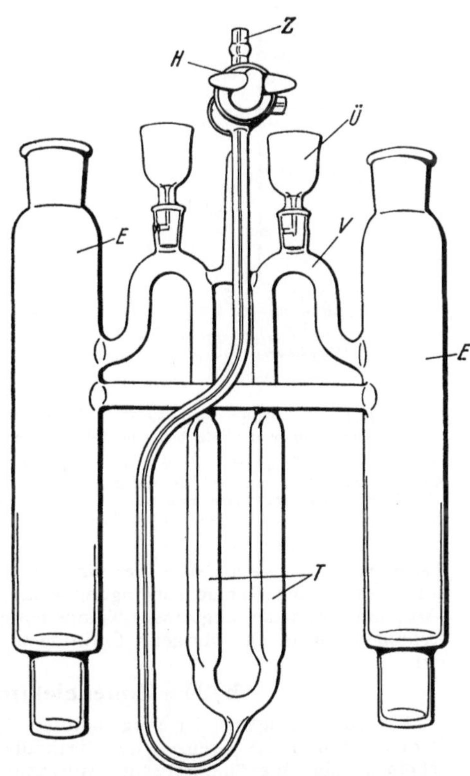

Abb. 67. Trennzelle nach TISELIUS. *T* U-förmig gebogene Trennzelle, *Z* Zuflußrohr zum Einfüllen des Serums, *E* Elektrodengefäße, *V* Verbindungsrohr, *Ü* Überlaufgefäß, *H* Dreiwegehahn

die auf der unterschiedlichen optischen Dichte der Schichten beruhen, haben sich im wesentlichen zwei Verfahren herausgebildet, die direkte Diagrammaufzeichnung *mittels einer Schlierenoptik* und die *interferometrische Methode.* Nach dem ersteren Verfahren arbeiten die Makroelektrophoresegeräte nach TISELIUS, nach dem letzteren die Halbmikroelektrophoreseapparate nach ANTWEILER bzw. LOTMAR. Entsprechend ihrer kleineren Abmessungen benötigen die letzteren wesentlich geringere Serummengen. Die *Meßgenauigkeit* ist, eine konstante Trenntechnik vorausgesetzt, für beide Systeme praktisch wohl die gleiche. Beide Methoden ermöglichen jedoch *keine generelle*

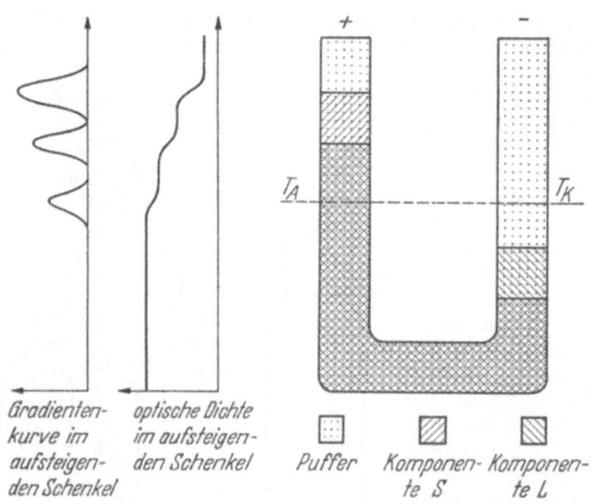

Abb. 68. Elektrophoretische Trennung eines aus zwei Komponenten bestehenden Gemisches. T_A Trennungslinie im anodischen Schenkel, T_K Trennungslinie im kathodischen Schenkel

Die Zeichnung läßt klar erkennen, wie von der Trennungslinie (T_A, T_K) aus die Trennung der Komponenten links aufsteigend (ascending boundary), rechts absteigend (descending boundary) erfolgt. Die schnell wandernde Fraktion (S) liegt nur im anodischen Schenkel isoliert vor, die langsam wandernde (L) nur im kathodischen Schenkel

Trennung in Einzelproteine oder elektrophoretisch reine Proteinfraktionen. Unter geeigneten Versuchsbedingungen läßt sich höchstens die schnellste (Albumine) und die langsamste Komponente (γ-Globulin) isoliert zur Darstellung bringen. Die übrigen „Fraktionen" stellen Komponentensummen dar.

b) Die Zonenelektrophorese

Die Kostspieligkeit der vorgenannten Apparaturen, ihre zeitraubende Bedienung und die Grenzen der Methodik ließen es wünschenswert erscheinen, die elektrophoretische Auftrennung mittels Stabilisierung des Elektrolyten in festen Medien zu versuchen. Es wurden dazu Agar, Gelatine, Filtrierpapier, Stärke, Kunstharze und andere Stoffe verwendet. Am meisten Verbreitung in der Klinik hat bisher die *Papierelektrophorese* gefunden, die 1949 erstmalig von DURRUM zur Auftrennung der Serumproteine angewendet worden ist. Im Prinzip der freien Elektrophorese ähnlich, was die Wanderung geladener Teilchen im elektrischen Feld anlangt, unterscheidet sie sich von ihr wesentlich dadurch, daß es praktisch zu einer *vollen Trennung des vorliegenden Proteingemisches* kommt. Diese Auftrennung in *elektro-phoretisch einheitliche Fraktionen* hat der Elektrophorese in stabilisierten Trennmedien in den angloamerikanischen Ländern die Bezeichnung *Zonen-elektrophorese* eingebracht.

c) Papierelektrophorese

Bei der Zonenelektrophorese in Filtrierpapier wird das zu trennende Proteingemisch in einem mit Pufferlösung gleichmäßig befeuchteten Filterpapier unter dem Einfluß eines stabilisierten Gleichstroms in seine Komponenten zerlegt.

Methodische Voraussetzungen. Die Einhaltung einer Reihe von Versuchsbedingungen erscheint uns unabdingbar, andere dürften variabel gehalten bleiben. Vergleichbare Resultate sind nur durch Beachtung standardisierter und stets reproduzierbarer Bedingungen zu erzielen. Diese sind:

1. Konstanter stabilisierter, exakt regelbarer Gleichstrom (Intensitätskonstanz!).

2. Äquilibrierte feuchte Kammer (wasserdampfgesättigte Atmosphäre).

3. Niveaugleichheit in den Elektrodengefäßen.

4. Stabilisierte Pufferlösung.

5. Für die Zwecke der Elektrophorese geeignetes standardisiertes Filtrierpapier, das eine mittlere Migrationsgeschwindigkeit erlaubt und genügend lichtdurchlässig ist.

6. Nach Farbstoffcharge, Konzentration des Farbstoffes und Zeitdauer standardisierte Färbung der Proteinzonen und schonende, aber vollständige Hintergrundentfärbung.

7. Einwandfreie Vorbereitung zur Photometrie.

8. Photometrie mit monochromatischem Licht, empfindlichem Photoelement, einwandfreier Spannungsstabilisierung, hochempfindlichem Galvanometer und logarithmisch geeichter Skala.

9. Zur Transparenzphotometrie: Homogene Spaltausleuchtung, der Breite der gefärbten Eiweißzone angepaßte Lichtspaltbreite.

α) **Apparative Anordnung.** Für die Zwecke des klinischen Laboratoriums eignet sich jede Anordnung, die den physikalisch-chemischen Gesetzmäßigkeiten der Elektrophorese in stabilisierten Medien gerecht wird. Je nach dem Verwendungszweck, ob nur für die Routinediagnostik oder auch zum Studium biochemischer Probleme, wird man den Aufbau und die Größe der Apparatur wählen. Wer gezwungen ist, sich eine Einrichtung aus Mitteln des Laboratoriums selbst zu schaffen — für experimentelles Arbeiten immer von Vorteil —, sei auf zwei handliche Bücher verwiesen: CH. WUNDERLY: Die Papierelektrophorese. Aarau u. Frankfurt a. M.: Verlag Sauerländer u. Co. 1954; M. LEDERER: Introduction to paper electrophoresis and related methods, Amsterdam und New York: Elsevier Publ. Comp. 1955.

Wie die Abb. 69 zeigt, werden die Filterpapierstreifen über die abgerundete Kante einer wasserabstoßenden plastischen Kunststoffplatte so ausgespannt, daß sie mit ihren Enden in die jeweilige Pufferwanne eintauchen, die bis zum gleichen Niveau mit der Pufferlösung gefüllt ist. Die Elektroden sind zur Ableitung der Elektrolyseprodukte durch eine lose Trennwand oder ein Labyrinthsystem von dem Teil getrennt, in den die Enden des Filterpapiers eintauchen. Zur Erzielung einer feuchten Kammer wird über die Apparatur eine Plexiglashaube gestülpt. Wenngleich auch die „Horizontalmethode", bei der die Filterpapierstreifen brückenartig aufgehängt sind, bei einwandfreier Technik ebenfalls eine befriedigende Trennung ermöglicht, weist die *Vertikalmethode* einige *Vorteile* auf: Der Papierabschnitt, in dem die eigentliche elektrophoretische Auftrennung sich abspielt, ist gleichmäßig durchfeuchtet. Das Durchhängen der Streifen wird vermieden. Die Frontenbildung wird durch die gleichzeitig zur Auswirkung kommenden hydrostatischen Kräfte gefördert. Dies macht sich besonders bei der γ-Globulinfraktion bemerkbar, die infolge der bestehenden Elektroendosmose vom Auftragestrich kathodenwärts wandert. Dadurch ist in Zweifelsfällen, z. B. bei der Differentialdiagnose zwischen β_2- und γ-Plasmocytom und bei der Diagnose einer Hypo-γ-Globulinämie eine klare Entscheidung möglich (s. Abb. 71, S. 307).

β) **Ausführung der Papierelektrophorese.** Besonders empfehlenswert: *Filterpapiere.* Für die *Vertikalanordnung* Whatman 3 MM, Munktell 20/150, Macherey u. Nagel 214, Schleicher u. Schüll 2043b, für die *Horizontalanordnung* Whatman 1 und 2. Abmessungen: 30—40 cm lang, 2,5—3,5 cm breit (für Einzelbestimmungen), 5—7 cm breit für Doppelbestimmungen.

Aufzutragende Serummenge. Von nicht dialysiertem Serum werden bei der Vertikalmethode 0,015 bis 0,025, bei der Horizontalmethode 0,005—0,01 ml Serum aus einer Blutzuckerpipette oder mit einem Serumaufträger (auf den man vorher die entsprechende Serummenge aus einer geeichten Mikropipette aufgetragen hat) auf das Filtrierpapier (quer zur

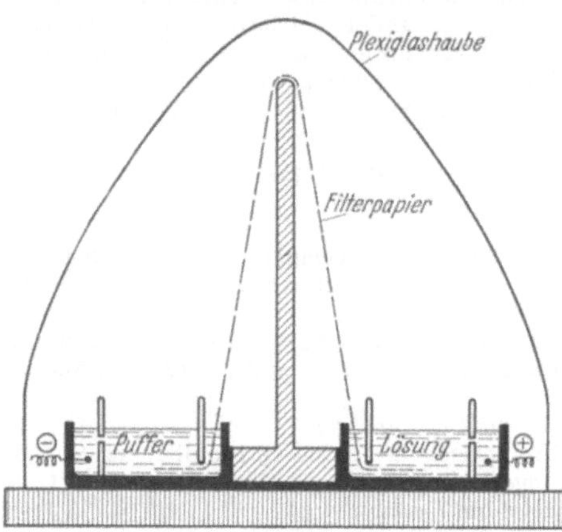

Abb. 69. Schema einer Apparatur zur Papierelektrophorese nach der vertikalen Trennmethode (Querschnitt)

Papierlänge) in einem geraden gleichmäßigen Strich aufgetragen, so daß beiderseits etwa 0,5 cm des Papierrandes frei bleiben. Der Serumstrich wird in der Mitte der Streifenlänge angebracht, so daß er in der Trennkammer sich auf dem Scheitelpunkt befindet.

Elektrische Faktoren. Zur *Proteinelektrophorese* auf dickerem Papier empfiehlt sich die Einstellung von 4 mA pro Streifen bei einer Klemmenspannung von 6 Volt/cm Papierlänge, für dünnes Papier der Horizontalmethode entsprechend weniger. Wir erreichen so bei Zimmertemperatur mit der Vertikalmethode in 6stündiger Trennzeit eine Wanderungsstrecke von 8 cm Länge, die uns zur Auswertung der Proteinelektrophorese als optimal erscheint.

Zur elektrophoretischen *Darstellung der Lipoproteide* verwenden wir eine konstante Klemmenspannung von 10 Volt/cm Papierlänge. Nach $2^1/_2$ stündiger Trennzeit bei Zimmertemperatur beträgt die Wanderungsstrecke 6 cm.

Pufferlösungen.

1. 10,3 g Natrium diaethylbarbituricum (= 0,05 mol), 1,84 g Acidum diaethylbarbituricum (= 0,01 mol) auf 1 l Aqua dest. p_H 8,6, Ionenstärke $\mu = 0,06$.

2. 15,40 g Natrium diaethylbarbituricum (Veronalnatrium), 2,76 g Acidum diaethylbarbituricum (Veronal) auf 1 l Aqua dest. p_H 8,6.

3. Puffer nach WUNDERLY (Zürich): 12,1 g Natrium diaethylbarbituricum auf 1 l Aqua dest. p_H 8,9—9,1 Ionenstärke $\mu = 0{,}06$·

Färbungen. *I. Proteinfärbungen. Bromphenolblau-Kurzzeitfärbung* (modifiziert nach DURRUM, 1949).

1. In 1%iger methanolischer Bromphenolblaulösung, die mit Sublimat gesättigt ist, 5 min lang färben. Die gleiche Farblösung kann nochmals gebraucht werden. 2. Je nach Streifenanzahl zwei- bis dreimaliges Auswaschen für mehrere Minuten in einer 1%igen Sublimatlösung (in 96%igem Methanol). 3. 3 min Auswaschen in einer 1%igen Sublimatlösung (in 96%igem Äthanol). 4. Nachwaschen in 96%iger Methanollösung, 3 min, bis Spülflüssigkeit völlig entfärbt. Evtl. nochmals wechseln. 5. Heißlufttrocknen und anschließend über Liquor ammonii caustici (Ammoniakdämpfe) „bläuen".

Bromphenolblau-Langzeitfärbung (in Anlehnung an DURRUMs Modifikation von 1955).

Farblösung. 0,1 g Bromphenolblau, 50,0 g Zinksulfat (Zn SO_4 · 7 H_2O), 100,0 ml Methanol, ad 1000,0 ml einer 5%igen Essigsäurelösung.

Färbung. Die Streifen für 6 Std. stehend in der Farblösung belassen. Schütteln nicht erforderlich. Anschließend zweimal je 20 min in 5%iger Essigsäurelösung spülen. Zum Abschluß 20 min in Fixationslösung: 3 g Natriumacetat pro analysi (CH_3COONa · 3 H_2O) in 1 l einer 5%igen Essigsäurelösung.

Die gefärbten Streifen bei 100° C im Trockenschrank trocknen. Anschließend über Ammoniakdampf kurz bläuen.

Vom chemischen Standpunkt aus erscheint die Langzeitfärbung von Proteinen günstiger, da es unwahrscheinlich ist, daß in wenigen Minuten ein Gleichgewicht in der Farbstoffaufnahme von Eiweißsubstanzen erreicht werden kann. Außerdem ist die Benutzung verdünnter Lösungen für die nachträgliche Entfärbung des nichteiweißhaltigen Papieranteils vorteilhaft.

Amidoschwarzfärbung (nach GRASSMANN). Amidoschwarz 10 B pro analysi. Gesättigte Lösung in Methanol-Eisessig (9 + 1). 10 min unter leichtem Schütteln färben. Auswaschen in Methanol-Eisessig (9 + 1), mehrmals innerhalb von 4 Std., bis Spülwasser klar. Anschließend lufttrocknen.

Azokarminfärbung (nach KÖRVER). 2,5 g Azokarmin B in 1 l einer Methanol-Eisessiglösung (9 + 1) 10 min färben. Ausspülen in Methanolessigsäurelösung (9 + 1), 3mal je 15 min.

Lissamingrünfärbung (nach RIDEOUT und PRICHARD). 10 g Lissamingrün SF in 1 l einer 1%igen Essigsäurelösung. Streifen eintauchen in 1%ige Essigsäurelösung für 5—8 min, anschließend 8 min ins Färbebad. Auswaschen in 1%iger Essigsäurelösung unter ständiger Bewegung, dreimal wiederholen, je 5 min, das letzte Mal 10 min in der Waschlösung belassen.

II. Lipoproteidfärbung. Ölrotfärbung für die Lipoproteid-Elektrophorese (in Anlehnung an DURRUM, 1952).

Farblösung. 400 mg Ölrot 0 auf 1 l 60%igen Äthylalkohol in verschlossenem Kolben mit Rückflußkühler bis zum Aufwallen erhitzen. Dann über Nacht in den Thermostaten bei 37° C unter ständigem Rühren (Magnetrührmaschine), anschließend filtrieren (Faltenfilter extra hart). Farblösung in verschlossenem Gefäß bei 37° C aufbewahren.

Färbung. 16 Std. bei 37° C in bedeckter Färbeschale. Anschließend 5 min Wasserspülung unter fließendem Leitungswasser. Auslegen der feuchten Streifen auf gut saugfähigem, sauberem, weißem Löschpapier. Lufttrocknen.

Gefärbte Streifen nicht dem vollen Tageslicht aussetzen!

Sudanschwarzfärbung für die Lipoproteid-Elektrophorese (in Anlehnung an SWAHN, 1952).

Farblösung. 1 g Sudanschwarz B auf 1 l einer 60%igen Äthanollösung, unter beständigem Rühren erhitzen bis zum Kochen, nach Abkühlen filtrieren (Faltenfilter extra hart).

Färbung. 3 Std. Dreimaliges Auswaschen des überschüssigen Farbstoffs in 50%igem Äthanol unter leichtem Hin- und Herschwenken, je 15 min. Lufttrocknung, wenn Farbstoffbestimmung mittels Elution.

Auswertung der gefärbten Streifen. 1. *Elutionsmethode.* Für *Bromphenolblau* 5% Na_2CO_3 in 50%igem Methanol. Für *Amidoschwarz 10 B* n/20 NaOH-Lösung, 30 min extrahieren, alsbald photometrieren, da farbinkonstant. Für *Azokarmin B* 0,1 n NaOH-Lösung. Für *Ölrot O* und *Sudanschwarz B* 25%ige alkoholische Essigsäurelösung, 2 Std. extrahieren in Schüttelmaschine. Für die *Proteinelektrophorese* ist das Ausschneiden der gefärbten Fraktionen im ganzen und die photometrische Bestimmung des daraus eluierten Farbstoffes eine sehr grobe und unzuverlässige Methode, da bei vielen pathologischen Seren die Grenzen zwischen zwei Zonen, auch wenn sie parallel zueinander laufen, visuell nicht exakt bestimmt werden können. Auch das Ausschneiden in 5 mm breite Streifen und das kurvenmäßige Auftragen der photometrischen Elutionswerte ist ungenügend, da es noch weniger die Fraktionsgrenzen garantiert. Außerdem ist der zeitliche Aufwand für ein Routinelaboratorium nicht zu rechtfertigen, da schon für einen 6 cm langen Streifen 12 Einzeluntersuchungen erforderlich wären. Die Elutionsmethode würde nur dann einen Rückschluß auf die tatsächliche Verteilung der aufgetrennten Proteine erlauben, wenn der Streifen in 1 mm breite Streifchen zerschnitten werden könnte. Das ist technisch schwer möglich und arbeitsökonomisch undurchführbar.

Für die *Lipoproteidelektrophorese* dagegen ist bei Einhaltung der von uns angegebenen Trennmethode die Trennung in die beiden Hauptgruppen (α- und β-Lipoproteide) so scharf, daß man sie durch einfachen Scherenschlag ausschneiden kann. Man legt die Trennlinien so an, daß gleiche Papierflächen einschließlich eines entsprechend abgemessenen „Leerstreifens" ausgeschnitten werden können. Lufttrocknung, wenn Farbstoffbestimmung mittels Elution. Den Extinktionswert des Leerstreifens zieht man von dem der jeweiligen Fraktion ab und berechnet die prozentuale Farbverteilung.

2. *Transparenzphotometrie.* Den gefärbten und getrockneten Streifen macht man in einer geeigneten Transparenzflüssigkeit (für proteingefärbte Streifen am besten Phenolmethyläther:

$$CH_3O-\langle\ \rangle=Anisol;$$

mit Ölrot oder Sudanschwarz gefärbte Streifen werden *feucht* in Glycerin eingelegt) durchsichtig, was mehrere Stunden in Anspruch nimmt (in leichter Unterdruckatmosphäre schneller). Beim Einlegen zwischen zwei planparallele Glasplatten zum Einschieben in das Spaltphotometer, müssen Lufteinschlüsse peinlichst vermieden werden. Der so vorbereitete Streifen wird in einem geeigneten Spaltphotometer (s. Vorbedingungen, S. 301) millimeterweise vor einem mit monochromatischem Licht erleuchteten Spalt vorbeibewegt. Die jeweils durchgelassene Lichtintensität wird von einem Photoelement registriert und Punkt für Punkt auf ein Koordinatensystem gegen die durchmessene Wegstrecke übertragen. Die so gewonnene Kurve ist für die erwähnte Wanderungsstrecke durch mindestens 60 Punkte gesichert. Man zeichnet die Gaußschen Kurven ein oder, falls zwischen zwei Fraktionen eine eindeutige Krümmungsänderung gegeben ist, fällt man von diesem Wendepunkt aus eine Senkrechte auf die Basislinie. Die von den einzelnen Fraktionen eingenommenen Flächen werden planimetrisch bestimmt und prozentual zu der von dem Kurvenzug eingenommenen Gesamtfläche in Beziehung gesetzt. Für die orientierende Diagnostik genügt dem Erfahrenen oft allein die Betrachtung des gefärbten Streifens, für Verlaufsuntersuchungen und quantitative Angaben (Ableitung vom Gesamteiweißgehalt) ist die Ausrechnung der zahlenmäßigen Verteilung der Proteingruppen unentbehrlich.

Optimale Wellenlängen zur Colorimetrie

Bromphenolblau	. 595 mμ	Lissamingrün	650—720 mμ
Amidoschwarz 10 B	575—600 mμ	Ölrot 0	520 mμ
Azokarmin B . . .	540 mμ	Sudanschwarz B . . .	590 mμ

3. Korrektur. Experimentell ist die unterschiedliche Farbaufnahme von Albumin und Globulinen erwiesen. Es bestehen weiterhin Unterschiede zwischen isolierten Reinfraktionen verschiedener Chargen und zwischen frischen und gefriergetrockneten Fraktionen. Rückschlüsse auf die Bindungsverhältnisse nativer Seren erscheinen daher problematisch. Die Farbstoffaufnahme künstlicher Mischungen entspricht nicht der Summe der Einzelkomponenten. Darüber hinaus ist die Zusammensetzung der gleichen Farbstoffe von Charge zu Charge und Hersteller zu Hersteller etwas variabel. Deshalb ist es einerseits verständlich, daß die verschiedenen Arbeitskreise so voneinander differierende Korrekturfaktoren angegeben haben. Andererseits hat diese Unsumme von Arbeit klar erwiesen, daß *Umrechnungsfaktoren zur Korrektur der unterschiedlichen Farbaffinität der Proteinindividuen willkürliche Größen* darstellen. Da die Abweichungen pathologischer Seren nur dann korrekt definiert werden können, wenn sie den mit der gleichen Färbemethode gewonnenen Normwerten gegenübergestellt werden, ist auch die Angabe der prozentualen Verteilung der Farbstoffkonzentration allein ohne Korrektur angängig. Zum mindesten *bei pathologischen Seren* erscheinen uns *Korrekturfaktoren unbrauchbar. Eine Übereinstimmung mit den Werten der Tiselius-Elektrophorese sollte gar nicht gesucht werden.* Sie würde lediglich eine Übereinstimmung der beiden Verfahren vortäuschen, die jedoch gar nicht bestehen kann, da bei der Tiselius-Methode eine Auftrennung in Komponentensummen, bei der Papierelektrophorese aber in „reine" Fraktionen erfolgt.

Noch verwickelter sind die Probleme bei der sog. Lipoproteid-Elektrophorese, d. h. der nachträglichen Färbung aufgetrennter Seren mit Fettfarbstoffen. Die verschiedenen Lipidfraktionen weisen eine unterschiedliche Färbungsaffinität dem gleichen Farbstoff gegenüber auf. Die Startpunktlipide bestehen im wesentlichen aus Chylomikronen und Neutralfetten. Wie sich mittels moderner Trenntechnik (Äthanolfraktionierung, Ultrazentrifuge) zeigen läßt, ist die Lipidzusammensetzung dieser Komplexe sehr variabel, z. B. finden sich etwa zwei Drittel des Plasmacholesterins unter physiologischen Bedingungen im β-Lipoproteid. Unter pathologischen Bedingungen treten erhebliche Abweichungen auf, wie am Beispiel der Lebercirrhose gezeigt werden konnte. Daß es unter diesen Umständen problematisch

ist, aus der Farbstoffkonzentration auf dem Filtrierpapier bindende
Rückschlüsse auf die tatsächliche Verteilung der Lipide im strömenden
Blut zu ziehen, ist naheliegend. Schon durch einen Wechsel des
suspendierenden Mediums läßt sich eine wesentliche Verschiebung der
Bindungsverhältnisse nachweisen.

Tabelle 21. *Unsere Normalwerte mit Bromphenolblau — Kurzzeitfärbung*

	Elektrophorese in rel. %				
	Alb.	α_1	α_2	β	γ
Mittelwert M	61,46	3,08	7,46	10,64	16,64
Standardabweichung σ . .	$\pm 3,9$	$\pm 1,99$	$\pm 1,17$	$\pm 1,38$	$\pm 3,12$
Methodische Fehler-streuung σ (1 Streifen 10 mal ausgewertet) . . .	$\pm 2,34$	$\pm 0,62$	$\pm 0,71$	$\pm 1,22$	$\pm 1,56$

Da die Papierelektrophorese ein mehrstufiges und heterogenes
Nachweisverfahren darstellt, ist die Reproduzierbarkeit ihrer Ergebnisse von der Standardisierung der Arbeitsgänge abhängig. Die

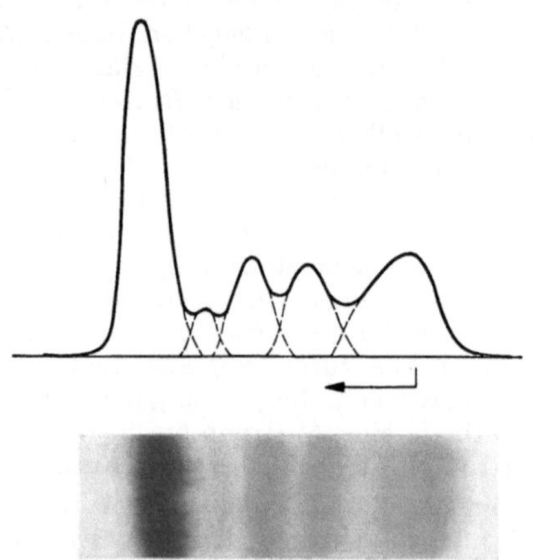

Abb. 70. Papierelektropherogramm mit eingezeichneten Gaußschen Kurven

Analysenergebnisse, soweit sie mit verschiedenen Verfahren, insbesondere verschiedener Färbung gewonnen worden sind, müssen daher
voneinander abweichen. Jede Methode hat ihre im Verfahren selbst
liegende Schwankungsbreite. Daher kann es auch *keine allgemein-
gültigen Normalwerte der Papierelektrophorese* geben. Die Norm und
ihre methodische Streubreite bezieht sich immer nur auf ein bestimmtes Verfahren und jedes Laboratorium muß sich diese Bezugsgrundlage

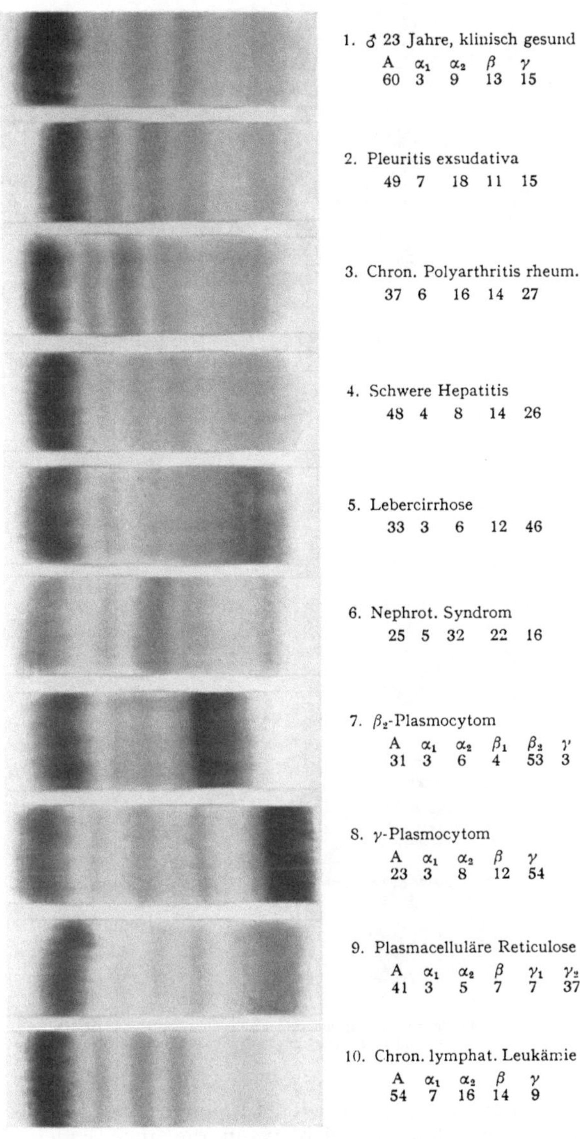

Abb. 71. Befunde mittels Protein-Papierelektrophorese in der Klinik

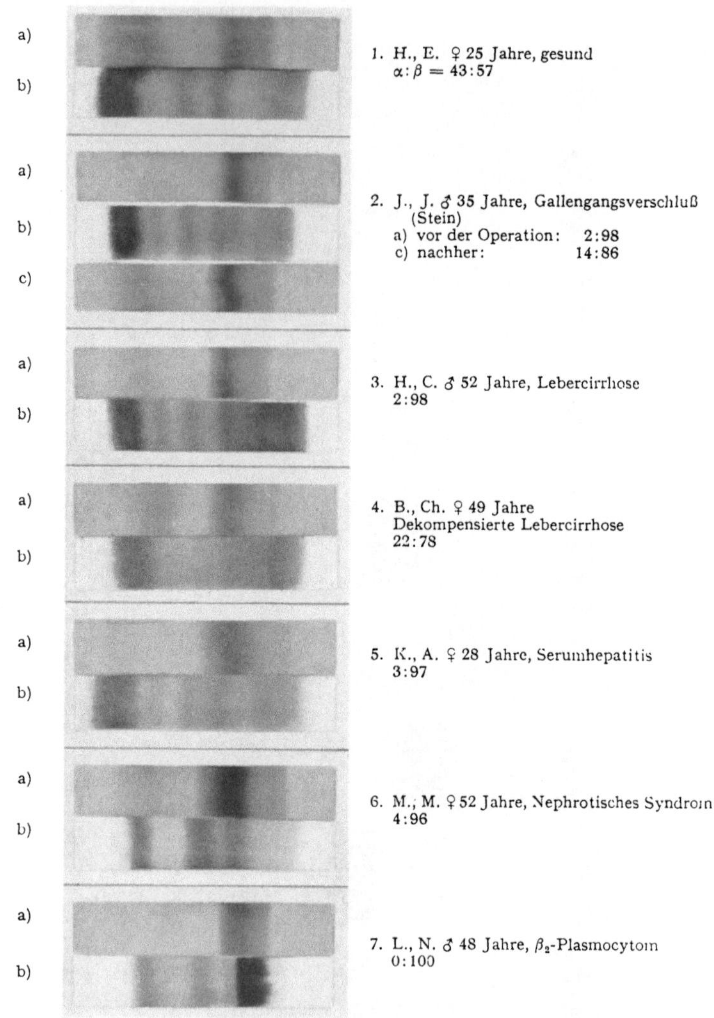

a)
b)

1. H., E. ♀ 25 Jahre, gesund
$\alpha:\beta = 43:57$

a)
b)
c)

2. J., J. ♂ 35 Jahre, Gallengangsverschluß
(Stein)
a) vor der Operation: 2:98
c) nachher: 14:86

a)
b)

3. H., C. ♂ 52 Jahre, Lebercirrhose
2:98

a)
b)

4. B., Ch. ♀ 49 Jahre
Dekompensierte Lebercirrhose
22:78

a)
b)

5. K., A. ♀ 28 Jahre, Serumhepatitis
3:97

a)
b)

6. M., M. ♀ 52 Jahre, Nephrotisches Syndrom
4:96

a)
b)

7. L., N. ♂ 48 Jahre, β_2-Plasmocytom
0:100

Abb. 72. Befunde mittels Lipoproteid-Papierelektrophorese in der Klinik
a) und c) Fettfärbung   b) Eiweißfärbung

erst selbst schaffen. Vergleiche von Ergebnissen verschiedener Laboratorien sind nur dann möglich, wenn die angewendete Methodik angegeben ist. In klinischen oder tierexperimentellen Arbeiten an pathologischem Material dürfen die Angaben über die methodische und biologische Streubreite nicht fehlen. Andernfalls erscheint es nicht ausgeschlossen, daß mancher „krankhafte" Befund eher der angewendeten Untersuchungstechnik als dem untersuchten Serum zu verdanken ist.

4. Normalwerte. Unsere Normalwerte mit Bromphenolblau-Kurzzeitfärbung. (Doppelbestimmungen an 25 gesunden ♂ und ♀ Studenten im Alter von 20—26 Jahren. — Anordnung nach Durrum: p_H 8,6, 4 mA; 6 V/cm pro Streifen. 6 Std. Trennzeit. Transparenzphotometrie.) Siehe S. 306.

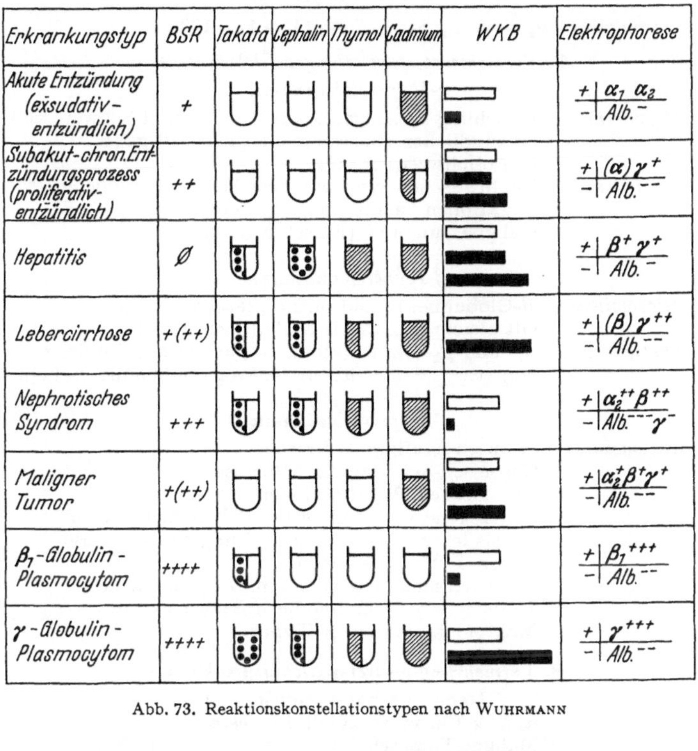

Erkrankungstyp	BSR	Takata	Cephalin	Thymol	Cadmium	WKB	Elektrophorese
Akute Entzündung (exsudativ-entzündlich)	+						$\dfrac{+\;\mid\;\alpha_1\ \alpha_2}{-\;\mid\;Alb.^-}$
Subakut-chron. Entzündungsprozess (proliferativ-entzündlich)	++						$\dfrac{+\;\mid\;(\alpha)\,\gamma^+}{-\;\mid\;Alb.^{--}}$
Hepatitis	Ø						$\dfrac{+\;\mid\;\beta^+\ \gamma^+}{-\;\mid\;Alb.^-}$
Lebercirrhose	+(++)						$\dfrac{+\;\mid\;(\beta)\,\gamma^{++}}{-\;\mid\;Alb.^{--}}$
Nephrotisches Syndrom	+++						$\dfrac{+\;\mid\;\alpha_2^{++}\,\beta^{++}}{-\;\mid\;Alb.^{---}\ \gamma^-}$
Maligner Tumor	+(++)						$\dfrac{+\;\mid\;\alpha_2^+\,\beta^+\gamma^+}{-\;\mid\;Alb.^{--}}$
β_1-Globulin-Plasmocytom	++++						$\dfrac{+\;\mid\;\beta_1^{+++}}{-\;\mid\;Alb.^{--}}$
γ-Globulin-Plasmocytom	++++						$\dfrac{+\;\mid\;\gamma^{+++}}{-\;\mid\;Alb.^{--}}$

Abb. 73. Reaktionskonstellationstypen nach Wuhrmann

d) Diagnostische Bedeutung der Elektrophorese

Die elektrophoretischen Trennmethoden haben in fast alle Gebiete der Biologie Eingang gefunden und zu wesentlichen neuen Erkenntnissen geführt. In der Medizin haben sie, besonders in der Form der Papierelektrophorese, die *klinische Diagnostik*, die *Ferment-* und *Hormonchemie*, die *experimentelle Physiologie, Pathologie* und *Pharmakologie*, nicht zuletzt auch die Immunochemie methodisch bereichert. Wenn sich auch die anfängliche Hoffnung der Kliniker, möglichst für jede Krankheit ein spezifisches Elektrophoresediagramm zu finden, nicht erfüllt hat, so stellen die Elektrophoresemethoden für die biochemisch-klinische Diagnostik eine wesentliche Erweiterung und Verbesserung dar.

Ein solcher Fortschritt ist vor allem in der Diagnostik der Plasmocytome, Reticulosen, Makroglobulinämien, nephrotischen Verlaufsform und der Lebercirrhose zu erblicken. Hier ist die Dys- bzw. Paraproteinämie so typisch, daß sie als ein wesentliches Leitsymptom in der

Tabelle 22. *Klinische Bedeutung der Hyperglobulinämien*

Normalwerte: α_1 3—5, α_2 5—9, β 9—14, γ 12—18%.

A. Vermehrung einer einzigen Globulinfraktion

α-*Hyperglobulinämie*

Allgemeines:	Beziehung zu Akuität, Ausdehnung und Schwere von entzündlichen Prozessen. Oft gleichzeitig mit β-Globulinvermehrung.
Spezielles:	Nephrotisches Syndrom, exsudativ-entzündliche Reaktionen "acute phase protein" maligne Tumoren (Einschmelzungen)

β-*Hyperglobulinämie*

Allgemeines:	β-Globuline, Lipoid- u. Polysaccharidträger. Oft gleichzeitig mit α-Globulinvermehrung.
Spezielles:	β_1- und β_2-Plasmocytom, Nephrotisches Syndrom Hepatitis (Frühstadien), Makroglobulinämie (β-Typus)

γ-*Hyperglobulinämie*

Allgemeines:	Klinisch häufiges Auftreten: Chronisch-entzündliche Prozesse Chronische Leberaffektionen
Spezielles:	Heterogene γ-Globuline bei Polyarthritis chron. Sepsis lenta, Morbus Boeck, Lungentuberkulose Chron. Leberaffektionen manchen malignen Tumoren (Lebermetastasen) Homogene γ-Globuline bei γ-Plasmocytom Makroglobulinämie (γ-Typus)

B. Vermehrung mehrerer Globulinfraktionen

α, β Nephrotisches Syndrom
α, β, γ Chron. entzündl. Prozesse
Maligne Tumoren

Differentialdiagnose gewertet wird. In anderen Fällen stellt sie ein typisches Charakteristicum der von WUHRMANN aufgestellten Reaktionskonstellationen dar (s. S. 309).

Vorzüge der Papierelektrophorese. Neben der schon erwähnten vollständigen Trennung in Fraktionen fallen Fehldeutungen durch pufferbedingte Extragradienten weg. Es können auf dem gleichen Papier mehrere Paralleluntersuchungen desselben Serums unter Mitlaufenlassen von Kontrollseren vorgenommen werden. Die Apparatur ist übersichtlich und billig, die Methode einfach. Sie gestattet daher die häufige Wiederholung von Untersuchungen, was von erheblichem prognostischem Wert ist. Die erforderlichen geringen Substanzmengen (1—2 mg Protein oder 0,01 ml Blutserum) haben die elektrophoretische Bearbeitung auch von biologischem Material gesichert, das nur in geringen Mengen vorliegt oder niedrigere Eiweißkonzentrationen aufweist, wie Tierseren, Liquor cerebrospinalis, Exsudate, Ödemflüssigkeiten, Kammerwasser, Pankreassaft. Neben den „klassischen" Proteinfraktionen lassen sich andere Komponenten durch Färbung (Lipide, Eiweißzucker) und radioaktive Markierung auffinden oder nach zonenweiser Extraktion aus dem Papier serologisch oder biochemisch weiter verarbeiten.

Kritik zum Verfahren: Siehe Z. ges. exp. Med. **129**, 412 (1957), und Ärztl. Wschr. **1958**, 129.

III. Die chemische Untersuchung des Blutserums*

Das Blutserum enthält noch zahlreiche organische und anorganische Stoffe, die viele Funktionen im Organismus zu erfüllen haben. Dachte man früher bei dem Blutserum im wesentlichen nur an ein Transportmittel für Wärme, resorbierte Stoffe aus der Nahrung und für die Abfallstoffe des Stoffwechsels, so ist die Zahl der aufgefundenen Funktionen seiner Inhaltstoffe jetzt stark gewachsen und wird weiter wachsen.

Über die Rolle der einfachen und zusammengesetzten Proteine im Blutserum s. S. 283. Praktisch wirken sie einerseits als Einschleußmittel in die Zellen, andererseits als Entgifter, abgesehen von dem Transportvorgang. Die am „Ufer des Blutstromes" gebildeten Abwehrkörper, wie Antitoxine, Agglutinine, Antifermente usw. werden ebenfalls im Blutserum bereitgehalten.

Für Zwischen- und Endprodukte des intermediären Stoffwechsels ist die Blutbahn die Transportstraße, doch greifen auch diese Stoffe ebenso wie die früher recht vernachlässigten anorganischen Ionen regulierend in funktionelle Systeme des Körpers ein. Bei den Hormonen macht diese Eigenschaft, von dem Produktionsorgan über den Blutweg an das Erfolgsorgan zu gelangen, einen Teil ihres Wesens und ihrer Definition aus. So ist das Blutserum zwar kein Organ an sich, doch nimmt es Substanzen so vieler Organe in sich auf, daß es gut geeignet ist, Auskunft über den Zustand des Körpers zu geben.

Die Tabelle auf S. 319—323 gibt die hauptsächlichsten Inhaltstoffe des Blutserums wieder.

1. Die Enteiweißung von Blut und Serum

Da die Eiweißkolloide im Serum bei den mannigfachen chemischen Operationen für die quantitativen Bestimmungen seiner Bestandteile ihre Stabilität verlieren, ausfallen und damit Störungen verursachen würden,

---

* Neubearbeitet von H. WELLER.

,,enteiweißt'' man Serum oder Blut vorher. Man muß aber daran denken, daß je nach der Methode der Enteiweißung auch einige andere Bestandteile am Coagulat festgehalten und damit aus dem Serumfiltrat entfernt werden. Bei dem Wechsel einer Enteiweißungsmethode kann also unter Umständen bei einer Bestimmung das Resultat beeinflußt werden. Häufig angewandt wird *Trichloressigsäure* als 20%ige Lösung, indem zu 2 ml Serum + 4 ml Aqua dest. noch 4 ml Trichloressigsäure gegeben und dann filtriert wird. Jeder ml Filtrat entspricht dann 0,2 ml Serum. Nach FOLIN-WU gibt man zu 2 ml Blut oder Serum 4 ml Aqua dest., 2 ml 10%ige Natriumwolframatlösung und 2 ml 2/3 n-Schwefelsäure tropfenweise unter Schütteln (das Coagulat muß braun sein). Diese Methode ist bei Blut vorzuziehen. Mit 1,55% *Uranylacetatlösung* enteiweißt man folgendermaßen: 2 ml Serum werden mit 2 ml Uranylacetatlösung und 6 ml Wasser versetzt, gut durchgeschüttelt und filtriert. Die Enteiweißung nach SOMOGYI mit Zinkhydroxyd wird bei der Blutzuckerbestimmung nach HAGEDORN-JENSEN durchgeführt (s. 332). Hierbei werden reduzierende Nicht-Glucose-Stoffe größtenteils entfernt. Auch Pikrinsäure, Phosphorwolframsäure und Alkohol werden zur Enteiweißung angewandt.

2. Prinzipielle Methoden der Bestimmung

Die Urform der quantitativen chemischen Bestimmung, die *Gravimetrie*, wird heute nur noch wenig im klinischen Laboratorium benutzt. Die *Polarimetrie* ist auf die Bestimmung des Harnzuckers beschränkt. Im wesentlichen beherrschen die *Maßanalyse* und in immer größer werdendem Umfange die Lichtabsorptionsmessungen (,,Colorimetrie'') das Feld. Daneben wird, im wesentlichen nur für die Bestimmung der Alkalireserve und der Blutgase, noch die *Gasanalyse* benutzt. Die *Flammenphotometrie* wurde bereits bei der Bestimmung der Alkalimetalle im Harn kurz beschrieben. An neuen Methoden fanden die Elektrophorese, die Chromatographie und bei der p_H-Bestimmung die Potentiometrie Eingang in das klinische Laboratorium, sollen aber in diesem Kapitel nicht weiter erwähnt werden. Die Elektrophorese siehe Kapitel Plasmaproteine.

a) Die Gravimetrie

Kenntnisse in der Benutzung einer Analysenwaage müssen vorausgesetzt werden. Bei der Halbmikrowaage, wie sie zur Bestimmung der Lipide benutzt wird, ist zu beachten, daß sie auf einem ganz massiven Tisch ohne jede Durchbiegungsmöglichkeit und in einem völlig temperaturkonstanten Raum stehen muß.

Bei der Lipidbestimmung wird der gesuchte Stoff als Ganzes isoliert, getrocknet und gewogen. Im allgemeinen wird in der Gravimetrie die gesuchte Substanz in eine schwerlösliche Form übergeführt (schwerlösliches Salz, Oxyd usw.), durch Filtration isoliert, evtl. noch in eine andere Verbindung (,,Wägeform'') übergeführt, getrocknet und gewogen. Im einzelnen muß auf die entsprechende chemische Literatur hingewiesen werden.

b) Die Maßanalyse

α) Die Reaktionen

Der Maßanalyse zugänglich sind Substanzen, die in wäßriger Lösung bestimmte, vollständig verlaufende chemische Reaktionen eingehen, bei

denen wiederum der Reaktionsendpunkt genau kenntlich zu machen ist.
Man verwendet im klinischen Laboratorium vorzugsweise folgende Reaktionsgruppen:

a) Alkalimetrie und Acidimetrie. Sie dienen zur Bestimmung von Säuren
und Basen und beruhen auf der bekannten Neutralisationsgleichung, z. B.

$$NH_4OH + HCl = NH_4Cl + H_2O, \text{ oder allgemein } OH' + H^\cdot = H_2O.$$

Der Endpunkt der Reaktion wird durch einen Indicator kenntlich
gemacht; das ist hier eine Verbindung, die bei dem plötzlichen starken
p_H-Wechsel ihre Farbe ändert.

b) Oxydometrie. Am häufigsten wird Kaliumpermanganat verwendet.
Nach der Gleichung

$$2\,KMnO_4 + 3\,H_2SO_4 = 2\,MnSO_4 + K_2SO_4 + 3\,H_2O + 5\,O$$

stehen aus 2 Mol $KMnO_4$ 5 O oder aus 1 Mol $5 \times {}^1/_2$ O zur Oxydation zur
Verfügung, also 5 Äquivalente (${}^1/_2$ O äquivalent 1 H). Damit lassen sich eine
Reihe oxydierbarer Substanzen bestimmen, so die Oxalsäure wie bei der
Calciumbestimmung, die salpetrige Säure bei der Kaliumbestimmung. Der
Endpunkt ist durch das Auftreten des überschüssigen Permanganates,
das intensiv gefärbt ist, genügend gekennzeichnet.

c) Jodometrie. Die Jodometrie ist eigentlich eine Art der Oxydometrie.
Sie beruht darauf, daß man entweder Jod als Oxydationsmittel verwendet:

$$J_2 + H_2O = 2\,HJ + O,$$

oder, in der klinischen Chemie fast ausschließlich, durch Oxydationsmittel
aus Jodiden Jod frei macht:

$$2\,HJ + O = H_2O + J_2.$$

Das freigemachte Jod wird dann mit Natriumthiosulfat bestimmt nach

$$2\,Na_2S_2O_3 + J_2 = 2\,NaJ + Na_2S_4O_6.$$

Durch Stärke wird das Jod zu einer tiefblauen, lockeren Additionsverbindung, und das Farbloswerden dieser „Jodstärke" am Endpunkt der Reaktion ist selbst bei sehr dünnen Lösungen noch sehr scharf zu beobachten.

d) Argentometrie. In der klinischen Chemie dient sie vor allem zur
Bestimmung des Chlorions. Sie basiert auf der Tatsache, daß Silberionen
in saurer Lösung mit den Ionen von Chlor, Brom, Jod und Rhodan fast
unlösliche Niederschläge geben:

$$AgNO_3 + HCl = AgCl + HNO_3.$$

Nach VOLHARD fällt man mit überschüssiger, eingestellter Silbernitratlösung das Chlor der Untersuchungsprobe aus und bestimmt den Überschuß des Silbers durch Eintropfen einer Ammonrhodanidlösung. Sowie
alles überschüssige Silber gefällt ist, am Endpunkt der Reaktion, bleibt
CNS' frei und färbt die vorher als Indicator zugegebene geringe Menge
Eisen(III)-salz blutrot.

e) Mercurometrie. Sie wird ebenfalls zur Bestimmung des Chlorions
verwendet, und zwar mit Vorteil im Blutserum. Sie beruht auf der Tatsache,
daß $HgCl_2$ praktisch nicht dissoziiert ist. Tropft man zu Cl'-haltiger Lösung
Quecksilber(II)-nitratlösung, so werden die Hg-Ionen in undissoziiertes
$HgCl_2$ verwandelt

$$Hg^{\cdot\cdot} + 2\,Cl' = HgCl_2.$$

Ist alles Cl' gebunden, so treten Hg-Ionen auf, die mit Diphenylcarbazon
eine blaue Verbindung liefern, wodurch ein scharfer Endpunkt entsteht.

f) Komplexometrie. Bei dieser neuen Methode kann man zweiwertige Kationen wie Zink und Calcium direkt bestimmen.

Man gibt z. B. zu einer zinkionenhaltigen Lösung als Indicator den Farbstoff Eriochromschwarz, der ein rotes, ionisiertes Zinksalz bildet. Dann gibt man eine eingestellte Lösung von Dinatriumäthylendiamintetraessigsäure hinzu, die das Zink komplex bindet. Am Endpunkt, wenn alles Zink gebunden ist, verschwindet die rote Farbe und macht der Farbe des Eriochromschwarzes selbst Platz.

β) Die Normallösungen

Da alle oben erwähnten Reaktionen in wäßriger Lösung praktisch vollständig von links nach rechts verlaufen, benötigt man nur Lösungen bekannten Gehaltes (*Titers*), die man der zu bestimmenden Substanz so lange zusetzt, bis der Endpunkt erreicht ist. Aus dem verbrauchten Volumen der Lösung ließe sich die absolute Menge des zugesetzten Stoffes und damit stöchiometrisch die Menge der zu bestimmenden Substanz errechnen. Man verwendet aber seit jeher für diesen Vorgang, den man *Titration* nennt, sog. Normallösungen, die die Berechnung vereinfachen.

Unter einer Normallösung versteht man eine Lösung, die im Liter das Äquivalentgewicht der Substanz in Gramm (genannt: Grammäquivalent oder Val) gelöst enthält.

Das Äquivalentgewicht einer Substanz ist der Teil des Molekulargewichtes, der bei der gewünschten Reaktion einem Wasserstoffatom entspricht (oder der Verschiebung von einem Elektron). Das kann unter Umständen bei derselben Substanz je nach dem Zweck verschieden sein.

Bei der Acidi- und Alkalimetrie ist das Äquivalentgewicht einer Säure bzw. Base gleich dem Molekulargewicht, dividiert durch die Anzahl der disponiblen H- bzw. OH-Gruppen. Bei der Oxydometrie sahen wir, daß ein Molekül $KMnO_4$ in saurer Lösung $5 \cdot {}^1/_2$ O zur Oxydation zur Verfügung stellt. Demgemäß ist das Äquivalentgewicht $= \dfrac{\text{Molekulargewicht}}{5}$.

Das Äquivalentgewicht eines Elementes oder Ions ohne nähere Angaben bezieht sich dann auf die Äquivalenz gegenüber Wasserstoff und ist gleich dem Atomgewicht (bzw. Ionengewicht) dividiert durch die Wertigkeit.

Der Sinn der Normallösungen ist, daß man nur das Äquivalentgewicht des zu bestimmenden Stoffes zu kennen braucht, um aus dem verbrauchten Volumen des Titriermittels die absolute Menge des gesuchten Stoffes zu berechnen.

Beispiele:

In einem Liter Normalnatronlauge befindet sich 1 Val NaOH $= 40,0$ g, in einem ml also 1 mVal $= 40,0$ mg. 1 ml n-NaOH ($= 1$ mVal) neutralisiert also 1 mVal HCl $= 36,36$ mg oder 1 mVal $HNO_3 = 63,02$ mg oder 1 mVal H_2SO_4 $\left(\dfrac{\text{Molgew.}}{2}\right) = 49,04$ mg .

In einem Liter n-$KMnO_4$ sind 1 Val $= \left(\dfrac{KMnO_4}{5}\right)$ enthalten $= 31,61$ g

in einem Milliliter ein mVal $\qquad\qquad = 31,61$ mg

1 ml n-$KMnO_4$ (1 mVal) oxydiert

$\qquad$ 1 mVal Oxalsäure $\left(\dfrac{COOH}{2}\right)$ $\qquad = 45,01$ mg

$\qquad$ oder 1 mVal $Fe^{\cdot\cdot}$ $\qquad\qquad = 55,84$ mg

$\qquad$ oder 1 mVal HNO_2 $\qquad\qquad = 47,02$ mg

In der Praxis der klinischen Chemie werden meist nicht 1/1 n-Lösungen, sondern schwächere, nämlich 1/10 n-, 1/50 n-, 1/100 n-Lösungen angewandt, weil es gilt, sehr geringe Mengen zu erfassen. Will man sich die Lösungen nicht selbst durch Einwaage herstellen, dann gibt es heute die für 1 l berechneten Substanzmengen in Ampullen, die man nur zu lösen braucht (Fixanal, Titrisol).

c) Quantitative Bestimmungen durch Lichtabsorptionsmessungen

Diese Bestimmungen werden häufig unter dem Begriff „Colorimetrie'' zusammengefaßt, jedoch unterscheidet man besser nach Kortüm die Colorimetrie von der Photometrie. Bei der Colorimetrie verwendet man 2 Lösungen desselben gefärbten Stoffes und stellt auf irgendeine Weise auf gleiche Farbintensität ein. Es handelt sich also um relative Messungen. Bei der Photometrie ist mit Hilfe einer Lichtschwächungseinrichtung oder der Größe der erzeugten Photospannung eine Extinktionsmessung möglich. Beide Methoden haben verschiedene Fehlerquellen.

Bei der quantitativen Bestimmung durch Lichtabsorptionsmessung führt man den zu bestimmenden Stoff in eine gefärbte Verbindung über. Man braucht dann nicht das ganze Absorptionsspektrum zu messen, sondern man verwendet nur gewisse Wellenlängen, meistens die, bei denen die höchste Absorptionsbande des Spektrums liegt, um die größte Empfindlichkeit zu erreichen. Will man bei Mischungen eine Komponente bestimmen, so wird man die Wellenlänge einer spezifischen Absorptionsbande benutzen, auch wenn sie nicht die größte ist.

Die Lichtintensität J wird beim Durchgang durch ein absorbierendes Medium durch Anregung von Schwingungen in den Molekülen geringer. Für monochromatisches Licht gilt, daß die Abnahme der Lichtintensität dJ längs des Weges ds proportional der dort noch herrschenden Intensität J ist:

$$- \frac{dJ}{ds} = k \cdot J \quad \text{(Lambertsches Gesetz)}.$$

Durch Integration zwischen den Grenzen 0 und s entsteht

$$- \ln \frac{J}{J_0} = k \cdot s \quad \text{bzw.} \quad \ln \frac{J_0}{J} = k \cdot s$$

unter Verwendung dekadischer Logarithmen

$$\log \frac{J_0}{J} = K \cdot s \quad \text{bzw.} \quad \frac{J_0}{J} = 10^{K \cdot s} \tag{1}$$

Dabei ist J_0 die einfallende, J die austretende Lichtintensität, s die Schichtdicke, K der Extinktionskoeffizient (besser, aber seltener, Extinktionsmodul genannt).

Nach dem Beerschen Gesetz ist der Extinktionsmodul K der Konzentration c des gelösten farbigen Stoffes proportional, sofern mit dem Lösungsmittel keine Reaktionen eintreten und monochromatisches Licht verwendet wird.

$$K = \varepsilon \cdot c. \tag{2}$$

Gibt man c in Mol pro Liter an, so nennt man ε *den molaren Extinktionskoeffizienten*, der nun nicht mehr konzentrationsabhängig ist. Setzt man ihn in obige Gleichung ein, so erhält man

$$\log \frac{J_0}{J} = \varepsilon \cdot c \cdot s \quad \text{(Lambert-Beersches Gesetz)}. \tag{3}$$

Entsprechend kann man sich auch andere konzentrationsunabhängige Extinktionskoeffizienten schaffen, z. B. c in mg-%, wie es in den Anleitungen für die Zeiss-Photometer geschieht:

Aus Gl. (2) folgt $c = K \dfrac{1}{\varepsilon}$ und $\dfrac{1}{\varepsilon}$ ist dort als Zahlenfaktor angegeben. Die *Extinktion E* als Maß der Strahlenabsorbtion ist definiert

$$E = \log \frac{J_0}{J} = K \cdot s. \tag{4}$$

An den Geräten mißt man E und durch Division durch die Schichtdicke s erhält man nach $K = \dfrac{E}{s}$ den Extinktionsmodul. So sind also definiert:

die Extinktion oder dekadische Extinktion $E = \log \dfrac{J_0}{J}$,

der Extinktionsmodul oder Extinktionskoeffizient $K = \dfrac{E}{s}$ [cm^{-1}],

der molare Extinktionskoeffizient $\varepsilon = \dfrac{K}{c} = \dfrac{E}{c \cdot s}$ [cm$^2 \cdot$ mol^{-1}] (Konzentr. angegeben in mol/l), der spezielle Extinktionskoeffizient $\varepsilon' = \dfrac{K}{c'} = \dfrac{E}{c' \cdot s}$ [cm$^2 \cdot$ g^{-1}] (Konzentr. angegeben in g/l).

Statt der Extinktion wird auch die %-*Durchlässigkeit* % D verwendet. Die Durchlässigkeit ist

$$D = \frac{J}{J_0} = 10^{-E}, \text{ also } E = -\log D = \log \frac{1}{D}.$$

Um Brüche zu vermeiden (D ist immer kleiner als 1), drückt man es in % aus und schreibt

$$E = \log \frac{100}{D\,\%}. \tag{5}$$

So läßt sich aus der Durchlässigkeit, die an manchen Apparaten angegeben ist, die Extinktion berechnen, Monochromasie und Konstanz des Lichtes sowie exakte Meßbarkeit der Lichtschwächung vorausgesetzt.

Als %-*Absorption* findet man manchmal den Ausdruck

$$\% \, A = 100 - \% \, D.$$

α) Visuelle Methoden der Lichtabsorptionsmessung

Diese Methoden können nur so arbeiten, daß man 2 Gesichtsfelder gleich hell einstellt, da das Auge quantitative Helligkeitsangaben nicht machen kann.

a) Subjektive Colorimetrie. Hier werden durch Schichtdickenveränderung zwei Lösungen, von denen die eine eine bekannte Konzentration des zu bestimmenden Stoffes enthält, auf gleiche Extinktion gebracht. Es ist dann nach Gl (3)

$$E_1 = E_2 \qquad \varepsilon \cdot c_1 \cdot s_1 = \varepsilon \cdot c_2 \cdot s_2,$$

$$c_2 = c_1 \cdot \frac{s_1}{s_2}.$$

Das Beersche Gesetz muß gültig sein, doch braucht man kein monochromatisches Licht, da bei gleicher Gesamtextinktion auch der mittlere

Extinktionskoeffizient für gemischtes Licht gleich ist. Da spektralreines, konstantes Licht nicht leicht zu erzeugen ist, können bei einfachen Apparaten diese Methoden eine Genauigkeit besitzen, die durch die anderen nicht so leicht zu erreichen ist.

Geräte, die nach dieser Methode arbeiten, sind die Eintauchcolorimeter ohne Lichtschwächungseinrichtung und das Autenrieth-Colorimeter. Der Vergleich mit einer fremden, nur gleichfarbigen Substanz, wie bei den kleinen Zeiss-Ikon-Geräten und letzten Endes auch dem Sahli-Hämometer, sind natürlich von geringer Genauigkeit. Extinktionsmessungen sind bei allen diesen Geräten nicht möglich.

b) Subjektive Photometrie. Hier wird die Extinktion selbst gemessen. Da bei nicht monochromatischem Licht der Extinktionskoeffizient mit steigender Extinktion abnimmt, außerdem Spannungsschwankungen der Lichtquelle sich bei monochromatischem Licht nicht so bemerkbar machen, arbeiten die Geräte um so besser, je spektralreineres Licht sie verwenden. Für Konzentrationsbestimmungen sind also Photometer im Prinzip durchaus nicht genauer als Colorimeter, nur sind sie, weil man keine Vergleichslösung braucht, bequemer. Die Bestimmung geschieht nach Gl. (2).

$$ C = K \, \frac{1}{\varepsilon} \, , \quad \text{wobei} \quad \frac{1}{\varepsilon} $$

durch Versuche einmal ermittelt wird.

Geräte der subjektiven Photometrie sind das Pulfrich-Photometer und das Leifo.

β) Lichtabsorptionsmessungen, lichtelektrischer Geräte

Im medizinisch-diagnostischen Laboratorium setzen sich Geräte mit lichtelektrischen Zellen immer mehr durch. Einerseits hat die große Bequemlichkeit, Werte direkt an einem Zeigerinstrument abzulesen, dazu geführt, andererseits die Tatsache, jedem Zweifel einer subjektiven Farbbeurteilung enthoben zu sein. Der unter Umständen geringeren Empfindlichkeit als bei visuellen Methoden konnte durch Verstärker begegnet werden. Aber man darf nicht vergessen, daß sich gerade bei den handlichsten Geräten, die nach der Ausschlagmethode arbeiten, eine Reihe von Eigenschaften der lichtelektrischen Zellen sehr störend bemerkbar machen:

1. Abhängigkeit des Photostromes von der Dauer der Belichtung, 2. vom Alter der Zelle, 3. der Photostrom ist nicht streng proportional der Lichtintensität. Kommen dann noch spektral unreines Licht und Helligkeitsschwankungen der Lichtquelle hinzu, so können ganz beträchtliche Fehler entstehen.

Einfachere Geräte, die mit *einer Photozelle* nach dem *Ausschlagverfahren* arbeiten, d. h. bei denen der Photostrom direkt oder nach Verstärkung mit einem Mikroamperemeter gemessen wird, sind das „Becherglascolorimeter" und das Medico-Colorimeter von B. Lange, das Neo-Helcometer von Hellige, das Elko III von Zeiss, solche mit Hilfseinrichtungen, das Rapid-Colorimeter von Hartmann und Braun.

Kompensationsverfahren mit 2 Zellen, die gegeneinander geschaltet sind und bei denen die Extinktion durch Änderung eines Widerstandes, bis die Spannungen entgegengesetzt gleich sind, gegeben ist, werden in Deutschland wenig verwendet. Eine Kompensation durch eine Irisblende benutzt das Universalcolorimeter von B. Lange.

Das *Zweizellen-Substitutionsverfahren* liegt den meisten modernen leistungsfähigen Geräten zugrunde. Die beiden Zellen sind gegeneinander geschaltet (in Brückenschaltung). Die zu messende Lichtschwächung der

Probe wird ersetzt durch die Lichtschwächung mit Hilfe einer besonderen Vorrichtung, die anstelle der Probe im gleichen Lichtweg benutzt wird und die Extinktion anzeigt. Die Gleichheit der Lichtintensität an beiden Photoelementen wird durch die Stromlosigkeit des Nullinstrumentes erkannt.

Das Gerät von HAVEMANN benutzt zur Lichtschwächung den veränderlichen Abstand eines Photoelementes, das von KORTÜM einen Graukeil. Das Photometer von HEIMANN, das „Eppendorf"-Photometer und das Elko II der Firma Zeiss verwenden Blenden und arbeiten außerdem mit Verstärkern.

Eine besondere Lösung, sich von Fehlern der Photozelle und der Helligkeitsschwankungen freizumachen, stellt die *Flimmermethode* dar. In sehr raschem Wechsel geht der Lichtstrahl einmal durch die Lösung, das andere Mal durch das Lichtschwächungsmittel bzw. die Vergleichslösung. Beide Lichtstrahlen vereinigen sich auf derselben Photozelle. Sind beide Lichtströme nicht gleich, so entsteht im Photostrom eine Wechselstromkomponente, die verstärkt und angezeigt wird, die verschwindet, wenn beide Lichtströme genau gleich groß sind. Die Firma Zeiss verwendet das Prinzip im „Wechsellichtzusatz" zum Stufenphotometer.

Die *Spektralphotometer* seien hier nur kurz erwähnt. Ihr eigentlicher Zweck ist die Aufnahme von Absorptionsspektren. Zur Konzentrationsbestimmung bieten sie gegenüber den eben besprochenen Photometern nur insofern Vorteile, als man jede gewünschte Wellenlänge jederzeit zur Hand hat.

An dieser Stelle soll noch ein Wort über die Genauigkeit der Ergebnisse quantitativer klinisch-chemischer Untersuchungen gesagt werden, weil auf diesem Gebiet manchmal noch unklare Vorstellungen herrschen. Nur wenn das Laboratorium weiß, welche Genauigkeiten es bieten kann, und der Arzt weiß, welche Fehlerbreite er zulassen muß, kann die Zusammenarbeit ersprießlich werden.

Die Methoden des klinischen Labors sind keine rein wissenschaftlichen. An kleinsten Mengen von Körperflüssigkeiten sollen schnell quantitative Werte erhalten werden, und zwar häufig bei vielen Proben nebeneinander. Darauf sind die Methoden abgestellt. Es werden meistens weder die zu bestimmenden Stoffe noch Derivate davon isoliert, bevor sie bestimmt werden. Die Abmessung oft von Bruchteilen eines Milliliters ist bei der Routinearbeit sowieso schon mit dem Pipettenfehler recht belastet. Natürlich leidet unter all dem die Genauigkeit, so daß wir relative Fehler von $\pm$ 3% (z. B. Reststickstoff) bis zu $\pm$ 15%, ja $\pm$ 20% (Xanthoprotein, Ferment-, z. T. Cholesterinbestimmungen) schon rein methodisch zulassen müssen. So unbefriedigend das für einen Chemiker ist, reicht es doch für die klinischen Bedürfnisse.

Man muß sich nun aber bewußt sein, daß eine Zahlenangabe bei einem Ergebnis die Genauigkeit insofern einschließt, als man nur so viele Stellen angeben darf, bzw. andererseits muß, wie die Methode genau ist. Es ist falsch, einen Blutzucker nach HAGEDORN-JENSEN mit 198,2 mg-% anzugeben oder sogar noch eine Stelle mehr, wie durchaus anzutreffen ist. Ebenso verkehrt ist es aber auch, etwa Calcium mit 8 mg-%, anzugeben. Das hieße ja, daß das Ergebnis vielleicht auch 7 oder 9 mg-% betragen könne. Die Methode, exakt durchgeführt, ist aber genauer, also muß man 8,0 mg-% schreiben.

Abgesehen von dieser methodischen Ungenauigkeit muß aber der Arzt sich auch über die physiologischen Schwankungsbreiten jeweils klar sein, die in Form von Tages-, Jahreszeit- und individuellen Schwankungen vorliegen. So kann z. B. das Serumeisen am Tage durchaus eine Schwankung von 30 γ-% durchmachen.

Tabelle 23

	Normal	Abweichungen
Normalwerte des Gesamtblutes		
Spez. Gewicht	M[1] 1,055—1,062 F[2] 1,050—1,056	Steigt und fällt mit der Anzahl der corpusculären Teile pro Volumeneinheit
Hämatokrit	M 42—50 Vol.-% F 38—46 Vol.-%	
Gesamt-O_2-Gehalt Arteriell	15—23 Vol.-%	Vermindert bei Anämien, Kreislauf- und Atemstörungen, vermehrt bei Polycythämien
Venös	10—18 Vol.-%	Vermehrt bei Blausäurevergiftung
Gesamt-CO_2-Gehalt Arteriell	45—60 Vol.-%	Vermehrt bei Tetanie, vermindert bei schwerem Diabetes, Urämie
Venös	50—65 Vol.-%	Vermind. bei Blausäurevergiftung
Glucose	70—120 mg-%[3]	Erhöht bei Diabetes, vermindert bei Hyperinsulinismus, Addisonscher Krankheit, Glykogenspeicherkrankheit
Normalwerte des Blutserums		
Spez. Gewicht (20/20° C)	1,024—1,028	Erniedrigt bei Marasmus, hydropischen Nierenerkrankungen, Lebercirrhose
Feste Bestandteile	7—9 g/100 ml	Erhöht bei Cholera, Dysenterie, schweren Verbrennungen, Plasmocytom
Refraktion n_D^{20}	1,3485—1,3513	
Gesamteiweiß	6,5—7,5 g/100 ml	
Albumin	55—65	Bedeutung der Verschiebung der Fraktionen s. „Elektrophorese der Serumproteine"
α_1-Globulin	3—5	
α_2-Globulin	5—9	
β-Globuline	9—12	
γ-Globulin	13—17	
Fibrinogen	0,2—0,6 g/100 ml[4]	Erhöht bei Pneumonien, nach Operationen, akuter Pankreatitis, zu Beginn einer Dicumaroltherapie Vermindert bei schweren Leberstörungen
Gesamt-N	1,1—1,4 g/100 ml	Entsprechend Gesamteiweiß
Rest-N	20—40 mg-%[5]	Erhöht bei Niereninsuffizienz, besonders bei Urämie, Prozessen mit Anurie, hochgradiger Oligurie, Infektionskrankheiten mit gesteigertem Gewebszerfall, Unterfunktion der Nebennierenrinde, akutem Darmverschluß, großen Flüssigkeitsverlusten

(Gesamteiweiß-Fraktionen Albumin bis γ-Globulin: in % des Gesamteiweißes papierelektrophoretisch bestimmt)

---

[1] Männer. [2] Frauen. [3] mg-% wird hier durchweg gebraucht im Sinne von „mg in 100 ml". [4] Im Plasma. [5] Etwas abhängig vom Eiweißfällungsmittel.

Tabelle 23 (Fortsetzung)

	Normal	Abweichungen
Rest-N-Substanzen		
Harnstoff	20—45 mg-%	wie Rest-N
Harnstoff-N	10—20 mg-%	Harnstoff-N etwa 50% des Rest-N, zu Beginn der Niereninsuffizienzen höher, bei Krankheiten mit sehr starkem Zellverfall niedriger
Harnsäure	3—6,0 mg-%	Ähnlich dem Rest-N bei Niereninsuffizienz, bei starkem Zellzerfall, bei Gicht vermehrt
Aminosäuren-N	4,0—7,0 mg-%	Vermehrt bei Leukämie, Leberatrophie
Kreatinin	1—2 mg-%	wie Rest-N
Gesamtkreatinin	4—6 mg-%[1]	
Indican	0,03—0,09 mg-%	Vermehrt bei Niereninsuffizienz, Darmfäulnis
Bilirubin		
total	0—0,6 (—1,0) mg-%	Positive direkte Bilirubinreaktion zeigt hepatischen Ikterus an, wenn Totalbilirubin nur wenig erhöht ist. Bei stark vermehrtem Bilirubin ist auch das nicht für hepatischen Ursprung spezifisch. Vermehrtes Totalbilirubin zeigt hepatischen oder extrahepatischen Ikterus an
direkt	0	
Xanthoproteinwert nach BECHER	15—25 E	Erhöht bei Niereninsuffizienz (Vermehrung ringhaltiger Aminosäuren)
Phenole	1—2 mg-%[2]	wie Indican
Glucose	70—120 mg-%	wie Gesamtblut
Gesamtlipide[3]	500—800 mg-%	Vermehrt bei xanthomatösen, biliären Lebercirrhosen, xanthomatösen Hyperlipämien
Gesamtcholesterin	unter 45 Jahren 150—220 mg-% über 45 Jahren bis 250 mg-%	Vermehrt bei Lipoidnephrose, dekompensiertem Diabetes, Gallengangverschluß, xanthomatöser biliärer Lebercirrhose, essentieller familärer xanthomatöser Hypercholesterinämie. Häufig bei Atheromatose. Bei Myxödem

[1] Das ist Kreatin und Kreatinin, berechnet als Kreatinin, bestimmt nach der Pikrinsäuremethode.

[2] Weitere bestimmbare Rest-N-Substanzen sind Guanidin- und Purinderivate, Cholin und Histamin.

[3] Lipide = Total alkohol-ätherlösliche Stoffe (Fette + Lipoide + Lipochrome); Lipoide = Cholesterin u. a. Steroide + Phospholipoide (Lecithin, Kephalin, Sphingomyeline).

Tabelle 23 (Fortsetzung)

	Normal	Abweichungen
Estercholesterin in % des Gesamt-cholesterins	60—75%	Verminderung bei schweren Leberparenchymschäden. (Estersturz von prognostischer Bedeutung!)
Phosphorlipoide	150—250 mg-%	Vermehrt bei essentieller familiärer xanthomatöser Hypercholesterinämie
Gallensäuren	0,2—3,0 mg-%	Vermehrt bei Stauungsikterus, bei fortschreitender Leberzellschädigung aber wieder vermindert
Acetonkörper[1]	1—2 mg-%	Vermehrt bei Diabetes, Hunger, Schwangerschaft, vor allem Schwangerschaftstoxikosen
Milchsäure	6—17 mg-%	Vermehrt bei Muskeltätigkeit, Dyspnoe, Thyreotoxikosen, Vitamin B_1-Mangel
Amylase (Diastase) n. WOHLGEMUTH	$d_{30'}^{37°}$ 8—32 WE	
n. LEIPERT-CHROMETZKA	$d_{30'}^{40°}$ 40—150 mg-% Glucose	Erhöht bei Pankreaserkrankungen (akuten), Leberkrankheiten, schwerer Niereninsuffizienz
Glykogenase n. OTTENSTEIN	$g_{120'}^{40°}$ 130—170 mg-% Glucose	
Lipase	0,2—1,5[2]	
Phosphatase saure (60 min) alkal. (15 min)	0,5—4,0 KAE[3] 3—13 KAE	Die alkalische Phosphatase ist erhöht bei aktiven Knochenerkrankungen, Rachitis, bei Verschlußikterus. Die saure Phosphatase ist in der Regel erhöht bei Prostatacarcinommetastasen
Aldolase	4—8[4]	Erhöht bei akuter Virushepatitis, nicht bei Stauungsikterus, chronisch latenter Hepatitis und Lebercirrhose
Vitamin A	70—150 iE	Vermindert, außer bei Minderangebot bei Myxödem, Diabetes, Lebererkrankungen
Vitamin C	0,1—0,8 mg-%	Vermindert bei Minderangebot, Gravidität, Infektionskrankheiten

[1] Acetonkörper = präformiertes Aceton + Acetonessigsäure + β-Oxybuttersäure, die gemeinsam als Aceton bestimmt werden.

[2] Ausgedrückt in ml 0,05 n NaOH pro 24 Std., Substrat Olivenölemulsion, bei 1 ml Serum.

[3] King-Armstrong-Einheiten, die sich auf 1 mg Phenol, aus dem Substrat freigesetzt, beziehen.

[4] Die Aldolaseaktivität wird ausgedrückt durch die Menge Fructosediphosphorsäure in mm³, die bei 37° je Stunde durch 1,0 ml Serum unter Standardbedingungen gespalten wird.

Tabelle 23 (Fortsetzung)

	Normal	Abweichungen
Chloride als Cl	355—380 mg-% bzw. 100—107 mVal/l	Vermindert nach schwerem Erbrechen, schweren Verbrennungen, Quecksilbervergiftung, Addison, Pneumonien. Vermehrung diagnostisch ohne Bedeutung
Phosphor, gesamt anorg. Phosphor Erwachsene Kinder (3—13 J.) säurelösl. Phosphor[1] Kinder	10—15 mg-% 2,5—4,0 mg-% 4—7 mg-% 2—5,5 mg-% 4—8 mg-%	Der anorg. Phosphor ist vermindert bei Rachitis, Osteomalacie, Ostitis fibrosa, bei Hyperparathyreoidismus, durch Insulin Vermehrt bei chronischer Nephritis, nach schweren Knochenbrüchen, im Coma diabeticum
Lipoidphosphor	6—10 mg-%	s. Phosphorlipide
Schwefel (als S)	3,0—3,8 mg-%	Vermehrt bei Niereninsuffizienz
Jod	5—10 γ-%	Als Gradmesser der Schilddrüsenaktivität Unter 4 γ-%: Hypothyreose
Total-Basen aus der elektr. Leitfähigkeit	144—149 mVal/l	
Natrium	310—355 mg-% bzw. 135—155 mVal/l	Verminderung wie bei Chloride
Kalium	15—21 mg-% bzw. 3,8—5,4 mVal/l	Erhöht bei Addison, bei Urämie mit renaler Retention, gesteigertem Erythrocytenzerfall. Vermindert bei Diarrhoe, Nierenschäden, Krankheiten mit akutem Gewebeabbau
Calcium (total)[2]	9—11 mg-% 4,1—5,8 mVal/l	Vermindert bei Tetanie, D-Avitaminose Vermehrt bei Ostitis fibrosa, Überdosierung von Parathormon oder Vitamin D

[1] *Fraktionen des Phosphors im Serum:*
Gesamtphosphor

Anorg. Phosphat, direkt im Serum bestimmt	PO_4-Ester wie Kohlenhydratester usw.	Lipoidphosphor, durch Extraktion ausgefällten Eiweißes oder Serums mit Lösgm. bestimmt	Proteidphosphor mit dem Eiweiß fällbar; als Differenz bestimmt

Zusammen = säurelöslicher Phosphor. Im Trichloressigsäurefiltrat bestimmt.

[2] Eine Berechnung der freien Calciumionen aus Total-Protein- und Total-Calciumgehalt s. McLean und Hastings: Amer. J. med. Sci. **149**, 601 (1935).

Tabelle 23 (Fortsetzung)

	Normal	Abweichungen	
Magnesium	2—3 mg-% bzw. 0,82—1,23 mVal	Vermehrt häufig bei chronischer Glomerulonephritis, Urämie, nach Gaben von Parathormon	
Eisen im Serum	♀ 60—140 γ-%	Vermindert bei Eisenmangelanämien, chronischen Infekten	
	♂ 80—150 γ-%	Vermehrt bei unbehandelten, makrocytären Anämien, Hämochromatose, schwerer Hepatitis	
Eisenbindungskapazität[1]		Chron. Infekte	Eisenmangelanämie
Serumeisen	s. o.	erniedrigt	erniedrigt
TEBK	250—400 γ-%	erniedrigt	erhöht
% Sätt.	35 ± 6%	erniedrigt	unter 10%
Kupfer	85—125γ-%	Vermehrt besonders stark in der Schwangerschaft; vermehrt auch bei Infekten. Bei schwerer Hepatitis steigt das Kupfer nur wenig, Eisen stark, beim Verschlußikterus ist es umgekehrt	

Schließlich muß an die Veränderlichkeit der Substanzen im biologischen Material gedacht werden. Die Ursachen sind verschiedener Art. Eigene Labilität im extravasalen Raum, Aufspaltung durch körperflüssigkeitseigene oder bakterielle Fermente, ja auch Austausch der Substanz zwischen intra- und extracellulärem Raum, solange z. B. das Serum nicht vom Blutkuchen getrennt ist (Kalium!). Sofortiges Trennen vom Blutkuchen, sofortige Verarbeitung oder Tiefkühlung des Untersuchungsmaterials sind die Voraussetzung dafür, daß die durchaus erträgliche, unvermeidbare Fehlerbreite der Ergebnisse im Laboratorium sich nicht zu völlig unkontrollierbarer Größe auswächst.

Umrechnung von mg-% in mVal pro l und umgekehrt

Ein Milliäquivalent oder mVal einer Verbindung oder eines Elementes ist das Äquivalentgewicht in Milligramm.

Das Gewicht einer Substanz, ausgedrückt in Milliäquivalenten, ist also

$$\text{mVal} = \frac{\text{Gewicht in mg}}{\text{Äquivalentgewicht}} \cdot$$

Bei absoluten Konzentrationsangaben bezieht man sich heute auf einen Liter. Geht man von der Angabe a mg-% aus, so befinden sich in 1 Liter

---

[1] Im Versuch bestimmt man das Serumeisen SE und die freie Eisenbindungskapazität EBK.

Totale Eisenbindungskapazität TEBK = EBK + SE

$$\text{Prozent-Sättigung } \% \text{ S} = \frac{\text{SE}}{\text{TEBK}} \cdot 100.$$

$10 \times a$ mg und wir erhalten

$$\text{mVal/l} = \frac{\text{mg-\%} \times 10}{\text{Äquivalentgewicht}}$$

bzw.

$$\text{mg-\%} = \frac{\text{mVal/l} \times \text{Äquivalentgewicht}}{10}.$$

Beispiele: Beim

einwertigen Natrium ist	Atomgewicht = 23		Äquivalentgewicht =	23
zweiwertigen Calcium	,,	40	,,	20
einwertigen Nitration	Ionengewicht	62	,,	62
zweiwertigen Sulfation	,,	96	,,	48

30 mg-% Natrium sind also $\dfrac{30 \times 10}{23} = 13{,}1$ mVal/l

10 mg-% Calcium $\dfrac{10 \times 10}{20} = 5{,}0$ mVal/l

Bestimmung von Natrium und Kalium im Serum mit dem Flammenphotometer

Prinzip. Da Eiweiß in der Lösung bei flammenphotometrischen Bestimmungen in vielen Geräten stört, muß es vor der Zerstäubung in der Flamme entfernt werden.

Reagentien. Fällungsreagens für Protein: 50 g Trichloressigsäure und 100 ml Isopropylalkohol werden in einem halb mit Aqua dest. gefüllten 1000 ml-Meßkolben gelöst, mit Wasser bis zur Marke aufgefüllt.

Ausführung. 24,75 ml Fällungsreagens werden in ein mittelgroßes Zentrifugenglas gegeben (aus einer Bürette) und vorsichtig 0,25 ml Serum hinzugefügt. Nach 10 min zentrifugiert man und verwendet den wasserklaren Abguß als Serumverdünnung 1:100. Die Bedienung des Flammenphotometers ist je nach Fabrikat verschieden und wird vom Lieferanten als Anleitung mitgegeben. Bei Geräten mit Monochromatoren (Spektralphotometer mit Flammenzusatz) arbeitet man im allgemeinen für Natrium: mit Wellenlänge 589 mμ, blauempfindliche Photozelle, Spaltbreite 0,03 mm; für Kalium mit Wellenlänge 768 mμ, rotempfindliche Photozelle, Spaltbreite 0,10—0,20 mm.

Aufstellung der Eichkurven für Natrium- und Kaliumbestimmung im Flammenphotometer

Eichlösungen zur K-Bestimmung im Serum

Stammlösung A 8,3878 g NaCl = 3,300 g Na ⎱ in 500 ml Wasser plus
              0,2497 g CaCO$_3$ = 100 mg Ca ⎰ äquival. 50 cm³ n-HCl
Stammlösung B 0,7628 g KCl = 400 mg K in 500 ml redest. Wasser

Lösung 1. 50 ml A + 10 ml B auf 100 ml . . . . . 8 mg K/100 ml
     2. 50 ml A + 15 ml B auf 100 ml . . . . . 12 mg-%
     3. 50 ml A + 20 ml B auf 100 ml . . . . . 16 mg-%
     4. 50 ml A + 25 ml B auf 100 ml . . . . . 20 mg-%
     5. 50 ml A + 30 ml B auf 100 ml . . . . . 24 mg-%
     6. 50 ml A + 35 ml B auf 100 ml . . . . . 28 mg-%
     7. 50 ml A + 40 ml B auf 100 ml . . . . . 32 mg-%
     8. 50 ml A + 45 ml B auf 100 ml . . . . . 36 mg-%
     9. 50 ml A + 50 ml B auf 100 ml . . . . . 40 mg-%

Zur Messung 1 ml mit dem Fällungsreagens auf 100 ml³ verdünnen.

Eichlösungen zur Na-Bestimmung im Serum

Stammlösung A 0,381 g KCl = 200 mg K } + äquival. 50 ml n-HCl
               0,2497 CaCO$_3$ = 100 mg Ca } in 500 ml Wasser
Stammlösung B 10,143 g NaCl = 4,000 g Na in 500 ml Wasser

Lösung 1. 50 ml A + 30   ml B auf 100 ml . . . . . 240 mg Na/100 ml
       2. 50 ml A + 32,5 ml B auf 100 ml . . . . . 260 mg-%
       3. 50 ml A + 35   ml B auf 100 ml . . . . . 280 mg-%
       4. 50 ml A + 37,5 ml B auf 100 ml . . . . . 300 mg-%
       5. 50 ml A + 40   ml B auf 100 ml . . . . . 320 mg-%
       6. 50 ml A + 42,5 ml B auf 100 ml . . . . . 340 mg-%
       7. 50 ml A + 45   ml B auf 100 ml . . . . . 360 mg-%
       8. 50 ml A + 47,5 ml B auf 100 ml . . . . . 380 mg-%
       9. 50 ml A + 50   ml B auf 100 ml . . . . . 400 mg-%

Zur Messung 1 ml mit dem Fällungsreagens auf 100 ml verdünnen.

Normalwerte. Natrium 310—355 mg-%
               Kalium   15—21 mg-%

Bestimmung von Natrium im Serum. Colorimetrisch

Prinzip. Natriumzinkuranylacetat wird abgeschieden und nach Waschen einfach in Wasser gelöst, die Eigenfarbe colorimetrisch bestimmt.

Reagentien.
1. Zinkuranylacetat

7,7 g Uranylacetat + 2 ml Eisessig + 50 ml Aqua dest. } heiß mischen.
23,1 g Zinkacetat   + 1 ml Eisessig + 50 ml Aqua dest. }

24 Std. stehen lassen, filtrieren.

2. Alkohol acetatgesättigt. Zu 3 ml physiolog. NaCl gibt man 5 ml Zinkuranylacetat und dann 7mal 0,3 ml Alkohol 96% jeweils unter Umrühren und 1 min warten. Zum Schluß 30 min stehen lassen. Danach Niederschlag abzentrifugieren, in Zentrifugenglas mit 3 ml Alkohol auswaschen. Der Niederschlag wird in 200 ml Alkohol übertragen, 1 Tag unter gelegentlichem Schütteln stehengelassen, filtriert.

3. Alkohol 96%ig.

4. Trichloressigsäure 20%ig.

Ausführung. Im Zentrifugenglas werden 0,2 ml Serum mit 0,6 ml Trichloressigsäure versetzt, geschüttelt, zentrifugiert und 0,4 ml des klaren Zentrifugates mit 5 ml Zinkuranylacetat und 0,3 ml 96%igem Alkohol versetzt. Umrühren und wieder 0,3 ml Alkohol zusetzen, umrühren usw. bis 2,1 ml Alkohol zugesetzt sind.

30 min stehen lassen, zentrifugieren, Niederschlag 2mal mit 3 ml zinkuranylacetatgesättigtem Alkohol auswaschen, zum Ablaufen umgekehrt auf Filtrierpapier stellen, Inhalt in 5 ml Aqua dest. lösen. Colorimetrieren in 3 cm Schichtdicke mit einem Blaufilter.

Eichkurve. Stammlösung: 50,00 g NaCl p. a. im Meßkolben in 1000 ml Aqua dest. lösen.

| Eichlösungen mit mg-% Na . . | 197 | 236 | 276 | 315 | 355 | 394 | 433 | 473 |
| ml Stamm ad 100 . . . . | 10 | 12 | 14 | 16 | 18 | 20 | 22 | 24 |

Diese Eichlösungen werden wie das Serum behandelt.

Bestimmung von Kalium im Serum.
Titrimetrisch nach Kramer und Tisdall

Prinzip. Die im Blutserum gelösten Kaliumsalze werden durch Zusatz des im Reagens enthaltenen Natriumkobaltinitrits gefällt. Nach dem Dekantieren wird der Niederschlag mit 0,01 n-Kaliumpermanganatlösung titriert.

Reagentien. 1. Das Kobaltreagens wird aus Lösung A und Lösung B hergestellt. Lösung A: 10 g Kobaltnitrat + 20 ml dest. Wasser + 5 ml Eisessig. Lösung B: 48 g Natriumnitrit + 72 ml dest. Wasser. Zu Lösung A, welche gleich in einem 250 ml-Erlenmeyer-Kolben angesetzt wird, gibt man 84 ml Lösung B, schwenkt gut um und saugt sofort mit der Wasserstrahlpumpe 2—3 Std. lang Luft hindurch, bis die entstehenden Stickoxyde bis auf einen kleinen Rest entfernt sind. Das Reagens muß im Eisschrank aufbewahrt werden, weil es sich sonst zersetzt. Lösungen A und B sind getrennt auch bei Zimmertemperatur längere Zeit haltbar. 2. 20%ige Schwefelsäure, hergestellt aus konzentrierter Schwefelsäure pro analysi. (Schwefelsäure unter Kühlung zum Wasser gießen!) 3. 0,01 n-Kaliumpermanganatlösung, hergestellt aus 0,1 n-Lösung. (In brauner Flasche aufbewahren!) 4. 0,01 n-Oxalsäurelösung, hergestellt aus 0,1 n-Lösung. Sämtliche Chemikalien müssen pro analysi sein!

Ausführung. Das benutzte Serum darf nicht hämolytisch sein und muß gleich nach der Gerinnung durch Zentrifugieren restlos von Erythrocyten befreit sein. Außerdem muß das Serum noch am gleichen Tage mit dem Reagens versetzt werden. Läßt man das Serum länger stehen, dann bildet sich durch Zersetzung leicht etwas Ammoniak, welches mit dem Kobaltreagens einen ähnlichen Niederschlag ergibt und deshalb zu hohe Werte liefert.

Für die Analyse zweimal je 1 ml Serum mit einer amtlich geeichten Vollpipette in 2 etwa gleichschwere Zentrifugengläschen bringen, je 1 ml dest. Wasser zugeben und durchmischen. Dann je 2 ml des filtrierten Reagens tropfenweise zusetzen, wieder durch Umschwenken durchmischen und 2—3 Std. im Eisschrank stehen lassen. Danach auf einer Tarierwaage etwa 3—4 ml kaltes dest. Wasser mit einer Spritzflasche zusetzen und durchmischen durch Umschwenken oder mit dünnem Glasstab. Glasstab in das Gläschen hinein mit dest. Wasser abspritzen, damit kein Niederschlag verlorengeht, und 5 min bei etwa 3000 Umdrehungen/min zentrifugieren. Überstehende klare Flüssigkeit mit unten umgebogenem Capillarheber an einer Wasserstrahlpumpe bis auf etwa 0,6 ml absaugen und gelben Niederschlag durch Umschwenken vom Boden des Gläschens ganz aufwirbeln. Danach auf der Waage wieder 4—5 ml dest. Wasser zugeben, nochmals gut durchmischen, bis gleichmäßige Konzentration vorhanden ist, und zum zweiten Male zentrifugieren und wieder absaugen. Anschließend noch dreimal in gleicher Weise dekantieren, wobei das Reagens quantitativ entfernt werden muß. Jetzt sofort 4,0 ml 0,01 n-Kaliumpermanganatlösung aus einer amtlich geeichten Mikrobürette zufließen lassen, dann 1 ml 20%ige Schwefelsäure zusetzen und mit dünnem Glasstab gut umrühren. Danach genau $1\frac{1}{2}$ min unter Umrühren in siedendes Wasserbad stellen, wobei sich der gelbe Niederschlag restlos lösen und die Flüssigkeit rot bleiben muß. Wenn die rote Farbe dabei verschwindet, dann sofort noch 1,0 ml 0,01 n-Kaliumpermanganatlösung dazugeben und noch $\frac{1}{2}$ min im Wasserbad erhitzen. Darauf 1,0 ml 0,01 n-Oxalsäure im Überschuß mit einer Vollpipette zugeben, wobei die Lösung sich entfärbt, und anschließend noch etwa 1 min lang in das Wasserbad stellen. Schließlich mit 0,01 n-Kaliumpermanganatlösung bis zur schwachen Rosafärbung titrieren, welche mindestens $\frac{1}{2}$ min bestehen bleiben muß.

Berechnung. Angenommen, es sind verbraucht 4,0 ml 0,01 n-Kaliumpermanganatlösung, 1,0 ml 0,01 n-Oxalsäure und 0,20 ml 0,01 n-Kaliumpermanganatlösung, dann waren 4,0 minus 1,0 plus 0,20 = 3,20 ml 0,01 n-Kaliumpermanganatlösung . zur Oxydation des gelben Niederschlages nötig. 1 ml 0,01 n-Kaliumpermanganatlösung entspricht 0,06 mg Kalium, 3,20 ml Kaliumpermanganatlösung entsprachen demnach 0,208 mg Kalium. 1 ml des untersuchten Serums enthält also 0,208 mg, 100 ml Serum 20,8 mg Kalium. Der Normalwert für 100 ml Serum ist 15—21 mg.

Diese Ausrechnung gilt nur, wenn die beiden 0,01 n-Lösungen genau 0,01 normal sind, also den Faktor 1,000 besitzen. Andernfalls muß die gesamte Anzahl Kubikzentimeter Permanganatlösung und auch die Anzahl Kubikzentimeter Oxalsäurelösung vor der Subtraktion mit ihrem jeweiligen Faktor multipliziert werden, um absolute und vergleichbare Kaliumwerte zu erhalten.

Calcium im Serum. Nach FLASCHKA und HOLASEK[1].

Prinzip. Calcium wird als Oxalat abgeschieden, in Salzsäure gelöst, äquivalent mit Zink ausgetauscht (die Zinkverbindung befindet sich in der Indicatortablette), das Zink in alkalischer Lösung mit Äthylendiamintetraessigsäure titriert unter Eriochromschwarz *T* als Indicator.

Reagentien. 1. 1/1000 n Titriplex III „Merck" (aus 1/10 n). 2. Indicatortablette „Merck" zur Härtebestimmung des Wassers. 3. 1/1 n Salzsäure p. a. 4. 3 n Ammoniak. 5. Natriumoxalatlösung gesättigt, p. a. (etwa 3,7%ig). 6. Calciumchloridlösung genau 5,00% $CaCl_2$. Lösungen 1, 3 und 4 in Polyäthylenflaschen.

Ausführung. 2 ml Serum, das frisch sein soll, werden im Zentrifugenglas mit 5 ml Aqua bidest. und 2 ml Natriumoxalatlösung versetzt und umgerührt. Nach 4—12 Std. wird scharf zentrifugiert, abgegossen und umgekehrt auf Filtrierpapier ablaufen gelassen. Dann gibt man 1 ml nHCl und etwa 1/8 der pulverisierten Indicatortablette (etwa 25 mg) hinzu, löst sie zu einer kräftig roten Farbe, gibt 2 ml 3 n-Ammoniak hinzu und titriert sofort mit der 1/1000 n Titriplexlösung, bis die Lösung über eine graue Zwischenfarbe deutlich nach Grün umgeschlagen ist. Bei 2 ml Serum bedeuten 1 ml 1/1000 n Titriplex 2,0 mg-% Calcium.

Titerstellung der Titriplexlösung. Die Calciumlösung (5%ig) wird 1:200 verdünnt. 1 ml dieser Verdünnung enthalten 0,09 mg Calcium und entsprechen 2,25 ml einer genau 1/1000 n Titriplexlösung.

Normalwerte. 9—11 mg-%.

Eisen im Serum. nach HEILMEYER und PLÖTNER.

Prinzip. Unter Serumeisen verstehen wir das säurelösliche Eisen, das nur locker an ein β_1-Globulin gebunden ist. Man spaltet dieses Eisen mit Salzsäure ab, fällt dann erst das Eiweiß aus und bildet im Filtrat bei definiertem p_H mit o-Phenantrolin den farbigen Komplex, dessen Extinktion mit dem Colorimeter gemessen wird.

Versuchsvorbereitung. Ein besonderer Tisch mit speziellen Glasgeräten nur für Eisen. Reinigung der Gläser in HNO_3 30% über Nacht, dann mit heißem Leitungswasser abspülen, schließlich mit Aqua bidest. Die Trichloressigsäure destilliert man am besten noch zweimal selbst im Schwertkolben. Die Salzsäure destilliert man ebenfalls, um einwandfrei eisenfreie Säure zu bekommen. Zur Venenpunktion verwendet man Kanülen aus V_2A-Stahl, innenpoliert und läßt das Blut direkt in ein wie oben gereinigtes Zentrifugenglas fließen.

---

[1] Hoppe-Seylers-Z. physiol. Chem. **288**, 244 (1951).

Reagentien. Aqua bidest. in Spritzflasche; Salzsäure eisenfrei 5%ig; dito eisenfrei 10%ig; Ammoniak eisenfrei 10%ig (p. a.-Ware Merck genügt meist); Trichloressigsäure eisenfrei 20%ig. In kleinen Tropfflaschen: Orthophenantrolinhydrochlorid wäßrig 1%, p-Nitrophenol alkohol. 1%, Hydrochinon wäßrig 2%, täglich frisch bereiten. Chloridpuffer: In einen 200er Meßkolben 6,7 ml n/5 HCl, 0,75 g KCl, Aqua bidest. ad 200.

Ausführung. 2 ml Serum werden im Zentrifugenglas mit 1 ml HCl 10%ig versetzt, umgeschüttelt. Nach 10 min fügt man 2 ml 20%ige Trichloressigsäure hinzu und schüttelt. Man zentrifugiert nach 10 min. Vom Zentrifugat bringt man 2 ml in ein Reagenzglas 10 × 80 mm mit 5 ml-Marke und dünnem Rührstäbchen und fügt einen Tropfen p-Nitrophenol hinzu. Mit einigen Tropfen 20%iger NH_3 neutralisiert man bis eben zur Gelbfärbung, dann mit 5%iger HCl bis zur Farblosigkeit. Nun 2 ml Chloridpuffer hinzu und 4 Tr. frische Hydrochinonlösung, umrühren und 5 min warten. Schließlich 2 Tr. o-Phenantrolin und Auffüllen auf 5 ml. Nach Stehen im Brutschrank bei 37° über Nacht (15—20 Std.) colorimetrieren. Als Vergleichsflüssigkeit dient der Ansatz mit Aqua bidest. anstelle von Serum. Beim Stufenphotometer verwendet man als Filter S 50, beim Havemann-Gerät links VG 3, Mitte BG 7, rechts GG 11.

Aufstellung der Eichkurve. A. Stammlösung (1 ml = 1000 γ Fe). 0,7022 Mohrsches Salz (mit 6 H_2O Kristallwasser) in Aqua bidest. lösen, 4 ml 10%ige HCl hinzu, ad 100 auffüllen.

B. verdünnte Stammlösung (1 ml = 4 γ Fe). 4,0 ml Stammlösung, 2 ml 10%iger HCl ad 1000 auffüllen.

In eine Reihe sorgfältig gereinigter Reagenzgläser füllt man aus einer Mikrobürette

für
40 γ-% Fe	0,2 ml Lösung B + 1,8 ml Aqua bidest.
80 γ-% Fe	0,4 ml Lösung B + 1,6 ml Aqua bidest.
120 γ-% Fe	0,6 ml Lösung B + 1,4 ml Aqua bidest.
160 γ-% Fe	0,8 ml Lösung B + 1,2 ml Aqua bidest.
200 γ-% Fe	1,0 ml Lösung B + 1,0 ml Aqua bidest.
320 γ-% Fe	1,6 ml Lösung B + 0,4 ml Aqua bidest.

und führt neben einem Nullwert mit den jeweils 2 ml die Reaktion wie mit Serum durch und bestimmt die Kurvenpunkte.

Normalwerte: ♀ 60—140 γ-%
♂ 80—150 γ-%

Eisenbindungskapazität des Serums

Prinzip. Eisenionen bilden mit einer β_1-Globulinfraktion (Transferrin) einen schwach lachsfarbenen Komplex. Ist alles Transferrin abgesättigt, so färbt sich bei überschüssigen Eisenionen die Lösung nicht mehr merklich tiefer.

Vorschrift. 4 ml Serum werden mit 4 ml physiologischer Kochsalzlösung (aus eisenfreiem NaCl) versetzt und in eine oben offene Glascuvette mit 3 ml Schichtdicke gegeben. Bei dem Havemann-Colorimeter gibt es entsprechende offene Tröge bei dem Hersteller. Als Filter benutzt man:

l. BG 7   m. BG 7   r. GG 3.

Man kompensiert im Havemann-Colorimeter bei Trommelstellung 500 mit der Blende auf Stromlosigkeit und gibt jetzt jeweils 0,05 ml einer Eisenlösung hinzu, die 20 γ Fe im ml enthält. Nach jeder Zugabe rührt man um, wartet 3 min, kompensiert dann mit der Meßtrommel und liest ab. Man setzt so lange 0,05 ml hinzu, rührt um, wartet und liest ab, bis die abgelesenen Trommelteile 3 mal denselben Wert ergeben haben.

Entsprechend bestimmt man bei anderen Photometern einfach den Punkt, wo bei weiterer Zugabe·von Eisenlösung keine Änderung der Extinktion mehr eintritt.

Bei 4 ml Serum bedeuten 0,05 ml der Eisenlösung mit 20 γ Fe/ml 25 γ-% Fe. Man zeichnet die gefundenen Werte in ein Koordinatensystem: Ordinate Trommelteile, Abscisse γ-% Fe.

Die Werte ergeben 2 Graden, deren Schnittpunkt die freie Eisenbindungskapazität, gerechnet in γ-% Eisen, angibt.

Die Gesamteisenbindungskapazität des Serums ergibt sich durch Addition des Serumeisens und der freien Eisenbindungskapazität.

Nomenklatur und *Normalwerte*. Freie Eisenbindungskapazität EBK, normal etwa 150—250 γ-% Fe. Totale Eisenbindungskapazität TEBK, normal etwa 300—400 γ-% Fe. TEBK = SE + EBK. Prozentsättigung

$$= \frac{SE}{TEBK} \cdot 100, \text{ normal } 35 \pm 6\%.$$

Kupfer im Blutserum

Prinzip. Das Eisen im Serum wird mit Pyrophosphat maskiert und ein Kupferkomplex mit Diäthyldithiocarbamat hergestellt, der auch in sehr hohen Verdünnungen noch gelb gefärbt ist. Die allgemein übliche Extraktion mit Amylalkohol wird wegen der Geruchsbelästigung durch Toluol ersetzt.

Reagentien. 1. 3 n-HCl, 2. 40%ige Trichloressigsäure, 3. 25%iges Ammoniak, 4. 4%ige Natriumpyrophosphatlösung, 5. 2%ige wäßrige Natriumdiäthyldithiocarbamatlösung, 6. Toluol p. a. Sämtliche Reagentien müssen kupferfrei sein.

Ausführung. Für die Gewinnung des Serums und die Reinigung der benutzten Glasgeräte gilt dasselbe, was bei der Bestimmung des Eisens im Serum angeführt wurde.

In einem Zentrifugenröhrchen werden zu 4 ml Serum 2 ml 3 n-HCl gefügt und 20 min stehen gelassen. Danach werden unter Umrühren 2 ml 40%ige Trichloressigsäure zugefügt und zentrifugiert. Zu 4 ml klarem Zentrifugat werden in einem Reagenzglas mit Glasstopfen 0,6 ml 25%iges Ammoniak, 1,0 ml Pyrophosphatlösung und 0,5 ml Carbamatlösung gefügt. Nach dem Umschütteln werden 6 ml Toluol hinzugegeben und etwa 60 mal umgeschüttelt. Anschließend wird mit einer Kolbenpipette die untere Schicht entnommen und in die Meßcuvette gefüllt. Als Kompensationslösung dient ein Ansatz mit Aqua dest statt Serum.

Im Havemann-Colorimeter mißt man mit der Halbmikrocuvette 3 cm Schichtdicke. Als Filter links BG 20, Mitte leer, rechts BG 7. Im Elko II benutzt man das Filter S 43.

Normalwerte. 85—125 γ in 100 ml Serum.

Eichkurve. Stammlösung mit 100 γ Kupfer/ml: 393 mg Kupfersulfat ($CuSO_4 \cdot 5$ Aqua) werden in 1 l destilliertem Wasser gelöst.

Verdünnter Stamm mit 4 γ Kupfer/ml: 4 ml Stamm werden auf 100 aufgefüllt.

In Meßkolben von 20 ml Fassungsvermögen werden die folgenden Mengen verdünnter Stammlösung eingefüllt und mit destilliertem Wasser bis zur Marke aufgefüllt:

Für 40 γ-%   2 ml verdünnter Stamm
80 γ-%   4 ml
100 γ-%   5 ml
120 γ-%   6 ml
160 γ-%   8 ml
200 γ-%   10 ml
280 γ-%   14 ml

Jeweils 2 ml aus dem Kölbchen werden mit 1 ml HCl und 1 ml Trichloressigsäure versetzt, dann weiter behandelt werden für das klare Zentrifugat angegeben.

Chloride im Serum nach LANG[1]

Prinzip. Bei der Titration einer chloridhaltigen Lösung mit Merkurinitrat bildet sich nicht-dissoziiertes $HgCl_2$. Nach Bindung aller Chlorionen treten freie Hg-Ionen auf, wodurch eine Blaufärbung mit dem Diphenylcarbazon eintritt.

Reagentien. 1. Natriumwolframatlösung 10%ig, p. a. 2. 1/12 n Schwefelsäure, 3. 1/50 n Merkurinitratlösung (2,1661 g Quecksilber-2-Oxyd rot zur Analyse werden in möglichst wenig Salpetersäure 1,40 zur Analyse gelöst und mit dest. Wasser auf 1 l aufgefüllt), 4. Alkoholische Diphenylcarbazonlösung 0,1%ig.

Ausführung. 1 ml Serum werden mit 8 ml 1/12 n H_2SO_4 und 1 ml Natriumwolframatlösung enteiweißt, filtriert. 5 ml Filtrat werden mit 10 Tropfen Diphenylcarbazonlösung versetzt und mit der 1/50 n Merkurinitratlösung bis zur Blaufärbung titriert. Man kann auf 1 Tropfen genau den Umschlag feststellen.

Berechnung. 1 ml der 1/50 n-Merkurinitratlösung entspricht 0,709 mg Chlorion, das sind bei obigem Ansatz 141,8 mg-% Chlor oder 234 mg-% Natriumchlorid.

Normalwert. 355—380 mg-% Chlor.

Titerstellung. Chloridlösung mit 5 mg Cl/ml: 825 mg NaCl in 100 ml. Man titriert

1 ml Chloridlösung
1 ml n/12 H_2SO_4
15 ml Aqua dest.

$$\text{Titer } f = \frac{7,06}{\text{Verbrauch in ml}}$$

Anorganischer Phosphor im Serum

Prinzip. Die anorganischen Phosphate werden in Phosphormolybdänsäure überführt und diese durch Hydrochinon in alkalischer Lösung zu Molybdänblau reduziert.

Reagentien. 1. Natriumbisulfitlösung 7%ig. 2. Ammoniummolybdat 5%ig (5 g Ammoniummolybdat werden im 100 ml Meßkolben in etwa 90 ml n-Schwefelsäure kalt gelöst und dann mit n-Schwefelsäure zur Marke aufgefüllt). 3. Hydrochinonlösung 2%ig (0,2 g Hydrochinon in 10 ml Wasser unter Zusatz eines Tropfens konzentrierter Schwefelsäure auflösen. Stets neu bereiten). 4. Carbonatsulfitlösung. 144 g $Na_2CO_3 \cdot 10 H_2O$ werden in 500 ml Wasser gelöst, ebenso 20 g $Na_2SO_3 \cdot 7 H_2O$ in 500 ml. Zum Gebrauch werden gleiche Volumen gemischt. Die Natriumsulfitlösung ist nicht sehr haltbar. Alle Reagentien müssen analysenrein sein. Die Molybdänsäurelösung keinen darf blauen Stich zeigen.

---

[1] Biochem. Z. **290**, 289 (1937).

Ausführung. In einem Reagenzglas mit 10 ml-Marke gibt man nacheinander 0,2 ml Serum, 1,0 ml Wasser, 0,5 ml Natriumbisulfitlösung, 0,5 ml Molybdänsäurelösung, 0,5 ml Hydrochinonlösung zu, schüttelt um und läßt die Mischung 5 min stehen. Hierauf wird mit Carbonatsulfitlösung bis zur 10 ml-Marke aufgefüllt. Die nach der Zugabe der Molybdänsäurelösung aufgetretene starke Trübung muß sich darauf wieder auflösen. Man mißt die Lösung mit Filter S 59 in 2 cm Schichtdicke. Zur Herstellung der Kompensationslösung werden 0,2 ml Wasser wie das Serum behandelt.

Berechnung. c = E × 15 mg-% P.

Normalwerte. 2,5—4,0 mg anorganischer Phosphor in 100 ml Serum. (Kinder 4—7 mg).

Säurelöslicher Phosphor im Serum. Colorimetrisch

Prinzip. Durch Trichloressigsäure werden mit dem Eiweiß die Lipoide und geringe Mengen Phosphoproteide im Serum niedergeschlagen. Nach der Filtration enthält das Filtrat im wesentlichen allen Phosphor außer Lipoidphosphor.

Reagentien. 1. Trichloressigsäure 10%ig, 2. Trichloressigsäure 1%ig. Weitere Reagentien wie bei Gesamtphosphor im Serum.

Ausführung. In einem 10 ml-Mikrobecherglas mit einem Glasstäbchen etwa 70 × 3 mm werden 0,4 ml Serum, 3,6 ml Aqua dest. und 2,0 ml Trichloressigsäure 10%ig einpipettiert, umgerührt und durch ein phosphorfreies Filter (5—5,5 cm) in ein 10 ml-Meßkölbchen filtriert. Nach völligem Abtropfen werden Becherglas und Niederschlag 3mal mit jeweils 1 ml 1%iger Trichloressigsäure nachgewaschen und das Meßkölbchen auf 10 ml aufgefüllt[1]. Vom Filtrat werden 5 ml mit 1 ml Perchlorsäure verascht wie bei Gesamtphosphor im Serum beschrieben.

Für 0 γ P wird der Reagentienleerwert hergestellt, indem man 1,3 ml Trichlosessigsäure mit 1 ml Perchlorsäure verascht und weiter verfährt wie oben.

Gesamtphosphor im Serum mit Extraktion nach Martin und Doty[2]

A. Die Veraschung.

Reagentien. Perchlorsäure 60%ig p. a.

Ausführung. Bei Serum werden in einem Kjeldahlkolben direkt genau 0,2 ml eingefüllt. Bei Fettfraktionen werden so viel der in einem leicht siedenden Lösungsmittel gelösten Fraktion in einem Kjeldahlkolben verdampft, wie 5—30 γ Phosphor entsprechen, jedoch nicht mehr als höchstens 15 mg Gesamtmenge an Substanz. Zu der lösungsmittelfreien Substanz bzw. dem Serum im Kjeldahlkolben (100 oder besser 50 ml Inhalt) werden 1 ml 60%ige Perchlorsäure und 1 Glasperle getan und die Lösung in schwachem Sieden gehalten. Im allgemeinen ist die Veraschung bei Fettfraktionen in 2 Std. beendet, bei Serum in etwa 3 Std.

B. Phosphatbestimmung im Veraschungsprodukt.

Prinzip. Die Bildung des Phosphormolybdänsäurekomplexes wird in einem stärker sauren, wäßrigen Milieu vorgenommen, der Komplex dann mit einem organischen Lösungsmittelgemisch extrahiert, und in letzterem nach Verdünnung mit Alkohol die Reduktion zu Molybdänblau in schwachsaurem Milieu durch Zinnchlorür durchgeführt.

Reagentien. 1. Ammonmolybdat 5% in Wasser. 2. Zinn(2)chlorid konzentriert: 10 g $SnCl_2$ in 25 ml konz. HCl. 3. Zinn(2)chlorid verdünnt: 0,5 ml

---

[1] Das Filter kann in einem Mikrobecherglas im Vakuumexiccator über Nacht getrocknet werden für eine Lipoidphosphorbestimmung.

[2] MARTIN und DOTY: Analyt. Chem. **21**, 965 (1949); Biochem. J. **49**, 286 (1951).

der konzentrierten Lösung mit 1/1 n-H_2SO_4 ad 20 ml (jeden Tag frisch bereiten). 4. Angesäuerter Alkohol: 10 ml konz. H_2SO_4 in 490 ml absoluten Alkohol eingießen. 5. Isobutanol-Benzolmischung 1:1. 6. Natriumsulfat wasserfrei.

Ausführung. Zu dem erkalteten Inhalt des Veraschungskolbens werden 6 ml Aqua dest. und 1 ml Ammonmolybdat gegeben, 10 sec umgeschwenkt und noch 7 ml Isobutanol-Benzolgemisch gegeben, $^1/_2$ min. kräftig geschüttelt. Bei geschickter Handhabung braucht der Kolben dabei nicht verstöpselt zu werden. Danach wird der gesamte Inhalt in einen 100 ml-Schütteltrichter mit weitem Hals übergegossen (ohne Nachspülen), absitzen gelassen, wobei evtl. oben schwimmende Tropfen der wäßrigen Phase durch einen Glasstab zum Sinken zu bringen sind. Die wäßrige Phase wird sorgfältig abgetrennt und zur zurückbleibenden organischen Phase eine Messerspitze wasserfreies Natriumsulfat gegeben, 20 sec geschüttelt, absitzen gelassen. Mit einer Vollpipette werden 4 ml in ein Schliffreagenzglas übertragen, mit 4 ml saurem Alkohol und 0,2 ml verdünnter Zinn(2)chloridlösung versetzt, umgeschüttelt. Nach 15 min wird colorimetriert. Man verwendet Cuvetten von 5—10 mm Schichtdicke. Im Stufo Filter S 59, im Havemann OG 2. Für die Kompensationslösung gibt man in einen Veraschungskolben 1 ml Perchlorsäure, 6 ml Aqua dest. und 1 ml Ammonmolybdat und verfährt weiter wie oben.

Eichkurve. 1. Eichung mit anorganischem Phosphat.
Stammlösung: 0,4386 KH_2PO_4 ad 100 ml (1 mg P/ml). Gebrauchslösung: 5 ml Stamm ad 1000 (5 γ P/ml). In die Veraschungskolben werden eingefüllt:

Für γ P:	0	1,0	2,5	5,0	10	15	20	25	30
$HClO_4$	1	1	1	1	1	1	1	1	1
Gebrauchslösung . . .	0,0	0,2	0,5	1,0	2,0	3,0	4,0	5,0	6,0
Aqua dest.	6,0	5,8	5,5	5,0	4,0	3,0	2,0	1,0	0,0

Weiter Ammonmolybdat usw. wie oben.

2. Eichung mit organischem Phosphat. Stammlösung: 0,820 g Dinatriumphenylphosphat $C_6H_5OPO(ONa)_2 + 2H_2O$ ad 100, das ist 1 mg P/ml. Gebrauchslösungen: für 5 γ/ml: 1 Stamm ad 200; 10 γ/ml: 1 Stamm ad 100
20 γ/ml: 2 Stamm ad 100; 30 γ/ml: 3 Stamm ad 100.

Von diesen Gebrauchslösungen werden jeweils 1 ml mit 1 ml Perchlorsäure verascht. Die gefundenen Werte dürfen nicht mehr als 0,5 γ von der Eichkurve mit dem anorganischen Phosphat abweichen.

Berechnung. Bei der Verwendung von 0,2 Serum wird der in der Kurve gefundene Wert in γ-Phosphor mit 0,500 multipliziert und so der Wert in mg-% P gefunden.

Bei Substanzen anderer Herkunft gibt die Kurve den Gehalt an P in der veraschten Menge an.

Normalwerte für Serum: 10—15 mg-% Gesamtphosphor.

Blutzucker (nach HAGEDORN-JENSEN)

Das Blut enthält stets reduzierende Substanzen, hauptsächlich Traubenzucker, und zwar bei Gesunden 60—120 mg in 100 ml Blut. Bei Diabetes mellitus ist das Blut abnorm zuckerreich (200—600 mg).

Prinzip. Der Blutzucker wird im Gesamtblut, nicht im Blutserum bestimmt. Das Blut wird durch Zinkhydroxyd enteiweißt. Das eiweißfreie

Filtrat wird mit überschüssiger Ferricyankalilösung versetzt, die durch den Traubenzucker zu Ferrocyankalium reduziert wird. Der Überschuß an Ferricyankalium wird jodometrisch zurücktitriert. Für jede Serie von Zuckerbestimmungen sind 2 Leerversuche anzusetzen, um die Eigenreduktion der Reagentien zu bestimmen.

Lösungen. 1. Zinksulfatlösung: 45 g Zinksulfat werden in Wasser gelöst und auf 100 ml aufgefüllt. Zum Gebrauch muß jedesmal ein Teil dieser Lösung auf das Hundertfache verdünnt werden. 2. Zehntelnormal-Natronlauge, die jede Woche frisch aus normaler Natronlauge herzustellen ist. 3. Zweihundertstelnormale Lösung von Ferricyankalium: 1,65 g Kaliumferricyanid und 10,6 g geglühtes Natriumcarbonat werden in wenig Wasser gelöst und dann in einem Meßkolben auf 1000 ml verdünnt. Die Lösung ist in einer braunen Flasche aufzubewahren. 4. Zinksulfat-Kochsalzlösung: 10 g Zinksulfat und 50 g Kochsalz werden in Wasser gelöst und auf 160 ml aufgefüllt. 5. Kaliumjodidlösung: 12,5 g Kaliumjodid werden in Wasser gelöst und auf 100 ml aufgefüllt (in brauner Flasche aufzubewahren). Zum Gebrauch werden 40 Teile der Lösung 4 mit 10 Teilen der Lösung 5 gemischt. Die Mischung ist wöchentlich frisch herzustellen und in brauner Flasche aufzubewahren. 6. Essigsäurelösung: 3 ml Eisessig werden mit Wasser auf 100 ml verdünnt. Die Lösung muß frei von Eisen sein. 7. Stärkelösung: 1 g lösliche Stärke wird unter leichtem Erwärmen in 5 ml Wasser gelöst und mit gesättigter Kochsalzlösung auf 100 ml aufgefüllt. 8. Zweihundertstelnormale Natriumthiosulfatlösung: 5 ml einer zehntelnormalen Thiosulfatlösung, die durch Zusatz von 0,053 g wasserfreiem Natriumcarbonat haltbarer gemacht ist, werden auf 100 ml verdünnt. 9. Zweihundertstelnormale Kaliumjodatlösung: 0,3567 g Kaliumjodat werden in Wasser gelöst und in einem Meßkolben auf 2000 ml verdünnt. Die Lösung dient zur Titerstellung der Lösung 8. Dazu werden 2 ml Jodatlösung mit 2 ml der Lösung 6, 2 ml der Lösung 5 und 2 Tropfen der Lösung 7 gemischt und mit der Lösung 8 bis zum Verschwinden der Blaufärbung titriert. Die Thiosulfatlösung ändert sich sehr rasch; deswegen ist vor jeder Zuckerbestimmung der Titer festzustellen und der Faktor zu berechnen, indem man 2 durch die Anzahl der Kubikzentimeter der Lösung 8 dividiert, die bei der Titerstellung verbraucht werden. Mit diesem Faktor ist die in jedem Versuch verbrauchte Zahl der Kubikzentimeter der Lösung 8 zu multiplizieren.

Ausführung. Das Blut wird mit einer besonderen Pipette von 0,1 ml Inhalt aus einer Stichwunde der Fingerbeere entnommen. Vor der Entnahme ist die Enteiweißungsflüssigkeit zu bereiten. Dazu mischt man in 2 Reagenzgläsern von 15 mm Durchmesser und 120 mm Höhe je 1 ml der n/10 NaOH mit 5 ml der 0,45%igen $ZnSO_4$-Lösung. Dabei bildet sich eine Lösung von kolloidalem Zinkhydroxyd. In das eine Reagenzglas bläst man die in der Pipette abgemessenen 0,1 ml Blut und spült die Pipette dadurch aus, daß man zweimal von der Flüssigkeit aufsaugt und wieder ausbläst. Das zweite Reagenzglas dient für den Leerversuch. Zweckmäßig werden je zwei Proben mit Blut und zwei Leerversuche ausgeführt, also im ganzen für eine Bestimmung vier Reagenzgläser vorbereitet.

Es können unter Verwendung der käuflichen Einsätze in die Wasserbäder bis zu 20 Bestimmungen nebeneinander ausgeführt werden. Die Reagenzgläser werden für 3 min in ein siedendes Wasserbad gestellt. Inzwischen bereitet man ebenso viele Präparatengläser von 30 mm Durchmesser und 100 mm Höhe vor. Auf jedes kommt ein kleiner Trichter, der mit einem kleinen Bausch angefeuchteter Watte versehen ist. Durch diese wird der Inhalt der Reagenzgläser filtriert. Man wäscht noch dreimal mit je 2 ml

Wasser nach. Nach dem Abtropfen werden in jedes Gefäß genau 2 ml der Kaliumferricyanidlösung abgemessen und die Proben für 15 min in ein siedendes Wasserbad gestellt. Nach dem Abkühlen können die Proben auch längere Zeit stehenbleiben. Bis zu diesem Stadium ist aber die Bestimmung jeweils sofort nach der Blutentnahme durchzuführen. Jede Probe wird nun mit 2 ml der Zinksulfat-Kochsalz-Kaliumjodidmischung, 2 ml der Essigsäure, 2 Tropfen der Stärke-Lösung versetzt und sofort mit Thiosulfat bis zum Verschwinden der blauen Farbe titriert. Die Titration muß sofort nach

$$\text{Tabelle 24. } ml\,\frac{n}{200}\,\textit{Thiosulfat/mg-% Glucose}$$

	0	1	2	3	4	5	6	7	8	9
0,0	385	382	379	376	373	370	367	364	361	358
0,1	355	352	350	348	345	343	341	338	336	333
0,2	331	329	327	325	323	321	318	316	314	312
0,3	310	308	306	304	302	300	298	296	294	292
0,4	290	288	286	284	282	280	278	276	274	272
0,5	270	268	266	264	262	260	259	257	255	253
0,6	251	249	247	245	243	241	240	238	236	234
0,7	232	230	228	226	224	222	221	219	217	215
0,8	213	211	209	208	206	204	202	200	199	197
0,9	195	193	191	190	188	186	184	182	181	179
1,0	177	175	173	172	170	168	166	164	163	161
1,1	159	157	155	154	152	150	148	146	145	143
1,2	141	139	138	136	134	132	131	129	127	125
1,3	124	122	120	119	117	115	113	111	110	108
1,4	106	104	102	101	099	097	095	093	092	090
1,5	088	086	084	083	081	079	077	075	074	072
1,6	070	068	066	065	063	061	059	057	056	054
1,7	052	050	048	047	045	043	041	039	038	036
1,8	034	032	031	029	027	025	024	022	020	019
1,9	017	015	014	012	010	008	007	005	003	002

Zufügen der Kaliumjodid-Kochsalzlösung erfolgen. Sind mehrere Bestimmungen nebeneinander auszuführen, so dürfen nicht gleich alle Proben mit der Mischung von 4 und 5 versetzt werden. Die Proben, die zuletzt zur Titration kommen, geben dann falsche Werte. Der Zusatz muß zu jeder Probe einzeln, gerade bevor sie titriert wird, gemacht werden. Unter Berücksichtigung des Titerwertes der Thiosulfatlösung erhält man aus der vorstehenden Tabelle die Milligramm-Glucose in 100 ml Blut, die den verbrauchten Kubikzentimetern der Thiosulfatlösung entsprechen. Man sucht zuerst den Wert auf, der den Kubikzentimetern von Thiosulfatlösung entspricht, die im Leerversuch verbraucht wurden, und dann den für die im Hauptversuch verbrauchten. Die Differenz der beiden Werte gibt den Gehalt des Blutes in Milligramm-Prozent an.

Bei hohen Blutzuckerwerten ist es zweckmäßig, 0,05 ml Blut zu verwenden.

Schnellmethode zur Feststellung einer Rest-N-Erhöhung
(nach WELTMANN-BARRENSCHEEN)

Prinzip. 50% etwa des Rest-N besteht aus Harnstoff-N. Der Harnstoff gibt mit Ehrlichs Reagens eine Gelbgrünfärbung.

Reagentien. 1. Ehrlichs Reagens, 2. Trichloressigsäure 20%.

Ausführung. 1 ml Serum werden mit 2 ml Wasser verdünnt, mit 2 ml Trichloressigsäure versetzt, geschüttelt, filtriert in ein Reagenzglas 10 mal 100 mm, das mit einer Marke bei 2,5 ml versehen ist (Selbstanfertigung der Marke genügt). Ist das Glas bis zur Marke gefüllt, werden 4 Tropfen Ehrlichs Reagens hinzugefügt und umgeschüttelt. Nach 5 min wird die Färbung durch Betrachtung in axialer Richtung des Glases gegen einen weißen Untergrund beurteilt. Ein deutlich gelblicher Stich bedeutet eine Rest-N-Erhöhung über 35 mg-%. Werte ab 50 mg-% kann man an einer deutlichen Gelbfärbung erkennen und werden mit + angegeben, die Werte zwischen 35 und 50 mg-% mit $\pm$.

Ein negativer Ausfall der Probe schließt eine starke Rest-N-Erhöhung über 50 mg-% aus. Geringe Erhöhungen ergeben in seltenen Fällen auch einmal keine Verfärbung.

Im Falle einer Verfärbung muß eine exakte Rest-N-Bestimmung durchgeführt werden. Es kommen sehr selten auch Färbungen durch Medikamente vor.

Reststickstoff und Eiweiß im Serum

1. Reststickstoff

Prinzip. Die nach Entfernung des Eiweißes übrigbleibenden Stickstoffverbindungen werden mit konzentrierter Schwefelsäure verascht, das entstandene Ammoniak nach Freisetzen mit Lauge abdestilliert in 2%iger Borsäurelösung aufgefangen und mit Schwefelsäure direkt titriert.

Reagentien. 1. Trichloressigsäure 20%ig. 2. Veraschungsschwefelsäure: Schwefelsäure p. a. 1:1 mit Wasser verdünnt, mit 0,7% Selenigsäureanhydrid. 3. Natronlauge rein stickstofffrei, 33,3%ig. 4. Borsäurelösung, 2%ig. 5. Mischindicator nach TASHIRO (Mischindicator Nr. 5 nach Merck). 6. 1/100 n-Schwefelsäure oder Salzsäure.

Ausführung. 2 ml Serum werden mit 4 ml Wasser gemischt und mit 4 ml Trichloressigsäure unter Umschütteln versetzt. Nach 10 min filtrieren.

5 ml Filtrat werden mit 2 ml Veraschungsschwefelsäure versetzt und im Kjeldahl-Kolben erhitzt, bis die Lösung farblos ist. In der Regel genügen 15 min.

Das Veraschungsgemisch wird nach Abkühlen mit etwa 10 ml Wasser verdünnt und quantitativ in den Destillationskolben nach WAGNER-PARNASS überführt, nachgespült, 7 ml Kjeldahl-Lauge zugegeben. Die Vorlage hat man mit 10 ml 2%iger Borsäurelösung und 0,2 ml Mischindicator beschickt. Man destilliert etwa 15 min, senkt das Vorlagekölbchen, destilliert noch 1 min und titriert mit 1/100 n-Säure bis zum Umschlag nach Schiefergrau.

Berechnung. 1 ml 1/100 n-Säure entspricht 0,14 mg N. Bei obigem Vorgehen also 14 mg-% Rest-N. Normalwert: 20—40 mg-%.

2. Eiweiß im Serum

Zur Bestimmung des Gesamteiweißes im Serum verascht man 0,2 ml des Serums im Kjeldahl-Kolben wie oben angegeben, destilliert und titriert in gleicher Weise.

Die erhaltenen ml 1/100 n-Säure seien a ml.

Der in 0,2 ml enthaltene Gesamtstickstoff $= a \cdot 0{,}14$ mg N.

Der Gehalt in 100 ml $a \cdot 500 \cdot 0{,}14 = a \cdot 70$ mg-% N.

Von letzterem Wert zieht man den gleichzeitig ermittelten Rest-N ab. Multipliziert man das Ergebnis mit 6,25, so erhält man das Eiweiß in mg-%, dividiert man noch durch 1000, in g-%. *Normalwerte 6,5—7,5 g-%.*

Harnsäure im Blutserum (nach FOLIN und DENIS)

Prinzip. Phosphorwolframsäure wird durch Harnsäure in alkalischer Lösung zu einer blauen Verbindung reduziert.

Reagentien. 1. 1,55%ige Uranylacetatlösung. 2. Phosphorwolframsäure (50 g Natriumwolframat werden mit 40 ml 85%iger Phosphorsäure und 350 ml Wasser mindestens 2 und höchstens 24 Std. am Rückflußkühler gekocht und nach dem Erkalten mit Wasser auf 500 ml aufgefüllt). 3. 22%ige Sodalösung (22 g krist. Soda in 100 ml Wasser lösen).

Ausführung. 2 ml Serum werden mit 2 ml Uranylacetat und 6 ml Aqua dest. versetzt und geschüttelt. Vom Eiweiß wird abfiltriert und zu 4 ml des Filtrates werden 0,2 ml Phosphorwolframsäurereagens und 1,8 ml Sodalösung hinzugegeben. Frühestens nach 8 min, spätestens nach 20 min wird die Extinktion mit dem Filter S 59 in 1 cm Schichtdicke gegen Wasser gemessen.

Normalwerte. 3—6,0 mg-% Harnsäure.

Eichkurve. Stammlösung I: 200 mg reine Harnsäure werden unter Zusatz einiger Tropfen Natronlauge in Aqua dest. gelöst und auf 1000 ml aufgefüllt (20 mg-%).

Stammlösung II: Die Lösung I wird genau auf das Doppelte verdünnt.

Für mg-% Harnsäure	1	2	3	4	6	8	10
werden ml Stamm II	1	2	3	4	6	8	10
aufgefüllt ad 10 mit ml Aqua dest.	9	8	7	6	4	2	0

Für mg-% Harnsäure			12	14	16	18	20
werden ml Stamm I			6	7	8	9	10
aufgefüllt ad 10 mit ml Aqua dest.			4	3	2	1	0

Je 2 ml dieser Lösungen werden wie Serum behandelt.

Harnstoff im Serum nach der Diffussionsmethode (nach CONWAY)[1]

Prinzip. Harnstoff wird durch Urease in Ammoniak und CO_2 verwandelt, das Ammoniak diffundiert in eine Borsäurelösung und wird hier anschließend mit Salzsäure titriert.

Reagentien. 1. Borsäurereagens. 5 g Borsäure werden in 1 l-Meßkolben mit 200 ml Alkohol und 700 ml Wasser zur Lösung gebracht. Man setzt dann 10 ml Indicatorlösung zu und stellt mit 1/100 n-NaOH auf einen schwach rötlichen Farbton ein (Vorsicht, es sind oft nur wenige Tropfen nötig). Mit Wasser bis zur Marke auffüllen. 2. Indicatorlösung. 33 mg Bromkresolgrün und 66 mg Methylrot werden in 100 ml reinem Alkohol gelöst. 3. Gesättigte Lösung von Kaliumkarbonat (Polyäthylenflasche). 4. 1/200 n-Salzsäure. 5. Urease-Phosphatlösung. a) Konzentrierter Phosphatpuffer (69 g NaH_2PO_4 und 179 g kristallisiertes Na_2HPO_4 im Liter). b) Ureaselösung (Urease hochgereinigt, Bayer, 5%ig in Wasser). Für die Untersuchung mischt man 2 ml der Ureaselösung mit 0,5 ml Pufferlösung und füllt auf 5 ml auf. Diese Lösung ist nicht haltbar.

Ausführung. Es wird eine Conway-Zelle benutzt, deren äußere Kammer einen Durchmesser von 85 mm, deren innere einen von 40 mm hat. Die

---

[1] Biochem. J. **27**, 430 (1933); **36**, 655 (1942).

äußere Kammer der Conway-Zelle wird mit 0,2 ml Serum und 0,5 ml Urease-Phosphatlösung, die innere Kammer mit 2 ml Borsäurereagens beschickt. Man verschließt und läßt 15 min bei Zimmertemperatur stehen. Dann gibt man in die äußere Kammer ·1 ml Kaliumcarbonatlösung, mischt gut und läßt 105 min verschlossen stehen. Danach titriert man den Inhalt der inneren Kammer unter Zuhilfenahme eines fein ausgezogenen Glasstabes, bis die Rosafärbung eben bestehen bleibt. Ist der Harnstoffgehalt sehr hoch, so muß man mit einer 1/100 Normal-Salzsäure titrieren. Es ist unbedingt darauf zu achten, daß die Zelle nach außen durch Fett vollkommen abgedichtet ist. Leerwert bestimmen.

Berechnung. Bei a ml 1/200 n-Salzsäure ist der Harnstoffgehalt $a \cdot 75$ mg-%.

Normalwerte. 20—45 mg-%.

Indican im Serum
Colorimetrisch mit dem Stufo oder Elko

Prinzip. Indican und Thymol werden gemeinsam durch Obermayers Reagens zu einem violetten Indolignonfarbstoff oxydiert, der mit Chloroform ausgeschüttelt wird.

Reagentien. 1. Trichloressigsäure, 20%ig. 2. Alkoholische Thymollösung, 5%ig. 3. Obermayers Reagens (0,5 g $FeCl_3$ werden in 100 ml Salzsäure $d = 1,19$ gelöst). 4. Chloroform zur Analyse. Spezielles Zentrifugenröhrchen von etwa 12 ml Inhalt mit Schliffstopfen. Das Röhrchen ist am unteren Ende zapfenförmig verjüngt und trägt am Übergang zur Verjüngung eine Marke bei 1 ml, die durch Eichen mit Hilfe von 1 ml Chloroform unter Wasser gewonnen wurde.

Ausführung. Zu 3 ml Serum gibt man tropfenweise unter dauerndem Schütteln 3 ml Trichloressigsäure. Es wird zentrifugiert oder filtriert. 3 ml Filtrat gibt man in das oben beschriebene Zentrifugenröhrchen und versetzt mit 0,15 ml Thymollösung, 3 ml Obermayer-Reagens und schüttelt um. Die Lösung wird 2 Std. stehen gelassen, nochmals umgeschüttelt und 20 min lang bei 2000 Upm zentrifugiert. Zu dem abgeschiedenen violetten Öl gibt man mit einer feinen Capillare Chloroform, und zwar bis zur Marke 1,0 ml, schüttelt und zentrifugiert wieder 10 min. Die obenstehende Flüssigkeit wird abgehebert und die Chloroformlösung mit einer trockenen Capillare in eine Mikrocuvette von 1 cm Schichtdicke oder eine Normalcuvette von 0,2 cm Schichtdicke gefüllt. Die Kompensationscuvette füllt man mit Chloroform, das geschüttelt wurde mit der sechsfachen Menge einer Lösung aus 7,5 ml Aqua dest., 7,5 ml Trichloressigsäure, 0,75 ml Thymollösung und 15 ml Obermayers Reagens. Es wird Filter S 57 benutzt.

Berechnung. Bei 1 cm Schichtdicke $c = 1,5 \cdot E$ mg-% Indican.

Normalwerte. 0,03—0,09 mg-% Indican.

Kreatin und Kreatinin im Serum
Colorimetrisch (LIEB und ZACHERL)

Prinzip. Im eiweißfreien Serumfiltrat gibt Kreatinin in alkalischer Lösung mit Pikrinsäure eine gelbrote Färbung. Zur Bestimmung des Kreatins wandelt man dieses durch Erhitzen mit Säure in Kreatinin um, bestimmt so das Gesamtkreatinin, zieht das native Kreatinin ab und multipliziert den Rest mit 1,16, um das Kreatin zu erhalten.

Reagentien. 1. Pikrinsäurelösung, 1,2%ig. 2. Natronlauge, 10%ig. 3. 2 n-Schwefelsäure. 4. Trichloressigsäure, 20%ig.

Ausführung. Es werden 2 ml Serum, 4,8 ml Aqua dest. und 1,2 ml Trichloressigsäure gemischt und filtriert.

A. Kreatinin. 2 ml Filtrat werden im 10 ml-Meßkolben mit 2 ml Aqua dest., 0,5 ml Pikrinsäure und 0,5 ml NaOH versetzt, umgeschüttelt. Nach 10 min füllt man mit Wasser bis zur Marke auf, nach weiteren 2 min colorimetriert man. Die Kurve ergibt direkt die mg-% Kreatinin. Schichtdicke und Filter siehe B.

B. Gesamtkreatinin. 2 ml Filtrat füllt man in einen Meßkolben von 10 ml, gibt 2 ml Aqua dest. und 1 ml 2 n-H_2SO_4 hinzu und erwärmt 5 Std. in siedendem Wasserbad, wobei man mit Aqua dest. immer wieder verdampftes Wasser bis zu demselben Stand im Kölbchen ersetzt. Nach Beendigung gibt man 2,5 ml 10%ige NaOH hinzu, 0,5 ml Pikrinsäure. Nach 10 min füllt man mit Wasser bis zur Marke auf und colorimetriert nach weiteren 2 min. Die Kurve ergibt diesmal das Gesamtkreatinin. Berechnung des Kreatins s. oben. Man colorimetriert in einer Schichtdicke von 1 oder 2 cm, im Stufo oder Elko mit Filter S 53, im Havemann mit BG 7.

Normalwerte. Kreatinin 1—2 mg-%, Gesamtkreatinin: 4—6 mg-%.

Eichkurve. Stammlösung: 125 mg Kreatinin werden in einem Liter-Meßkolben in Wasser unter Zugabe von 100 ml n/10 HCl gelöst, mit Wasser zur Marke aufgefüllt.

Es werden die für die Konzentration jeweils angegebenen Mengen Stammlösung in einen 25 ml-Meßkolben eingefüllt und dann mit Wasser zur Marke aufgefüllt.

Für mg-%	0	1	2	3	4	5	7	10	15	20
ml Stamm	0	1	2	3	4	5	7	10	15	20

Jeweils 1 ml des Inhaltes der 25 ml-Meßkolben + 2,4 Aqua dest. + + 0,6 ml Trichloressigsäure werden mit 0,5 ml Pikrinsäure und 0,5 ml NaOH in einem 10er Meßkolben versetzt und wie unter A behandelt.

Aminosäure-Stickstoff im Blut

Prinzip. Aminosäuren geben mit β-naphthochinonsulfosaurem Natrium eine orangerote Färbung.

Reagentien. 1. 1/12 n-Schwefelsäure (83,3 ml 1 n-Schwefelsäure werden mit Wasser auf 1 l aufgefüllt). 2. 10%ige Natriumwolframatlösung. 3. 0,25%ige Lösung von Phenolphthalein in 50%igem Alkohol. 4. 0,235 n-Sodalösung (235 ml 1 n-Sodalösung werden auf 1 l verdünnt. 8,5 ml der Lösung verbrauchen bei der Titration mit 20 ml 0,1 n-Salzsäure.) 5. Naphthochinonreagens (0,100 g β-naphthochinonsulfosaures Natrium (Merck) werden kurz vor Gebrauch in 20 ml Wasser gelöst. Die Lösung ist nicht haltbar.). 6. Acetatreagens (100 ml 50%ige Essigsäure und 100 ml 5%ige Natriumacetatlösung werden gemischt.). 7. 4%ige Natriumthiosulfatlösung.

Ausführung. Zu 0,8 ml Blut gibt man unter ständigem Umschwenken tropfenweise 6,4 ml Schwefelsäure und 0,8 ml Natriumwolframatlösung. Nach 5 min wird durch ein Faltenfilter filtriert, wobei besonders auf absolut klares Filtrat zu achten ist. In einem Meßkölbchen von 10 ml Inhalt versetzt man 4 ml des Filtrates mit 1 Tropfen Phenolphthaleinlösung und gibt dann tropfenweise Sodalösung bis zur Rosafärbung zu. Nach Zusatz von 0,8 ml Naphthochinonreagens läßt man das Kölbchen verschlossen 24 Std. im Dunkeln stehen, gibt hierauf 0,8 ml Acetatreagens und 0,8 ml Natriumthiosulfatlösung zu und füllt bis zur Marke mit Wasser auf. Gleichzeitig mit der Versuchslösung setzt man die Kompensationslösung an, wobei anstelle von

4 ml Filtrat die gleiche Menge Wasser genommen wird. Die Lösung wird in 0,5 cm oder 1 cm Schichtdicke gemessen. Beim Stufo kommt das Filter S 47, beim Havemann-Gerät das BG 12 zur Verwendung.

Normalwerte. 4,0—7,0 mg-%.

Eichkurve. Stammlösung: 0,0536 g Glykokoll werden im 500er Meßkolben in n/10 HCl gelöst. 1 ml enthält 0,02 mg Aminosäure-N. Die Lösung ist nicht haltbar.

Es werden die für die Konzentration jeweils angegebenen Mengen Stammlösung und Aqua dest. in 10 ml-Meßkolben eingefüllt:

für mg-% N	2	3	4	5	10	15	20
ml Stamm	0,4	0,6	0,8	1,0	2,0	3,0	4,0
Aqua dest.	3,6	3,4	3,2	3,0	2,0	1,0	—

Dann wird mit Phenolphthalein versetzt und weiter gearbeitet wie bei „Ausführung".

Xanthoprotein im Serum

Der sog. Xanthoproteinwert nach BECHER ist ein willkürliches Maß für die Menge ringhaltiger, aromatischer Aminosäuren. Es entstehen durch Erhitzen mit Salpetersäure aus diesen aromatischen Verbindungen Nitroprodukte, die in alkalischer Lösung eine kräftig gelbe Farbe haben. BECHER verglich die Farbe mit der einer 0,03874%igen $K_2Cr_2O_7$-Lösung im Autenrieth-Keil und nahm als Maß die Differenz der Anzeige an der willkürlichen Skala am Autenrieth-Kolorimeter zu 100.

Reagentien. 1. Trichloressigsäure 20%ig, 2. Salpetersäure p. a. d 1,4, 3. Natronlauge 33%ig p. a.

Ausführung. 2 ml Serum werden mit 2 ml Trichloressigsäure im Zentrifugenglas gemischt, nach 10 min zentrifugiert. 2 ml klares Zentrifugat werden mit 0,5 ml Salpetersäure versetzt und 30 sec im Sieden gehalten. Sofort abkühlen und 1,5 ml Natronlauge hinzufügen. Nach nochmaliger Abkühlung in einer kleinen Mensur auf 4 ml mit Aqua dest. auffüllen. Notfalls filtrieren, Colorimetrieren in 1 cm Schichtdicke.

Im Stufo wird Filter S 43, im Havemann BG 12 verwendet. Als Kompensationslösung nimmt man Wasser anstelle Zentrifugat und versetzt mit HNO_3 usw.

Normalwerte. 15—30 Einheiten nach BECHER.

Eichkurve. Stammlösung: 0,387 g[1] Kaliumbichromat lösen und mit Aqua dest. auf 1 000 ml auffüllen.

Für die folgenden Xanthoproteineinheiten werden die entsprechenden ml Stammlösung in 10er Meßkölbchen bis zur Marke mit Wasser aufgefüllt.

Becher-Einheiten: 10 20 30 40 60 80 100
ml Stamm   1 2 3 4 6 8 10

Die Bichromat-Verdünnungen werden direkt colorimetriert und die Abhängigkeit Extinktionskoeffizient bzw. Trommelteil von den Becher-Einheiten aufgenommen.

---

[1] Eine noch höhere Genauigkeit der Einwaage, wie sie allgemein geübt wird, ist völlig unnötig. Nach eigener Prüfung zeigten verschiedene Autenrieth-Geräte, auf denen ja die Einheiten basieren, untereinander Unterschiede von 5% des Wertes! Demgemäß wäre eine Einwaage von 0,39 g, also auf 10 mg genau auch noch ausreichend!

Gesamt-Lipide im Blutserum (nach SPERRY)[1]

Prinzip. Mit Chloroform-Methanol wird vom Serum das Eiweiß gefällt, der Extrakt durch Wasserwäsche gereinigt, nach dem Eindampfen wieder gelöst, Eiweiß- und andere unlösliche Reste abfiltriert, wieder verdampft, getrocknet, gewogen.

Geräte. An besonderen Geräten werden benötigt:
1 Halbmikrowaage,
1 Stahlflasche Stickstoff mit Ventil und 2 Waschflaschen:
die 1. Waschflasche enthält alkalische Pyrogallollösung (15 g in 100 ml 10%iger Natronlauge), die 2. enthält konz. Schwefelsäure.
Mikroheber,
Mikrofilterheber mit Glasfritte G 4 und
Saugaufsatz,
Öl-Vakuumpumpe.

Reagentien. 1. Chloroform p. a., 2. Methanol p. a., 3. Chloroform-Methanol 2 Teile + 1 Teil. 4. Waschflüssigkeit: 481 ml Chloroform-Methanol und 119 ml einer wäßrigen $CaCl_2$-Lösung (20 mg $CaCl_2$ in 100 ml) werden im Scheidetrichter 2 min kräftig geschüttelt, stehengelassen, bis die obere Phase klar ist. Die untere Phase wird entfernt, die obere ist die Waschflüssigkeit.

Ausführung. In einem 25 ml Meßkölbchen werden zu 8 ml Methanol tropfenweise unter Umschütteln 1 ml Serum gegeben, dazu 8 ml Chloroform, im Wasserbad kurz aufgekocht, abkühlen gelassen, auf 25 ml mit Chloroform aufgefüllt.

Von dem Extrakt, den man kurz vorher kräftig durchschüttelt, werden 20 ml durch ein fettfreies Faltenfilter in einen 25 ml Mischzylinder mit Normalschliff filtriert. Die Öffnung der Pipette unten darf nicht zu eng sein. Der Trichter soll einen Durchmesser von etwa 55 mm haben. Er wird mit einem Uhrglas bedeckt. Das Filter wird vom oberen Rande aus 3mal mit 2 ml Chloroform-Methanol nachgespült. Jetzt werden 4 ml Aqua dest. in den Mischzylinder gegeben und 1 min kräftig geschüttelt. Man läßt dann stehen, bis die obere Phase völlig klar ist, was einige Stunden in Anspruch nimmt, evtl. über Nacht. Dann wird mit dem Mikroheber die obere Phase abgesaugt, verworfen, mit einer Tropfpipette 3 ml Waschflüssigkeit an den Wänden herabrinnen gelassen und ohne Umschütteln wieder abgesaugt. Diese Operation wird 3mal durchgeführt. Zur unteren Phase werden jetzt 2 ml Methanol gefügt und umgeschüttelt. Die jetzt klare Lösung wird im Wasserbad von 50° mit gereinigtem Stickstoff zur Trockene verblasen (Abzug!).

Je dichter man laufend das untere Ende des Stickstoffeinleitrohres über dem Flüssigkeitsspiegel hält, desto schneller geht die Verdampfung vor sich.

Der Rückstand wird in etwa 4 ml Chloroform-Methanol gelöst, durch einen Mikrofilterheber mit Glasfilter G 4 in einen gewogenen 10 ml-Meßkolben gesaugt, Zylinder und Heber 3mal mit 2 ml Chloroform-Methanol nachgespült, Inhalt des Meßkölbchens bei 50° unter Stickstoff zur Trockene gebracht. Das offene Kölbchen wird in einen Exsiccator mit frischer Aktivkohle gebracht und im Ölpumpenvakuum über Nacht stehen gelassen. Am nächsten Tage wird es auf der Halbmikrowaage im verschlossenen Zustand gewogen.

Das Gewicht in mg mal 125 ist = mg-% Gesamt Lipide. Dieser Rückstand muß im Chloroform schnell und klar löslich sein. Die Lösung eignet sich gut zur Bestimmung von Lipoidphosphor und Cholesterin.

Ein Leerversuch muß mitlaufen und ist entsprechend abzuziehen.

---

[1] GLICK: Methods of Biochem. An., Vol. 2, New York.

Normalwerte. 500—800 mg-%.

Anschließende Bestimmung von Lipoid-Phosphor in den Gesamt-Lipiden.
Der Rückstand im 10 ml-Meßkölbchen wird in Chloroform bis zur Marke
gelöst und 2 ml (= 0,16 Serum) in einen Kjeldahl-Kolben pipettiert, das
Lösungsmittel im 50°-Wasserbad verjagt, der Rückstand verascht und
Phosphor bestimmt wie unter Gesamt-Phosphor beschrieben. Die gefundene
Menge in γ mal 625 ist = mg-% Lipoid-Phosphor. Lipoid-Phosphor mal 25
= Phospholipoide.

Anschließende Cholesterinbestimmungen in den Gesamt-Lipiden
nach RAPPAPORT und ENGELBERG

a) Für Gesamt-Cholesterin. 2 ml der Chloroformlösung (= 0,16 Serum)
werden in einem Meßkolben mit Chloroform auf 25 ml gebracht und die
Farbreaktion mit Essigsäure-anhydrid und Schwefelsäure durchgeführt wie
in „Cholesterin im Serum" beschrieben.

b) Für Ester-Cholesterin. Der Rest Chloroformlösung im 10er Meßkölbchen (= 0,46 Serum) wird in einen 50 ml-Erlenmeyer übergegossen, mit
Chloroform nachgespült, 2 ml Digitoninlösung hinzugetan, zur Trockene
verdampft auf dem Wasserbad unter dem Abzug, mit 15 ml Chloroform
wieder aufgenommen, filtriert, 10 ml Filtrat (= 0,32 Serum) ad 25 gebracht
und die Farbreaktion durchgeführt, wie unter „Cholesterin im Serum"
beschrieben.

Die Werte, die nach der Kurve für die Methode nach RAPPAPORT und
ENGELBERG erhalten werden, müssen noch mit 1,25 multipliziert werden.

Anschließende Cholesterinbestimmung in den Gesamt-Lipiden
nach SCHÖNHEIMER-SPERRY

Je 2 ml (= 0,16 Serum) der Chloroformlösung werden in 2 Zentrifugengläsern zur Trockne gebracht und in 5 ml Alkohol-Aceton 1:1 gelöst und
jeweils Gesamt- und freies Cholesterin nach SCHÖNHEIMER-SPERRY bestimmt
(S. 342).

Die von der Kurve erhaltenen Werte müssen mit 1,25 multipliziert werden.

Die Werte fallen hierbei im allgemeinen etwas niedriger aus als bei
direkter Bestimmung ($\sim$ 6%). Wenn genügend Serum vorhanden ist, ist die
direkte Bestimmung im Serum vorzuziehen.

Cholesterin im Serum (nach RAPPAPORT und ENGELBERG)

Prinzip. Cholesterin gibt sowohl in freier als auch in veresterter Form mit
Essigsäureanhydrid und Schwefelsäure eine Grünfärbung. Für die Routinemethode ist der Unterschied der Färbungen für freies und verestertes Cholesterin unbedeutend, so daß eine Gesamtbestimmung auch ohne Verseifung
möglich ist. Die Bestimmung des Ester-Cholesterins allein geschieht nach
Abtrennung des freien Sterins als Digitonid.

Reagentien. 1. Alkohol-Äther (3 Teile 96%igen Alkohol + 1 Teil Äther),
2. Chloroform p. a., 3. Digitoninlösung, 1%ig in 96%igem Alkohol. 4. Essigsäureanhydrid p. a. 5. Schwefelsäure p. a.

Ausführung. a) Extraktion[1]. Zu etwa 30 ml Alkoholäthergemisch, die
sich in einem 50 ml-Meßkolben befinden, fügt man unter Schütteln 2 ml
Serum, läßt in kochendem Wasserbad kurz aufwallen und dann abkühlen.
Danach wird mit Alkoholäther aufgefüllt, in ein leeres Kölbchen filtriert
(Trichter mit Uhrglas bedecken).

---

[1] Im Anschluß an die Gesamtlipidbestimmung fällt diese Extraktion
fort (s. d.).

b) Ester-Cholesterin[1]. 20 ml Filtrat werden im Erlenmeyer bis auf etwa 1—2 ml eingeengt, dann mit 2 ml Digitoninlösung versetzt und zur Trockene verdampft. Rückstand nach Erkalten mit 20 ml Chloroform aufnehmen, filtrieren. 10 ml Filtrat werden in ein 25 ml-Meßkölbchen gebracht und mit Chloroform auf 25 aufgefüllt. Der ganze Inhalt des Meßkolbens wird in einen 50 ml-Erlenmeyer mit Glasstopfen übergegossen, dort mit je 4 ml Essigsäureanhydrid und 0,4 ml konzentrierter Schwefelsäure unter Umschütteln versetzt. Verschlossen im Dunkeln bei Zimmertemperatur 20 min stehen lassen, colorimetrieren.

c) Gesamtcholesterin. 10 ml des Filtrates von a) werden zur Trockene eingedampft, Rückstand mit 20 ml Chloroform aufgenommen und dann weiter wie unter b) behandelt.

d) Kompensationslösung. Im Schliffkolben werden 10 ml Alkoholäther verdampft und nach Erkalten 25 ml Chloroform, 4 ml Essigsäureanhydrid und 0,4 ml konzentrierte Schwefelsäure zugefügt.

Weiter wie oben.

e) Kontrollwert 400 mg-%. 5 ml einer Lösung von 32 mg-% Cholesterin (= 1,60 mg) in 96%igem Alkohol werden in einem Erlenmeyer mit 5 ml Äther versetzt, zur Trockene verdampft und weiter wie das alkoholische Filtrat oben unter b) behandelt.

f) Colorimetrie. Schichtdicke 2 cm. Im Stufo Filter S 61, im Havemann-Filter links OG 2, Mitte OG 2, rechts OG 3.

Das Gesamtcholesterin ist in der Kurve (lt. Eichung) direkt angegeben. Das Estercholesterin ist (da doppelte Serummengen zur Farbbildung kommen) die Hälfte des Kurvenwertes. Das freie Cholesterin ist als Differenz zu berechnen.

Normalwerte. 150—220 mg-%, über 45 Jahre bis 250 mg-%.

Eichkurve. Stammlösung: 100 mg Cholesterin in 100 ml Chloroform. Gebrauchslösung: 10 ml Stamm mit Chloroform ad 100.

Für 400 mg-%	8 ml Gebrauchslösung ad 25
Für 350 mg-%	7 ml Gebrauchslösung ad 25
Für 300 mg-%	6 ml Gebrauchslösung ad 25
Für 250 mg-%	5 ml Gebrauchslösung ad 25
Für 200 mg-%	4 ml Gebrauchslösung ad 25
Für 150 mg-%	3 ml Gebrauchslösung ad 25
Für 100 mg-%	2 ml Gebrauchslösung ad 25

Weiter mit Essigsäureanhydrid und Schwefelsäure wie oben.

Cholesterin im Serum (nach SCHÖNHEIMER und SPERRY)

Diese Cholesterinbestimmung benötigt mehr Zeit, ist aber wesentlich genauer.

Erforderliche Lösungen. 1. Aceton-Alkohol 1:1 (Aceton p. a., Alkohol 96%ig. 2. Aceton-Äther 1:2 (Aceton p. a., Äther pro narcosi). 3. Äther pro narcosi. 4. Digitoninlösung in Alkohol (0,5% in 50%igem Alkohol). 5. Natrium-methylat 5% (etwa 1 g blankes metallisches Natrium unter Kühlung mit Eiswasser in 25 ml Methanol lösen[2], nach dem Abkühlen das verdampfte

---

[1] Die Bezeichnung Ester-Cholesterin wenden wir an, wenn, wie hier, nur die Menge des Cholesterins im Ester bestimmt wird. Bestimmen wir aber das gesamte Molekül des Esters nebst Fettsäureanteil, so sprechen wir von Cholesterinester. Im Zuge der neuen Lipidforschung ist diese Unterscheidung wichtig geworden.

[2] Vorsicht! Kommt Natrium mit Wasser in Berührung, explodiert es!

Methanol ersetzen, die Lösung im Eisschrank aufbewahren). 6. Verdünnte Salzsäure (25 ml konz. Salzsäure p. a. auf 100ml mit Wasser verdünnen). 7. Kaliumchloridlösung (10 g Kaliumhydroxyd in etwa 20 ml Wasser lösen, mit der verdünnten Salzsäure (6) unter Zusatz von Phenolphthalein neutralisieren[1]). 8. Eisessig p. a. (häufig durch Redestill. wasserfrei halten). 9. Essigsäureanhydrid p. a. (häufig redestillieren). 10. Konzentrierte Schwefelsäure (1,84) p. a. 11. Phenolphthalein.

Ausführung der Bestimmung mit Doppelbestimmung

1. *Extraktion.* In einen 25 ml-Meßkolben gibt man etwa 20 ml Aceton-Alkohol und tropfenweise 1 ml Serum (aus der Pipette), füllt mit Aceton-Alkohol bis zur Marke auf und schüttelt etwa $^1/_2$ min kräftig durch. Dann filtriert man durch ein kleines hartes Faltenfilter („605 h") (Fa. Schleicher & Schüll) und pipettiert von dem Filtrat je 5 ml (entsprechend 0,2 ml Serum) in 4 fortlaufend numerierte Zentrifugengläser von etwa 10 ml Fassungsvermögen.

2. *Verseifung.* Die Gläser 1 und 2 werden zur Verseifung mit 0,5 ml Natriummethylat versetzt und nach Verrühren mit einem Glasstäbchen in einen Thermostaten von 50° gebracht. Die Glasstäbchen verbleiben dabei in den Zentrifugengläsern. Nach 1 Std. wird mit der verdünnten Salzsäure unter Zusatz von Phenolphthalein neutralisiert, wozu in der Regel 0,4—0,5 ml verbraucht werden, wenn das Methylat nach obiger Vorschrift hergestellt worden ist. Ein geringer Säureüberschuß ist unschädlich, der geringste Alkaliüberschuß verhindert dagegen die quantitative Fällung. In die Gläser 3 und 4 gibt man 2—3 Tropfen der wäßrigen Kaliumchloridlösung.

3. *Fällung.* In alle 4 Gläser wird 1 ml Digitoninlösung gegeben und mit den Glasstäbchen gut durchgerührt. Man entfernt die Glasstäbchen vorsichtig und verwahrt sie in entsprechend numerierten Löchern eines großen Korkens, so daß etwa anhaftender Niederschlag nicht verloren geht und die Stäbchen nicht verwechselt werden können.

4. *Isolierung.* Nach frühestens 2 Std. ist die Fällung beendet. Man löst den an der Wand haftenden Niederschlag mit dem Glasstab ab, entfernt diesen wieder vorsichtig und zentrifugiert 10 min bei 3000 Umdrehungen. Dann wird die überstehende Flüssigkeit mit einer feinen Capillare an der Wasserstrahlpumpe abgesaugt. Beim Absaugen läßt man stets eine Flüssigkeitsschicht von knapp $^1/_2$ cm Höhe stehen, damit kein Niederschlag verloren gehen kann. Man gibt nun in jedes Glas 5 ml Aceton-Äther, wirbelt mit dem Glasstäbchen energisch durch, entfernt dieses in der angegebenen Weise und zentrifugiert wieder 10 min bei 3000 Umdrehungen. Nach dem erneuten Absaugen wiederholt man den ganzen Vorgang noch einmal mit 5 ml Äther. Die letzten Ätherreste werden dann im Wasserbad von etwa 60° verdampft (heißes Leitungswasser!), wobei man die Gläser ständig hin- und herschwenkt, so daß der getrocknete Niederschlag schließlich als feinverteilter Mantel an den unteren Wandabschnitten des Zentrifugenglases haftet. Unterläßt man diese Vorsichtsmaßnahme, so besteht die Gefahr, daß infolge von Siedeverzug Niederschlagteilchen plötzlich aus dem Glas herausspritzen oder daß der Niederschlag so fest zusammensintert, daß er sich später nur schwer in Eisessig lösen läßt. Die letzten Reste des Lösungsmittels lassen sich in einem etwa 100° heißen Sandbad (auf einer elektrischen Heizplatte) abdunsten. Der trockene Niederschlag kann längere Zeit aufgehoben werden oder man löst ihn gleich, noch im Sandbad in 2 ml Eisessig.

---

[1] Phenolphthalein erst kurz vor der Neutralisation zugeben, da es in starkem Alkali zerstört wird.

5. *Farbreaktion*. Der Niederschlag ist oder wird in 2 ml Eisessig gelöst. Dieser Vorgang läßt sich durch Umrühren und Erwärmen auf etwa 60—70° in Wasser beschleunigen. Hierbei braucht man nicht auf vollständiges Auflösen zu warten, das oft nicht zu erreichen ist. Die Farbreaktion wird hierdurch nicht beeinflußt.

Nach kurzem Abkühlen werden in jedes Glas 2 ml Essigsäurenanhydrid und 0,1 ml Schwefelsäure gegeben. Man rührt um, bis keine Schlieren mehr zu erkennen sind und läßt die Gläser genau 100 min bei einer Temperatur von 18—20° im Dunkeln stehen. Dann liest man im Elko mit Filter S 61 in 1 cm Schichtdicke ab. Als Kompensationslösung dient das Eisessig-Essigsäureanhydrid-Schwefelsäuregemisch.

Es muß unbedingt wenigstens 1 Kontrollwert mitlaufen und die Kurve danach ausgerichtet werden, da schon geringe Änderungen im Wassergehalt, Zeit und Temperatur die Kurve verschieben. Zum Beispiel gibt man für den Wert 300 mg-% in ein Zentrifugenglas 2 ml alkoholische Cholesterinlösung von 30 mg-% ($= 0,60$ mg) mit der Vollpipette, dazu mit der Meßpipette noch 0,5 ml Alkohol und 2,5 ml Aceton, gibt KCl- und Digitoninlösung hinzu und verfährt weiter wie vorn.

Eichkurve. Stammlösung: 200 mg Chol. in 200 ml $CHCl_3$ p. a.

Für 100 mg-% werden 2 ml Stamm mit $CHCl_3$ ad 20 aufgefüllt
Für 200 mg-% werden 4 ml Stamm mit $CHCl_3$ ad 20 aufgefüllt
Für 300 mg-% werden 6 ml Stamm mit $CHCl_3$ ad 20 aufgefüllt
Für 400 mg-% werden 8 ml Stamm mit $CHCl_3$ ad 20 aufgefüllt
Für 500 mg-% werden 10 ml Stamm mit $CHCl_3$ ad 20 aufgefüllt

Davon werden je 2 ml in einem Zentrifugengläschen zur Trockne verdampft. Für eine unmittelbare Eichkurve löst man jeweils in 2 ml Eisessig und führt die Farbreaktion durch, für eine genauere Kurve löst man dagegen in 5 ml Alkohol-Aceton und führt die Bestimmung von der Fällung an durch.

Lipoidphosphor im Serum[1] (nach NORBERG und TEORELL)[2]

Prinzip. Durch nicht zu konzentrierte Trichloressigsäure werden mit dem Eiweiß quantitativ alle Phosphorlipoide mit gefällt, während anorganisches Phosphat und übrige organische Phosphorsäureester in das Filtrat gehen.

Reagentien. Chloroform-Methanolgemisch 2 Teile $+$ 1 Teil. Weitere Reagentien wie bei säurelöslichem Phosphor.

Ausführung. Von 0,4 ml Serum wird ein Niederschlag durch Trichloressigsäure hergestellt wie bei „Säurelöslicher Phosphor" S. 331 beschrieben und nach Auswaschen über Nacht im Vakuumexsiccator getrocknet. Am nächsten Tag wird das getrocknete Filter in einem Mikroextraktor (Schott oder das Gerät von Norberg und Teorell) mit 12 ml Chloroform-Methanol 3 Std. extrahiert. Das Lösungsmittel wird unter Nachspülen in einen 20 ml-Meßkolben gebracht, aufgefüllt und 10 ml in einen Kjeldahlkolben pipettiert. Dort wird das Lösungsmittel verdampft und der Phosphor bestimmt wie unter „Gesamtphosphor im Serum" beschrieben.

Für 0 γ P wird der Reagentienleerwert hergestellt, indem 10 ml Chloroform-Methanol im Kjeldahl verdampft werden, und in diesem Kolben gleich anschließend 1 ml Perchlorsäure wie bei der Veraschung erhitzt und weiter behandelt werden, wie oben.

---

[1] Dieses Verfahren wird nur angewendet, wenn man keine Gesamtlipide bestimmt. Sonst läßt sich der Lipoidphosphor einfacher in den isolierten Gesamtlipoiden bestimmen (s. d.).

[2] Biochem. Z. **264**, 310 (1933); **269**, 1 (1934).

Berechnung. Da die veraschte Menge Serumfiltrat 0,2 ml Serum entspricht, braucht man den in der Kurve gefundenen γ-Wert nur mit 0,500 zu multiplizieren, um mg-% Lipoidphosphor zu erhalten. Durch weitere Multiplikation mit 25 erhält man „Phospholipoide".

Normalwerte. 6—10 mg-% Lipoidphosphor.

Bilirubin im Blutserum (nach JENDRASSIK, L., und R. A. CLEGHORN)

Prinzip. Bilirubin wird durch diazotierte Sulfanilsäure in Gegenwart von Coffein in einen roten Azofarbstoff übergeführt.

Reagentien (alle Reagentien pro analysi). Coffeinmischung [20 g Coffein (KAHLBAUM), 30 g Natriumbenzoat DAB 6 und 50 g krist. Natriumacetat werden in Wasser unter gelindem Erwärmen gelöst und auf 400 ml aufgefüllt].

Diazolösung (Diazolösung I: 5 g Sulfanilsäure löst man in Wasser, setzt 15 ml konz. Salzsäure zu und füllt mit Wasser auf 1 l auf. Diazolösung II: 0,5%ige Natriumnitritlösung. Kurz vor Gebrauch mischt man 10 ml Lösung I mit 0,25 ml Lösung II).

0,9%ige Natriumchloridlösung.

1. Gesamtbilirubin

Ausführung. In einem Reagenzglas versetzt man 1 ml Serum mit 3,5 ml Coffeinmischung und 0,5 ml Diazolösung. Als Kompensationslösung dient eine Mischung aus 1 ml Serum, 3,5 ml Coffeinmischung und 0,5 ml Wasser. 5 min nach dem Ansetzen mißt man die Lösung in 1 cm Schichtdicke mit dem Filter S 53 gegen die Kompensationslösung.

Berechnung. $c = (6{,}34 \cdot E - 0{,}05)$ mg Bilirubin in 100 ml Serum.

Bemerkungen. Bei hohem Bilirubingehalt verdünnt man das Serum vor Ausführung der Reaktion mit Wasser. Die Berechnung erfolgt dann nach $c = (6{,}34 \cdot v \cdot E - 0{,}05)$ mg-% Bilirubin, wobei v das Verdünnungsverhältnis des Serums bedeutet. Sind sehr niedrige Bilirubinwerte zu erwarten, so setzt man die doppelte Menge Untersuchungslösung an und mißt die Extinktion in 3 cm Schichtdicke.

Wenn die fertige Lösung statt rein rosa bräunlich aussieht, was besonders bei Seren von Nierenkranken vorkommt, so verfährt man folgendermaßen: 3—5 min nach dem Zufügen der Diazolösung mißt man Untersuchungslösung und Kompensationslösung gegeneinander mit dem Filter S 42, wobei der Wert $E_{S_{42}}$ erhalten wird. Anschließend erfolgt die Messung mit dem Filter S 53, die den Wert $E_{S_{53}}$ ergibt. Es ist dann

$$c = 5{,}62 \cdot E_{S_{53}} - 1{,}12 \, (E_{S_{42}} - 0{,}03) \text{ mg-\% Bilirubin.}$$

Hierbei muß das Vorzeichen von $E_{S_{42}}$ genau beachtet werden. Es ist negativ, wenn die Kompensationslösung stärker absorbiert als die Untersuchungslösung, wenn man also die Meßtrommel auf der Seite der Kompensationscuvette auf 100 stellen muß, um gleiche Helligkeit der beiden Gesichtsfeldhälften des Photometers zu erreichen.

2. Direktes Bilirubin

Ausführung. Zur Bestimmung des direkten, ohne Katalysator kupplungsfähigen Bilirubins versetzt man 1 ml Serum mit 3,5 ml Natriumchloridlösung und 0,5 ml Diazolösung. 5 min nach Zusatz der Diazolösung mißt man gegen die gleiche Kompensationslösung, die bei der Bestimmung des Gesamtbilirubins benutzt wurde, mit dem Filter S 53.

Berechnung. $c = (6{,}34 \cdot E - 0{,}05)$ mg Bilirubin in 100 ml Serum.

Bemerkung. Auch bei dieser Bestimmung muß nötigenfalls die Messung mit den Filtern S 42 und S 53 vorgenommen werden.

3. Indirektes Bilirubin[1]

Berechnung. Der Gehalt an indirektem Bilirubin ergibt sich aus der Differenz von Gesamtbilirubin und direktem Bilirubin.

Normalwerte. 0,3—1,0 mg Bilirubin (Gesamtbilirubin) in 100 ml Serum. In normalem Serum findet sich kein direkt reagierendes Bilirubin.

Diastase im Serum (nach LEIPERT)

Prinzip. Kartoffelstärkelösung wird bei p_H 6,8 durch die Diastase abgebaut und die Diastaseaktivität durch Bestimmung der reduzierenden Abbauprodukte nach HAGEDORN-JENSEN festgestellt.

Reagentien. 1. Stärkelösung 0,1%ig. Kartoffelstärke reinst für Diastasebestimmungen (nicht lösliche Stärke) wird in physiologischer Kochsalzlösung jedesmal frisch angesetzt. Der Stärkeblindwert, nach untenstehender Methode geprüft, soll nicht mehr als 2—3 mg-% Glucose betragen. 2. Phosphatpuffer vom p_H 6,8. Es werden gleiche Teile m/15 KH_2PO_4 (9,078 g ad 1000) und m/15 $Na_2HPO_4 \cdot 2\ H_2O$ (11,876 g ad 1000) gemischt. 3. Zinksulfat 0,9%ige Lösung. 2 ml der 45%igen Zinksulfatlösung ad 100. 4. 1/10 n-Natronlauge. 5. Reagentien zur Blutzuckerbestimmung nach HAGEDORN-JENSEN.

Ausführung. In ein Gemisch von 1 ml Phosphatpuffer und 5 ml Stärke-Kochsalzlösung, das im Wasserbad auf 40° erwärmt wird, bringt man mit einer Blutzuckerpipette 0,1 ml Fluoridblut und inkubiert die Mischung genau 30 min bei 40°. Man enteiweißt dann durch Erhitzen mit 5 ml 0,9%iger Zinksulfatlösung + 2 ml 1/10 n-Natronlauge im Wasserbad, filtriert und behandelt weiter wie bei der Blutzuckerbestimmung. In gleicher Weise wird ein Ansatz ohne Inkubation unmittelbar vor der Titration behandelt.

Berechnung. Die Diastaseaktivität (= Amylaseaktivität) ausgedrückt in mg-% Glucose entspricht der Differenz nach Inkubation des Blutes mit Stärke minus dem Wert ohne Inkubation.

Normalwerte. $d_{30'}^{40°}$ = 40—150 mg-% Glucose. Diese Methode ist nicht für Diastase im Harn anwendbar.

Glykogenase im Serum

Die Glykogenasebestimmung im Serum wird nach B. OTTENSTEIN in fast gleicher Weise durchgeführt wie die Diastasebestimmung, nur mit Glykogenlösung 0,3%ig als Substrat:

0,1 ml Fluoridblut werden in 2 ml Aqua dest. ausgeblasen, mit 9,1 ml frisch bereiteter Glykogenlösung versetzt und nach Zusatz von 0,1 ml einer 1,1%igen Kochsalzlösung 2 Std. im Wasserbad bei 40° stehen gelassen. Man enteiweißt dann durch Erhitzen mit 1 ml 4,5%iger Zinksulfatlösung und 2 ml 1/10 n-Natronlauge usw.

Die Normalwerte betragen 130—170 mg-% Glucose.

Lipase (nach NOTHMAN, PRATT und BENOTTI)

Prinzip. Eine Olivenölemulsion wird in einem Veronalpuffer mit Serum 24 Std. inkubiert und die Zunahme ihrer Acidität durch Titration mit Lauge bestimmt.

Reagentien. 1. Olivenölemulsion. 12,5 g Gummi arabicum werden in einem Kolben in 50 ml Wasser gelöst. Man gibt unter dauerndem Schütteln 50 ml Olivenöl langsam zu und mischt zu einer weißen Emulsion, der man schließlich unter weiterem Schütteln allmählich noch 50 ml Wasser zugesetzt. Die Emulsion wird im Eiskasten aufbewahrt. 2. Calciumacetat. 20 g

---

[1] Dieses „indirekte" Biliburin ist nicht zu verwechseln mit dem indirekten Biliburin nach der alten Alkoholmethode von HIJMANNS VAN DEN BERGH. Letzteres war ein unvollständiges Gesamtbilirubin.

(CH$_3 \cdot$ COO)$_2$Ca $\cdot$ H$_2$O + Aqua dest. ad 1000. 3. Veronalpuffer. 5 g Veronal-natrium + Aqua dest. ad 1000. 4. Alkohol-Äthergemisch zur Inaktivierung, 9 Vol.-Teile 95%igen Alkohols + 1 Vol.-Teil Äther.

Ausführung. Mit jedem Hauptversuch laufen 3 Leerwerte, 1 Serumleerwert L_1, 1 Olivenölleerwert L_2 und ein Pufferleerwert L_3. Ein Ansatz enthält 13 ml folgender Mischungen:

L_1	L_2	L_3	Hauptversuch
2 ml H$_2$O	2 ml Ölemuls.	3 ml H$_2$O	2 ml Ölemuls.
5 ml Ca-acet	5 ml Ca acet.	5 ml Ca acet.	5 ml Ca acet.
5 ml Puffer	5 ml Puffer	5 ml Puffer	5 ml Puffer
1 ml Serum	1 ml H$_2$O		1 ml Serum.

die weiteren nur L_1 und Hauptversuch.

Die Proben werden für 24 Std. in einen Thermostaten von 37° gebracht, dann durch 10 ml Alkohol-Äthergemisch inaktiviert und nach Zusatz einiger Tropfen Phenolphthaleinindicators mit 0,05 n-NaOH titriert. Hauptversuch und Leerwerte sind auf den gleichen Farbton zu bringen.

Berechnung. Als Lipaseeinheit gelten die ml 0,05 n-NaOH, welche die Säuren neutralisieren, die durch 1 ml Serum in 24 Std. aus dem Olivenöl freigemacht wurden.

Man bildet die Summe $L_1 + L_2$, von der L_3 zu subtrahieren ist, um eine doppelte Berechnung des Pufferleerwertes zu vermeiden. Der wahre Laugenverbrauch des Hauptversuches ist daher:

Hauptversuch — ($L_1 + L_2 - L_3$) = Lipaseeinheiten nach obiger Definition.

Normalwerte. 0,2 — 1,3. Im Mittel 0,6 ml 0,05 n-NaOH.

Phosphatase im Serum

Prinzip. Dem Serum wird, nachdem es durch einen sauren oder alkalischen Puffer in das entsprechende Milieu gebracht wurde, Dinatriumphenylphosphat als Substrat hinzugefügt und eine passende Zeit bei 37° inkubiert, wobei die Phosphatasen Phenol freisetzen, das mit dem Reagens von Folin und Ciocalteu colorimetrisch bestimmt wird.

Reagentien. 1. Substratlösung: 0,218 g Dinatriumphenylphosphat werden in 100 ml Aqua dest. gelöst. Man sterilisiert durch kurzes Aufkochen, kühlt und bewahrt die Lösung nach Zusatz einiger Tropfen Chloroform im Eisschrank auf. 2. Alkalischer Puffer, p$_H$ 9,4: 3,18 g Natriumcarbonat wasserfrei + 1,68 g Natriumbicarbonat + Aqua dest. ad 500. 3. Saurer Puffer, p$_H$ 4,9: 21,0 g kristallisierte Citronensäure werden in Wasser gelöst und nach Zusatz von 188 ml 1/1 n-Natronlauge mit Aqua dest. ad 500. Aufbewahrung im Eisschrank. 4. Phenolreagens nach Folin und Ciocalteu: man bringt in einen 1,5 l-Kolben 100 g Na$_2$WO$_4$. 2 H$_2$O + 25 g Na$_2$MoO$_4$. 2 H$_2$O + 700 ml H$_2$O + 50 ml 85%ige Phosphorsäure + 100 ml konzentrierte HCl und erhitzt die Mischung 10 Std. unter Rückflußkühlung, fügt 150 g Lithiumsulfat und einige Tropfen Brom hinzu und kocht $^1/_4$ Std. ohne Kühler, um den Überschuß des Broms zu entfernen. Schließlich kühlt man, verdünnt auf 1000 ml und filtriert. Die gelbe Lösung soll nicht grünlich verfärbt sein und wird zum Gebrauch 1:3 verdünnt. Sie ist auch fertig im Handel. 5. Natriumcarbonat wasserfrei, 20%ige Lösung. An warmer Stelle aufbewahren, um ein Auskristallisieren zu verhindern. 6. Phenolstammlösung, 100 mg-%ig. Man löst 1 g kristallisiertes Phenol in 1000 ml 1/10 n-HCl und bestimmt genau die Stärke der Lösung: 25 ml der Phenolstammlösung werden in einem Erlenmeyer-Kolben mit 50 ml 1/10 n-Natronlauge auf 65° erwärmt. Dann läßt man 30 ml 1/10 n-Jodlösung einlaufen, wobei die Spitze der Pipette in die warme Phenollösung taucht, verschließt sofort.

Es darf dabei noch kein Niederschlag entstehen, die Flüssigkeit soll braungelb gefärbt sein. Es wird 5 min kräftig geschüttelt, bis eine violette Trübung
einsetzt. Dann läßt man noch 30 min ruhig stehen. Danach gibt man
3 ml HCl 34%ig hinzu, kühlt evtl. und titriert mit 1/10 n-Thiosulfatlösung
zurück. 1 ml verbrauchter 1/10 n-Jodlösung entspricht 1,567 mg Phenol.
Die Lösung hält sich unbegrenzt. 7. Phenol-Gebrauchsstandard: 2 ml
Stammlösung werden auf 100 ml aufgefüllt. Die Lösung ist im Eisschrank
nicht länger als 2 Monate aufzubewahren.

Ausführung. Übersicht: Es müssen folgende Zentrifugengläser A und B
bzw. Reagenzgläser C und D bereitgestellt werden. A. Warmversuch,
alkalisch: Für die Inkubation des Serums bei 37 Grad. B. Kaltversuch
alkalisch: Für die Grundfärbung, die schon ohne Phosphatasewirkung durch
die gesamten Reagentien einschließlich Serum mit dem Reagens eintritt.
Desgleichen je 1 Glas für den sauren Warm- und Kaltversuch. C. Kontrollwert 0,02 mg Phenol: Zur Prüfung der Eichkurve. D. Reagentienleerwert:
als Kurvenausgangspunkt (z. B. für Cuvettenleerwert bei Havemann-
Colorimeter, als Kompensationslösung für Stufo, Elko).

Versuche. *A. Warmversuch.* In das Zentrifugenglas werden 2 ml Substratlösung mit 1,8 ml des sauren bzw. alkalischen Puffers im Wasserbad auf 37°
erwärmt und 0,2 ml Serum hinzugefügt. Bei der alkalischen Phosphatase
wird das Glas nach genau 15 min aus dem Wasserbad genommen und 2,0
verdünntes Phenolreagens hinzugefügt, gemischt, zentrifugiert und 4 ml
in ein Reagenzglas überführt; bei der sauren Phosphatase macht man dasselbe nach 60 min Inkubation. Die 4 ml Zentrifugat können bis zur Weiter-
verarbeitung verstopft bis zu 3 Std. stehen. Weiter s. unten unter E.

B. Kaltversuch. Während der Inkubation wird ein 2. Zentrifugenglas
ebenso hergerichtet wie A., nur wird nach Zugabe des Serums sofort ohne
Inkubation mit dem Phenolreagens gefällt und zentrifugiert. Weiter s.
unter E.

C. Kontrollwert 0,02 mg Phenol. 1,0 ml Phenol-Gebrauchsstandard + 1,0
Phenolreagens verdünnt + 2,0 ml Wasser werden in einem Reagenzglas
gemischt. Weiter wie unter E.

D. Reagentien-Leerwert. 1,0 Phenolreagens verdünnt + 3,0 ml Wasser
werden in einem Reagenzglas gemischt.

E. Farbentwicklung. Zu den obigen Reagenzgläsern, in denen sich je
4 ml Flüssigkeit befinden, werden im Abstand von 2 min je 1,5 ml Sodalösung gegeben (und zwar zuerst zu D), und zur Farbentwicklung genau
10 min im Wasserbad bei 37° gehalten, dann im Colorimeter in 0,5 cm
Schichtdicke die Werte von A und B gegen D als Kompensationslösung
gemessen. Die Messung im Havemann geschieht mit den Filtern: links:
OG 2, Mitte: ohne rechts: OG 2, im Stufo oder Elko mit S 61.

F. Berechnung. Der Wert für C. soll auf der Kurve liegen mit einer
Maximalabweichung von ± 2%.

1. *Berechnung der sauren Phosphatase.* a) In King-Armstrong-Einheiten
(bezogen auf 60 min), (mg Phenol A — mg Phenol B) × 750 = KAE
Normal 0,5—2,0 höchstens 4,0 KAE. b) In Millimol pro Liter (RAABE)
(bezogen auf 60 min) KAE × 0,106 = mMol/l. Normal 0,05—0,2 höchstens
0,4 mMol. 2. *Berechnung der alkalischen Phosphatase.* a) in King-Armstrong-
Einheiten (bezogen auf 15 min) (mg Phenol A — mg Phenol B) × 750 =
= KAE. Normal 3—10, höchstens 13 KAE. b) in Millimol pro Liter nach
RAABE, der auf 1 Std. Inkubation bezieht, kann nicht exakt umgerechnet
werden, da nur schwache Fermentaktivitäten linear mit der Zeit ansteigen.

Als grobe Annäherung gilt: für normale Werte KAE × 0,4 = mMol, für höhere Werte KAE × 0,3 = mMol. Normal 1—4, höchstens 5 mMol.

G. Eichkurve

mg Phenol in 5,5 ml Endfl.	0,0	0,01	0,02	0,03	0,04	0,05	0,06
ml Phenol Gebr. St.	0,0	0,5	1,0	1,5	2,0	2,5	3,0
ml Phenolreag. 1:3	1,0	1,0	1,0	1,0	1,0	1,0	1,0
ml Wasser	3,0	2,5	2,0	1,5	1,0	0,5	0,0
ml Sodalsg.	1,5	1,5	1,5	1,5	1,5	1,5	1,5

Tabelle 25. *Phosphataseaktivität im Serum unter pathologischen Bedingungen*

	Phosphatase		Anorganischer P	Ca
	alkalische	saure		
Floride Rachitis	erhöht	erhöht	erniedrigt bis 1mg-%	normal
Renale Rachitis	erhöht		erhöht	erniedrigt
Osteomalacie	erhöht		normal	erniedrigt
Ostitis deformans	erhöht		normal	normal
Ostitis fibrosa Recklinghausen	erhöht		normal bis erniedrigt	bis über 20 mg-%
Verschlußikterus	erhöht			
Parenchymatöser Ikterus	(erhöht)			
Carcinom, Knochenmetastase	erhöht	erhöht	normal	oft erhöht
Knochensarkom, Prostatacarcinom		erhöht		
Gravidität mens III u. bei drohendem Abort	erhöht			

(Aus HOPPE-SEYLER/THIERFELDER: Handbuch Physiol. und Patholog.-Chem. Analyse, Bd. V, S. 175. Berlin-Göttingen-Heidelberg: Springer 1953.)

Bestimmung von Alkohol im Blut (Nach WIDMARK)

Die exakte Bestimmung des Blutalkohols erfordert Erfahrung. Selbstverständlich muß bei der Entnahme des Blutes jede Anwendung von leichtflüchtigen organischen Lösungsmitteln, wie Alkohol oder Äther, zur Reinigung und Desinfektion von Haut und Spritzen vermieden werden.

Das Prinzip der Bestimmung beruht darauf, daß man in einem geschlossenen Kolben durch isotherme Destillation den Alkohol aus dem in einem besonderen Näpfchen befindlichen Blut in eingestellte schwefelsaure Bichromatlösung treibt, wo er oxydiert wird. Durch Feststellung des noch vorhandenen Bichromates auf jodometrischem Wege kann man den Alkohol bestimmen.

Daraus ergibt sich, daß alle flüchtigen organischen Substanzen im Blut eine Fehlerquelle darstellen: Äther, Chloroform, Paraldehyd, aber auch reichlicher Obstgenuß wegen der enthaltenen Aldehyde.

Vorschrift für die Bestimmung z. B. in HALLMANN, Klinische Chemie und Mikrokopie. Stuttgart: Georg Thieme 1958.

Tabelle 26. *Übersicht über die verschiedenen Phosphatase-Bestimmungen.* Eine Einheit ist die Menge Enzym in a ml Serum, die in b min, c mg Substrat-Teil freisetzt

Autor und Einheitszeichen		Substrat	Zur Definition			Normalwerte in Einheiten	
			a	b	c	sauer	alkalisch
Bodansky	BE	Natriumglycerophosphat	100 ml	60 min	1 mg P	0,3—1,2	2,0—5,0 Kinder bis 13
Raabe	m/Mol/lt	Natriumphenylphosphat	1000 ml	60 min	1 Millimol P (31 mg P)	0,05—0,4	1—3
Kay	KE	Natriumglycerophosphat	1 ml	48 Std.	1 mg P		0,08—0,21 0,17—0,34 Kinder
Jenner u. Kay	JKE	Natriumphenylphosphat	100 ml	3 Std.	1 mg P		3,2—7,9 8,7—9,1 Kind.
King u. Armstrong	KAE	Natriumphenylphosphat	100 ml	15 min	1 mg Phenol		3—13
dto. Mod. Gutman	KAE	Natriumphenylphosphat	100 ml	60 min	1 mg Phenol	0,5—4	
King u. Kind	KKE	Natriumglycerophosphat	100 ml	60 min	1 mg Phenol	1—5	5—13
King u. Delory	KDE	Nitrophenylphosphat	100 ml	1 min	1 mg Nitro- phenol		
Huggins u. Talalay	HE	Phenolphthaleindi- phosphat	100 ml	60 min	0,1 mg Phe- nolphthalein	3—10	3—15

IV. Fermentbestimmungen mit dem optischen Test
1. Allgemeines

Grundlage aller dieser Bestimmungen ist die Einbeziehung des reduzierten Diphosphopyridinnucleotids (DPN-H) in die Reaktionen, die zur Bestimmung des gewünschten Fermentes führen. Dieses reduzierte Diphosphopyridinnucleotid hat bei 340 mμ einen molaren Extinktionskoffizienten (s. S. 315) von $\varepsilon = 6{,}22 \cdot 10$ cm^2 · Mol^{-1}. Bei Photometern, die nur 366 mμ isolieren, ist $\varepsilon = 3{,}30$ cm^2 · Mol^{-1}. Da das oxydierte Diphosphopyridinnucleotid (DPN) zwischen 300 und 400 mμ keine Absorption zeigt, kann der Übergang DPN-H → DPN leicht mit dem Photometer verfolgt werden. Es ist dafür nur nötig, daß man ein Gerät besitzt, das diese Wellenlängen zu erzeugen gestattet (Elko II mit Quecksilberlampe, Eppendorf-Photometer usw. oder ein Spektralphotometer).

Um die Enzym-Aktivitäten zu bestimmen, wird, als Maß für die vorhandene Konzentration, der zeitliche Abfall der Extinktion gemessen. Man mißt also unmittelbar nach Ingangsetzen und daraufhin jede Minute die Extinktion des Versuchsansatzes, und zwar 5—10 min lang. Aus den erhaltenen Werten kann man entweder rechnerisch den Mittelwert der Extinktionsänderung pro Minute ($\varDelta E$/min) bestimmen oder man trägt die Extinktionen als Ordinate gegenüber den Minuten als Abscisse auf Millimeterpapier auf, legt eine Gerade durch die Punkte, liest die Extinktionsdifferenz für 10 min ab und teilt durch 10. In beiden Fällen wird eine einseitig geringer werdende Extinktion (Reaktion geht zu Ende) nicht mehr berücksichtigt. Bei hohen Enzym-Aktivitäten kann das nach anfänglich sehr starkem Abfall sehr schnell eintreten. Man verdünnt dann das Serum vor dem Versuch entsprechend.

Die Enzymeinheiten werden verschieden definiert. BÜCHER spricht als Einheit die Menge in 1 ml Serum usw. an, die imstande ist, bei 25° C in 100 sec die Extinktion von DPN-H bei 366 mμ und 1 cm Schicktdicke um 0,100 zu ändern. WROBLEWSKI u. a. Amerikaner verwenden die Extinktionsänderung von 0,001 in 1 min bei 340 mμ. AMELUNG und HORN definieren als Einheit die Enzymmenge in 1 ml Serum, die pro Stunde 1μ Mol Substrat bei 25° umsetzt.

2. Milchsäuredehydrogenase-Aktivität

Prinzip. Milchsäuredehydrogenase (MDH) katalysiert die Reaktion

$$\text{Brenztraubensäure} + \text{DPN-H} + \text{H} \rightarrow \text{Milchsäure} + \text{DPN}$$

Da das Gleichgewicht weit rechts liegt, kann man ohne weiteres den zeitlichen Umsatz des DPN-H messen wie oben erwähnt und als Meßgröße verwenden.

Reagentien[1]. 1. Kaliumphosphat, prim., KH$_2$PO$_4$, nach SÖRENSEN. 2. Kaliumphosphat, sec., K$_2$HPO$_4$. 3. Brenztraubensäure, Na-Salz. 4. DPN-H. Aus den Reagentien 1—3 wird ein 0,05 m Phosphatpuffer von p$_H$ 7,6 hergestellt, der 5 · 10^{-3} m in bezug auf Brenztraubensäure ist (Lösung I). Aus 4 wird eine wäßrige Lösung gemacht, die 5 · 10^{-3} m ist (Lösung II).

Ausführung. Man bringt die beiden Lösungen, das frische, hämolysefreie Serum und eine 10 mm Cuvette in ein Wasserbad von 25° C. Man pipettiert

---

[1] Die für die optischen Teste nötigen Reagentien gibt es fertig zusammengestellt bei Boehringer-Mannheim als „Biochemica Test-Combinationen". Dabei braucht man nur mit abgemessenen Mengen Wasser die abgewogenen Substanzen zu lösen.

nacheinander 1,95 ml Lösung I, 0,05 ml Lösung II und 0,20 ml Serum in die Cuvette, rührt mit ganz feinem Glasstäbchen um und liest die Extinktion bei 340 bzw. 366 mμ sofort und dann fünf Minuten lang jede Minute ab. Man bildet dann den Mittelwert der Extinktionsänderungen pro Minute (ΔE/min). Einzelheiten siehe unter 1. Allgemeines.

Berechnung. Die Enzymeinheiten werden je nach Autor verschieden definiert (s. Allgemeines). Je nachdem ist für die 10 mm-Cuvette

bei 366 mμ	340 mμ	Autoren
ΔE/min · 184	ΔE/min · 97	Einheiten nach BÜCHER
ΔE/min · 20790	ΔE/min · 10960	Units des amerikanischen Schrifttums
ΔE/min · 200,6	ΔE/min · 105,7	Einheiten nach AMELUNG-HORN

Muß man eine 5 mm-Cuvette verwenden, so sind die Faktoren doppelt so groß.

3. Serum-Glutamat-Oxalacetat-Transaminase (SGOT)
nach KARMEN, WROBLEWSKI u. LADUE

Prinzip. Das Enzym katalysiert die Reaktion.

Asparaginsäure$+\alpha$-Ketoglutarsäure $\rightarrow$ Oxalessigsäure$+$Glutaminsäure.

Die entstehende Oxalessigsäure verbraucht in einer zweiten Reaktion DPN-H:

$$\text{Oxalessigsäure} + \text{DPN} \cdot \text{H} + \text{H} \rightarrow \text{Äpfelsäure} + \text{DPN}.$$

Die zeitliche Abnahme der Extinktion der DPN · H dient wieder als Maß für die Fermentkonzentration.

Reagentien. In der „Biochemica-Testkombination Boehringer" sind alle Reagentien zusammengestellt. Aus den abgewogenen Mengen der Stoffe
1. Kaliumphosphat, prim., KH_2PO_4, nach SÖRENSEN.
2. Kaliumphosphat, sec., K_2HPO_4.
3. l (+)-Asparaginsäure, Natriumsalz.
4. α-Ketoglutarsäure, KGS, Natriumsalz.
5. Reduz. Diphosphopyridinnucleotid, DPN-H.
6. Äpfelsäuredehydrogenase, AeDH

werden durch Lösen in Wasser folgende Lösungen hergestellt:

I. Phosphat/Asparaginsäure (Ph/Asparag) 0,1 m Phosphatpuffer p_H 7,4; 4,2 · 10^{-2} m Asparaginsäure.
II. α-Ketoglutarsäure (KGS), 0,2 m Lösung des Natriumsalzes.
III. Reduz. Diphosphopyridinnucleotid (DPN-H), 5 · 10^{-3} m DPN-H.
IV. Äpfelsäuredehydrogenase (AeDH), 0,5 mg Enzymprotein im ml.

Ausführung. a) Transaminasegehalt der Äpfelsäuredehydrogenase. In ein Kahn-Röhrchen (Reagenzglas 12 × 90 mm) werden pipettiert:

> 2,30 ml gep. Asparaginat
> 0,05 ml DPN · H
> 0,05 ml AeDH
> 0,50 ml Aqua bidest

gemischt und 15 min in ein Wasserbad von 25° gestellt. Dann wird 0,10 ml α-Ketoglutarsaures Na hinzugegeben, in die Cuvette gefüllt und sofort die erste Messung im Photometer gemacht, danach jede 2. Minute erneut gemessen (Einzelheiten siehe unter „Messung"). Als Kompensationslösung dient hier Wasser. Der erhaltene Extinktionsabfall pro Minute (Mittelwert) wird später als „Blindwert" abgezogen. Er braucht pro Äpfelsäuredehydrogenase-Präparat nur einmal bestimmt zu werden und ist meistens verschwindend klein.

b) Bestimmung des Serums. In die Kompensationscuvette füllt man das Asparaginat, in ein Kahnröhrchen (Reagenzglas 12 × 90 mm) die Lösungen:

$$2,30 \text{ ml Asparaginat}$$
$$0,05 \text{ ml DPN} \cdot \text{H}$$
$$0,05 \text{ ml AeDH}$$
$$0,50 \text{ ml Serum, hämolysefrei.}$$

Nach dem Mischen 15 min bei 25° halten, dann 0,10 ml KGS hinzu, sofort in die Meßcuvette gießen, Extinktion messen und gleichzeitig Stoppuhr drücken. Die Messung wird dann nach 1, 2, 3, 4, 6, 8 und 10 min wiederholt.

c) Messung. Im Elko werden die Hg-Lampe und das Filter Hg 365 benutzt sowie eine 5 mm-Cuvette: In einem Spektralphotometer stellt man 340 mμ ein und benutzt die 10 mm Cuvette.

Berechnung. Von dem Wert $\Delta E/\text{min}$ (s. Allgemeines) wird ein evtl. Blindwert für AeDH abgezogen.

Für $\lambda = 365 \text{ m}\mu$ 5 mm-Cuvette (z. B. Elko II)	Für $\lambda = 340 \text{ m}\mu$ 10 mm-Cuvette (z. B. Beckman-Spektralphotometer)	Einheiten	Normal
$\Delta E/\text{min} \times 7560$	$\Delta E/\text{min} \times 2000$	nach WROBLEWSKI	8—40
$\Delta E/\text{min} \times 202$	$\Delta E/\text{min} \times 53$	nach BÜCHER	0,20—1,15
$\Delta E/\text{min} \times 218$	$\Delta E/\text{min} \times 58$	nach AMELUNG-HORN	0,25—1,25

4. Serum Glutamat-Pyruvat-Transaminase (SGPT)

Prinzip. Das Enzym katalysiert die Reaktion

Alanin $+$ α-Ketoglutarsäure $\rightarrow$ Glutaminsäure $+$ Brenztraubensäure.

Die entstehende Brenztraubensäure verbraucht in einer zweiten Reaktion DPN-H

Brenztraubensäure $+$ DPN-H $+$ H $\rightarrow$ Milchsäure $+$ DPN.

Die zeitliche Abnahme der Extinktion der DPN-H dient als Maß der Fermentkonzentration.

Reagentien. Aus den Substanzen

1. Kaliumphosphat, prim. KH_2PO_4, nach SÖRENSEN
2. Kaliumphosphat, sec., K_2HPO_4.
3. D, L-Alanin, Natriumsalz.
4. α-Ketoglutarsäure, KGS, Natriumsalz.
5. Reduz. Diphosphopyridinnucleotid, DPN-H.
6. Milchsäuredehydrogenase, MDH,

die sich abgewogen in der „Biochemica-Testkombination Boehringer", befinden, werden folgende Lösungen hergestellt:

I. *Phosphat/Alanin* (Ph/Alanin), 0,1 m Phosphatpuffer p_H 7,4; 5,4 $\cdot$ 10^{-2}m Alanin.

II. α-*Ketoglutarsäure* (KGS), 0,2 m Lösung des Natriumsalzes.
III. *Reduz. Diphosphopyridinnucleotid* (DPN-H), $1,2 \cdot 10^{-2}$ m DPN-H.
IV. *Milchsäuredehydrogenase* (MDH), 0,25 mg Enzymprotein im ml.

Ausführung. Das Serum muß frisch und hämolysefrei sein. Die Ermittelung eines Blindwertes kann fortfallen.

In eine Kompensationscuvette füllt man als Leerwert ein:

> 1,82 ml gepuff. Alaninlösung
> 0,58 ml Aqua dest.
> 0,50 ml Serum.

In ein Kahnröhrchen wird eingefüllt:

> 1,82 ml Reaktionsgemisch (I)
> 0,04 ml DPN-H (III)
> 0,04 ml MDH (IV)
> 1,00 ml Serum.

durch Umschwenken mischen und in thermokonstantes Wasserbad von 25° C stellen; nach 15 min

> 0,10 ml KGS (II)

einmischen; Stoppuhr drücken, Inhalt des Röhrchens in 10 mm-Cuvette (bzw. 5 mm) gießen, 2—3 min nach KGS-Zugabe bis zu 10 min lang jede 2. Minute Extinktion bei 340 oder 366 mμ gegen Reagentien-Leerwert ablesen. Bei sehr hohen SGPT-Aktivitäten genügt eine Meßdauer von 2 bis 4 min. Das gemessene ΔE soll nicht größer als 0,300 sein.

Berechnung.

Für $\lambda = 365$ mμ 5 mm-Cuvette	Für $\lambda = 340$ mμ 10 mm-Cuvette	Einheiten	Normalwerte
ΔE/min × 3780	ΔE/min × 1000	nach WROBLEWSKI	5—35
ΔE/min × 100,2	ΔE/min × 26,5	nach BÜCHER	0,1—0,93
ΔE/min × 109,2	ΔE/min × 28,9	nach AMELUNG-HORN	0,1—0,9

5. Aldolase-Aktivität

Prinzip. Das Enzym-Aldolase (ALD) katalysiert die Reaktion

Fructose-1,6-di ph. s.[1] → Glycerinaldehyd ph. s. + Dioxyaceton ph. s.

Durch Triosephosphatisomerase, die man dem Versuchsansatz zugibt, wird fast alle Glycerinaldehyd ph. s. ebenfalls in Dioxyaceton ph. s. übergeführt. In einer weiteren Reaktion wird die gesamte Dioxyaceton ph. s. durch DPN-H hydriert

2 Dioxyacetonph. s. + 2 DPN-H + 2 H → 2 α-Glycerophosphat + 2 DPN.

Dabei ist Glycerophosphatdehydrogenase (GDH) als Katalysator nötig, die dem Ansatz ebenfalls zugefügt wird. Die zeitliche Abnahme der Extinktion der DPN-H dient als Maß der ursprünglichen Fermentkonzentration.

Reagentien. Aus den Substanzen

1. 2,4,6-Trimethylpyridin (Collidin).
2. Monojodessigsäure, Natriumsalz.

---

[1] ph. s. = Phosphorsäure.

3. Fruktose-1,6-diphosphorsäure, Natriumsalz.

4. Reduz. Diphosphopyridinnucleotid, DPN-H

5. Glycerophosphatdehydrogenase/Triosephosphatisomerase, GDH/TIM, die sich abgewogen in der „Biochemica-Testkombination Boehringer" befinden, werden folgende Lösungen hergestellt:

I. Collidinpuffer E (Konzentrat)/Fruktose-1,6-Diphosphat (CLP-E/FDP) 0,056 m, p_H 7,4; $3 \cdot 10^{-4}$ m an Monojodacetat; $2 \cdot 10^{-3}$ m an FDP.

II. Reduz. Diphosphopyridinnucleotid (DPN-H), $1,5 \cdot 10^{-2}$ m DPN-H.

III. Glycerophosphatdehydrogenase/Triosephosphatisomerase (GDH/TIM), 2 mg Enzymprotein im ml.

Ausführung. Das Serum muß frisch und hämolysefrei sein. Es ist zweckmäßig, gegen eine Cuvette mit 2,8 ml H_2O + 0,2 ml Serum zu messen, um die oft erhebliche Färbung des Serums zu kompensieren.

In ein Reagenzglas, 12 × 90 mm
2,74 ml CLP-E/FDP (I)
0,05 ml DPN-H (II)
0,01 ml GDH/TIM (III)

durch Umschwenken mischen und etwa 15 min bei 37° C halten (Wasserbad);

0,20 ml Serum

zugeben. Die Reaktion läuft jetzt. Das Reaktionsgemisch in 10 mm- bzw. 5 mm-Cuvette gießen und (etwa 3—5 min nach Zugabe des Serums) bei 340 oder 366 mμ die Extinktion gegen Wasser + Serum messen (E_1) und gleichzeitig Stoppuhr drücken. Cuvetteninhalt in Reagenzglas zurückgießen und weiter bei 37° C 20 min lang (beides genau!) inkubieren. Danach erneut messen wie oben (E_2). $E_1 — E_2 = E$ ist die in der Inkubationszeit von 20 min erfolgte Extinktionsänderung. Bei sehr großen Aldolase-Aktivitäten (E über 0,300) Serum 1:1 mit H_2O verdünnen.

Berechnung.

Für $\lambda = 365$ mμ 5 mm-Cuvette	Für $\lambda = 340$ mμ 10 mm-Cuvette	Einheiten
$\Delta E/20$ min × 306	$\Delta E/20$ min × 81	Einheiten nach Bruns

Normalwerte: 4—8 Einheiten

B. Das Hämoglobin und seine Abbauprodukte*

Das Hämoglobin ist ein Chromoproteid aus der prosthetischen Gruppe Häm und dem Eiweißstoff Globin. Sein Molekulargewicht beträgt 68000. Es enthält das Häm viermal. Das Häm entsteht durch Eintritt von zweiwertigem Eisen in das Tetrapyrrolderivat Protoporphyrin IX (d. h. die Isomerieanordnung IX der 15 möglichen Isomeren[1]. Ist das Eisen dreiwertig, so spricht man von Hämin (neue Nomenklatur!). Will man in vitro den Eiseneinbau vornehmen, so erhält man Oxyhämin, bei dem am dreiwertigen Zentraleisen noch eine OH-Gruppe hängt (früher auch Hämatin genannt). Durch Ersatz von

---

* Bearbeitet von H. Weller.

[1] Über den Porphyrinstoffwechsel s. S. 655.

23*

OH durch Cl erhält man Chlorhämin, d. s. die bekannten „Teichmannschen Häminkristalle", die also nach neuer Nomenklatur „Chlorhäminkristalle" heißen müßten.

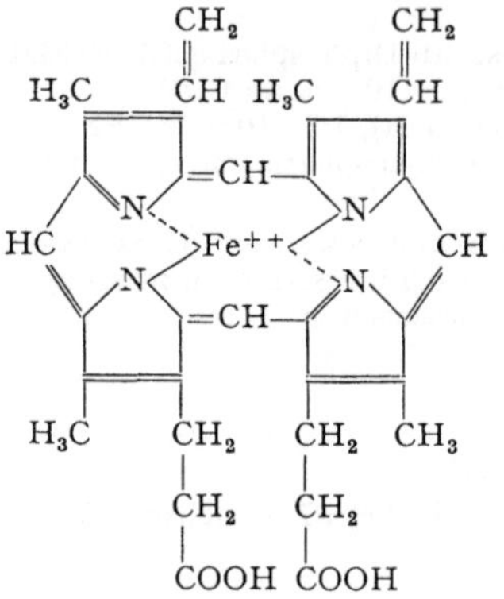

Häm	Oxyhämin (=Hämatin)	Chlorhämin (= Hämin Teichmann)

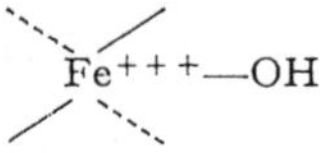

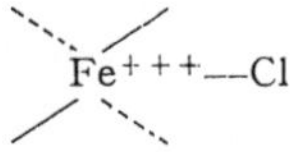

Das *Globin* läßt sich lyophil isolieren. Sein isoelektrischer Punkt
liegt bei p_H 6,9—7,0. Es ist reich an basischen Aminosäuren.

Oxyhämoglobin entsteht aus Hämoglobin in Gegenwart von Sauerstoff.
Das Eisen des Häm bleibt zweiwertig. Ein Molekül Sauerstoff kommt dabei
auf 4 Atome Eisen, also auf 4 Häme. Der Sauerstoff ist leicht wieder entfernbar, so daß man durch leichte Reduktionsmittel, wie gelbes Ammonsulfid,
durch Hyposulfit, ja durch bloßes Evakuieren wieder Hämoglobin erhält,
das man deshalb „reduziertes Hämoglobin" nennt.

Methämoglobin = Hämiglobin erhält man aus Hämoglobin durch Oxydation mit Kaliumferricyanid oder Kaliumchlorat. Es läßt sich durch Hyposulfit oder Ascorbinsäure wieder reduzieren.

Kohlenoxyd-Hämoglobin, wie es bei der Vergiftung mit Leuchtgas entsteht, läßt sich durch Reduktionsmittel nicht in Hämoglobin überführen.
Der CO-Komplex mit dem Eisen des Hämoglobins ist sehr viel fester als der
O_2-Komplex und nur langsam läßt sich durch Behandlung mit O_2 das CO
wieder ersetzen. Durch Oxydationsmittel entsteht aus CO-Hämoglobin
freies CO und Hämiglobin. Erkennung von Kohlenoxydhämoglobin s. S. 358.

Sulfhämoglobin kann in vitro durch Einleiten von H_2S und O_2 in Hämoglobinlösung hergestellt werden. Das Eisen ist dann zweiwertig. Pathologische Entstehung s. S. 357.

Die sog. Hämochromogene (oder besser Hämochrome, da es bereits
Farbstoffe sind), sind Verbindungen von Häm mit denaturiertem Globin,
NH_3, Aminen, Pyridin u. ä. Basen; Hämichrome sind die entsprechenden
Verbindungen mit dreiwertigem Eisen.

Von den Eigenschaften des Hämoglobins und seiner Derivate interessiert
hier vor allem die Lichtabsorption der wäßrigen Lösungen. Die Absorption
im UV beruht auf den aromatischen Aminosäuren des Globins, die im Sichtbaren auf dem Häm. Die Soretsche Bande liegt bei 425 $m\mu$.

Soret-Bande von   CO-Hämoglobin   bei 420 mμ
                     Oxyhämoglobin   bei 414 mμ
                     Methämoglobin   bei 406 mμ.

Sie zeigt die konjugierten Doppelbindungen des Porphinringes an. Im Sichtbaren liegen beim Hämoglobin die α-Bande bei 576 mμ, die β-Bande bei 540 mμ. CO-Hämoglobin zeigt fast dieselben Banden. Das „reduzierte" Hämoglobin hat eine breite (Stokesche) Bande mit Schwerpunkt bei 555 mμ. Im übrigen s. die Spektraltafel S. 359.

Zur quantitativen Bestimmung des Hämoglobins wandelt man am besten das Gemisch aus Hämoglobin, Oxyhämoglobin und (geringen Mengen) Methämoglobin in stabiles Cyanmethämoglobin um und mißt die Extinktion bei 540 mμ. Siehe S. 358.

Man kann auch das Eisen quantitativ bestimmen oder alles in CO-Hämoglobin umwandeln, dann durch Kaliumferricyanid das CO abspalten und manometrisch bestimmen.

Störungen in der Hämsynthese sind einmal die Anämien, soweit sie auf einer Störung des Eiseneinbaues beruhen (z. B. Eisenmangel-Anämien!) s. S. 455. Zum anderen gehören in weiterem Sinne die Porphyrien und Porphyrinurien dazu, die beim Porphyrinstoffwechsel S. 655 abgehandelt sind.

Störungen in der Globinsynthese. Eine Reihe von Anämien haben ihre Ursache in einem abweichenden Aufbau des Globins, während das Häm normal gebaut ist. Sie seien an dieser Stelle nur kurz erwähnt:

Thalassaemia major (COOLEY), eine hereditäre, hämolytische Erkrankung der Mittelmeerländer, bei der Koproporphyrin I im Harn vermehrt ist und die durch eine „schießscheibenartige" Form der Erythrocyten gekennzeichnet ist. Bei der Thalassaemia minor findet sich nur die abartige Form der Erythrocyten.

Die Sichelzellanämie (Drepanocytose) ist eine hämolytische Erkrankung der schwarzen Rasse mit abdominellen und Gelenkschmerzen, typischen Unterschenkelgeschwüren über den Knöcheln. Bilirubinämie und vermehrtes Stercobilin im Stuhl als Ausdruck der Hämolyse begleitet das Bild.

Störungen des Hämoglobinstoffwechsels im Erythrocyten. Bei der Kohlenoxydvergiftung wird Kohlenoxyd (aus eingeatmeten Abgasen, Leuchtgas usw.) so fest an Hämoglobin gebunden, daß der Sauerstofftransport nicht mehr in ausreichendem Maße stattfinden kann.

Bei der familiären Methämoglobinämie kann das physiologisch immer etwa bis zu 1% gebildete Methämoglobin nicht mehr zu Hämoglobin reduziert werden und eine Ansammlung bis zu 10—50% mit entsprechender Cyanose ist die Folge. Eine Insuffizienz der Enzyme der Triosephosphat- und Milchsäuredehydrierung ist der Grund, da diese Vorgänge mit der Reduktion des Methämoglobins gekoppelt sind.

Bei den toxischen Methämoglobinämien wird das Oxyhämoglobin durch Gifte zu Methämoglobin oxydiert, entweder direkt (Nitrite, Nitrate) oder indirekt, indem die Katalase gelähmt wird und das intermediäre H_2O_2 oxydierend wirken kann.

Sulfhämoglobinämie tritt bei Vergiftungen mit aromatischen Verbindungen (Sulfonamide!) oder durch Schwefelwasserstoffbildung bei Darmerkrankungen auf. Das Sulfhämoglobin der Erythrocyten ist nicht mehr in Hämoglobin zurückzuverwandeln.

Bei Erkrankungen mit starker Hämolyse, wie hämolytischer Anämie, Sichelzellanämie, Kälte- und Marschhämoglobinurie, Thalassaemie, hereditäre hämolytische Anämie, hämoglobinurische Malaria, wird das Hämoglobin nur noch z. T. normal in der Leber abgebaut. Hämo- und Hämiglobinurie, Hyperbilirubinämie und Methämalbuminämie können die Folgen sein.

1. Spektroskopische und chemische Untersuchung einiger Blutfarbstoffderivate

Das *Oxyhämoglobin*, die Verbindung des Atmungssauerstoffes mit dem Blutfarbstoff verleiht dem arteriellen Blut eine hellrote Farbe. Das venöse Blut ist ärmer an Sauerstoff und deshalb dunkler. Arterielles Blut enthält etwa 21 ml O_2 in 100 ml Blut, venöses bei körperlicher Ruhe 16 ml. Auf dem Weg durch die Capillaren werden also etwa 5 ml O_2 abgegeben. Bei schweren Pneumonien und Kreislaufinsuffizienz nimmt der Sauerstoffgehalt des Blutes ab.

Verdünnt man Blut stark mit Wasser, so zeigt es bei spektroskopischer Untersuchung die beiden Absorptionsstreifen des Oxyhämoglobins in Gelb (587—568 mμ) und Grün (552—527 mμ).

Bei Zusatz von etwas Ammonsulfid (nicht zu alt!) oder Natriumdithionit bildet sich das Spektrum des (reduzierten) Hämoglobins, ein breiter Streifen von 595—535 mμ.

Das *Kohlenoxydhämoglobin*, wie es bei der Kohlenoxyd-(Leuchtgas-)vergiftung entsteht, gibt ein Spektrum, das dem des Oxyhämoglobins sehr ähnlich ist. Bei Zusatz von Ammonsulfid ändert sich sein Spektrum im Gegensatz zu dem des Oxyhämoglobins nicht. Da jedoch meist auch noch Oxyhämoglobin anwesend war, entsteht ein gemischtes Spektrum von Kohlenoxydhämoglobin und reduziertem Hämoglobin. Es ist deshalb besser, mit einem CO-freien Blut zu vergleichen.

Chemisch kann man folgende Proben anstellen:

1. Blut 20fach mit Wasser verdünnen und zu gleichen Teilen mit 30%iger Natronlauge versetzen. Bei Anwesenheit von CO hellroter Niederschlag.

2. Blut 4fach mit Wasser verdünnen. Zu einem Teil drei Teile 1%ige wäßrige Tanninlösung geben. Bei Anwesenheit von CO karmoisinroter Niederschlag.

Die Anstellung all dieser Proben hat nur Sinn bis spätestens 7 Std. nach einer akuten Vergiftung.

Hämoglobin im Blut (nach EVELYN und MALLOY)

Prinzip. Das Hämoglobin wird durch Kaliumcyanid und Kaliumferrocyanid in stabiles Hämoglobincyanid überführt.

Reagentien. Kaliumcyanid 0,04 %, Kaliumferricyanid 0,04 %. Beides frisch ansetzen und zu gleichen Teilen mischen.

Ausführung. Man nimmt 0,076 ml Blut mit der Blutzuckerpipette ab und mischt mit 8 ml der Reagentienmischung. Die erhaltene Hämoglobincyanidlösung ist mindestens 48 Stunden vollkommen stabil. Es wird im Elko II mit Filter S 53 bei einer Schichtdicke von 1 cm gegen Wasser gemessen.

Berechnung. $c = 100 \times E$ Haemometer-Einheiten Hämoglobin. $c = 16 \times$ $\times E$ g-% Hämoglobin.

Methämoglobin (Hämiglobin) im Blut (nach KIESE)

Prinzip. In einer starken Blutverdünnung wird durch Leuchtgas das Hämoglobin in CO-Hämoglobin übergeführt. Hämiglobin bleibt unverändert. Eine Hälfte dieser Lösung wird durch Zugabe von Natriumdithionit reduziert. Sie enthält dann nur noch CO-Hämoglobin. Die Extinktionsdifferenz bei 578 mμ, die durch die Umwandlung des Hämi- in das CO-Hämoglobin eintritt, wird gemessen.

Reagentien. 1. Phosphatpuffer p_H 6,8 0,066 molar. 9,078 g KH_2PO_4 und 11,876 g Na_2HPO_4 werden jedes ad 1000 gelöst und gleiche Teile beider gemischt. 2. Natriumdithionit p. a.

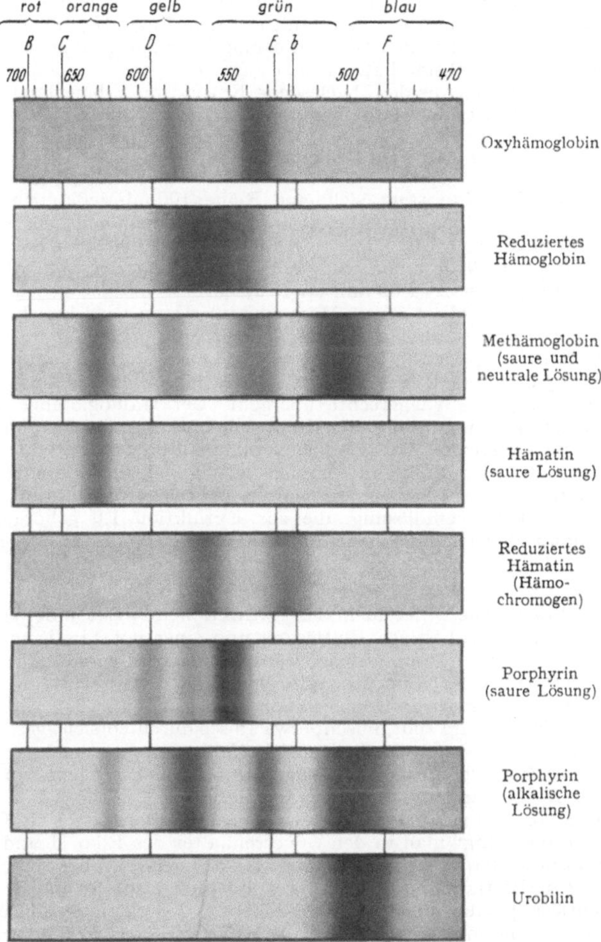

Abb. 74. Spektraltafel

Ausführung. Etwa 2 ml Venenblut werden in einem Röhrchen mit 0,2 mg trockenem Heparin ungerinnbar gemacht, zugestopft und die Bestimmung gleich angeschlossen. Dabei wird auch eine exakte Bestimmung des Hämoglobins in g-%, am besten nach EVELYN und MALLOY, vom Blut dieses Röhrchens durchgeführt (s. S. 358).

In einen 100 ml-Meßkolben werden zu 30 ml Phosphatpuffer und 50 ml Wasser 0,4 ml des ungeronnenen Blutes gegeben. Dann wird 2 min lang Leuchtgas eingeleitet und auf 100 aufgefüllt. Man verteilt den Inhalt auf zwei Zentrifugengläser und gibt in das eine eine kräftige Messerspitze Natriumdithionit. Umschütteln und zentrifugieren und sofort in bedeckte 3 cm-Cuvetten einfüllen. Man mißt mit dem Filter Hg 578 und Quecksilberlampe. Die nicht reduzierte Blutlösung dient zur Kompensation, da sie die niedrigere Extinktion hat.

Berechnung. Aus der abgelesenen Extinktion E berechnet man wie folgt den Prozentsatz des Methämoglobins am Gesamthämoglobin:

$$\% \text{ Methämoglobin} = \frac{E \times 144 \times 100}{4 \times \text{Hb g-}\%} .$$

Eichung. Man stellt sich eine Reihe 100 ml-Meßkolben mit der Verdünnung desselben Blutes bereit und fügt vor dem Einleiten des Leuchtgases jeweils 0,25, 0,50, 1,0, 2,0, . . . bis 6,0 ml einer 0,000925 n-$K_3Fe(CN)_6$-Lösung (0,304 g ad 1000) hinzu und läßt die Bildung der äquivalenten Mengen Methämoglobin etwa 30 min im Brutschrank vor sich gehen (1 ml Kaliumferricyanid oxydiert 16 mg Hämoglobin). Dann wird Leuchtgas eingeleitet und weiter verfahren wie oben. Die Extinktionen, aufgetragen gegen die ml $K_3Fe(CN)_6$-Lösung, ergeben eine Gerade, die an dem Punkt, wo das Ferricyanid gerade zur Oxydation des gesamten Hämoglobins ausreicht (h ml), in eine Waagerechte übergeht. Der Hämoglobingehalt der Probe beträgt dann h $\times$ 16 mg. Es fällt so nebenbei eine absolute, wenn auch nicht übermäßig genaue Hämoglobineichung an. Der schräge Schenkel der Kurve wird durch den Nullpunkt parallel verschoben, um den nativen Methämoglobingehalt des Blutes auszuschalten und bis zur Extinktion 1,0 verlängert. Die ml Ferricyanidlösung, die zur Extinktion 1,0 gehören, werden mit 16 multipliziert und ergeben so den Faktor F, der in obiger Formel 144 beträgt.

Kohlenoxydhämoglobin

Prinzip. Die Differenz in den Extinktionen zwischen der zu untersuchenden kohlenoxydhaltigen Blutlösung und einer vollständig mit Kohlenoxyd gesättigten Blutlösung gleicher Verdünnung wird gemessen.

Reagentien. Natriumcarbonatlösung, 0,1% wasserfreies Na_2CO_3 enthaltend.

Ausführung. In ein Kölbchen von 50 ml bringt man 8 ml Natriumcarbonatlösung und 0,1 ml Blut, mischt etwa 15 sec durch vorsichtiges Umschwenken. Eine Cuvette von 1 cm Schichtdicke füllt man zu etwa $^3/_4$ mit der Lösung. In den Rest der Lösung leitet man unter gleichzeitigem Schwenken 1 min lang Leuchtgas ein, um alles Hämoglobin in Kohlenoxydhämoglobin überzuführen. Dann füllt man diese Lösung in eine zweite 1 cm-Cuvette. Beide Cuvetten bringt man in den Cuvettenhalter des Elko II und mißt die Extinktionsdifferenz K_1 für das Filter Hg 578 (Quecksilberlampe).

Zur Bestimmung der Hämoglobinkonzentration in der verwendeten Blutlösung läßt man die mit Kohlenoxyd gesättigte Blutlösung in ihrer Cuvette und mißt ihre Extinktion für das Filter Hg 578, wobei die Kompensationscuvette nach gründlichem Ausspülen mit der Natriumkarbonatlösung gefüllt wird. Diese Messung ergibt den Wert K_2.

Berechnung. Bei der Sofortbestimmung an Vergifteten kann man nur eine Grobbestimmung auf $\pm$ 10% CO machen nach der Formel

$$C = 100\text{-F} \cdot \frac{K_1}{K_2} \% \text{ Kohlenoxydhämoglobin}$$

wobei für F der Mittelwert 200 eingesetzt wird.

Nach einem Tag, bzw. wenn das CO abgeatmet ist, bestimmt man von dem Patienten den individuellen Faktor F, indem man die Bestimmung mit CO-freiem Blut wiederholt und den Faktor nach

$$F = \frac{100 \cdot K_2}{K_1}$$ berechnet.

Mit dem individuellen Faktor wird dann das Versuchsergebnis des Vortages erneut berechnet und als genauer Wert herausgegeben.

2. Die Gallenfarbstoffe

Durch oxydativen Abbau des Hämoglobins und ähnlicher Verbindungen entstehen Gallenfarbstoffe. Der Porphyrinring wird bei α unter Verlust des C-Atoms oxydativ aufgesprengt, das Eisen tritt aus und es entsteht *Biliverdin*, dann durch Reduktion mit Hilfe eines Fermentes *Bilirubin*. Im Biliverdin wie im Bilirubin liegen die 4 Pyrrole in einer offenen Kette vor. Der Erwachsene dürfte 280—420 mg Bilirubin pro Tag ausscheiden. Da die tägliche Porphyrinneubildung, die z. T. auch zur Hämoglobinsynthese herangezogen wird, nur etwa 220 mg beträgt, scheinen für den Bilirubinstoffwechsel besondere Bedingungen vorzuliegen: Ein Teil des Bilirubins dürfte außer vom Hämoglobin auch von anderen Verbindungen ähnlicher Struktur, z. B. den Myoglobinen und Zellhäminen und vielleicht auch den Porphyrinen abstammen. Ein Teil des in den Darm ausgeschiedenen Bilirubins wird im enterohepatischen Kreislauf zur Leber zurückgebracht und dort erneut zur Bilirubinsynthese verwendet.

Über die Pathologie des Bilirubinstoffwechsels s. Leberkapitel S. 161—162.

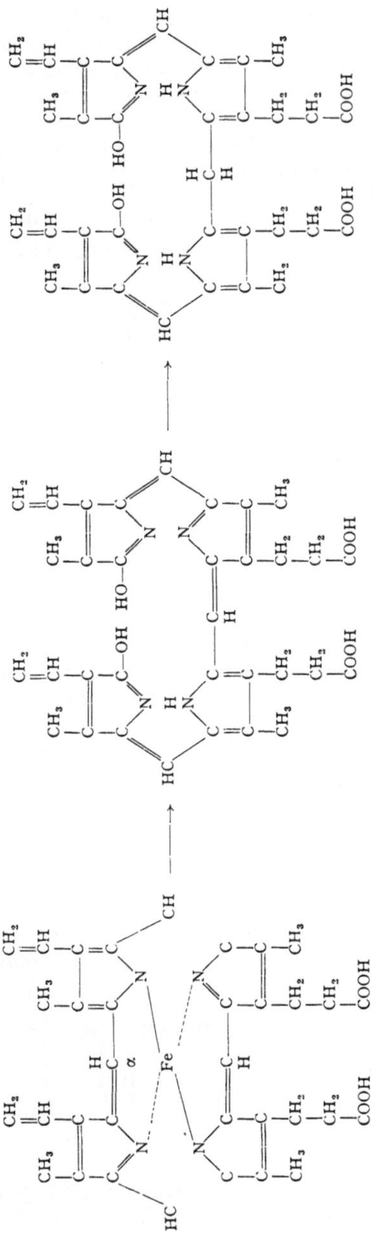

Im Darmtrakt tritt eine Hydrierung des Bilirubins zu *Urobilinogen*
ein, das auch in pathologischen Harnen vorkommt. Es selbst ist farblos,
da die Konjugation der Doppelbindungen aufgehoben ist. Zusammen mit
dem gleich zu besprechenden Stercobilinogen gehört es zu den „Chromo-
genen der Gallenfarbstoffe". Es wird sehr leicht außerhalb des Körpers
oxydiert, wobei in der zentralen Methenbrücke 2 H verschwinden und
es entsteht *Urobilin*.

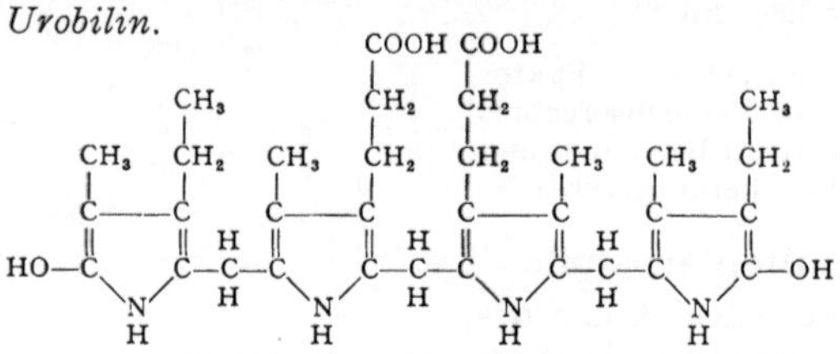

Urobilinogen (= Mesobilirubinogen)

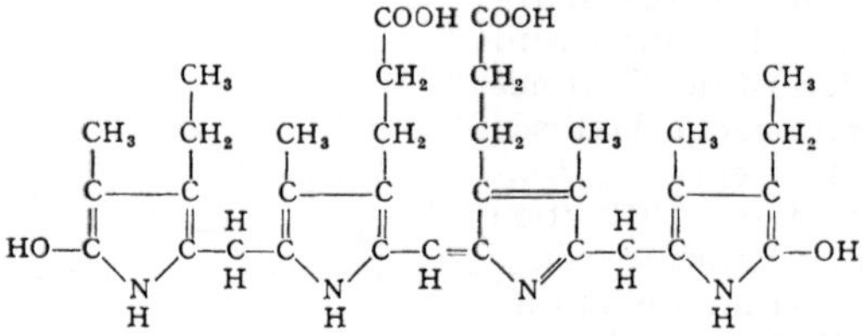

Urobilin IX α

Durch Teilhydrierung der endständigen Ringe des Urobilinogens entsteht ebenfalls im Darmtrakt *Stercobilinogen* und daraus außerhalb des
Körpers durch Dehydrierung der mittleren Methenbrücke *Stercobilin*.

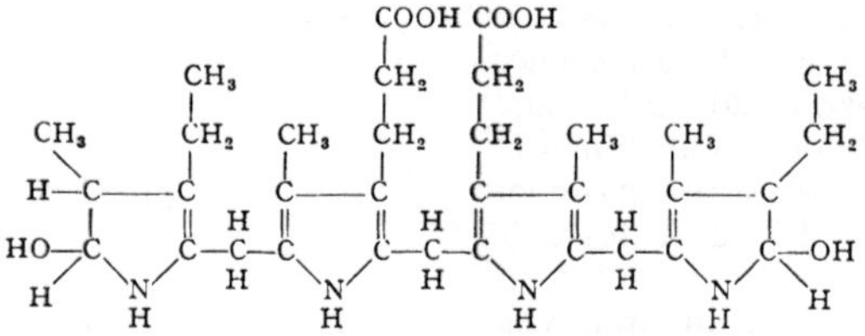

Stercobilinogen

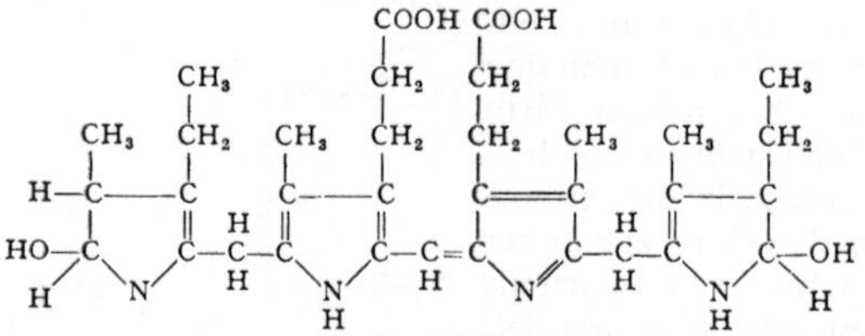

Stercobilin

Von den Dipyrrolverbindungen interessieren als Hämoglobin-
abbauprodukte noch das *Propentdyopent*, eine farblose Substanz, aus

der durch Reduktion in alkalischem Milieu das rote *Pentdyopent* mit der Absorptionsbande bei 525 mμ hervorgeht, die dem Stoff den Namen gegeben hat.

Außerdem kommen in Harn und Stuhl noch *Promesobilifuscin* (Mesobilileukan) und *Mesobilifuscin* vor, deren Bedeutung noch nicht genügend geklärt ist.

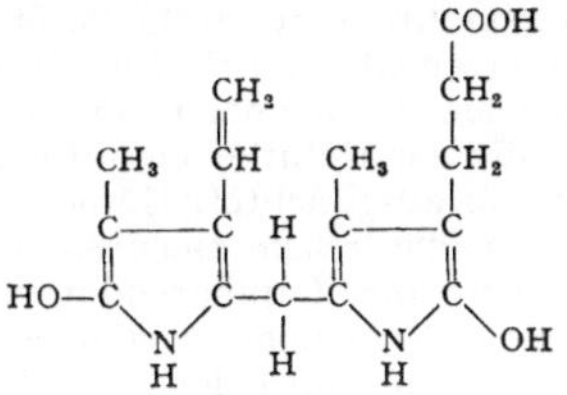

Pentdyopent

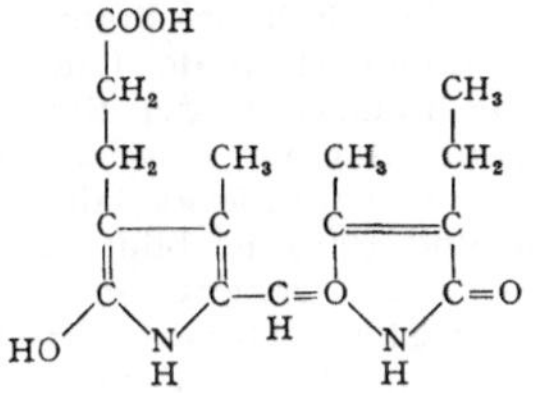

Mesobilifuscin II

Die Gallenfarbstoffe sind in organischen Lösungsmitteln, im alkalisch-wäßrigen Milieu und auch in Essigsäure löslich. Die Bestimmung des Bilirubins geschieht meist durch Kupplung mit diazotierter Sulfanilsäure, wobei ohne weiteres das sog. direkte Bilirubin, nach Zusatz von Coffeinbenzoat das gesamte Bilirubin bestimmt werden kann. Die Differenz ist das indirekte Bilirubin. Was den Unterschied zwischen den Bilirubinarten bedingt, ist bis heute in der Diskussion. Man glaubte zuerst, das indirekte Bilirubin sei an Eiweiß gebunden, das direkte nicht. Es hat sich aber gezeigt, daß beide an Eiweiß gebunden sind. Eine andere Annahme war, daß gallensaure Salze die direkte Reaktion bewirken. Heute erscheinen uns die Annahmen, daß das direkte Bilirubin neben loser Bindung an Albumin mit Glucuronsäure konjugiert ist (R. SCHMID), und das indirekte Bilirubin sich an α-Lipoproteide bindet (WEICKER), am wahrscheinlichsten. (Siehe auch Leberkapitel S. 161). Urobilinogen und Stercobilinogen zeigen die Ehrlichsche Reaktion mit p-Dimethylaminobenzaldehyd. Ihr Mechanismus ist unbekannt. Urobilinogen und Stercobilin zeigen die Schlesingersche Reaktion: Grünfluorescenz mit alkoholischer Zinkacetatlösung.

C. Die morphologischen Bestandteile des Blutes*

Ausgangsgewebe für die Blutzellbildung ist das hämoblastische Reticulumzellsystem, wobei das *myeloische* Reticulum zur myeloischen (auch medullären: medulla = Mark) und das *lymphatische* Reticulum zur lymphatischen (extramedullären) Hämopoese führt. Die hämoblastischen Reticulumzellen sind reticuläre Uferzellen und außer zur Hämopoese auch zur Phagocytose und zu besonderen fermentativen Leistungen befähigt. Ihnen fehlt grundsätzlich jedoch die Möglichkeit zur Faserbildung, die hingegen in besonders hoher Differenzierung eine spezifische Leistung des *Retothels* darstellt.

---

* Neu bearbeitet von H. GERHARTZ.

Retothelien besitzen neben einem großen Speicherungsvermögen die Fähigkeit zur Bildung feinster argentophiler Fasern. Sie sind in einem reticulär-syncytialen, fibrillären Maschenwerk fixiert und wachsen nur im Verbande. Zu ihnen gehören die Gerüstzellen der lymphatischen Gewebe und der Milz, aber auch die histiocytären Belegzellen (Pericyten) der Capillaren, insbesondere die Kupfferschen Sternzellen der Leber *(retotheliales System)*. Sie fehlen aber an den eigentlichen Blutbildungsstätten, da sie sozusagen nur im Notfall dank ihrer schlummernden omnipotenten (reticulären) Fähigkeiten zur Hämopoese in der Lage sind (extramedulläre Blutbildungsherde). Die Stoffwechselleistung der Reticulumzellen ist demnach vorwiegend auf eine *Zellvermehrung* und *Eiweißsekretion*, die der Retothelien auf eine intraplasmatische *Eiweißfixierung* als Gerüststoff ausgerichtet. Hämoblastisches Reticulum und Retothel bilden gemeinsam das *reticuloendotheliale System* (RES), wozu im erweiterten Sinne auch die Capillarendothelien der innersekretorischen Organe (Hypophyse, Nebennierenrinde) gerechnet werden. Das Endothel der Gefäße und Capillaren stellt jedoch morphologisch und funktionell ein gesondertes System des Mesenchyms dar, das vom Retothel auch begrifflich unterschieden bleiben sollte.

Das menschliche *Knochenmark* enthält neben dem hämopoetischen Parenchym in Gestalt der Reticulumzellen in wechselnder Stärke auch Zellsysteme, die nicht zum RES gehören, wie Fettzellen, Osteoblasten, Osteoklasten, Gewebsmastzellen, Endothelzellen und Fibrocyten.

Die undifferenzierte *Reticulumzelle* (große „lymphoide" Reticulumzelle) besitzt einen runden bis leicht ovalen Kern mit zarter, lockerer und gleichmäßiger Chromatinstruktur und oft mehreren Kernkörperchen. Ihr Plasma färbt sich nur wenig blaßblau bis schiefergrau und ist von unregelmäßiger, amöboider Gestalt. Oft liegen die Zellen syncytial in kleinen losen Verbänden zusammen. Nicht selten aber ist das zarte Protoplasma beim Ausstrichverfahren verlorengegangen, so daß die Kerne isoliert eingestreut liegen. Die Differenzierung dieser noch omnipotenten hämoblastischen Reticulumzellen erfolgt in mehreren parallellaufenden hämopoetischen Zellsystemen mit großer Proliferationsintensität, wobei die einmal begonnene Ausdifferenzierung ein Ineinanderübergehen der verschiedenen Entwicklungsreihen unmöglich macht. Die Granulocyten entstammen überwiegend diploiden mitotischen Zellteilungen der Promyelocyten und Myelocyten, geringer auch der Myeloblasten, die Erythrocyten mitotisch aus den Proerythroblasten und in mäßigem Umfang auch aus den Erythroblasten und die Lymphocyten mitotisch wie vermutlich auch amitotisch aus den Lymphoblasten. Im gesunden peripheren Blut sind Mitosen der Blutkörperchen nur äußerst selten anzutreffen. Der Zellgehalt des Knochenmarks wird bestimmt durch die Proliferationsintensität und die Reifungszeit der Zellen sowie den Grad der Zellausschwemmung in das periphere Blut.

Das morphologische Bild der Blutzellen beruht nicht nur auf ihrer Abstammung, sondern auch auf der momentanen funktionellen Leistung. Jugendliche Zellen mit großer Proliferationsaktivität zeichnen sich durch einen großen runden Kern mit locker gefügtem, feinwabigem, schwächer anfärbbarem Chromatingerüst und Kernkörperchen (Nucleolen) inmitten eines stark basophilen Protoplasmas aus. Hierdurch kann eine Differenzierung zwischen Proerythroblasten, Myeloblasten und lymphoiden Reticulumzellen zuweilen stark erschwert werden. Mit zunehmender Reifung werden die Kerne kleiner, dichter strukturiert und chromatinreicher, die Kernkörperchen gehen verloren und das Protoplasma wird oxyphil, oft unter Aufnahme acidophiler (eosinophiler), basophiler oder neutrophiler Granula.

Die mittlere Lebensdauer von Erythrocyten beträgt 115, die der Granulocyten 9 und die der Thrombocyten 1—8 Tage.

1. Erythropoese

Der *Proerythroblast* ($\varnothing$ 15—22 μ) ist die Stammzelle der roten Blut-
körperchen (Erythrocyten). Das tiefdunkelblaue (basophile), leicht geschum-
merte oder schollige Protoplasma ist frei von Hämoglobin. Der auffallend
runde, große Kern besitzt ein dichtes feinwabiges, gleichmäßig strukturiertes
Chromatingerüst und oft mehrere, peripher verwaschene Kernkörperchen.
Typisch ist auch eine schmale perinucleäre Aufhellungszone des Plasmas.
Mit zunehmender Reifung verschwinden zunächst die Kernkörperchen, die
Kernplasmarelation verschiebt sich zugunsten des Plasmas.

Der *Makroblast* ($\varnothing$ 8—15 μ) zeigt noch das dunkelblaue Plasma, doch ist
der Kern kleiner mit gröberer balkiger Chromatinstruktur, die zunehmend
eine radiäre Anordnung gewinnt.

Mit den *polychromatischen Erythroblasten* ($\varnothing$ 8—12 μ) nimmt die Zelle in
zunehmendem Maße Hämoglobin auf, wodurch ihr Plasma vom basophilen
zum rötlichen (acidophilen) Farbton wechselt: Das zunächst noch violette
Plasma zeigt eine allmählich breiter werdende perinucleäre graubräunliche
Aufhellung. Der Zellkern ist kleiner, sein Chromatingerüst grobschollig und
stark gefärbt. Der *oxyphile* (orthochromatische) *Erythroblast* ($\varnothing$ 7—10 μ) ist
hämoglobinbeladen und nun rosarot gefärbt. Der kleine runde, kräftig gefärbte Kern zeigt zunächst noch deutliche Balken- oder Radspeichenstruktur,
bald aber zunehmende Verklumpung und Schollenbildung. Strukturlose
homogene, oft bizarr gestaltete oder schlierig entstellte Kernreste lösen sich
schließlich durch Verflüssigung auf (Karyolysis) oder werden als Trümmer
ausgestoßen (Karyorhexis).

Der *Reticulocyt* (Proerythrocyt) ist nur wenig größer als der ausgereifte
Erythrocyt und enthält als Reste der basophilen Plasmasubstanz (nicht der
Kerne!) eine mit Vitalfarbstoffen oder elektronenoptisch darstellbare
charakteristische Netzstruktur, die Substantia granulo-filamentosa.

Als *Erythrocyt* (Normocyt) ($\varnothing$ 7—8 μ) bezeichnet man das ausgereifte
kernlose, mit Hämoglobin voll beladene rote Blutkörperchen; es hat die
Form einer runden flachen bikonkaven Scheibe, dessen rötliche Färbung
durch seinen Gehalt an Hämoglobin bestimmt wird. Das Zentrum der
Scheibe ist gewöhnlich schwächer gefärbt.

Störungen in der Synthese der vor allem in den Zellkernen vorkommenden
Thymonucleinsäure führen zu charakteristischen morphologischen Veränderungen der Erythropoese, insbesondere der Größe und Struktur der
Erythroblastenkerne (Megaloblasten). Während der *Promegaloblast* ($\varnothing$ 18
bis 25 μ) noch von den Proerythroblasten kaum unterscheidbar ist, besitzt
der *Megaloblast* ($\varnothing$ 16—20 μ) einen auffallend großen, leicht ovalen Kern
mit einem äußerst feinmaschigen, bereits frühzeitig radiär gerichteten,
zarter angefärbten Chromatingerüst mit mehreren (3—6), oft konfluierenden
verwaschenen Kernkörperchen. Das tiefblaue Plasma umgibt den Kern mit
einem blassen Hof, durchläuft dann im wesentlichen aber den normalen
Entwicklungsgang über Polychromasie und Oxyphilie.

Der polychromatische Megaloblast ($\varnothing$ 12—16 μ) besitzt bereits einen
deutlich radiär strukturierten, grobscholligen und nun nucleolen-freien Kern,
der beim oxyphilen Megaloblasten ($\varnothing$ 10—15 μ) bald strukturlos wird.

Der *Megalocyt* ($\varnothing$ 8—12 μ) ist durch seine leicht ovale Form („Ovalocyt"),
seine Größe („Makroplanocyt"), sein mäßig erhöhtes Zellvolumen (über
100 μ^3), sowie seinen gesteigerten Hb-Gehalt („Hyperchromie") charakterisiert.

Als *Hypochromie* bezeichnet man die durch einen verminderten Hb-Gehalt bedingte schwächere Anfärbung der Erythrocyten: Unter zentraler Aufhellung kommt es zur Ausbildung nur noch dünner, schwach-rosa gefärbter Ringschatten, während der Zelldurchmesser normal bleibt („Anulocyten": anulus = Ring).

Dementgegen beruht die *Hyperchromie* auf einem gesteigerten Hb-Gehalt und geht mit intensiver Rotfärbung und Dickenzunahme einher.

Polychromasie (auch „Anisochromie") bezeichnet das unterschiedliche färberische Verhalten junger Erythrocyten durch längeres Verbleiben basophiler Protoplasmasubstanz und ist Ausdruck einer gesteigerten Regeneration.

Anisocytose ist bei ungewöhnlichen Größen- und Formunterschieden der Erythrocyten gegeben:

Mikrocyten sind abnorm kleine, *Makrocyten* abnorm große Zellen, *Poikilocyten* kleine, entrundete und infolge einer gesteigerten Lädierbarkeit oft bizarr verformte, tropf-, hantel- oder birnenförmige Zellen.

Sphärocyten sind kleine ballartige Zellen mit stark gesteigertem Hb-Gehalt („Kugelzellen").

Ovalocyten (Elliptocyten) und *Sichelzellen* beruhen auf erblichen Anomalien.

Stechapfelformen sind verkleinerte Erythrocyten mit zackiger Randkontur und entstehen als Kunstprodukt bei langsamer Austrocknung des Präparates.

Pseudoagglutination ist die Zusammenballung der Erythrocyten zu Geldrollenformen, wie sie häufig bei erhöhter Blutsenkung angetroffen wird.

Siderocyten enthalten färberisch nachweisbare Eisengranula als Ausdruck einer Überalterung.

Jolly-Körperchen (Kernkugeln) und *Chromatinstäubchen* finden sich gelegentlich als Kernreste bei Störungen des Kernabbaues.

Basophile Punktierung ist Ausdruck einer gesteigerten, aber gestörten Regeneration, z. B. bei Bleivergiftungen und nach Milzexstirpation.

Heinzsche Innenkörper entsprechen toxisch bedingten Zersetzungsprodukten (Anilin, Sulfonamide).

2. Granulopoese

Der *Myeloblast* ($\varnothing$ um 16 μ) ist die Stammzelle der Granulocyten. Sein großer runder Kern besitzt ein deutliches knäuelförmiges Chromatingerüst, das mehrere klarblaue Kernkörperchen (Nucleolen) saumartig umfaßt; er ist von einem schmalen ungranulierten, lebhaft blauen Plasmasaum (mit negativer Peroxydase-Reaktion) ringartig umgeben.

Der *Promyelocyt* ($\varnothing$ 20—25 μ) wird durch Verbreiterung des Protoplasmas und Entrundung von Kern und Plasma zur größten Zelle der Granulopoese. Im zart und eintönig strukturierten, meist gekerbten oder bohnenförmigen Kern bleiben die Nucleolen noch gut erkennbar. Das Plasma hellt langsam eosinophil auf — besonders im Bereich der Kernbuchtung — und lagert gröbere azurophile, unregelmäßig angehäufte Granula ein. Die Peroxydase-Reaktion wird nun bald stark positiv.

Beim *Myelocyten* ($\varnothing$ 14—18 μ) werden Zellkern und -plasma wieder kleiner; die unregelmäßige Plasmagranulation der Promyelocyten hat sich zu einer äußerst feinen, gleichmäßig verteilten *neutrophilen*, zu einer grobscholligen *eosinophilen* oder einer plumpen groben, Kern und Plasma weitgehend verdeckenden *basophilen* Granulation differenziert. Alle Granula sind stark peroxydase-positiv. Der Zellkern nimmt nach Verlust der Nucleolen eine gröbere und dichtere Chromatinstruktur an; das Zellplasma hat vom Basophilen zum Oxyphilen gewechselt.

Metamyelocyten (Jugendliche) zeigen einen grobscholligen, schmalen und tief eingebuchteten Kern mit scharf gezeichneter Kontur; ihr Plasma ist nun deutlich oxyphil und fertig ausgereift. Sie erscheinen bereits vereinzelt im peripheren Blut.

Der *stabkernige Granulocyt* unterscheidet sich vom Metamyelocyten nur noch durch den schmaleren und gröber strukturierten Kern, der bereits beginnende Einschnürungen aufweist. Werden diese schmaler als $^1/_3$ der Kernsegmente, also fadenförmig, so sprechen wir von

Segmentkernigen Granulocyten ($\varnothing$ 10—15 μ).

Als *Übersegmentierung* gilt das Vorhandensein von mehr als fünf Kernsegmenten; sie ist Ausdruck einer Überalterung der Zelle (Abbauform).

Bei schweren Infekten, nach Röntgenbestrahlungen u. a. finden sich in wechselnder Intensität sog. *toxische Veränderungen* der Granulocyten, wozu in erster Linie die „toxische Granulation" gerechnet wird: Einzelne unregelmäßig verstreute, den Promyelocyten-Granulationen ähnliche eosinophile Granula im oxyphilen Granulocytenplasma, die aber zarter als die Granulationen der Eosinophilen sind. Als toxisch bedingt gelten auch Größenunterschiede der Stab- und Segmentkernigen, Plasmabasophilie und Kern- wie auch Plasmavacuolisierung; gelegentlich kommt es dabei auch zur Deformierung der Stabkerne mit kurzen plumpen chromatinreichen Kernsegmenten (Pseudo-Pelger).

Bei der Pelger-Huëtschen Kernanomalie handelt es sich dagegen um eine vererbbare, funktionell belanglose Kerndeformierung.

Neben dem Persistieren der azurophilen (toxischen) Progranula bis zu den reifen Granulocyten bleiben bei einigen Infektionskrankheiten zuweilen auch Teile des unreifen basophilen Plasmas erhalten, sog. *Doehlesche Körperchen.*

Das Vorhandensein *geschlechtsspezifischer Merkmale* der Leukocyten gestattet aus dem in üblicher Weise nach MAY-GRÜNWALD-GIEMSA gefärbten Blutausstrich mit großer Sicherheit eine cytologische Geschlechtsdifferenzierung; denn die neutrophilen segmentkernigen Granulocyten besitzen unterschiedliche charakteristische Kernanhänge, wobei sich drei Typen unterscheiden lassen:

Typ A = „*Drumstick*": homogene und intensiv gefärbte, nach Form und Größe auffallend konstante Kernteile, die nach Art von Trommelschlegel oder hängender Tropfen mit einem dünnen Chromatinfaden an einem Kernsegment hängen (Größe etwa 2 : 1,6 μ).

Typ B: Ungestielte, knoten- oder tropfenförmige Kernanhänge.

Typ C: a) Zwischenformen, die sich vom Typ A und B durch ihre stark wechselnde Farbdichte und Randschärfe unterscheiden und höchstens $^3/_4$ der Größe eines „Drumstick" erreichen.

b) Stab-, haken- und fadenförmige Exkreszenzen.

Während Typ A und B stets nur solitär vorkommen, finden sich Kernanhänge der Form C oft in mehreren Exemplaren in einer einzelnen Zelle. Die Geschlechtsbeurteilung erfolgt durch mikroskopische Auszählung von 500 segmentierten Neutrophilen (mit mindestens einer fädigen Kernbrücke) und Zuordnung der aufgefundenen Kernanhänge zu den Gruppen A, B, C. Beim weiblichen Geschlecht beträgt die Summe von A und B mehr als 6, die Kernanhangsformel $\dfrac{A + B}{C}$ ergibt einen Index über 0,4, wohingegen beim männlichen Geschlecht der Index geringer als 0,3 ist.

3. Thrombopoese

Stammzelle der Blutplättchen ist die Knochenmarkriesenzelle, deren Plasma, Kernform und -zahl außerordentlich vielgestaltig sein kann.

Der *Megakaryoblast* ($\varnothing$ 20 μ) als die Vorstufe dieses Zellsystems ist kaum größer als der Myeloblast. Sein diploider Kern ist rund und enthält in einem unscharf gezeichneten und ungeordneten Chromatingerüst mehrere kleine verwaschene Nucleolen. Sein Plasma ist tief basophil, ohne Granula und zeigt in der Peripherie oft zungenförmige Ausstülpungen. Auch der *Promegakaryocyt* ist meist einkernig, aber sein Kern ist nun eingebuchtet. Das Plasma zeigt fleckige, polychromatische oder oxyphile Einlagerungen, zuweilen auch Vacuolen. Mit zunehmender Reifung werden die Kerne größer und vielgestaltiger, sie wechseln von der diploiden zur polyploiden Form. Bleibt die Kernteilung dabei in der Endomitose stecken, so entstehen einkernige Riesenzellen; läuft die Kernteilung hingegen weiter, so bilden sich mehrkernige (2—4) Riesenzellen. Gelegentlich (bei relativer Anoxämie wie dekompensierten Herzfehlern, Fetus) kommt es auch zur Vielkernigkeit oder Segmentierung.

Der *Megakaryocyt* ($\varnothing$ 100 μ) ist die nun ausgereifte Mutterzelle der Blutplättchen und bereits durch eine enorme amöboide Vergrößerung des Zellplasmas charakterisiert. Sein Kern hat die Fähigkeit zur Teilung verloren, zeigt starke Einbuchtungen und enthält in einem dichten wirren Chromatingerüst zahlreiche kleinste bläuliche Nucleolen. Kernsegmentierungen sind pathologische Formen und werden nicht selten bei der perniciösen Anämie angetroffen. Das Plasma ist durchsichtig hell geworden, stellenweise rosa oder violett gefleckt und weist eine feine azurophile Granula auf, die zunächst noch diffus verstreut liegt, sich später aber zu kleinen Anhäufungen ordnet.

Durch Zellzerfall entstehen aus dem Protoplasma der Megakaryocyten die *Thrombocyten* (Blutplättchen) ($\varnothing$ 1—2 μ), die nun ins periphere Blut ausgeschwemmt werden können. Sie bestehen aus einer zentralen azurophilen Granulaanhäufung (Granulomer) und einem ungranulierten schmalen Plasmahof (Hyalomer). Bei Thrombopathien und chronischen myeloischen Leukämien sind häufig pathologische Formen der Thrombocyten anzutreffen, insbesondere Größenunterschede oder verminderte Granulierungen.

„*Blaue Plättchen*" stammen von unreifen, noch basophilen Megakaryocyten.

„*Riesenplättchen*" entstehen durch unvollständigen Zerfall des Megakaryocytenplasmas.

4. System der Monocyten

Als Monocyten werden stark polymorphe kernhaltige Blutkörperchen bezeichnet, die sich wahrscheinlich von verschiedenen Systemen (medulläres Reticulum, Endothel und besonders lymphatisches Reticulum) herleiten, jedoch erst im Blut fertig differenzieren und sich dann — isoliert im physikalisch-chemischen Milieu des peripheren Blutes — morphologisch nicht mehr trennen lassen. Die Blutmonocyten sind also keine spezifischen Zellen eines bestimmten Organs, sondern können im gesamten RES entstehen. Das Gros der Zellen leitet sich sicherlich von Reticulumzellen ab. Stammzelle des Systems ist der

Monoblast ($\varnothing$ 16—22 μ). Sein Kern ist rund, meist aber gering eingebuchtet und besitzt ein zartes und weitmaschiges Chromatingerüst mit mehreren (2—6) kleinen Nucleolen. Das Plasma ist zart trübblau gefärbt, ohne Granula und Peroxydase negativ.

Der *Monocyt* (⌀ 12—20 µ) besitzt stets einen mehr oder minder eingebuchteten, oft nierenförmigen Kern ohne Kernkörperchen, der eigenartig zart und locker strukturiert ist und chromatinarm. Zuweilen finden sich mehrere übereinandergeschobene Kernlappen. Sein matt taubenblaues Plasma enthält sehr zarte, unregelmäßig verteilte azurophile und teilweise Peroxydase-positive Granula.

5. Lymphopoese

Im lymphatischen Reticulum der Solitärfollikel der Lymphknoten, Tonsillen und lymphatischen Apparate, in der weißen Milzpulpa und im Thymus entwickeln sich die Lymphocyten. Sie können unter pathologischen Bedingungen aber auch anderenorts durch „lymphatische Metaplasie" reticulo-endothelialer Zellen (insbesondere des medullären Reticulums) oder aus metastatischen Lymphoblastenkolonien entstehen. Stammzelle des Systems ist der

Lymphoblast (⌀ 12—14 µ): Sein großer, runder oder leicht ovaler Kern besitzt ein unregelmäßig strukturiertes, verschwommenes oder schollig verdichtetes, kräftig anfärbbares Chromatin und enthält meist nur einen, selten zwei deutlich erkennbare Nucleolen. Der schmale Plasmasaum ist von wechselnd intensivem Dunkelblau, oft geschummert und mit perinucleärer Aufhellung, aber — wie alle Blasten — ohne Granula. Mit zunehmender Reifung verkleinern sich Zellkern und -plasma.

Der *Prolymphocyt* ist der „große Lymphocyt" (⌀ bis 16 µ); er besitzt um einen kleineren, dichter und nun radiär strukturierten Kern mit verklumpter Chromatinstruktur und ohne Kernkörperchen einen breiten, nun homogen hellblauen Plasmasaum, der bereits gelegentlich einzelne gröbere azurophile Granulationen enthält.

Der reife (kleine) *Lymphocyt* (⌀ 9—12 µ) trägt einen kleinen kreisrunden, intensiv gefärbten Kern mit scholligem Chromatin von typischer Radspeichenstruktur. Das äußerst spärliche, kräftig blaue Plasma umgibt den Kern nur noch sichelförmig und enthält nicht selten einige grobe rote, stets Peroxydase-negative Granula, die von einem charakteristischen feinen Hof umgeben sind.

Reizungen des lymphopoetischen Systems führen zur Vermehrung der großen Lymphocyten, oft unter Ausbildung starker Kerneinbuchtungen, Plasmavacuolisierungen und -deformierungen sowie Riesengranula.

Als *Riederformen* (Türksche Reizformen) werden große Lymphocyten mit erheblichen Kerneinbuchtungen bezeichnet; sie kommen vereinzelt aber auch normalerweise vor.

Nacktkernige Lymphocyten sind isolierte Lymphocytenkerne ohne Plasmasaum.

6. System der Plasmazellen

Als *Plasmocyten* (lymphatische Plasmazellen) werden im peripheren Blut kleinkernige Lymphocyten mit breitem, intensiv basophilem Plasma bezeichnet, die sich über ihre Vorstufen, die *Plasmoblasten*, vermutlich direkt vom lymphatischen Reticulum herleiten. Sie unterscheiden sich von den Lymphocyten weniger morphologisch, als vielmehr funktionell durch ihre Leistungen bei der Produktion von Serumeiweißstoffen, insbesondere durch Bildung von Antikörpern.

Die *Plasmazellen* des Knochenmarks (⌀ 14—20 µ) leiten sich hingegen vom medullären Reticulum ab. Ihr ovales Protoplasma ist tiefblau und charakterisiert durch den exzentrisch gelagerten, stark gefärbten grob-

Tafel II

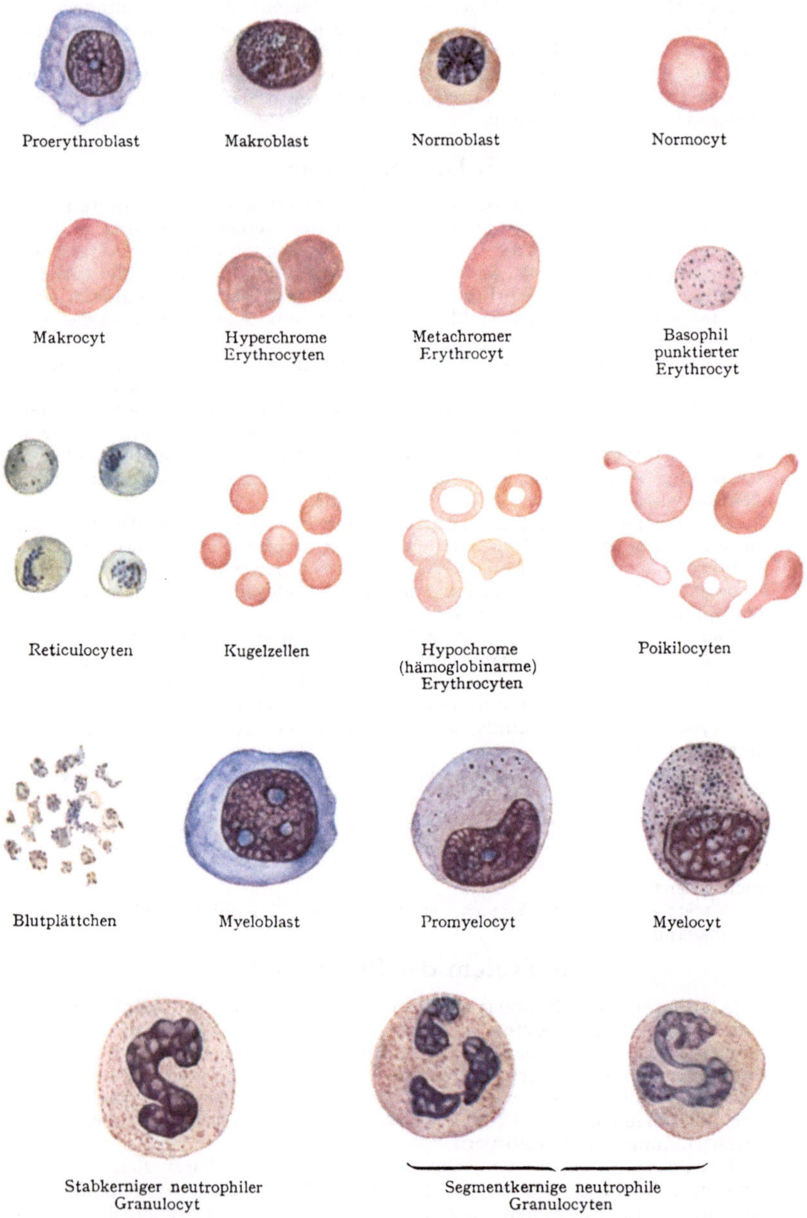

Proerythroblast

Makroblast

Normoblast

Normocyt

Makrocyt

Hyperchrome
Erythrocyten

Metachromer
Erythrocyt

Basophil
punktierter
Erythrocyt

Reticulocyten

Kugelzellen

Hypochrome
(hämoglobinarme)
Erythrocyten

Poikilocyten

Blutplättchen

Myeloblast

Promyelocyt

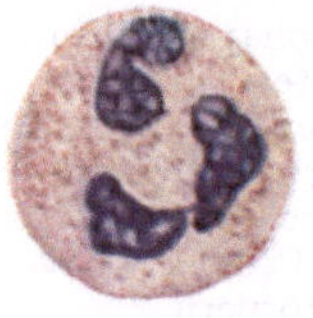

Myelocyt

Stabkerniger neutrophiler
Granulocyt

Segmentkernige neutrophile
Granulocyten

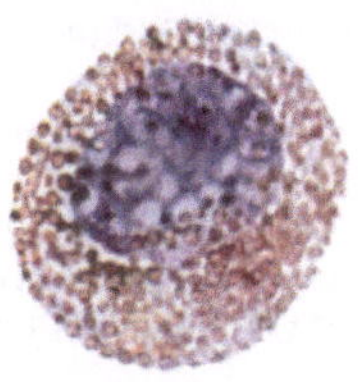

Eosinophiler
Myelocyt

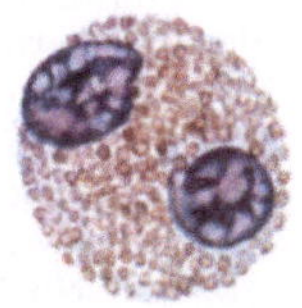

Segmentkerniger
eosinophiler
Granulocyt

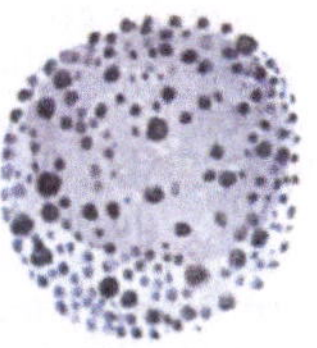

Basophiler
Myelocyt

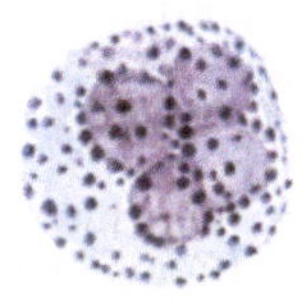

Segmentkerniger
basophiler Granulocyt
(Mastzelle)

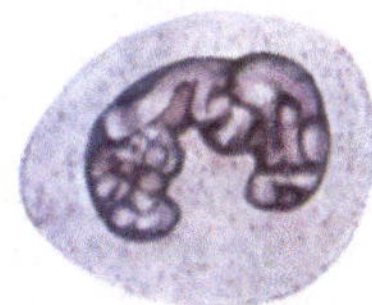

Monocyten

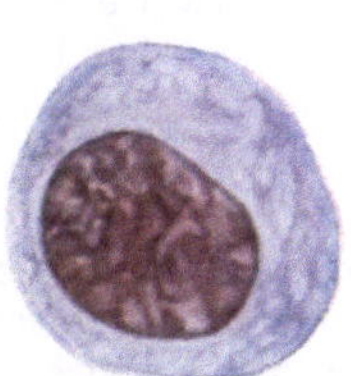

Lymphoblast

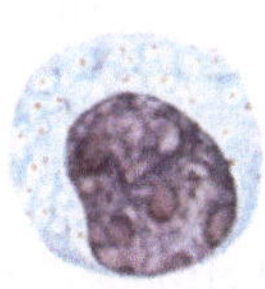

Großer Lymphocyt
(Prolymphocyt)

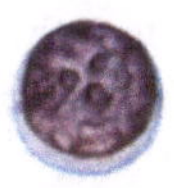

Kleiner
Lymphocyt

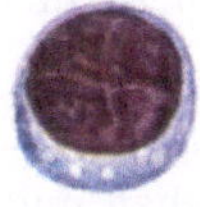

Plasmazelle

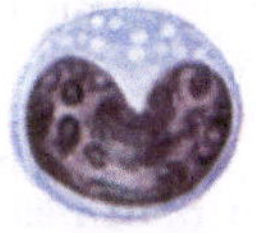

Riederform

24*

scholligen Kern mit typischer „Radspeichenstruktur". Es enthält nicht selten einige größere Vacuolen, jedoch nur unter pathologischen Bedingungen Granula. Auch finden sich bisweilen zweikernige Zellen.

Plasmacelluläre Reticulumzellen weisen als Übergangsform ein größeres, unregelmäßig gestaltetes, hellblaues bis schiefergraues Plasma auf.

Die *lymphoiden Reticulumzellen* des Knochenmarks besitzen einen kleinen kreisrunden, zuweilen auch leicht ovalen Kern mit lockerer Chromatinstruktur und auffallendem blauen Nucleolus. Ihr zartblau gefärbtes, unregelmäßig gestaltetes Plasma ist hellblau.

Hauptfunktion der Plasmazellen und lymphoiden Reticulumzellen ist die Bildung hochmolekularer Eiweiße, der Serumglobuline. Die Plasmazellen des Knochenmarks sind in gleicher Weise zur Produktion von α-, β- und γ-Globulinen befähigt, hingegen ist von den Plasmazellen des lymphatischen Reticulums sowie von den lymphoiden Reticulumzellen des Knochenmarks einzig eine γ-Globulinbildung bekannt. Plasmazellen und lymphoide Reticulumzellen sind von großer Bedeutung für die Abwehrreaktionen und werden nur unter pathologischen Umständen ins periphere Blut abgegeben. Während die lymphatischen Plasmazellen und die lymphoiden Reticulumzellen als Antikörperbildner wesentlich nur im „Bedarfsfall" in Funktion treten, sind die Plasmazellen des Knochenmarks ständige Lieferanten der Serumglobuline.

Die Zahl der **Erythrocyten** beträgt beim Manne 5,0 Mill. und bei der Frau 4,5 Mill. im mm³; sie geht normalerweise dem Hämoglobingehalt parallel. Veränderungen im Wasserhaushalt und der Kreislaufregulation, Muskelarbeit, Temperatur und Höhenveränderungen bedingen Schwankungen um $\pm$ 10%.

Eine Verminderung der Erythrocytenzahl ($=$ *Oligocythämie*) findet sich bei den meisten anämischen Zuständen. Eine Vermehrung der Erythrocytenzahl wird als *Polyglobulie* bezeichnet. Sie kann 6—10 Mill. und mehr betragen. Polyglobulien finden sich normalerweise beim Aufenthalt im Hochgebirge und verschwinden alsbald wieder beim Übergang zu niederen Höhenlagen. Auch bei Bluteindickung und angeborenen Herzkrankheiten mit chronischer venöser Stauung findet sich die Zahl der roten Blutkörperchen vermehrt.

Das periphere Blut enthält ausschließlich kernlose Erythrocyten, darunter 5—15 ⁰/₀₀ *Reticulocyten* (Proerythrocyten). Kernhaltige Erythroblasten gelangen in die Peripherie nur unter pathologischen Umständen, und zwar bei dekompensierter perniziöser Anämie, bei der Knochenmarkinfiltration durch Carcinom- und Sarkommetastasen, bei chronischen Myelosen, insbesondere den Erythroleukosen sowie bei Erythroblastosen. Spiegelbild der physiologischen Erythrocytenregeneration ist der Gehalt des peripheren Blutes an Reticulocyten. Nach Blutverlusten steigt der Reticulocytenspiegel auf 100—500 ⁰/₀₀ und unter der Therapie der sideropenischen Anämien auf 30—50 ⁰/₀₀, der perniziösen Anämien auf 150—250 ⁰/₀₀, und zwar krisenartig etwa um den 5.—10. Tag an; er ist bei hämolytischen Anämien (70—200 ⁰/₀₀), Polycythämien und Erythroblastosen anhaltend hoch. Reticulopenien finden sich bei hypoplastischen und dekompensierten perniziösen Anämien.

Die Zahl der **Leukocyten** beträgt normal 5000—8000 im mm³. Nahrungsaufnahme, körperliche Anstrengungen, thermische und klimatische Einflüsse, Lichtstrahlen, Menstruation und Schwangerschaft bedingen wechselnde Schwankungen der Leukocytenwerte. Eine Verminderung unter 4000 bezeichnet man als *Leukopenie*, eine Vermehrung über 9000 als *Leukocytose*, wobei sich jedoch die verschiedenen Zell- und Reifungsformen sehr unterschiedlich zu beteiligen pflegen:

Die neutrophilen **Granulocyten** sind durch die Produktion bactericider Substanzen (Leucine), ihr intra- und extravasales Phagocytosevermögen, eine amöboide Beweglichkeit, aktive Emigration und besondere Fermentleistungen (Proteasen, Oxydasen u. a.) sowie ihre Klebrigkeit als die aktivsten und vitalsten weißen Blutzellen charakterisiert. Sie sind die cellulären Träger des akuten Abwehrgeschehens beim Infekt und bei der Nekrose, sie bewirken fermentativ die Lösung des pneumonischen Infiltrates und die Gewebseinschmelzung zum Abszeß. Sie schützen die Schleimhäute vor dem Einbruch der Bakterien.

Dementsprechend findet sich eine Leukocytose (10000—30000/mm³) bei akuten Infektions-(besonders Kokken-)krankheiten, bei Fleckfieber und progredienter Tuberkulose, beim Herzmuskelinfarkt, bei Lymphogranulomatose und Carcinose, aber auch bei urämischer und diabetischer Acidose, Schlafmittelintoxikation und Kachexie. Bei Skeletcarcinosen, der miliaren, akuten septischen oder abdominalen Tuberkulose, der Endokarditis und bei anderen schweren septischen Erkrankungen kommt es gelegentlich zu *leukämoiden Reaktionen* mit 30000—100000 Leukocyten/mm³. Im Gegensatz zur akuten Leukämie besteht dabei jedoch ein buntes Zellbild mit Granulocyten aller Reifungsstadien und regelrechter Morphologie; es fehlt ein sog. Hiatus leucaemicus.

Leukocytosen wie Leukopenien sind Ausdruck biologischer Änderungen in der Knochenmarkfunktion. Die Vermehrung der Granulocyten geht — entsprechend dem Stadium der Erkrankung — mit einer mehr oder minder ausgeprägten Zunahme jugendlicherer Zellreifungsstadien *(Linksverschiebung)* einher. Sie ist Ausdruck eines akuten entzündlichen oder degenerativen Geschehens. Als myeloische Reaktion bezeichnet man dabei extreme Linksverschiebungen mit Auftreten von Myelocyten auch im peripheren Blut.

Dementgegen bezeichnet man als *Rechtsverschiebung* eine relative Zunahme der Segmentkernigen, insbesondere auch das Auftreten von Abbauformen (Übersegmentierten), wie sie häufig bei der perniziösen Anämie und Lebercirrhose gefunden wird, aber auch nach Injektion von Steroidhormonen.

Als *Leukopenie* (Neutropenie) gilt die Verminderung der absoluten Neutrophilenzahl im Blut. Sie kann einerseits durch einen übermäßigen Verbrauch im Anfangsstadium eines schweren Infektes, insbesondere bei mangelnder Regenerationsleistung des Knochenmarks und andererseits durch spezifische Erregergiftwirkung (Typhus, Masern, Bang, Grippe, Mumps u. a.) ausgelöst sein. Zur Agranulocytose kommt es

24a

jedoch dabei nie. Leukopenien mit relativer Lymphocytose treten auch bei perniziöser oder schwerer sideropenischer Anämie, bei Avitaminosen, beim Hungerödem und Morbus Addison, sowie als „splenogene Neutropenien" bei splenomegaler Lebercirrhose und Pfortaderthrombosen auf. Aplastische Leukopenien entstehen toxisch durch Benzol, Arsen, Cytostatica, Röntgen- und Radiumstrahlen usw. Allergisch bedingte Leukopenien sieht man bei der Serumkrankheit und medikamentös nach Pyrazolon, Sulfonamiden usw.

Eosinophile Granulocyten finden sich konstant im peripheren Blut, und zwar normalerweise mit etwa 2—4% der Leukocyten. Ihre acidophilen Granula enthalten Fermentsysteme, deren Aufgabe die Unschädlichmachung hochmolekularen artfremden Eiweißes ist, insbesondere die Verarbeitung anaphylaktischer und allergischer Antigene, aber auch körpereigener Zerfallsprodukte. Eosinophile Leukocyten finden sich als zellige Infiltrate im Bereich allergischer Reaktionen (Antigeninjektion) und frischer Gewebsuntergänge (Lebernekrosen, eosinophiles Knochengranulom, eosinophiles Infiltrat der Lungen und Lymphknoten). Im Blut treten sie vermehrt auf postinfektiös, im anaphylaktischen Schock und bei Allergien wie Serumkrankheit, Urticaria, Asthma bronchiale, Colitis mucosa, Pemphigus und allergischem Ekzem (bis etwa 10%), aber auch beim Scharlach (10—25%) sowie besonders bei der Periarteriitis nodosa und Endocarditis fibroplastica (30—60%). Auch die Eosinophilie der Lymphogranulomatose (5—50%) gilt als Ausdruck einer Abwehrreaktion, während die unreifen Eosinophilen sog. eosinophiler Leukämien als das Produkt einer neoplastischen Zellproliferation anzusprechen sind.

Die Zählung der Eosinophilen erfolgt prozentual im Blutausstrich oder besser absolut (Methode nach RANDOLPH) in der Zählkammer. Voraussetzung für eine Bluteosinophilie ist eine gesteigerte Produktion der Eosinophilen im Knochenmark. Bei rascher Abwanderung der Eosinophilen aus dem Blut in den Gewebsbereich allergischer Reaktionen kann vorübergehend eine Bluteosinophilie vermißt werden, während im Knochenmark die reaktive Eosinophilie bereits deutlich ist.

Ein Mangel an eosinophilen Leukocyten ist meist Ausdruck eines übermäßigen Verbrauchs, so auf dem Höhepunkt akuter Infektionen (Typhus, Diphtherie, Pneumonie); er kann aber auch durch Adrenalin, Cortison oder ACTH verursacht sein. Vermindert Eosinophile finden sich weiterhin bei der Perniciosa.

Basophile Granulocyten sind im Blut (als Blutmastzellen) wie im Knochenmark (als Gewebsmastzellen) nur in geringer Zahl (etwa 1%) vorhanden. Sie wirken ebenfalls bei der Verarbeitung hochmolekularer pathologischer Eiweißkörper mit. Sie produzieren Hyaluronidase und gerinnungshemmende Substanzen. Man sieht sie bei Allergien zuweilen gemeinsam mit den Eosinophilen vermehrt, regelmäßiger bei der Polycythaemie vera und extrem (50—80%) bei der Mastzellenleukämie.

Lymphocyten können nicht phagocytieren und sind kaum zu aktiven Bewegungen befähigt. Ihre Fermentwirkung beruht im wesentlichen auf der Produktion von Lipasen. Extravasal spielen sie eine wichtige

Rolle bei der perifokalen Abwehr und Abgrenzung. Intravasal transportieren sie die in den lymphatischen Geweben gebildeten Antikörper.

Lymphocytosen (30—40%) finden sich konstitutionell bei vegetativen Dystonikern und verschiedenen endokrinen Störungen, wie z. B. der Hyperthyreose. Bei Kindern ist eine Lymphocytenzahl von 30 bis 60% meist noch als normal anzusehen. Stärkere Lymphocytosen im Verein mit generalisierter Hyperplasie der lymphatischen Apparate und pasteusem Habitus werden dem Begriff der „lymphatischen Konstitution" zugeordnet. Relative Lymphocytosen sind Folge einer Neutropenie. Eine absolute Lymphocytenvermehrung im Blut erscheint postinfektiös erst im Stadium der Heilphase *(lymphatische Reaktion)*. Gewisse lymphotrope (Virus-)Infektionen (Röteln, epidemische Parotitis, epidemische Hepatitis, Viruspneumonie, infektiöse Mononucleose und infektiöse Lymphocytose) sind durch vorübergehend erhöhte Lymphocytenzahlen ausgezeichnet (50—90%). Anhaltende Lymphocytosen finden sich bei hyperplastischen Lymphknotenerkrankungen, Tuberkulose, Lues und Fokalinfekten, aber auch bei der rheumatischen Polyarthritis. Lymphocytosen von 70—95% sind bei gesteigerten Leukocytenzahlen (40000—500000/mm³) und gehäuftem Auftreten Gumprechtscher Schatten fast stets Ausdruck einer leukämischen Lymphadenose. Lymphoide Reticulosen sind polymorpher und meist subleukämisch (10000—100000/mm³).

Eine absolute Lymphocytenverminderung (5—10%) bezeichnet man als *Lymphopenie*; sie ist charakteristisch für die Lymphogranulomatose; sie findet sich aber gelegentlich auch bei generalisierten Retothelsarkomen oder ausgedehnter Lymphknotentuberkulose. Aplastische Lymphopenien entstehen toxisch bei septischen Prozessen und cytostatischer Therapie sowie hormonal durch Cortison. Lymphopenien sind auch Begleiterscheinungen bei myeloischen Leukämien.

Monocyten besitzen wie die Histiocyten die Fähigkeit zur Phagocytose und können sich extravasal in solche umwandeln. Ihre Vermehrung kann als Ausdruck einer funktionellen Reizung in RES gewertet werden. Sie sind bei Kindern physiologisch erhöht.

Monocytäre Reaktionen (Monocytosen) treten auf bei

a) Reizung der Reticulumzellen des Knochenmarks im Verlauf akuter Infekte nach Rückbildung der neutrophilen Kampfphase, bei einigen chronischen Infekten (Lues, Tbc.) oder bei irreversiblen Wucherungen des medullären Reticulums (Monocytenleukose, Reticulose).

b) Reizung und Wucherung des lymphatischen Reticulums bei gewissen lymphotropen Virusinfekten (infektiöse Mononucleose) oder bei Lymphogranulomatosen und Retothelsarkomen, sowie bei

c) stärkerer Endotheldesquamation, insbesondere bei der ulcerösen Endokarditis.

Monocytopenien finden sich im Beginn von Infekten, bei septischen Agranulocytosen sowie bei Leukosen, aber auch bei Miliartuberkulose und perniziöser Anämie.

Die Thrombocyten spielen nicht nur bei der Blutgerinnung eine sehr wesentliche Rolle, sie wirken auch bei den Infektionskrankheiten als Bakterienfänger, absorbieren Antikörper und besitzen proteolytische und amylolytische Fermente. Die Zahl der Thrombocyten im Blut unterliegt physiologischen Schwankungen, die mit der Leukocytenzahl meist parallel laufen.

Eine Zunahme der Thrombocyten findet sich posthämorrhagisch, nach Injektionen von Adrenalin und Sexualhormonen sowie besonders nach Milzexstirpationen, häufig auch bei chronischen Myelosen. Die Milz reguliert nicht nur den Thrombocytengehalt des Blutes durch Abfilterung, sondern vermutlich auch hormonal die Neubildung im Knochenmark.

Thrombopenien bestehen prämenstruell (80000—120000/mm³) oder werden allergisch bei der essentiellen Thrombopenie und im anaphylaktischen Schock oder toxisch (Cytostatica, Benzol) ausgelöst.

Das *Blutbild* reagiert auf krankhafte Prozesse streng gesetzmäßig und gleichartig. Die Dynamik des morphologischen Blutgeschehens spiegelt sich dabei in zentralregulierten (nervös-humoral) *biologischen Leukocytenkurven* (V. SCHILLING), die durch wiederholte Blutbilddifferenzierung gewonnen werden.

Infektionskrankheiten bewirken im allgemeinen eine unspezifische Reizung des hämopoetischen Systems, wobei es zu einer in Phasen ablaufenden Ausschwemmung erst von Neutrophilen, dann von Monocyten und letztlich von Lymphocyten kommt. Einer ungleichen und schwankenden *Vorphase* mit örtlich ausgelösten Verteilungs- und Ausschwemmungsleukocyten folgt dabei

    a) die neutrophile (lympho- und eosinopenische) *Kampfphase,*
    b) die monocytäre *Abwehr*- und Überwindungs*phase* und letztlich
    c) die lymphocytär-eosinophile *Heilphase.*

Verschiedenheiten infektiöser Blutbilder beruhen in erster Linie auf einer zeitlichen Verschiebung oder wechselnden Stärke dieser Phasen und darüber hinaus auf einer mehr oder minder gezielten Läsion bestimmter hämopoetischer Systeme (myelotrop, lymphotrop). Die myeloische Reaktion scheint dabei sympathicoton (ergotrop), die lymphocytär-eosinophile vagoton (trophotrop) gesteuert, vermutlich durch in der Milz und Leber gebildete humorale „Hämatopoetine", wobei die Leber einen die Myelopoese im Knochenmark fördernden und die Milz einen hemmenden Wirkstoff produzieren.

Beim Adaptationssyndrom unterscheidet sich die „*Alarmreaktion*" mit vagotonischer Leukopenie von der sympathicotonen lympho- und eosinopenischen, hochneutrophilen „*Resistenzphase*" und einer folgenden „*Erschöpfungsphase*" mit normaler oder überschießender Lymphocytose und Eosinophilie. *Cortison* stimuliert die Erythropoese und Thrombopoese; es bewirkt im Knochenmark eine Zunahme der reiferen Granulocyten und der Lymphocyten bei Abnahme der Eosinophilen, dagegen im peripheren Blut eine Verminderung der Zahl der Lymphocyten sowie der eosinophilen und basophilen Granulocyten, während die neutrophilen Granulocyten und zuweilen auch die Thrombocyten vermehrt werden. Die konstante Verminderung der zirkulierenden Eosinophilen — durch Abwanderung in Magen-Darm-Kanal,

Lungen und Milz — unter dem Einfluß der cortisonartigen Nebennierenrindenhormone wird als klinischer Test für eine normale Nebennierenrindenfunktion benutzt (*Thorn-Test* vgl. S. 600):

Beim nüchternen Patienten erfolgt morgens die Zählung der eosinophilen Granulocyten im peripheren Blut (Methode nach RANDOLPH). Im Anschluß hieran werden 25 mg ACTH i.m. injiziert. 3 bzw. 4 Std. nach der Injektion wird die Zählung der Eosinophilen wiederholt. Bei normaler Nebennierenrindenfunktion beträgt der Abfall der Eosinophilen 50—60% des Ausgangswertes (= positiver Thorn-Test). Ein geringerer Abfall als 50% spricht für das Vorliegen einer Nebennierenrindeninsuffizienz, jedoch ist der Test bei hohen Eosinophilenausgangswerten und bei Hypothyreose nicht verwertbar.

Beim allergischen Geschehen wird die Sensibilisierung durch stärkere Leukopenie und eine bereits frühzeitige und stärkere monocytäre Reaktion und Eosinophilie angezeigt.

Die Angabe des Differential-Blutbildes kann in relativen oder absoluten Werten erfolgen. Im allgemeinen bevorzugt man die einfacher und schneller zu erhaltenden relativen Werte, weil sie die biologischen Leukocytenbewegungen klarer erkennen lassen.

D. Methodik der Blutuntersuchung

Für die meisten quantitativen und qualitativen Blutuntersuchungen genügt die Entnahme kleinster Blutmengen (bis 0,2 ml) aus dem Ohrläppchen oder der Fingerbeere, meist des 4. oder 5. linken Fingers (bei Säuglingen auch aus der Ferse oder Großzeh). Sie sollte möglichst morgens am ruhenden und nüchternen Patienten vorgenommen werden. Vor jeder Entnahme sorge man für eine aktive Hyperämie (warmes Fingerbad, Wärmestrahler) und reinige die Haut mit einem äthergetränkten Tupfer. Die Blutgewinnung erfolgt durch den ausreichend tiefen und kräftigen, senkrecht geführten Einstich eines Schneppers, der zur Vermeidung von Infektionen, insbesondere auch eines homologen Serumikterus, einwandfrei sterilisiert sein muß (Trockensterilisation bei 160°). Zur Routineuntersuchung empfiehlt sich die Verwendung eines Schneppers mit mehreren auswechselbaren Messerchen. Die ersten beiden austretenden Tropfen werden verworfen und scharf abgewischt. Bei mangelnder Blutung ist ein leichtes Auseinanderziehen der Wundränder oder ein mehrfaches Abwischen mittels eines trockenen Tupfers gestattet; jedes Stauen oder Pressen muß jedoch streng vermieden werden.

Capillarpipetten zum Ansaugen von Blut müssen vollkommen sauber und trocken sein. Sie werden durch einen etwa 20 cm langen Gummisaugschlauch mit Mundstück verlängert. Die Pipettenspitze darf nicht beschädigt sein und soll inmitten des Bluttropfens liegen: Beim Berühren der Haut ist das Ansaugen ungleichmäßig. Das Eindringen von Luft in die Pipette ist streng zu vermeiden. Geringfügig zu weit aufgezogene Blutmengen werden durch vorsichtiges Abtupfen der Pipettenspitze korrigiert. Zur Vermeidung einer Blutgerinnung hat die Blutentnahme rasch zu erfolgen. Vor der Entleerung der Pipetten muß die Pipettenspitze von außen anhaftenden Blutresten gesäubert werden. Die Entleerung in eine Verdünnungsflüssigkeit gilt erst nach Waschen der Capillare durch mehrmaliges Aufziehen der Lösung als beendet.

Blutausstrich. Für die Anfertigung von Blutausstrichen werden nur saubere und durch längeres Aufbewahren in Äther-Alkohol ($\overline{aa}$) völlig fettfrei gemachte Objektträger bzw. Deckgläser verwendet. Sie dürfen stets nur an den Kanten, jedoch nie auf den Flächen angefaßt werden. Man berührt mit einem Objektträger — etwa 1—2 cm von einer Schmalseite entfernt — den aus dem Ohrläppchen oder der Fingerbeere hervorquillenden Blutstropfen, vermeidet dabei jedoch ein Berühren der Haut. Der so mit einem etwa linsengroßen Tropfen beschickte Objektträger wird nun an den Schmalseiten zwischen Daumen und Mittelfinger der linken Hand gehalten, während die rechte ein sauberes geschliffenes Deckgläschen von der Mitte des Objektträgers im Winkel von etwa 45° an den Blutstropfen heranführt, wodurch sich das Blut an der Unterfläche und Kante des Deckglases verteilt. Der Ausstrich erfolgt nun durch rasches und leichtes, stets gleichmäßiges Verschieben des Deckglases zur gegenüberliegenden Schmalseite des Objektträgers hin, wobei man den Bluttropfen hinter sich herzieht. Stets werden mindestens zwei Ausstriche angefertigt, jedoch hiervon nur einer gefärbt. Zu vermeiden sind Stufenbildungen (durch ungleichmäßiges Tempo), Streifen (fehlerhafte Schliffkante des Deckglases), Löcher (mangelnde Entfettung), Endfahnen oder übermäßige Dicke im Ausstrich.

Vor der Färbung soll der Blutausstrich etwa 2 Std. lang an der Luft oder im Brutschrank trocknen; er wird hierzu — mit der Blutschicht nach unten — mit der Schmalkante auf Filtrierpapier schräg aufgestellt. Stärkere Hitzeeinwirkung oder unnötig langes Lufttrocknen sind ebenso wie die Einwirkung von Wasserdampf nachteilig. Die Färbung der Ausstriche erfolgt mit der Schichtseite nach oben auf der Färbebank im Färbebecken oder — zur Vermeidung einer Verdunstung des Farbstoffes — in abdeckbaren Farbtrögen. Ausstriche auf Deckgläsern taucht man mit der Schichtseite nach unten in mit Farbstoff gefüllte Uhrglasschalen.

Färbeverfahren. Die Färbung des Blutes ermöglicht eine qualitative Differenzierung, indem sie sich die unterschiedliche Affinität der einzelnen Zellbestandteile zu bestimmten Farbstoffen zunutze macht. Entsprechend ihrer chemischen Reaktion erfolgt die Einteilung in saure (z. B. Eosin, Fuchsin) und basische (z. B. Hämatoxylin) Farbstoffe. Kernsubstanzen färben sich vorwiegend mit basischen, Hämoglobin und Bindegewebsfasern mit sauren Farbstoffen, während intraplasmatische Granula teils sauer (eosinophil) teils basisch (basophil) zu reagieren vermögen. Üblicherweise wird eine Mischung von acidophilem (Eosin) und basophilem (Methylenblau) Farbstoff mit einem Fixierungsmittel (Methylalkohol) verwandt:

Pappenheim-Färbung. *Reagentien.* May-Grünwald-Lösung, Giemsa-Stammlösung.

Ausführung. 1. Die lufttrockenen Präparate werden auf der Färbebank durch Aufgießen einiger Tropfen May-Grünwald-Lösung fixiert und gefärbt (3 min). 2. Scharfes Abspülen mit Aqua dest. 3. Nachfärbung mit einer stets frisch zubereiteten Giemsa-Lösung über 20—30 min. Zur Herstellung der Giemsa-Lösung gibt man 2 Tropfen der Giemsa-Stammlösung auf 1 ml Aqua dest. oder entsprechend 10—15 ml Giemsa-Stammlösung auf 100 ml Aqua dest. 4. Kräftiges Abspülen mit Aqua dest. und Säuberung der Objektträgerunterfläche von Farbstoffniederschlägen. 5. Abtrocknen zwischen Fließpapier, dann Lufttrocknen.

Zu schwach gefärbte oder ältere abgeblaßte Blutausstriche können durch Nachfärben aufgebessert werden. Zur längeren Haltbarmachung ist ein Einbetten in Kanadabalsam unter Deckglas günstig.

Dicker Tropfen. Zum Nachweis von Blutparasiten (Malaria, Plasmodien, Trypanosomen u. a.).

Reagentien. Giemsa-Stammlösung.

Ausführung. 2 Bluttropfen werden mit einem Objektträger nebeneinander abgehoben und mit einer Glasnadel auf Groschengröße ausgebreitet

(Blutschicht nicht zu dick!), lufttrocknen (mindestens 2 Std.) bis zur völligen Trockenheit. Hämolysierung und Färbung mit Giemsa-Lösung: 1 ml Giemsa-Stammlösung zu 15 ml einer auf p_H 7,4 gepufferten physiol. Kochsalzlösung (0,85% Natriumchlorid). Färbedauer 30 min, wobei der Blutausstrich infolge Erythrolyse von der roten zur grauweißen und letztlich rötlich-violetten Farbe wechselt. Farblösung auf dem Objektträger mehrmals abgießen und erneuern.

Ergebnis. Auf sauberem Untergrund sind nur Leukocyten und Protozoen gefärbt.

Siderocyten. Unter „Siderocyten" versteht man Blutkörperchen, meist Erythrocyten oder Monocyten, die in ihrem Plasma eisenhaltige Pigment-granula enthalten. Im normalen Blut finden sich 0,5—0,8% Siderocyten, sie sind jedoch bei Bleivergiftung, dekompensierter Perniciosa und hämo-lytischer Anämie stark gesteigert (10—30—100%).

Reagentien. Methylalkohol. Wäßriges Eosin 0,1%ig. Ferrocyankalium-Salzsäure-Lösung:

Ferrocyankalium	1 g	
Salzsäure 25%ig	1 ml	
Aqua dest.	ad 100 ml	

Ausführung. 1. Fixierung des Ausstrichs in Methylalkohol (5 min). 2. Fär-bung mit Ferrocyankalium-Salzsäure-Lösung (2—3 min). Abspülen mit Aqua dest. 3. Gegenfärbung mit Eosin-Lösung (2—3 min). Kurzes Abspülen. Trocknen.

Bereits nach PAPPENHEIM gefärbte Blutausstriche werden wie folgt behandelt: 1. Ausstriche in eine Mischung von gesättigtem Ammoniumsulfid (17—19%ig) und Alkohol 70%ig für 1—3 Std. stellen, bis die Färbung voll-ständig verschwunden ist. 2. Absoluter Alkohol mit Zusatz einiger Tropfen von konzentriertem Ammoniumsulfid: (1 Std.). 3. Gründliches Wässern in Leitungswasser, dann zweimal in Aqua dest. 4. Ausstriche 10 min lang in einer Mischung von Ferricyanid (20%ig) und Salzsäure (1%ig) färben. Abspülen in Aqua dest. 5. Gegenfärbung mit Kernechtrot oder Safranin. Abspülen. Trocknen.

Ergebnis. Eisenhaltige Granula erscheinen leuchtend blau gefärbt.

Feulgen-Reaktion. Histochemische Farbreaktion zum Nachweis von Thymonucleinsäuren durch hydrolytische Abspaltung der Purinkörper aus den Chromatinstrukturen der Zellkerne und Anfärbung der dabei frei-werdenden reduzierenden Aldehydgruppen.

Reagentien. Methylalkohol, n-Salzsäure rein, Natriumbisulfit (siccum pro analysi), Fuchsin p. (Parafuchsin).

Herstellung der fuchsinschwefligen Säure: 1 g zerriebenes Parafuchsin im Erlenmeierkolben mit 200 ml siedendem Wasser übergießen und 5 min schütteln. Abkühlung auf 50° C. Filtrieren in einer Flasche mit Glasschliff-stopfen. Zusatz von 20 ml n-Salzsäure. Abkühlen auf 20° C unter fließendem Wasser. Zusatz von 1 g Natriumbisulfit. Im Dunkeln 24 Std. bei Zimmer-temperatur stehenlassen bis zur Entfärbung zu einem schwach gelblichen Farbton. Die Lösung ist im Dunkeln längere Zeit haltbar. Verfärbt sie sich rötlich, so ist sie nicht mehr verwertbar.

Herstellung der SO_2-haltigen Spülflüssigkeit: 200 ml Leitungswasser werden mit 10 ml Natriumbisulfit (10%ig) und 10 ml n-Salzsäure gemischt. Die Mischung muß stets frisch bereitet werden, die Natriumbisulfitlösung ist — luftdicht verschlossen — längere Zeit haltbar.

Ausführung. 1. Fixierung der Ausstriche in Methylalkohol (15 min) oder über der Flamme. 2. Hydrolyse: Ausstriche in Aqua dest. legen (5 min), dann

in kalte n-Salzsäure, dann in auf 60° C erwärmte n-Salzsäure (Becherglas
mit Thermometer auf Wasserbad), dann Eintauchen in kalte n-Salzsäure
(1—2 min). Spülen in kaltem Aqua dest. (2 min.). 3. Färbung in fuchsin-
schwefliger Säure (60—90 min) in einem dunklen verschlossenen Gefäß.
4. Auswaschen in drei Passagen mit SO_2-haltigem Wasser (je 2 min). 5. Wässern in Leitungswasser (2 Std.). Trocknen. Beobachtung mit Ölimmersion im
Hellfeld.

Ergebnis. Kerne und Kerntrümmer der Blutzellen sind intensiv rötlich-
violett gefärbt = „Feulgen positiv", alle anderen Zellbestandteile bleiben
ungefärbt = „Feulgen negativ", auch die Thrombocyten.

Plasmazellfärbung. Die Darstellung der Plasmazellen gelingt am schönsten
durch Färbung mit Methylgrün-Pyronin.

Reagentien. Methylgrün-Pyronin-Lösung nach PAPPENHEIM-UNNA.

Ausführung. 1. Fixierung der Ausstriche in absolutem Alkohol oder über
der Flamme. 2. Färbung mit Methylgrün-Pyronin (1—2 Std.). 3. Kurzes
Abspülen mit Leitungswasser. Trocknen.

Ergebnis. Kerne blau-grün, Protoplasma und Nucleolen leuchtend rot.

Basophilenfärbung. Zur Identifizierung der Blut- und Gewebsbasophilen
dient die von UNDRITZ angegebene Methode:

Reagentien. Gesättigte Toluidinblau (1 g) in Methanol (100 ml)-lösung.

Ausführung. Fixierung und Färbung der Ausstriche mit Toluidin-
Methanol (5 min). Abspülen mit Leitungswasser. Trocknen.

Ergebnis. Basophilen-Granula leuchten metachromatisch kräftig rotviolett, hingegen die Granula der Promyelocyten, Thrombocyten und die
toxischen Granulationen der Neutrophilen nur geringgradig. Alle übrigen
Zellen sind blaß-blau gefärbt.

Vitalfluorochromierung. Die bei der Vitalfluorochromierung der Blutzellen auftretenden Fluorescenzerscheinungen geben einen Einblick in die
dynamischen und biochemischen Vorgänge des Zellstoffwechsels und deren
abweichendes Verhalten bei Malignität; sie erlauben eine Unterscheidung
zwischen vitalen, agonalen und postmortalen Zellen und ermöglichen die
Beobachtung von Nekrobiose-, Phagocytose- und Mitoseablauf.

Reagentien. Acridin-Orange-Lösung 0,1%ig (ohne Phenolzusatz!).

Ausführung. 1. 2 Tropfen Blut oder ein winziges Knochenmarkbröckel
werden unmittelbar nach der Entnahme in ein Uhrglas mit 30 Tropfen
physiol. Kochsalzlösung von 37° C gegeben und mit einem Glasstab verrührt. 2. Färbung durch Zusatz von 1 Tropfen Acridin-Orange-Lösung.
3. Auftragen der Aufschwemmung auf Objektträger und Abdecken mit
Deckglas. 4. Beobachtung auf heizbarem Objekttisch im Fluorescenzmikroskop mittels Immersion bei Blaulicht und Okular-Sperrfilter „orange-
gelb". Ein Überstrahlen einzelner Zellelemente wird mit Hilfe der Irisblende eingeschränkt. Die Zellen bleiben bis zu 2 Std. lang gut erhalten,
wenn das Präparat dem ultravioletten Licht insgesamt nicht länger als
5 min ausgesetzt bleibt und jeweils nach der Beobachtungszeit von 30 sec
abgedeckt wird.

Ergebnis. Vitale Blutzellen — mit Ausnahme der Normocyten — zeigen
eine Grünfluorescenz von Kern (intensiv Smaragdgrün) und Plasma (schwach-
grün). Ein Fluorescenzumschlag vom Grün zum Rot ist Ausdruck der Zell-
nekrobiose („schollige Degeneration"). Junge vitale Zellen zeigen nur eine
schwache Grünfluorescenz, mit zunehmender Differenzierung nimmt die
Fluorescenzintensität zu.

Die Farbtönung der Zellen entspricht dem jeweiligen Speicherungsgrad;
wobei eine minimale Fluorescenz eine geringe, eine tief kupferrote Fluorescenz

eine maximale Speicherung verzeichnet. Granulocyten weisen bereits nach $^{1}/_{2}$ Std., Lymphocyten erst nach 6 Std., und Erythrocyten oft erst nach 24 Std. eine Rotfluorenscenz auf. Abgestorbene Granulocyten fluorescieren gelbbraun. Segmentkernige des Knochenmarks zeigen ein rotfluorescierendes, die des peripheren Blutes ein grünfluorescierendes Chromatingerüst.

Lupus erythematodes — Zellen-Nachweis. Sog. L. E.-Zellen sind polymorphkernige Granulocyten, deren Zelleib durch eigenartige homogene Massen ausgefüllt ist, die den Zellkern halbmondförmig an den Rand der Zelle drängen. L. E.-Zellen finden sich oft in kleinen Gruppen beisammen (Leukocyten-Friedhof). Ein Nachweis im Knochenmark ist von großer diagnostischer Bedeutung. Im peripheren Blut sind sie meist nur im Endstadium der Krankheit nachweisbar (vgl. S. 450).

Ausführung. 1. Steril entnommenes heparinisiertes Venenblut 30 min stehen lassen. 2. Plasma mit oberster Zellschicht absaugen und in ein steriles Zentrifugenröhrchen geben, das man 45 min bei 37° C aufbewahrt, dann 3 min lang bei 2000 U/min zentrifugiert. 3. Erneut Plasma absaugen. Vom Sediment Deckgläschenausstriche anfertigen. Auch knorpelähnliche Konglomerate am Röhrchenrand werden — in Plasma gelöst — ausgestrichen. Giemsa-Färbung.

Peroxydase-Färbung. Granulocyten und ein Teil der Monocyten enthalten Sauerstoff übertragende Fermente (Oxydasen), deren histochemischer Nachweis zur Differenzierung der Leukocyten und Leukämien herangezogen wird. ,,Peroxydase-positiv" färben sich die eosinophilen, neutrophilen und einzelne basophile Granulocyten, Myelocyten und Promyelocyten, sowie ein Teil der Monocyten, während der größere Teil der Monocyten, alle Lymphocyten, Plasmazellen, Erythrocyten und Myeloblasten ,,Peroxydase-negativ" bleiben. Die gelegentlich in Makrophagen und Monocyten anzutreffende stärkere positive Reaktion ist Folge einer Phagocytose oxydasehaltiger Zellteile.

Färbung nach SATO

Reagentien. Kupfersulfatlösung 0,5%ig. Safraninlösung wäßrig 1%ig. Benzidinlösung: 0,2 g Benzidin mit wenigen Tropfen Wasser im Mörser verreiben und dann in 200 ml lauwarmem Wasser lösen. Zusatz von 4 Tropfen einer 3%igen Wasserstoffsuperoxydlösung.

Ausführung. 1. Trockene fixierte Blutausstriche werden 1 min lang mit Kupfersulfatlösung überschichtet, die dann abgegossen, nicht abgespült wird. 2. Auffiltrieren der Benzidinlösung auf den Objektträger und 2 min lang einwirken lassen. Abgießen und vorsichtiges Nachspülen. 3. Gegenfärbung mit Safraninlösung über 2 min (oder auch mit durch Wasser verdünntem Karbolfuchsin). Vorsichtiges Abspülen mit Aqua dest., lufttrocknen.

Ergebnis. Peroxydase-Granula blauschwarz, Zellkerne rotgelb.

Färbung nach GRAHAM-KNOLL

Reagentien. Formalinalkohol (10%ig) (10 Teile Formalin 40%ig + 90 Teile reinen Alkohols 96%ig). Benzidinlösung: 1 Messerspitze Benzidin in 6 ml Alkohol 96%ig auflösen und mit 4 ml Wasser verdünnen. Zusatz von 0,02 ml Wasserstoffsuperoxyd. Die Benzidinlösung ist 5 Tage lang haltbar. Giemsa-Stammlösung.

Ausführung. 1. Frische, lufttrockene Blutausstriche werden in Formalinalkohol 30 sec fixiert. Dann gutes Abspülen mit Leitungswasser, lufttrocknen. 2. Überschichten mit Benzidinlösung 5 min. Kräftiges Abspülen mit Leitungswasser. Lufttrocknen. 3. Gegenfärbung mit Giemsa-Lösung. Abspülen.

Ergebnis. Peroxydase-Granula gelbgrün bis bronzefarben.

Manson-Schwarz-Färbung. Die Manson-Schwarz-Färbung dient zur Färbung der basophilen Punktierung der Erythrocyten, sowie zum Nachweis von Malariaplasmodien.

Reagentien. I. Borsäure (2 g)-Methylenblau (1 g)-Aqua dest. (100 ml)-lösung. II. Natriumhydroxyd 0,28 g, gelöst in 100 ml Aqua dest. Methylalkohol.

Ausführung. 1. Fixierung des Blutausstriches in Methylalkohol (3 min). Lufttrocknen. 2. Färbung mit einem frisch zubereiteten Gemisch von Farblösung I und II (5—20 sec). Hierzu werden 6 Tropfen der Lösung I und 8 Tropfen der Lösung II in 10 ml Aqua dest. gelöst. 3. Abspülen mit Aqua dest. Trocknen zwischen Fließpapier. Lufttrocknen. Auszählung im Hellfeld.

Ergebnis. Erythrocyten hellgrünlichblau, basophile Granula blauschwarz, Plasmodien grünlich-blau, Malariaringe dunkelblau gekörnt.

Eine optimale Darstellung der basophilen Punktierung wird erreicht bei Ersatz der Manson-Farblösung durch eine schwachsaure, mit Veronal-Acetat (nach MICHAELIS) gepufferten Methylblaulösung vom p_H 6,5 und Auszählung im Dunkelfeld. Die gepufferte Methylenblaulösung ist jedoch längstens 14 Tage lang haltbar.

Die basophile Punktierung der Erythrocyten stammt von der gleichen Grundsubstanz wie die Substantia granulofilamentosa und die Polychromasie. Das Auftreten basophil punktierter Erythrocyten ist Ausdruck einer gesteigerten Regenerationsleistung der Erythropoese. Ihre Vermehrung und Vergrößerung ist charakteristisches Symptom der Bleivergiftung.

Normalwerte: 0,5—1%.

Heinzsche Innenkörper-Färbung. *Reagentien.* Nilblausulfat 0,5%ig, gelöst in absolutem Alkohol.

Ausführung. Wie Reticulocytenfärbung, jedoch Färbung mit Nilblausulfat anstatt mit Brillantkresylblau.

Ergebnis. Heinzsche Innenkörper stellen sich als tiefblaue, meist exzentrisch in den bläulich gelben Erythrocyten oder auf deren Rand gelegene kugelige Gebilde dar; zuweilen schwimmen sie auch frei im Blut.

Eosinophilen-Färbung (nach RANDOLPH, modifiziert nach PILOT).

Reagentien. Vorratslösung aus Propylenglykol 50,0, Aqua dest. 40,0, Phloxin wäßrig 1%ig 10,0, Natriumcarbonatlösung wäßrig 10%ig 1,0. Die filtrierte Lösung bleibt über einen Monat lang bei Zimmertemperatur stabil.

Ausführung. 1. Ansaugen von Blut in einer Leukocyten-Pipette bis zur Marke 1. 2. Nachsaugen der Farblösung bis zur Marke 11. Schütteln 30 sec lang. Der anfangs trübe Pipetteninhalt wird durchsichtig. 3. Auszählung in der Zählkammer (FUCHS-ROSENTHAL) bei intensiver Beleuchtung und starker Abblendung. Vor der Auszählung muß zur Erzielung einer ausreichenden Cytolyse und Färbung 15 min lang gewartet werden.

Ergebnis. Eosinophilengranula dunkelrot.

Normalwerte: 25—300. Fehlerbreite $\pm$ 4%.

Silberimprägnation argyrophiler Gitterfasern. Die Darstellung argyrophiler Gitterfasern im Ausstrichpräparat von Knochenmark oder Lymphknoten dient zum Nachweis von Reticulinfasern, lympoiden Reticulumzellen und Fettzellen und erfolgt nach der von GÖMÖRI angegebenen Methode:

Reagentien. Methylalkohol. Kaliumpermanganatlösung 0,5%ig, Kaliumpyrosulfitlösung 1%ig, Eisenammoniumsulfatlösung 2%ig, (jeweils frisch zubereitet aus Eisenalaun).

Ammoniakalische Silberlösung nach GÖMÖRI: Zu 10 ml Silbernitrat-lösung (10%ig) werden in einer Schüttelmensur 2 ml Kaliumhydroxyd-lösung (10%ig) zugesetzt, dann tropfenweise unter stetem Schütteln kon-zentrierter Ammoniak. Nach völliger Lösung des Niederschlags wird tropfen-weise vorsichtig Silbernitratlösung (10%ig) unter stetem Schütteln zu-gegeben, bis der dabei auftretende Niederschlag nur noch schwer ver-schwindet. Auffüllen mit Aqua dest. āā. Die Lösung bleibt in brauner Flasche verschlossen 2 Tage brauchbar.

Formalin 4%ig, Goldchloridlösung 0,1%ig, Natriumthiosulfat 1%ig (Fixiernatron).

Ausführung. 1. Fixierung der lufttrockenen Ausstriche in Methylalkohol 5 min. 2. Bleichen in Kaliumpermanganat 1—2 min. Auswaschen in Lei-tungswasser 5 min. 3. Entfärben in Kaliumpyrosulfit 1 min. Auswaschen in Leitungswasser 5 min. 4. Sensibilisieren in Eisenammoniumsulfat 1 min. Auswaschen in Leitungswasser 3 min, dann 2mal in Aqua dest. je 2 min. 5. Imprägnieren in ammoniakalischer Silberlösung 1 min. Spülen in Aqua dest. 5 sec (wichtig für den Erfolg!). 6. Reduzieren in Formalin 5 min. Auswaschen in Leitungswasser 5 min. 7. Färbung in Goldchlorid mindestens 10 min. Auswaschen in Aqua dest. Reduzieren in Kaliumpyrosulfit 1 min. Fixieren in Fixiernatron länger als 1 min. Gründliches Auswaschen in Lei-tungswasser. Eventuell aufsteigende Alkoholreihe, Xylol, Einbetten in Kanadabalsam.

Ergebnis. Lymphoide Reticulumzellen und Fettzellen zeigen lokali-satorische Beziehungen zum schwarz-braun imprägnierten Fasernetzwerk.

Phasenkontrastmikroskopie. Das Phasenkontrastverfahren dient zur kontrastreichen Darstellung ungefärbter transparenter Strukturen. Bei der Hellfeldbetrachtung ungefärbter Präparate entsteht durch die wechselnde Dichte des Objektes eine unterschiedliche Verzögerung der Lichtschwingungs-phase, was zu einem flachen und kontrastarmen Bild führt. Das Phasen-kontrastverfahren verringert die Lichtintensität der Nebenmaxima und verzögert die Schwingungsphase der Seitenstrahlen; es bedient sich hierzu besonderer Phasenobjektive und eines Phasenkondensors. Die Phasen-objektive enthalten eine Phasenringplatte, die den zentralen Hauptlicht-strahl abdunkelt und durch Beschleunigung der zunächst verzögerten Neben-strahlen einen Ausgleich der Helligkeit von Haupt- und Nebenstrahlen bewirkt. Zu jeder Phasenringplatte gehört eine entsprechende Kondensor-blende, die genau auf die Phasenringplatte des Objektivs zentriert sein muß. Hierdurch entstehen kontrastreiche sekundäre Abbildungen, die besonders für die Auswertung dünner, unfixierter und ungefärbter Präparate, zur Lebendbeobachtung von Bakterien und Gewebekulturen, sowie zur Begut-achtung von Ausstrichpräparaten bei der Tumordiagnostik geeignet sind. Zähes Untersuchungsmaterial kann mit einigen Tropfen Ringer-Lösung verdünnt und aufgeschwemmt werden. Ein Quetschen des Gewebes sollte stets vermieden werden.

Dunkelfeldmikroskopie. Die Dunkelfeldbeleuchtung erzeugt bei dunkel-bleibendem Sehfeld eine hell erscheinende positive Abbildung: Im Dunkel-feld wird das Objekt durch allseitig einfallende Strahlen beleuchtet, die einen Hohlkegel bilden und deren innere Apertur größer ist als die Objektiv-apertur. Die durch das Präparat fallenden Strahlen gelangen nicht direkt ins Objektiv, sondern hierhin gelangen nur am Objekt abgebeugte Strahlen, wodurch dieses hell auf dunklem Grund erscheint.

Zur Beobachtung im Dunkelfeld sind alle Objekte geeignet, deren Struk-turen auf Differenzen im Brechungsindex beruhen, also insbesondere:

a) Lineare Objekte wie Kristalle, Nadeln, Bakterien und Geißeln. b) Flächenhafte Objekte mit regelmäßigen periodischen Strukturen wie Fibrillen und Diatomeen. c) Punktförmige Objekte kleinster, mit der Wellenlänge des Lichtes vergleichbarer Dimensionen.

A. Einstellung des Dunkelfeldes mit Trockendunkelfeldkondensor: 1. Als Präparat benutzt man zunächst eine feine Mattscheibe, die bei schwachem Objektiv (10) und Okular (8 mal) im Trockendunkelfeldkondensor eingestellt wird. Lichtfleck durch Zentrieren des Kondensors in die Mitte des Sehfeldes bringen. 2. Lichtfleck durch Höhenverstellung des Kondensors möglichst klein abbilden. 3. Umschaltung auf das Beobachtungsobjektiv (Apertur maximal bis 0,65) und Einstellung des Bildes, wobei die Leuchtfeldblende bis zur völligen Ausleuchtung des Sehfeldes geöffnet wird.

B. Einstellung des Immersionsdunkelfeldkondensors (Ultrakondensor): 1. Zwischen die Frontfläche des Ultrakondensors und die Unterfläche des Objektträgers gibt man genügend Immersionsöl. 2. Bei Beobachtung mit schwacher Optik werden der Lichtfleck oder helle Ringe in der Objektebene durch Betätigung der Zentriervorrichtung des Kondensors in die Mitte des Sehfeldes gebracht. 3. Höhenverschiebung des Kondensors, bis die Lichteffekte auf dem Präparat möglichst klein werden. 4. Immersionsöl auf das Präparat bringen und Ölimmersion einschalten. Irisblende möglichst weit zuziehen. 5. Zentrierung von Leuchtfeld- und Kondensoreinstellung überprüfen. 6. Leuchtfeldblende bis zur Ausleuchtung des Sehfeldes öffnen. Irisblende des Objektivs so weit öffnen, wie der Bildkontrast es erlaubt.

Fluorescenzmikroskopie. Durch Bestrahlung des Objekts mit kurzwelligem Licht (Ultraviolett und Blaulicht von 300—400 mμ Wellenlänge), das dem Auge ferngehalten wird, entsteht durch Elektronenschwingungen Licht von längerer sichtbarer Wellenlänge, so daß das Präparat in den verschiedensten Farben im dunklen Feld aufleuchtet. Radioaktive Substanzen leuchten auch ohne Bestrahlungen. Da das farbige Licht verhältnismäßig schwach ist, erfolgt die Beobachtung im verdunkelten Raum nach Dunkeladaption des Auges. Man unterscheidet eine *Primär-(Eigen-)Fluorescenz*, wobei das Präparat bei der Bestrahlung mit kurzwelligem Licht von sich aus fluoresciert, sowie eine *Sekundärfluorescenz*; hierbei fluorescieren die Präparate erst nach einer Vorbehandlung mit Fluorochromen (z. B. Eosin, Safranin u. a.). Die Fluorescenzmikroskopie eignet sich besonders für die Untersuchung von Bakterien, Viren (mit bläulich-weißlicher Sekundärfluorescenz) und Intravitaluntersuchungen (Phagocytose nach Injektion von Fluorescenzfarbstoffen) sowie für gewisse histologische Untersuchungen.

Ultraviolettmikroskopie. Das Ultraviolettmikroskop steigert das Auflösungsvermögen des Lichtmikroskops durch die Benutzung der kurzwelligen UV-Strahlen (275 mμ Wellenlänge). Dabei erscheinen ungefärbte Präparate infolge der stark unterschiedlichen UV-Lichtabsorption sehr kontrastreich. Da das UV-Licht für das menschliche Auge unsichtbar ist, muß die Auswertung entweder mit der Photokamera oder am Fluorescenzschirm erfolgen. Das gewöhnliche Glas der Mikroskopoptiken läßt jedoch UV-Licht nicht hindurch; infolgedessen muß ein optisches System aus Bergkristall oder Quarz benutzt werden, das auf die besonders niedrigen Wellenlängen korrigiert ist. Auch Objektträger und Deckgläser müssen aus Quarz oder UV-Glas sein.

Blutbilddifferenzierung. Die Ausführung der Blutbilddifferenzierung erfolgt nach PAPPENHEIM am gefärbten Blutausstrich nach orientierender Lupendurchmusterung—zur Beurteilung der Färbung und Zellverteilung—durch die mikroskopische Auswertung bei Ölimmersion. Zunächst wird eine qualitative Bewertung der Erythrocyten vorgenommen, wobei die Stärke der Pseudoagglutination (Geldrollenbildung), der Größen- und Formveränderungen (Anisocytose), der Polychromasie und Hypochromie bzw. Hyperchromie festzustellen ist.

Die Differenzierung der Leukocyten geschieht durch Zählung des prozentualen Anteils aller einzelnen Zellformen.

Zur Vermeidung einer wiederholten Durchmusterung desselben Gesichtsfeldes und der durch eine häufig ungleiche Zellverteilung bedingten Fehlerquellen erfolgte die Durchmusterung der Blutausstriche nach dem Meanderschema. Alle Leukocyten eines jeden Gesichtsfeldes werden unter Benutzung abwaschbarer Zelltafeln oder eines Hämogrammblockes oder auch eines „Leukocyten-Registrierapparates" bei Beachtung von Kern, Plasma und Granulation registriert, bis insgesamt 100 oder 200 Zellen ausgewertet sind. Bei stärkerer Leukopenie gelingt zuweilen nicht die Auffindung von 100 Zellen in einem Blutausstrich. Dann errechnet sich der Prozentgehalt der verschiedenen Zellarten aus der Formel:

$$\frac{z \cdot 100}{Z}$$

(z = Zahl der gefundenen Zellen gleicher Art),
(Z = Gesamtzahl der gezählten Leukocyten).

Abschließend wird die Intensität der toxischen Veränderungen der Granulocyten (z. B. durch Angabe einer Kennziffer 1—5) sowie das Auftreten lymphocytärer oder monocytärer Reizformen festgehalten.

Normalwerte (in Prozent):

	Erwachsene	Kleinkind:
Myelocyten	0	0
Metamyelocyten	0—1	0—1
Stabkernige	2—5	0—5
Segmentkernige	50—70	40—50
Eosinophile	1—3	1—5
Basophile	0—1	0—2
Lymphocyten	22—25	25—50
Monocyten	4—8	2—6

Zählmethoden. Die Zählung der Blutkörperchen erfolgt durch das Aufsaugen von Blut und einer Verdünnungsflüssigkeit in einer geeichten *Mischpipette* und anschließendes Auszählen eines Tropfens Mischblut unter dem Mikroskop mit Hilfe einer Zählkammer. Die Art der Pipette und der Verdünnungsflüssigkeit wechselt je nachdem, was gezählt werden soll (Leukocyten, Erythrocyten, Thrombocyten o. a.). Mischpipetten bestehen aus einem Capillarteil und einem für die bessere Durchmischung mit einigen Glasperlen besetzten Ampullenteil.

Das durch Schneppereinstich ins Ohrläppchen oder in die Fingerbeere gewonnene Blut wird mit einer einwandfrei gesäuberten und trockenen Pipette bis zu einer bestimmten Markierung im Capillarteil angesaugt; mit etwas Zellstoff wird die Pipettenspitze von außen anhaftendem Blut gesäubert. Dann zieht man rasch Verdünnungsflüssigkeit in die kugelige Ampulle der Pipette bis zu einer zweiten Markierung nach, wobei eine Beimischung von Luftblasen streng vermieden werden muß. Von der waagerecht gehaltenen Pipette entfernt man nun den Ansaugschlauch und verschließt Pipettenende und -spitze entweder mit Daumen und Mittelfinger einer Hand oder durch Aufstülpen kleiner Gummihütchen. Der Ampulleninhalt wird durch Schütteln mit der Hand oder auf einer elektrischen Schüttelapparatur mindestens 30 sec lang sorgfältig gemischt. Die im Capillarteil der

Pipette verbliebene Verdünnungsflüssigkeit muß vor der Beschickung der Zählkammer durch Abtropfen verworfen werden.

Zählkammern bestehen aus einer dicken Glasplatte etwa von der Größe eines Objektträgers, die im mittleren Drittel tiefe Querrinnen aufweist. Die hierdurch gebildeten Felder liegen im Niveau um $^1/_{10}$ mm niedriger, so daß beim Auflegen eines Deckglases auf die höheren Seitenflächen unter dem Deckglas ein genau $^1/_{10}$ mm tiefer Hohlraum gegeben ist. Hierzu muß das Deckglas auf die Zählkammer fest aufgepreßt werden, wobei sog. Newtonsche Farbenringe auftreten sollen. Nun wird die Zählkammer mit dem nochmals durchmischten Ampulleninhalt der Zählpipette durch Berühren der Deckglaskante über dem Mittelfeld beschickt, so daß der Zählkammerraum bis zur Überlaufrinne gefüllt ist. Nach 3—5 min ist der Zellgehalt hinreichend sedimentiert, so daß die Auszählung unter dem Mikroskop im Trockensystem erfolgen kann. Bestimmt wird stets die Anzahl der Zellen in einem mm³ Blut. Hierzu ist das Mittelfeld der Zählkammern mit einem Netzwerk eingeschliffener Linien versehen, die die Fläche in Quadrate von 1 mm², $^1/_{25}$ mm² und $^1/_{400}$ mm² einteilen. Gleichermaßen bewährt haben sich die Netzeinteilungen nach BÜRKER, SCHILLING, THOMA-ZEISS und TÜRK. Die Kammer nach FUCHS-ROSENTHAL besitzt eine Einteilung mit 16 × 16 Quadraten von je $^1/_{16}$ mm². Zur Vermeidung von Doppelzählungen gilt als Regel, daß die auf dem rechten und unteren Rand aufliegenden Zellen jeweils zum entsprechenden Quadrat mit ausgezählt werden, hingegen nicht die auf dem linken und oberen Rand gelegenen. Die durch schlechtes Mischen, vorzeitige Blutgerinnung, fehlerhaften Sitz des Deckglases, ungleiche Blutmischung sowie Ungenauigkeiten oder Unsauberkeiten der Pipette bedingte Fehlerquelle der Zählmethode liegt bei $\pm$ 8—15%.

Eine bessere Meßgenauigkeit ($\pm$ 3—6%) bei vermindertem Zeitaufwand erzielen Blutkörperchenzählautomaten. Das *Celloscop* (Ljungberg, Stockholm) arbeitet dabei nach dem Prinzip der elektrischen Widerstandsveränderungen beim Durchtritt kleinster Teilchen durch Capillaren; es ermöglicht die Zählung von Erythrocyten und Leukocyten sowie die Anfertigung von Price-Jones-Kurven. Der E-E-L-Blutkörperchenzählautomat (Evans, Vertrieb Lonfra, Frankfurt) erlaubt darüber hinaus auch die Zählung der Thrombocyten und die Bestimmung der „Ultraschallresistenz".

Leukocyten-Zählung. *Reagentien.* Essigsäure 1—3%ig.

Ausführung. 1. Blut mit Leukocyten-Pipette bis zur Marke 0,5 aufziehen. 2. Nachsaugen von Essigsäure bis zur Marke 11. Schütteln. (Ein 1%iger Zusatz von wäßriger Gentianaviolettlösung erleichtert die Differenzierung, erschwert jedoch die Reinigung der Pipetten.) 3. Beschickung der Zählkammer nach Verwerfen der ersten Tropfen. Auszählung von zwei großen Quadraten von je 1 mm² unter dem Mikroskop (Objektiv 10).

Berechnung. Zwei Quadrate von je 1 mm² entsprechen bei einer Höhe der Zählkammer-Blutschicht von 0,1 mm einem Volumen von $^1/_5$ mm³. Die Zahl der Leukocyten im mm³ beträgt:

$$\frac{ZL}{\text{Fläche} \times \text{Höhe} \times \text{Verdünnung}} = \frac{ZL \times 5}{\text{Verdünnung}}.$$

Bei einer Verdünnung von 1:20 (Pipette mit 0,5 cm³ Blut) ist also die Zahl der gezählten Zellen *(ZL)* mit 100 zu multiplizieren.

Normalwerte. 5—8000. Eine Leukopenie besteht bei Werten unter 5000, eine Leukocytose bei Werten über 9000.

Erythrocyten-Zählung. *Reagentien.* Hayemsche Lösung.

Ausführung. 1. Blut mit Erythrocyten-Pipette bis zur Marke 0,5 (bei Anämien bis 1,0) ansaugen. 2. Nachsaugen von Hayemscher Lösung bis zur Marke 101, wodurch eine Verdünnung von $^1/_{200}$ bzw. $^1/_{100}$ entsteht. Schütteln. 3. Beschickung der Zählkammer nach Verwerfen der ersten Tropfen. Auszählung von 5 mittleren Quadraten von je $^1/_{25}$ mm² (= 80 kleinsten Quadraten à $^1/_{400}$ mm²) unter dem Mikroskop (Ojektiv 20).

Berechnung. 5 Quadrate von $^1/_{25}$ mm² entsprechen einer Fläche von $^1/_5$ mm². Angesichts der Höhe der Zählkammer-Blutschicht von 0,1 mm entspricht dies einem Volumen von $^1/_{50}$ mm³. Die Zahl der Erythrocyten in 1 mm³ Blut beträgt:

$$\frac{Z\,E}{\text{Fläche} \times \text{Höhe} \times \text{Verdünnung}} = \frac{ZE \times 50}{\text{Verdünnung}}.$$

Bei einer Verdünnung von 1:200 (Pipette mit 0,5 Blut) ist also die Zahl der gezählten Zellen *(ZE)* mit 10000, bei einer Verdünnung von 1:100 (Pipette mit 1,0 Blut) mit 5000 zu multiplizieren.

Die Erythrocyten-Zahl kann auch automatisch mit Hilfe eines *Elektro-Hämoskopes* (Hellige-Freiburg) bestimmt werden, wobei eine Suspension des Blutes 1:2000 in Gowersscher Lösung verwandt wird. Die gefundenen Werte liegen hierbei um 20—30% unter dem Zählwert. Die Fehlerbreite liegt im normalen Erythrocytenzahlbereich bei ± 10%. Die automatische Bewertung ist für Routineuntersuchungen geeignet, bei schweren Anämien treten jedoch erhebliche Meßungenauigkeiten auf, die eine Überprüfung durch die Kammerzählung erfordern.

Normalwerte. Frauen: 4500000, Männer: 5000000. Eine Verminderung der Erythrocytenzahl ist Ausdruck einer Anämie, die Vermehrung Ausdruck einer Polyglobulie oder Polycythämie.

Thrombocyten-Zählung. Die außerordentliche Labilität und Klebrigkeit der Thrombocyten bedingt es, daß die Normalwerte der Thrombocytenzahlen je nach der Art der angewandten Methode stark schwanken. Die phasenoptische Kammerzählung der ungefärbten Thrombocyten — nach vorheriger Hämolyse der Erythrocyten — hat sich durch die Einfachheit der Technik, ihre geringe Fehlerbreite und die Möglichkeit morphologischer Identifizierung allen anderen Methoden als überlegen erwiesen:

Methode nach FEISSLY *und* LÜDIN

Reagentien. Cocainlösung: Cocainchlorhydrat 3,0, Kochsalz 0,2, Aqua dest. ad 100,0. Die Lösung ist längere Zeit haltbar; sie wird unbrauchbar, wenn weiße Flocken auftreten.

Ausführung. 1. Ansaugen von Blut mit der Erythrocyten-Pipette bis zur Marke 1. 2. Nachsaugen der Cocainlösung bis zur Marke 101. 3. Nach einer Wartezeit von 20 min (Hämolysezeit) und mäßigem Schütteln wird die Zählkammer beschickt. Nach einer weiteren Wartezeit von 10—15 min (Sedimentationszeit) erfolgt die Auszählung von zwei großen Quadraten à 1mm² unter dem Phasenkontrastmikroskop (Ph 40). Der Pipetteninhalt ergibt noch nach 8 Std. konstante Werte.

Berechnung. Die Zahl der Thrombocyten pro mm³ errechnet sich angesichts der Schichthöhe von 0,1 mm und der Pipettenverdünnung von 1:100 durch Multiplikation der im mm² aufgefundenen Thrombocyten (Mittelwert der beiden ausgezählten Felder) mit 1000.

Ergebnis. Die Thrombocyten erscheinen inmitten kaum sichtbarer Erythrocytenmembranen, als intensiv dunkel gefärbte, etwa 2—3 μ große kugelförmige Körperchen mit Brownscher Molekularbewegung, umgeben

25*

von einem hellen Hof. Granulomer und Hyalomer lassen sich meist gut unterscheiden.

Normalwerte. 220000. Fehlerbreite $\pm$ 4%. Nahrungsaufnahme und Tageszeit bleiben ohne wesentlichen Einfluß.

Methode nach Fonio

Die Thrombocytenzählung nach Fonio erfolgt durch Anfärbung des Blutes und Auszählung der Thrombocyten unter 1000 Erythrocyten.

Reagentien. Sterile Magnesiumsulfatlösung 14% ig.

Ausführung. 1. Auf die durch Abwischen gereinigte Schneppereinstichstelle gibt man einen Tropfen der Magnesiumsulfatlösung und bewirkt durch leichtes Auseinanderziehen der Wundränder das Auftreten einer kleinen Blutmenge. Vom Blutgemisch wird auf einem einwandfrei gesäuberten Objektträger ein Tropfen abgehoben und dünn ausgestrichen. Lufttrocknen. 2. Färbung entweder a) nach Pappenheim, jedoch 45—60 min lang; Auszählung im Hellfeldmikroskop, oder b) nach Fixierung in Methylalkohol mit Auraminlösung 0,1% ig (p_H 6—7) 1—2 min lang; sorgfältiges Abspülen mit Aqua dest., lufttrocknen. Auszählung im Fluorescenzmikroskop bei Ölimmersion mit Irisblende.

Berechnung. Die Auszählung erfolgt im Ocularzellfenster. Gezählt wird die Anzahl der Thrombocyten auf 4 × 250, also 1000 Erythrocyten. Aus dieser relativen Thrombocytenzahl errechnet man nach Kenntnis der Erythrocytenzahl pro mm³ die Anzahl der Thrombocyten pro mm³ wie folgt:

$$\frac{\text{Thrombocytenzahl} \times \text{Erythrocytenzahl}}{1000}$$

Normalwerte: 200000—350000. Fehlerbreite $\pm$ 6%.

Reticulocyten-(Proerythrocyten-)Zählung. Die in den jugendlichen Erythrocyten enthaltene Substantia granulofilamentosa entsteht durch Verklumpung eines zunächst den ganzen Reticulocyten ausfüllenden dichten basophilen Netzwerks.

Färbung nach Wolfer, modifiziert nach Schudel

Reagentien. Brillantkresylblaulösung alkoholisch 0,5% ig.

Ausführung. 1. Saubere entfettete Objektträger werden mittels eines Glasstabes mit Brillantkresylblaulösung beschickt, die mit Hilfe eines Wattebausches gleichmäßig fein verteilt wird. Lufttrocknen. So vorbereitete Objektträger können — jeweils zu zweit, Schichtseiten aufeinander — auf Vorrat gehalten werden und bleiben 2—3 Wochen lang verwendbar. 2. Mit der Farbstoffschicht eines Objektträgers werden 2—3 größere Tropfen Blut aus dem Schnepperstich abgehoben und mit der Farbschicht eines zweiten Objektträgers zugedeckt. Mehrmaliges Abheben und Zudecken der Objektträger zur guten Durchmischung von Blut und Farbstoff. 3. Präparate — mit der Schichtseite aneinander — 3—5 min lang in einer feuchten Kammer (große abgedeckte Petrischale, ausgelegt mit feuchtem Fließpapier) färben lassen. 4. Objektträger voneinander abheben; lufttrocknen. 5. Blut-Farbstoff gemisch sammeln und wie üblich ausstreichen. 6. Fixieren in Methylalkohol; Färbung nach Giemsa.

Färbung nach Holboll, modifiziert nach Heilmeyer

Reagentien. Brillantkresylblaulösung 1% ig, hergestellt mit physiol. Kochsalzlösung.

Ausführung. 1. Leukocytenpipette mit Brillantkresylblaulösung bis zur Marke 0,5 aufziehen. 2. Blut bis zur Marke 1 nachsaugen. Gemisch vorsichtig in ein bereitgestelltes, mit Paraffin überzogenes Uhrglas ausblasen. 3. Blut-Farbstoff-Lösung mittels paraffinierten Glasstabes mischen. Dann sofort Uhrglas in feuchte Kammer bringen und 15—20 min lang färben lassen. 4. Erneutes Mischen. Auftragen auf Objektträger und Ausstreichen. Lufttrocknen. 5. Fixieren in reinem Methylalkohol 90 sec lang. 6. Gegenfärbung in Giemsalösung (1:10) über 6—12 Std. im Kühlschrank.

Ergebnis. Erythrocyten gelb bis grün. Substantia granulofilamentosa und basophile Granulationen dunkelblau.

Die Auszählung der Reticulocyten erfolgt bei Ölimmersion unter Benutzung einer quadratischen Ocular-Einlegeblende (Ocular-Zellfenster). Gezählt wird die Anzahl der Reticulocyten auf 2000 Erythrocyten. Der Reticulocytenwert wird relativ in $^0/_{00}$ angegeben und beträgt normal 1—15 auf 1000 Erythrocyten. Er liegt bei Frauen etwas höher (9 $^0/_{00}$) als bei Männern (6 $^0/_{00}$). Eine Vermehrung der Reticulocyten ist Ausdruck einer gesteigerten Erythrocytenregeneration.

Hämatokrit. Als Hämatokrit bezeichnet man den mittels direktem Sedimentierverfahren bestimmten Volumenanteil der Erythrocytengesamtmenge in 100 ml Blut. Da die normalen Leukocytenbeimengungen des Blutes die Messung nur geringfügig beeinflussen, können sie bei der Bestimmung praktisch vernachlässigt werden, so daß die Methoden auf eine quantitative Trennung von Blutkörperchen und -plasma ausgerichtet sind. Bei Leukocytosen und Leukämien entstehen jedoch störende Fehler.

Der Hämatokritwert gibt Aufschluß über Wasserverschiebungen zwischen Plasma und Erythrocyten sowie zwischen Blut und Gewebe. Auch erlaubt er eine Berechnung des Hb-%-Wertes dadurch, daß einem Hämatokrit von 45 Vol.-% ein Hb von 100% entspricht.

Das Gesamtvolumen der Erythrocyten geht der Erythrocytenzahl bei nicht zu erheblicher Anisocytose im wesentlichen parallel. So läßt sich aus der Höhe der tiefroten Erythrocytensäule — unter Abzug der darüber stehenden grauroten Leukocytensäule — durch Multiplikation des Hämatokritwertes mit 100000 die *Erythrocytenzahl* pro mm³ errechnen.

Methode nach VAN ALLEN

Reagentien. Isotonische Citratlösung 3,8%ig oder Oxalatlösung 1,3%ig.

Ausführung. 1. Ansaugen von Schnepperblut mit der van Allenschen Pipette bis zur Marke 10. 2. Nachsaugen von Citrat- oder Oxalatlösung in die Mischbirne. Mischen. 3. Einspannen in einen Metallrahmen, der zwei graduierte Capillaren zu halten vermag und in der Mitte eine Aufschraubvorrichtung für die Zentrifuge besitzt. Zentrifugieren 20—30 min lang bei 3000 U/min. Ablesung des Hämatokritwertes direkt an der Skaleneinteilung. Ist die Gesamtblutmenge nach dem Zentrifugieren um einige Teilstriche gefallen, so errechnet sich der Prozent-Gehalt des Blutkuchens nach der Formel:

$$\frac{\text{Blutkuchenwert} \times 100}{\text{Gesamtblutwert}}.$$

Der Plasmawert beträgt 100 weniger Blutkuchenwert.

Normalwert. Das Gesamtzellvolumen des Blutes beträgt normalerweise bei der erwachsenen Frau 40%, beim Mann 46%. Es ist verringert bei der Anämie und vermehrt bei der Polycythämie und Polyglobulie.

Hämoglobin (Hb). Das Blut verdankt seine rote Farbe dem Hämoglobin (vgl. S. 355), das sich normalerweise nicht im Blutplasma, sondern nur in den roten Blutkörperchen findet und deren Hauptmasse ausmacht. Wird die „semipermeable Hülle" der roten Blutkörperchen aufgelöst, z. B. durch

Äther, Saponin, destilliertes Wasser oder durch andere hämolytische Agentien, so tritt der Blutfarbstoff in das Plasma über und färbt dieses rot. Diesen Vorgang bezeichnet man als *Hämolyse.*

Die *Bestimmung des Hämoglobins* erfolgt routinemäßig am besten mittels eines einfachen Elektrocolorimeters:

Reagentien. Sodalösung 0,1% ig.

Ausführung. 1. In ein Reagenzglas werden genau 5 ml Sodalösung gegeben, routinemäßig mittels Abfüllvorrichtung. 2. Ansaugen von 20 mm^3 Schnepperblut mit Hilfe der Hämoglobin-Pipette und Ausblasen in die Sodalösung. Mischen durch Schütteln. 3. Bestimmung des Wertes im Elektrocolorimeter.

Hämoglobin-Bestimmung nach SAHLI

Prinzip. Blut wird durch Mischung mit Salzsäure in salzsaures Hämatin übergeführt und so lange mit Wasser verdünnt, bis die Farbe der Hämatinlösung der des Vergleichsstabes entspricht. Der Vergleichsstab in der Sahli-Apparatur enthält hierzu eine Hämatinlösung von bekanntem Hb-Gehalt in einem zugeschmolzenen Glasröhrchen oder einem entsprechend gefärbten Glasstab.

Reagentien. n-10-Salzsäure.

Ausführung. 1. Das graduierte Röhrchen des geeichten Sahli-Apparates („G.I.M.") wird bis zur Marke 10 mit n-10-Salzsäure gefüllt. 2. 20 mm^3 Schnepperblut werden mittels Hb-Pipette gewonnen und dem Röhrchen unter mehrmaligem Ausblasen und Nachwaschen zugegeben. 3. Genau 3 min nach der Mischung wird unter stetem Schütteln tropfenweise Wasser hinzugegeben, bis die Färbung genau derjenigen der im Apparat seitlich angebrachten Vergleichsröhrchen entspricht. Die Höhe der Flüssigkeitssäule an der Skaleneinteilung entspricht dem Prozent-Hämoglobingehalt des Blutes.

Nachteile der Methode sind durch die Ungenauigkeit der Vergleichslösung bzw. der gefärbten Glasstäbe, den Wechsel des Tageslichtes sowie die Unbeständigkeit und Lichtempfindlichkeit des salzsauren Hämatins gegeben. So beträgt die Minderung des Hb-Wertes nach einer Ablesung von 10 statt 3 min bereits 2% und nach 2 Std. 8%. Bei Hb-armem Blut ist eine Messung mit doppelten Blutmengen notwendig, wonach der erhaltene Hb-Wert durch 2 dividiert werden muß.

Hämoglobinbestimmung mit Zeiss-Ikon-Hämometer

Ausführung. 1. Ansaugen von Schnepperblut bis zur Marke 30 (30 mm^3) mit der beiliegenden Spezial-Pipette. 2. Nachsaugen von n-10-Salzsäure bis zur Marke 2000 (2000 mm^3). Kräftiges Schütteln. 3. Nach Verwerfen des ersten Tropfens Beschickung eines Vierkantröhrchens. Ablesen des Wertes nach genau 5 min auf der Skala nach Farbvergleich mit einem Glas zunehmender Farbtiefe.

Normalwerte. Neugeborene: 18,0—20,0 g-% Hb, Kinder: 12,0—14,0 g-% Hb, Erwachsene: Frauen: 14,5—16,0 g-% Hb, Männer: 16,0—17,0 g-% Hb.

Es ist vielerorts noch üblich, den Hämoglobingehalt des Blutes als Prozentzahl im Vergleich zum „Normalgehalt" anzugeben. Da jedoch der Hb-Gehalt für die Geschlechter, für Kinder und Erwachsene je nach geographischer Höhenlage usw. nicht unerheblich schwankend als „normal" bezeichnet werden muß, ist es zweckmäßiger und unmißverständlicher, den Hämoglobingehalt in g-% anzugeben. Als „Normalwert" (100%) gelten 16 g-%.

Färbekoeffizient (Hb$_E$-Wert). Berechnet man den Hb-Gehalt in g-%, so ist stets der zugehörige Hb$_E$-Wert anzugeben. Er beinhaltet den absoluten

Hb-Gehalt des einzelnen Erythrocyten und errechnet sich durch Division des g-%-Hb-Gehaltes durch die Erythrocytenzahl:

$$16 \text{ g-\% Hb} = 16 \text{ g in } 100 \text{ cm}^3 \text{Blut} = \frac{16}{100\,000} \text{ g in } 1 \text{ mm}^3.$$

$$\text{Hb}_E = \frac{\text{Hb (in g-\%)} \times 10}{\text{Erythrocytenzahl (in Mill).}} \times 10^{-12} \text{ g}$$

Normalwert. 32—33 $\gamma\gamma$ ($= 10^{-12}$ g).

Werte unter 28 (F.I. $= 0,85$) sind Ausdruck einer Hypochromie, Werte über 34 (F.I. $= 1,06$) einer Hyperchromie.

Färbe-Index (F. I.). Der Färbe-Index bezeichnet die Relation des Hämoglobingehaltes (in Prozent) zur Erythrocytenzahl, wobei ihr als Normalwerte ein Hämoglobingehalt von 100% und eine Erythrocytenzahl von 5 000 000 pro mm³ zugrunde liegen. Er errechnet sich nach der Formel:

$$\text{F.I.} = \frac{\text{Hb}}{\text{Erythrocytenzahl (in Mill.)} \times 20}.$$

Normalwert. 0,9—1,0.

Die Umrechnung von % und g-% bzw. Hb F. I. und Hb$_E$ erleichtert der hämatologische Rechenstab von URBAN (Steffan-Frankfurt).

Erythrocyten-Volumen (V$_E$). Das Volumen des einzelnen Erythrocyten (in μ^3) errechnet sich durch Division des Erythrocyten-Gesamtvolumens (Hämatokrit) durch die Erythrocytenzahl (in Mill. pro mm³) und Multiplikation mit 10:

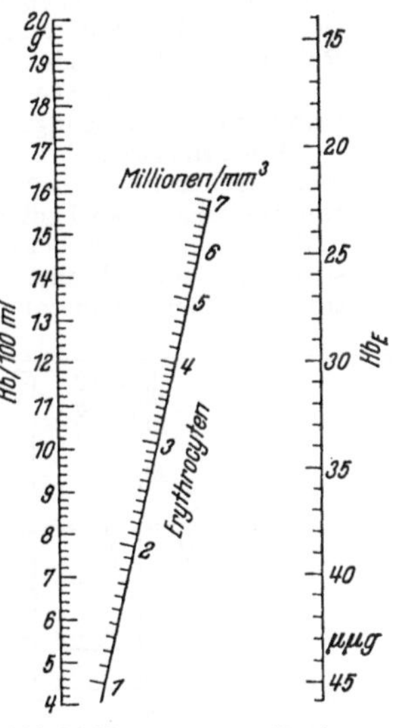

Abb. 77. Nomogramm zur Bestimmung des mittleren Hämoglobingehaltes der Erythrocyten (Hb$_E$)

$$V_E \text{ (in } \mu^3) = \frac{\text{Gesamtzellvolumen-\% } (= \text{Hämatokrit}) \times 10}{\text{Erythrocytenzahl (in Mill./mm}^3)}.$$

Normalwert. $V_E = 85\,\mu^3$, beim Säugling $100\mu^3$.

Das Einzelerythrocytenvolumen ist vermindert in Mikrocyten (z. B. bei sideropenischer Anämie, Thalassaemia major, hämolytischer Anämie), erhöht in Megalocyten (besonders bei perniziöser Anämie). Das Volumen der Reticulocyten ist doppelt so groß wie das der ausgereiften Erythrocyten.

Anstelle des mittleren absoluten Einzelerythrocytenvolumens wird häufig auch ein *Volumenindex* errechnet, der das Einzelerythrocytenvolumen im Vergleich zur Norm angibt:

$$V_E\text{-I.} = \frac{\text{Erythrocyten-Gesamtvolumen (Hämatokrit, in \% der Norm)}}{\text{Erythrocytenzahl (pro mm}^3\text{, in \% der Norm)}}.$$

Er beträgt normalerweise 1,0 mit einer normalen Schwankungsbreite von 0,85—1,15.

Erythrocyten-Durchmesser (d$_E$). Zur Bestimmung des Erythrocyten-Durchmessers genügt für die grobe Orientierung das einfach zu handhabende *Erythrocytometer* (nach BOCK):

Dünne Blutausstriche besitzen die Eigenschaften eines optischen Gitters, so daß beim Lichtdurchfall durch Erythrocyten spektralfarbene

Beugungsringe entstehen, deren Durchmesser umgekehrt proportional der Erythrocytengröße ist: Je kleiner der Ringdurchmesser, um so größer ist der Zelldurchmesser und umgekehrt.

Beim Erythrocytometer werden auf einen Blutausstrich zwei parallel laufende, durch runde Öffnungen in einer Deckplatte erzeugte Lichtstrahlen (aus einer gewöhnlichen Glühbirne) gesandt, die auf einer Mattscheibe als zwei runde Farbhöfe erscheinen. Diese lassen sich durch Verschieben eines Rohres vergrößern oder verkleinern. Berühren sie sich eben, so läßt sich an der in μ geeichten Skala der jeweilige Erythrocyten-Durchmesser ablesen. Unschärfe der Beugungsringe deutet auf eine stärkere Anisocytose.

Wesentlich exaktere Werte liefert die zeitraubende direkte *mikroskopische Messung* des Erythrocyten-Durchmessers am nach PAPPENHEIM gefärbten Blutausstrich. Man bedient sich hierzu am besten eines Mikrophotogerätes und photographiert bei einer Vergrößerung von genau 1000fach zwei Gesichtsfelder eines dünnen Blutausstrichs, so daß 100 Erythrocyten abgebildet sind. Auf dem Papierabzug oder auch auf der Negativplatte können nun

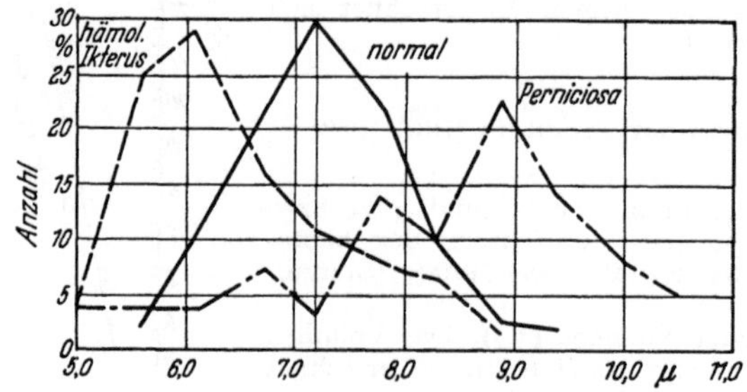

Abb. 78. Price-Jones-Kurve

mit Hilfe einer auf $^1/_{10}$ mm geeichten Meßlupe direkt die Durchmesser jedes einzelnen Erythrocyten — und zwar jeweils in zwei Ebenen — gemessen werden. Die Summe der Mittelwerte, dividiert durch die Zahl der gemessenen Erythrocyten (100), ergibt den mittleren Erythrocyten-Durchmesser.

Die Messung des Erythrocyten-Durchmessers kann jedoch auch direkt unter dem Mikroskop erfolgen. Hierzu werden ein geeichtes Objektmikrometer sowie ein Ocularmikrometer benötigt. Letzteres enthält ein Glasplättchen mit Mikrometerteilung, dessen relative Meßwerte zunächst mit Hilfe des Objektmikrometers zu eichen sind.

Nach Scharfeinstellung des Ocularmikrometers wird dieses so gedreht, daß die Teilungsstriche von Objekt- und Ocularmikrometer dicht parallel nebeneinander erscheinen. Man stellt nun fest, bei welchem Teilstrich sich beide Skalen berühren. Aus der Division des μ-Wertes durch die Anzahl der Teilstriche im Ocularmikrometer errechnet sich der sog. *Mikrometerwert.* Mit diesem Faktor sind die nun mit dem Ocularmikrometer zu messenden Einzelerythrocyten-Durchmesser zu multiplizieren.

Normalwert. $d_E = 7,2$ bis $7,4\ \mu$. Werte unter $6,9\ \mu$ sind Ausdruck einer Mikrocytose, Werte über $7,5\ \mu$ einer Makrocytose.

Price-Jones-Kurve. Wertvolle Aufschlüsse über die Errechnung des mittleren Durchmessers hinaus gibt die statistische Verteilungskurve, wie sie von PRICE-JONES eingeführt wurde, da sie auch die Häufigkeit der großen und kleinen Zellen aufschlüsselt. Die Breite der Kurvenbasis ist zugleich Ausdruck der Stärke der Anisocytose. „Rechtsverschobene" Kurven entsprechen einer Makro- bzw. Megalocytose und finden sich insbesondere bei der perniziösen Anämie; „linksverschobene" weisen auf eine Mikrocytose, wie sie bei der hämolytischen Anämie häufig vorliegt.

Die Mittelwerte von 100, in zwei Ebenen gemessenen Erythrocyten werden nach ihrer μ-Größe in Größenklassen von je $0,5\,\mu$ geordnet und in ein Koordinatennetz übertragen, das auf der Abszisse die Zellgröße und

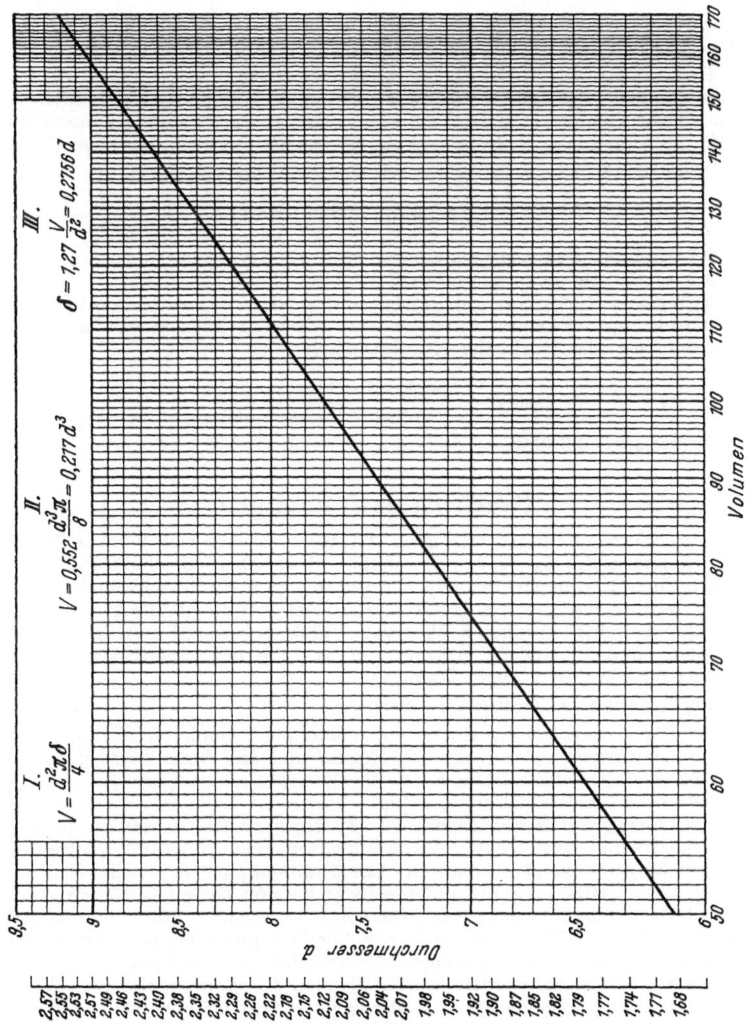

Abb. 79. Diagramm von Boros

auf der Ordinate die Häufigkeit des Vorkommens dieser Größen bestimmt (Abb. 78). Rasch und einfach können die benötigten Werte mit Hilfe der Celloscops oder des EEL-Blutkörperchen-Zählautomaten gewonnen werden.

Erythrocytendicke (δ_E). Angesichts der annähernd zylindrischen Scheibenform der Erythrocyten läßt sich bei Kenntnis des Erythrocytendurchmessers (d_E) auch die Dicke des einzelnen Erythrocyten (δ_E) bestimmen (v. Boros). Sie beträgt:

$$\delta_E = 0,2756\, d_E$$

Normalwert: 2,0—2,2 μ. Abnorm dicke Erythrocyten finden sich bei der hämolytischen, auffallend dünne bei der sideropenischen Anämie.

Dickenindex (D.I.). Der Dickenindex ergibt sich aus dem Einzelerythrocytenvolumen (V_E) und dem Einzelerythrocyten-Durchmesser (d_E). Dickenindex sowie Volumen und Durchmesser normaler Erythrocyten können mit Hilfe des *Diagramms* v. Boros (Abb. 79) bereits bei Kenntnis einer Größe entnommen werden.

$$\text{D.I.} = \frac{V_E\ (\text{gemessen mittels Hämatokrit})}{V_E\ (\text{Diagrammwert mittels } d_E)}\,.$$

Ist der Faktor geringer als eins, so sind die Erythrocyten flacher, ist er größer, so sind sie dicker als normal.

Sphärischer Index. Der „sphärische Index" der Erythrocyten drückt das Verhältnis des Dickendurchmessers zum Kreisdurchmesser aus und gibt Auskunft über die Stärke der Kugelzelligkeit:

$$\text{Sph.I.} = \frac{\text{Dickendurchmesser } (\delta_E)}{\text{Kreisdurchmesser } (d_E)}\,.$$

Normalwert: 0,3 (0,25—0,34).

Resistenzbestimmungen

Durch Veränderungen zelleigener Faktoren ergeben sich Schwankungen der Resistenz der Blutzellen gegenüber chemischen, mechanischen oder osmotischen Einflüssen, die teils als physiologisch (unterschiedliches Zellalter), teils als pathologisch (toxisch, allergisch, Störungen der Hämopoese) angesprochen werden müssen. Wertvolle Rückschlüsse auf diese biologische Resistenz und Wertigkeit erbringt die Prüfung des osmotischen Innendruckes der Blutzellen durch Hämolyse.

Erythrocyten. *a) Osmotische Resistenz.*

Prinzip. Zusatz von Erythrocyten zu einer absteigenden Reihe hypotoner Kochsalzkonzentrationen zeigt den Beginn und die Vervollständigung der Hämolyse.

Reagentien. Kochsalzlösung, 1%ig.

Ausführung. In einer Reihe von 21 Reagenzgläsern werden je 1 ml Kochsalzlösung absteigender Konzentration von 0,7—0,24 abgefüllt. Zweckmäßigerweise zieht man in eine 1 ml-Meßpipette jeweils 1 ml der 1%igen Kochsalzlösung auf und beschickt hiervon das erste Röhrchen mit 0,7 ml, das letzte (21.) mit dem Rest von 0,3 ml, das 2. Röhrchen mit 0,68 und das 20. mit 0,32 ml und so fort. Schließlich pipettiert man Aqua dest. in gleicher Weise, aber umgekehrter Reihenfolge zu. Schütteln.

Jedem Röhrchen werden nun 2 Tropfen frisch entnommenen Blutes zugesetzt. Geringes Schütteln. Ansätze bei konstanter Temperatur 1—2 Std. lang stehen lassen oder 15 min lang zentrifugieren.

Auswertung. Die osmotische Resistenz der Erythrocyten wird notiert durch die Kochsalzkonzentration, bei der eine Hämolyse durch eine beginnende zarte Rotfärbung der Lösung eben nachweisbar wird *(Minimumresistenz)*, sowie durch die Konzentration, bei der die Hämolyse auf Grund des farblosen Bodensatzes als vollkommen angesehen werden muß *(Maximumresistenz)*.

Normalwerte. Minimumresistenz: 0,46—0,42% NaCl.
Maximumresistenz: 0,32—0,3 % NaCl.

b) Mechanische Resistenz (Methode nach SHEN-CASTLE-FLEMING, modifiziert nach MAIER).

Ausführung. In drei sterile 10 ml-Zentrifugengläser werden zu je 0,05 ml Heparin je 10 ml Venenblut gegeben.

Bestimmung des Hämatokrits und Korrektur auf einem Standard-Hämatokrit von 40% durch Zusatz oder Wegnahme von Plasma (,,Ausgangsvollblut'').

10 ml dieses Blutes werden nun in ein steriles Reagenzglas mit 24 runden Glasperlen von 3 mm Durchmesser gefüllt, das mit einem Gummistopfen verschlossen wird.

Rotation in schräger oder horizontaler Lage bei 37° C über $5^1/_2$ Std. bei 21 U/min.

Auswertung. Wegen der wechselnden Plasmaeigenfarbe ist eine Leerwertbestimmung *(a)* notwendig, wozu eine Mischung von 2 ml Blut vom Hämatokrit (40%ig) mit 8 ml physiol. Kochsalzlösung verwendet wird. Der Gehalt an hämolysiertem Blut *(b)* wird durch Verdünnung von 1 ml des der mechanischen Traumatisierung unterzogen gewesenen Blutes mit 9 ml physiol. Kochsalzlösung bestimmt.

Die maximale Hämolyse *(c)* ergibt sich durch Verdünnung von 0,05 ml des Ausgangsvollblutes mit 9,95 ml Wasser.

Die prozentuale mechanische Hämolyse errechnet sich aus

$$\frac{b-a}{c-a}\,\%\,.$$

Die Bestimmungen werden im Elektrospektrophotometer bei Wellenlänge 550 μ vorgenommen. Die Reduktion des Hb erfolgt durch ganz wenig Natriumcarbonat.

Berechnung nach der Formel:

$$\text{g-\% Hb} = \frac{\text{Extinktion } (E) \times \text{Verdünnung} \times 25}{100}\,.$$

Normalwerte. 4,0—4,9 g-% Hb. Erhöhte Resistenz bei über 4,9 g-%, erniedrigte bei unter 4,0 g-% Hb.

Beurteilung. Die Erythrocytenresistenz ist vermindert bei hämolytischen Anämien, nach epidemischer Hepatitis und Benzolintoxikation, erhöht nach akuten Blutverlusten durch den hohen Gehalt an jungen widerstandsfähigen Erythrocyten und nach Milzexstirpation.

Leucocyten. Schwankungen der Resistenz beruhen auf physiologischen (unterschiedliches Zellalter) oder pathologischen (Störungen der Hämopoese, cytotoxische Reaktionen) Veränderungen zelleigener Faktoren. Die Prüfung des osmotischen Innendruckes der Leukocyten erfolgt nach der von STORTI-PEDERZINI angegebenen Methode mittels hypotoner Flüssigkeit und erlaubt Rückschlüsse auf die biologische Resistenz und Wertigkeit der Leukocyten. Als Maß der ,,Widerstandsfähigkeit'' der Leukocyten gilt die

Verminderung des Leukocyten-Prozentsatzes unter Einwirkung hypotonischer Kochsalzlösung durch die in zeitlicher Abhängigkeit verlaufende Cytolyse.

Ausführung. 1. Schnepperblut in einer Leukocytenzählpipette bis zur Marke 1 ansaugen. 2. Sofortiges Nachziehen einer 0,2%igen Kochsalzlösung bis zur Marke 11. Schütteln. 3. Auszählung und morphologische Untersuchung der Leukocyten in der Zählkammer bei Zimmertemperatur: Sofort und jeweils nach 30, 60, 120 und 180 min entweder ungefärbt im Phasenkontrast- oder leicht mit Giemsa angefärbt im Hellfeldmikroskop. Die Anfärbung erfolgt ohne Veränderung des Verdünnungsgrades der Zellsuspension durch Zusatz eines kleinsten Tropfens von Giemsa-Stammlösung auf den Zellkammerrand. Gezählt werden nur einwandfrei erhaltene Zellen unter Ausschluß aller Zellen mit Kern- oder Plasmaschädigungen (geplatzte Zellmembranen, Plasmaaustritt, Kernpyknose), und zwar getrennt für Granulocyten und Mononucleäre (Lymphocyten und Monocyten).

Eintragung der ermittelten Werte in einem Koordinatensystem, dessen Ordinate den Prozentsatz der Leukocytenverminderung und dessen Abszisse den Zeitabstand zwischen den einzelnen Messungen angibt.

Thrombocyten. Die osmotische Resistenz der Thrombocyten prüft man am Thrombelastographen: Die Maximalamplitude (ma) ist vorwiegend abhängig von der funktionellen Plättchenaktivität und der Plättchenzahl. Führt man die Thrombelastographie mit plättchenfreiem Plasma aus, so ist die Maximalamplitude sehr gering und die Thrombusbildung stark verlängert; fügt man Plättchen in physiologischer Kochsalzaufschwemmung hinzu, so ergibt sich eine völlige Normalisierung. Benutzt man jedoch Thrombocyten in hypotoner Lösung, so kommt es zur fortschreitenden Verminderung der Maximalamplitude mit zunehmender Desintegration.

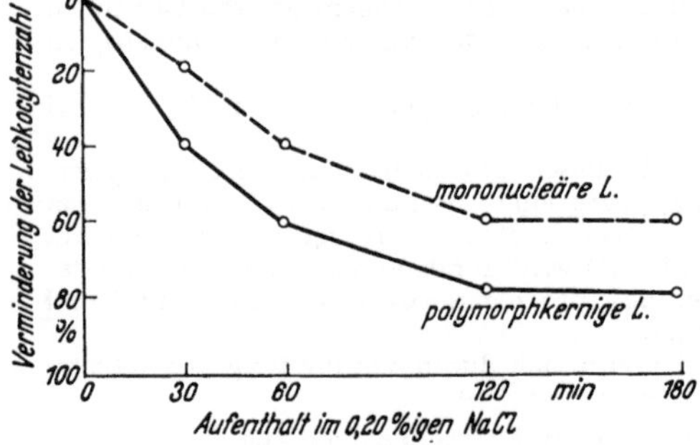

Abb. 80. Resistenzkurven der Leukocyten

Sternalpunktion

Die Punktion des Knochenmarks erfolgt am einfachsten am Corpus sterni, und zwar etwa $\frac{1}{2}$ cm rechts der Medianlinie im Bereich des 2. oder 3. Intercostalraumes. Hier besitzt die Lamina compacta anterior eine Dicke von etwa 0,5—1,0 mm, wobei jedoch die Härte des Knochens starken Schwankungen unterliegt. Der Spongiosaraum hat eine Tiefe von etwa 5—15 mm; die hintere Corticalis ist etwas dünner als die vordere.

Beim Kleinkind (bis 2 Jahre) erfolgt die Gewinnung des Knochenmarks besser durch Punktion der Tibia, und zwar an der medialen Fläche des oberen Drittels. Beim Erwachsenen und großen Kind kann auch die Crista iliaca — sagittal, 3 Querfinger hinter der Spina iliaca anterior superior und in einem Winkel von etwa 45° zum Cristarand — punktiert werden. Auch wird

die senkrechte Punktion eines Lendenwirbeldornfortsatzes (1.—4. Lendenwirbel) empfohlen, was im Sitzen bei einer Einstichtiefe von 1,5—2,5 cm
geschieht und wenig schmerzhaft ist.

Als Punktionsnadel verwendet man eine kurzgeschliffene, etwa 6—8 cm
lange Nadel mit einer lichten Weite von 1—2 mm, einem Mandrain und
einer verstellbaren Arretierung, die die Tiefe des Einstichs bestimmt. Wir
bevorzugen die Nadel nach KLIMA-ROSEGGER.

Ausführung. Nach Beseitigung störender Haare und Jodierung erfolgt
eine genügende lokale Anaesthesierung (Hostacain), insbesondere des
Periostes. Zunächst wird die Punktionsnadel flach durch die Haut geführt,
dann senkrecht auf die gewählte Punktionsstelle gesetzt. Nach Fixierung
der Arretierung etwa 5—8 mm über der Haut durchstößt man die äußere
Corticalis durch kräftigen gleichmäßigen Druck mit beiden übereinander
gelegten Daumen, evtl. unter leichter Drehbewegung, wobei sich der Einbruch in den Markraum meist durch ein deutliches Knacken anzeigt. Die
gut sitzende Nadel steht beim Loslassen fest. Nach Entfernung des
Mandrains werden mit einer fest aufgesetzten 10 oder 20 ml-Spritze geringe
Mengen Mark durch langsamen gleichmäßigen, aber kräftigen Sog angesaugt,
wobei der Patient stets einen deutlichen kurzen Schmerz verspürt, der die
richtige Lage der Nadel bestätigt. Gewinnt man kein Mark, so versuche man
es erneut nach Drehen der Nadel. Um eine störende Blutgerinnung zu vermeiden, füllen wir in die Ansaugspritze geringe Mengen Heparin. Den
Spritzeninhalt gibt man in ein großes, mit wenig Heparin gefülltes Uhrglas.
Durch Schräghalten fließen Blutbeimengungen ab. Kleinste graugelbliche
Markbröckel werden mit einer Präpariernadel oder einem Holzstäbchen aufgenommen und auf Objektträger zart und möglichst ohne Blutbeimengungen
ausgestrichen. Die luftgetrockneten Präparate färbt man nach PAPPENHEIM.

Auswertung. Sie erfolgt gewöhnlich durch eine qualitative Beurteilung,
da die quantitative Zellzusammensetzung starken Schwankungen unterliegt.
Für wissenschaftliche Zwecke und bei Vergleichsuntersuchungen ist jedoch
eine genaue zahlenmäßige Differenzierung im sog. *Myelogramm* notwendig:

Gewöhnlich differenziert man 1000 Zellen und errechnet den Prozentsatz
der verschiedenen kernhaltigen Zellelemente (s. Tab. 27). Um jedoch eine
bessere Vergleichsmöglichkeit mit dem peripheren Hämogramm zu erhalten
und die durch die wechselnde tupfartige Verteilung der Erythroblasten und
Reticulumzellen bedingten Fehler auszugleichen, werden häufig nur die
Zellen der Granulopoese einschließlich der Lymphocyten in Prozentzahlen
berechnet, während alle übrigen Zellen auf 100% Leukocyten bezogen
werden. Vor der Differenzierung des Knochenmarkausstriches mit der
Ölimmersion erfolgt eine Durchmusterung bei schwacher Vergrößerung zur
Beurteilung der Zelldichte, des Zellaufbaues und des Fettgehaltes (fein- oder
grobtropfig). Zur quantitativen Bestimmung des Zellgehaltes dient ein von
SANDKÜHLER (Schweiz. Med. Wschr. **1955**, 85) angegebenes Spezialocular
(Leitz).

Das *Knochenmark* ist ein gegen Knochen und Gefäßsystem lückenlos
abgeschlossenes Organ, das gleichmäßig aufgebaut ist und auf biologische
Reize stets einheitlich reagiert. Es besteht aus einem Gerüstsystem als
Stroma, dem medullären Reticulum, und dem hämopoetischen Parenchym
mit Erythropoese, Granulopoese und Thrombopoese als blutzellbildenden
Systemen sowie dem plasmacellulären und lymphoiden Reticulum als Blut-
eiweiß-(Globulin-)bildendem System. Das Knochenmark ist durchsetzt von
Fettgewebe und Blutgefäßen und umhüllt vom Endost. Voraussetzung für
die Zellausschwemmung in die Blutbahn ist bei den Granulocyten die
Eigenmotilität, bei den Erythrocyten die Entkernung.

Tabelle 27. *Myelogramm*
(Normalwerte in $^0/_{00}$)

Reticulumzellen . . .	10—40	Myeloblasten	10—20
Lymphoide		Promyelocyten	20—30
Reticulumzellen . .	10—30	Myelocyten	120—170
Plasmacelluläre		Metamyelocyten	100—150
Reticulumzellen und		Stabkernige	150—300
Plasmazellen	5—20	Segmentkernige	100—200
Makrophagen	0—5	Eosinophile	20—50
Proerythroblasten . . .	5—15	Basophile	0—15
Makroblasten	30—50	Monocyten	0—5
Normoblasten	150—170	Lymphocyten	0—10
		Megakaryoblasten . . .	0—1
		Megakaryocyten	2

Die *Regulation* des Knochenmark-Zellsystems erfolgt durch Reizung bzw. Hemmung der Hämopoese (bzw. isoliert der Erythropoese, Granulopoese oder Thrombopoese). Die Reizung geht mit einer Vermehrung der reiferen (Markrechtsverschiebung), die Hemmung mit einer Zunahme der unreifen Zellformen (Marklinksverschiebung) einher, wobei sich Mark und peripheres Blut spiegelbildlich verhalten: Eine Marklinksverschiebung entspricht einer Blutrechtsverschiebung und eine Markrechtsverschiebung einer Blutlinksverschiebung.

Die *Regeneration* der Blutzellen — bei Verlust oder akutem Bedarf in der Peripherie — erfolgt erst nach Abwanderung aller ausschwemmungsfähigen Zellreserven und äußert sich zunächst als Marklinksverschiebung, später als zunehmende Markrechtsverschiebung. Zwischen Zellverbrauch in der Peripherie und Zellregeneration im Mark besteht eine feste physiologische Korrelation.

Reifungsstörungen sind Störungen im Karyokinesemechanismus und bedingen eine Reifungshemmung (Reifungsstop), wobei die reiferen Entwicklungsstufen jenseits dieses Stops fehlen, während die unreiferen diesseits des Stops vermehrt, funktionell insuffizient und nicht selten abnorm gestaltet sind, wie z. B. die Megaloblasten bei der Perniciosa.

Erythropoese. Das Markbild ist im Ablauf eines Krankheitsprozesses entsprechend dem Zeitpunkt der Punktion oft stark wechselnd. Eine Verminderung der Erythroblastenzahl kann durch eine relativ gesteigerte Granulopoese vorgetäuscht sein.

Die *sideropenische Anämie* zeigt ein zellreiches Mark mit Steigerung und Linksverschiebung der Erythropoese, wobei sich reichlich basophile Erythroblasten finden, deren Kern jedoch oft bereits weiter ausgereift ist. Auch die Proerythroblasten und Reticulumzellen sind oft leicht vermehrt. Vereinzelt finden sich riesenstabkernige Granulocyten. Die Megakaryocyten sind zuweilen übersegmentiert und stärker plasmabasophil.

Die *hämolytische Anämie* zeigt ein dunkelrot gefärbtes, äußerst zellreiches Mark mit wenig feintropfigem Fett und außerordentlich hyperplastischer Erythropoese, wobei die kleinen reifen Erythroblasten überwiegen. Auch finden sich Mikronormoblasten und nacktkernige Formen; die Reticulocyten sind stark vermehrt (250—400 $^0/_{00}$). Die Erythroblasten liegen oft in Haufen dicht beisammen, ihre Mitosenzahl ist erhöht (bis 100 $^0/_{00}$). Der Reifungsgrad der Erythropoese richtet sich nach der Regenerationsgröße: Während der hämolytischen Krisen sind besonders die Makroblasten und Proerythroblasten vermehrt. Daneben finden sich auch reichlich jugendliche Reticulumzellen und Siderocyten.

Die *perniziöse Anämie* besitzt ein himbeergeleeartiges, zellreiches Mark mit wenig feintropfigem Fett. Die Erythropoese ist hochgradig gesteigert und weist einen Reifungsstop im Bereich der Proerythroblasten auf, wobei es zu Fehlbildungen in Gestalt von Megaloblasten, Promegaloblasten und Gigantoblasten kommt, deren Bestand oft den der Erythroblasten zahlenmäßig erreicht oder übertrifft. Mitosen sind häufig, die Karyorrhexis ist stark ausgeprägt. In der lebhaften Granulopoese überwiegen große Metamyelocyten und Riesenstabkernige, die oft große Plasmavacuolen aufweisen. Bereits bei den Promyelocyten und Myelocyten zeigen sich Kernsegmentierungstendenzen. Die Megakaryocyten sind spärlich und oft größer als normal; ihre Kerne sind stark segmentiert, oft unter Ausbildung knospen- oder traubenartiger Gebilde. Auch die großen Reticulumzellen sind deutlich vermehrt, gering auch die Lymphocyten. Vereinzelt sieht man Siderocyten.

Bereits ein bis zwei Tage nach Beginn der Vitamin B_{12}-Therapie stellt sich ein charakteristischer Umbau ein: Die Gesamtzahl der Erythroblasten nimmt in den ersten 3—4 Tagen enorm zu; die Megaloblasten werden kleiner. Man findet reichlich polychromatische Erythroblasten mit zahlreichen Mitosen und stark vermehrter Karyorrhexis sowie zahlreiche Entkernungsfiguren (Kernreste, Jolly-Körperchen). Im peripheren Blut kommt es zur Reticulocytenkrise.

Später nimmt die Erythroblastenzahl ab und es überwiegen die halbreifen und reifen Erythroblasten; die Karyorrhexis verschwindet vollständig. Die Riesenformen der Granulopoese bilden sich innerhalb von 8 Tagen nach Therapiebeginn zugunsten normalgroßer Neutrophiler zurück; die Übersegmentierungen verschwinden im Mark bald, bleiben im peripheren Blut oft jedoch noch lange Zeit erhalten. Dabei setzt eine Blut- und Markeosinophilie ein.

Symptomatische *megaloblastische Anämien* zeigen ähnliche Markveränderungen wie die Perniciosa, die jedoch nicht so ausgeprägt sind, weil sich stets auch reichlich normale Erythroblasten finden. Die Karyorrhexis ist jedoch stärker, besonders reichlich sind Jolly-Körperchen. Mischformen zwischen megalocytären und mikrocytären hypochromen Bildern sind nicht selten.

Arsen führt zu beschleunigter Plasmareifung, Kernzertrümmerung (Karyorrhexis) und Kernausstoßung.

Toxische und infektiös-toxische Einflüsse auf das Knochenmark bedingen funktionelle Regenerationsstörungen mit Verzögerung der Zellreifung und einer Erythroblastenvermehrung (aregeneratorische Anämie) und können später zur Aplasie führen.

Nephrogene Anämien zeigen eine hypoplastische Erythropoese und Linksverschiebung der Granulopoese.

Lebercirrhosen gehen mit einer gesteigerten megaloblastären Erythropoese einher unter Zunahme der basophilen Erythroblasten und Makroblasten und führen zu einer Wucherung der lymphoiden und plasmacellulären Reticulumzellen und der Makrophagen.

Beim *chronischen Infekt* besteht eine Zellbildungsstörung mit hypoplastischer Erythropoese und Reizwucherung der lymphoiden und plasmacellulären Reticulumzellen, gelegentlich auch der Gewebsmastzellen, Fibrocyten und Eosinophilen.

Tumoranämien führen zu schwachen Erythroblastenwucherungen mit Überwiegen der kleinen Normoblasten. Als Ausdruck einer toxischen, aber reversiblen Störung der Karyokinese und Zellreifung zeigen sich Vacuolisierungen der Kerne von Proerythroblasten und Erythroblasten, Chromatininhomogenität und Schollenbildungen sowie Lochkernformen und Chromatinverklumpungen.

Granulopoese. Beim Infekt hängt das Markbild ab von der Art und der Intensität der Entzündungen, ihrer Akuität und Dauer, sowie vom Zeitpunkt der Punktion. Eine *„Linksverschiebung"* beruht auf einer gesteigerten Zellproliferation und äußert sich als relative Zunahme der Promyelocyten und unreifen Myelocyten; eine *„Rechtsverschiebung"* ist Folge einer besseren Zellreifung und geht mit einer Zunahme der Metamyelocyten und Stabkernigen einher.

Akute Infekte zeigen ein hyperplastisches und linksverschobenes Mark mit überwiegend Myelocyten. Die Segmentkernigen sind stark vermindert, die Lymphocyten fehlen, während großtropfige Fettzellen meistens noch vorhanden sind.

Perakute Infekte sind zuweilen infolge der raschen Entleerung äußerst zellarm und enthalten dann nur ein weitmaschiges Reticulum und Fettzellen.

Bei *chronischen und abklingenden Infekten* zeigt das zellreiche Mark eine gesteigerte und rechtsverschobene Granulopoese, die vorwiegend aus Stabkernigen besteht. Daneben finden sich oft auch reichlich Promyelocyten und riesenförmige unreife Myelocyten. Die Segmentkernigen sind vermindert, ebenso die Megakaryocyten, während die Plasmazellen und lymphoiden Reticulumzellen sich vermehrt finden. Bei gleichzeitiger Anämie sind auch die unreifen Erythroblasten gewuchert. Bei Kindern mit lymphotropen Infekten sieht man gelegentlich reversible diffuse lymphatische Infiltrationen.

Thrombopoese. Riesenzellen können bei der infektiösen Mononucleose, bei der Agranulocytose, der Polycythämie und chronischen Myelosen sowie bei verschiedenen Infektionen und Tumoren auftreten. *Megakaryocytosen* sind charakteristisch für die essentielle Thrombopenie, wobei als Ausdruck einer funktionellen Plättchenbildungshemmung überwiegend abnorm große unreife Formen angetroffen werden mit homogenem, hyalinem, zuweilen vacuolisiertem und scharf begrenztem Plasma und einem kaum gebuchteten großen bohnenförmigen Kern.

Megakaryocytopenien sind Ausdruck einer Reifungsstörung der Thrombopoese und finden sich bei toxischem Infekt (Sepsis, Typhus), bei perniziöser Anämie, Vitamin A-Mangel, akuten Leucosen und Panmyelopathien. Hierbei zeigen die wenigen Megakaryocyten deutliche Unreife, Plasmavacuolisierung und Kernpyknose; es fehlen Granulationen und Pseudopodienbildung.

Lymphopoese. Marklymphocytosen und Lymphknötchen werden gehäuft bei Leukopenien angetroffen, gelegentlich auch bei chronischen Infekten, besonders im Kindesalter, bei Viruspneumonie, epidemischer Hepatitis usw.

Reticulum. Reaktive *Begleitreticulosen* sind Wucherungen der lymphoiden und plasmacellulären Reticulumzellen und treten bei toxischen, allergischen und chronisch infektiösen Erkrankungen sowie bei der chronischen Myelose und bei Carcinomen auf. Plasmacelluläre Hyperplasien sind stets auch bei Lebercirrhosen anzutreffen.

Die *Lymphogranulomatose* geht mit einer deutlichen Wucherung der großen jugendlichen Reticulumzellen, einer rechtsverschobenen Hyperplasie der Granulopoese sowie einer Vermehrung der plasmacellulären Reticulumzellen einher; auch finden sich Riesenzellen und Eosinophilien.

Die *infektiöse Mononucleose* zeigt im Knochenmark eine Steigerung der Granulopoese mit deutlicher Linksverschiebung sowie eine spärliche Reizwucherung in den gelegentlich anzutreffenden Lymphknötchen.

Der reticulären Markhyperplasie geht stets eine Erhöhung des Serumglobulinspiegels parallel.

Bei Speicherungskrankheiten findet man eingestreut in das normale Markgewebe auffallend große wabige Zellen, die meist in kleinen oder größeren Gruppen beisammen liegen. Ihre Kerne sind klein und rund oder sternförmig, oft knotig und exzentrisch gelegen.

Aplasien. *Agranulocytose:* Bei Schwund der Granulocyten im peripheren Blut unterscheidet man drei Markbilder mit unterschiedlicher Prognose: a) Periphere Granulopenien mit einem hyperplastischen rechtsverschobenen (myelocytär-metamyelocytären) Mark sind prognostisch günstig. b) Hochgradige periphere Neutropenien mit Monocytose und einem noch hyperplastischen, aber stark linksverschobenen (promyelocytär-myelocytären) Mark sind Ausdruck einer schweren Schädigung. c) Prognostisch äußerst ungünstig sind Granulopenien bei Panmyelopathie.

Die *akute Erythroblastophthise* zeigt im Mark Riesenzellen der Proerythroblasten und eine Wucherung der Reticulumzellen bei Verminderung der reifen Erythroblasten. Die Reticulocyten sind aus Mark und Peripherie weitgehend verschwunden.

Die *Panmyelopathie* weist oft nur spärliches Zellmark mit reichlich grobtropfigem Fett und Blut auf; es besteht vorwiegend aus kleinen lymphoiden sowie aus plasmacellulären Reticulumzellen und enthält nur äußerst wenige Zellen der Granulopoese in starker Linksverschiebung, meist nur Myeloblasten und Promyelocyten, oft auffallend groß und mit atypischen Mitosen. Stabkernige und Myelocyten fehlen zumeist völlig. Lymphocyten, Fibrocyten und Gewebsmastzellen sind zuweilen vermehrt anzutreffen. Im weiteren Verlauf kann eine Fibrosierung des Marks einsetzen.

Hämoblastosen. Die *Polycythämie* zeigt ein stark bluthaltiges, fettarmes Mark mit vermehrtem Zellgehalt. Die erheblich gesteigerte Erythropoese besteht überwiegend aus reiferen Normoblasten. Auch die Granulopoese ist oft leicht gesteigert und fast stets linksverschoben; als typisch ist auch die deutliche Vermehrung der meist reifen Megakaryocyten anzusprechen.

Chronische Myelosen zeigen im graufarbenen fettfreien Mark eine massive Steigerung der Granulopoese. Während aber bei erythropoetischen Hyperplasien die Sternalpunktion als Folge einer verschmälerten Corticalis durchweg leicht gelingt, ist die Punktion bei Myelosen infolge der Sklerosierung oft auffallend. schwer, zuweilen unergiebig. Erst mikroskopisch zeigt sich die erhebliche Zelldichte, wobei sich meist alle myeloischen Reifungsstadien vorfinden. Größenpolymorphie und Dissoziation von Kern- und Plasmareifung sind charakteristisch, Riesenzellen häufig, vielfach auch Mehrkernige. Entsprechend der Leukoseform wird auch das Markbild überwiegend von Zellen eines bestimmten Entwicklungsstadiums beherrscht, wobei man eine promyelocytäre, eine promyelocytär-myelocytäre und eine myelocytär-metamyelocytäre Form unterscheidet. Der Reifungszustand der Zellen im peripheren Blut entspricht weitgehend dem der Markzellen, jedoch sind die Zellen der Peripherie infolge der kolloidchemischen Änderungen des Milieus durchweg etwas kleiner. Eine Zunahme der Myeloblasten ist prognostisch ungünstig, ebenso das Auftreten sog. Kernknospen. Bei der chronischen Myelose ist die Erythropoese stets mehr oder minder verdrängt und meist linksverschoben unreif. Die Megakaryocyten sind bisweilen vermehrt, häufiger vermindert. Zuweilen besteht eine Begleitreticulose mit Wucherung der lymphoiden und plasmacellulären Reticulumzellen.

Bei den sog. *Erythroleukosen* geht der granulopoetischen Wucherung auch eine erythroblastische Hyperplasie parallel mit Ausschwemmung von Normoblasten in die Peripherie.

Akute Myelosen weisen ein äußerst zellreiches fettfreies graues Mark auf, das fast ausschließlich oder überwiegend aus peroxydase-positiven Promyelocyten *(Promyelocytenleukose)* oder aus großen ungranulierten peroxydasenegativen Myeloblasten bzw. Paramyeloblasten *(Paramyeloblastenleukose)* besteht. Im Vergleich zum bunten Bild der chronischen Myelose erscheinen die Zellen relativ einförmig. Die Megakaryocyten fehlen weitgehend, die Erythropoese ist stark zurückgedrängt, Reticulumzellen sind selten.

Monocytenleukosen zeigen eine starke graue Markhyperplasie mit deutlicher irreversibler Wucherung großer polymorpher Monoblasten und Promonocyten.

Bei *chronischen Lymphadenosen* ist das mehr oder minder fettreiche Mark sehr dicht metaplastisch durchsetzt mit lymphatischen Zellverbänden, in denen eingestreut spärlich Zellen der Granulopoese (meist Myelocyten), sowie der Erythropoese (zumeist basophile Makroblasten) zu finden sind. Megakaryocyten fehlen oft vollständig. Ein Vorherrschen kleiner Lymphocyten gilt als prognostisch günstig, ein Überwiegen größerer Lymphoblasten mit Kernkörperchen *(Paralymphoblastenleukose)* als prognostisch ungünstig. Initiale, noch wenig fortgeschrittene Lymphadenosen enthalten nur verstreut Lymphocytenanhäufungen.

Die *Osteomyelosklerose* enthält in einem fibrösen Mark mit regellos angeordnetem spindeligem Reticulum meist nur kleine hämopoetische Inseln, die sich vorwiegend aus einer schwachen, linksverschobenen Granulopoese und aus Riesenzellen zusammensetzen.

Der leukämischen *lymphoiden Reticulose* entspricht eine Wucherung der medullären Reticulumzellen, insbesondere der lymphoiden Reticulumzellen, die oft eine erhebliche Polymorphie aufweisen.

Das *Plasmocytom* zeigt eine erhebliche, stellenweise sehr wechselnde Vermehrung der Plasmazellen und der plasmacellulären Reticulumzellen, die oft in lockeren Verbänden beisammenliegen. Radspeichenstruktur und exzentrische Lage der Kerne, Plasmavacuolen, Plasmabasophilie und Mehrkernigkeit sind charakteristisch, ebenso Größenunterschiede der Plasmazellen. Ein Überwiegen plasmacellulärer Reticulumzellen gilt als prognostisch ungünstig. Eine morphologische Differenzierung in α-, β- oder γ-Plasmocytome ist jedoch nicht möglich.

Beim *Ewing-Sarkom* besteht das Mark überwiegend aus jugendlichen primitiven Retothelzellen mit Riesenzellbildungen.

Carcinommetastasen im Mark bestehen aus artfremden kompakten Zellverbänden (Mikrometastasen) mit großen polymorphen Kernen, die meist große Kernkörperchen tragen.

Milzpunktion

Zu diagnostischen Zwecken kann die vergrößerte Milz entweder unter der Kontrolle des Laparoskopes oder aber blind nach der von MOESCHLIN angewandten Methode punktiert werden, was aber streng aseptisch erfolgen muß. Bei der hämorrhagischen Diathese, bei Sepsis oder beim Milzinfarkt sollte die Punktion unterbleiben.

Ausführung. Zur Punktion benutzt man eine mit Mandrain versehene, leicht gespitzte Nadel von etwa 1,2—2 mm Durchmesser und 12—15 cm Länge und einer verstellbaren Arretierung. Auch die Lumbalpunktionsnadel läßt sich gut verwenden. Da Wasserbeimengungen die Zellstruktur des Punktates zerstören, sollte die Sterilisierung der Nadel stets trocken erfolgen.

Bei flacher Rückenlage des Patienten orientiert man sich zunächst durch Perkussion und Palpation über die Lage der Milz. Bei tiefer Inspiration des Patienten zeichnet man sodann die durch leise Perkussion gefundene untere linke Lungen-Zwerchfellgrenze auf. Die Milzpunktion erfolgt mindestens 6—7 cm caudal dieser Markierung in der absoluten Dämpfungszone; es ist dies meist ein Punkt zwischen der vorderen und mittleren Axillarlinie im 9. oder auch im 10. Intercostalraum. Nach Markierung dieses Punktes und Desinfektion erfolgt die Anaesthesie mit Novocain, indem man eine feine, etwa 10 cm lange Nadel durch eine Hautquaddel senkrecht etwa 1—2 cm tief führt. Nachdem man den Patienten aufgefordert hat, rasch und oberflächlich zu atmen, geht man langsam weiter, bis der Patient infolge der Berührung des Peritoneums einen leichten Schmerz verspürt. Jetzt geht die Nadel noch 1—2 mm tiefer, wonach man meist deutlich das durch die Atmung bedingte Kratzen der Nadelspitze auf der Milzkapsel spürt. Die Einstichtiefe der Nadel wird genau festgehalten und dann die Nadel herausgezogen. Der so gemessene Abstand der Milz von der Körperoberfläche wird auf die Punktionsnadel übertragen und — nach Zugabe von 1,5—2 cm — durch den Reiter fest arretiert (Punktionstiefe etwa 5—7 cm). Dann erfolgt die Einführung der Punktionsnadel zunächst bis in den Intercostalraum, man entfernt den Mandrain und setzt eine gut saugende 20 ml Rekordspritze auf. Man fordert nun den Patienten auf, tief einzuatmen und in der Inspirationsstellung den Atem anzuhalten. Dann sticht man rasch in die Milz bis zur Reiterarretierung ein und aspiriert ein- bis zwei mal kurz und kräftig wenig Material. Ohne Sog in der Spritze wird die Nadel rasch wieder entfernt. Der Patient kann nun wieder ausatmen. Er soll noch 1 Std. lang liegen bleiben und weitere 6 Std. ruhen.

Die Ausstriche vom Punktat müssen vor der Gerinnung rasch erfolgen. Man spritzt den Nadelinhalt auf einige Objektträger und entfernt durch Kanten und Absaugen mittels Tupfer schleunigst evtl. Blutbeimengungen. Einige Tropfen des Punktates werden mit einem geschliffenen Objektträger aufgenommen und sorgfältig — ohne Druck — ausgestrichen. Größere Gewebsbröckel kann man mit einer Nadel aufnehmen und histologisch aufarbeiten. Die luftgetrockneten Ausstriche werden nach Pappenheim gefärbt; einige Ausstriche bleiben für Spezialfärbungen (Fett, Eisenpigment) zurück. Auch kann flüssiges Milzpunktat histologisch aufgearbeitet werden.

Die *Auswertung* des Milzpunktates erfolgt mikroskopisch am gefärbten Ausstrich, wobei zu beachten ist, daß durch die Mischung von roter und weißer Pulpa die Ausstriche stets eine unregelmäßige, streifenförmige Verteilung zeigen. Bei stärkeren Blutbeimengungen müssen die Milzzellen oft mehr in den Randpartien gesucht werden. Sind Pulpazellen oder Makrophagen nachweisbar, so liegt mit Sicherheit Milzmaterial vor. Bei schwacher Vergrößerung werden zunächst ein bis zwei Ausstriche auf Zellanhäufungen oder abnorme Zellen, z. B. Sternbergsche Riesenzellen durchmustert.

Das Milzpunktat besteht aus:

a) Blutbeimengungen: Erythrocyten, Granulocyten, Thrombocyten sowie evtl. aus unreifen myeloischen Zellformen bei lienalen Blutbildungsherden.

b) Elementen des lymphatischen Gewebes (weiße Milzpulpa): Lymphocyten, Lymphoblasten, lymphatische Reticulumzellen und lymphatische Plasmazellen, sowie deren Vorstufen, den Plasmoblasten.

c) Retothelien der roten Milzpulpa, Pulpazellen sowie Makrophagen (Fett-, Lipoid-, Pigment, Bakterien und Zelltrümmer), Gewebsmastzellen, Capillarendothelien, Fibrocyten und Serosazellen.

Serosazellen entstammen der Endothelschicht der Milzkapsel und finden sich meist in kleinen Zellverbänden. Es sind große rundliche Zellen von 20—40 μ Durchmesser ohne wesentliche Zellmembranen, die einen rötlich-violett gefärbten, runden bis ovalen, grobgekörnten Kern mit 1—3 hellen Nucleolen tragen. Ihr Plasma ist bläulich gefleckt.

Pulpazellen kommen ausschließlich in der Milz vor, sind also spezifische Zellen der Milz. Sie liegen meist einzeln, gelegentlich zu zweit oder zu dritt beisammen. Ihr Zelleib ($\varnothing$ 40—50 μ) ist oval gestreckt, ihr Plasmarand stets unscharf ausgefranst, nicht selten schwanzförmig ausgezogen. Der exzentrisch gelegene Kern zeigt oft Einbuchtungen oder angedeutete Lappungen. Das dichte feinkörnige, mehr blau-violette Chromatin enthält für gewöhnlich keine Nucleolen. Die Pulpazellen unterscheiden sich von den Serosazellen deutlich durch das Schiefergrau ihres Plasmas, das jedoch ebenso wie bei diesen feine Granula aufweisen kann. Zuweilen enthalten sie auch eisenhaltiges Pigment gespeichert.

Plasmoblasten sind große, rundliche bis leicht ovale Zellen ($\varnothing$ 17—30 μ) mit oft exzentrisch gelagerten großen runden Kernen mit 3—4 großen Nucleolen. Das intensiv blau gefärbte Plasma zeigt bei den reifen Formen eine perinucleäre Aufhellung und weist oft kleine farblose Vacuolen auf, aber nie Granula.

Pathologische Zellformen im Milzpunktat finden sich bei Entzündungen: Epitheloidzellen und Langhanssche Riesenzellen, Drüsenfieberzellen; bei Hämoblastosen: Sternbergsche Riesenzellen, extrameduläre Blutbildungsherde, Paramyeloblasten; bei Speicherkrankheiten: Gaucher-Zellen.

Bei Entzündungsreizen und Leukämien entstehen quantitative Verschiebungen des Zellgehaltes, deren Erfassung am sichersten im sog. *Splenogramm* erfolgt: Hierzu werden unter Außerachtlassung gequetschter Zellen 1000 Zellen differenziert, wozu jedoch nur Punktatmaterial ohne stärkere Blutbeimengungen benutzt werden darf. Postoperativ (nach Milzexstirpation) gewonnene Milzabstriche sind mit dem Milzpunktat vergleichbar und können ebenso im Splenogramm ausgewertet werden. Die Wertangaben erfolgen umgerechnet in Prozent.

Bei der Splenomegalie infolge *Lebercirrhose* oder Milzvenen- bzw. Pfortaderthrombose findet sich ein im wesentlichen normales Splenogramm mit geringer Vermehrung der Pulpazellen und plasmacellulären Reticulumzellen, während das periphere Blutbild eine Pancytopenie infolge splenopathischer Markhemmung aufweist.

Bei *infektiöser Mononucleose* weist das Milzpunktat zahlreiche junge, oft in Mitose befindliche lymphoide Monoblasten und Monocyten auf mit allen Übergängen zu den Monocyten des peripheren Blutes („retotheliale Reizphase").

Thrombopenien, insbesondere die allergisch-toxisch bedingte Megakaryocytenreifungshemmungen, zeigen im Milzpunktat zahlreiche Megakaryocyten (1 %.

Bei *hämolytischen Anämien* findet sich konstant eine Vermehrung der (hämosiderinhaltigen), Makrophagen und der Erythroblasten.

Bei der *Malaria* gelingt der Plasmodien-Nachweis im Milzpunktat leicht. Die Hämosiderinphagocytose ist meist erheblich.

Der Nachweis einer *Tuberkulose* erfolgt durch die Epitheloidzellen und gelegentlichen Langhansschen Riesenzellen, sowie durch die Tuberkelbacillenfärbung und -züchtung aus dem Punktat. Die Epitheloidzellen liegen meist isoliert in kleinen Gruppen verstreut, sie ordnen sich beim *Morbus Boeck* jedoch fischzugartig zu großen Verbänden.

Bei der *Lymphogranulomatose* zeigt das Punktat eine deutliche Zunahme der Pulpazellen und der Monocyten, sowie eine Linksverschiebung der Granulocyten, zuweilen auch Sternbergsche Riesenzellen, aber keine wesentliche Eosinophilie.

Besondere diagnostische Bedeutung gewinnt die Milzpunktion bei den aleukämischen Formen der Lymphadenosen. Entscheidend für die Diagnose einer *lymphatischen Leukämie* ist die genaue Auszählung, wobei über 95% Lymphocyten als beweisend anzusehen sind. Sie ist weiterhin charakterisiert durch reichlich Gumprechtsche Schatten und eine Zunahme der jungen Lymphocytenformen mit Größenpolymorphie und Plasmabasophilie, während Pulpazellen nur noch selten angetroffen werden.

Bei der *myeloischen Leukämie* verschwinden die Lymphocyten aus dem Splenogramm mehr oder minder vollständig, während Myelocyten und Neutrophile überwiegen. Ihrer Relation kommt prognostisch große Bedeutung zu. Ein Überwiegen der Myelocyten über die Neutrophilen bis zum Mehrfachen spricht für einen fortgeschrittenen leukämischen Prozeß, eine Zunahme der Myeloblasten über 10% für einen terminalen Myeloblastenschub. Eine Zunahme der Erythroblasten und Riesenzellen (Megakaryocyten) ist keineswegs selten. Nach Röntgenbestrahlung der Milz oder cytostatischer Therapie tritt eine relative Zunahme der reifen Granulocytenformen auf.

Paramyeloblastenleukosen zeigen eine herdförmige zellige Infiltration der Milz (10—95%) mit Paramyeloblasten, so daß der Ausstrich wechselnd pathologische und normale myelopoetische Zellen aufweist. Eine Zunahme der Myelocyten über 30% oder der Erythroblasten über 15% spricht gegen eine myeloische Reaktion und für eine Leukämie.

Erythroblastosen zeigen eine starke Wucherung erythroblastischer Zellen (bis 60%).

Die *Osteomyelosklerose* ist durch eine myeloische Metaplasie aller drei Blutsysteme (Myelocyten, Erythroblasten, Megakaryocyten) und eine Wucherung der roten Pulpa (Retothelien) bei Schwund der weißen Pulpa charakterisiert. Im peripheren Blut finden sich reichlich Erythroblasten und Myelocyten.

Lymphknotenpunktion

Bei vielen Erkrankungen erspart die Punktion eines Lymphknotens seine operative Exstirpation; sie erlaubt nicht nur die wiederholte, sondern auch die gleichzeitige Untersuchung mehrerer Lymphknoten verschiedener Lokalisation. Auch eine peribronchiale Punktion vergrößerter Hilus- oder Mediastinal-Lymphknoten ist unter bronchoskopischer Kontrolle möglich, wenn auch nur dem Geübten vorbehalten.

Die Beurteilung der ungefärbten Ausstrichpräparate erfolgt im Phasenkontrastmikroskop unmittelbar nach der Entnahme. Für die Untersuchung im Hellfeldmikroskop hat sich die Färbung nach Pappenheim oder mit Hämalaun-Eosin oder besser noch das von PAPANICOLAOU angegebene Verfahren bewährt; letzteres erlaubt durch eine besonders zarte, transparente und unterschiedliche Plasmaanfärbung auch in Zellanhäufungen noch eine Differenzierung der Einzelzellen, während die so oft störenden Blutbeimengungen nur schwach angefärbt bleiben. Die Papanicolaou-Methode wird in der Frauenheilkunde besonders auch zur Cyclus-Diagnostik angewandt.

Ausführung. Die Punktion von Lymphknoten erfolgt nach Markierung und lokaler Anaesthesie, wobei eine Infiltration des zu punktierenden Gewebes jedoch vermieden werden sollte. Nach Fixierung des Lymphknotens durch Daumen und Zeigefinger der linken Hand punktiert man mit einer kurzen und dicken (∅ 1—3 mm), lang angeschliffenen Kanüle durch Einstich mit anschließender Drehbewegung und Ansaugen des Materials mit Hilfe einer 10—20 ml-Spritze. Leichte Bewegungen überzeugen vom guten Sitz der Nadel. Bei Blutungen ist eine erneute Punktion an benachbarter Stelle notwendig.

Das geringe aspirierte Material befindet sich meist nur in der Kanüle und wird mit einer frischen Spritze direkt auf gesäuberte Objektträger oder eine Petrischale ausgespritzt (weiße Unterlage!). Größere Gewebsbröckel können histologisch aufgearbeitet werden, kleinere werden auf Objektträger zart und dünn ausgestrichen. Das ausgestrichene Material wird sofort fixiert und nach PAPPENHEIM oder PAPANICOLAOU gefärbt oder auch direkt im Phasenkontrastmikroskop ausgewertet; Lymphknotenpunktate können auch — bei Verdacht auf Retothelsarkom — zur Silberimprägnation nach GÖMÖRI verwandt werden.

Das normale Lymphknotenpunktat enthält überwiegend kleine ausgereifte Lymphocyten ($\varnothing$ 5—8 μ), daneben Prolymphocyten ($\varnothing$ 8—10 μ) und Lymphoblasten ($\varnothing$ 10—20 μ), sowie eingestreut lymphatische Reticulumzellen und vereinzelt auch lymphatische Plasmazellen, Fibroblasten und Gewebsmastzellen ($\varnothing$ 15—20 μ). Die in den Lymphfollikeln gelegenen Stammzellen der Lymphocyten, die lymphatischen Reticulumzellen ($\varnothing$ 20 bis 30 μ) lassen sich im Punktat von den die Lymphsinus auskleidenden Retothelien ($\varnothing$ 30—40 μ), die neben ihrer faserbildenden Tätigkeit besonders auch zu phagocytieren vermögen (Makrophagen: $\varnothing$ 30—50 μ), kaum unterscheiden. Die lymphatischen Plasmazellen sind Eiweißbildner (Globuline) und für die Produktion von Antikörpern bedeutungsvoll. Das normale Lymphknotenpunktat weist oft auch einige vom Blut eingeschwemmte Zellen auf, insbesondere neutrophile und eosinophile Granulocyten; eine extramedulläre Granulopoese und Erythropoese ist jedoch stets pathologisch.

Die gewöhnliche *reaktive Hyperplasie* der Lymphknoten im Abflußbereich entzündlicher Prozesse (histologisch: Sinuskatarrh) geht anfangs mit einer Zunahme der Lymphocyten und Prolymphocyten, später mit einer Vermehrung der Prolymphocyten und Lymphoblasten sowie geringer auch der lymphatischen Plasmazellen einher. Im weiteren Verlauf entsteht eine Wucherung phagocytierender Retothelien unter Ausbildung auffallend großer Makrophagen; gelegentlich kommt es auch zu Infiltrationen durch Granulocyten mit anschließender Einschmelzung (vacuolisierte Segmentkernige mit toxischen Granulationen). Hyalinisierte Lymphknoten enthalten im Punktat reichlich fibroblastische Zellelemente neben wenigen kleinen Lymphocyten. Bei der *lymphatischen Reaktion*, insbesondere bei der infektiösen Mononucleose und Viruspneumonie, geringer auch bei der epidemischen Hepatitis und bei Röteln besteht eine Ausschwemmung mononucleärer Zellen („lymphatischer Monocyten") ins Blut, die mit einer durch lymphotrope Reizung bedingten Proliferation und Ablösung der Retothelien („Retotheliose") der lymphatischen Gewebe (Retothel der Lymphknoten, Tonsillen und der roten Milzpulpa) einhergeht.

Im Lymphknotenpunktat erscheinen dabei reichlich (40%) auffallend große jugendliche Rundzellen mit sehr großen ovalen, meist leicht gekerbten Kernen und einem graublauen scholligen Plasma („lymphatische Monoblasten"). Auch die lymphatischen Plasmazellen sind leicht vermehrt, ebenso die jugendlichen Lymphocyten („Lymphoblasten").

Die Tuberkulose zeigt im Punktat neben zahlreichen Lymphocyten und Lymphoblasten reichlich Kernreste und Kernschatten, sowie wechselnd reichlich Epitheloidzellen; letztere sind durch einen länglich ovalen, locker strukturierten, gardinenartigen Kern mit intensiv blauen Nucleolen inmitten eines weiten zarten Plasmas charakterisiert. Sie liegen meist — ohne Zellgrenzen — in Nestern beisammen. Auch Makrophagen sind vermehrt anzutreffen, nicht selten auch Nekrosen und Langhanssche Riesenzellen.

Beim *Boeckschen Sarcoid* finden sich ebenfalls reichlich Epitheloidzellanhäufungen, es fehlen aber meist die Riesenzellen und stets die Nekrosen.

Die Lymphocytenbeimengungen sind geringer, Fibrocyten und hyaline Fasern häufiger.

Auch beim *Morbus Bang*, bei der *Tularämie, Lepra* und *Lues* finden sich Epitheloidzellen, sie sind jedoch beim Bang länger, schlanker und auffallend groß, bei der Lues dagegen besonders klein (Kümmerformen).

Das *großfollikuläre Lymphoblastom* (Morbus Brill-Symmers) als reticuläre Hyperplasie (Reticulose) zeigt sehr zellreiche Punktate mit reichlich Lymphocyten und zahlreichen, in Nestern beisammenliegenden großen lymphatischen Reticulumzellen (Keimzentrenzellen). Der Kern dieser Zellen ist groß und rund und besitzt zuweilen eine zarte Nucleole, ihr Plasma ist zartblau und nicht granuliert.

Die *lymphatische Leukämie* und ihre tumoröse Form, das Lymphosarkom, sind mikroskopisch gleichartig und zeigen eine massive einförmige Lymphocytenregeneration großer Zelldichte, wobei das Punktat fast ausschließlich aus Lymphocyten, Prolymphocyten und Lymphoblasten besteht, während Retothelien und lymphatische Reticulumzellen nur äußerst spärlich angetroffen werden. Kleinste blaue Lymphocytentrümmer oder „Gumprechtsche Kernschatten" sind nicht selten.

Von der gleichen Stammzelle wie die Lymphocyten, von der lymphatischen Reticulumzelle, leiten sich auch die lymphoiden Reticulumzellen ab, die durch einen polymorphen, oft gekerbten und mit Kernkörperchen versehenen, relativ großen Zellkern charakterisiert sind; sie werden bei den eiweißbildenden subleukämischen *lymphoiden Reticulosen* angetroffen, zu deren Gruppe auch der Morbus Waldenström gehört.

Myeloblasten (Paramyeloblasten) und Myelocyten im Lymphknotenpunktat sind Ausdruck einer myeloischen Metaplasie bei akuten *Paramyeloblastenleukosen* und im finalen Myeloblastenschub der *chronischen Myelosen*.

Bei der *Lymphogranulomatose* zeigt das Punktat überwiegend reticulärendotheliale Zellelemente (Retothelien), die in einem zart blauen granulafreien Plasma große strukturierte Kerne mit großen blauen Nucleolen enthalten. Daneben finden sich Sternbergsche Riesenzellen (Durchmesser bis 100 μ), eosinophile Granulocyten und Fibroblasten.

Beim *Carcinom* liegen in mehr oder minder lymphocytenreichen Ausstrichen Haufen metastatischer Tumorzellen, die sich von den Lymphocyten durch ihre auffallende Größe ($\varnothing$ 30—80 μ) und Polymorphie klar abgrenzen lassen. Plattenepithelien zeigen zuweilen Verhornungen, Drüsenepithelien Schleimbildungen.

Sarkome zeigen gleichförmige spindelige Tumorzellen ($\varnothing$ 15—18 μ) mit länglich-ovalem Kern und Kernkörperchen, die meist in Nestern beisammenliegen.

Retothelsarkome zeigen eine ausgeprägte Zellpolymorphie mit meist ovalen oder nierenförmigen, zuweilen gelappten Kernen und einem syncytialen Plasma.

E. Die Blutgerinnung und ihre Störungen*

Soll das Blut bei Blutungen nach außen oder in die Gewebe vor Verlusten bewahrt bleiben, so bedarf es der *Blutstillung*; sie erfolgt in einem engen Zusammenspiel von vasculären, humoralen und cellulären Abwehrreaktionen: Nach Kontraktion der verletzten Gefäße und Umleitung des capillaren Blutstromes (*Gefäßmechanismus* = 1. Phase der Blutstillung) agglutinieren und zerfallen im Wandbereich durch den Kontakt mit benetz-

---

* Neu bearbeitet von H. GERHARTZ.

baren Oberflächen die Thrombocyten des ausströmenden Blutes und bilden einen weißen peri- und intravasculären Plättchenthrombus (*Plättchenmechanismus* = 2. Phase der Blutstillung). Letztlich geht das flüssige Blut in einen festen Zustand über (*Gerinnungsmechanismus* = 3. Phase der Blutstillung).

Der vitale Vorgang der *Blutgerinnung* ist ein komplexes Geschehen, das in der Wechselwirkung humoraler und Plättchen-Faktoren in verschiedenen Phasen verläuft.

Während der *Vorphase* bildet sich aus dem Thrombocytenfaktor 3 unter der Einwirkung von Faktor VIII (antihämophiles Globulin), IX (Christmas-(PTC)-Faktor), IV (Calcium), XI (PTA-Faktor) und X das aktive Plasma-*Thromboplastin* (Blutthrombokinase).

Während der *1. Phase* der Gerinnung entstehen aus dem im Plasma vorhandenen Prothrombin unter der Einwirkung des Gewebs- oder Plasmathromboplastins, des Faktors IV (Calcium) sowie des Thrombocytenfaktors 1 zunächst geringe Mengen Thrombin, die zu einer Aktivierung des im Plasma vorhandenen Faktors V (Proaccelerin) in den Faktor VI (Accelerin) führen. Zugleich entwickelt sich aus dem ebenfalls im Plasma vorhandenen Faktor VII (Proconvertin) durch Oberflächenberührung ein aktiver Faktor VII, der sich wiederum unter der Einwirkung des Gewebs- oder Plasma-Thromboplastins und des Faktors IV (Calcium) in Convertin umwandelt. Dieses Convertin bewirkt nun gemeinsam mit dem Faktor VI (Accelerin) bei Gegenwart von Faktor IV (Calcium) die massive Umwandlung des Faktors II (Prothrombin) in *Thrombin*.

Während der *2. Phase* der Gerinnung entwickelt sich aus dem im Plasma vorhandenen Faktor I (Fibrinogen) unter der Einwirkung des streng spezifischen Katalysators Thrombin sowie des Thrombocytenfaktors 2 durch Denaturierung das *Fibrin*.

In der *3. Phase* der Gerinnung (Nachgerinnung) erfolgt die Retraktion des Fibrinnetzes und anschließend die Fibrinolyse. Die *Retraktion* entsteht durch Einwirkung der Thrombocyten auf die Fibrinmaschen und Auspressung des Serums. Sie ist abhängig von der Anzahl und der Funktionstüchtigkeit der Thrombocyten, die ein im Hyalomer enthaltenes „*Retractozym*" absondern. Die Kraft der Retraktion bezeichnet man als „*Retraktionsvalenz*", die nach der von FONIO angegebenen Methode gemessen werden kann. Die *Fibrinolyse* geschieht nach einem der Gerinnung ähnlichen Schema durch fermentativen Abbau von Fibrin zu Spaltstücken, die kein Fibrinnetz mehr zu bilden vermögen, und zwar unter der Einwirkung des Fibrinolysins, das wiederum aus Profibrinolysin unter Einwirkung von Fibrinolysokinase gebildet wurde.

Für die Blutgerinnung ist das Zusammenspiel einer Vielzahl von Faktoren unentbehrlich, von denen bislang im Plasma 11 (I—XI) und in den Blutplättchen 4 (1—4) gesichert werden konnten. Die Gerinnung verläuft quantitativ und ist an ein Optimum der Faktoren gebunden. Die Konzentrationsverminderung eines Faktors verringert auch die Teilnahme anderer Faktoren. Der Mangel oder die Hemmung eines oder mehrerer Faktoren bedingen charakteristische Störungen in der Gerinnung, sog. *Coagulopathien*.

Störungen des normalen Blutstillungsmechanismus bezeichnet man auf Grund ihrer krankhaften Bereitschaft zu Blutungen als „*hämorrhagische Diathesen*". Man unterteilt sie nach pathogenetischen Gesichtspunkten in 1. Coagulopathien, die auf einer Gerinnungsstörung beruhen, in 2. Thrombopathien, die auf einer mangelhaften Plättchenfunktion bzw. -anzahl beruhen und in 3. Angiopathien, bei denen eine pathologische Gefäßreaktion vorherrscht.

1. Coagulopathien

Coagulopathien können bedingt sein entweder durch einen Mangel an gerinnungsfördernden Faktoren (a) oder durch die Zunahme gerinnungshemmender Faktoren (b).

Coagulopathien (a)

Unter den plasmatisch, durch den Mangel an gerinnungsfördernden Faktoren bedingten Coagulopathien unterscheidet man angeborene Gerinnungsstörungen, bei denen grundsätzlich nur ein bestimmter Faktor verändert ist sowie erworbene Gerinnungsstörungen, bei denen stets mehrere Faktoren zugleich vermindert sind.

Coagulopathien der Vorphase sind charakterisiert durch eine stark verlängerte Gerinnungszeit und einen stark verminderten Prothrombinverbrauch bei normaler Thromboplastinzeit und normaler Thrombinzeit.

Coagulopathien der 1. Phase zeigen eine stark verlängerte Thromboplastinzeit und eine geringfügig verlängerte Gerinnungszeit bei normalem Prothrombinverbrauch und normaler Thrombinzeit.

Coagulopathien der 2. Phase weisen eine bis ins Unendliche verlängerte Thrombinzeit auf bei verlängerter Gerinnungszeit und normaler Thromboplastinzeit und einem ebenfalls normalen oder zuweilen sogar gering vermehrten Prothrombinverbrauch.

Faktor I: Fibrinogen. Fibrinogen ist ein in der Leber gebildetes Protein und die lösliche Vorstufe des Fibrins.

Bei der hereditären *Afibrinogenämie* besteht ein vollständiger Fibrinogenmangel und damit eine völlige Aufhebung der Gerinnung, was sonst bei keiner anderen hämorrhagischen Diathese zu beobachten ist. Klinisch finden sich von Geburt an mikrotraumatische Blutungen und eine sehr niedrige Blutsenkungsreaktion; im Knochenmark zeigt sich eine Vermehrung der Plasmazellen und im peripheren Blut eine Thrombocytose. Das Leiden ist selten, recessiv, aber nicht geschlechtsgebunden vererblich und tritt vorwiegend bei Verwandtenehen auf. Durch Fibrinogenzufuhr erhält das Blut seine Gerinnungsfähigkeit wieder.

Fibrinogenopenie oder Hypofibrinogenämie sowie Fibrinasthenie werden erworben und sind wesentlich häufiger; sie finden sich bei Leukämien, Carcinosen, Tuberkulose sowie schweren Infekten und Leberschädigungen, aber auch als Folge schwerer Resorptionsstörungen. Der Nachweis erfolgt durch die Verminderung des Fibrinogenspiegels sowie eine deutlich verlängerte Blutungs- und Gerinnungszeit. Ein Mangel an Fibrinogen kann auch durch eine Vermehrung plasmatischer Hemmkörper in Gestalt des Fibrinogenolysins hervorgerufen sein (Defibrinogenisierung durch thromboplastische Substanzen); dies ist durch eine verlängerte Profibrinolysinzeit und den Nachweis von Hemmkörpern der 2. Phase feststellbar.

Faktor II: Prothrombin. Prothrombin ist ein α-Globulin, dessen Bildung im RES der Leber unter dem Einfluß des fettlöslichen Vitamins K erfolgt. K-Mangel erzeugt Prothrombinmangel, K-Überschuß eine Hyperprothrombinämie. Prothrombin wird gemeinsam mit Faktor V und VII als Prothrombin-Komplex erfaßt im Thromboplastin-Test; der isolierte Nachweis des Prothrombins gelingt durch Ein- oder Zweistufenmethoden.

Die kongenitale *Hypoprothrombinämie* zeigt eine wenig verlängerte Gerinnungszeit ohne hämorrhagische Diathese, einen verringerten Faktor V-Verbrauch und keine Nebenveränderungen der Faktoren V und VII. Der Mangel an Prothrombin kann auch durch höchste Vitamin K-Dosen nicht beseitigt werden.

Die Hypoprothrombinämie des Neugeborenen beruht auf einer mangelhaften Verwertbarkeit des Vitamins K durch die fetale Leber oder durch mangelnde Vitamin K-Zufuhr nach der Geburt. Sie ist durch Vitamin K-Zufuhr heilbar.

Die erworbene Hypoprothrombinämie geht mit einer verlängerten Gerinnungszeit, Recalcifizierungszeit und Heparinrecalcifizierungszeit sowie Thromboplastinzeit (Quick-Test) einher; neben dem Mangel an Prothrombin besteht dabei zumeist auch ein Mangel an Faktor VII und X sowie V. Sinkt der Prothrombinspiegel unter 30%, so kommt es zur hämorrhagischen Diathese.

Hypoprothrombinämien können *acholurisch* bedingt sein durch mangelnde Resorption des fettlöslichen Vitamins K, wie beim Gallengangsverschluß, bei der Sprue, bei chronischer Dyspepsie, Colitis ulcerosa und Cöliacie oder *hepatopathisch* durch mangelhafte Prothrombinsynthese in der Leber trotz hinreichender Zufuhr von Vitamin K, so bei schweren Leberparenchymerkrankungen, Lebercirrhose und -intoxikation, aber auch bei schweren Hyperthyreosen. Auf der wechselnden Ansprechbarkeit auf Vitamin K-Zufuhr beruht der Vitamin K-Test zur Differenzierung von Leberparenchymerkrankungen einerseits und Gallengangsverschlüssen andererseits. Vitamin K stimuliert neben Prothrombin auch die Faktoren VII und X.

Faktor III: Thromboplastin. (Thrombokinase) Thromboplastin entsteht sowohl im Gewebe als Gewebsthromboplastin (Lipoproteid) als auch im Plasma als Reaktionsprodukt aus Plättchen-Faktor 3 mit Faktor IV, VIII, IX, X, XI. Aufschluß über den Mechanismus der Plasma-Thromboplastinbildung gibt der „Thromboplastin-Generations-Test" (TGT). Thromboplastin ist ein artspezifischer Aktivator der Thrombinbildung.

Faktor IV: Calcium. Calcium ist in ionisierter Form an der Gerinnung beteiligt bei der Bildung des Plasma-Thromboplastins, sowie bei der Umwandlung von Prothrombin in Thrombin und von Proconvertin (Faktor VII) in Convertin. Citrat oder Oxalat hemmen die Gerinnung durch Bindung der Calciumionen.

Gerinnungsstörungen durch absoluten Calciummangel sind nicht möglich, da ein solcher mit dem Leben nicht vereinbar ist. Bei bestehender Hypoprothrombinämie vermögen jedoch Veränderungen der Calciumkonzentration stärkere Verlängerungen der Thromboplastinzeit hervorzurufen. Hochgradige Hypocalcämien bei Tetanie (um 3 mg-%) zeigen in seltenen Fällen eine Blutungsbereitschaft.

Faktor V: Proaccelerin. Das wasserlösliche Globulin Proaccelerin wird in der Leber gebildet und durch Spuren von Thrombin zum außerordentlich labilen Faktor VI (Accelerin) aktiviert, der wiederum bei Gegenwart von Convertin und Calcium die Umwandlung von Prothrombin in Thrombin bewirkt.

Ein Mangel an Faktor V geht einher mit einer deutlich verlängerten Gerinnungszeit, Recalcifizierungszeit, Heparinrecalcifizierungszeit und Thromboplastinzeit, einem verminderten Faktor V-Spiegel und einem deutlich verzögerten Prothrombinverbrauch. Der Thromboplastin-Generations-Test (TGT) ist pathologisch und weist auf das Fehlen eines Plasmafaktors, da häufig auch der Faktor VIII-Spiegel vermindert ist.

Als *Parahämophilie* (OWREN) bezeichnet man den kongenitalen Faktor V-Mangel, wie er gelegentlich bei mehreren Familienmitgliedern beiderlei Geschlechts einer Sippe beobachtet wird.

Der erworbene Mangel an Faktor V tritt meist gemeinsam mit einer Minderung von Prothrombin und Faktor VII auf bei schweren Leberparenchymkrankheiten, postoperativ, bei Leukosen und Carcinosen, bei Amyloidnephrose sowie medikamentös nach Aminopterin, Radiophosphor und -gold. Dicumarol beeinflußt den Faktor V-Spiegel nicht oder nur unbedeutend.

Faktor VI: Accelerin. Faktor VI ist die aktive, jedoch labile Form des Faktors V und wird durch die Bestimmung des Faktors V miterfaßt.

Faktor VII: Proconvertin. Der Prothrombinaccelerator Proconvertin ist ein Globulin, das sich gegenüber den labilen Faktoren Prothrombin und V und VI durch seine besondere Stabilität auszeichnet: Gelagertes Serum ist eine vorzügliche Faktor VII-Quelle, da Prothrombin und Faktor V—VI bald aus dem Serum verschwinden, während der Faktor VII noch über Tage konstant erhalten bleibt. Faktor VII wird auch beim Gerinnungsvorgang nicht verbraucht. Die Produktion erfolgt in der Leber und ist an die Anwesenheit von Vitamin K gebunden; sie wird durch Dicumarol aufgehalten. Faktor VII findet sich im Plasma als Präfaktor VII, der unter der Einwirkung der Oberflächenberührung bei Gefäßverletzungen, durch Thromboplastin und Calcium zum Convertin aktiviert wird. Convertin wiederum bewirkt gemeinsam mit Accelerin und Calcium die Umwandlung von Prothrombin in Thrombin.

Zur Gewinnung von Faktor VII läßt man Venenblut bei Gegenwart von 1/10 Volumen Thromboplastin gerinnen und einen Tag bei Zimmertemperatur stehen. Die abzentrifugierte klare Lösung enthält Faktor VII und IX, jedoch nicht VIII, V, III und Thrombin und höchstens Spuren von Prothrombin.

Die Faktor VII-Aktivität wird erfaßt durch die isolierte Faktor VII-Bestimmung und durch die Thromboplastinzeit. Sie ist jedoch nie ganz stabil und beeinflußt durch Witterung, Nahrungsaufnahme usw. Unter der Gravidität besteht eine erhöhte Faktor VII-Aktivität.

Ein Mangel an Faktor VII *(Hypoproconvertinämie)* findet sich nur äußerst selten angeboren, dann dominant und nicht geschlechtsgebunden vererblich. Der erworbene Mangel hingegen ist nicht selten und geht meist einem Mangel an Prothrombin parallel. Er findet sich ebenso beim Vitamin K-Mangel, bei Leberparenchymschäden und beim Neugeborenen.

Die Hypoproconvertinämie geht mit einer verlängerten Gerinnungszeit, Recalcifizierungszeit und Heparinrecalcifizierungzeit einher. Die oft extrem verlängerte Thromboplastinzeit kann durch Zusatz kleiner Mengen gelagerten Normal-Serums normalisiert werden. Der Prothrombinverbrauch ist deutlich vermindert, der Thromboplastin-Generations-Test normal.

Faktor VIII: Antihämophiles Globulin (AHG, Thromboplastinogen). Das antihämophile Globulin ist ein sehr labiler Plasmaeiweißkörper (β_2-Globulin), der in der Vorphase der Gerinnung an der Bildung des aktiven Thromboplastins wesentlich beteiligt ist; er wird bei der Gerinnung vollständig verbraucht, so daß er im Serum nicht mehr nachweisbar ist. Die durch den Mangel an Faktor VIII charakterisierte Coagulopathie bezeichnet man als *Hämophilie A*. Der Faktor VIII wird beim Lagern von Blut inaktiviert; infolgedessen sind Blutkonserven für die Behandlung von Hämophilie A-Kranken ungeeignet.

Faktor IX: Christmas-Faktor (PTC). Er ist wesentlich stabiler als der Faktor VIII und ebenso an der Bildung des aktiven Thromboplastins in der Vorphase der Gerinnung beteiligt. Der Faktor IX ist auch nach der Gerinnung noch im Serum wie auch im gelagerten Plasma nachweisbar. Die durch Mangel an Faktor IX bedingte hämorrhagische Diathese bezeichnet man als *Hämophilie B*. Sie kann auch mit Konservenblut behandelt werden.

Faktor X. Der Faktor X beeinflußt in der Vorphase der Gerinnung nicht die Menge des gebildeten Thromboplastins, sondern das Tempo seiner Entstehung. Die durch Mangel an Faktor X bedingte hereditäre hämorrhagische

Diathese nennt man *Hämophilie C.* Ein Mangel an Faktor X kann jedoch auch erworben werden durch Dicumarol oder Leberparenchymschäden.

Faktor XI. PTA. Auch der PTA-Faktor ist an der Bildung des Plasma-Thromboplastins beteiligt. Sein Mangel liegt der *PTA-Hämophilie* zugrunde. Sie ist die einzige nicht geschlechtsgebundene Hämophilie. Anscheinend geht der PTA-Mangel auch mit einem verminderten Gehalt an Faktor VIII und IX einher.

Als *Hämophilie* bezeichnet man eine in Schüben sich entwickelnde, den Altersstufen folgende hämorrhagische Diathese mit recessivem Vererbungsmodus, die durch eine rein plasmatische Störung der Plasma-Thromboplastin-Bildung bei normaler Funktion und Zahl der Plättchen charakterisiert ist. Die Hämophilie A, B und C ist geschlechtsgebunden vererblich und wird durch weibliche Personen übertragen, aber fast ausschließlich bei männlichen Familienmitgliedern manifest. Bereits im Kindesalter treten subcutane flächenhafte Blutungen auf mit Bevorzugung bestimmter Lokalisationen: Alveolar-, Muskel-, Gelenk-, Nieren- und Gehirnblutungen. Dabei ist die Capillarresistenz meist erhalten, Rumpel-Leede und Kneif-Phänomen bleiben negativ. Gerinnungszeit, Recalcifizierungszeit und Heparinrecalcifizierungszeit sind deutlich verlängert. Die Thrombinbildung ist stark verzögert, der Prothrombinverbrauch erheblich vermindert. Entsprechend ist auch die Retraktion des Blutgerinnsels deutlich verzögert. Häufig findet sich bei der Hämophilie auch ein elektrophoretisch nachweisbares pathologisches α_1-Globulin, während beim hämophilen Syndrom durch Anticoagulantien meist eine deutliche γ-Hyperglobulinämie besteht.

Geringere Grade eines *hämophilen Syndroms* gehen oft mit einer normalen oder subnormalen Gerinnungszeit einher. Findet man dabei einen unvollständigen Prothrombinverbrauch, so führe man den Prothrombin-Konsumptions-Test erneut nach Erhitzung des Thromboplastins durch: Besteht eine Thrombopathie, so erhält man nun einen normalen Prothrombinverbrauch; handelt es sich dagegen um ein hämophiles Syndrom, so bleibt auch nach Erhitzung der Prothrombinverbrauch unvollständig.

Die Differenzierung der Hämophilie erfolgt — soweit man Plasma von gesicherten Hämophilie-Kranken zur Verfügung hat — durch den quantitativen Nachweis von Faktor VIII bzw. IX. Steht kein Test-Hämophilie-Plasma zur Verfügung, so erfolgt die Differenzierung durch den Thromboplastin-Generations-Test (TGT):

Bei Hämophilie A (Mangel an Faktor VIII) erfolgt die Thromboplastinbildung mit Absorptiv-Plasma des Patienten vermindert, mit Serum und Thrombocyten des Patienten jedoch normal.

Bei Hämophilie B (Mangel an Faktor IX) und Hämophilie C (Mangel an Faktor X) verläuft die Thromboplastinbildung mit Absorptiv-Plasma wie auch mit Thrombocyten des Patienten normal, jedoch mit Patientenserum vermindert.

Bei der PTA-Hämophilie ist die Thromboplastinbildung mit Absorptiv-Plasma wie auch mit Serum des Patienten einzeln normal, jedoch pathologisch, wenn man Patientenplasma und -Serum zugleich verwendet.

Coagulopathien (b)

Inhibitoren der Blutgerinnung sind gerinnungshemmende Faktoren *(Anticoagulantien)*. Sie gehen mit einer verlängerten Gerinnungszeit, Recalcifizierungszeit und Heparinrecalcifizierungszeit einher und werden diagnostiziert dadurch, daß auch ein Zusatz von Normalblut zum Patientenblut die verlängerte Gerinnungszeit nicht zu normalisieren vermag.

Bereits kleine Mengen eines Blutes, das Anticoagulantien enthält, genügen, um als Zusatz zum Normalblut eine Verlängerung der Gerinnungszeit zu bewirken (Screening-Test).

Zwischen den gerinnungsfördernden (Faktoren) und den gerinnungshemmenden (Hemmkörper) Impulsen des Blutes besteht ein dynamisches Gleichgewicht, dessen Störung zur hämorrhagischen Diathese einerseits oder zur Thrombose andererseits führt.

Inhibitoren des Thromboplastins (Anti-Thromboplastin)

Inhibition des Gewebe-Thromboplastins ist selten und wird gelegentlich als Folge einer Bestrahlung beobachtet. Hierbei vermag ein Antithromboplastin bei Gegenwart von Calcium die Aktivierung des Gewebe-Thromboplastins zu vermindern.

Inhibition des Plasma-Thromboplastins. Die Aktivierung des Plasma-Thromboplastins kann vermindert werden sowohl durch Hemmkörper der plasmatischen als auch der thrombocytären Faktoren. Sie entstehen nach Art einer Eiweißunverträglichkeit durch Sensibilisierung auf die als Antigen wirkenden Faktoren. Derartige Hemmkörper können zwar gegen jeden Gerinnungsfaktor gebildet werden, sie entwickeln sich zumeist aber nur gegen einen bestimmten Faktor, vorwiegend gegen Faktor VIII (Hemmkörper-Hämophilie A), seltener gegen den Faktor IX (Hemmkörper-Hämophilie B) und gelegentlich auch gegen den Thrombocytenfaktor 3. Solche *,,Immuno-Coagulopathien"* entstehen zumeist als Folge wiederholter Bluttransfusionen bei primären hämorrhagischen Diathesen als Antikörper (γ-Globulin) gegen den fehlenden und bei Zufuhr daher als körperfremd empfundenen Gerinnungsfaktor. Zu ihrer Entstehung bedarf es vermutlich jedoch einer besonderen endogenen Disposition.

Hemmkörper der Thromboplastinbildung werden gelegentlich auch bei stärkeren (β- und γ-) Hyperglobulinämien, beim Plasmocytom, bei Carcinosen und Leberparenchymerkrankungen, aber auch bei Pancytopenien beobachtet. Hyperglobulinämien vermögen Gerinnungsfaktoren zu absorbieren und so zu inaktivieren.

Die *Hemmkörperhämophilie* ist nachweisbar durch eine stark verlängerte Gerinnungszeit, Recalcifizierungszeit und Heparinrecalcifizierungszeit. Die Thromboplastinzeit ist infolge einer geringen Verminderung von Prothrombin und Faktor VII oft leicht verlängert. Ein Mangel an Faktor VIII oder IX ist durch die Anwesenheit des Hemmkörpers nur vorgetäuscht. Weitgehend unvollständig bleibt der Prothrombin-Konsumptionstest. Dementsprechend ist der Thromboplastin-Generations-Test mit Pat.-Plasma bzw. Pat.-Serum pathologisch, die Retraktion des Gerinnsels vermindert.

Die Stärke der Hemmkörperaktivität läßt sich ermessen, wenn man den Thromboplastin-Generations-Test mit normalem Serum, normalen Thrombocyten und normalem Absorptiv-Plasma durchführt, jedoch Pat.-Serum bzw. -Plasma in einer Konzentrationsreihe von 0—1—5—10—20% zusetzt. Bei starker Hemmkörperaktivität findet sich bereits bei einem Zusatz von 1—5% eine massive Minderung der Thromboplastinbildung. Bei hoher Hemmkörper A-Aktivität bedarf der blutende Patient erheblicher Mengen antihämophilen Globulins, evtl. der Austauschtransfusion, bei niedriger Aktivität sollte man die therapeutische Dosis des antihämophilen Globulins niedrig halten, um den neuen Antigenreiz zu mindern.

Der Nachweis einer Hemmkörperhämophilie ist auch mit Hilfe der Recalcifizierungszeit möglich: Normalisiert sich die ursprünglich stark verlängerte RZ nach Verdünnung des Pat.-Plasmas mit $^1/_{10}$ Vol. Normal-Plasma, so besteht eine echte Hämophilie; bleibt sie jedoch pathologisch, so liegt eine Hemmkörperhämophilie vor, da die Hemmkörper auch die im Normalblut vorhandenen antihämophilen Faktoren blockiert. Führt man die RZ mit Normal*plasma* aus, so handelt es sich um eine Hämophilie bzw. Hemmkörperhämophilie A; benutzt man dagegen Normal*serum*, so handelt es sich um eine Hämophilie bzw. Hemmkörperhämophilie B.

Inhibitoren des Thrombins (Antithrombin)

Antithrombine sind gerinnungshemmende Substanzen, die Thrombin inaktivieren, d. h. das rasche Verschwinden des Thrombins aus dem Serum nach der Gerinnung bedingen. Sie sind also Hemmkörper der 2. Gerinnungsphase:

Antithrombin I entspricht der thrombinadsorbierenden Fähigkeit des Fibrinogens, also praktisch der Menge des ausgefallenen Fibrins. Es vermag noch lange nach vollendeter Gerinnung Thrombin zu adsorbieren, das jedoch durch Fäulnis oder Fibrinolyse fast ohne Wirkungsverlust wieder frei werden kann.

Antithrombin II (Plasma-Antithrombin, Heparin-Antithrombin) entspricht dem im Plasma vorhandenen Co-Faktor, mit dem zusammen Heparin die Blutgerinnung verhindert, also dem vollen plasmatischen Wirkungskomplex des Thrombininhibitors. Es hemmt durch Sofortwirkung die Reaktionsfähigkeit des Thrombins, zerstört es aber nicht.

Antithrombin III (Progressiv-Antithrombin) neutralisiert Thrombin durch Umwandlung in das inaktive Metathrombin. Es findet sich sowohl im Plasma (Plasma-Antithrombin) als auch im Serum (Serum-Antithrombin) und entspricht der vom Heparin unabhängigen Antithrombinwirkung; sie verläuft temporär progressiv zunehmend.

Antihrombin IV entspricht einem im Plasma vorhandenen Accelerator zur Thrombinbindung, wie sie im Verlauf der 1. Phase bei der Aktivierung von Prothrombin entsteht.

Klinische Bedeutung kommt nur der Bestimmung von Antithrombin II und Antithrombin III zu. Es handelt sich dabei um stabile β_1-Globuline, die aus einem in der Leber gebildeten Antithrombinogen durch die enzymatische Aktivierung des Trypsins entstehen. Eine gestörte Antithrombinsynthese weist daher auf eine schwere Leberparenchymschädigung hin. Die Antithrombinaktivierung ist eine intravasculäre Reaktion auf den Trypsingehalt des Blutes. Hohe Antithrombintiter entsprechen einem gesteigerten Übertritt von Trypsin ins Blut, verminderte Titer einem erniedrigten.

Eine Verminderung des Antithrombintiters II und III besteht bei dekompensierter atrophischer Lebercirrhose, extrem bei akuter Leberdystrophie, in geringem Grade auch bei hypertrophischer splenomegaler Cirrhose und bei Infektionskrankheiten (AT II) und bei chronischer Pankreatitis (AT III).

Eine extreme Erhöhung des Antithrombintiters besteht bei akuter oder chronisch-rezidivierender Pakreatitis, beim Verschlußikterus und beim Pankreaskopfcarcinom (besonders AT II); eine mäßige Erhöhung findet sich auch bei allergisch-hypergischen Erkrankungen, bei exsudativer Lungentuberkulose und Polyserositis, bei Leukosen, Cholangitis, Stauungsleber sowie epidemischer Hepatitis und hypertrophisch-splenomegaler Cirrhose (AT III).

Bei Dekompensation einer atrophischen Lebercirrhose und besonders bei akuter Leberdystrophie stürzen beide Antithrombine auf extrem niedrige Werte. Bei der akuten Pankreatitis und beim Pankreaskopfcarcinom ist der Antithrombintiter während der ganzen aktiven Krankheitsphase hoch und gestattet ein exaktes Urteil über den Verlauf. Antithrombin II und III werden durch Dicumarol nicht beeinflußt; Heparin hingegen aktiviert das Antithrombin III erheblich.

Heparin. Heparin allein wirkt nicht gerinnungshemmend, sondern erst in Vereinigung mit dem Co-Faktor des Plasmas (Antithrombin II). Es besitzt die Eigenschaften eines polyvalenten Anticoagulans und ist befähigt, in alle Phasen der Blutgerinnung einzuwirken. Heparin hemmt a) in der Vorphase die Agglutination der Plättchen und damit die Freisetzung der Plättchenfaktoren, b) die Thromboplastinbildung durch Neutralisation der Plättchenfaktoren, c) in der 1. Phase als Antithromboplastin die Prothrombinumwandlung, d) in der 2. Phase als Antithrombin die Fibrinbildung und letztlich e) fördert es in der Nachphase den fibrinolytischen Abbau des Gerinnsels.

Protamin neutralisiert diese Wirkung, indem es mit Heparin eine schwerlösliche Verbindung eingeht, die keine gerinnungshemmende Aktivität mehr aufweist. Hierauf basiert der Heparinnachweis im Blut: Eine durch die Anwesenheit von Heparin bedingte Verlängerung der Thrombinzeit wird bei Gegenwart von Protaminsulfat normalisiert (s. S. 431).

Die maximale Heparinwirkung ist bei i.v.-Zufuhr in den ersten Minuten erreicht und klingt innerhalb von 6 Std. weitgehend ab; bei der i.m.-Zufuhr von Heparin erfolgt die maximale Wirkung nach etwa 8 Std. und ist nach 24 Std. vollständig abgeklungen. Die Kontrolle der Heparin-Therapie erfolgt durch Bestimmung der Gerinnungszeit und der Recalcifizierungszeit.

Cumarine. Die Cumarinderivate verdrängen Vitamin K aus den Leberzellen und bewirken damit ein Absinken der unter der Mitwirkung von Vitamin K in der Leber gebildeten Gerinnungsfaktoren Prothrombin, Faktor VII und Faktor X. Diese Reaktion ist jedoch reversibel und kann durch Zufuhr von Vitamin K aufgehoben werden. Cumarine bewirken demnach eine Hemmung der Gerinnungsvorphase durch Konzentrationsminderung der Faktoren II, VII und X, während der Faktor V unbeeinflußt bleibt. Heparin verzögert die Retraktion des Gerinnsels, Cumarin jedoch nicht.

Bei oraler Zufuhr ist der maximale therapeutische Effekt erst nach 2 Tagen erreicht. Das therapeutische Optimum liegt bei einem Faktor VII-Spiegel von 4—9% und einem Thromboplastinwert von 15—25%. Die Kontrolle der Cumarin-Therapie erfolgt durch die Thromboplastinzeit (Quick-Test). Sie ist allein jedoch nicht ausreichend und muß ergänzt werden durch die Recalcifizierungszeit, am besten durch Bestimmung der Reaktionszeit im Thrombelastographen oder die Heparin-recalcifizierungszeit.

Bei Beginn einer *Thrombose* besteht eine gesteigerte Wirksamkeit des Thromboplastins. Indikation für eine prophylaktische Therapie ist bei 2-tägiger Gerinnungskontrolle die Verkürzung der Gerinnungszeit. Bei unklarem Thrombose-Embolie-Symptom gewinnt der TEG differentialdiagnostische Bedeutung: Ist r kleiner als 10,5 und k kleiner als 5, so besteht eine erhöhte Thrombosetendenz. Die Dosierung mit Cumarinen erstrebt eine gleichmäßige und anhaltende Gerinnungszeit von $r = 18$—30 min bzw. $k = 9$—15 min, also 150—250% der Norm. Bei Werten über 250% sind die Anticoagulantien abzusetzen.

Inhibitoren der Fibrinolyse

Während der Nachphase der Gerinnung wirken Hemmkörper des fibrinolytischen Fermentes wie die *Antifibrinolysokinase,* die die Aktivität der Fibrinolysokinase neutralisiert, und das *Antifibrinolysin* (Antitrypsin), das die Wirkung des Fibrinolysins auf Fibrin hemmt. Gerinnungsstörungen durch Fibrinolysestörungen können selten mit, häufiger ohne hämorrhagische Diathese einhergehen.

Das *hyperfibrinolytische Syndrom* ist eine komplexe Gerinnungsstörung mit lokalen Blutungen, hämorrhagischer Diathese und einer Verminderung von Prothrombin, Faktor V, VI und VIII. Es wird beobachtet bei Leberparenchymerkrankungen, im postoperativen Schock (besonders nach Lungenoperationen), bei Carcinosen, Leukosen und Schwangerschaftsintoxikationen.

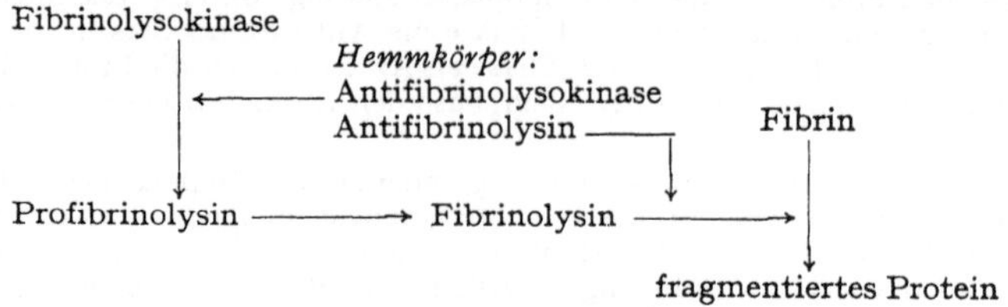

2. Thrombopathien

Die Thrombocyten üben bei der Blutgerinnung eine vielfache Funktion aus:

a) *Haftfähigkeit.* Alterierte Plättchen besitzen die Eigenschaft, untereinander zu agglutinieren und an geschädigten Gefäßinnenflächen zu haften.

Diese Haftfähigkeit ist gesteigert nach Operationen und Geburten, bei arteriellen und venösen Thrombosen und unter Einwirkung von Histamin; sie wird gehemmt durch Heparin und Cumarine.

b) *Agglutination.* Sie erfolgt durch Veränderung der Oberflächen und Ausgleich elektrischer Potentiale, jedoch unabhängig von der Fibrin- und Profibrinbildung. Sie ist erhöht bei Thrombosen und wird gefördert durch Histamin, saures Milieu und Bakterientoxine. Sie ist vermindert bei hämorrhagischer Diathese, insbesondere bei den Thrombopathien und wird gehemmt durch alkalisches Milieu. Die Messung der Plättchenagglutination erfolgt entweder durch photoelektrische Colorimetrie oder durch den Thrombocytenagglutinationstest (s. S. 433).

c) *Retraktion.* Thrombocyten wirken retraktionsauslösend in der 3. Phase der Gerinnung (Retraktion des Fibringerinnsels) auf Grund ihrer Lage als Zentren im Fibrinnetz und durch Abgabe des Fermentes Retractozym. Die Retraktionsfähigkeit der Thrombocyten steht in direkter Proportion zur Thrombocytenzahl: Bei einer Thrombopenie unter 70000/mm³ ist sie mangelhaft, bei Thrombopenien unter 10—20000 bleibt sie aus; sie bleibt jedoch auch unvollständig bei funktioneller Insuffizienz der Thrombocyten. Nachweis der Retraktionsfähigkeit (s. S. 434).

d) *Gefäßaktive Wirkung.* α) Vasokonstriktion durch Abgabe von *Serotonin.* Außerdem enthalten Thrombocyten Histamin, Adrenalin und Noradrenalin, wobei sie jedoch nicht als Produktionsstätten, sondern lediglich als Transport- bzw. Speicherorgan wirken.

β) Gefäßabdichtung durch Permeabilitätsminderung.

e) Thrombocyten wirken gerinnungsauslösend und gerinnungsfördernd durch Abgabe von Plättchenfaktoren:

Plättchenfaktor 1 beschleunigt als Thrombinaccelerator die Umwandlung von Prothrombin in Thrombin und entspricht in seiner Wirkung etwa dem Plasmafaktor V.

Plättchenfaktor 2 aktiviert als Fibrinaccelerator die Fibrinbildung.

Plättchenfaktor 3 bewirkt als Thromboplastinfaktor in der Vorphase der Gerinnung gemeinsam mit den Faktoren VIII, IX, X den Aufbau des Plasma-Thromboplastins.

Plättchenfaktor 4 neutralisiert als Antiheparinfaktor (Heparin-Inhibitor) die Wirkung des Heparins.

Die Abgabe der Plättchenfaktoren erfolgt nach Alteration der Thrombocyten, meist erst nach Zerstörung der Thrombocytenstruktur (Thrombocytolyse).

Man erfaßt die Aktivität von Serotonin und Plättchenfaktor 2 durch die Blutungszeit, des Plättchenfaktors 1 durch die Thromboplastinzeit und des Plättchenfaktors 3 im Thromboplastin-Generations-Test: Er zeigt eine verminderte thromboplastische Aktivität der isolierten Plättchen bei Thrombopenie und besonders bei Thrombopathien, aber auch bei der Menstruation und unter Heparin und eine Erhöhung der thromboplastischen Aktivität nach Geburt und Operation sowie unter dem Einfluß von ACTH. Defekte der Plättchenfaktoren treten nicht immer gemeinsam auf; sie können auch isoliert beobachtet werden. Thrombopenien unter $20\,000/\text{mm}^3$ bewirken Gerinnungsstörungen. Thrombocytosen begünstigen die Bildung von Thrombosen.

Morphologisch unterscheidet man am Thrombocyten das protoplasmatische Hyalomer und das dem Kern entsprechende Granulomer. Gerinnungsbeschleunigend wirken Granulomer und Hyalomer, während zur Retraktionsauslösung einzig das Hyalomer befähigt ist.

Thrombocyten zeigen kurz nach der Blutentnahme eine plättchenartige ovale bis runde Form. Bald aber bildet das Hyalomer Pseudopodien von unterschiedlicher Gestalt und Größe *(Reizform)*. Während dieser gerinnungsaktiven Phase zeigt sich das Granulomer als 3—8, im Dunkelfeld hell aufleuchtende Granula, die im Hyalomer unregelmäßig verteilt liegen. Gerinnungsaktive Pseudopodien zerfallen unter Segmentierung; inaktive Pseudopodien nehmen zylindrisch-schlauchförmige Gestalt an mit doppelkonturierten Rändern. Bläschenbildungen entstehen durch Behinderung der Absonderung der Gerinnungsfaktoren beim Aneinanderhaften mehrerer Thrombocytenreizformen infolge Verfilzung ihrer Pseudopodien (Agglutinationshäufchen).

Allmählich werden die Pseudopodien zu dornartigen Spitzen eingezogen unter Verdickung und Abrundung der Hyalomerschicht *(Übergangszelle)*. Nach vollendeter Einziehung aller Pseudopodien rücken die Granula kernartig in die Mitte, wodurch die Thrombocyten eine amöbenartigeGestalt annahmen *(inaktive Ruheform)*. Als pathologisch sind anzusehen: Mikro-, Makro- und Riesenformen der Thrombocyten; Störungen der Relation Granulomer: Hyalomer zugunsten des Granulomer; Apseudopodie und Hyperpseudopodie mit verzögerter Ausbreitung und übermäßiger Resistenz gegen die Auflösung. Basophiles Plasma (sog. „blaue Plättchen“); mangelnde Ausbreitung der Pseudopodien. Störungen der Fibrinfixierung. Verfrühte Thrombocytenauflösung. Fehlen von Retraktionszentren bzw. verspätete Bildung in ungenügender Zahl. Pyknotische oder fehlende Azurgranulation. Mangelnde Agglutination der Plättchen, die isoliert liegen.

Auch die Megakaryocyten des Knochenmarks zeigen pathologische Veränderungen: Felderung und Basophilie des Plasmas.

Thrombopenien. Thrombopenien sind bedingt durch eine gehemmte Plättchenbildung (Morbus maculosus WERLHOF, splenopathische Thrombopenie, symptomatische Thrombopenie bei Knochenmarkserkrankungen) oder durch eine vermehrte Thrombocytolyse (Immuno-Thrombopenie). Zumeist sind beide Faktoren wechselnd stark mitbeteiligt. Die gehemmte Plättchenbildung wird morphologisch diagnostiziert durch den Nachweis einer Reifungsstörung der Megakaryocyten und einer Megakaryocytose im Knochenmark; der Nachweis der Thrombocytolyse geschieht durch Lyse-Versuche in vivo oder in vitro.

Die *essentielle Thrombopenie* (WERLHOF) ist eine in Schüben verlaufende, das jugendliche Alter bevorzugende, kleinfleckige symmetrische Purpura der Haut und Schleimhäute („thrombopenische Purpura"), die mit einer Thrombopenie meist unter 60000/mm³ einhergeht, aber auch thrombasthenische Komponenten aufweist. Der RUMPEL-LEEDE ist stark positiv, die Capillarresistenz deutlich vermindert, die Capillarfragilität erhöht. Die Agglutinabilität der Plättchen ist ebenso mangelhaft wie die Retraktion des Gerinnsels. Dabei ist vorwiegend die 3. Phase der Blutgerinnung gestört: Bei normaler Gerinnungszeit, Thrombinzeit und Thromboplastinzeit findet sich eine stark verlängerte Blutungszeit und ein unvollständiger Prothrombinverbrauch bei normalem oder nur mäßig gestörtem Thromboplastin-Generations-Test. Das Thrombelastogramm weist eine deutliche Verminderung der Thrombuselastizität auf.

Thrombopathien. Ausdruck einer Thrombopathie ist der Mangel eines oder mehrerer Plättchenfaktoren sowie des Agglutinationsfaktors bei normalem Gehalt an Plasmafaktoren. In Verbindung mit der gestörten Plättchenfunktion kommt es häufig auch zu Funktionsstörungen der Gefäße durch Veränderungen der Endotheloberflächen. Thrombopathien können dominant vererblich, konstitutionell oder symptomatisch entstehen. Eine wesentliche Thrombopenie besteht dabei nicht, wohl aber können die Thrombocyten pathologische Azurgranulationen aufweisen. Die Capillarresistenz ist weniger herabgesetzt als bei der Thrombopenie. RUMPEL-LEEDE und Kneif-Phänomen sind schwächer pathologisch. Es besteht eine hämorrhagische Diathese von frühester Kindheit an, die sich unter der Pubertät verstärkt und mehr dem hämophilen als dem thrombopenischen Blutungstyp entspricht. Die Agglutination der Plättchen, die Retraktion des Gerinnsels und die Thrombuselastizität im Thrombelastogramm sind mangelhaft. Es besteht eine verzögerte Thrombusbildungszeit bei leicht verlängerter Gerinnungs- und Recalcifizierungszeit und einer meist deutlich verlängerten, zuweilen aber auch normalen Blutungszeit (Retractozym-Mangel). Die Thromboplastinbildung ist verzögert, kann aber durch Austausch mit normalen Plättchen aufgehoben werden. Der Prothrombinverbrauch ist vermindert.

3. Angiopathien

Als Angiopathien bezeichnet man hämorrhagische Diathesen durch Gefäßschädigungen. Morphologische Capillarwandveränderungen brauchen damit nicht verbunden zu sein. Häufig finden sich jedoch entzündlich-zellige Reaktionen im Capillarbereich oder pericapillär. Eine direkte Beobachtung des Capillarverhaltens erlaubt die *Capillarmikroskopie* der Haut oder Schleimhäute: Günstigste Beobachtungsstelle ist der Nagelfalz. Die Beobachtung erfolgt im auffallenden Licht bei 40—80facher Vergrößerung, nachdem man einen Tropfen Ceder- oder Paraffinöl zur Einebnung auf das Beobachtungsfeld gebracht hat: Die Capillarschleifen lassen einen arteriellen und venösen Schenkel erkennen, der durch ein breiteres Schaltstück verbunden ist. Veränderungen in Form von Schlängelungen und Vergrößerungen der Capillarschlingen oder Verengerungen des arteriellen Teils kommen bei der sog. vasoneurotischen Diathese vor, capilläre und venöse Ektasien beim WERLHOF und bei der rheumatischen Purpura. Teleangiektasien der arterio-venösen Anastomosen werden beim OSLER, bei der senilen Purpura Majocchi und gelegentlich bei Lebercirrhosen beobachtet.

Die Capillarresistenz ist gegen Über- bzw. Unterdruck bei Angiopathien meist deutlich herabgesetzt, aber auch bei Infekten, Hepatopathien, Dysproteinämien und Cumarintherapie; sie wird durch ACTH und Cortison verbessert, durch Doca verschlechtert. Rumpel-Leede und Schwartzmann-Sanarelli-Versuch sind durchweg deutlich positiv. Die Art und Lokalisation der Hautblutungen entspricht weitgehend der der „thrombopenischen Purpura". Für die Entstehung der petechialen Hautblutungen ist vorwiegend der Verlust der Capillarkontraktilität verantwortlich.

Diagnostiziert werden Angiopathien durch Ausschluß von Thrombopathien und Coagulopathien sowie mit Hilfe der Anamnese. Sie sind oft nur Symptom eines übergeordneten Krankheitsbildes.

Vitamin C-Mangel äußert sich beim Säugling als *Möller-Barlowsche Krankheit* und zeitigt punktförmige Blutungen, bevorzugt im Gesicht, und schmerzhafte periostale und endostale Blutungen, die sich röntgenologisch durch den Nachweis von Trümmerfeldzonen darstellen lassen, sowie häufig auch eine Mikrohämaturie.

Beim Erwachsenen führt der Vitamin C-Mangel zum *Skorbut*. Er geht mit charakteristischen Zahnfleischveränderungen einher. Der Vitamin C-Spiegel im Blut ist von normal 8—12 mg-% auf 4—8 mg-% und extrem bis auf Werte unter 1 mg-% erniedrigt.

Vitamin C-Belastungsprobe. Bei oraler Zufuhr von tgl. 300 mg Ascorbinsäure zeigt sich beim Gesunden von Tag zu Tag eine ansteigende Vitamin C-Ausscheidung im Harn, die am 4. Tag ihren Höchstwert mit etwa 250 mg erreicht. Bei Vitamin C-Mangel verzögert sich dieser Anstieg oder bleibt vollständig aus, und zwar proportional dem Vitamin C-Defizit.

Schönlein-Henochsche Purpura. Ausdruck einer generalisierten immuno-vasculären und -perivasculären, hyperergisch-entzündlichen Veränderung der kleinen Gefäße ist die in Schüben verlaufende rheumatische (Schoenlein-Henochsche) Purpura. Sie geht mit rheumatischen Gelenkerscheinungen, Leukocytose und Eosinophilie und zuweilen auch Hypoprothrombinämie einher. Die meist ausgesprochen schmerzhaften kleinfleckigen Blutungen finden sich besonders an den unteren Extremitäten und unregelmäßig und asymmetrisch dichtgelagert. Es sind hellrote, oft stark juckende Hämorrhagien auf dem Boden eines erythematösen, uriticariellen oder papulösen Exanthems und häufig kombiniert mit hämorrhagischer Nephritis und Gastroenterocolitis.

Purpura Majocchi. Diese der rheumatischen Purpura nahestehende entzündlich-exsudative hämorrhagische Diathese zeigt ringförmige Blutungen symmetrisch an beiden Unterschenkeln auf Grund einer erhöhten Capillarpermeabilität und -zerbrechlichkeit durch lokale Stase nach vorangegangener Ischämie; sie befällt nur ältere Menschen und heilt unter Pigmentbildung ab.

Symptomatische infektiös-toxische Purpura. Sie äußert sich als hämorrhagisches Exanthem mit hämorrhagischer Conjunctivitis und gelegentlich als „alimentäre hämorrhagische Diathese".

Oslersche Krankheit. Multiple Teleangiektasien der Capillaren und arteriellen Präcapillaren an Zunge, Gaumen, Wange und Fingern mit Neigung zu Haut- und Schleimhautblutungen charakterisieren die hereditäre Oslersche Krankheit, bei der weder eine hämorrhagische Diathese noch eine Störung der Capillarresistenz oder -fragilität besteht.

Differentialdiagnostische Analyse hämorrhagischer Diathesen

Anamnese. Hereditär-familiär sind oder können sein: Hämophilie, Fibrinopenie, Hypoprothrombinämie, Parahämophilie, Hypoproconvertinämie, Thrombopenie, Thrombopathie, und die Oslersche Krankheit. Geschlechtsgebunden vererben sich die Hämophilien A-B-C.

Klinisch von Bedeutung sind: Thrombocytenzahl und -morphologie, Sternalmark und Elektrophorese.

Hautblutungen erscheinen als a) *„hämophiles Blutungsbild"*: flächenhafte subcutane Ecchymosen und Sugillationen auf dem Boden von Mikrotraumen („Spontanblutungen"). Die Blutungen sind asymmetrisch, verlaufen rezidivierend und bevorzugen die Alveolaren, Muskeln, Gelenke, Nieren und das Gehirn. Flohstichartige Petechien fehlen dabei vollständig. Auch Thrombopathien zeigen ein im wesentlichen hämophiles Blutungsbild.

b) *„Thrombopenisches Blutungsbild."* Symmetrisch angeordnete, selten subcutane, meist feinste flohstichartige oberflächliche Blutungen der Haut und Schleimhäute (Petechien), die zuweilen Kokardenformen zeigen. Sie sind nicht schmerzhaft und ohne entzündliche oder ödematöse Reaktionen der Umgebung.

Vasculäre Blutungsbilder ähneln weitgehend den thrombopenischen, jedoch bevorzugen die Blutungen bestimmte Lokalisationen und zeigen oft deutliche entzündliche Veränderungen der Umgebung.

Gerinnungsproben. Beim Patienten mit hämorrhagischer Diathese bestimmt man zunächst die Gerinnungszeit, Recalcifizierungszeit und Heparinrecalcifizierungszeit.

Sind sie normal, so läßt sich durch eine verlängerte Blutungszeit, durch pathologische Capillarfragilitätsproben (RUMPEL-LEEDE u. a.), durch den unvollständigen Prothrombinconsumptionstest, eine mangelhafte Retraktion des Gerinnsels sowie die erheblich verminderte Thrombuselastizität im TEG eine Thrombopenie oder Thrombopathie sichern. Die Thrombopenie ist dann durch die verminderte Thrombocytenzahl, die Thrombopathie durch den pathologischen Thromboplastin-Generations-Test nachweisbar.

Sind Gerinnungs-, Recalcifizierungs- und Heparinrecalcifizierungszeit verlängert, so besteht eine echte Coagulopathie:

Störungen der 2. Gerinnungsphase lassen sich durch eine verlängerte Thrombinzeit erfassen, wobei das Vorliegen einer Fibrinopenie durch die Fibrinogenbestimmung und die Anwesenheit von Heparin durch die Protamintitration nachweisbar sind.

Störungen der 1. Gerinnungsphase gehen dementgegen mit einer normalen Thrombinzeit einher. Hier weist eine verlängerte Thromboplastinzeit auf das Vorliegen einer Hypoprothrombinämie (isolierte Prothrombinbestimmung) oder einer Parahämophilie (Faktor V-Bestimmung) oder einer Hypoproconvertinämie (Faktor VII-Bestimmung).

Störungen der Vorphase lassen die Thrombinzeit ebenso wie die Thromboplastinzeit normal. Hingegen ist der Prothrombinverbrauch mangelhaft. Durch den Thromboplastin-Generations-Test läßt sich das Vorliegen einer Hämophilie A-B-C-PTA sowie das Vorliegen einer Thrombopathie differenzieren. Eine Hemmkörper-Hämophilie wird durch Plasma-Tauschversuche ausgeschlossen.

Eine verlängerte Thrombinzeit erfaßt also Störungen der 2. Phase, eine verlängerte Thromboplastinzeit Störungen der 1. Phase und ein unvollständiger Prothrombinverbrauch Störungen der Vorphase der Blutgerinnung. Man bezeichnet diese Teste daher als *Gruppenteste*. *Faktorenteste* erlauben dann die isolierte Bestimmung der Faktorenaktivität; sie werden nach dem Prinzip der Konstanthaltung aller Faktoren außer dem zu bestimmenden durchgeführt.

Für alle Untersuchungen der Blutgerinnung wird das Venenblut dem nüchternen Patienten möglichst gewebsthromboplastinfrei mit V$_2$A-Stahlkanülen nachVerwerfen der ersten Tropfen in siliconierte Glasgefäße entnommen. Vollblutuntersuchungen müssen unmittelbar nach der Blutentnahme vorgenommen werden. Bei allen Blutgerinnungsmethoden spielt die Temperatur eine große Rolle. Zur Methodik benötigte Substanzen und Gläser sollten vor der Anwendung mindestens 3 min lang bei 37° C vorgewärmt werden. Volumina werden mit einer Tuberkulinspritze gemessen.

Alle Gefäße müssen peinlichst sauber gehalten sein. Letzte Thrombinspuren verschwinden erst bei 80⁰ C. Das Siliconieren der Gläser geschieht — nach vorheriger Reinigung in Chromschwefelsäure und Trocknung — durch Eintauchen in eine nach Vorschrift verdünnte Lösung von Silicon-Bayer. Anschließend werden die Gläser im Trockensterilisator bei 200—250° C über 3 Std. getrocknet.

Als Wasserbad benutzen wir ein großes Glasgefäß mit Eintauch-Thermostat (37° C), Rührwerk und einer siebartigen Aufhängevorrichtung für Mikroreagenzgläser (∅ 13 mm, Länge 80 mm).

Zur *Plasmagewinnung* werden 4,5 ml Venenblut mit einer Rekordspritze, die 0,5 ml einer 3,8%igen Natriumcitrat-Lösung enthält, entnommen und schonend — unter Vermeidung einer Hämolyse — gemischt, anschließend 10 min lang bei 3000 U/min zentrifugiert. Das überstehende Plasma wird sofort sorgfältig in siliconierte Gläser abpipettiert und im Eisschrank oder in Eiswasser bis zur Verarbeitung aufbewahrt, die innerhalb von 3 Std. erfolgen soll.

Blutungszeit. Zur Bestimmung der Blutungszeit wird die Zeit der Blutstillung an einer kleinen, künstlich gesetzten Wunde gemessen. Da die örtliche Blutstillung jedoch von einer Vielzahl von Faktoren beeinflußt wird und auch regionäre Unterschiede zeigt, ist die Methode allenfalls eine halbquantitative Prüfung der Capillarfragilität eines bestimmten Körperabschnittes.

Methode nach DUKE. Ein Schnepper wird 4 mm tief eingestellt und in die Fingerbeere oder das Ohrläppchen eingestochen. Das austretende Blut nimmt man mit frischem Filtrierpapier — ohne die Wundränder dabei zu berühren — so lange auf, bis sich das Papier nicht mehr färbt. Beim Nachlassen der Blutung werden die Wundränder leicht auseinandergezerrt. Die Dauer der Blutung mißt eine Stoppuhr. Die Untersuchung wird jeweils an beiden Ohrläppchen oder zwei Fingern durchgeführt und der Mittelwert errechnet.

Gute Werte erhält man auch, wenn man *nach* IVY zunächst beim ruhenden Patienten am Oberarm eine Blutdruckmanschette mit 40 mm Hg konstant hält und den Einstich 2 mm tief am gestauten Unterarm, etwa 2 Qf. unterhalb der Ellenbeuge, vornimmt.

Etwa um 1 min verzögerte Werte erhält man bei der Modifikation von SCHULZ: Die durch Schnepperstich an der Fingerbeere gesetzte Wunde wird in ein mit Natriumcitratlösung oder physiologischer Kochsalzlösung gefülltes Becherglas getaucht, so daß ein dünner Blutfaden gleichmäßig fließt. Die Zeit vom Einstich bis zum Abreißen dieses Blutfadens ergibt die Blutungszeit.

Bewertung. Die normale Blutungszeit beträgt 2—4 min. Sie ist verlängert bei Thrombopathien und Fibrinogenopenie, normal bei reinen Angiopathien und bei Coagulopathien.

Blutgerinnungszeit. Die Zeitdauer von der Entnahme des flüssigen Blutes bis zur vollständigen Umwandlung in den festen Zustand der Fibrinbildung umfaßt die Blutgerinnungszeit. Die Resultate schwanken je nach der angewandten Methode stark; genauere Werte sind nur am Venenblut zu erhalten. Die optimale Temperatur für die Blutgerinnung liegt bei 32° C.

Methode nach MILIAN-MORAWITZ. Durch Schnepperstich gewonnenes Blut wird — nach Verwerfen der ersten 1—2 Tropfen — tropfenweise auf eine Serie von Objektträgern aufgefangen. Durch Auflegen der Objektträger auf Millimeterpapier wählt man einen Objektträger mit einem Blutstropfen von 4—6 mm Durchmesser aus und bringt ihn in die feuchte Kammer einer mit feuchtem Fließpapier ausgelegten Petrischale. Durch wiederholtes Steilstellen des Objektträgers in Abständen von 1 min wird die Zeitdauer von der Blutentnahme bis zur Verfestigung des Tropfens bestimmt.

Normalwert: 6—8 min.

Methode nach QUICK-STEFANINI. Möglichst kurzgestautes, schaumfreies Venenblut wird mit einer siliconierten Spritze entnommen, wobei mit der Beendigung der Blutentnahme eine Stoppuhr eingeschaltet wird.

Man füllt nun je 1 ml Blut in zwei Reagenzgläser, die sich in einem Wasserbad von 37° C befinden. Durch vorsichtiges Neigen der Gläser alle 30 sec wird der Zeitpunkt der Verfestigung erfaßt und gestoppt.

Normalwert bei Benutzung siliconierter Reagenzgläser: 25—40 min, bei Benutzung gewöhnlicher Reagenzgläser: 5—10 min.

Methode nach LEE-WHITE. Als Gebrauchslösung benutzt man eine Mischung von Natriumchloridlösung 0,65%ig und dreibasischem Natriumcitrat 4%ig im Verhältnis 100:1.

Von 10 ml Venenblut werden je 0,3 ml in eine Reihe siliconierter Reagenzgläser gegeben, die in einem Wasserbad von 25° C eingetaucht sind. 3 min nach der Blutentnahme gibt man in das erste Reagenzglas 4 ml der Gebrauchslösung und mischt unter Vermeidung einer Schaumbildung. 30 sec später beschickt man das zweite Reagenzglas, nach weiteren 30 sec das dritte usw.

Infolge der starken Verdünnung werden Fibrinfäden und Gerinnsel leicht erkennbar. Normalerweise entstehen im 3. — 7. Röhrchen schwache Fibrinfäden, in den folgenden zahlreiche plumpe Fibrinteilchen und später Zusammenballungen. Vollständige Blutgerinnung besteht beim Auftreten eines abgegrenzten Gerinnsels und bei Verlust der zuvor lebhaft roten Farbe der Lösung.

Normalwert: 5—10 min.

Sehr exakte Werte liefert die Messung der Gerinnungszeit (Thrombusbildungsgeschwindigkeit) im *Thrombelostagraphen.*

Die Blutgerinnungszeit ist verkürzt nach starken Blutverlusten, bei Hämolyse, nach Milzexstirpation und Adrenalin-Injektionen, beim Myxödem und bei der Polycythaemia vera, sie ist verlängert bei Coagulopathien und Thrombopathien.

Recalcifizierungszeit (RZ) (nach HOWELL). *Prinzip:* Citratplasma wird durch Zugabe von Calcium zur Gerinnung gebracht (recalcifiziert) und dabei die Gerinnungszeit bestimmt.

Reagentien. m/40-Calciumchloridlösung.

Ausführung. Auf dem Wasserbad von 37° C beschickt man ein siliconiertes Mikroreagenzglas mit 0,5 ml Citratplasma und fügt 0,5 ml der vorgewärmten Calciumchloridlösung zu unter Starten der Stoppuhr. Mischung durch leichtes Schütteln. Nach einer Minute prüft man alle 15 sec entweder durch Kippen des Gläschens oder mit der Platinöse das erste Auftreten eines Fibringerinnsels. Die gestoppte Gerinnungszeit ist die Recalcifizierungszeit.

Bewertung. Normalwert 90—105 sec. Werte über 105 sec deuten auf eine Gerinnungsverzögerung.

Die Recalcifizierung entspricht der spontanen Gerinnung des Vollblutes, wobei die Gerinnungszeit im wesentlichen vom Gehalt an Plasma-Thromboplastin abhängig ist. Sie ist daher verlängert (auf 300—900 sec) beim Mangel an Faktor VIII, IX und X (Hämophilie A—B—C), sowie häufig auch bei Thrombopathien, während sie bei Thrombopenien normale Werte zeigt. Für die Thromboseprophylaxe ist der Recalcifizierungstest ungeeignet, da er nur auf der Höhe der Heparinwirkung eine Gerinnungsverlängerung anzeigt.

Heparin-Recalcifizierungszeit. (HRZ). Sie erfaßt die verlangsamte Blutgerinnungszeit nach Zusatz einer bestimmten Heparinmenge und dient zur frühzeitigen Erkennung der Thrombose, sowie zur Kontrolle der Heparin- und Dicumarol-Therapie; sie wird als in vitro-Test („Soulier-Test") in der Methode nach MARBET-WINTERSTEIN durchgeführt.

Prinzip. Citratblut wird mit einer Lösung von Calcium und Heparin gemischt und dabei die Gerinnungszeit bestimmt.

Reagentien. m/40 Calciumchloridlösung. Heparinlösung: 50 I E Heparin-Substanz werden in 5,0 ml Aqua dest. gelöst. Sie ist als Stammlösung im Kühlschrank 1—2 Wochen lang haltbar. 0,2 ml der Stammlösung werden in 9,8 ml Calciumchloridlösung gemischt, wodurch man die (täglich frisch anzusetzende) Gebrauchslösung von 0,2 I E/ml erhält.

Ausführung. Man beschickt 2 vorgewärmte Mikroreagenzgläser mit je 0,5 ml Citratblut (1:9) und pipettiert unter Starten einer Stoppuhr je 0,5 ml der Heparin-Chlorcalciumlösung nach. Dreimaliges Kippen sorgt für eine gute Durchmischung. Beide Gemische läßt man 1 min lang im Wasserbad bei 37° C stehen und prüft hierauf die Gerinnungszeit, indem man alle 15 sec die Gläser herausnimmt und vorsichtig um etwa 80° (stets in der gleichen Richtung) unter Vermeidung jeglichen Schüttelns neigt. Lassen sich die Gläser um 180° drehen, ohne daß Blut ausfließt, so ist die Gerinnung beendet. Die gestoppte Zeit ist die Heparinrecalcifizierungszeit. Sie wird als Mittel beider Bestimmungen errechnet, wobei aber die Differenz nicht mehr als 15 sec betragen soll, da die Testung sonst wiederholt werden muß.

Auswertung. Die Heparinrecalcifizierungszeit im Normalblut beträgt 120 bis 150 sec bei einer Fehlerbreite von $\pm$ 25%. Sie steigt parallel zum Absinken der Thromboplastinzeit an und beträgt bei einer solchen von 20% etwa $4^1/_2$ min. Ist sie bei einer Thromboplastinzeit von etwa 20% um mehr als das Doppelte verlängert, also etwa 7 min, so liegt eine Hypocoagulabilität und damit Blutungsgefahr vor. Ist die Heparintoleranzzeit ungenügend verlängert (unter 3 min), so besteht eine mangelnde therapeutische Wirkung des Anticoagulans, so daß höher dosiert werden muß. Die Therapie hat sich nach der jeweiligen Heparinrecalcifizierungszeit zu richten, während die Thromboplastinzeit nur noch als Zusatzkontrolle gilt.

Thrombelastogramm (TEG). Der von HARTERT entwickelte Thrombelastograph (Hellige, Freiburg) mißt fortlaufend die Scherelastizität des in Bildung begriffenen, des vollendeten wie des sich lösenden Thrombus in vitro; er ermöglicht die exakte Bestimmung der Gerinnungszeit, des Gerinnselaufbaues, der mechanischen Beanspruchbarkeit (Fibrinelastizität) sowie der Wiederauflösung des Gerinnsels (Fibrinolyse) sowohl am unveränderten Vollblut als auch am Plasma und zwar durch eine gleichzeitige visuelle und photokinematographische Registrierung des Gerinnungsablaufs an drei parallellaufenden Kontrollen. Die Unbenetzbarmachung der Gefäße durch Siliconieren bzw. Benutzung polierten V_2A-Stahles, der Luftabschluß des Blutes durch Abdeckung mit Paraffin und die Konstanz der Temperatur durch einen Thermostaten sichern den Gerinnungsvorgang vor störenden äußeren Einflüssen.

Prinzip. Eine mit Blut gefüllte zylindrische Cuvette wird durch einen Synchronmotor periodisch um eine senkrechte Achse hin und her gedreht. Ein an einem Stahldraht in die Cuvette gehängter zylindrischer Stift, der zu dem Boden und zu den Wänden gleichen Abstand hält, wird beim Eintritt der Gerinnung durch die Bildung des elastischen Fibrinnetzes mitgedreht, und zwar um so stärker, je mehr sich das Gerinnsel zwischen Stift und

Cuvettenwandung verfestigt. Ein am Stift befestigter Spiegel reflektiert einen Lichtstrahl auf eine Mattscheibe sowie in ein Photokymographion mit gleichbleibender Drehgeschwindigkeit. Hierdurch werden die sekundären Drehbewegungsveränderungen des Stiftes als Pendelausschläge fortlaufend registriert.

Ausführung. 1. Anheizung des Thrombelastographen über 15 min. 2. Am Krankenbett läßt man kurzgestautes Venenblut durch eine innenpolierte V_2A-Kanüle, nach Verwerfen der ersten 1—2 ml, direkt in die 3 vorgewärmten Stahlcuvetten tropfen, bis sie etwa zu $^2/_3$ gefüllt sind. Gleichzeitig wird eine Stoppuhr gestartet. Einstellen der Cuvetten in eine vorgewärmte Thermosflasche oder in einen transportablen Wärmespeicher (wassergefüllter, im Thermostat vorgewärmter Kupferbehälter von etwa 1 l Fassungsvermögen mit zylindrischen Vertiefungen im Deckel, in die die Cuvetten des TEG genau hineinpassen). 3. Rasches Einsetzen der 3 Cuvetten in den TEG. Durch Drehen eines Knopfes senkt man die über den Cuvetten schwebenden zylindrischen Stahlstifte in das Blut hinein, wobei man überschüssiges Blut mit einer Kanüle soweit absaugt, bis die Blutoberfläche $^1/_2$ mm unter dem Cuvettenrand steht. Mit einer Rekordspritze tropft man Paraffinöl bis zum Überlaufen auf die Blutoberfläche. 4. Einstellen der Lichtzeiger auf der Mattscheibe des Gerätes auf die angegebenen 3 Nullstellungen 1—2—3. 5. Anschaltung des Papiertransportes zur fortlaufenden Registrierung auf dem Kymographion. Stoppen der sog. „Einfüllzeit" nach Öffnung der Lichtklappe. Dauer der Messung etwa 90—150 min.

Nach Beendigung der Messung sind Cuvette und Stift stets sofort gründlich zu reinigen. Der belichtete Papierstreifen wird durch einen Messerhalter abgeschnitten und in der Aufnahmetrommel in der Dunkelkammer entwickelt.

Will man die Messung am recalcifizierten Plasma vornehmen, so entnimmt man dem Pat. mit siliconierten Gefäßen Citratblut (1:4) und füllt jede der im TEG mindestens 2 min lang vorgewärmten Cuvetten mit genau 0,25 ml Plasma ab. Nach Anwärmung von 1 min gibt man mit Hilfe einer Tuberkulinspritze in jede Cuvette 0,1 ml Calciumchloridlösung ruckartig zu. Zugleich startet man eine Stoppuhr, senkt sodann den Stahlstift ins Blut und schließt mit Paraffinöl ab.

Auswertung. Am TEG werden registriert: „*Reaktionszeit*" (r) = Zeit von der Entnahme des Blutes aus der Vene bzw. von der Recalcifizierung bis zur ersten nachweisbaren Viscositätszunahme, die sich auf der Mattscheibe durch Pendelausschlag der Lichtzeiger bzw. auf dem Papierstreifen als Verbreiterung (um 1 mm) der anfangs ungeteilt als Linie verlaufenden Kurve anzeigt. Da die Papiergeschwindigkeit 2 mm/min beträgt, ist die Reaktionszeit in min gleich der Hälfte des durch Anlegung eines Millimetermaßes in mm gemessenen Abstandes vom Kurvenbeginn bis zur ersten Kurvenverbreiterung auf 1 mm, zuzüglich der Dauer der „Einfüllzeit".

Die *Thrombusbildungszeit* (k_1) = Zeit vom Beginn der eben nachweisbaren Elastizitätszunahme (Ende der Reaktionszeit) bis zu einer Verbreiterung der TEG-Kurve auf eine Amplitude (a) von 20 mm. Der in Millimetern gemessene Abstand entspricht — geteilt durch 2 — dem Wert k_1 in min.

k_2 = Zeit vom Beginn der eben nachweisbaren Elastizitätszunahme (= Ende der Reaktionszeit) bis zur maximalen Verbreiterung der TEG-Amplitude.

Die *maximale Thrombuselastizität* (m_E) entspricht der Größe der maximalen Fibrinelastizität, dem Viscositätsoptimum, und ergibt sich aus der maximalen Amplitude (ma) der TEG-Kurve. Die m_E-Werte werden einer

Tabelle entnommen, die nach der Formel

$$E = \frac{100 \times ma}{100 - ma}$$

errechnet ist. Als B_{30}—B_{60}—B_{90}—B_{120} gibt man die Kurvenamplitude nach 30—60—90—120 min an.

Normalwerte:

$r = 12$ min $\pm$ 3,5%	$B_{30} = 60$—150
$k_1 = 6$ min $\pm$ 10%	$B_{60} = 80$—150
$k_2 = 33$ min	$B_{90} = 70$—150
$m_E = 95$—150 $\pm$ 2,5%	$B_{120} = 60$—130

Die mittlere Schwankungsbreite der Gerinnungszeit beträgt $\pm$ 2 min.

Das TEG dient zur Gruppendiagnose bei der Differenzierung von Gerinnungsstörungen. Störungen der Vorphase (Hämophilie) zeigen im TEG eine Verlängerung von r und k_1 sowie gelegentlich ein Fehlen der postmaximalen „Thrombuserschlaffung". Eine Differenzierung von Hämophilie A, B und C ist mit dem TEG nicht möglich. Störungen in der 1. Phase der Gerinnung sowie ein isolierter Mangel an Faktor V oder VII bleiben ohne Einfluß auf das TEG. Das TEG erfaßt besonders auch Thrombusaufbaustörungen mit verminderter Festigkeit des Blutgerinnsels, wie sie durch Fibrinogenmangel (Fibrinogendenaturierung), Thrombopenie oder Thrombasthenie bedingt sein können. Thrombocytenwerte unter $70000/mm^3$ führen zu einer zunehmenden Verkleinerung der Kurvenamplitude, die beim völligen Schwund der Thrombocyten bis auf 1/10 der Norm verschmälert ist. Rein vasculäre hämorrhagische Diathesen weisen ein normales TEG auf.

Thromboplastinzeit (Quickwert). *Prinzip.* Gibt man zu Citratplasma im Überschuß Thromboplastin (Thrombokinase = III) und Calcium (IV) zu, so verläuft die Gerinnung proportional dem Gehalt des Plasmas an Prothrombin (II), Faktor V—VI, VII und Fibrinogen (I). Die Zeit vom Zusatz des Calciums bis zum Gerinnungseintritt bezeichnet man als Thromboplastinzeit (früher Prothrombinzeit).

Reagentien. Thromboplastinlösung, m/40-Calciumchloridlösung.

Ausführung. Man pipettiert 0,1 ml Citratplasma (1:9) in ein im Wasserbad bei 37° C vorgewärmtes Mikroreagenzglas und fügt 0,1 ml einer vorgewärmten Thromboplastinlösung sowie 0,1 ml einer vorgewärmten Calciumchloridlösung hinzu. Letzteres wird durch Ausblasen aus der Pipette beschleunigt. Sofort setzt man die Stoppuhr in Gang und führt eine ausgeglühte und abgekühlte Platinöse etwa 1—2 mal/sec durch das Gemisch; bleiben erste Fibrinfäden an der Öse hängen, stoppt man die Uhr und liest die Thromboplastinzeit ab.

Normalwert: 11,5 sec = 100% Quickwert. Die Fehlerbreite im Bereich von 50—100% beträgt etwa $\pm$ 20% und im Bereich von 15—25% etwa $\pm$ 5%.

Die Thromboplastinzeit wird stets in Prozent der Norm als sog. „Quickwert in %" angegeben, der einer Eichkurve zu entnehmen ist. Die Anfertigung der Eichkurve erfolgt aus einem Citratblutgemisch mehrerer gesunder Personen: Man beschickt 4 Reagenzgläser mit je 1 ml Citratplasma, läßt das erste unverdünnt (= 100%) und gibt zum zweiten 1 ml physiol. Kochsalzlösung (= 50%), zum dritten 3 ml physiol. Kochsalzlösung (= 25%) und zum vierten 7 ml (= 12,5%). Die Thromboplastinzeiten dieser Konzentrationen werden in ein Koordinatensystem mit der Gerinnungszeit also Ordinate und der Plasmakonzentration als Abszisse eingetragen. Die so gewonnene Eichkurve gilt nur für die verwendeten Reagentien und bedarf der regelmäßigen Überprüfung.

Ein normaler (100%) Quickwert schließt einen Mangel an Prothrombin, Faktor V, VI, VII und Fibrinogen aus.

Eine einfache, wenn auch grobe Kontrolle der *Thromboplastinzeit* am Krankenbett ermöglicht das von MARBET-WINTERSTEIN entwickelte Gerinnungsbesteck (Maurer, Frankfurt):

Prinzip. Eine konstante Menge Citratblut wird mit einer Thromboplastinlösung und Calciumchloridlösung in einer Injektionsspritze vermischt, wobei sich der Gerinnungseintritt beim Abtropfen aus der Nadel beobachten läßt.

Ausführung. Vor der Blutentnahme füllt man das Plastikgefäß des Bestecks mit Wasser von etwa 35° C. 1. Ansaugen von genau 1,8 ml Venenblut in eine Rekordspritze mit 0,2 ml Citratlösung und Ausspritzung in ein Reagenzglas, das man 2 min im Wasserbad stehen läßt. 2. Ein anderes Reagenzglas wird mit 0,5 ml Calciumchloridlösung und 0,5 ml Thromboplastinlösung beschickt. 3. Mit der Spritze des Bestecks saugt man genau 0,7 ml Citratblut auf und gibt dieses rasch zum Calciumchlorid-Thromboplastingemisch. Gleichzeitig setzt man eine Stoppuhr in Gang. 4. Das Gemisch saugt man nun mit einer Spritze rasch auf und läßt es durch die Nadel wieder abtropfen. Bleibt ein geronnener Blutstropfen an der Nadel hängen oder fällt er sehr langsam, so stoppt man die Uhr und erhält damit die Thromboplastinzeit. Den Quickwert in Prozent der Norm entnimmt man einer beigefügten Tabelle.

Vitamin K-Test. *Prinzip*. Das öllösliche Vitamin K bedarf zu seiner Resorption im Darm der Mitwirkung von Galle und Pankreaslipase. Beim Verschlußikterus fehlen diese Sekrete, was zur Unterbrechung der Vitamin K-Resorption führt; dies wiederum bedingt eine Verminderung des Prothrombin- und Faktor VII-Spiegels im Blut. Sie ist durch parenterale Vitamin K-Zufuhr prompt, vollständig und andauernd zu beheben. Dementgegen ist die Störung der Prothrombin- und Faktor VII-Synthese beim Leberparenchymschaden auch durch übermäßige Vitamin K-Zufuhr nicht zu beseitigen oder nur unvollständig, verzögert und vorübergehend.

Ausführung. Blutentnahme zur Thromboplastinzeitbestimmung (Quicktest) und anschließend i.v. Injektion von 1 mg Vitamin K (= 1/10 Amp. Synkavit). Liegt der am nächsten Morgen erneut bestimmte Quickwert über 70%, so besteht kein wesentlicher Leberparenchymschaden, sondern ein extrahepatischer Verschlußikterus. Liegt der Quickwert unter 70%, so werden 20 mg Konakion oder 40 mg Synkavit i.v. oder i.m. injiziert. Zeigt der am nächsten Morgen bestimmte Quickwert eine weitgehende Normalisierung, so besteht ein Verschlußikterus; erfolgt kein Anstieg, so liegt ein schwerer Leberzellschaden vor; kommt es zu einer langsamen Normalisierung, so besteht eine geringe Leberparenchymschädigung.

Prothrombinbestimmung (nach MARBET-WINTERSTEIN). Zweistufenmethode zur isolierten Bestimmung der Prothrombinaktivität.

Prinzip. In einer ersten Stufe wird Prothrombin in Thrombin überführt und dieses in einer zweiten Stufe an einer Fibrinogenlösung ausgetestet. Werden dem Blut alle Acceleratoren außer Prothrombin im Überschuß zugesetzt, so ist die Aktivität des Thrombins ein Maßstab für die Prothrombinkonzentration. Die Wirkung eines evtl. vorhandenen Plasmaantithrombins wird durch Plasmaverdünnung, durch Zusatz eines Antithrombininhibitors (Phenol) und rasches Abkühlen ausgeschaltet.

Reagentien. Veronalpuffer $p_H = 7,2$. Thromboplastinlösung. Fibrinogenlösung 0,3%ig in Veronalpuffer (in siliconierten Gläsern aufzubewahren). Phenol. Reagenz Roche-8977 (= Faktor V und VII).

Ausführung. In ein Mikroreagenzglas auf dem Wasserbad von 37° C füllt man 0,1 ml Citratplasma (1:9) und fügt 1,0 ml Veronalpuffer (mit 0,5%

Phenolzusatz) hinzu. Ein zweites Mikroreagenzglas beschickt man mit 0,2 ml der Reagenzlösung Roche-8977 und 0,2 ml der Thromboplastinlösung und stellt das Gemisch für 1 min ins Wasserbad. Dann pipettiert man 0,2 ml dieses Gemisches in das erste Mikroreagenzglas unter Starten einer Stoppuhr und ermittelt die Gerinnungszeit mittels Platinöse. Beim ersten anhaftenden Fibrinfaden stoppt man und stellt das Glas auf Eis. Durch weiteres Rühren mit der Öse (etwa 30 sec lang) entfernt man das gesamte Fibrin.

In 4 im Wasserbad vorgewärmte Mikroreagenzgläser füllt man je 0,1 ml Fibrinogenlösung. Nun spült man eine Tuberkulinspritze zweimal mit der zuvor gewonnenen Thrombinlösung durch und pipettiert 0,1 ml zum ersten Fibrinogenröhrchen, wobei man die Zeit bis zur ersten Fibrinbildung stoppt. Vergleichsbestimmungen in den übrigen 3 Fibrinogenröhrchen.

Auswertung. Der Prothrombingehalt in Prozent der Norm wird einer Standardkurve mittels des kürzesten der erhaltenen Werte entnommen. Die Anfertigung der Standardkurve erfolgt durch Verdünnung eines Normal-Citratplasmas mit einem Bariumsulfatplasma. Die gefundenen Werte entsprechen auf einem doppelt logarithmischen Kurvenpapier bei der Gerinnungszeit als Ordinate und der Plasmakonzentration als Abszisse einer Geraden.

Herstellung des Bariumsulfatplasmas: Oxalatblut 15 min lang bei 3000 U/min zentrifugieren. 10 ml abgehebertes Plasma wird zweimal mit 0,5 g $BaSO_4$ 5 min lang verrührt und bei 3000 U/min zentrifugiert. Das klar überstehende ,,Bariumsulfatplasma" enthält weder Prothrombin noch Faktor VII.

Ein Mangel an Prothrombin (80—5%) findet sich beim Vitamin K-Mangel, bei Leberparenchymerkrankungen, beim Verschlußikterus, beim Neugeborenen sowie unter der Dicumaroltherapie.

Faktor V-(Proaccelerin-)Bestimmung. Einstufenmethode zum quantitativen Nachweis der Faktor V-Aktivität.

Prinzip. Setzt man zu Plasma im Überschuß Calcium, Prothrombin, Faktor VII und Thromboplastin zu, so ist die Gerinnungszeit einzig abhängig vom Gehalt an Faktor V.

Reagentien. Faktor V-Reagens (ROCHE): Zum Gebrauch werden 80 mg in 1 ml Veronal-Puffer gelöst; die Lösung bleibt über 24 Std. haltbar. Veronal-Acetat-Puffer p_H 7,3. Thromboplastinlösung. m/40-Calciumchloridlösung.

Ausführung. 1. Citratplasma mit physiol. Kochsalzlösung auf 1:2 verdünnen. 2. In ein Mikroreagenzglas im Wasserbad von 37° C pipettiert man: 0,1 ml des verdünnten Citratplasmas und 0,1 ml der 8%igen Lösung des Faktor V-Reagens. 3. In eine Tuberkulinspritze zieht man gemeinsam 0,1 ml Thromboplastinlösung mit 0,1 ml Calciumchloridlösung auf und setzt dieses Gemisch zu unter Starten einer Stoppuhr. Mittels Platinöse bestimmt man die Gerinnungszeit, indem man beim ersten Fibrinfaden die Stoppuhr anhält.

Auswertung. Normalwert etwa 18—21 sec. Die Wertangabe erfolgt in Prozent der Norm durch Ablesung auf einer Eichkurve, die man durch Bestimmung der Gerinnungszeit an einem Gemisch mehrerer Normalplasmen und einer Verdünnungsreihe von 100—50—25—12,5% mit physiol. Kochsalzlösung erhält. Die erhaltenen Werte trägt man in ein Koordinatensystem ein, das als Ordinate die Gerinnungszeit und als Abszisse die Plasmakonzentration enthält. Bei Werten über 100% ist die Messung mit verdünntem Plasma zu wiederholen.

Ein Mangel an Faktor V (80—5%) findet sich isoliert bei der kongenitalen Parahämophilie, kombiniert erworben bei schweren Leberparenchymschädigungen, bei Leukosen, Carcinosen, postoperativ und bei Amyloid-nephrosen.

Faktor VII-(Proconvertin-)Bestimmung. Einstufenmethode zum quantitativen Nachweis der Faktor VII-Aktivität.

Prinzip. Setzt man einem Plasma im Überschuß Calcium, Thromboplastin, Prothrombin und Faktor V zu, so ist die Gerinnungszeit einzig abhängig vom Gehalt an Faktor VII.

Reagentien. Faktor VII-Reagens (ROCHE): 30 mg werden in 1 ml Veronalpuffer gelöst; die Lösung ist bei Zimmertemperatur 24 Std. lang haltbar. Thromboplastinlösung. m/40-Calciumchloridlösung.

Ausführung. 1. Citratplasma mit physiol. Kochsalzlösung 1:2 verdünnen. 2. In ein Mikroreagenzglas im Wasserbad von 37° C pipettiert man 0,1 ml des verdünnten Citratplasmas und 0,1 ml der 3%igen Lösung des Faktor VII-Reagens. 3. In eine Tuberkulinspritze saugt man 0,1 ml Thromboplastinlösung und 0,1 ml Calciumchloridlösung und setzt dieses Gemisch unter Starten einer Stoppuhr zu. Bestimmung der Gerinnungszeit mittels Platinöse.

Auswertung. Normalwert etwa 15 sec. Mittlerer Streuwert beim Gesunden ± 25%. Die Wertangabe erfolgt in Prozent der Norm durch Ablesung aus einer Eichkurve (Anfertigung wie bei der Faktor V-Bestimmung). Bei Werten über 100% ist die Messung mit verdünntem Plasma zu wiederholen. Ein Mangel an Faktor VII (80—1%) findet sich isoliert bei der vererblichen Hypoproconvertinämie, kombiniert erworben beim Vitamin K-Mangel, unter der Dicumarol-Therapie, bei Leberparenchymschäden und beim Verschlußikterus sowie bei Neugeborenen und gering auch bei der Hemmkörperhämophilie. Faktor VII ist vermehrt in der Gravidität und bei venösen und arteriellen Thrombosen.

Prothrombin-Consumptions-Test (PCT). Nach der Gerinnung findet sich der Prothrombingehalt im Serum gegenüber dem Plasma normalerweise stark vermindert, da das Prothrombin in Thrombin umgewandelt wurde. Ist jedoch bei einem Gerinnungsdefekt die Bildung des Plasma-Thromboplastins gestört, so wird während der Gerinnung auch Prothrombin vermindert verbraucht. Nach der spontanen, aber unvollkommenen Gerinnung bleiben daher im Serum noch beträchtliche Mengen von Prothrombin nachweisbar. Die Bestimmung des Prothrombingehaltes im Serum (= Prothrombinverbrauch) dient ausschließlich zur Feststellung der Thromboplastinaktivität.

Prinzip. Am überstehenden oder abzentrifugierten Serum von frisch entnommenem Venenblut bestimmt man nach einer und nach 3 Std. unter Zusatz von Fibrinogen, Faktor V, VII und Thromboplastin die Thromboplastinzeit.

Reagentien. Fibrinogenlösung 0,2%ig, Thromboplastinlösung, m/40-Calciumchloridlösung, Natriumcitratlösung 3,6%ig, Reagens ROCHE-8977 (= Faktor V und VII).

Ausführung. 1. Nach der Entnahme von Citratblut für die Plasma-Prothrombinbestimmung (Quicktest) lassen wir in 2 siliconierte Zentrifugengläser je 2—3 ml Blut einfließen, die sogleich in ein Wasserbad von 37° C eingestellt werden. 2. Jeweils nach einer bzw. 3 Std. wird ein Glas mit $^1/_{10}$ des Volumens Natriumcitratlösung versetzt, gut durchgerührt und bei 1000 U/min 15 min lang zentrifugiert und dann das Serum abpipettiert. 3. Eine Mischung von 0,1 ml des Serumcitratgemisches mit 0,1 ml Fibrinogenlösung und 0,1 ml Reagens Roche-8977 stellt man für 1 min ins Wasserbad (37° C). 4. Dann saugt man in eine Tuberkulinspritze 0,1 ml Thromboplastinlösung und 0,1 ml Calciumchloridlösung, spritzt das Gemisch unter Starten einer Stoppuhr zu 3 und stoppt die Zeit bis zum ersten Gerinnsel (Thromboplastinzeit).

Auswertung. Als Ausgangswert (= 100%) dient die mit 0,1 ml *Plasma* gefundene Thromboplastinzeit beim gleichen   Patienten. Das „Serumrestprothrombin" wird quantitativ in Prozent der im Normalplasma enthaltenen Prothrombinmenge angegeben. Plasmaprothrombin minus Serumprothrombin = Prothrombinverbrauch. Der Prothrombinverbrauch Gesunder beträgt nach 1 Std. 75%, nach 3 Std. 85%. Bei Hämophilie (A-, B-, C-Hemmkörper-PTA-) ist der Verbrauch fast 0%, bei Thrombopenie 20:40%; er steigt hingegen bei Thrombosen bis auf 90:100% an.

Thrombinzeit-Bestimmung (nach MARBET-WINTERSTEIN). Die Bestimmung der Thrombinzeit zeigt Störungen der 2. Gerinnungsphase und erlaubt eine bequeme Kontrolle der Therapie mit Antikoagulantien vom Heparintyp und ist am Krankenbett durchführbar.

Prinzip. Einer abgemessenen Menge Citratblut wird eine Thrombinlösung bestimmter Aktivität zugesetzt und dabei die Gerinnungszeit bestimmt.

Reagentien. Antithrombinreagens (ROCHE): Vor Gebrauch löst man den Inhalt einer Ampulle in 5 ml Aqua dest. Aufbewahrung auf Eis.

Ausführung. Man zentrifugiert 0,2 ml Citratplasma (1:9) 10 min bei 3000 U/min, wärmt bei 37° 1 min lang und setzt 0,2 ml der Antithrombinreagens zu, wobei die Zeit bis zum Gerinnungseintritt gestoppt wird.

Auswertung. Normalwert: 12 ± 1 sec. Verlängerte Werte weisen auf eine verminderte (infolge Fibrinogenmangel oder Anwesenheit von Heparin), verkürzte auf eine erhöhte Gerinnungstendenz. Unter der i.v. — Heparintherapie steigen die Werte rasch auf etwa 40 sec an und sollen nach 4 bis 6 Std. 15—25 sec betragen; bei der i. m.-Heparintherapie liegen die Werte nach 8 Std. bei etwa 60 sec und sinken in 20—24 Std. wieder zum Normalwert ab.

Antithrombin-Bestimmung (nach QUICK, modifiziert nach MARBET-WINTERSTEIN).

Prinzip. Die Antithrombinbestimmung nach QUICK erfaßt einen Antithrombinkomplex, der sowohl Antithrombin II als auch III umfaßt. Hierzu inkubiert man Citratplasma mit einer Thrombinlösung bekannter Aktivität 15 min lang und mißt anschließend die verbliebene Thrombinaktivität an Normalplasma. Aus der Thrombinzeit bestimmt man aus einer Standardkurve die Antithrombinaktivität.

Reagentien. n/10-Natriumcitratlösung. Antithrombinreagens ROCHE: Zum Gebrauch löst man 1 Amp. in 2 ml eisgekühltem Aqua dest.; 0,2 ml dieser Lösung soll mit 0,2 ml Normalcitratplasma eine Thrombinzeit von 8,5—9 sec aufweisen.

Ausführung 1. Zu 0,1 ml frischem Citratplasma gibt man 1,8 ml der standardisierten Antithrombinreagenslösung unter Starten einer Stoppuhr. Einstellen des Gemisches ins Wasserbad von 37° C über 15 min, wobei man nötigenfalls mit der Platinöse defibriniert. Inzwischen beschickt man drei Reagenzgläser im Wasserbad mit je 1 ml normalem Citratplasma. 2. 0,1 ml des inkubierten Thrombin-Plasma-Gemisches pipettiert man in eins der mit Citratplasma vorbereiteten Mikroreagenzgläser und stoppt die Gerinnungszeit (= Thrombinzeit). Kontrollbestimmungen in den beiden übrigen Mikroreagenzgläsern.

Auswertung. Die Antithrombinaktivität wird in % der Norm angegeben und mittels der gefundenen mittleren Thrombinzeit einer Standardkurve entnommen.

Die Thrombinzeit beträgt normal etwa 26 sec. Ist sie höher als 60 sec., so muß das Testplasma in einer entsprechenden Verdünnung erneut untersucht werden. Die Anfertigung der Standardkurve erfolgte durch Bestimmung der Thrombinzeit an einem Gemisch von Citratplasma mehrere Gesunder (= 100%-Wert), bzw. durch Verdünnung des Plasmas 1:1 (= 50%-Wert) und 1:3 (= 25 %-Wert) mit Wasser. Den 150%-Wert erhält man, indem statt 0,1 ml 0,15 ml Normalplasma verwendet wird. Die gefundenen Normalwerte werden in ein semilogarithmiertes Koordinatensystem eingetragen mit der Thrombinzeit als Ordinate und der Antithrombinkonzentration als Abszisse.

Thromboplastin-Generations-Test (TGT) (nach BIGGS-MAC FARLANE). Der TGT ermöglicht die Beobachtung des Geschehens bei der Aktivierung des Plasma-Thromboplastins und damit die Erfassung einer Störung bei der Plasma-Thromboplastinbildung. Er dient vorwiegend zur Differenzierung der Hämophilien, aber auch zur Diagnostik der Thrombopathien.

Prinzip. Inkubiert man Thrombocyten mit antihämophilem Globulin (Faktor VIII), Christmas-Faktor (IX), Faktor X und Calcium (IV), so entsteht innerhalb von 2—4 min ein Plasma-Thromboplastin, dessen Aktivität der des Gewebs-Thromboplastins gleichkommt. Verwendet man aber Blut eines Pat. mit Thrombopathie (Mangel an Plättchenfaktor 3) oder Hämophilie, so bleibt die Thromboplastinbildung unvollständig.

Die Durchführung des Testes erfolgt in 2 Phasen: Zunächst wandelt man das antihämophile Globulin (= inaktives Plasma-Thromboplastin) durch Faktorenzusatz in das vollaktive Thromboplastin und bestimmt dann im plättchenfreien, Prothrombin- und Fibrinogenhaltigen Plasma seine Gerinnungszeit. War die Aktivierung des Plasma-Thromboplastins ungenügend, so wird der Test unter Austausch jedes einzelnen Faktors gegen den gleichen Faktor aus normalem Blut wiederholt. Eine Normalisierung der Thromboplastinaktivierung tritt dann ein, wenn der mangelhafte Faktor durch Normalblut ersetzt wurde. So läßt sich entscheiden, ob die verminderte Thromboplastinbildung durch einen Mangel an Plasma-, Serum- oder Thrombocyten-Faktor bedingt war.

Reagentien. a) Substratplasma, gewonnen durch Zentrifugierung (15 min bei 3000 U/min) von höchstens 12 Std. altem Citratplasma (1:9). b) Thrombocytenextrakt (ROCHE): 30 mg werden in 4 ml Aqua dest. gelöst. c) Aluminiumhydroxyd-Plasma: 2,0 ml Normal- bzw. Pat.-Citratplasma (1:9) versetzt man zweimal mit je 0,1 ml Al(OH)$_3$-Suspension, verrührt 1 min lang und zentrifugiert anschließend 10 min bei 3000 U/min. Hierbei werden Prothrombin und die Faktoren VII, IX und X völlig adsorbiert, während die Faktoren I, V und VIII erhalten bleiben. d) Testserum: 2 ml Normal- bzw. Pat.-Citratplasma mischt man mit 0,2 ml Thromboplastinlösung und 1,8 ml Calciumchloridlösung und verrührt bei 37° C solange mit einem Glasstab, bis sich kein Fibrin mehr abscheidet. Darauf läßt man das Serum 1 Std. lang bei 37° C stehen; es enthält die Faktoren VII, IX und X. Serum wird für die Faktor VIII-Bestimmung auf 1:4, für die Faktor IX-Bestimmung auf 1:19 verdünnt und ist verdünnt auf Eis 1 Std. lang haltbar. e) m/40-Calciumchloridlösung, f) Veronalpuffer p$_H$ 7,6.

Ausführung. a) Bestimmung der Plasmaaktivität: 1. In ein im Wasserbad (37° C) stehendes Mikroreagenzglas pipettiert man nacheinander: 0,5 ml Aluminiumhydroxyd-plasma des Pat. (das zuvor auf 1:19 mit Veronalpuffer verdünnt wurde), 0,5 ml Normalserum und 0,5 ml Thrombocytensuspension. Statt der Thrombocytensuspension kann auch eine 0,03%ige Cephalinlösung verwandt werden. Zusatz von 0,5 ml Calciumchloridlösung unter Starten einer Stoppuhr. 2. In 6 Mikroreagenzgläser (Wasserbad 37° C) füllt man je 0,1 ml Normal-Substratplasma. 3. Nach 5 min entnimmt man dem unter 1. hergestellten Inkubationsgemisch mittels einer Tuberkulinspritze 0,1 ml, saugt 0,1 ml Calciumchloridlösung zu und spritzt den Inhalt ruckartig in das erste Glas zum 1 min vorgewärmten Substratplasma unter Notierung der Gerinnungszeit. Nach jeweils 2 min Wiederholung des Vorganges in den übrigen Gläsern, bis die Gerinnungszeiten nicht mehr kürzer werden. Mittels der kürzesten Gerinnungszeit (Plasma-Thromboplastinzeit) entnimmt man einer Standardkurve die Aktivität des Plasmas in %.

Zur Herstellung der Standardkurve benutzt man Adsorptivplasma Gesunder, 1:19 mit Veronalpuffer verdünnt (= 100%-Wert). Aufstellung einer Verdünnungsreihe (100—50—25—12,5—6—3—0%) und Ausführung des TGT mit jeder einzelnen Verdünnung. Eintragung der Werte in ein Koordinatensystem mit der Inkubationszeit als Abszisse und der Thromboplastinzeit als Ordinate. Trägt man die kürzeste Gerinnungszeit jeder Verdünnung in ein Koordinatensystem mit der Plasmakonzentration als Abszisse und der Gerinnungszeit als Ordinate, so erhält man eine Standardkurve, aus der quantitative Angaben über die Aktivität des Faktors VIII gewonnen werden können.

b) Bestimmung der Serumaktivität: Man bestimmt die Plasma-Thromboplastinzeiten in der gleichen Weise wie bei der Bestimmung der Plasmaaktivität, jedoch unter Benutzung eines 1:19 verdünnten Serums und eines 1:4 verdünnten Adsorptivplasmas. Mittels des kürzesten Wertes entnimmt man einer Serum-Standardkurve die Aktivität des untersuchten Serums, die der Faktor IX-Aktivität entspricht. Die Aufstellung der Standardkurve erfolgt in der gleichen Weise wie bei der Bestimmung der Plasmaaktivität.

Auswertung. Bei der Hämophilie A ist die Thromboplastinbildung mit Pat.-Adsorptivplasma vermindert, mit Pat.-Serum normal.

Bei der Hämophilie B und C ist die Thromboplastinbildung mit Pat.-Adsorptivplasma normal, aber mit Pat.-Serum vermindert. Der Mangel an Faktor IX geht mit einer verlängerten Inkubationszeit und Gerinnungszeit einher, während ein Mangel an Faktor X einzig verlängerte Inkubationszeiten, jedoch normale Gerinnungszeiten aufweist.

Beim PTA-Mangel ist die Thromboplastinbildung sowohl mit Pat.-Adsorptivplasma als auch mit Pat.-Serum gemeinsam vermindert, jedoch normal, wenn man Plasma und Serum des Pat. einzeln verwendet. Milde Formen der Hämophilie weisen Werte um 20—30%, stärkere Werte unter 10% auf.

Bei der Thrombopathie ist die Thromboplastinbildung mit Pat.-Thrombocyten vermindert, jedoch mit Pat.-Plasma oder -Serum normal.

Protamintoleranz-Test (nach JAQUES-WATERS, modifiziert nach BELLER-STEICHELE).

Prinzip. Unter der Annahme, daß Protamin ausschließlich mit Heparin reagiert und dieses ausfällt, werden zu einer Protaminsulfatlösung gleiche Mengen eines zu testenden Blutes zugegeben. Enthält dieses heparinartige Substanzen, so werden diese durch Protaminsulfat inaktiviert und die zuvor verlängerte Gerinnungszeit normalisiert sich.

Reagentien. Protaminsulfat, m/40-Calciumchloridlösung.

Ausführung. Man löst zunächst 10 mg Protaminsulfat in 100 ml der Calciumchloridlösung, so daß 0,5 ml 50 γ Protaminsulfat enthalten. Das Gemisch muß 24 Std. lang im Eisschrank aufbewahrt sein und ist dann 5 bis 6 Tage haltbar.

0,5 ml Citratblut (1:9) werden unter Starten einer Stoppuhr mit 0,5 ml eines Protaminsulfat-Calciumchloridgemisches versetzt und in ein Wasserbad von 37° C gestellt. Nach Ablauf 1 min neigt man das Reagenzglas regelmäßig alle 15 sec um einen Winkel von 80°. Fließt bei Drehung um 180° kein Blut mehr aus, so ist Gerinnung eingetreten. Die Gerinnungszeit wird gestoppt. Doppelbestimmungen sind erforderlich.

Auswertung. Normalwert: 170—190 sec. Der Reaktionsausfall entspricht im wesentlichen der Heparinrecalcifizierungszeit, er ist also bei Coagulopathien stets pathologisch. Beruht diese Coagulopathie auf einer Vermehrung heparinartiger Substanzen im Blut, so wird der Protamintoleranz-Test normalisiert, während die Heparinrecalifizierungszeit pathologisch bleibt.

Hemmkörpernachweis.

Nachweis von Plasmahemmkörpern durch Plasmaaustausch. Patientenplasma und Normalplasma mischt man in einer aufsteigenden Verdünnungsreihe im Verhältnis 10:20:30.... zu 100%. Dann bringt man 0,2 ml der Plasmaverdünnung in Ansatz mit 0,2 ml Gewebsthromboplastin und 0,2 ml m/40-Calciumchloridlösung und bestimmt die Thromboplastinzeit. Die gefundenen Werte trägt man in ein Koordinatensystem mit der Plasmaverdünnung als Abszisse und der Thromboplastinzeit als Ordinate. Beim Vorhandensein von Hemmkörpern vermögen erst große Mengen Normalplasmazusatz eine annähernd zur Norm kehrende Gerinnungszeit zu erzielen, wodurch eine nach oben konvexe Kurve entsteht.

Nachweis von Hemmkörpern der 1. Gerinnungsphase. Patienten-Vollblut wird in einer Verdünnungsreihe von 50:50, 80:20 und 20:80 mit Normalblut gemischt. Am Gemisch bestimmt man die Recalcifizierungszeit.

Fibrinbestimmung (nach SCHULZ).

Prinzip. Man erhitzt Citratblut auf 56° und zentrifugiert, wobei Hitzefibrin als weißer Niederschlag sichtbar wird.

Ausführung. 1. 1 ml Citratplasma wird bis zum Teilstrich in ein Nisslröhrchen (nach unten konisch zulaufendes Urinzentrifugengläschen mit einer Graduierung bis 3 ml) gefüllt und in ein vorbereitetes Wasserbad von 56° C für die Dauer von 5—10 min eingestellt. Hierbei bildet sich eine gallertartige Ausfällung. 2. Zentrifugierung bei 2000 U/min über mindestens 10 min. Dabei fällt in der Spitze des Nisslröhrchens Hitzefibrin als weißer Niederschlag aus. Die Menge dieses Niederschlags wird an den eingravierten Teilstrichen abgelesen.

Auswertung. Es entspricht einer Menge von

$$0,09 \text{ ml Hitzefibrin} = 625 \text{ mg-\% Kjeldahlfibrin}$$
$$0,08 \text{ ml Hitzefibrin} = 560 \text{ mg-\% Kjeldahlfibrin}$$
$$0,07 \text{ ml Hitzefibrin} = 500 \text{ mg-\% Kjeldahlfibrin}$$
$$0,06 \text{ ml Hitzefibrin} = 430 \text{ mg-\% Kjeldahlfibrin}$$
$$0,05 \text{ ml Hitzefibrin} = 370 \text{ mg-\% Kjeldahlfibrin}$$
$$0,04 \text{ ml Hitzefibrin} = 300 \text{ mg-\% Kjeldahlfibrin}$$
$$0,03 \text{ ml Hitzefibrin} = 240 \text{ mg-\% Kjeldahlfibrin}$$
$$0,02 \text{ ml Hitzefibrin} = 180 \text{ mg-\% Kjeldahlfibrin}$$
$$0,01 \text{ ml Hitzefibrin} = 120 \text{ mg-\% Kjeldahlfibrin}$$

Normalwert: 0,04—0,07 ml Hitzefibrin = 300—500 mg-% Kjeldahlfibrin.

Eine Zunahme des Fibrins über 0,07 ml (500 mg-%) wird bei Nephrosen, Pneumonien und Bronchialcarcinomen, eine Erniedrigung unter 0,04 ml (= 300 mg-%) bei Lebercirrhose, epidemischer Hepatitis, akuter Leberdystrophie, dekompensierter Lebercirrhose sowie bei Hypo- und Afibrinogenämie beobachtet.

Profibrinolysin-Bestimmung (nach MARBET). Das Globulin Profibrinolysin ist die inaktive Vorstufe des Fermentes Fibrinolysin, das durch das Albumin Anti-Fibrinolysin gehemmt wird. Fibrinolysin greift im Blut überwiegend das Fibrin und geringer auch das Fibrinogen an. Es bewirkt die Dissolution des Gerinnsels.

Prinzip. Patientenplasma wird mit Rinderplasma vermischt und in verdünnter Lösung mit einer Kinase (Streptokinase) und Thrombin versetzt. Der Eintritt der Fibrinolyse wird dadurch erkennbar, daß auf das Gerinnsel gestreuter Seesand durch Verflüssigung des Gerinnsels absinkt.

Reagentien. Rindercitratplasma (bei —4° etwa 4 Wochen lang haltbar; Aufbewahrung während der Bestimmung auf Eis). Streptokinase-Lösung 1000 E/ml („Varidase" Lederle). Thrombinlösung (40 NIH-Einheiten/ml): 10 mg Thrombinpulver werden in 8 ml Veronalpuffer gelöst. Veronalpuffer p_H 7,2.

Ausführung. Zu 0,1 ml Pat.-Citratplasma (1:9) setzt man 0,2 ml Rinderplasma und 1,5 ml Veronalpuffer und stellt das Gemisch für 1 min ins Wasserbad von 37° C. In eine Tuberkulinspritze saugt man 0,1 ml Thrombinlösung und 0,2 ml Streptokinaselösung und spritzt den Inhalt zum Gemisch unter Starten einer Stoppuhr.

Genau nach 1 min bestreut man die Oberfläche des inzwischen festen Gerinnsels mit einer Spatelspitze Seesand (etwa 250 mg). Beim Zu-Bodensinken des Sandes wird die Stoppuhr angehalten (= Profibrinolysinzeit). Doppelbestimmungen sind erforderlich.

Auswertung. Ablesung der Profibrinolysinkonzentration in % der Norm von einer Standardkurve, die aus einer Verdünnungsreihe mit Veronalpuffer (100—50—25—12,5—6—3 %) von Normalplasma gewonnen wurde. Normalwert: 143 sec ±25%.

Eine Erhöhung des aktiven Fibrinolysins im Blut findet sich beim hyperfibrinolytischen Syndrom mit hämorrhagischer Diathese infolge verstärkter Spontanfibrinolyse (*„fibrinolytische Purpura"*), aber auch ohne hämorrhagische Diathese, was häufiger vorkommt. Die fibrinolytische Aktivität ist außerdem erhöht postoperativ, bei Schockzuständen, Schwangerschaftsintoxikationen, Leukosen, Polycythämie und Carcinosen, bei Leberparenchymerkrankungen und Hämolyse.

Die Verlängerung der Profibrinolysinzeit geht parallel der Minderung des Mancke-Sommer sowie der Verminderung des Prothrombins, von Faktor V, VII, VIII, wodurch es auch zur verzögerten Fibrinbildung kommt (Circulus vitiosus). Dies äußert sich klinisch in lokalisierten Blutungen und generalisierter hämorrhagischer Diathese. Eine sehr ausgeprägte Fibrinolyse führt letztlich zum Fibrinogenmangel, der wiederum seinerseits die hämorrhagische Diathese begünstigt.

Thrombocyten-Agglutination (nach JÜRGENS-NAUMANN). Venenblut läßt man nach Verwerfen der ersten ml direkt aus der Kanüle in eisgekühlte siliconierte Reagenzgläser einlaufen und 1—2 Std. im Eis stehen. Dann saugt man in ein gebogenes paraffiniertes Glasrohr vorsichtig etwas Plasma aus der Schicht direkt über den Erythrocyten auf und zentrifugiert das Glasrohr in Eis bei 1000 U/min. Danach wird das Glasrohr im Bereich der stärksten Krümmung aufgeschnitten und ein kleiner Tropfen des Plasmas auf ein Deckgläschen getupft, das zuvor mit einem Vaselinerand versehen wurde. Man beobachtet die Thrombocyten in hängenden Tropfen unter dem Phasenkontrastmikroskop.

Normalerweise sollen nach 1 min 2% der Thrombocyten agglutiniert sein, nach 2 min 10%, nach 3 min 60%, nach 4 min 80% und nach 5, 10 und 20 min jeweils 90%. Die Plättchen-Agglutination ist vermindert bei Thrombopenie und Thrombasthenie, verstärkt bei Thrombocytosen.

Plasma-Rotationsversuch (nach JÜRGENS). Oxalatplasma, das man aus siliconierten Gefäßen durch 3 min langes Zentrifugieren bei 800 U/min gewonnen hat, läßt man in einem Glaszylinder 15 min lang rotieren und bestimmt die Recalcifizierungszeit vorher und nachher. Infolge der Rotation agglutinieren die Thrombocyten normalerweise größtenteils. Die dabei frei werdenden Plättchenfaktoren aktivieren das Gerinnungssystem. Infolgedessen verkürzt sich die Recalcifizierungszeit um einige Sekunden. Der Versuch läßt somit eine grobe Beurteilung der Plättchenfunktion zu. Beim Vorliegen einer Hämophilie vermögen die Thrombocyten jedoch das Gerinnungsdefizit nicht auszugleichen, so daß die Recalcifizierungszeit stark verlängert bleibt.

Normalwerte: I vor Rotation: 70 sec. II nach Rotation: 57 sec.

Retraktion des Blutgerinnsels (nach FONIO). *Prinzip.* Thrombocytenhaltiges Plasma wird durch Zusatz von Thrombin zur Gerinnung gebracht und dann bei 37° C die Retraktion des Gerinnsels beobachtet.

Reagentien. Antithrombinreagens (ROCHE): Den Inhalt eines Röhrchens (= 20 NIH-Einheiten Thrombin) löst man in 0,5 ml Aqua dest.

Ausführung 1. Citratblut (1:9) wird 5 min lang bei 1000 U/min schonend zentrifugiert, wodurch man eine Plasmasuspension von Thrombocyten erhält. 2. In 2 gründlich gereinigte und unten ausgeglühte große Reagenzgläser pipettiert man je 1 ml Plasma und stellt sie 3 min ins Wasserbad von 37° C. 3. Zugabe von 0,25 ml der vorgewärmten Thrombinlösung unter Bestimmung der Gerinnungszeit. Die Gerinnung ist nach 8—15 sec abgeschlossen. Man kippt die Gläser rasch und stellt sie zurück ins Wasserbad. Die beginnende Retraktion des Gerinnsels wird mittels Stoppuhr festgehalten, der Verlauf der Retraktion im Vergleich zu einer gleichzeitig ausgeführten Kontrolle mit Normalplasma in periodischen Abständen (10, 20, 30, 40, 60, 120 min) beobachtet.

Auswertung. Die maximale Retraktion wird mit $+ + + + +$, die eben beginnende mit $+$ bezeichnet. Die Länge des Gerinnsels ist in mm zu messen. Das Retraktionsmaximum wird normaler Weise nach 60 min erreicht.

Die Stärke der Retraktion des Gerinnsels gibt vor allem Aufschluß über die Thrombocytenfunktion, sie ist aber auch von anderen Faktoren abhängig, wie z. B. von der Gerinnung: Der unregelmäßige Gerinnselaufbau bei der Hämophilie schließt eine gleichmäßige Retraktion aus.

Die Retraktion wird verzögert und vermindert bei Thrombopenien unter $70\,000/mm^3$ und bei Thrombopathien; sie bleibt bei Thrombopenien unter $20\,000/mm^3$ vollständig aus. Sie ist verzögert bei Polyglobulie, Dysproteinämie (Plasmocytom, Leberparenchymschaden) und Temperatursenkung. Calcium und Heparin hemmen die Retraktion („Hämophilisierung"). Dicumarol führt zu wechselnd starker Retraktionshemmung. Die Retraktion ist verstärkt und beschleunigt bei Anämien. Sie verhält sich dem Fibrinogenspiegel des Blutes umgekehrt proportional: Eine Fibrinogenvermehrung führt zur Retraktionshemmung und hebt sie bei Werten über 660 mg-% vollständig auf.

Prüfung der Capillarresistenz

Rumpel-Leedescher Stauungsversuch. Nach Anlegung einer Blutdruckmanschette um den Oberarm zählt man bei einem Druck von 35 mm Hg nach 5 min die Anzahl der Petechien in der Ellenbeuge in einem Feld von 6 cm Durchmesser und wiederholt den Versuch bei einem Druck von 50 mm Hg nach einer Stunde.

Saugglocken-Test. Mit Hilfe eines Saugglockengerätes (Henke-Tuttlingen) wird für die Dauer von 1 min auf einer Kreisfläche von 2 cm Durchmesser ein gleichmäßiger Unterdruck von 200 mm Hg ausgeübt. Auftretende Blutpunkte zählt man mit einem zugehörigen Lupengerät.

Der Saugglockentest ist wegen seiner höheren Empfindlichkeit, besseren Dosierbarkeit und der Möglichkeit mehrfacher Wiederholung der Stauung nach RUMPEL-LEEDE vorzuziehen; es wird am besten im Schulterbereich oder infraclaviculär ausgeführt.

Die Stauungsversuche sind positiv bei Thrombopenien, können jedoch auch bei Hämophilie, schwerer Hypoprothrombinämie und zuweilen auch bei Capillaropathien positiv werden.

F. Blutgruppen*

Das menschliche Serum enthält *Agglutinine*, die menschliche Blutkörperchen zu agglutinieren vermögen, und *Hämolysine*, die die Blutzellen hämolysieren. Dementsprechend besitzen menschliche Blutzellen verschiedene „agglutinable Substanzen" *(Agglutinogene)*, die in der Lage sind, mit den im Serum befindlichen Agglutininen zu reagieren. Diese *Isoantigen*[1]-Wirkung menschlicher Blutzellen bedingt die Existenz verschiedener, nach den Mendelschen Gesetzen vererbbarer sog. Blutgruppen, von denen bisher über 10 gesonderte Gruppensysteme gesichert wurden. Die Gruppenwirkung erfolgt dabei nach dem Immunmechanismus als Antigen-Antikörper-Reaktion. Während die Antikörper im allgemeinen zu den γ-Globulinen gehören, sind die Gruppenantigene dagegen Glykoproteide — außer dem Rh-Faktor, der zu den Lipoproteiden gehört. Die Gruppenantikörper sind im Serum wie auch in der Muttermilch nachweisbar, die Gruppenantigene (des AB0-Systems) an den Erythrocyten, Granulocyten und Thrombocyten, aber auch an fast allen anderen Körperzellen (Organen) und bei etwa 80% der Menschen auch im Speichel, im Magensaft und Sperma *(„Sekretoren")*. Die Gruppendifferenzierung bedingt also eine den ganzen Organismus erfassende *Gruppenspezifität*. Sie bleibt über das ganze Leben erhalten und wird auch durch wiederholte Bluttransfusionen nicht verändert *(= Konstanz der Blutgruppen)*. Die Blutzellfaktoren sind bereits bei der Geburt, die Serumeigenschaften erst im Verlauf des 1. Lebensjahres nachweisbar. Alle Blutzellmerkmale sind voneinander unabhängig und werden unabhängig vererbt.

1. AB0-System

Erythrocyten besitzen die 3 allelomorphen Gene A-B-0, wovon die Gene A und B dominant, das Gen 0 recessiv vererbt werden. Hieraus resultieren die Blutgruppen:

A aus dem Genotyp AA und A0
B aus dem Genotyp BB und B0
AB aus dem Genotyp AB und
0 aus dem Genotyp 00.

Die Gruppe A findet sich bei 42%, die Gruppe B bei 14%, die Gruppe AB bei 7% und die Gruppe 0 bei etwa 37% der Bevölkerung. Die Gruppe A ist in Europa die verbreitetste, während dies in Asien die Gruppe B ist.

---

* Neubearbeitet von H. GERHARTZ.
[1] Antigene der gleichen Gattung.

Im Serum existieren die Antikörper (Agglutinine) Anti-A (α) und Anti-B (β), von denen jedoch stets nur eines bei jedem Menschen vorhanden sein kann. Träger der Blutzellgruppe A besitzen das Agglutinin Anti-B, die der Gruppe B das Agglutinin Anti-A und die der Gruppe 0 die Agglutinine Anti-A und Anti-B, während Träger der Blutgruppe A B keine Agglutinine im Serum besitzen. Hieraus resultiert bei Blutübertragungen:

Bei *Gruppe 0* werden die Erythrocyten von keinem fremden Serum angegriffen. Da jedoch das Empfängerserum die Agglutinine Anti-A und Anti-B enthält, werden alle gruppenfremden Erythrocyten (Spenderblut A, B, A B) agglutiniert bzw. hämolysiert. Träger der Gruppe 0 vertragen daher nur Spenderblut der Gruppe 0, jedoch können ihre Erythrocyten allen anderen Gruppenträgern transfundiert werden (Universalspender). Im Notfall kann auch Vollblut der Gruppe 0 anderen Gruppenträgern übertragen werden, da das Serum des Spenders vom Empfänger ausreichend verdünnt wird.

Bei *Gruppe A* werden die Blutzellen vom Serum der Gruppen B und 0 zerstört, so daß Spenderblut A nicht auf Empfänger der Bruppe B und 0, wohl aber der Gruppen A und A B transfundiert werden kann. Empfänger der Gruppe A zerstören durch ihr Serum Spendererythrocyten der Gruppen B und A B; sie dürfen also nur Blut der Gruppe A (und 0) erhalten.

Bei *Gruppe B* werden die Blutzellen vom Serum der Gruppen A und 0 zerstört; Blut der Gruppe B kann also nur auf Empfänger der Gruppe B und A B, nicht aber der Gruppen A und 0 transfundiert werden. Empfänger der Gruppe B agglutinieren Spenderblutzellen der Gruppen A und A B; sie können also nur Spenderblut B (und 0) transfundiert erhalten.

Bei *Gruppe A B* werden die Blutzellen von den Seren der Gruppe A, B und 0 agglutiniert. Spenderblut A B darf daher nur auf Empfänger der Gruppe A B übertragen werden. Das Serum von Trägern der Gruppe A B agglutiniert keine fremden Erythrocyten (Universalempfänger). Empfänger A B sollten wenn möglich jedoch nur gruppengleiches Blut erhalten.

Thrombocyten besitzen ähnliche Gruppenmerkmale wie die Erythrocyten; ihre Gruppenspezifität geht dem A B 0-System der Erythrocyten konform. Die Bestimmung erfolgt mit frischen Plättchensuspensionen und inaktiviertem Serum bekannter Spezifität. Bei Plasmatransfusionen ist zur Vermeidung von Autoimmunisierungen nur gruppengleiches Plasma zu verwenden.

Leukocyten besitzen die gruppenspezifischen Antigene A und B; vermutlich gibt es jedoch darüber hinaus auch von den Erythrocyten unabhängige Leukocytengruppen. Sie verursachen jedoch keine Transfusionszwischenfälle.

Untergruppen. In der Blutgruppe A bestehen quantitative Differenzen der Reaktionsintensität, was zur Unterscheidung stark reagierender und schwach reagierender Untergruppen geführt hat, d. h. solcher Untergruppen, die viel (A_1) oder weniger (A_2-A_5) A-Substanz enthalten.

A_1-Erythrocyten sind leichter agglutinabel und binden mehr und fester Anti-A-Agglutinin als A_2-Erythrocyten.

A_3-Erythrocyten agglutinieren Serum B nur noch so schwach wie etwa vergleichsweise die der Gruppe A_2B.

A_4-Erythrocyten werden nur noch selten von Anti-A-Agglutinin (Serum B) agglutiniert, dagegen häufiger — wenn auch nur schwach — von 0-Seren.

A_5-Blut weist nur noch ein äußerst schwaches, agglutinatorisch kaum mehr nachweisbares A-Merkmal auf, so daß es die Bildung eines Anti-A-Isoagglutinins nicht mehr zu verhindern vermag. Es entspricht einem defekten 0-Blut ohne oder mit nur sehr schwachem Anti-A.

Derartige Untergruppen sind entsprechend auch in der Gruppe A B enthalten als A_1B, A_2B oder A_3B. In seltenen Fällen treten im Serum auch spezifische Agglutinine gegen die Untergruppen als Anti-A_1 (α_1) oder Anti-A_2 (α_2) auf, die zu Fehlern in der Blutgruppenbestimmung und zu Transfusionsunverträglichkeiten (Hämolysereaktionen) führen können.

Die Gruppenspezifität A_1 dominiert erblich über A_2.

2. Rh-Gruppensystem

Bedeutungsvoll für die Diagnostik und Differenzierung von Transfusionszwischenfällen, für die pathogenetische Deutung der Neugeborenen-Erythroblastose sowie für forensische Nachweise (Vaterschaft) ist das Rh-Gruppensystem.

LANDSTEINER und WIENER injizierten Versuchstieren Erythrocyten von Rhesusaffen und erhielten dadurch im Serum der Tiere Antikörper in Gestalt eines Agglutinins, das auch die Erythrocyten von Menschen zu agglutinieren vermochte. Die Erythrocyten dieser Menschen mußten also ein besonderes Antigen enthalten, das sie mit Rh(Rhesus)-positiv bezeichneten. Erythrocyten, die durch Anti-Rh-Serum nicht agglutiniert werden, gelten als rh-negativ. Der Faktor Rh findet sich bei etwa 84% der weißen Bevölkerung, er fehlt (rh) bei etwa 16%.

Das Rh-Merkmal ist durch 3 allelomorphe Genpaare bedingt, die an *einem* Chromosom an verschiedenen Punkten lokalisiert sind. Sie werden nach FISCHER als C—c; D—d; E—e bezeichnet, ihre entsprechenden Antikörper als Anti-C, Anti-c, Anti-D, Anti-d, Anti-E, Anti-e. Jeder Mensch erhält von jedem Elternteil eine Kombination aus den 3 Genpaaren (wie z. B. CDe/cde), besitzt also insgesamt 6 Rh-Antigene. Darüber hinaus sind noch weitere Allele bekannt: C^w, D^u, E^u, c^v und ein 4. Genpaar: F-f, die aber ohne klinische Bedeutung sind.

Die Antigenwirkung der Rh-Faktoren ist unterschiedlich. D ist wirksamer als E, E wirksamer als C, C wirksamer als c, c wirksamer als e und e wirksamer als d (D—E—C—c—e—d). Alle Rh-Antikörper entstehen und wirken unabhängig voneinander. Der Antikörper Anti-D ist weitaus der häufigste und wird in 92% der Erkrankungen an fetaler Erythroblastose angetroffen, die übrigen Antikörper nur in 8%. Die besondere Antigen-Intensität von D begründet die Klassifizierung in *Rh-positiv* (Genotyp DD und Dd) und *rh-negativ* (dd). Gefährdet durch Immunitätsreaktion sind nur die rh-negativen Personen; sie weisen zwar normalerweise kein Anti-Rh-Agglutinin auf, bilden dies aber, wenn ihnen Rh-Antigen zugeführt wird, sei es durch Transfusionen Rh-positiven Blutes oder diaplacentar während der Schwangerschaft durch das Blut eines Rh-positiven Embryos. Durch die Rh-positive Frucht entstehen im rh-negativen mütterlichen Blut Anti-Rh-Agglutinine, die sich wiederum auf die embryonalen Erythrocyten hämolysierend und gewebsschädigend auszuwirken vermögen, woraus das Krankheitsbild der fetalen Erythroblastose (hämolytische Anämie mit Hydrops) resultiert. Um evtl. Immunoreaktionen zu vermeiden, sind vor Bluttransfusionen die Rh-Faktoren bei allen den Menschen unbedingt zu beachten, die bereits früher Blut transfundiert erhalten sowie bei Frauen, die geboren haben. Im allgemeinen immunisieren erst wiederholte, in kürzeren Abständen durchgeführte Transfusionen, wobei die Menge des übertragenen Blutes belanglos ist. Bei Rh-Unverträglichkeit in der Schwangerschaft bleibt das 1. Kind meist ungeschädigt; jedoch verschlechtert sich die Prognose für das Kind rasch mit den folgenden Schwangerschaften, da die Sensibilisierung zeitlebens bestehen bleibt.

3. Gruppensystem M—N—S

Für die Bluttransfusionen belanglos, aber forensisch wichtig sind weitere, nur im Immunisierungsversuch am Tier nachweisbare Typenfaktoren: M—N—S—s. Sie gewinnen klinische Bedeutung erst nach vielfachen Bluttransfusionen oder bei hämolytischen Neugeborenenerkrankungen durch die Entstehung der Antikörper Anti-S und Anti-s. Die Gene M und N sind mit den Genen S und s gekoppelt und kombinant. Anti-M- oder Anti-N-Isoagglutinine treten normalerweise nicht auf. Die Gruppe M findet sich bei 28%, die Gruppe N bei 22% und die Gruppe MN bei 50% der Bevölkerung, die Gruppe S bei 55% und die Gruppe s bei 45%.

4. Gruppensystem P—p

Das Gruppenmerkmal P ist ein dominant vererbbares, bei 75% der Bevölkerung nachweisbares Antigen; sein Allel p ist recessiv vererbbar, aber ohne Antigeneigenschaft. Das Agglutinin Anti-P ist ein weit verbreiteter, aber äußerst schwacher Antikörper, der erst bei längeren Transfusionsserien klinische Bedeutung zu erlangen vermag. Je nach seiner Wirkungsintensität unterscheidet man eine Untergruppe P_1, P_2 und P_3.

5. Faktor Q

Das Gruppenmerkmal Q kommt bei etwa 70% der Bevölkerung vor und wird dominant vererbt. Ihm entspricht eine recessive Gruppeneigenschaft q (Nicht-Q). Zwischen Q und P bestehen enge Wechselbeziehungen, da diese Faktoren anscheinend auf dem gleichen Chromosom lokalisiert sind.

6. Gruppensystem Lutheran

Das Lutheransystem beruht auf dem dominanten Gen Lu^a und dem recessiven Gen Lu^b, wobei nur Lu^a ein Antigen zu bilden vermag: $Lu(a^+)$. Der Antikörper Anti-Lu^a wird nur vom $Lu(a^-)$ gebildet und findet sich bei 92% der Bevölkerung.

7. Gruppensystem Kell-Cellano

Bei durch Schwangerschaft immunisierten Frauen und nach wiederholten Bluttransfusionen tritt gelegentlich ein Antikörper Anti-K und Anti-k auf, der einem dominanten Antigen K und einem recessiven Antigen k entspricht. Das Gruppenmerkmal K erscheint bei 10%, das Merkmal k bei 90% der Menschen.

8. System Lewis

Das Lewis-System ist vorwiegend ein Gruppensystem wasserlöslicher Mucoide und weniger ein spezielles Blutgruppensystem. Es besitzt die beiden Antigene Le^a und Le^b und die korrespondierenden Antikörper Anti-Le^a und Anti-Le^b. Le^a ist in 19%, Le^b in 10% und beide sind in 71% nachweisbar.

Genetische Zusammenhänge bestehen zum Sekretor-System: Alle Le^a-negativen Menschen sind Nicht-Sekretoren (s); alle Le^b-negativen Sekretoren (S) des ABO-Systems. Le^a kann aus den Erythrocyten leicht ausgewaschen werden. Die Menge der Lewis-Substanz ist in manchen Körperflüssigkeiten sehr viel größer als in den Erythrocyten, so besonders im Speichel und in Ovarialcysten. Alle Personen, bei denen die Faktoren Le^a oder Le^b an den Erythrocyten festzustellen sind, scheiden diese Faktoren auch mit dem Speichel aus.

9. System Duffy

Die kombinanten Gruppenmerkmale Fy^a und Fy^b bewirken die Antikörper Anti-Fy^b (in 17%) und Anti-Fy^a (in 34%), die durch den Coombs-Test nachgewiesen werden können und verantwortlich sind für Transfusionsunverträglichkeiten. Das Duffy-Merkmal besitzt großes anthropologisches Interesse, da die Gruppe Fy^a bei den Chinesen und Lappen in 97—99% und bei den Negern in 29% gefunden wurde gegenüber 0% bei den Indianern.

Weitere Gruppen sind das System Kitt mit den Genen Ik^a und Ik^b und den Antikörpern Anti-Ik^b und Anti-Ik^a und die Gruppen Tj^a, E, G, H und x.

Die Bestimmung der Blutgruppe erfolgt entweder auf Milchglaspaletten, wobei die Reagentien tropfenweise aufgetragen werden, oder in Mikroreagenzgläsern, wozu man jeweils 0,1 ml der Reagentien benutzt. Die Erhaltung einer Optimaltemperatur ist nicht erforderlich. Blutzelleigenschaften und Serumeigenschaften werden getrennt, aber stets beide untersucht. Man pipettiere Seren grundsätzlich in der waagerechten, Blutzellsuspensionen dagegen in der senkrechten Richtung.

A B 0-System

Die Bestimmung der Gruppen A, B, A B und 0 erfolgt einerseits durch Mischung von Patienten-Erythrocyten mit Testseren bekannten Agglutiningehaltes und andererseits durch Mischung von Testzellen bekannter Gruppenzugehörigkeit mit dem unbekannten Patientenserum.

a) Testung an Blutzellen. Eine mit Hohlschliffen und Gruppenbezeichnung versehene Milchglaspalette wird in jedem Hohlschliff mit je 1 Tropfen der im Kühlschrank gelagerten Test-Seren A (Anti-B), B (Anti-A), 0 (Anti-A/B) und A B (keine Antikörper) beschickt. Nun saugt man getrennt

Testsera	A	B	0	AB
Blutgruppe A .	—	+	+	—
Blutgruppe B .	+	—	+	—
Blutgruppe 0 .	—	—	—	—
Blutgruppe A B	+	+	+	—

Blut des Spenders und Empfängers in einer Leukocytenpipette bis zur Marke 0,5 auf, zieht physiol. Kochsalzlösung bis zur Marke 11 nach und schüttelt gut durch. Man erhält so eine 5%ige Blutzellsuspension, von der man je 1 Tropfen zu jedem der Testserentropfen zugibt. Erfolgt die Bestimmung mit Venenblut, so pipettiert man nach Zentrifugierung das überstehende Serum ab und schwemmt etwas Blutzellsediment in 1 ml physiol. Kochsalzlösung auf. Mit einer Objektträgerkante werden die Proben gut durchmischt, wobei man für jedes Gemisch eine andere Kante benutzt. Nach etwa 5 min beginnt man vorsichtige Schaukelbewegungen der Milchglaspalette, wodurch die Reaktion beschleunigt wird, und liest dann die Agglutination ab. Ein vorzeitiges Eintrocknen der Gemische kann durch Einstellen in eine feuchte Kammer vermieden werden. Falsche positive Ergebnisse können durch irreguläre und Kälte-Agglutinine, durch Pseudo- und Pan-Agglutination verursacht sein. Sie lassen sich aber durch Mitverwendung von A B-Serum meist vermeiden, das als agglutininfreies Serum normalerweise eine negative Reaktion gibt, aber beim Auftreten pathologischer Agglutinine mitreagiert.

b) Testung am Serum. Das zu untersuchende Serum wird — wenn möglich — zuerst bei 56° C 30 min lang inaktiviert. Dann beschickt man 2 Hohlschliffe der Milchglaspalette mit je 1 Tropfen des Pat.-Serums, fügt jeweils 1 Tropfen einer Blutzellaufschwemmung der Blutgruppen A_1 und B hinzu und mischt gut. Nach 5—15 min erfolgt die Ablesung der Agglutination. Die Serumeigenschaften können beim Säugling ungleichmäßig entwickelt sein oder noch völlig fehlen. Seren, die bei Zimmertemperatur Blutzellen jeder Gruppe agglutinieren, während sie dies bei 37° C nicht tun, enthalten Kälteagglutinine.

Testzellen	A_1	B
Serum A . .	—	+
Serum B . .	+	—
Serum 0 . .	+	+
Serum A B . .	—	—

Bestimmung der Untergruppen. Ergab die Blutgruppenbestimmung die Gruppe A oder AB, so wird eine Testung der Untergruppen notwendig: Man gibt je 1 Tropfen Anti-A_1-Serum (Asid) und Anti-A_2-Serum auf die Milchglaspalette und fügt ihm je 1 Tropfen der zu testenden Blutzellsuspensionen (10%ig = 4 Tropfen Vollblut auf 1 ml Natriumcitratlösung 3,8%ig) hinzu, mischt und liest nach 5—10 min die Agglutination ab.

Testserum	Anti-A_1	Anti-A_2
Blutgruppe A_1 bzw. A_1B	+	—
Blutgruppe A_2 bzw A_2B	—	+

Bestimmung des Faktors P

Die zu testenden Erythrocyten werden zunächst in physiol. Kochsalzlösung gewaschen und als 2%ige Suspension rasch verbraucht, da der P-Faktor seine Reaktionsfähigkeit bald einbüßt. Man pipettiert 1 Tropfen Anti-P-Serum (Asid) auf die Milchglaspalette und fügt 1 Tropfen der 2%igen Erythrocytensuspension zu, erwärmt 30 min lang bei 37° C und bestimmt dann die Agglutination, die entsprechend der Untergruppe (P_1, P_2, P_3) verschieden stark ausfällt.

Bestimmung des Rh-Faktors

Für die klinische Diagnostik genügt der Nachweis, ob ein Blut Rh oder rh ist, d. h. ob es das Merkmal D enthält oder nicht. Im Unterschied zur Bestimmung des AB0-Systems sind beim Rh-Faktor neben vollständigen auch unvollständige Agglutinine zu unterscheiden, die die Anwendung kolloidaler Suspensionsflüssigkeiten erfordern.

Objektträgermethode mit vollständigem Agglutinin: Auf einen Milchglasobjektträger gibt man 1 Tropfen Anti-Rh-Agglutinin (Anti-D:Asid), fügt einen gleich großen Tropfen einer 3%igen Blutzellsuspension hinzu und durchmischt beide Tropfen gut. Einstellen des Objektträgers in eine feuchte Kammer von 20 —37° C über 20—30 min. Sodann beobachtet man unter vorsichtigem Hin- und Herkanten des Objektträgers das Eintreten einer grobflockigen Agglutination, die nur bei Rh-positiven Blutkörperchen auftritt. Stets sollten mit bekannten Blutzellen parallellaufende Rh- und rh-Kontrollen vorgenommen werden.

Objektträgermethode mit unvollständigem Agglutinin: Sie wird als „Schnelltest" über einem kleinen schwenkbaren Lichtkasten mit Milchglasscheibe

(,,Rhesognost''-Asid) ausgeführt, der durch Glühbirnen erwärmt und beleuchtet wird. In die Mitte eines Objektträgers gibt man 1 Tropfen Testserum (Asid) und pipettiert darüber und darunter je 1 Tropfen einer direkt vom Blutkuchen abgeschüttelten Erythrocytenaufschwemmung im eigenen Serum. Dann mischt man alle 3 Tropfen intensiv. Nach etwa 15 sec legt man den Objektträger auf die vorgewärmte (38—45° C) Milchglasplatte des Lichtkastens, klemmt ihn fest und führt langsam einige Kippbewegungen aus. Beim Vorliegen von Rh-positiven Erythrocyten tritt bereits innerhalb von 2 min eine rasch zunehmende Verklumpung auf, während bei rh-Erythrocyten das Tropfengemisch homogen bleibt. Parallellaufende Kontrollen mit bekanntem Rh- und rh-Blut sind erforderlich.

Vor jeder Bluttransfusion ist außer der Bestimmung der Blutgruppen A-B-0-A B, der Untergruppe A_1, A_2 und des Rhesusfaktors der ,,serologische Kreuztest'' sowie eine ,,biologische Vorprobe'' durchzuführen.

1. Kreuztest. Zur Feststellung der Unverträglichkeit zwischen Spender und Empfänger oder zwischen Mutter und Frucht dient der serologische Kreuztest, bei dem grundsätzlich Empfängerserum gegen Spendererythrocyten und Spenderserum gegen Empfängererythrocyten getestet werden sollten. Für klinische Zwecke genügt hingegen die Prüfung von Empfängerserum gegen Spendererythrocyten:

Man zentrifugiert zunächst etwa 5 ml Venenblut des Empfängers und Spenders (bzw. des der Konserve beigefügten Begleitröhrchens).

Röhrchentest: Man pipettiert in 2 Mikroreagenzgläser je 0,2 ml Gelatose (Asid) und fügt in jedes eines gleiche Menge (0,2 ml) Serum des Empfängers zu. Dem 1. Glas, das man mit E (= Eigenagglutination) markiert, werden daraufhin geringe Mengen Erythrocyten des Empfängers, dem 2. Glas des Spenders (bzw. der Konserve) mit Hilfe einer Pipette zugegeben. Nach kräftigem Schütteln stellt man beide Gläser für 10 min in den Brutschrank bei 37° C und zentrifugiert anschließend vorsichtig 2 min lang bei 1000 U/min. Unter leichtem Aufschütteln des Bodensatzes wird die Agglutination beider Proben makroskopisch beurteilt. Das Aufschütteln zu einer homogenen Suspension gelingt nur, wenn keine Agglutination erfolgt ist; bei positivem Test ist das aufgeschüttelte Sediment von mehr oder minder fester Beschaffenheit. Die mikroskopische Beurteilung einer Agglutination geschieht nach Beschickung zweier vorgewärmter Objektträger mit einem Tropfen Bodensatz aus jedem der beiden Gläser.

Stets wird neben dem Röhrchentest auch der *Objektträgertest* ausgeführt: Auf eine Milchglaspalette tropft man 2×2 Tropfen Gelatose und fügt jeweils 2 Tropfen Empfängerserum hinzu und dann dem einen Erythrocyten des Empfängers, dem anderen Erythrocyten des Spenders; dann mischt man mit der Objektträgerkante, stellt die Proben in einer feuchten Kammer für 10 min in den Brutschrank bei 37° C und liest danach eine evtl. Agglutination ab. Mehr oder minder starke Eigenagglutinationen im Empfängerblut beruhen gewöhnlich auf einer unspezifischen Wirkung des Empfängerserums und bleiben für die Bluttransfusion belanglos. Als positiv gilt der Kreuztest nur, wenn es zu einer Agglutination zwischen Empfängerserum und Spendererythrocyten kommt und wenn diese Reaktion die Eigenblutagglutination an Stärke übertrifft.

2. Biologische Vorprobe. Unmittelbar vor der Bluttransfusion injiziert man dem Empfänger intravenös 10 ml Spenderblut oder man unterbricht die Transfusion nach 10 ml. Tritt innerhalb von 2 min keine Unverträglichkeitsreaktion auf, so kann die Transfusion fortgesetzt werden.

G. Immunohämatologie*

Immunologische Prozesse beruhen auf einer Antigen-Antikörper-Reaktion, wobei zwischen prophylaktischen Reaktionen *(Immunitätsreaktionen)* und pathogenen Reaktionen *(Immunoreaktionen)* zu unterscheiden ist.

Immunitätsreaktionen richten sich entweder gegen einen Infektionserreger (antiinfektiöse Immunität) oder gegen ein Toxin (antitoxische Immunität).

Immunoreaktionen sind entweder pathogen für den Gesamtorganismus *(allergische Reaktion)* oder nur für bestimmte Zellen des Organismus *(cytotrope Reaktion)*; sie erfolgen stets erst sekundär nach Sensibilisierung des Organismus. Die allergische Immunoreaktion verläuft beim Vorliegen freier *Serum*antikörper als *„Frühreaktionstyp"* (anaphylaktischer Schock, Urticaria), beim Vorhandensein von an Zellen gebundenen Antikörpern dagegen als *„Spätreaktionstyp"* (Infektionsallergie, allergisches Ekzem).

Cytotrope Immunoreaktionen können durch Hetero-Antikörper, durch Iso-Antikörper oder durch Auto-Antikörper hervorgerufen werden:

Heteroagglutinine sind Antikörper des Serums, die die Blutzellen einer fremden Tierart agglutinieren.

Isoagglutinine sind Antikörper eines fremden, jedoch der gleichen Art angehörenden Individuums.

Als *Auto-Agglutinine* bezeichnet man alle jene Antikörper, die eine bestimmte oder mehrere Gruppen körpereigener Zellen zu schädigen oder zu zerstören vermögen (Autoaggression). Körpereigene Zellen erlangen erst nach chemischer Änderung ihrer Eiweißbestandteile eine Antigenwirkung, wie dies medikamentös, durch ein Virus, durch bakterielle Toxine (Streptokokken) oder auch durch Paraproteine bedingt sein kann.

Grundsätzlich bewirken alle sensibilisierenden Reize irgendwelcher Spezifität eine Aktivierung aller reaktionsfähigen Plasmastrukturen. Diese Reaktionen werden zunächst von den γ-Globulinen durchgeführt und greifen später auch auf die α- und β-Globuline über. Sie führen zu Veränderungen in der Serumstruktur, die im Verein mit einem im Plasma enthaltenen aktiven Bestandteil (Protein x) eine Destabilisierung der Blutzellen bewirken. Als *Agglutination* bezeichnet man dabei eine Verklumpung von zuvor gleichmäßig in einer Flüssigkeit suspendierten Blutzellen. Sie begünstigt die Zerstörung der Blutzellen, woraus letztlich stets die Auflösung dieser Zellen, die *Hämolyse*, resultiert.

Die Agglutination der Blutzellen beruht auf einem physikochemischen Vorgang, wobei die Ursache des Geschehens einerseits in der Zelle selbst begründet liegen kann: *Intracorpusculär* bedingte Hämolysen auf Grund morphologischer oder physiologischer Abartig-

---

* Bearbeitet von H. GERHARTZ.

keiten. Sie kann andererseits aber auch durch schädigende Milieu-veränderungen außerhalb der Zellen hervorgerufen sein: *Extracorpusculär* bedingte Hämolysen. Den kongenitalen Hämolysen liegen sowohl intracorpusculäre als auch extracorpusculäre Abnormitäten zugrunde. Während die Erythrocyten kaum zur Agglutination neigen, können die „klebrigen" Leukocyten und insbesondere Thrombocyten leicht zur Agglutination gebracht werden.

Die Einteilung der Antikörper erfolgt:

a) Entsprechend ihrer Agglutinationsrichtung. Die *spezifischen* Systeme sind Iso-Agglutinine gegen Blutzellen mit spezifischen Gruppenmerkmalen. Die *unspezifischen* Systeme umfassen Hetero-, Iso- und Auto-Agglutinine der Wärme und Kälte, die sich nicht gegen besondere, strukturchemisch klassifizierbare Substanzen cellulärer Bestandteile richten, sondern die Zellen physikalisch-chemisch beeinflussen. Sie sind im strengen Sinne also nicht echte adsorbierbare Agglutinine, sondern wirken durch eine abnorme Vermehrung indifferenter, die Blutkörperchen-Sedimentation störender Serumglobuline. Sie besitzen keine direkten Zusammenhänge zu den Gruppenmerkmalen der Blutzellen.

b) Entsprechend ihrer Agglutinationskraft. Vollständige *(komplette)* Agglutinine sind bivalente Antikörper mit direktem Agglutinationseffekt. Unvollständige *(inkomplette)* Agglutinine sind blockierende monovalente Antikörper, die die Oberfläche der Blutzellen durch eine Globulinhülle blockieren, ohne dadurch jedoch das Phänomen der Zusammenballung der Zellen auszulösen. *Kryptagglutinine* sind unvollständige Antikörper mit abweichendem Verhalten.

c) Entsprechend ihrer Nachweismethode. Die kompletten Agglutinine reagieren mit einer Blutzellsuspension sowohl in Kochsalzlösungen als auch in kolloidaler Flüssigkeit (Albumin) als auch unter Mithilfe von Anti-globulinserum. Die inkompletten Agglutinine reagieren, soweit es sich um blockierende Antikörper handelt, in Kochsalzlösungen nicht, wohl aber in kolloidaler Flüssigkeit (Albumin) und mit Antiglobulinserum; als Krypt-agglutinoide reagieren sie jedoch einzig mit Antiglobulinserum.

Die Antiglobulinprobe besitzt also den breitesten Wirkungsbereich und damit die Gewähr für die Erfassung sämtlicher Antikörper. Ihre Reaktion liegt im Globulincharakter aller Antikörper begründet: Injiziert man Kaninchen gereinigtes Menschenglobulin, so erhält man im Serum des Tieres ein Präcipitin (Antiglobulin), das an den blockierenden Antikörpern der menschlichen Erythrocyten anzugreifen vermag und diese dadurch zur Agglutination zwingt.

Antikörper auf den Oberflächen der Blutkörperchen können als Globulin mit Hilfe eines Antihumanglobulin-Serums vom Kaninchen (Coombs-Serum) direkt nachgewiesen werden (= *direkter Coombs-Test*).

Antikörper des Serums hingegen müssen zunächst an fremde, gruppen-verträgliche (Orh) Blutkörperchen gebunden werden, wonach dann an diesen „beladenen" Zellen der Antiglobulin-Test durchgeführt werden kann (= *indirekter Coombs-Test*).

Die Verwendung von Antiglobulinserum kann umgangen werden, wenn Test- und Pat.-Erythrocyten zuvor mit proteolytischen Fermenten (Trypsin, Papain) präpariert wurden, wodurch sie für die im Serum vorhandenen inkompletten Antikörper agglutinierbar werden (= *Papain-Test*).

Von klinischer Bedeutung sind cytotrope Immunoreaktionen durch Iso-Antikörper, durch Auto-Antikörper sowie infolge einer Allergie. Die serologischen Reaktionen sind höchst spezifisch ausgerichtet und bewirken die Schädigung nur jeweils eines bestimmten Systems. Besteht eine schädigende Immuno-Reaktion gegen mehrere Systeme zugleich, so existieren stets auch mehrere spezifische Antikörper gleichzeitig.

Bei den Immuno-Cytopenien ist zumeist nur ein hämopoetisches System betroffen; sie beruhen auf dem Vorhandensein dauernd nachweisbarer Auto-Antikörper, die vorwiegend eine isolierte Cytolyse des peripheren Blutes hervorrufen, wobei das Knochenmark hyperplastisch reagiert.

Die medikamentös-allergisch bedingten Cytopenien besitzen meist mehrere, parallel wirkende Antikörper, so daß mehrere hämopoetischen Systeme zugleich betroffen sind. Diese Antikörper sind meist nur flüchtig für wenige Stunden nachweisbar; sie verursachen außer der peripheren Cytolyse auch eine mehr oder minder lang anhaltende Schädigung des Knochenmarks, das infolgedessen meist zellarm gefunden wird.

Der *Nachweis* von Antikörpern geschieht beim Vorhandensein kompletter Antikörper durch den Agglutinations-Test, den Lysis-Test und den Transfusionsversuch, bei inkompletten Antikörpern durch den Antiglobulin-(Coombs-)Test, den Antiglobulin-Consumptions-Test und den Papain-Test.

Medikamentös-allergische Cytolysen können nachgewiesen werden durch den in vivo-Belastungsversuch, die in vitro-Agglutination nach Allergenzusatz sowie durch eine Trübung im sensibilisierten Serum.

Immuno-Reaktionen der Erythrocyten
1. Isoantikörper

Isoantikörper gegen die spezifischen Blutgruppensysteme A-B-0 bewirken bei Transfusion gruppenfremder, als Antigen wirkender Spender-Erythrocyten stürmisch verlaufende Unverträglichkeitsreaktionen mit massiver intravasaler Agglutination und Hämolyse der transfundierten Erythrocyten, die mit Kreislaufkollaps, Erbrechen und Stuhlabgang, mit heftigen Leib- und Rückenschmerzen sowie starkem Schweißausbruch einhergehen. Ihnen folgt bald eine Hyperbilirubinämie und Hämoglobinurie. Wird die Transfusion beim Auftreten der ersten Symptome abgebrochen, so klingen die Beschwerden innerhalb einiger Stunden ab. Bei Transfusion größerer Mengen gruppenunverträglichen Blutes kommt es zur Verstopfung der Harnkanälchen in den Nieren durch die Hämoglobinschollen (Nephrohydrose) mit nachfolgender Anurie und Urämie oder zum Schocktod.

Die Prüfung der Gruppenverträglichkeit erfolgt im Agglutinations-Test (Kreuz-Test) oder durch den Transfusionsversuch (biologische Vorprobe).

Rh-Sensibilisierungsvorgänge sind zumeist durch monovalente blockierende inkomplette Antikörper bedingt, deren Nachweis am einfachsten mit Hilfe des Antiglobulin-(Coombs-)Testes erfolgt.

Der direkte Antiglobulin-(Coombs-)Test dient zum Nachweis einer Sensibilisierung von *Erythrocyten* durch inkomplette blockierende Antikörper, insbesondere zum Nachweis von Rh-Antikörper-Bindungen an den Erythrocyten der Neugeborenen bei der Erythroblastose. Die Herstellung der hierzu notwendigen *Erythrocytensuspension* geschieht wie folgt:

Frisch entnommenes steriles Venenblut (Nabelschnurblut) des Patienten wie auch eines sicher Antigen-negativen (Orh) Menschen (als Kontrolle) (etwa je 5 ml) wird nach Ungerinnbarmachung durch Citrat- oder Heparinzusatz bei 2000 U/min 5—10 min lang zentrifugiert. Etwa 0,3 ml des Sedimentes suspendiert man in angewärmter (40° C) physiol. Kochsalzlösung, schüttelt gut durch und zentrifugiert erneut. Nach Absaugung des Waschwassers wiederholt man mit physiol. Kochsalzlösung diesen Vorgang 4 mal, wodurch auch die letzten Spuren störender freier Serumeiweiße entfernt sein sollen.

Zuletzt muß das Waschwasser klar, eiweißfrei (negative Sulfosalicylprobe) und agglutininfrei sein. Nun zentrifugiert man scharf, um die Erythrocyten möglichst dicht und flüssigkeitsarm zu erhalten. Vom gewaschenen Erythrocytensediment erhält man eine 10%ige (bzw. 3%ige) Suspension, indem man 0,1 ml des Sedimentes in 0,9 ml (bzw. 3 ml) physiol. Kochsalzlösung aufschwemmt. Sicherheitshalber kann man zur Beseitigung störender Klümpchen die Suspension kurz vor dem Gebrauch durch einen Faltenfilter (Schleicher 595) schicken.

Die Ausführung des Testes geschieht als *Objektträger-Test:* Auf eine Milchglaspalette gibt man einen Tropfen des Rh-Antiglobulinserums (Asid), fügt einen Tropfen der 10%igen Erythrocytensuspension hinzu und mischt gut unter Ausbreitung des Gemisches auf etwa 10-Pfennig-Stück-Größe. Beim Vorhandensein von Rh-Antikörpern tritt innerhalb von 3—5 min eine grob- oder feinflockige Agglutination ein.

Bei der *Röhrchenmethode* beschickt man ein Zentrifugenglas mit 0,1 ml der 3%igen Erythrocytensuspension, fügt 0,1 ml des Rh-Antiglobulinserums (Asid) hinzu und stellt das Gemisch für 15 min in einen Brutschrank bei 37° C. Hernach zentrifugiert man 1 min lang bei 1000 U/min und liest unter leichtem Neigen des Röhrchens die Agglutination ab.

Der indirekte Antiglobulin-(Coombs-)Test dient zum Nachweis inkompletter Agglutinine im *Serum:* Mischt man fremde (Orh) Testblutkörperchen mit Patientenserum, das Antikörper enthält, so erfolgt nach Zusatz eines Antiglobulinserums eine Agglutination der zuvor nicht agglutinablen Erythrocyten. Fehlen im Serum Antikörper, so bleibt die Agglutination aus.

Die Ausführung erfolgt zunächst durch Herstellung einer Verdünnungsreihe des zu untersuchenden Pat.-Serums, indem man 4 Zentrifugengläser mit 0,1 ml des unverdünnten Serums bzw. einer Verdünnung 1:1 und 1:3 und letztlich mit physiol. Kochsalzlösung (= negative Kontrolle) beschickt. In ein 5. Zentrifugenglas pipettiert man 0,1 ml inkomplettes Anti-Rh-Testserum (Asid) (= positive Kontrolle). Zu jedem der 5 Röhrchen gibt man 0,1 ml der 3%igen Test-Erythrocytensuspension und stellt die Gemische zur Sensibilisierung 60 min lang in einen Brutschrank von 37° C. Anschließend zentrifugiert und wäscht man die Erythrocyten der einzelnen Röhrchen mit physiol. Kochsalzlösung 4mal. Nach dem letzten Zentrifugieren resuspendiert man 0,1 ml der sedimentierten Erythrocyten in 0,1 ml Antiglobulinserum (Asid) und stellt die Gemische für 15 min in den Brutschrank von 37° C. Die Ablesung der Agglutination erfolgt nach Zentrifugierung der Röhrchen über 1 min bei 1000 U/min.

Papain-Test. Frei im Serum vorhandene inkomplette Antikörper lassen sich nach Vorbehandlung der Test- und Pat.-Erythrocyten mit Papain auch im Kochsalzmilieu nachweisen.

Papain-Stammlösung. 0,1 g Papain werden in 10 ml physiol. Kochsalzlösung gelöst und 24 Std. aufbewahrt. Die Lösung bleibt eine Woche haltbar.

Ausführung. Je 5 ml Pat.-Blut und Test-(Orh)Blut werden 5 min bei 3000 U/min zentrifugiert. Mehrfaches Waschen der Erythrocyten in warmer physiol. Kochsalzlösung, bis die Waschflüssigkeit eiweißfrei bleibt. Zu 9 Tropfen Erythrocytenbrei setzt man 1 Tropfen der 1%igen Papainlösung und bebrütet 1 Std. lang bei 37° C. Anschließend 2—3maliges Waschen der Erythrocyten mit eiskalter physiol. Kochsalzlösung. 0,1 ml des Sedimentes ergibt mit 2 ml physiol. Kochsalzlösung eine 5%ige Erythrocytenaufschwemmung.

Herstellung einer Verdünnungsreihe des Pat.-Serums mit physiol. Kochsalzlösung bis 1:8. Auf einer Milchglaspalette wird jeweils zu einem Tropfen der Serumverdünnung ein Tropfen der 5%igen Erythrocytenaufschwemmung zugesetzt. Nach Bebrütung bei 37° C über 50 min erfolgt die Ablesung der Agglutination.

2. Auto-Antikörper der Erythrocyten

sind komplette und inkomplette Wärme- und Kälte-Agglutinine bzw. Hämolysine.

a) Kälteagglutinine. Als Kälteagglutination bezeichnet man die Eigenschaft eines Serums, eigene oder auch fremde Blutzellen unabhängig von ihrer Blutgruppe in der Kälte (0—4° C) zum Verklumpen zu bringen. Diese Verklumpung der Blutzellen löst sich bei Erwärmung auf Körpertemperatur wieder auf; es handelt sich somit um eine reversible Reaktion. Der Nachweis einer Kälteagglutination trennt differentialdiagnostisch die erworbene hämolytische Anämie von der kongenitalen: Sie gilt als Ausdruck einer bestimmten Reaktionslage im retothelialen System, wobei die Titerhöhe parallel der plasmacellulären und lymphomonocytoiden Reaktion geht. Starke Ähnlichkeiten bestehen auch im Verhalten der Blutsenkung und der Kälteagglutination, wobei für die Stärke der Blutsenkung anscheinend das Fibrinogen, für die Kälteagglutination mehr die Globuline maßgebend sind. Die Bindung von Kälteagglutininen an Erythrocyten bedingt eine starke Beschleunigung der Blutsenkung bei Zimmertemperatur, während diese im Brutschrank von 37° C wesentlich niedriger liegt.

Kälteagglutinine finden sich häufig bei älteren Menschen mit Acrocyanose und Thromboseneignung. Die Acrocyanose und die etwa parallellaufende, maximal beschleunigte Blutsenkung sind bei Unterkühlung im Freien besonders stark ausgeprägt, während sie bei Zimmertemperatur wesentlich geringer sind. Häufig findet man auch eine Leukocytose und eine vergrößerte Leber, jedoch nur eine gering vergrößerte Milz.

Kälteagglutinine treten vorwiegend nach Virusinfektionen (atypische Pneumonie, infektiöse Mononucleose) sowie bei Lebercirrhosen auf. Die Höhe des Agglutinationstiters geht dem Leberschaden parallel: Dekompensierte Lebercirrhosen weisen einen hohen, die epidemische Hepatitis und die Cholangitis nur minimale Titer auf. Auch zur Differentialdiagnose der Lungenaffektion kann die Kälteagglutination dienlich sein: Atypische Pneumonien zeigen einen erhöhten und ansteigenden Titer (über 1:64), während die Lungentuberkulose nur niedrige Titer aufweist.

Nachweis der Kälteagglutination (nach LIPPELT-NOGALSKI):

Prinzip. Eine aufsteigende Verdünnungsreihe von Plasma oder Blut zeigt bei Zusatz einer Erythrocytensuspension in Kälte eine Agglutination, die bei Gegenwart von Kälteagglutininen bereits in einem hohen Verdünnungsgrad sichtbar wird.

Ausführung. 2 ml Citratplasma (1:4) läßt man im Brutschrank bei 37° C 2 Std. lang im Zentrifugenglas sedimentieren und zentrifugiert anschließend 3 min lang bei 2000 U/min. Vom abpipettierten *Plasma* legt man eine *Verdünnungsreihe* an: 10 Mikroreagenzgläser beschickt man mit je 0,5 ml physiol. Kochsalzlösung und gibt in das 1. Glas 0,5 ml Plasma, mischt und pipettiert 0,5 ml der Mischung in das 2. Glas usw. bis zum 9. Glas, in dem man 1 ml beläßt. Das 10. Glas bleibt ohne Plasma, erhält aber einen Zusatz von Erythrocyten als Suspension zur Kontrolle. Will man die *Verdünnungsreihe mit Serum* anlegen, so beschickt man das 1. Glas mit 0,75 ml physiol. Kochsalzlösung und pipettiert 0,25 ml Serum hinzu usw.

Zur Herstellung der *Blutkörperchenaufschwemmung* wäscht man Test-Erythrocyten (eigene oder Orh) 3mal mit der 5fachen Menge warmer physiol. Kochsalzlösung jeweils 5 min lang bei höchstens 2000 U/min, wonach der letzte Bodensatz als 100% gilt. Er wird mit physiol. Kochsalzlösung auf 1:9 verdünnt zu einer 10%igen Stammaufschwemmung. Sie ist im Kühlschrank 24 Std. lang haltbar. Als Gebrauchsaufschwemmung (0,5%ig) benutzt man eine Verdünnung von 0,5 ml dieser Stammaufschwemmung mit 9,5 ml physiol. Kochsalzlösung.

Jedes Glas der Plasma- bzw. Serum-Verdünnungsreihe beschickt man mit 0,5 ml der 0,5%igen Blutkörperchen-Gebrauchsaufschwemmung (mit Ausnahme des 9. Glases), wodurch eine Titerreihe von 1:8, 1:16, 1:32, . . ., 1:1024 entsteht. Die Gläser werden in einem Kühlschrank bei 0° C (bzw. 4° C) 15 Std. lang (mindestens 6, spätestens 24 Std.) aufbewahrt und dann unter Vermeidung von Erwärmung oder Schütteln im abgeblendeten Agglutinoskop bei Tageslicht auf Agglutination geprüft.

Auswertung. Als positiv gilt die erste, nach leichtem Drehen oder Schütteln des Glases aufsteigende Blutkörperchenflocke; bei leichter Schräglage des Glases erkennt man dabei ein Fließen des Sedimentes. Das letzte fraglich positive Glas ist bei 0° C als negativ, bei 4° C bereits als positiv zu werten. Titer bis zu 1:64 gelten als niedrig, bis zu 1:256 als mittelhoch und über 1:256 als hoch. Entscheidend sind Titer-Verlaufskontrollen; einmalige Titerbestimmungen sind dagegen wertlos.

b) Wärme-Agglutinine. Bei wiederholten Bluttransfusionen kann es nach Zerstörung der übertragenen Erythrocyten zu einer Sensibilisierung des Serums gegen die in den Stromata der zerstörten fremden Erythrocyten enthaltenen Artantigene kommen. Die hierbei entstehenden Antikörper vermögen dann nicht nur mit den fremden, sondern auch mit den eigenen Erythrocyten zu reagieren und somit eine Hämolyse auszulösen.

Malaria, Lues und andere Infekte, die mit einer Veränderung oder Vergrößerung der Milz einhergehen, sind zuweilen in der Lage, in der Milz hämolysierende Antikörper zu produzieren bzw. die osmotische Resistenz der Erythrocyten durch einen in der Milz produzierten Plasmafaktor zu vermindern *(erworbene splenogene Hämolysen)*.

Bei der *Loutit-Anämie* sind die Erythrocyten mit einem inkompletten blockierenden Antikörper (Glutinin) beladen, der nicht spezifisch gegen die Rh-Antigene gerichtet ist, sondern unspezifisch reagiert. Derartige Antikörper sind γ-Globuline und durch den *Antiglobulin-Test* nachweisbar:

Die *Gewinnung des Antiglobulin-Serums* erfolgt hierbei von einem Kaninchen, dem man 2mal in 14tägigem Abstand i.m. (oder 3mal jeden zweiten Tag in die Ohrvene) ein präpariertes Patienten-Globulin injiziert und es 10 Tage hernach ausbluten läßt. Das dabei gewonnene Kaninchenserum wird 1:10 mit physiol. Kochsalzlösung verdünnt und mit einem Gemisch mehrfach gewaschener A_1B0-Blutkörperchen (als 3%ige Suspension) so lange absorbiert, bis es keine Agglutination mehr zeigt.

Die *Präparierung des Patienten-Globulins* geschieht durch Verdünnung des Serums 1:4 mit Aqua dest. und Ausfällung des Globulins durch Halbsättigung mit Ammoniumsulfat. Den so erhaltenen Niederschlag füllt man in einen Dialysierschlauch und dialysiert 24 Std. lang gegen fließendes Leitungswasser, wobei die Globuline als krümelige Flocken ausfallen. Das Präcipitat wird durch Zentrifugieren gesammelt und anschließend in physiol. Kochsalzlösung aufgeschwemmt, wobei sich die Globuline wieder lösen. Zur Injektion des Kaninchens benutzt man möglichst konzentrierte Globulinlösungen.

Ehrlichscher Fingerversuch zum Nachweis intravitaler Hämolyse und Erythrophagocytose bei hämolytischer Anämie.

Prinzip. Durch elastische Ligatur wird die Blutzirkulation eines Fingers gedrosselt und dann der Finger bestimmten Temperaturen ausgesetzt.

Einige geronnene Blutstropfen zeigen nach Zentrifugierung bei Hämolyse eine charakteristische Serumfärbung. Gefärbte Blutausstriche weisen Erythrocyten-phagocytierende Leukocyten auf.

Ausführung. 1. Anlegung einer venösen Stauung an einem beliebigen Finger mittels Gummischlauchs (Pipettenansaugschlauch). 2. Eintauchen des Fingers: a) Bei Untersuchungen auf Kälteagglutinine in ein Wasserbad von 20° C über 15—30 min und anschließend 10 min in ein solches von 40° C; b) bei Untersuchungen auf Wärmeagglutinatinine in ein solches von 40° C über 15—30 min. 3. Entnahme von Capillarblut mittels Schnepper in zwei Glascapillaren von 80 mm Länge und 1 mm lichter Weite. Nach spontaner Blutgerinnung werden die Glascapillaren an einem Ende zugeschmolzen und in einem wattegepolsterten Zentrifugenglas zentrifugiert bis zum Absetzen einer klaren Serumsäule. Bei Hämolyse zeigt sich eine charakteristische Gelbfärbung des Serums. 4. Anfertigung zweier Blutausstriche auf Objektträger. Färbung nach PAPPENHEIM. Mikroskopische Durchmusterung auf Erythrocytenphagocytose bei Granulocyten und Monocyten. 5. Nach Lösung der Stauung Entnahme von Kontrollproben.

Bewertung. Bei Vorhandensein von Hämoglobinämie und Kälteagglutininen findet sich ein deutlich positiver Hämolysetest und eine deutliche Erythrocytenphagocytose, bei Wärmeagglutininen meist nur eine lebhafte Erythrocytenphagocytose.

c) Allergische hämolytische Anämien. Medikamentös-allergische Hämolysen treten gegenüber den toxisch ausgelösten weitgehend zurück. Gelegentlich zu beobachten sind infektallergische Hämolysen, die zumeist mit einer Hyperchromie und Megalocytose einhergehen.

Immuno-Reaktionen der Leukocyten

Antikörper der Leukocyten können kompletter oder inkompletter Natur sein und als 1. Auto-Antikörper oder 2. medikamentös- oder infektiös-allergisch wirken. Leukocytenantikörper vermögen die Leukocyten zu agglutinieren; sie können jedoch auch zu einer partiellen Beeinträchtigung der Leukocytenfunktion führen, so daß sie durch andere vitale Phagocyten phagocytiert werden *(Immuno-Phagocytose).* Immunologisch ist zwischen Lymphocyten und neutrophilen Granulocyten zu unterscheiden; bei den Eosinophilen, Basophilen und Monocyten sind Auto-Antikörper nicht bekannt. Myeloblasten besitzen noch keine vollständige Antigenstruktur.

Die *Leukocytengruppen* führen zu keinen Transfusionszwischenfällen, da sie anscheinend keine Antikörper zu erzeugen vermögen. Die Gruppenspezifität der Leukocyten ist an das Cytoplasma gebunden. Der Leukocytenkern weist eine andere Antigenwirkung auf als das Plasma. Leukocyten besitzen keinen Rhesusfaktor. Über die Natur und Wirkung von lymphocytären Antikörpern ist kaum etwas bekannt.

1. Auto-Antikörper der neutrophilen Granulocyten

können sich gegen das *Plasma* oder auch gegen den *Kern* der Zellen richten.

a) Auto-Antikörper gegen das Zellplasma. Während also gruppenspezifische Iso-Antikörper bei der Genese der Leukopenien keine Rolle spielen, vermögen Auto-Antikörper anhaltende Leukopenien zu erzeugen. Nach wiederholten Bluttransfusionen oder idiopathisch auftretende Leukopenien weisen häufig Auto-Antikörper gegen Granulocyten auf, zuweilen aber auch parallellaufende Antikörper gegen Erythrocyten und Thrombocyten, woraus das Bild der idiopathischen Pancytopenie mit hypoplastischem Knochenmark mit oder ohne Splenomegalie resultiert. Auch im

Serum akuter Leukämien sowie bei Paraproteinosen (Plasmocytom, lymphoide Retikulose, Lymphogranulom) finden sich als Ursache begleitender Leukopenien Auto-Antikörper. Der Nachweis erfolgt durch den

α) *Agglutinations-Test* (nach DAUSSET). Man bereitet eine leukocytenreiche Suspension, indem man gruppengleiches Blut mit $^1/_5$ des Volumens Subtosan (Polyvinyl-Pyrrolidon, 3,5%ig) in silikonierten Röhrchen unter Heparinzusatz mischt und das Gemisch 30 min lang in einem schräggestellten Reagenzglas im Brutschrank bei 37° C aufbewahrt. Abpipettierung der leukocytenreichen Schicht.

In einem Mikroreagenzglas mischt man 3 Tropfen Patientenserum mit 1 Tropfen der Leukocytensuspension und läßt eine Stunde lang bei 37° C in einer feuchten Kammer inkubieren. Dann gibt man 2 Tropfen einer 1%igen Essigsäurelösung zu, um die Erythrocyten zu hämolysieren. Das Resultat liest man unter dem Mikroskop im dicken Tropfen bei schwacher Vergrößerung ab.

Stets ist natives und durch 30 min Erhitzen bei 56° C inaktiviertes Patientenserum gleichzeitig zu untersuchen. Beim Vorliegen von Auto-Antikörpern findet man eine deutlich stärkere Agglutination der Granulocyten im nativen Serum, während bei medikamentös-allergischen Agranulocytosen oder beim Vorliegen des LE-Faktors kein Unterschied besteht.

β) *Transfusionsversuch.* Blut, Plasma oder Serum des Patienten (200 bis 400 ml) werden direkt einem gruppengleichen Empfänger übertragen und danach die Leukocyten fortlaufend kontrolliert. Beim Bestehen von Leukocyten-Antikörpern sinken die Leukocytenwerte rasch und mehrere Stunden lang anhaltend ab, während spätere Kontrolltransfusionen beim gleichen Empfänger von normalen Spendern keinen wesentlichen Leukocytenabfall zeigen.

γ) *Tier-Injektions-Test.* 2 ml des Patientenserums werden einem Kaninchen in die Ohrvene injiziert und danach die Leukocyten fortlaufend kontrolliert. Gelingt mit dem gleichen Serum wiederholt eine lang dauernde (4—180 Std.) deutliche Leukocytensenkung (über 50%), während Kontrollen mit normalem Serum negativ ausfallen, so ist das Vorliegen von Leukocyten-Antikörpern anzunehmen.

Angesichts der Klebrigkeit der Leukocyten sind der Antiglobulin-Test und der Antiglobulinconsumptions-Test nur bedingt anwendbar:

δ) *Leukocyten-Antiglobulin-(Coombs-)Test.* Die für den Test notwendige Leukocytensuspension gewinnt man in gleicher Weise wie für den Agglutinations-Test. Die abpipettierte Leukocytenschicht wird mit Natriumcitratlösung aufgefüllt und 15 min lang bei 3000 U/min zentrifugiert. Man pipettiert erneut die Leukocytenschicht des Sedimentes ab, schwemmt sie mit physiol. Kochsalzlösung auf und zentrifugiert. Nach 3maligem Waschen füllt man mit nur geringen Mengen physiol. Kochsalzlösung zu einer dichten Zellsuspension auf.

Zur Durchführung des direkten Antiglobulintestes beschickt man mehrere Objektträger mit je 1 Tropfen einer Antiglobulinserum-Verdünnungsreihe und fügt jeweils 1 Tropfen der Leukocytensuspension hinzu. Die Ablesung der Agglutination erfolgt bei Lupenvergrößerung.

ε)   Der *Antiglobulin-Consumptions-Test* wird für Leukocyten in ähnlicher Weise wie für Thrombocyten ausgeführt, wozu man die Leukocytensuspension wie beim Agglutinations-Test herstellt.

b) Auto-Antikörper gegen Zellkernsubstanzen sind nicht nur gegen Leukocyten, sondern, allgemein gegen Kernsubstanzen gerichtet; sie bewirken in vivo das Phänomen der LE-Zellen, wie es für den Lupus erythematodes disseminatus (s. S. 381) charakteristisch ist. Sie vermögen in vitro leicht geschädigte oder abgestorbene Zellen anzugreifen und in amorphe strukturlose Kernklumpen umzuwandeln, die dann von gesunden Zellen phagocytiert werden können (LE-Test). Der LE-Faktor gehört zu den γ-Globulinen und kann daher auch mit dem Antiglobulin-Test und Antiglobulin-Consumptions-Test erfaßt werden. Er ist infolge seiner zerstörenden Wirkung auf Kernsubstanzen auch verantwortlich für die schweren kollagenen Schädigungen, die sich beim Lupus erythematodes einstellen. Zuweilen geht er auch mit Antikörperbildungen gegen Thrombocyten einher. Der LE-Faktor kann auch durch exogene Stoffe wie Apresolin, Sulfone oder Impfungen ausgelöst werden. Der Nachweis des LE-Faktors erfolgt durch:

α) *LE-Test* nach SNAPPER und NATHAN. Man bringt normale Leukocyten auf einen Objektträger und läßt sie eintrocknen (Substrat-Leukocyten). Dann gibt man 1 Tropfen Patientenblut auf die getrockneten Leukocyten, stellt das Präparat für 1 Std. in eine feuchte Kammer und streift später das Coagulum ab. Bei Gegenwart des LE-Faktors phagocytieren die Patienten-Leukocyten die abgestorbenen Substrat-Leukocyten.

β) *LE-Test* nach ZIMMER und HARGRAVES. 10 ml Patientenblut läßt man 2 Std. lang bei 37° C inkubieren und trennt dann das Serum vom Blutkuchen. Den Blutkuchen zerschneidet man mit einem feinem Holzmesser oder preßt ihn durch ein feines Metallsieb, wobei „Blutsaft" austritt, den man im Hämatokritröhrchen 15 min bei 2500 U/min zentrifugiert. Aus der Leukocytenschicht fertigt man dann Blutausstriche an, die nach PAPPENHEIM gefärbt werden.

γ) Der Antiglobulin-(Coombs-)Test ist häufig positiv.

δ) Der Antiglobulin-Consumptions-Test wird zum Nachweis des LE-Faktors mit 25 mg lyophilisierten Leukocyten oder 5 mg lyophilisierten Zellkernen durchgeführt und ist sehr empfindlich.

2. Allergische Immuno-Reaktionen der neutrophilen Granulocyten

Eine Reihe therapeutisch viel benutzter Präparate wie Pyrazolonderivate, Sulfapyridin, Sulfonamide, Salvarsan, Irgapyrin, Chinin und Luminal vermögen durch Sensibilisierung *medikamenös-allergische* Leukopenien (Immuno-Agranulocytosen) auszulösen. Leukocytenagglutinine sind nur wenige Stunden nach der Arzneimittelgabe nachweisbar (maximal 15 Std.), da sie schnell aus dem Blut verschwinden; bei erneuter Antigenverabreichung werden sie jedoch stets wieder nachweisbar. Die Prüfung einer medikamentösen Allergie geschieht durch den

α) *Agglutinations-Test* (nach DAUSSET). Man mischt Patientenserum mit den Ansätzen einer Kochsalzverdünnungsreihe des zu testenden Medikamentes in Konzentrationen von 1:500—1:3000 und setzt diesem Gemisch nach einer Inkubationszeit von 1 Std. eine durch Subtosanzusatz gewonnene Granulocyten-Suspension (des Patienten und zur Kontrolle eines Gesunden der Blutgruppe 0) hinzu. Die Geschwindigkeit bis zum Auftreten einer Agglutination gilt als Maß für die Stärke der Sensibilisierung.

β) „*in vitro-Allergie-Test*" (nach HOIGNÉ). Es werden einem Patientenserum ansteigende Konzentrationen des Allergens zugesetzt, wobei eine nephelometrisch faßbare Trübung eintritt. Ein negativer Ausfall der Reaktion schließt jedoch eine Sensibilisierung durch das Medikament nicht aus. Die besten positiven Ergebnisse erzielt man in den ersten Tagen der klinischen Symptome. Die Stärke der Trübungsreaktion ist auch von der Art des Medikamentes abhängig, wobei Penicillin, Sedormid, Chinin, Chinidin, Pyramidon und Luminal ausreichende Trübungen bewirken.

Venenblut wird nach der Gerinnung durch Zentrifugierung erythrocytenfrei gemacht und das Serum 1:5 mit Aqua dest. zur Präcipitation der

γ-Globuline verdünnt. 2 ml dieser Lösung füllt man in die Meßcuvette und mißt die Trübung bei Zimmertemperatur im Elektrophotometer ,,Elko II'' (Zeiss) mit Trübungszusatz im Streulicht bei 68° C. Die Serumprobe erhält dann einen Zusatz des zu prüfenden Allergens (jeweils 0,1 ml), von dem man zuvor eine geometrische Verdünnungsreihe mit 9 Stufen angelegt hat. Die stärkste Konzentration des Medikamentes soll dabei dem Blutspiegel nach therapeutischen Gaben entsprechen.

Normalerweise erfolgt durch den farblosen Allergenzusatz eine Aufhellung des Serums, der eine gradlinig ansteigende Kurve mit gleichmäßig zunehmender Abflachung entspricht. Bei passenden Allergenkonzentrationen zeigt die Aufhellungskurve dagegen eine gewisse Trübung, die als horizontales Zwischenstück zum Ausdruck kommt, wobei mehrere Trübungszonen nachweisbar werden. Als positiv gelten nur Reaktionen, die bei mindestens 3 Messungen eine positive Kurve zeigen.

Viruserkrankungen (Viruspneumonie, infektiöse Mononucleose), bakterielle Infekte und Erkrankungen, die mit Splenomegalie einhergehen (BANG, BOECK, Tbc) können ebenso wie Paraproteinosen (Plasmocytom, lymphoide Retikulose, Lymphogranulomatose) als Realisationsfaktor die Entstehung einer allergischen Agranulocytose auslösen. Das infektgeschädigte Knochenmark ist besonders empfindlich gegenüber einer späteren anaphylaktischen Schädigung.

Bei der allergischen Agranulocytose besteht überwiegend eine periphere Leukocytendestruktion, dagegen kaum eine direkte Knochenmarkschädigung. Die serologische Überempfindlichkeit der Granulocyten ist ausgesprochen spezifisch. Pyramidonagranulocytosen verlaufen wesentlich stürmischer als Sulfonamid-Agranulocytosen. Kombinierte Granulo-Thrombopenien sind nicht selten. Allergische Allgemeinerkrankungen gehen häufig mit Leukopenie, Eosinophilie und relativer Lymphocytose einher. Den Eosinophilen kommt dabei die Unschädlichmachung anaphylaktischer und allergischer Antigene zu.

Immuno-Reaktionen der Thrombocyten

Die Thrombocyten weisen eine eigene Antigenspezifität auf, die sich streng von der der Erythrocyten und Leukocyten unterscheidet. Die Antigen-Antikörper-Reaktionen der Thrombocyten führen durchweg zu einer Thrombopenie auf dem Boden einer Thrombocytolyse, die sowohl in der Milz als auch im peripheren Blut stattfindet.

1. Auto-Antikörper der Thrombocyten

Auto-Antikörper bedingen chronische, in Schüben verlaufende Purpuraformen, denen ein Milztumor oft mangelt. Sie stehen im Mittelpunkt des Geschehens bei der chronischen idiopathischen Thrombopenie (Morbus maculosus Werlhof), einer der erworbenen hämolytischen Anämie analogen Erkrankung, bei der in der Milz neben der Zerstörung der Thrombocyten — nach Agglutination im zirkulierenden Blut — auch die Produktion der Auto-Antikörper stattfindet. Diese Plättchen-Auto-Antikörper sind thermostabil und wandern elektrophoretisch in der β_2-Fraktion; sie bewirken neben der Thrombocytolyse auch eine Hemmung der Megakaryocytenregeneration im Knochenmark. Sie können außer beim Werlhof zuweilen auch bei erworbenen hämolytischen Anämien, bei Pancytopenien, Hepatosplenomegalien, nach wiederholten Bluttransfusionen und beim Lupus erythematodes nachweisbar werden. Der Nachweis von Auto-Antikörpern erfolgt durch den

a) Agglutinations-Test zum Nachweis kompletter oder durch Allergenzusatz (Medikament) komplettierter Antikörper. Zu 9 ml Normalblut gibt

29*

man 1 ml einer 5%igen Lösung·von Sequestron-Na$_2$ (Complexon III ,,Siegfried")· in physiol. Kochsalzlösung und zentrifugiert das Gemisch in der Kältezentrifuge bei + 4° C fraktioniert zur Anreicherung der Thrombocyten. Patientenserum (sowie zur Kontrolle Fremdserum der Gruppe AB), dem man durch Inaktivierung bei 56°C, durch Bariumsulfatadsorption und Ionenaustauscher möglichst viele störende Gerinnungsfaktoren entzogen hat, werden im Röhrchen- oder Objektträger-Test gleiche Mengen der Thrombocytensuspension zugesetzt, wonach die Ablesung der Agglutination makroskopisch und mikroskopisch erfolgt. Die Auswertung kann durch stärkere Dysproteinämie gestört werden. Ein positiver Agglutinations-Test kann durch Auto- und Iso-Antikörper sowie ein allergisches Agglutinin bedingt sein.

b) Injektionsversuch. Die intracutane Injektion von 0,2 ml Patientenserum erzeugt innerhalb von 30 min ein Arthusphänomen mit Rötung und einem Thrombocytenabfall von etwa 50% für die Dauer mehrerer Stunden.

c) Tierinjektionsversuch. Die Injektion von 2 ml Patientenserum in die Ohrvene eines Kaninchens erzeugt einen mehrere Tage anhaltenden Thrombocytensturz (unter 50%).

d) Thrombocyten-Antiglobulin-(Coombs-)Test (nach FLÜCKINGER, HESSIG, KOLLER). 9 ml Venenblut des Patienten, das mindestens 30000 Thrombocyten/mm³ enthalten soll, werden in 2—3 vorgekühlte siliconierte und mit etwas Heparin versetzte Zentrifugengläser entnommen und bei 4° C in der Kältezentrifuge 25 min lang bei 3000 U/min zentrifugiert. Danach entfernt man das Plasma und pipettiert die dünne Thrombocytenschicht, die über den Erythrocyten steht, in ein silikoniertes Mikroreagenzglas, das dann mit eisgekühlter Natriumcitratlösung (3,6%ig) aufgefüllt und gut durchmischt wird. Durch erneutes Zentrifugieren bei 3000 U/min über 15 min erhält man eine kleine Schicht restlicher Erythrocyten und darüber eine dickere Schicht Thrombocyten, die man wiederum absaugt und mit physiol. Kochsalzlösung aufschwemmt. Nun zentrifugiert man 4 min lang bei 1800 U/min, wobei Erythrocyten und Leukocyten sedimentieren, während die Thrombocyten suspendiert bleiben. Diese Thrombocytensuspension wird abpipettiert und bei 3000 U/min auszentrifugiert, das Sediment in physiol. Kochsalzlösung aufgeschwemmt und 3mal gewaschen. Zuletzt setzt man nur geringste Mengen physiol. Kochsalzlösung zu und läßt 1 Std. bei Zimmertemperatur stehen, wobei sich geringe Agglutinate absetzen. Mit dieser Thrombocytensuspension führt man den Antiglobulin-Test durch:

Eine Serie von Objektträgern beschickt man mit jeweils 1 Tropfen einer Antiglobulin-Serum-Verdünnungsreihe und setzt 1 Tropfen der Thrombocytensuspension zu. Ablesung der Agglutination nach 10 min im Phasenkontrastmikroskop. Ein Agglutinationstiter von 1:32 bis 1:64 gilt als positiv.

e) Antiglobulin-Consumptions-Test für Thrombocyten (nach STEFFEN, mod. nach SPIELMANN, GATHOF, FRITZSCHE und PFEIFFER). 4 ml eines Patientenserums, dessen Gerinnungsfaktoren bei 56° C und Bariumsulfatadsorption inaktiviert wurden, werden mit 1 ml physiol. Kochsalzlösung und 0,2 ml einer Thrombocytensuspension (0-rh-Blut) gemischt und 30 min lang bei 37° C inkubiert; nach Abzentrifugierung des Serums wäscht man die Thrombocyten 3—6mal bis zur völligen Eiweißfreiheit des Waschwassers (negative Sulfosalicylprobe). Die so vorhandelten Thrombocyten werden 1:1 mit der Verdünnungsreihe eines Antiglobulinserums (s. u.) gemischt, 30 sec lang geschüttelt und dann zentrifugiert. Das überstehende Serum testet man gegenüber sensibilisierten Erythrocyten (s. u.). Zur Kontrolle benutzt man Normalserum bzw. anstelle der Thrombocyten-Aufschwemmung physiologische Kochsalzlösung. Die Auswertung erfolgt durch Ablesung des Titerschwundes im Antiglobulinserum. Ein Titerabfall (im Vergleich zur Kochsalzkontrolle) von mindestens 4 Stufen gilt als sicher positiv, von 2 Stufen als zweifelhaft, von 3 Stufen als schwach positiv und von weniger als 2 Stufen als negativ.

2. Allergische Immuno-Reaktionen der Thrombocyten

sind alimentär (Kuhmilch, Citronen), medikamentös (Sedormid, Chinin, Sulfonamide, Antibiotica) oder infektiös (Varicellen, Masern, Röteln, Scharlach) bedingt und können auch bakteriell (Schönlein-Henochsche Purpura) ausgelöst sein. Sie verlaufen im allgemeinen als akute dramatische hämorrhagische Diathesen mit ausgedehnter Purpura und extremer Thrombopenie; sie können nach Absetzen des Medikamentes völlig ausheilen. Infekt-allergische Thrombopenien verlaufen weniger heftig, subakut und zeigen meist nur eine kleinfleckige Purpura der Extremitäten nach einer Latenzzeit von 10 Tagen. Der Nachweis einer medikamentösen Allergie erfolgt durch den:

a) Reexpositions-Test. Der Patient erhält nüchtern eine minimale Menge des Medikamentes als intracutane Quaddel, per os oder durch Inhalation. Thrombocytenzählungen vor der Exposition und in $^1/_2$ std. Abständen nachher zeigen beim Vorhandensein eines Allergens ein Absinken der Thrombocyten um mehr als 15% innerhalb von 30—60 min.

b) Agglutinations-Test. Bei den allergischen Thrombopenien handelt es sich fast ausschließlich um „inkomplette" Antikörper, die zur Komplettierung nicht — wie bei den Erythrocyten-Antikörpern — ein unspezifisches Supplement, sondern den Zusatz des spezifischen Allergens benötigen. Der Thrombocyten-Agglutinations-Test zeigt daher meist erst bei Zusatz des Medikamentes (gelöst in Veronal-Puffer p_H 6,7) positive Ergebnisse.

c) Nephelometrischer Nachweis von Thrombocytenallergenen (s. S. 417).

d) „In vitro-Allergie-Test" (nach HOIGNÉ und STORCK). Etwa 10 ml Venenblut des Patienten und einer Kontrollperson werden morgens nüchtern in ein silikoniertes, mit wenig Heparin versetztes Zentrifugenglas entnommen. Von dem Allergen stellt man sich mit physiol. Kochsalzlösung eine Verdünnungsreihe her, wobei die oberste Konzentration dem Serumspiegel des Medikamentes entspricht. Bei Inhalations- und Nahrungs-Allergenen verdünnt man auf 1:20000.

In eine Reihe silikonierter Reagenzgläser pipettiert man jeweils 0,9 ml des Venenblutes und 0,1 ml einer Allergieverdünnung mittels einer Tuberkulinspritze und mischt durch Drehbewegungen. Als Kontrolle wird physiol. Kochsalzlösung benutzt. 90 min nach der Allergenzugabe wird jedes Röhrchen nochmals gedreht; unter dem Phasenmikroskop zählt man dann die „agglutinierten" sowie die isolierten Thrombocyten, deren Summe 100 ergeben soll. Als „agglutinierte" Thrombocyten gelten diejenigen, welche weniger als einen Erythrocytendurchmesser voneinander entfernt sind. Die Relation der agglutinierten zu den isolierten Thrombocyten bei jeder Verdünnung in den Kontrollröhrchen gilt als „1". Beim Vorhandensein von Allergenen sind die agglutinierten Plättchen um das 1,4—2,7- oder Mehrfache des Vergleichswertes mit physiol. Kochsalzlösung vermehrt.

Immuno-Reaktionen der Gewebszellen

Inkomplette Auto-Antikörper im Serum können auch gegen bestimmte Gewebszellen gerichtet sein, wie z. B. bei der rheumatischen Polyarthritis und Myokarditis gegen die eigenen Muskel- und Bindegewebszellen oder bei der Silikose gegen ein aus Silicium und Lungenzellprotein gebildetes Antigen oder bei der Periarteriitis nodosa gegen ein aus Sulfonamiden und Gefäßendothelprotein gebildetes Antigen usw. Derartige Glutinine lassen sich im *Antiglobulin-Consumptions-Test* (nach STEFFEN, modifiziert nach BUTLER und MOESCHLIN) nachweisen. Da Gewebszellen für Agglutinationsmethoden ungeeignet sind, müssen hierbei tiefgefrorene Zellsubstrate verwandt werden, die man durch Suspension von im Mixer homogenisierten Zellpartikeln erhält:

Prinzip. Ein Serum mit inkompletten Antikörpern bindet mehr „Antihumanglobulin" eines Antiglobulinserums mit bekanntem Titer an sich als ein Normalserum. Man bestimmt den Anteil des Antihuman-Globulins, der sich mit dem Antikörperprotein verbindet.

Präparation des Gewebssubstrates: 50—100 g des zu untersuchenden Gewebes werden in physiol. Kochsalzlösung gewaschen, vom Fett befreit und in einem gewöhnlichen Haushaltsmixer nicht länger als 2—3 min homogenisiert. In der Zentrifuge trennt man dann aus der homogenisierten Suspension die überstehende Flüssigkeit und überträgt das Präcipitat in ein Test-Reagenzglas, das halb gefüllt mit einem Stopfen verschlossen wird. Durch Horizontallagerung wird das Material zu einer halbkugeligen Schicht geformt, die bei 4° C einen Monat lang haltbar bleibt.

Herstellung der Gewebssuspension: Eine kleine Menge des Gewebssubstrates von etwa 2 mm Durchmesser füllt man in ein Mikroreagenzglas und rührt die Substanz — nach Zugabe einer minimalen Menge physiol. Kochsalzlösung — mit einem Glasstab 4—5 min bis zur Zerkleinerung des Gewebes in feine Partikel. Dann setzt man 10 ml physiol. Kochsalzlösung zu und schüttelt kräftig. Je 2,5 ml pipettiert man in 4 kleine Zentrifugengläser, zentrifugiert 1 min lang und beseitigt den Überstand mit einer Pipette. Alle Gläschen sollen nun gleiche Mengen des Gewebsextraktes enthalten. Man setzt jedem Glas 1 ml physiol. Kochsalzlösung zu und den beiden ersten je 2 ml Normalserum, den beiden anderen je 2 ml Patientenserum und schüttelt kräftig 15—20 min lang. Nach einer Inkubation im Wasserbad von 37° C für 45 min und nach wiederholtem kräftigem Schütteln erfolgt die Zentrifugierung. Nach Entfernung des überstehenden Gemisches wäscht man das Gewebspräcipitat 6 mal mit kalter (4° C) proteinfreier physiol. Kochsalzlösung und beseitigt hernach alle überstehende Flüssigkeit möglichst vollständig.

Antiglobulin-Verdünnungsreihe: 0,05 ml Antiglobulinserum (Asid) und 3,15 ml physiol. Kochsalzlösung ergeben eine Verdünnung von 1:64. Hiervon stellt man eine Verdünnungsreihe bis zu 1:4096 her. Bei jeder dieser Verdünnungen führt man mit der Test-Erythrocyten-Suspension auf einer Glasplatte eine Agglutination herbei und bewegt die Glasplatte genau 5 min lang. Bei Verdünnungen über 1:128 bleibt die Agglutination aus. Die Mischungen läßt man eintrocknen und benutzt sie als Standard.

Test: Jedem der 4 Röhrchen mit der Gewebssuspension fügt man unter Starten einer Stoppuhr je 0,2 ml eines 1:64 verdünnten Antiglobulinserums zu, schüttelt 20 sec lang kräftig und zentrifugiert 1 min lang bei 5000 U/min. Rasch tropft man nun jeweils 1 Tropfen der überstehenden Lösung auf eine (durch Waschen in Chromschwefelsäure) proteinfreie Milchglaspalette und fügt jeweils 1 Tropfen einer 10%igen Suspension von 0-Rh-positiv sensibilisierten Erythrocyten hinzu.

Nun vergleicht man den Unterschied der eingetretenen Agglutination durch Vergleich mit den eingetrockneten Standardagglutinaten. Ein Titerverlust von 2—3 Stufen gilt als stark positiv.

Präparation der Test-Erythrocyten: 0,2 ml Rh-positiver Erythrocyten suspendiert man in 3 ml physiol. Kochsalzlösung und fügt 1 ml eines Anti-Rh-Serums (Asid) hinzu. Inkubation über 30 min bei 37° C, dann 3 maliges Waschen der Zellen in physiol. Kochsalzlösung. Herstellung einer 10%igen Suspension durch Zugabe von 2 ml physiol. Kochsalzlösung zum Sediment.

__Immuno-Reaktionen gegen bestimmte Plasmaeiweißfraktionen__

Immuno-Reaktion gegen bestimmte Plasmaeiweißfraktionen treten als Auto-Immuno-Plasmopathien auf, wozu die Hemmkörper bei Immuno-Coagulopathien und die Thromboplastin-Hemmkörper beim Lupus erythematodes zu rechnen sind.

H. Diagnostik der Blutkrankheiten*
1. Anämien

Ist der Gehalt des Blutes an Hämoglobin oder an Erythrocyten unter die physiol. Norm vermindert, so spricht man von einer *Anämie*, ist hingegen die gesamte Blutmenge vermindert (z. B. nach Blutungen), so liegt eine *Oligämie* vor. Eine Störung der Blutfarbstoffsynthese (Hämoglobinanämie) führt zur mikrocytär-hypochromen Anämie, eine Störung der Zellbildung (Erythrocyten-anämie) zu einer makrocytär-hyperchromen Anämie. Eine dritte Gruppe ist die durch Hämolyse bedingte mikrosphärocytär-normochrome Anämie, die auf einem gesteigerten Zellzerfall beruht. Letztlich unterscheidet man eine Gruppe aplastischer Anämien infolge einer Verdrängung oder toxischen Hemmung der Erythropoese.

a) Mikrocytär-hypochrome Anämie

α) *Blutungsanämie.* Nach starken Blutverlusten, seien sie durch eine Verwundung, durch blutende Magengeschwüre oder stärkere Blutungen bei Geburten bedingt, macht sich zunächst wegen der mangelhaften Blutfüllung der Gefäße ein starker Durst geltend, und nach dessen Stillung kommt durch eine Flüssigkeitszufuhr aus den Geweben des Körpers eine Verdünnung des Blutes zustande und damit eine Wiederauffüllung des Volumens unter Verminderung des Blutzellgehaltes, insbesondere der Erythrocyten. Alsbald setzt ein Ersatz des Bluteiweißgehaltes und eine Regeneration der Blutzellen durch gesteigerte Tätigkeit der Blutbildungsstätten ein. Ausdruck der cellulären Regenerationsleistung ist die Reticulocytenkrise, die nach 5—12 Tagen ihren Höhepunkt erreicht. Bei Blutungen in die Gewebe führt die Resorption des Blutes zu einem aseptischen Fieber, dem meist eine posthämorrhagische Leukocytose folgt. In der Regenerationsperiode steigt die Menge der roten Blutkörperchen infolge rascher Erschöpfung der Eisendepots rascher an als die des Hämoglobins, so daß der Färbekoeffizient (Hb_E) unter 32 bzw. der Färbeindex unter 1 sinkt. Da Blutverlust gleichzeitig Eisenverlust bedeutet, wird die akute Blutungsanämie so zur posthämorrhagischen sideropenischen Anämie.

β) *Die Eisenmangel- (sideropenische) Anämie* entsteht nicht nur als chronische Blutungsanämie wie z. B. bei Blutspendern, anhaltenden Sickerblutungen, Menorrhagien, Myom-, Hämorrhoidal- oder chronischen Ulcus- und Carcinomblutungen, Zwerchfellhernien, Hämophilie und Osler, sondern ebenso exogen bei mangelhafter Eisenzufuhr oder Störungen der Resorption (alimentäre Sideropenie), bei Achylie, chronischer Darmentzündung und Sprue, aber auch bei gesteigertem Eisenverbrauch (Wachstumsalter, Menarche, Schwangerschaft, Menopause).

Das oral zugeführte dreiwertige Eisen wird im Magen durch die Einwirkung der Salzsäure in zweiwertiges Eisen übergeführt und in den Mucosazellen des unteren Duodenums nach Bindung an einen spezifischen Eiweißkörper

---

* Neubearbeitet von H. GERHARTZ.

(*Apoferritin*) als Eisen-Eiweiß-Komplex *(Ferritin)* resorbiert. Ist das vorhandene Apoferritin abgesättigt, so kommt es zum „*Mucosablock*", der eine weitere Eisenresorption verhindert und sie erst dann wieder zuläßt, wenn Ferritin an das Blut abgegeben worden ist, das es — an β_1-Globulin gebunden — als „*Siderophilin*" zu den Blutbildungsstätten und Eisendepots transportiert. Diese Abspaltung des Eisens aus dem in der Mucosa deponierten Ferritin wird durch die Sauerstoffversorgung der Mucosazellen und damit vom Serumeisenspiegel reguliert.

Die sideropenische Anämie ist charakterisiert durch eine Hypochromie (Hb_E: 30—23, FI: 0,9—0,5) (= Farbstoffanämie).

Das Erythrocytenvolumen ist vermindert (50—70 μ^3), der Durchmesser der Erythrocyten meist verringert (Mikrocytose), ihre Dicke fast regelmäßig vermindert (Planocytose). Stets besteht eine gewisse Anisocytose (Basisverbreiterung der Price-Jones-Kurve), bei schweren Fällen auch Poikilocytose. Das Knochenmark zeigt eine gesteigerte Erythropoese mit besonderer Vermehrung der Proerythroblasten und Makroblasten; dementsprechend ist der Reticulocytengehalt im peripheren Blut leicht gesteigert. Auch findet sich eine Leukopenie (3—5000) mit relativer Lymphocytose. Das Serum hat eine auffallend blasse und helle Färbung. Es bestehen Adynamie und Störungen des Haar- und Nagelwachstums (Kolonychie) sowie häufig Rhagaden der Mundwinkel.

Der Serumeisenspiegel ist meist auf 40—60 γ-% erniedrigt. Besondere diagnostische und therapeutische Bedeutung besitzt der *orale Eisenbelastungsversuch*, da die Resorptionsleistung des Eisens bei intaktem Mucosablock einzig vom Eisenbedürfnis des Organismus gesteuert wird (= resorptive Selbststeuerung): Man bestimmt hierbei zunächst den Serumnüchternspiegel des Eisens, führt oral etwa 200 mg eines zweiwertigen Eisenpräparates zu und kontrolliert den Serumeisenspiegel aus liegender Kanüle nach 2,4 und 6 Std. Bei Sideropenie steigt der Serumeisenspiegel nach etwa 2—4 Std. auf 200—400 γ-% an. Die Stärke eines solchen „Eisensogs" entspricht dem Eisenmangel.

Der therapeutische Eisenbedarf (Fe_d = Gesamteisendosis in g) errechnet sich aus der Formel:

$$Fe_d = \text{Körpergewicht (in kg)} \times 0,4 \times \frac{\text{normales Hb—Anfangs-Hb (in g-%)}}{100}$$

γ) *Die Infektanämie* verläuft normochrom oder hypochrom und beruht ebenfalls auf einer Blutfarbstoffbildungsstörung, wobei jedoch der Eisenumsatz im Gegensatz zur sideropenischen Anämie verlangsamt und das Eisenbindungsvermögen erniedrigt ist. Es besteht zwar häufig eine Erniedrigung des Serumeisenspiegels, doch kein wesentlicher Eisensog im oralen Eisenbelastungsversuch. Soweit sich ein solcher Eisensog aber nachweisen läßt, ist er auch therapeutisch beeinflußbar. Ursache der Infektanämie ist ein für die Dauer des Infektes bestehender isolierter Eisenmangel im Blut, während das Eisen im RES gebunden und damit für die Hämoglobin-Synthese nicht verwendbar ist. Von diagnostischer Bedeutung für die Infektanämie ist der erhöhte Plasmakupferspiegel. Hypochrome Farbstoffanämien können auch durch chronischen Eiweißmangel (Hungerödem) trotz ausreichender Eisenversorgung bedingt sein.

b) Megaloblastisch-makrocytäre hyperchrome Anämie

Sie ist eine echte endogene Vitamin B_{12}-Hypovitaminose: Normalerweise wird das mit der Nahrung zugeführte Vitamin B_{12} (= Extrinsic-Faktor) an das im Pylorusmagen und oberen Duodenum sezernierte Mucoprotein „*Apoerythein*" (= Intrinsic-Faktor) gekoppelt und so als „*Erythein*" vor einer Adsorption an Bakterien geschützt, so daß es dann in den oberen Darmabschnitten resorbiert und in der Leber gespeichert werden kann. Steht kein oder nicht genügend Apoerythein zur Verfügung, so resultiert hieraus ein gesteigerter bakterieller Abbau des Vitamins B_{12} und damit die Resorptionsstörung. Mangel an Vitamin B_{12} aber bedingt Störungen in der Synthese der für die Funktion, das Wachstum und die Vermehrung der Körperzellen so wichtigen Thymonucleinsäuren, da Vitamin B_{12} als Co-Ferment zur Thymidin-Synthese fungiert. Morphologischer Ausdruck dieser Störung im Kernstoffwechsel ist in erster Linie der Megaloblast im Knochenmark, der damit zum Kriterium der Vitamin B_{12}-Hypovitaminose wird.

Die mangelnde Apoerytheïnsekretion der Magenschleimhaut beruht zumeist auf einer im wesentlichen von konstitutionellen Faktoren abhängigen Magenschleimhautdegeneration, die ausschließlich im hohen Alter beobachtet wird („kryptogenetische" *perniziöse Anämie Biermer-Addison*). Sie kann aber auch „symptomatisch" bei Sprue, Steatorrhoe sowie bei intestinalen Divertikeln und Anastomosen, bei Dysbakterie und anderen Darmleiden vorkommen. Ein Befall mit dem Fischbandwurm führt zur Vitamin B_{12}-Hypovitaminose dadurch, daß der Wurm das gesamte B_{12} für sich beansprucht. Megaloblastische Anämien bei Lebercirrhosen sind durch den Ausfall der B_{12}-Speicherfunktion der Leber begründet.

Bei der Perniciosa wie auch bei megaloblastischen Schwangerschaftsanämien ist der Vitamin B_{12}-Spiegel im Serum charakteristisch erniedrigt; er bleibt auch bei optimaler Remission niedrig. Die Menge des im Organismus vorhandenen Intrinsic-Faktors und damit die Resorptionsmöglichkeit von Vitamin B_{12} kann getestet werden durch orale Verabreichung von radioaktivem B_{12} und anschließende Messung der Radioaktivität im Urin [Ann. int. Med. **44**, 437 (1956)]. Während sich dabei normalerweise eine Steigerung der B_{12}-Ausscheidung auf etwa 13% der oralen Dosis ergibt, findet sich bei Perniciosakranken nur eine Ausscheidung von etwa 1% und auch bei gleichzeitiger Zuführung von Intrinsic-Faktor von nicht über 8%. Demgegenüber sind die Ausscheidungswerte bei anderen megaloblastischen Anämien nicht erniedrigt.

Im direkten oralen *Vitamin B_{12}-Resorptions-Exkretions-Test* wird die nach oraler Vitamin B_{12}-Belastung mit 30 γ gesteigerte Harnausscheidung von B_{12} mittels des mikrobiologischen Euglena-Testes (DMW 1953: 1475) gemessen:

Die Alge Euglena gracilis vermehrt sich und bildet Chlorophyll nur unter Anwesenheit von Vitamin B_{12}. Setzt man einem optimalen, aber B_{12}-freien Medium Harn oder Serum zu, so wird entsprechend dem B_{12}-Gehalt des Nährmediums — und bei konstanter Beleuchtung im Photothermostaten bei 29° C — Chlorophyll gebildet, dessen Gesamtgehalt nach Autoklavierung spektrophotometrisch (bei 436 mμ) bestimmt werden kann.

Die Vitamin B_{12}-Hypovitaminose geht mit Störungen des Verdauungstraktes, des Blutes und des Nervensystems einher. Das Gesicht zeigt eine charakteristische strohgelbe Blässe, Serum und Harn sind von bräunlicher Färbung („Hämatin-Ikterus"). Schwere Fälle fiebern und weisen eine oft hochgradig gesteigerte Blutsenkung auf. Die Zunge ist atrophisch glatt, nicht belegt, aber fleckig und schmerzhaft gerötet, besonders im Bereich der Spitze und der Ränder und häufig mit Bläschen oder Rhagaden besetzt (Huntersche Glossitis). Die Magenschleimhaut ist atrophisch, wobei für die Diagnose Perniciosa stets das Vorhandensein einer histaminrefraktären Anacidität zu fordern ist. Häufig bestehen auch mehr oder minder stark ausgeprägte Symptome einer funiculären Spinalerkrankung mit Paraesthesien der Hände und Füße, motorischer Schwäche und Reflexabnormitäten nach

Art der Pseudotabes oder Pyramidenbahnerkrankung. Die zirkulierende Blutmenge ist vermindert, ebenso die osmotische Resistenz der Erythrocyten. Serumbilirubinspiegel und Stercobilinogenurie (,,Urobilinogenurie") sind leicht erhöht.

Zur Sicherung der Diagnose einer dekompensierten megaloblastischen Anämie bedarf es des Nachweises a) typischer Veränderungen im Blut: megaloblastisch-makrocytäre hyperchrome Anämie mit einem Hb_E über 35 bzw. eines FI über 1,1. Hochgradige Anisocytose (Makroplanocytose), Ovalocytose und Poikilocytose, Basisverbreiterung der rechts verschobenen Price-Jones-Kurve, Verminderung der Reticulocyten ($1^0/_{00}$), der Leukocyten (3—4000) mit relativer Lymphocytose und der Thrombocyten (50 bis 150000), b) eines charakteristischen Knochenmarkbefundes (,,Megaloblastenmark") mit Ausschwemmung einzelner Erythroblasten auch in die Peripherie, c) eines Ansprechens auf die spezifische Therapie mit Vitamin B_{12}, nachgewiesen durch eine ausreichende Reticulocyten-(Proerythrocyten)-Krise mit Maximum um den 5.—10. Tag. Die Errechnung des Reticulocytenmaximums erfolgt nach der von RIDDLE aufgestellten Formel

$$\frac{0{,}73 - 0{,}2\ Ea}{0{,}73 + 0{,}8\ Ea} \times 100 \,,$$

wobei Ea den Ausgangserythrocytenwert in Mill. darstellt.

c) Hämolytische Anämien

sind charakterisiert durch einen gesteigerten peripheren Erythrocytenzerfall (Hämolyse), wie er durch eine konstitutionell vererbbare oder erworbene Verminderung der Resistenz der Erythrocyten (0,48—0,7% NaCl) bedingt sein kann. Dementsprechend sind die Abbauprodukte des Hämoglobins im Serum (,,hämolytischer Ikterus"), in der Galle, im Stuhl und Harn (,,Stercobilinogenurie") vermehrt. Die Zellneubildung im Knochenmark ist stark gesteigert (,,Erythroblastenmark").

α) Bei der konstitutionellen hämolytischen Erythropathie sind die Erythrocyten kurzlebig (7—10 Tage), ,,minderwertig" und zeigen morphologische Abarten, wobei man eine Kugelzellen-, Sichelzellen-, Elliptocyten- und Erythroblastenanämie unterscheidet. Das in Schüben verlaufende Krankheitsbild führt zu einem manifesten oder latenten Ikterus, zur Milzvergrößerung und zu rotbrauner Harnfärbung und geht oft mit trophischen Störungen der Haut (Ulcus cruris, Ichthyosis, Psoriasis) und Skeletanomalien (Turmschädel, abgeflachter Nasenrücken) einher. Im peripheren Blut zeigen die Erythrocyten eine Verkleinerung des Durchmessers (5—7 μ) bei Dickenzunahme (bis 4 μ) *(Mikrosphärocytose)*. Der sphärische Index ist erhöht (bis 0,6); oft besteht eine starke Anisocytose bei fehlender Ovalocytose und eine erhebliche Geldrollenbildung (,,Pseudoagglutination"). Die Erythrocyten zeigen eine deutliche Polychromasie und basophile Punktierung; Jolly-Körper sind häufig. Im peripheren Blut sind die Reticulocyten anhaltend erhöht ($70—200^0/_{00}$); es besteht eine Leukocytose mit Linksverschiebung. Der Hb_E-Wert ist normal (32). Die osmotische Resistenz der Erythrocyten ist deutlich vermindert, ebenso die Blutsenkungsreaktion, während der Serumeisenspiegel erhöht ist.

β) Erworbene hämolytische Anämien sind weit überwiegend durch das Auftreten kompletter oder inkompletter Wärme- oder Kälteagglutinine und -Hämolysine bedingt, wobei vermutlich inkomplette Wärmeantikörper für die meisten erworbenen hämolytischen Anämien verantwortlich gemacht werden können. Sie beruhen also auf einer pathologischen Serumeigenschaft durch Antikörper unspezifischer Systeme.

Hämolysen durch Antikörperbildung gegen die angeborenen und erbmäßig festgelegten spezifischen Systeme der Blutgruppen treten bei Transfusionsunverträglichkeiten sowie in der Gravidität in Gestalt der Neugeborenen-Erythroblastose auf; sie verschwinden nach Erschöpfung des Hämagglutinins. Neben den durch cytotrope Immunoreaktionen ausgelösten hämolytischen Anämien kann es auch durch andere schädigende Milieuveränderungen zur Hämolyse kommen. So beruht die *Marchiafava-Anämie* auf einer verminderten Säureresistenz der Erythrocyten, wobei es unter der CO_2-Verschiebung im Schlaf zu nächtlichen Hämoglobinurien kommt, die am Tage wieder verschwinden.

Bestimmte Gifte meist aromatischer Natur (Phenylhydrazin, Phenol, Resorcin, Tyrosin, Phenacetin), Essigsäure und Saponin können zur Hämolyse führen, ebenso Lorchelvergiftungen. Toxisch bedingte Hämolysen zeigen meist eine gesteigerte Erythropoese im Knochenmark und eine Erhöhung der Reticulocyten im peripheren Blut. Nicht selten beobachtet man in den Erythrocyten kleine kugelige Gebilde (*„Innenkörper-Anämie“*), die besonders häufig bei Methaemoglobin bildenden Blutgiften (Anilin, Sulfonamide) zu beobachten sind. Urämische Gifte bedingen vorwiegend eine Störung der Hämoglobinsynthese, die akut verlaufende Schwangerschaftsintoxikation eine periphere Hämolyse. Ein toxisch-hämolytisches Geschehen liegt auch der *Bleianämie* zugrunde, die durch das Auftreten basophil getüpfelter Erythrocyten mit Anisocytose und Makrocytose, durch Leukocytose, Porphyrinurie und durch die Erhöhung des Bleigehaltes im Plasma sowie durch den charakteristischen Bleisaum, durch Bleikoliken und Bleilähmungen gekennzeichnet ist.

Die **Hämochromatose** beruht auf einer stark gesteigerten Eisenresorption durch Versagen der Regulierung in der Dünndarmmucosa, wobei der Körper die Überschwemmung mit Eisen (stark und konstant erhöhter Serumeisenspiegel) nicht hinreichend durch Bindung an Schutzeiweiß einzudämmen vermag. Da eine Eisenausscheidung kaum möglich ist, resultiert hieraus eine gewaltige Eisenüberladung der Organe bis zur Pigmentcirrhose.

2. Hämophthisen (aplastische Myelopathien)

beruhen auf primären Zellbildungshemmungen einzelner oder aller hämopoetischen Systeme und können verursacht sein durch:
a) mechanische Verdrängung (Leukämien, Osteomyelosklerose), b) Mangel an Wachstumsfaktoren oder spezifischen Bausteinen des Zellaufbaues; Antimetaboliten, c) exogene Zellgiftwirkungen mit Störungen der Nucleoproteidsynthese oder der Zellteilungsvorgänge (Strahlen, Cytostatica), d) cytotrope Immuno-Reaktionen. Dabei bestehen zwischen den toxischen Schädigungen einerseits und den medikamentös-allergischen Immunoreaktionen andererseits fließende und oft sich überschneidende Übergänge. Bei den medikamentös-allergischen Immunoreaktionen ist das Pharmakon als Antigen bestimmend für die pharmakodynamische Wirkung des Antigen-Antikörper-Komplexes; d. h. jedes Medikament besitzt seine ihm eigene selektive Wirkungsrichtung auf die Thrombocyten, Erythrocyten oder Granulocyten (medikamentgebundene Spezifität).

α) *Die Erythroblastophthise* ist als isolierte, akut oder chronisch verlaufende Form selten. Sie geht mit einem vollständigen Schwund der Reticulocyten (Proerythrocyten) im peripheren Blut und im Knochenmark sowie einer reticulo-histiocytären Wucherung des medullären Reticulums einher.

β) Die Agranulocytose (SCHULTZ) verläuft akut bis subakut als septisches Krankheitsbild mit Nekrosen der Schleimhäute und Neigung zu komplizierenden Infektionen (Pneumonien). Die Blutsenkung ist stark beschleunigt. Im peripheren Blutbild besteht eine extreme Leukopenie mit relativer Lymphocytose und Monocytose bei fehlender Anämie und Thrombopenie. Das Knochenmark weist auf dem Höhepunkt der Erkrankung eine Hypoplasie oder Aplasie der Granulopoese auf mit starker Reticulumwucherung, während sich in der späteren Erholungsphase eine stark unreife Hyperplasie zeigt. Die Erhaltung der Eosinophilen in der Peripherie gilt als prognostisch günstig. Agranulocytosen können in einer Panmyelophthise oder auch bei überschießender Regeneration in einer unreifzelligen Myelose enden.

γ) Die Lymphocytophthise ist eine seltene, mit weitgehender Atrophie des lymphatischen Gewebes einhergehende Erkrankung.

δ) Isolierte Thrombopenien weisen eine feinfleckige symmetrische Purpura ohne wesentliche Milzschwellung auf. Das Knochenmark zeigt anfangs eine Megakaryocytopenie und später oft eine Zunahme der Megakaryocyten.

ε) Die Panmyelopathie (aplastische Anämie) ist zumeist toxisch bedingt und von subchronischem Verlauf. Klinisch besteht ein septisches Krankheitsbild mit extremer Senkungsbeschleunigung und geringer Milzschwellung sowie häufig eine Neigung zu allergischen Reaktionen und eine Achylie. Infolge einer stark verminderten Gewebsresistenz finden sich ausgedehnte Nekrosen der Schleimhäute und Tonsillen. Das periphere Blut zeigt eine aregeneratorische normochrome Anämie mit Leukopenie und Thrombopenie. Zugleich besteht eine ausgedehnte hämorrhagische Diathese. Das zellarme und fettreiche Knochenmark weist eine mehr oder minder vollständige Aplasie aller hämopoetischen Systeme mit reaktiver reticulärer Hyperplasie auf.

Als *Felty-Syndrom* bezeichnet man eine cyclisch verlaufende Agranulocytose und Anämie mit Hautpigmentationen, Milztumor und generalisierten Lymphknotenschwellungen sowie Achylie, die meist mit einer chronisch rezidivierenden Polyarthritis kombiniert verläuft.

ζ) Die splenopathische Markhemmung bedingt eine chronische hyperchrome Anämie mit geringer Leukopenie und Thrombopenie, jedoch ohne hämorrhagische Diathese. Das Knochenmark zeigt eine Unreife der Granulo- und Erythropoese mit reaktiver Wucherung der lymphoiden und plasmacellulären Reticulumzellen. Splenopathische Reifungshemmungen finden sich besonders beim Banti-Syndrom, bei Lebercirrhose und bei der Kala-Azar.

3. Hämoblastosen

Hämoblastosen sind irreversible (neoplastische) Wucherungen der blutbildenden Organe, also des reticuloendothelialen Systems. Sie werden eingeteilt a) nach dem Muttergewebe in solche des medullären Reticulums (A), des lymphatischen Reticulums (B) und des retothelialen Systems (C); b) nach dem Grade der Malignität in solche, die im wesentlichen auf das Muttergewebe beschränkt bleiben und solche mit infiltrierendem Wachstum; c) nach der Erscheinungsform in solche, die sich überwiegend im Gewebe (-ose) und solche, die sich darüber hinaus im peripheren Blut (-ämie) abspielen. Zwischen allen Gruppierungen sind mehr oder minder deutliche Übergangsformen möglich.

Leukämien (Leukosen) sind irreversible Wucherungen *spezifischer* hämopoetischer Systeme mit entsprechender Zellvermehrung im peripheren

Blut, wobei zwischen den vom granulopoetischen System herzuleitenden myeloischen Leukämien, den vom lymphopoetischen System sich ableitenden lymphatischen Leukämien sowie den vom plasmacellulären und lymphoiden (eiweißbildenden) reticulären System entstammenden reticulären Leukämien („maligne Retikulose") zu unterscheiden ist. Der Begriff der „Stammzellen-Leukämie" ist irreführend, da für die „leukämische" Proliferation stets eine mehr oder minder weite Differenzierung gefordert werden muß.

Reticulosen sind irreversible Wucherungen der medullären Reticulumzellen des Knochenmarks oder (und) der lymphatischen Reticulumzellen in den Lymphfollikeln bzw. in der weißen Milzpulpa. Wucherungen des retothelialen Systems (Uferzellen der Lymphknoten, rote Milzpulpa) sollten nicht als Retikulosen, sondern besser als **Retotheliosen** abgegrenzt werden.

Dem klinischen Verlauf nach unterscheidet man zwischen akuten, subakuten und chronischen Leukämien (bzw. Erythrämien) und entsprechend dem Zellgehalt der Peripherie zwischen leukämischen, subleukämischen und aleukämischen Formen. Die schärfste und sicherste Einteilung der Leukosen erfolgt nach dem vorherrschenden morphologischen Zellbild, da durchweg jedes Reifungsstadium zur leukämischen Zellvermehrung befähigt ist. Grundsätzlich gilt: Je reifer die leukämische Mutterzelle (bzw. das periphere Zellbild) ist, um so chronischer und relativ gutartiger ist der klinische Verlauf und um so massiver ist die Zellausschwemmung in die Peripherie. Schubweise Zellausschwemmungen können jedoch auch Ausdruck einer Insuffizienz der Knochenmarksperre sein und damit zum Zeichen eines präfinalen Schubes werden. Der periphere Zellgehalt wird nicht nur von der Zellreife, sondern auch von der Knochenmarkssperre und der peripheren Cytolyse bestimmt.

a) Erythrocytosen

Polyglobulie bezeichnet eine Vermehrung der im peripheren Blut zirkulierenden Erythrocyten, wie sie symptomatisch bei äußerem und innerem Sauerstoffmangel, sowie toxisch, splenogen und innersekretorisch bedingt sein kann. Sie geht mit einer erheblichen Senkungsverlangsamung und mit einem Hämatokrit von über 50% Zellgehalt einher.

Als *Pseudo-Polyglobulie* bezeichnet man die relative Vermehrung des Erythrocytengehaltes im peripheren Blut durch Bluteindickung, wie sie bei Verlust der zirkulierenden Plasmamenge nach Durchfällen, Erbrechen, bei kardialer Insuffizienz (Lungenödem) usw. vorübergehend entstehen kann.

Polycythaemia rubra vera (chronische Erythrämie) bezeichnet eine primär chronische, idiopathische Vermehrung der Gesamtblutmenge, also sowohl der Erythrocytenmasse und des Hämoglobins als auch der zirkulierenden Plasmamenge. Sie beruht auf einer dauernden und irreversiblen, zunehmend starken Wucherung des erythropoetischen Systems mit weitgehender Zellausreifung und kann als erythropoetisches Gegenstück zur chronischen Myelose angesehen werden. Der Verlauf ist relativ gutartig. Klinisch finden sich Gesichtsröte, Schwindel und Kopfschmerzen sowie periphere Durchblutungsstörungen mit schmerzhafter Cyanose der Hände und Beine („Erythromelagie"). Die Milz ist meist leicht vergrößert; der Augenhintergrund zeigt einen Fundus polycythaemicus. Es besteht eine mäßige Albuminurie und Stercobilinogenurie sowie eine Neigung zu Thrombosen.

Die Gesamtblutmenge ist auf 7—20 l erhöht, die Zahl der Erythrocyten auf 7—9 Mill., der Hämoglobingehalt auf 17—25 g-%. Der Blutdruck findet sich oft gesteigert. Das Knochenmark weist neben einer starken Zunahme der Erythropoese meist auch eine gesteigerte Granulopoese und Thrombopoese mit reichlich Megakaryocyten auf. Im peripheren Blut besteht eine geringe Anisocytose mit Zunahme der Reticulocyten (10—27 $^0/_{00}$) und der Leukocyten (10—30000) mit Linksverschiebung und einer besonderen Vermehrung der Mastzellen. Auch der Thrombocytengehalt der Peripherie ist gesteigert, die Gerinnungszeit verkürzt.

Die Polycythämie geht also mit einer Hyperaktivität des gesamten medullären Reticulums einher; sie kann letztlich malignen Charakter annehmen und als leukämische Form enden.

Erythroblastosen sind irreversible Wucherungen des erythropoetischen Systems, die mit einer massiven Ausschwemmung kernhaltiger roter Blutkörperchen (Erythroblasten) einhergehen.

α) *Akute Erythrämie* bzeichnet eine isolierte Wucherung der Erythropoese mit reichlicher Ausschwemmung von abnormen Erythroblasten („Paraerythroblasten") bis zu 250000, die von einer Leukocytose bis zu 30000 begleitet sein kann. Meist ist die Granulopoese und Thrombopoese im Knochenmarkpunktat vermindert. Das periphere Blut zeigt eine erhebliche normochrome Anämie mit starker Anisocytose. Leber und Milz sind stark vergrößert; gleichzeitig besteht eine zuweilen deutliche hämorrhagische Diathese.

β) *Chronische Erythroblastose* bezeichnet eine mit Anämie oder Polycythämie, mit Leber- und Milzschwellung einhergehende erythroblastische Metaplasie des Knochenmarks mit ausgesprochener erythroblastischer Fehldifferenzierung und einer erheblich gesteigerten Blutmauserung. Sie kann als Gegenstück zur aleukämischen Myelose angesehen werden.

Erythroleukämie. Der Erythroleukämie zugrunde liegt eine kombinierte irreversible Wucherung des erythropoetischen und granulopoetischen Systems, wobei auch die großen Reticulumzellen des Knochenmarks stark gewuchert sind. Mit Nachlassen der erythropoetischen Differenzierung entwickelt sich hieraus im weiteren Verlauf oft die aleukämische Myeloblastenleukose. Im peripheren Blut finden sich dabei reichlich myeloblastische Zellelemente und Erythroblasten, jedoch ohne wesentliche Erhöhung der Gesamtzellzahl.

b) Leukosen

Als *chronische leukämische Myelose* (myeloische Leukämie) bezeichnet man eine neoplastische Wucherung der Myelocyten und Metamyelocyten im Knochenmark wie auch extramedullär in der Leber, in der Milz und anderen Organen, wobei es zu einer Vermehrung der Granulocyten im Blut bis zu 400000, zu einer extremen Vergrößerung der Milz (mit Neigung zu Infarzierungen) und zu einer deutlichen Vergrößerung der Leber kommt. Das Differentialblutbild zeigt eine bunte Vermehrung unreifer Granulocyten, die initial auch von einer Zunahme der Basophilen und Eosinophilen, sowie oft auch der Thrombocyten begleitet ist. Bei einer mäßigen normochromen Anämie mit Anisocytose finden sich einzelne Erythroblasten im Blut. Das Knochenmark zeigt eine erheblich gesteigerte Granulopoese mit reichlich Eosinophilen und Basophilen, mit zahlreichen Riesenzellbildungen und häufig auch einer begleitenden retikulären Hyperplasie, wobei jedoch das bunte Zellbild von reaktiven Veränderungen schwer zu unterscheiden bleibt. Charakteristischer als das Knochenmark ist die myeloische intralobuläre Infiltration der Leber und die Infiltration von Milz und Nieren.

Das in Schüben und mit zeitweiligem Fieberanstieg verlaufende klinische Bild ist zuweilen durch Bronchopneumonien, durch Harnsäureauskristallisationen in den Nierenbecken, durch einen Herpes zoster und gelegentlich auch durch polyneuritische und funiculäre Symptome kompliziert. Im Spätstadium der Erkrankung kommt es zu leukämischen Infiltraten der Haut, zur myeloischen Metaplasie der Lymphknoten und zur Kachexie.

Aleukämische Verlaufsformen gehen mit einer stärkeren extramedullären Granulopoese und aplastischen Anämie einher und zeigen mehr oder minder ausgeprägte Differenzierungen zur Erythroleukämie, zur riesenzellreichen „Megakaryocytenleukämie" oder auch zur Osteomyelosklerose. Die sog. *Mastzellenleukämie* weist in der Peripherie bis zu 50% Mastzellen auf und zeigt neben der starken intra- und extraossären, an Mastzellen reichen Granulopoese eine Fibrose von Knochenmark und Lymphknoten sowie eine starke Leber- und Milzcirrhose, wohl eine Folge der durch den Mucopolysaccharidgehalt der Mastzellengranula angeregten Faservermehrung.

Promyelocytenleukosen zeigen im Blut und Knochenmark überwiegend großzellige, meist peroxydasepositive Promyelocyten, die durch ihren großen Kern und eine zarte Plasmagranulation charakterisiert sind. Das Zellbild ist eintöniger und unreifer, wodurch es zum Hiatus leucaemicus kommt: Neben wenigen ausgereiften oder überreifen Segmentkernigen finden sich zahlreiche weitgehend unreifzellige Granulocyten, während Stabkernige, Metamyelocyten und großenteils auch Myelocyten fehlen. Die Gesamtzellzahl überschreitet meist nicht 150000. Oft besteht eine stärkere Trombopenie und Anämie mit hämorrhagischer Diathese. Der Verlauf ist subakut. Die Erkrankung befällt überwiegend männliche Jugendliche.

Die *Paramyeloblastenleukose* zeigt ein eintöniges Zellbild, das weitgehend aus atypischen peroxydasenegativen, unter Umständen kleinzelligen Myeloblasten besteht, die die Fähigkeit zur weiteren Differenzierung weitgehend verloren haben und kaum Mitosen aufweisen. Ihre Kerne sind chromatinarm und enthalten oft mehrere große Kernkörperchen. Der Hiatus leucaemicus ist deutlich ausgeprägt. Auch das Sternalpunktat zeigt einen eintönigen Zellaufbau. Stets besteht eine normochrome Anämie und eine oft schwere thrombopenische Purpura. Die Milz ist nur mäßig vergrößert, die Leber hingegen oft stärker. Histologisch finden sich in der Leber wie in der Milz mächtige Paramyeloblasteninfiltrate, oft auch in den Lymphknoten, die gering vergrößert und schmerzhaft sein können, besonders im Halsbereich. Das akute, oft hoch fieberhafte Krankheitsbild geht mit Schleimhautnekrosen und Stomatitiden, mit (leukämischen) Bronchopneumonien und hämorrhagischen Ergüssen, mit Ulcerationen der Dünn- und Dickdarmschleimhaut sowie geringer Albuminurie einher. Letzlich kommt es meist zu Hirnblutungen oder zu phlegmonösen Entzündungen.

Paramyeloblastenleukosen können sich zuweilen aus Agranulocytosen durch überschießende Hyperplasie des medullären Reticulums entwickeln.

Als *Monocytenleukämie* bezeichnet man eine großzellige myeloische Hyperplasie, wobei die Zellen zwar den Paramyeloblasten morphologisch ähnlich sind, jedoch den medullären Reticulumzellen näherstehen. Charakteristisch ist das relativ einheitliche Zellbild mit auffallend großen blassen Kernen und einem oxyphilen Plasma mit peroxydasenegativer zarter Granulation. Der klinische Verlauf ist langsamer und gutartiger als der der Paramyeloblastenleukosen und nicht so stark durch Fieber, Infekte und hämorrhagische Diathese kompliziert.

Die *chronische lymphatische Leukämie* (leukämische Lymphadenose) beruht auf einer irreversiblen leukämischen Wucherung des lymphatischen Reticulums und geht mit generalisierten Lymphknotenschwellungen und einer mäßigen bis stärkeren Vergrößerung der Milz und Leber einher. Sie ist eine Erkrankung überwiegend des höheren Alters und verläuft um so gutartiger, je älter der Patient ist. Das Knochenmark weist frühzeitig eine diffuse oder fleckige lymphatische Metaplasie mit Verdrängung der Erythropoese und Thrombopoese und später auch der Granulopoese auf, wodurch es zu schwersten chronischen Anämien, zu einer oft extremen Infektbereitschaft sowie zu schweren hämorrhagischen Diathesen kommt. Das periphere Blut weist bis zu 500 000 Leukocyten auf mit 70—98% Lymphocyten. Dabei ist das Bild von zahlreichen Gumprechtschen Zellschatten untermalt. Charakteristisch ist die interstitielle Lymphocytenfiltration der Leber. Lymphatische Infiltrate der Haut und der Nieren sind häufig, nicht selten auch Transsudatbildungen. Die Diagnose ist aus dem Knochenmark- und Lymphknotenpunktat leicht zu sichern.

Die *akute lymphatische Leukämie* ist die akute, oft fieberhafte Verlaufsform der Lymphadenose, die fast ausschließlich Kinder und Jugendliche befällt. Sie geht mit nur mäßigen Lymphknotenschwellungen, jedoch einer äußerst dichten lymphatischen Metaplasie des Knochenmarks und einer dementsprechend oft extrem ausgeprägten thrombopenischen Purpura einher.

c) Reticulosen

Reaktive oder leukämische Wucherungen des medullären Reticulums gehen stets mit einer parallellaufenden Steigerung der Globulinproduktion einher. Obwohl sie sich auf Grund ihres kleinzelligen Charakters oft morphologisch schwer differenzieren lassen, können sie doch im Verein mit dem Serumeiweißbild unschwer diagnostiziert werden.

Als *Plasmazellen-Leukämie* bezeichnet man die im Verlauf eines Plasmocytoms auftretende subleukämische Ausschwemmung medullärer Plasmazellen und plasmacellulärer Reticulumzellen in das Blut.

Die *subleukämische lymphoide Retikulose* beruht auf einer subakut verlaufenden irreversiblen Wucherung der leukämisch differenzierten lymphoiden Reticulumzellen des Knochenmarks und ist meist auch von einer Wucherung der plasmacellulären Reticulumzellen des Knochenmarks wie auch des lymphatischen Reticulums begleitet. Das periphere Blut zeigt neben einer normochromen Anämie eine erhebliche Untermischung (50 bis 90%) durch lymphoide oder monocytoide plasmaarme Zellformen mit einem rundlichen, vielfach gekerbten und chromatinreichen Kern ohne typische Chromatinfelderung; das deutlich basophile Plasma enthält oft größere Vacuolen. Im Knochenmark ist stets eine mehr oder minder dichte diffuse Wucherung lymphoider Reticulumzellen nachweisbar. Leber, Milz und Lymphknoten sind meist mäßig vergrößert.

Der Serumeiweißgehalt ist vermehrt, wobei stets elektrophoretisch eine isolierte Zunahme der β- oder γ-Globuline nachweisbar ist. Häufig besteht auch eine hämorrhagische Diathese, die teils thrombopenischen, teils paraproteinotischen Ursprunges sein dürfte. Der von WALDENSTRÖM charakterisierte Symptomenkomplex der „Makroglobulinämie" beruht auf einer eiweißchemisch besonders charakterisierten Wucherung des lymphoiden Reticulums.

Morbus Brill-Symmers bezeichnet eine irreversible Wucherung der lymphatischen Reticulumzellen, die mit einer generalisierten Lymphknotenschwellung und einer mäßigen Vergrößerung der Milz einhergeht. Sie ist charakterisiert histologisch durch eine erhebliche Vergrößerung der Lymphfollikel in den Lymphknoten mit Wucherung von Lymphoblasten, Lymphocyten und besonders der lymphatischen Reticulumzellen. Blut und Knochenmark hingegen sind uncharakteristisch. Übergänge zum Lymphogranulom oder zum Retothelsarkom sind möglich.

d) Retotheliosen

Die *Lymphogranulomatose* (Morbus Hodgkin) ist eine in Fieberschüben verlaufende irreversible Wucherung der Retothelien der lymphatischen Gewebe, die — oft isoliert beginnend — im weiteren Verlauf das gesamte retotheliale System erfaßt und mit einer generalisierten Lymphknotenschwellung, mit einer meist deutlichen Milzschwellung und einer geringen Vergrößerung der Leber einhergeht. Dabei besteht meist starkes Jucken der trockenen und derben Haut, die häufig ausgedehnte Kratzeffekte aufweist, eine erhebliche allgemeine Schwäche mit Gewichtsabnahme sowie ein trockener Reizhusten. Das periphere Blut weist neben einer hypochromen Anämie anfangs eine Leukocytose (10000—20000), später eine Leukopenie (2000—4000) mit zunehmend deutlicher Lymphopenie auf. Meist besteht auch eine Eosinophilie und Monocytose. Das Knochenmark zeigt eine Hyperplasie der großen Reticulumzellen mit linksverschobener Granulopoese und Eosinophilie. Der Serumeisenspiegel ist erniedrigt, der Plasmakupferspiegel erhöht. Im Harn findet sich oft eine positive Diazoreaktion. Die Blutsenkungsreaktion ist anfangs kaum erhöht, erreicht bald aber extreme Werte, wobei eine stark beschleunigte Blutsenkung als prognostisch ungünstig zu werten ist und für eine Organbeteiligung spricht. Bei einer oft erheblichen Minderung des Gesamteiweiß- und Albuminspiegels im Serum ist eine α_2- und γ-Hyperglobulinämie Ausdruck einer zunehmenden Generalisation. Die Diagnose kann aus dem Lymphknoten- und Milz-Punktat gestellt werden. Die Lymphknotenstruktur ist unter Schwund der Lymphfollikel und weitgehender Verdrängung der Lymphopoese durch eine Wucherung der Retothelien ersetzt, die fast stets mit dem Auftreten typischer Sternbergscher Riesenzellen und einer Infiltration durch eosinophile Granulocyten einhergeht.

Im weiteren Verlauf sind Metastasierungen in die Haut, die Lungen und in das Skelet nicht selten. Gelegentlich beobachtet man auch Entwicklungen zum Retothelsarkom.

Die *Lipoidgranulomatose* ist eine seltene Erkrankung Jugendlicher, die mit generalisierten retothelialen Granulationen im Knochenmark sowie in den Lymphknoten, in Leber und Milz einhergeht. Das septische Krankheitsbild weist remittierende Fieberschübe, eine diffuse Osteoporose sowie meist ein Purpura-ähnliches Exanthem auf, während Blutbild und Knochenmark uncharakteristisch sind. Die Diagnosenstellung erfolgt histologisch durch den Nachweis retothelialer Wucherungen, die mit Nekrosen und Blutungen, mit Riesenzellbildungen und Infiltrationen durch eosinophile und neutrophile Granulocyten einhergehen. Sie sind durch Cholesterineinlagerungen („Schaumzellen") auffallend gekennzeichnet.

Das *Boecksche Sarkoid* ist ein retotheliales Granulom mit besonders gutartigem chronischem Verlauf. Dabei besteht kein Fieber, die Blutsenkung ist normal. Der Serumcalciumspiegel ist erhöht. Das Blutbild zeigt eine Eosinophilie und Monocytose bei Lymphopenie, das Knochenmark nur eine Linksverschiebung der Granulopoese. Histologisch finden sich Epitheloidzellknötchen ohne Verkäsungen und ohne wesentlichen Lymphocytenwall, jedoch zuweilen mit Langhansschen Riesenzellen. Neben einer generalisierten, besonders cervicalen, nicht über mandelgroßen schmerzlosen Schwellung der Lymphknoten finden sich oft miliare Herde in den Tonsillen, in Milz, Leber und Lungen sowie im Skelet, besonders der Hände und Füße.

Die *Osteomyelosklerose* beruht auf einer primären, fibrosierenden und sklerosierenden, irreversiblen retothelialen Wucherung des Knochenmarks („Osteomyeloretikulose"). Ihr entspricht röntgenologisch eine diffuse Sklerosierung des Skelets. Die Punktion des ungewöhnlich harten Knochenmarks ergibt kein oder ein äußerst zellarmes Mark mit nur spärlicher

Müller-Seifert-v. Kress, Taschenbuch, 67. Aufl.   30

Granulo- und Erythropoese. Im peripheren Blut besteht eine hypochrome
Anämie mit starker Anisocytose und Poikilocytose und eine charakteristische
erythroblastisch-leukämoide Reaktion. Unreife oder halbreife Zellen der
Erythro- und Granulopoese mit zahlreichen Erythroblasten und Riesen-
stabkernigen und zuweilen auch Megakaryocyten bedingen ein äußerst
buntes peripheres Blutbild. Dabei besteht eine Leukocytose bis 50000 und
eine meist deutliche Thrombopenie mit Auftreten von Riesenplättchen. Als
Folge der überwiegend extramedullären Hämopoese findet sich eine oft
enorme Vergrößerung der Milz und eine mäßige Vergrößerung der Leber.
Die Diagnose kann letztlich durch Punktion des Knochens sowie der Leber
und Milz gesichert werden. Gelegentlich beobachtet man Übergangsformen
zur aleukämischen Myelose oder zur Polycythämie.

Tumorbildende Leukosen zeigen ein infiltrierendes Wachstum und entstehen als primär multiple Knotenbildungen.

Das *Chlorom* entspricht einer relativ unreifzelligen Myeloblastenleukose,
die mit multiplen Knotenbildungen im Periost, besonders des Schädels,
einhergeht und durch eine Grünfärbung des Knochenmarks infolge Protoporphyrin charakterisiert ist.

Das *Lymphosarkom* entspricht weitgehend der chronischen leukämischen
Lymphadenose, jedoch sind die Lymphknoten durch interstitielle Infiltrate
stärker miteinander verlötet.

Das *Plasmocytom* (multiples Myelom) beruht auf einer teils diffusen,
teils knotigen, primär generalisierten und neoplastischen Wucherung der
Plasmazellen und der plasmacellulären Reticulumzellen des Knochenmarks.
Röntgenologisch finden sich multiple kleinknotige scharf begrenzte Auf-
hellungsherde am Becken und besonders am Schädel. Der hochgradigen
Osteoporose mit starker Neigung zu Spontanfrakturen entspricht eine
Hypercalcämie. Als Ausdruck einer tiefgreifenden Paraproteinose finden sich
charakteristische Veränderungen im Serumeiweißbild, eine extrem gesteigerte
Blutsenkungsreaktion, eine mehr oder minder stark ausgeprägte Para-
proteinnephrose (Nephrohydrose) sowie eine Neigung zu allergischen Reaktionen gegen das eigene Paraprotein. Im peripheren Blut besteht eine schwere
therapieresistente Anämie. Die Sicherung der Diagnose geschieht durch die
Punktion des Knochenmarks und die Elektrophorese.

Tumorbildende Retotheliosen. Das *Retothelsarkom* beruht auf einer
malignen Wucherung der Retothelien der Lymphknoten und führt zum völligen Schwund der Lymphfollikel. Die Krankheit erscheint klinisch als generalisierte Schwellung der Lymphknoten, der Tonsillen sowie der lymphatischen
Apparate des Darmes und ist meist an den cervicalen oder mediastinalen
Lymphknoten besonders ausgeprägt. Das lymphopoetische Reticulum ist an
der Wucherung ebensowenig beteiligt wie das Knochenmark. Dementsprechend ist das Blutzell- und Bluteiweißbild uncharakteristisch.

Als *Ewing-Sarkom* („endotheliales Myelom") bezeichnet man ein retotheliales Sarkom der perivasculären Zellen des Knochenmarks, das als sichtbarer und schmerzhafter Primärtumor beginnt und unter rascher Metastasierung auf das gesamte Skelet übergreift. Es läßt sich röntgenologisch als
spindelige Knochenauftreibung nachweisen.

Punktionsflüssigkeiten

Die Untersuchung der im Körper auftretenden Flüssigkeitsergüsse
einschließlich derjenigen des Liquor cerebrospinalis gibt in verschiedener Hinsicht diagnostisch bedeutsame Aufschlüsse. Von der Menge der

anwesenden Eiweißkörper, namentlich der Globuline, ist das spezifische Gewicht punktierter Flüssigkeiten vorwiegend abhängig, da der Gehalt der Exsudate und Transsudate an Asche, Extraktivstoffen usw. stets nur sehr geringen Schwankungen unterliegt, während die Eiweißmengen in weiten Grenzen variieren. Für die Beurteilung des Eiweißgehaltes im Liquor cerebrospinalis ist die Nonnesche Reaktion brauchbar. Eine Fällung oder mindestens Trübung im Liquor bei Zusatz von gleichen Teilen einer konzentrierten Lösung von schwefelsaurem Ammoniak spricht für einen Entzündungsprozeß. Hingegen kennzeichnet das Ausbleiben jeder Fällung oder Trübung die Abwesenheit von Globulinen und damit von entzündlichen Vorgängen.

In den verschiedenen Körperhöhlen können sich Ergüsse bilden sowohl infolge von Entzündungsprozessen *(Exsudate)*, als auch infolge von Zirkulationsstörungen und Schädigung der Gefäßwände *(Transsudate)*.

Die *Transsudate* sind fast immer serös, selten bluthaltig, sie zeigen je nach dem Orte ihrer Entstehung ein verschiedenes spezifisches Gewicht, das um 1008—1015 zu schwanken pflegt. Als *Exsudate* bezeichnet man die Produkte einer Entzündung; diese können serös, serös-eitrig, jauchig oder hämorrhagisch sein. Die *Exsudate* zeigen ein höheres spezifisches Gewicht als die Stauungstranssudate, und zwar kann man annehmen, daß eine Flüssigkeit, gleichgültig, woher sie stammt, das Produkt einer Entzündung ist, wenn ihr spezifisches Gewicht 1018 überschreitet (Pleuritis, Peritonitis), daß sie jedoch als nicht entzündliches Transsudat aufzufassen ist, wenn ihr spezifisches Gewicht niedriger ist als 1015.

Die Bestimmung des *spezifischen Gewichtes* darf nur an der (vor Verdunstung geschützten) auf Zimmertemperatur abgekühlten Flüssigkeit vorgenommen werden, da ein noch körperwarmes Exsudat ein zu niedriges spezifisches Gewicht zeigt, und zwar entsprechen ungefähr je 3° C mehr einem Aräometergrad weniger.

Die entzündlichen serösen Exsudate unterscheiden sich außerdem noch dadurch von den Transsudaten, daß sie beim Versetzen mit ein paar Tropfen verdünnter Essigsäure eine Trübung oder einen Niederschlag geben, der durch einen globulinartigen Eiweißkörper bedingt ist. Man kann dabei auch umgekehrt vorgehen, indem man in einem Reagenzglas das Exsudat zur verdünnten Essigsäure zutropfen läßt und beobachtet, ob sich ein wolkiger Niederschlag bildet (Probe von RUNEBERG und RIVALTA).

Seröse Exsudate setzen bald nach der Entleerung ein mehr oder weniger reichliches Faserstoffgerinnsel ab; mikroskopisch finden sich darin Leukocyten und gequollene, oft vacuolenhaltige Endothelzellen.

In serösen Exsudaten, welche sich an einen chronischen, besonders an einen *tuberkulösen* Prozeß (z. B. der Lungen und der Pleura) anschließen, zeigen die im Sediment vorhandenen weißen Blutkörperchen meist einen runden Kern und den Typus der kleinen Lymphocyten, während bei Exsudaten, welche im Gefolge *akuter* Entzündungen, z. B. nach Pneumonien, auftreten, die polymorphkernigen Leukocyten weit überwiegen. Dieses verschiedene Verhalten der Leukocyten ist von großer diagnostischer Bedeutung, Man geht am besten in derWeise vor, daß man das durch Punktion gewonnene Exsudat möglichst frisch zentrifugiert oder sedimentieren läßt, das Sediment auf dem Objektträger antrocknet und mit Methylenblau oder der Pappenheimschen Methode färbt. Bei Ergüssen, welche sich bei bösartigen Neubildungen (Carcinomen, Sarkomen, Endotheliomen) entwickeln, zeigt die mikroskopische Untersuchung ein buntes Bild aus Endothelien, Lymphocyten, polymorphkernigen Leukocyten, roten Blutkörperchen und Geschwulstzellen. — Reine, nicht entzündliche Transsudate zeichnen sich neben dem Fehlen des Fibrins und dem Fehlen des Eiweißniederschlags nach Essigsäurezusatz auch durch die geringe Zahl der weißen Blutkörperchen und durch das Vorwiegen der Endothelien aus.

Eitrige Exsudate zeigen bei mikroskopischer Untersuchung große Mengen von Leukocyten, welche fast ausschließlich der polymorphkernigen Form angehören, in *älterem* Eiter sind sie größtenteils degeneriert und zerfallen. Daneben finden sich alsdann reichliche Fetttropfen und Fettkristalle (Margarinenadeln) und Cholesterintafeln, selten Charcot-Leydensche Kristalle.

Chylöse, d. h. milchartig trübe Exsudate in der Bauchhöhle kommen besonders bei krebsigen oder tuberkulösen Erkrankungen des Peritoneums vor. Dies milchige Aussehen ist durch die Anwesenheit feinst verteilten, auch mikroskopisch als kleinste Kügelchen sichtbaren Fettes bedingt.

Seröse Exsudate, besonders die der Pleura, sind in der großen Mehrzahl der Fälle *frei von Bakterien*; hier und da lassen sich darin, aber meist nur durch die Kultur oder das Tierexperiment, spärliche Streptokokken und Pneumokokken und bei Tuberkulose Tuberkelbacillen nachweisen.

Eitrige Exsudate, besonders wenn sie noch jüngeren Datums sind, enthalten *meist* Mikroorganismen, und zwar kommen im eitrigen Peritonealexsudat Colibacillen, Staphylo- und Streptokokken vor. Bei Empyem der Pleurahöhle finden sich in der Hälfte aller Fälle Streptokokken; die Streptokokkenempyeme, welche sich besonders bei Puerperalfieber, Erysipel, Scharlach, Influenza, bisweilen auch bei Tuberkulose finden, zeigen einen mehr dünnflüssigen flockigen Eiter und weniger günstigen Verlauf. Empyeme, welche nach croupöser Lungenentzündung auftreten, enthalten meist den Fränkelschen Pneumococcus, seltener Streptokokken. Die Pneumokokkenempyeme sind durch dickflüssigen Eiter und gutartigen Verlauf ausgezeichnet (pus bonum et laudabile); die Streptokokkenempyeme zeigen einen mehr dünnflüssigen, oft stinkenden Eiter; sie heilen meist langsamer aus und rezidivieren nicht selten. Bei tuberkulösen Empyemen lassen sich häufig Tuberkelbacillen allein oder zusammen mit Streptokokken nachweisen. *Jauchige* Exsudate, oft von grünlichem oder bräunlichem Aussehen und von sehr üblem Geruch, sind z. B. bei Lungengangrän und Lungenabsceß reich an Mikroorganismen, unter anderem an Fäulniserregern, z. B. Streptococcus putridus (übelriechend). Hämor-

rhagische Exsudate finden sich hauptsächlich bei Carcinose und Tuberkulose der Pleura und bei hämorrhagischer Diathese. Blutige Ergüsse
sind gewöhnlich von übler prognostischer Bedeutung.

Der Inhalt der *Echinococcussäcke* ist meist klar, neutral oder
alkalisch, von geringem spezifischem Gewicht, 1009—1015, enthält
kein Eiweiß oder nur Spuren davon, dagegen Chlornatrium in großer
Menge, ferner häufig Traubenzucker und Bernsteinsäure; die letztere
wird nachgewiesen durch Ausschütteln der eingedampften und mit
HCl angesäuerten Flüssigkeit mit Äther; nach Verdunsten des ab-
gehobenen Äthers bleibt die Bernsteinsäure als Kristallbrei zurück,
dessen wäßrige Auflösung mit Eisenchlorid einen rostfarbenen gallerti-
gen Niederschlag von bernsteinsaurem Eisen bildet. Im Reagenzrohr
erhitzt, stößt die Bernsteinsäure zum Husten reizende Dämpfe aus.

Mikroskopisch finden sich, jedoch nicht immer, die charakteristischen Haken. In älteren abgestorbenen Echinococcussäcken sind, wie
in allen alten Cysten, Cholesterin- und Hämatoidinkristalle enthalten.
Bei vereiterten Leberechinokokken findet sich meist massenhaft Bilirubin vor, welches dem Eiter eine ockergelbe Farbe verleiht. Bei Verdacht auf Echinokokkenblasen kann auch die charakteristische
Fällung mit einer anerkannten Echinokokkenflüssigkeit herangezogen
werden.

Der Inhalt der *Hydronephrosen* ist *meist* wasserklar, vom spezifischen Gewicht 1010—1020, enthält Schleim, bisweilen Blut und Eiter
und eine verschieden große Menge von Eiweiß und von Harnbestand-
teilen. Da diese jedoch auch in Echinococcusflüssigkeiten vorkommen
können, so darf nur bei Vorhandensein einer größeren Menge von Harnstoff und von *Harnsäure* die Diagnose auf Hydronephrose gestellt
werden. Harnstoff wird nach S. 240 nachgewiesen, Harnsäure durch
Versetzen der Flüssigkeit mit Salzsäure und mikroskopische Untersuchung der ausgeschiedenen Kristalle oder durch die Murexidprobe.

Mikroskopisch finden sich zuweilen runde oder birnförmige Epithelien des Nierenbeckens und Harncylinder.

Der Inhalt der *Ovarialcysten* ist meist schleimig, fadenziehend, gelb,
kann jedoch auch wäßrig oder dickflüssig und braun sein; spezifisches
Gewicht sehr wechselnd, zwischen 1003—1055, meist zwischen 1010
und 1024. Die Flüssigkeit enthält meist Eiweiß sowie Pseudomucin.
Pseudomucin bedingt die schleimige Konsistenz und wird weder durch
Essigsäure (Unterschied von Mucin), noch durch Kochen oder Salpetersäure gefällt, dagegen durch Alkohol in faserigen Flocken. Durch
Kochen mit Mineralsäuren wird aus ihm eine reduzierende Substanz
abgespalten.

Zum Nachweis des Pseudomucins befreit man die Flüssigkeit durch
Kochen und Essigsäure von Eiweiß. Das Filtrat ist bei Gegenwart von
Pseudomucin opalescierend und schleimig. Es wird durch Alkohol im Überschuß in weißen Flocken gefällt. Die Flocken werden abgepreßt und mit
verdünnter Salzsäure (5%) bis zur Braunfärbung gekocht; nach dem Erkalten macht man mit Natronlauge alkalisch, setzt einige Tropfen Kupfersulfatlösung zu und kocht. War Pseudomucin vorhanden, so erhält man

Ausscheidung von rotem Kupferoxydul. Die diagnostische Bedeutung des Pseudomucins ist nicht groß, da es einerseits nicht in allen Ovarialcysten nachweisbar ist, andererseits auch bei seltenen Fällen im freien Ascites vorkommt.

Mikroskopisch finden sich bisweilen Cylinder- und Flimmerepithelien, bisweilen Kolloidkugeln.

Zur Unterscheidung, ob eine durch die Bauchpunktion gewonnene Flüssigkeit Ascites oder Cysteninhalt ist, kann man die Flüssigkeit auch im Reagenzrohr mit einem Drittel des Volumens Kochsalz versetzen. Bildet sich ein flockiger Eiweißniederschlag, so spricht das gegen Cysteninhalt und für Ascites.

Der Liquor cerebrospinalis*

1. Das Liquorsystem

Der Liquor cerebrospinalis, kurz Liquor genannt, erfüllt das mit Ependym ausgekleidete *innere Liquorsystem*, das die Hirnkammern (Ventrikel) und den Zentralkanal des Rückenmarks umfaßt; außerdem umspült er in dem das *äußere Liquorsystem* bildenden Subarachnoidalraum das Gehirn und das Rückenmark. Man unterscheidet 4 Hirnkammern: In den Großhirnhemisphären die beiden Seitenventrikel, die je aus einem Vorder-, Unter- und Hinterhorn und der Pars centralis bestehen, im Hirnstamm den spaltförmigen III. und im Bereich der hinteren Schädelgruppe den IV. Ventrikel. Der Subarachnoidalraum wird von der Pia mater und der Arachnoidea umgrenzt. Die *Pia*, eine feine Bindegewebsschicht, überzieht das Gehirn und das Rückenmark bis in alle Furchen hinein und begleitet die von den Meningen in das Zentralnervensystem eindringenden Blutgefäße bis in ihre feinsten Verästelungen. Die *Arachnoidea*, ein gefäßloses bindegewebiges Maschenwerk, liegt der *Dura*, der derben äußeren Schutzhülle von Gehirn und Rückenmark, eng an. Die Arachnoidea überspannt die Furchen und Nischen des Gehirns und Rückenmarks. An der Konvexität des Gehirns und im Bereich des Rückenmarks ist der Subarachnoidalraum spaltförmig; an der Schädelbasis erweitert er sich zu größeren Hohlräumen, wie der Cisterna cerebello-medullaris und chiasmatis. Am unteren Ende des Rückenmarks bildet er sich um zum Spinalsack, einem freien Liquorraum.

Der Liquor entsteht im wesentlichen sekretorisch aus den Plexus chorioidei in den Seitenventrikeln, z. T. auch als Dialysat aus den meningealen Capillaren. Spricht man von einer Blut-Liquor-Schranke, so bezieht man sich auf die Tatsache, daß normalerweise nur bestimmte Stoffe aus dem Blut in den Liquor übertreten. Die Permeabilität der Capillarwände ist eine stoffspezifisch gestufte Größe; für Bromide ist sie beispielsweise geringer als für Chloride. Sie erhöht sich bei manchen Krankheiten, besonders auffällig bei Meningitis und Paralyse, weniger ausgeprägt bei Lues und Arteriosclerosis cerebri, bei Urämie, Malaria und nach Lumbalpunktionen.

---

* Für die 66. Auflage neu bearbeitet von M. Burger.

Der Permeabilitätsgrad läßt sich mit Hilfe der für klinische Zwecke ausreichend genauen *Walterschen Brommethode* bestimmen. Es werden an 5 aufeinanderfolgenden Tagen 3mal täglich 20 mg Bromnatrium/kg Körpergewicht verabfolgt, und nach einem weiteren Tage wird der Bromgehalt im Blut und im Liquor ermittelt (10 g Acid. Trichloracetic. und 5 g Acid. Phosphorwolframic. werden in 100,0 Aqua dest. gelöst. Von der Lösung werden 2,5 ml mit 2 ml Liquor und 4,6 ml mit 2 ml Serum gemischt, zentrifugiert und filtriert. Je 1 ml eines jeden Filtrats wird mit 0,2 ml einer 0,25%igen Goldchloridlösung versetzt). Die gelbbraune Lösung von Goldbromid wird colorimetrisch mit einer Standardlösung von Bromnatrium (1:5000) mit gleichem Goldchloridzusatz verglichen. Normalerweise stehen die auf diese Weise ermittelten Brommengenwerte in Blut und Liquor im Verhältnis 3:1 zueinander. Mit Erhöhung der Capillardurchlässigkeit sinkt der Permeabilitätsquotient.

Nach der Kafkaschen *Uraninmethode* wird $2^1/_2$ Std. nach intramuskulärer Injektion von 0,03 g Uranin/kg Körpergewicht lumbalpunktiert. Nach Zentrifugieren des Liquors wird durch Vergleich mit Standardlösungen festgestellt, bei welchem Verdünnungsgrad der Liquor noch eben fluoresciert.

Als reines Dialysat, osmotischen Gesetzen entsprechend, verhält sich der Liquor bei Zufuhr anisotonischer Lösungen. Der Liquordruck, und damit der intrakranielle Druck, sinkt nach intravenöser Infusion hypertonischer Lösungen (z. B. 40%ige Dextroselösung), während, umgekehrt, die Zufuhr hypotonischer Lösungen mit Drucksteigerung beantwortet wird.

Die Rückresorption des Liquors in das Lymphsystem erfolgt im wesentlichen durch die Capillaren und Venolen der weichen Hirnhäute und, z. T. auch durch die perineuralen Spalten der Hirn- und Rückenmarksnerven. Auf diese Weise entsteht ein langsames Strömen des Liquors aus den Seitenventrikeln durch die Foramina Monroi in den III. Ventrikel, von hier aus durch den Aquädukt in den IV. Ventrikel und weiter durch die Foramina Luschkae und das Foramen Magendii in die basalen Zisternen, von wo aus der Liquor sich auf die übrigen Anteile des Subarachnoidalraumes verteilt. Resorptionsstörungen können mit Hilfe der Försterschen *Jodprobe* nachgewiesen werden. Nach Einführung von 2 ml einer 10%igen Na J-Lösung in das Liquorsystem ist das Jod normalerweise in $1—1^1/_2$ Std. im Urin feststellbar. Diese Probe bietet einen Anhalt für die Unterscheidung verschiedener Arten von Hydrocephalus. Handelt es sich um einen Hydrocephalus secretorius (z. B. nach Meningitis serosa) oder um einen Hydrocephalus ex vacuo als Folge einer Hirnatrophie, so ist die Jodausscheidung im Harn normal, liegt dagegen ein Hydrocephalus aresorptorius (z. B. nach Arachnitis adhaesiva) vor, so wird das Jod entweder gar nicht oder sehr verspätet ausgeschieden. Zu Schlußfolgerungen im Hinblick auf die Liquorresorption ist man aber nur dann berechtigt, wenn Ausscheidungsstörungen der Nieren und eine erhöhte Jodspeicherungstendenz, wie sie bei akuten Infektionen beobachtet wird, ausgeschlossen werden können.

2. Technik der Liquorentnahme

Der Liquor wird mittels einer dünnen Kanüle mit Mandrin durch Lumbal- oder Suboccipitalpunktion entnommen.

Die *Lumbalpunktion* erfolgt in der Weise, daß der Einstich zwischen den Dornfortsätzen des 3. und 4. oder des 4. und 5. Lendenwirbels bei möglichst gekrümmter Wirbelsäule am sitzenden oder liegenden Kranken vorgenommen wird. Man orientiert sich an den Darmbeinkämmen, auf deren Verbindungslinie der Dornfortsatz des 4. Lendenwirbels liegt. Das Rückenmark endet am 1., manchmal auch erst am 2. Lendenwirbel. Die Nadel wird genau in der Mittellinie in sagittaler und etwas kranialer Richtung eingestochen. Nach Überwindung des federnden Widerstandes der Dura gelangt man in den Liquorraum. Man läßt den Liquor *langsam* abtropfen; die Schnelligkeit der Tropfenfolge läßt sich mit Hilfe des Mandrins regulieren. Bei Vornahme einer Lumbalpunktion erübrigt sich eine Lokalanästhesie, doch empfiehlt sich bei Kindern und sehr ängstlichen Patienten manchmal eine Evipannarkose.

Der Liquordruck kann nur beim horizontal und ganz entspannt liegenden Patienten bei flach aufgelegtem Kopf gemessen werden. Er wird durch die Höhe der Liquorsäule in einem mittels eines kurzen Gummischlauches mit der Punktionsnadel verbundenen graduierten Steigrohr angezeigt. Mit der Druckmessung kann der Queckenstedtsche Versuch zur Prüfung der freien Liquorpassage verbunden werden: Der intrakranielle Druck wird durch leichtes Zusammendrücken der Jugularvenen gesteigert, was sich in einem gleichzeitigen Ansteigen der Liquorsäule anzeigt. Bei Aufhebung des Drucks fällt die Liquorsäule wieder ab. Ist die Liquorpassage in der hinteren Schädelgrube oder im Bereich des Rückenmarks durch Tumorkompression oder arachnitische Verklebungen behindert, so bleibt das Queckenstedtsche Phänomen aus.

Im Anschluß an eine Lumbalpunktion muß der Patient einen Tag lang flach liegen, um einem Nachsickern von Liquor durch den Stichkanal in der Dura vorzubeugen; denn es kann dadurch zur Druckverminderung im Gehirn mit erheblichen postpunktionellen Beschwerden und zu mechanisch bedingten meningealen Reizerscheinungen kommen. Eine Lumbalpunktion darf deshalb nie ambulant vorgenommen werden.

Entnimmt man den Liquor aus der Cisterna cerebello-medullaris, so spricht man von *Suboccipital-* oder *Zisternenpunktion*. Man verwendet eine kürzere und dünnere Nadel als zur Lumbalpunktion. Die Spitze der Nadel muß kurz angeschliffen sein. Im Sitzen mit angespannter Nackenmuskulatur und leicht vorgebeugtem Kopf nimmt der Patient die für den Eingriff günstigste Haltung ein. Nach entsprechender Vorbereitung durch sorgfältiges Rasieren sticht man knapp oberhalb des hervorragenden, fast immer deutlich fühlbaren Dornfortsatzes des Epistropheus genau in der Mittellinie mit etwas schräg nach oben gerichteter Nadel ein. In 3—9 cm Tiefe (durchschnittlich 4—5 cm) stößt man auf die Membrana atlanto-occipitalis. Für weniger Geübte empfiehlt es sich, nach der Eskuchenschen Methode in der Weise zu verfahren, daß man, die Nadel schräger nach oben richtend, bis zur Hinterhauptschuppe vordringt, dann die Nadelspitze senkt und sich am Knochen entlang bis zur Membran vortastet. Das Auftreffen der Nadel auf die Membran ist fast immer an einer Erhöhung des Widerstandes erkennbar. Ist die Nadelspitze in die Membran eingedrungen, so läßt sich die Haut nicht mehr durch leichtes Ziehen an der Nadelspitze abheben. Die Nadel muß dann noch etwa 3 mm tiefer eingeführt werden, wozu meist ein kräftiger Druck bei Fixierung der Nadel notwendig ist. Da beim sitzenden Menschen in der Zisterne ein Unterdruck herrscht, muß der Liquor entweder mit einer Spitze angesogen, oder es muß ein Abtropfen durch leichte Kompression der Jugularvenen erreicht werden. Nach einer Suboccipitalpunktion braucht der Kranke nicht zu liegen. Da die Gefahr einer Verletzung der Medulla besteht, soll die Zisternenpunktion nur von Geübten ausgeführt werden.

Bei *Steigerung des Hirndrucks* ist sowohl eine Suboccipital- als mehr noch eine Lumbalpunktion wegen der Gefahr einer zu Lähmung des Atemzentrums führenden Hirneinklemmung im Tentoriumschlitz oder im Foramen occipitale magnum streng kontraindiziert. Zur Vermeidung einer Gefährdung der Kranken ist es deshalb unerläßlich, vor jeder Liquorentnahme den Augenhintergrund zu spiegeln, und nach anderen auf Drucksteigerung hinweisenden Symptomen (Kopfschmerz mit cerebralem Erbrechen, Bradykardie und Benommenheit) zu fahnden. Handelt es sich um einen Tumor in der hinteren Schädelgrube, so kann eine Punktion bereits lebensbedrohend werden, bevor noch Anzeichen einer Drucksteigerung nachweisbar sind.

3. Technik der Liquoruntersuchung

a) Zellzählung

Unmittelbar nach der Entnahme müssen die Zellen im Liquor gezählt werden. Man saugt in einer Leukocytenmischpipette bis zum Teilstrich 1 eine 1%ige Essigsäurelösung auf, der eine alkoholische Gentiana-Violett-Lösung in einer Konzentration 2/300 zugesetzt ist. Dann wird gut durchgeschüttelter Liquor bis zur Marke 11 aufgesogen und mit der Essigsäure gemischt. Man benützt zur Zellzählung die Fuchs-Rosenthalsche Zählkammer, deren Quadratbereich in 15 Quadrate unterteilt ist, die alle ausgezählt werden müssen. Die ermittelte Zellzahl wird, mit Rücksicht auf den Rauminhalt der Kammer von rund 3 mm³, in Drittel angegeben, z. B. 4/3 Zellen. Die Färbung mit Gentiana-Violett reicht aus, um Lymphocyten von polymorphkernigen Leukocyten zu unterscheiden. Kommt es auf eine genaue Zelldifferenzierung an, so muß der Liquor zentrifugiert, das Sediment auf einem Objektträger ausgestrichen und wie ein Blutausstrich gefärbt werden.

b) Eiweißbestimmung

Immer ist die Globulinreaktion nach NONNE anzusetzen, die eine schnelle Orientierung gleich nach der Liquorentnahme ermöglicht. 1 ml einer gesättigten wäßrigen *Ammoniumsulfatlösung* (Herstellung: 85 g Ammonii sulfuric. puriss. neutr. werden mit 100 ml Aqua dest. von 90° C übergossen, filtriert und einen Tag stehengelassen) wird mit 1 ml Liquor in einem engkalibrigen Röhrchen gemischt. Die Reaktion ist nach 3 min gegen einen dunklen Hintergrund abzulesen. Das Ergebnis wird, wie folgt, angegeben: Negativ, Opalescenz, Trübung (+), Fällung (++ bis +++).

Gleichfalls der Feststellung, ob eine Globulinvermehrung vorliegt, dient die Weichbrodtsche Reaktion. 0,7 ml Liquor werden 0,3 ml einer 1%igen, ganz klaren und nicht zu alten *Sublimatlösung* zugesetzt. Die Ablesung erfolgt wie bei der Nonneschen Reaktion. Diese Sublimatreaktion wird durch Albumine gehemmt, so daß sie bei albuminreichem Liquor (ebenso wie im Blutserum) negativ ausfällt.

Bei der Pandyschen Reaktion mit gesättigter wäßriger *Phenollösung* werden auch andere Eiweißstoffe mitgefällt. (Herstellung der Lösung: 100 ml Acid. carbonic. liquefact. werden mit 1000 ml Aqua dest. kräftig geschüttelt, einige Stunden auf 37° C erwärmt. Dann läßt man die Lösung mehrere Tage bei Zimmertemperatur stehen. Die oben schwimmende wäßrige Carbollösung wird abgeschöpft und im Dunkeln aufbewahrt.) Zur Untersuchung bringt man 1 ml der Carbollösung in ein Uhrglas und gibt einen Tropfen Liquor dazu. Die Ablesung erfolgt, wie bei der Nonneschen Reaktion, gegen einen dunklen Hintergrund. Die Probe ist sehr empfindlich; ein schwach positiver Ausfall kann noch nicht als pathologisch gewertet werden.

Quantitative Eiweißbestimmung. Zu bevorzugen ist die Methode nach KAFKA, mit der auch eine Differenzierung von Globulinen und Albuminen erfolgen kann. Ihr Prinzip beruht darauf, daß man das Gesamteiweiß mit Esbachscher Lösung und die Globuline mit Ammoniumsulfat gesondert ausfällt und dann die Eiweißmengen volumetrisch durch Ablesen der maximal zentrifugierten Niederschläge an graduierten Spezialmikroröhrchen bestimmt. Die Albuminmenge ergibt sich als die Differenz zwischen Gesamteiweiß- und Globulinmenge. Technik: In 2 „Kafka-Röhrchen"[1] werden je 0,6 ml Liquor einmal mit 0,3 ml Esbachscher Lösung, das andere Mal mit 0,6 ml gesättigter Ammoniumsulfatlösung mittels einer feinen Knopfsonde gut durchmischt. Das 1. Röhrchen mit dem ausgefällten Eiweiß wird nach halbstündiger, das 2. mit den ausgefällten Globulinen nach zweistündiger Wartezeit zentrifugiert. Der noch die Albumine enthaltende Liquor im 2. Röhrchen wird durch eine mit einer Wasserstrahlpumpe verbundene Capillare vorsichtig, aber vollständig abgesaugt, der Globulinniederschlag mit 0,6 ml physiologischer Kochsalzlösung aufgefüllt, mit 0,3 ml Esbachscher Lösung wieder gut vermischt und dann nach 2 Std. nochmals zentrifugiert. Man erhält so einen Esbach-Niederschlag der Globuline.

Die Reagentien und — sofern er nicht ganz klar ist — auch der Liquor müssen vor Ansetzen des Versuchs filtriert werden. Die Rährchen müssen einwandfrei trocken und sauber sein. Es kann nur eine Hängezentrifuge mit 3000 Umdrehungen in der Minute verwendet werden. Die Zentrifugierdauer für eine maximale Kompression liegt zwischen $^1/_2$ und $^3/_4$ Std. und muß jeweils in einem Vorversuch durch Ablesungen in kurzen Zeitabständen festgestellt werden. Man liest die Niederschläge ab unter Verwendung einer Lupe oder, noch besser, eines Ablesemikroskops nach ROEDER[2], das die sichere Ablesung von $^1/_{10}$ Teilstrich ermöglicht. Die Eiweißmenge wird in Teilstrichen angegeben, wobei ein Teilstrich nach „KAFKA" 24 mg-% Eiweiß entspricht.

---

[1] Hersteller: Fa. A. Dargatz, Hamburg.
[2] Hersteller: Fa. Winkel, Göttingen.

c) Kolloidreaktionen

Der Liquor ist eine kolloidale Lösung, die vorwiegend fein- und grobdisperse Eiweißteilchen (zwischen 0,1 und 0,001) enthält. Bei Mischung des Liquors mit einer anderen kolloidalen Lösung kommt es zu kolloidchemischen Reaktionen, die in wechselseitigen Ausfällungen und einer im Sinne der Steigerung oder Verminderung veränderten Empfindlichkeit gegenüber fällenden Salzen in Erscheinung treten. Die Bedeutung der diagnostischen Kolloidreaktionen im Liquor beuht auf der Möglichkeit, pathologisch veränderten gegenüber normalem Liquor dadurch zu unterscheiden, daß Normabweichungen im Eiweißgehalt sichtbaren Ausdruck finden. Man verwendet Liquor in abgestufter Verdünnung und urteilt auf Grund der unterschiedlichen kolloidchemischen Reaktionen der verschiedenen Verdünnungsgrade bei Mischung mit anderen konstanten Kolloidlösungen, die empirisch so eingestellt sind, daß es bei normalem Eiweißgehalt des Liquors in keinem Verdünnungsgrad zu wesentlichen kolloid-chemischen Vorgängen kommt. Als konstante Kolloidlösung bewährt sich besonders eine *Normomastixlösung*, die mit pathologisch verändertem Liquor Ausfällungen von Trübung bis zu festen Niederschlägen ergibt, und eine kolloidale *Goldlösung*, die mit pathologisch verändertem Liquor Farbumschläge von Rubinrot bis Farblos verursacht. Um den Verlauf der Kolloidreaktionen bei verschiedenen Verdünnungsgraden kurvenmäßig zu fixieren, trägt man in ein Koordinatensystem in der Waagerechten die in geometrischer Progression hergestellten Verdünnungen des Liquors ein und in der Senkrechten bei Mastix die Ausfällungsgrade (I—IV Trübungen, V—XI Ausflockungen, XII die vollkommene Ausfällung mit wasserklarem Liquor über dem Niederschlag) und bei Goldsol 7 Farbenwerte (Rubinrot, Rotviolett, Violett, Blauviolett, Blau, Hellblau und Farblos).

Die *Stärke* der Kolloidreaktionen zeigt sich an in der Tiefe und Breite der Kurvenzacken und hängt ab von der Menge und Art der grobdispersen Globuline. In Abhängigkeit vom Eiweißquotienten und dem Gesamteiweiß ergibt sich, an welcher *Stelle* innerhalb der Verdünnungsreihe das Reaktionsmaximum liegt. Sie ist dadurch bestimmt, daß die feindispersen Eiweißteilchen, also vor allem die Albumine, die Kolloidreaktionen hemmen und so als Schutzkolloide wirken. Bei hohem Gesamteiweiß verhindern sie die Kolloidreaktionen im nur wenig verdünnten Liquor, und erst in den letzten Röhrchen vermögen sie die grobdispersen Globuline nicht mehr vor Ausfällung zu schützen. Auf diese Weise entstehen die „Rechtszacken", die man z. B. bei der eitrigen Meningitis und bei Sperrliquor findet, ähnlich wie bei der Kolloidkurve im Blutserum. Überwiegen die Globuline (hoher Eiweißquotient), so kommt es im hoch konzentrierten Liquor in den ersten Röhrchen zu maximalen Kolloidreaktionen, während mit zunehmender Verdünnung die hemmenden Albumine immer mehr wirksam werden und die Kurve nach oben ansteigt. Es kommt so der „Linkstyp" zustande, am ausgeprägtesten bei Paralytikern, bei denen der Liquor einen hohen Eiweißquotieten (meist über 1) und dabei noch besonders grob disperse Globuline aufweist. Bei Tabes, Lues cerebri und multipler Sklerose liegt das Maximum gewöhnlich im 3. und 4. Röhrchen. Es entstehen so mannigfache und oft charakteristische Bilder von Kolloidkurven, die sich jedoch bei den verschiedenartigsten Krankheiten ähnlich sein können, so daß es nicht möglich ist, eine Diagnose allein auf Grund des Verlaufs der Kolloidkurve zu stellen.

Die Kolloidkurven sind die feinsten Hinweise auf Eiweißveränderungen im Liquor und können so der einzige Anhalt für eine organische Nervenerkrankung sein. Am empfindlichsten ist die Goldsolreaktion, deren Ausfall erst bei Verfärbung bis Blauviolett in mindestens 2 Röhrchen des Anfangsteiles der Reihe als pathologisch zu werten ist. Bei Mastix können Trübungen in den ersten 4 Röhrchen noch normal sein (s. Abb. 82), während eine Ausflockung, und sei sie noch so gering, eindeutig pathologisch ist. Die Mastixreaktion bietet zuverlässigere diagnostische Hinweise als die Goldsolreaktion, deren Auswertbarkeit durch die Schwierigkeit der Abgrenzung der Farbwerte und die allzu leichte Auslösbarkeit eine Einschränkung erfährt.

Technik der Kolloiduntersuchungen. Peinlichste Sorgfalt und genaueste Beachtung der Vorschriften sind unerläßlich. Die benutzten Geräte sollen aus Jenaer Glas hergestellt sein und müssen mit destilliertem Wasser gereinigt und trocken sterilisiert werden.

Herstellung des Mastixsols (Stammlösung). 10 g Mastixharz werden in 100 ml absolutem Alkohol gelöst und gut geschüttelt, 2 Tage im Eisschrank gekühlt und dann filtriert. Die Lösung ist, im Dunkeln aufbewahrt, mehrere Monate haltbar. *Herstellung der Gebrauchslösung:* Für 10 Liquoruntersuchungen werden 9 ml absoluter Alkohol (oder besser 8 ml absoluter Alkohol + 1 ml gesättigte alkoholische Sudan III-Lösung, da die Färbung die Ablesung wesentlich erleichtert) mit 1 ml der Stammlösung gut durchmischt und mit einer Pipette in einen Erlenmeyer-Kolben mit 40 ml Aqua bidest. von 45° C innerhalb 1 min gleichmäßig unter Schütteln eingetropft. Die Lösung ist nach halbstündigem Stehen bei Zimmertemperatur gebrauchsfähig. Sie ist nur 1 Tag lang haltbar. Standardgemische von Mastixlösungen (Lumbotest) sind nicht zuverlässig.

Die *Normomastixreaktion* nach KAFKA ist am zweckmäßigsten, da sich bei ihr ein Vorversuch mit Kochsalzverdünnungen erübrigt. In die Röhrchen 2—12 kommen 0,5 ml Normosallösung (1 ml auf 100 ml Aqua bidest.). In das 1. (leere) und in das 2. Röhrchen werden je 0,5 ml Liquor pipettiert. Vom 2. Röhrchen werden nach kurzem Schütteln 0,5 ml auf das 3. überpipettiert und dann fortlaufend bis zum 12. Röhrchen; von diesem werden dann 0,5 ml wegpipettiert. Nach Zugabe von 0,5 ml der Gebrauchslösung wird jedes Röhrchen kurz geschüttelt. Die Ablesung erfolgt nach 24 stündigem Stehen bei Zimmertemperatur. Steht nur wenig Liquor zur Verfügung, so kann jeweils die Hälfte aller angegebenen Mengen verwendet werden.

Die *Goldsolreaktion. Herstellung der Goldsollösung* nach EICKE: In eine kochende Mischung von 1000 ml frisch destilliertem Wasser mit 10 ml einer 1% igen Goldchloridlösung und 5 ml einer 5% igen Traubenzuckerlösung wird eine 5% ige Kaliumcarbonat-Lösung so lange tropfenweise zugegeben, bis ein Farbumschlag zu Tiefrot erfolgt. Es werden dazu zwischen 3,6 und 4 ml benötigt. In gut verschlossenen dunklen Flaschen ist diese Goldsollösung 1 Woche lang haltbar. Nur tief-(rubin-)rotes Goldsol ist brauchbar; besteht eine violette Tönung, so ist das Sol zu grobdispers, es ist dadurch überempfindlich und ergibt schon mit normalem Liquor Farbumschläge; ist die rote Farbe zu hell, so ist das Sol zu feindispers, damit ist es unterempfindlich und es kommt bei nur leicht pathologisch verändertem Liquor zu keinem Farbumschlag. Gebrauchsfertiges Goldsol (Aurolumbal) ist meist zu wenig reaktionsfähig.

Mit jedem Goldsol muß einmal ein *Vorversuch* zur Ermittlung der nötigen Salzkonzentration angestellt werden: Mit einer frisch zubereiteten 1% igen Natriumchloridlösung wird in 10 Reagenzgläsern eine Verdünnungsreihe hergestellt von 0,9 NaCl-Lösung: 0,1 Aqua bidest. bis zu 0,1 NaCl-Lösung: 0,9 Aqua bidest. Jedes Röhrchen wird mit 5 ml Goldsol versetzt, geschüttelt und nach 4 stündigem Stehen bei Zimmertemperatur abgelesen. Die höchste

Salzkonzentration, bei der noch kein Farbumschlag eingetreten ist, wird bei dem betreffenden Goldsol für die Liquoruntersuchungen verwendet. Im *Hauptversuch* werden in das 1. von 10 Röhrchen 1,8 ml dieser Salzlösung, in alle weiteren je 1 ml gegeben. In dem 1. Röhrchen setzt man 0,2 ml Liquor zu, mischt gut durch und entnimmt 1 ml für das 2. Röhrchen und verfährt so fortlaufend weiter bis zum 10. Röhrchen, aus dem 1 ml wegpipettiert wird. Es entsteht so eine Verdünnungsreihe von 1/10 bis 1/20 000. In ein Kontrollglas kommt 1,0 ml Kochsalzlösung ohne Liquor. Nach Zugabe von 5,0 ml Goldsol wird jedes Röhrchen geschüttelt. Die Ablesung der Farbumschläge erfolgt nach 24stündigem Stehen bei Zimmertemperatur.

d) Luesreaktionen

Für das Ansetzen der Luesreaktionen im Liquor sind die gleichen Methoden maßgebend wie für die Untersuchungen des Blutserums.

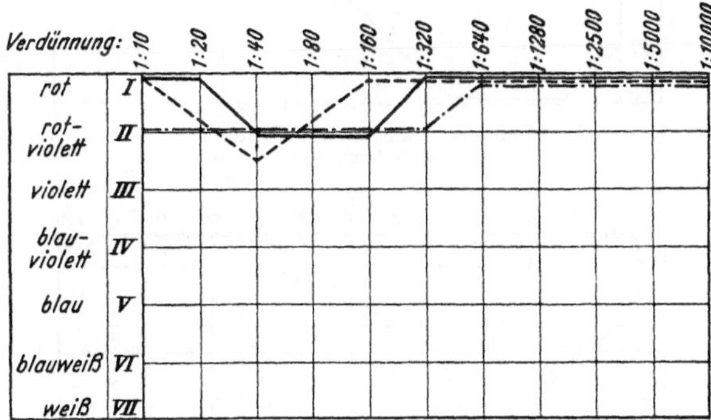

Abb. 81. Normale Goldsolkurven

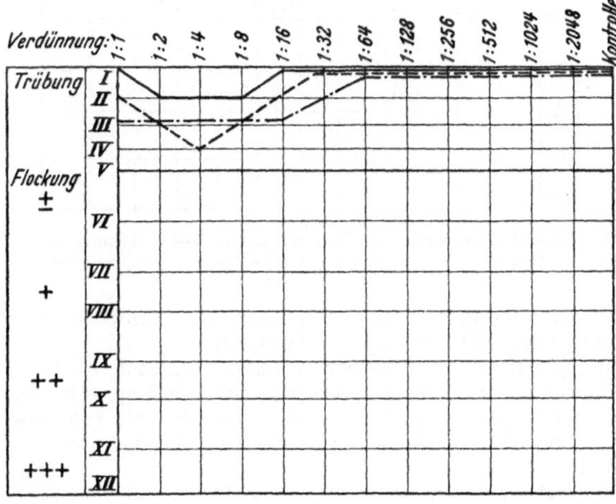

Abb. 82. Normale Mastixkurven

Für die Wassermannsche Reaktion (Prinzip s. S. 689) werden gleichbleibende Antigen-Komplement-Mengen mit 0,2, 0,6 und 1,0 ml Liquor angesetzt, da manchmal nur bei höheren Liquorkonzentrationen eine positive Reaktion auftritt. Abgelesen wird der Grad der Hämolyse. Ist sie komplett, so ist die Reaktion negativ; fast komplett zweifelhaft; bei kleiner Kuppe

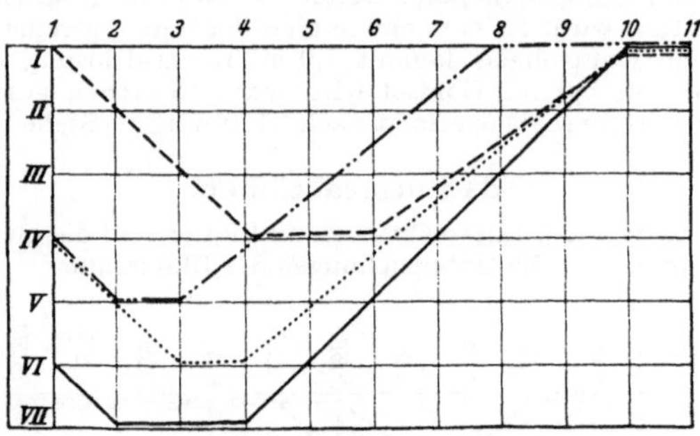

Abb. 83. Typische Goldsolkurven bei Paralyse (——), Tabes (····), Lues cerebri (— — —), Multiple Sklerose (—··—··—)

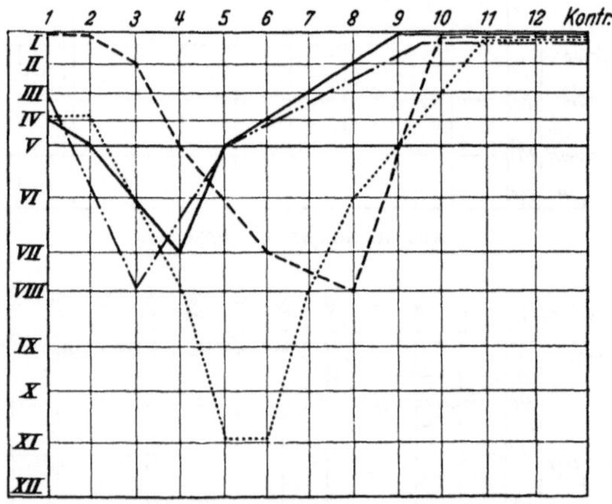

Abb. 84. Typische Mastixkurven bei Poliomyelitis ac. (——), Meningitis epid. (····), Meningitis tbc. (— — —), Encephalitis epid. (—··—··—)

schwach positiv; bei großer bis sehr großer Kuppe mittelstark positiv; bei fast oder ganz fehlender Hämolyse stark positiv.

Die Luesspezifität der Wassermannschen Reaktion ist für den Liquor weniger eingeschränkt als für das Serum; so tritt im Liquor bei Scharlach nie eine positive Reaktion auf. Nur sehr selten wird bei sehr eiweißreichem Liquor, z. B. bei Meningitis, bisweilen auch bei Hirntumoren, ein positiver Ausfall der Reaktion beobachtet.

Für die *Flockungsreaktionen nach* SACHS-GEORGI mischt man 0,5, 1,0 und 1,5 ml Liquor, der durch halbstündiges Erhitzen auf 55° C inaktiviert wurde, mit je 0,75 ml der Extraktverdünnung (mehrfach mit 0,85%iger NaCl-Lösung verdünnter alkoholischer cholesterinisierter Rinderherzextrakt). Die Mischung muß 2 Std. im Brutschrank und 1 Tag bei Zimmertemperatur stehen. Mit dem Agglutinoskop wird die Flockung abgelesen.

Für die *Meinicke-Klärungsreaktion* mischt man den gebrauchsfertig bezogenen und vorschriftsmäßig verdünnten Extrakt[1] mit nicht inaktiviertem Liquor, im 1. Röhrchen im Verhältnis 0,05:0,25, im 2 Röhrchen 0,2:0,1. Die Sedimente werden am nächsten Tage abgelesen.

Für die *Citocholreaktion* mischt man je 0,5 ml inaktivierten Liquors mit 0,1, 0,05 und 0,025 ml Citocholextrakt, der mit 0,9%iger NaCl-Lösung zu gleichen Teilen verdünnt worden ist. Die Ablesung kann sofort erfolgen.

e) Besondere Untersuchungen

Die *Zuckerbestimmung* im Liquor erfolgt am zuverlässigsten nach der Methode HAGEDORN-JENSEN, wobei, wie bei der Blutzuckerbestimmung, in einem Reagenzglas von der Größe 15:120 mm 5 ml einer 1:100 verdünnten 45%igen Zinksulfatlösung mit 1 ml n/10 Natronlauge geschüttelt und mit 0,1 ml Liquor gemischt werden. Die Ausführung der Liquorzuckerbestimmung erfolgt weiterhin in der gleichen Weise, wie sie auf S. 332 beschrieben worden ist.

Der Zuckergehalt des Liquors schwankt zwischen 45 und 75 mg-% und beträgt etwa 60% des Blutzuckergehalts; es ergibt sich also ein Blut-Liquorzuckerquotient von 0,6—0,7, der in der Regel auch bei Blutzuckererhöhung, wie bei Diabetes oder nach Adrenalingaben, durch einen entsprechenden Zuckeranstieg im Liquor konstant erhalten bleibt. Eine vorübergehende alimentäre Hyperglykämie beeinflußt jedoch den Zuckerspiegel im Liquor nicht. Für die Liquorzuckerbestimmung ist es dehalb nicht Voraussetzung, daß die Entnahme des Liquors beim nüchternen Kranken erfolgt.

Diagnostisch verwertbar sind nur Normabweichungen des Liquorzuckerspiegels, die nicht sekundär durch eine Veränderung des Blutzuckerspiegels verursacht sind. Besonders bedeutsam ist die *Verminderung* des Liquorzuckergehalts, die man fast immer bei Meningitis findet, besonders ausgeprägt bei der tuberkulösen Form. Eine *Vermehrung* zeigt sich bei Encephalitis, die höchsten Werte bis über 100 mg-% werden bei Encephalitis epidem. erreicht. Bei Poliomyelitis acuta ist der Liquorzuckerspiegel fast regelmäßig erhöht; ein stärkerer Anstieg deutet auf einen ungünstigen Verlauf hin.

Chlor- und Kochsalzbestimmung nach NISCHKE. Eine Mischung von 0,1 ml Liquor mit 0,3 ml Aqua dest. und 5,0 ml absolutem Alkohol wird 5 min. zentrifugiert. Man setzt der Lösung 2 Tropfen einer 3%igen Kaliumchromatlösung zu und titriert mit einer n/100 Nitratlösung bis zum Farbumschlag in braun. Der *Chlorwert* ergibt sich durch Multiplikation der verbrauchten Menge Silbernitratlösung in Kubikzentimeter mit 0,355, der *Kochsalzwert* durch Multiplikation mit 0,585.

Blutnachweis im Liquor. Einige Körnchen Benzidin werden in 2 ml Eisessig gelöst. Es werden etwa 2 ml H_2O_2 dazu gegeben. Die Lösung wird mit 2 ml Liquor vermischt. Anwesenheit von Blut zeigt sich durch Blaugrünfärbung an.

Eine *bakteriologische Untersuchung* ist unerläßlich, wenn Verdacht auf Meningitis besteht.

1. Mikroskopische Untersuchung des Nativpräparates. Fasserflöckchen oder Fibringerinnsel, die sich bei Beimengung entzündlicher Exsudate beim

---

[1] Adler-Apotheke, Hagen i. Westf.

Stehenlassen im Liquor absondern, oder das Sediment des zentrifugierten Liquors werden auf einem Objektträger ausgestrichen und mit Fuchsin, Methylenblau, nach GRAM oder, bei Tuberkuloseverdacht, nach ZIEHL-NEELSEN gefärbt. Bei eitriger Meningitis findet man meist den Meningococcus intracellularis oder Pneumokokken, seltener Streptokokken, Staphylokokken, Typhusbacillen oder andere Erreger.

Meningokokken lassen sich manchmal erst nach vorheriger Anreicherung nachweisen. Etwa 5 ml Liquor werden gleich nach der Entnahme mit 1 ml einer 5%igen sterilen Traubenzuckerlösung oder etwas Ascitesagarbouillon versetzt und 12 Std. in den Brutschrank gestellt. Untersucht werden dann die Leukocyten im Bodensatz.

2. *Kulturverfahren.* Ein Teil des Liquors soll möglichst gleich nach der Punktion auf den der Verdachtsdiagnose entsprechenden Nährboden gebracht werden, während ein weiterer Teil erst nach Anreicherung im Brutschrank anzusetzen ist.

3. *Tierversuch.* Bei lange dauernden unklaren Infektionen der Meningen ist ein Tierversuch angezeigt.

4. Der normale Liquor

Die in () angegebenen Zahlen bedeuten Grenzwerte, die manchmal noch als normal anzusehen sind, manchmal aber auch schon als pathologisch gewertet werden müssen. Ihre besondere Wertung im Einzelfall können die Grenzwerte nur im Zusammenhang mit dem gesamten klinischen Bild und dem Krankheitsverlauf erfahren. Die angegebenen Werte beziehen sich auf lumbal entnommenen Liquor.

Aussehen. wasserklar. *Zellzahl.* 0/3—4/3 (8/3). NONNE: negativ. PANDY. negativ (schwach positiv). *Eiweißwerte*[1]. Gesamteiweiß 1,0 (0,8—1,3); *Globuline* 0,2 (0,1—0,4); Albumine 0,8 (0,6—1,0). Das Mengenverhältnis der Globuline zu den Albuminen bezeichnet man als *Eiweißquotient*; man errechnet ihn: $\dfrac{\text{Globuline}}{\text{Albumine}}$, normal $\dfrac{0,2}{0,8} = 0,25$ (0,1—0,45). Normalerweise kann der Liquordruck zwischen 70 und 200 mm H_2O schwanken. Spezifisches Gewicht des Liquors 1006—1009. Reaktion 7,5 p_H.

Rest N	12 —20 mg-%	Gesamtstickstoff	16— 22 mg-%
Harnstoff . . .	6 —15 mg-%	Milchsäure . . .	8— 15 mg-%
Harnsäure . . .	0,3— 1,3 mg-%	Natrium	260—330 mg-%
Kreatinin . . .	1 — 1,5 mg-%	Kalium	10— 17 mg-%
Lecithin	20 mg-%	Calcium.	4— 7 mg-%
Zucker . . .	45 —75 mg-%	Chloride	720—750 mg-%

Außerdem sind im Liquor geringe Mengen von Hypophysenhinterlappenhormon und von Fermenten, z. B. Diastase, vorhanden.

5. Der Liquor in verschiedenen Höhen

Zell- und Eiweißgehalt nehmen von oben nach unten zu, wobei ein größerer Unterschied zwischen Ventrikel- und Zisternenliquor als zwischen Zisternen- und Lumballiquor besteht (s. folgende Tabelle).

---

[1] Die Eiweißwerte werden nach der Methode KAFKA in Teilstrichen angegeben. Ein Teilstrich = 24 mg-%.

Tabelle 28. *Liquor in verschiedenen Höhen*

	Zellen	Gesamt-eiweiß	Eiweiß-quotient	Mastix
Ventrikel.	0/3	0,5	0,15	Keine Trübung
Zisterne	2/3	0,75	0,2	Trübung bis II
Lumbal	4/3	1,0	0,25	Trübung bis III

Auch pathologische Normabweichungen nehmen von oben nach unten zu. Selbst die Wassermannsche Reaktion kann bei Liquorentnahme in verschiedenen Höhen unterschiedlich ausfallen. So ist es möglich, daß sich die Reaktion im Liquor der Ventrikel negativ, im Zisternenliquor mittelstark und im Lumballiquor positiv darstellt. Für die Untersuchung nach WASSERMANN ist deshalb lumbal entnommener Liquor Liquorproben aus anderen Teilen des cerebrospinalen Systems vorzuziehen.

6. Bluthaltiger Liquor

Eine Blutbeimengung im Liquor kann entweder artifiziell bei der Punktion entstanden sein, oder sie kann auf eine pathologische Blutung zurückgehen, z. B. auf eine Subarachnoidalblutung, auf eine Apoplexie mit Durchbruch in die Ventrikel oder auf eine Tumorblutung. Bei pathologischer Blutung bleibt die Blutbeimengung in allen Liquorportionen gleichmäßig, und der abgestandene oder zentrifugierte Liquor ist xanthochrom verfärbt. Bei artifizieller Blutung sind die ersten Portionen stärker bluthaltig, und der abgestandene Liquor ist klar. Zur sicheren Unterscheidung zentrifugiert man den Liquor sogleich nach der Entnahme und stellt mit der obersten Liquorschicht die Benzidinprobe an, deren positiver Ausfall für eine pathologische Blutung spricht.

Bluthaltiger Liquor ist für Untersuchungen noch weitgehend verwendbar. Bei Bestimmung der Zellzahl werden Erythrocyten und Leukocyten gesondert gezählt. Unter Zugrundelegung ihrer Verhältniszahlen im Blut kann man ihre Zahlenwerte für den Liquor errechnen. Im allgemeinen genügt es, von den insgesamt gezählten Leukocyten 1—2 für je 1000 gezählte Erythrocyten abzuziehen. Die Globulinreaktion ist bis zu einer Beimengung von 12000/3 Erythrocyten unverändert und erst ab 100000/3 Erythrocyten deutlich positiv. Der Eiweißquotient bleibt bis zu einer Beimengung von 6000/3 Erythrocyten unbeeinflußt, die Kolloidreaktionen bis zu 50000/3 Erythrocyten. Linkszacken und maximale Kolloidreaktionen können auch bei starker Blutbeimischung als primär pathologisch verwertet werden. Ein positiver Ausfall der Wassermannschen Reaktion im Liquor ist erst dann nicht mehr auswertbar, wenn der Liquor mit Wassermannpositivem Blut in einer solchen Menge vermischt ist, daß Gerinnung eintritt.

Das Nervensystem

A. Die klinisch wichtigsten Punkte aus der Anatomie und den Funktionen des Nervensystems

Das Nervensystem ist aufgebaut aus den Ganglienzellen, den Nervenfasern und dem Stützgewebe; das letztere besteht im Gehirn und Rückenmark hauptsächlich aus Glia. Auch die Glia ist entwicklungsgeschichtlich ektodermalen Ursprungs, sie besteht aus einem feinen Fasernetz und verschiedenen Zellarten. Bei Degenerations- und Entzündungsprozessen findet eine Wucherung der Gliazellen statt, die als bewegliche Phagocyten das Myelin der zerfallenden Nervenfasern aufnehmen und es als „Körnchenzellen" in die Lymph- und Blutwege abführen. Außerdem greifen sie die zugrunde gegangenen Ganglienzellen an und fressen sie (als Neuronophagen) auf. Im Anschluß daran findet eine Wucherung des gliösen Fasernetzes statt, welches wie eine Narbe das zugrunde gegangene Nervengewebe ersetzt, so z. B. bei multipler Sklerose, Encephalitis und Tabes.

Unter den von den Ganglienzellen ausgehenden Nervenfasern unterscheidet man erstens den oder die Achsencylinderfortsätze (Neuriten), die oft eine bedeutende Länge erreichen können und welche in ihrem Verlauf meistens Zweige, sog. Kollateralen aussenden, und zweitens die Dendritenfortsätze, die sich vielfach verzweigen und die Verbindung mit anderen Ganglienzellen herstellen. Die Ganglienzelle mit den von ihr ausgehenden Nervenfasern wird als Einheit betrachtet und als *Neuron* bezeichnet. Doch kann dieser von W. His und Waldeyer aufgestellte Begriff von der individuellen Selbständigkeit jeder Nervenzelle nicht mehr in der alten Schärfe aufrechterhalten werden, nachdem Held gezeigt hat, daß die von einer Ganglienzelle ausgehenden feinsten Nervenfibrillen in die benachbarten Ganglienzellen und durch deren Protoplasma hindurch in das allgemeine Netz der Fibrillen übergehen. Sie bilden gewissermaßen mit dem Gliafasernetz ein Syncytium. Es handelt sich also nicht, wie man früher annahm, um einen einfachen *Kontakt* (eine Synapsis), welcher von den Zellausläufern einer Ganglienzelle mit einer anderen Ganglienzelle hergestellt wird.

Degeneriert eine Ganglienzelle, so degenerieren auch ihre Nervenausläufer. Wird eine Nervenfaser von ihrer Ganglienzelle abgetrennt, so degeneriert sie von der Durchtrennungsstelle ab, indem der Achsencylinder und die Markscheide zerfallen. Wenn ein *peripherer* (motorischer oder sensibler) Nerv durchschnitten oder in anderer Weise geschädigt wird, so ist eine vollständige *Regeneration* möglich, und zwar geht diese von dem Neurilemm (der Schwannschen Scheide) aus. Nach Zerstörung von Nervenfasern im *zentralen* Nervensystem, also im Gehirn und Rückenmark, tritt jedoch niemals eine Wiederherstellung der Nervenfasern ein, die Degeneration ist dauernd.

Die *Meningen* und die Blutgefäße des Zentralnervensystems entwickeln sich aus dem mittleren Keimblatt, sind also mesodermalen Ursprungs.

Die *Arterien* des Gehirns stammen einerseits aus den Arteriae carotis internae, andererseits aus den Arteriae vertebrales, die sich am oberen Ende der Oblongata zur Arteria basialis (basilaris) vereinigen. Aus den Arteriae carotis internae und der Art. basialis bildet sich der Circulus arteriosus. Aus der Arteria basialis entspringen die Arterienzweige zur Oblongata, Brücke und zum Kleinhirn, sowie die Arteria cerebralis posterior, welche den Occipitallappen und die untere Fläche des Temporallappens versorgt. Aus der Arteria carotis interna entspringt die Arteria cerebralis anterior für die Unter- und Innenseite sowie den Pol des Frontallappens, ferner die Arteria cerebralis media (Arteria fossae Sylvii), aus welcher die Zentralganglien und die innere Kapsel sowie die ganze seitliche Fläche des Großhirns mit Blut versorgt werden. — Die arteriellen Gefäße verlaufen mit der Pia und senken sich von dieser aus in die Rinde und das Mark ein.

Die *venösen* Blutgefäße verlaufen nicht, wie meist im übrigen Körper, mit den Arterien, sondern sie sammeln sich an der Gehirnoberfläche durch die Hirnhäute in die großen Venensinus der Dura, welche sich durch das Foramen jugulare in die Vena jugularis ergießen. Das venöse Blut aus dem Innern des

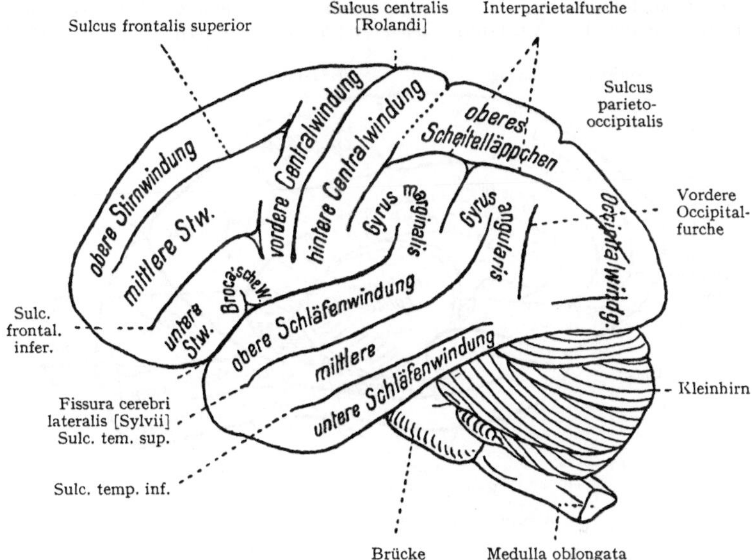

Abb. 85. Seitenansicht des Gehirns

Gehirns wird durch die Vena cerebralis magna (Galeni) in den Sinus rectus des Tentorium (oberhalb des Kleinhirns) entleert; eine Kompression dieser Vene, welche oberhalb der Vierhügel und unter dem Splenium corporis callosi das Gehirn verläßt, erzeugt Stauungen im Großhirn und Vermehrung der Flüssigkeit in den Gehirnventrikeln (Hydrocephalus internus).

Die *graue Hirnrinde* darf als dasjenige Organ angesehen werden, in welchem sich alle jene Funktionen sensorischer und motorischer Art abspielen, die sich unter dem Licht und der Leitung des *Bewußtseins* vollziehen.

Die verschiedenen Sinneseindrücke werden von besonderen circumscripten Arealen der Hirnrinde aufgenommen, je nachdem sie von den Augen, den Ohren, den Geruchs- und Geschmacksorganen, von der Haut und den Muskeln vermittelt werden. Die Hirnrinde bietet in diesen einzelnen Regionen eine sehr verschiedenartige Architektur dar und dieser Unterschied ist besonders in der Tiefe der phylogenetisch alten Zentralfurche, dem Sulcus centralis (Fissura Rolandi) ausgeprägt. Die *vordere Zentralwindung* zeigt in ihrer (sehr viel breiteren) Rindensubstanz jene großen pyramidenförmigen Ganglienzellen, deren Achsencylinder durch die innere Kapsel bis in die untersten Teile des Rückenmarks als *Pyramidenbahnen* herabreichen, sie dienen den bewußten Bewegungen. Die *hintere Zentralwindung* ist dagegen frei von diesen Pyramidenzellen und enthält mehrere Lager von körnchenartigen oder spindelförmigen Ganglienzellen, welche offenbar zur Registrierung sensibler Eindrücke dienen. Besonders deutlich ist diese *granuläre* Beschaffenheit der Rinde auch in der Fissura calcarina des Occipitallappens erkennbar, also dort, wo die bewußte Aufnahme der Seheindrücke stattfindet, ferner in den Gyri temporales transversi (Heschlsche Windung) der Fossa cerebri lateralis (Sylvii), in welcher wir die Wahrnehmung der Gehörseindrücke lokalisieren. Wir können somit annehmen, daß die *granulären* Rindenareale der Aufnahme *sensorischer*, also zentripetaler Eindrücke

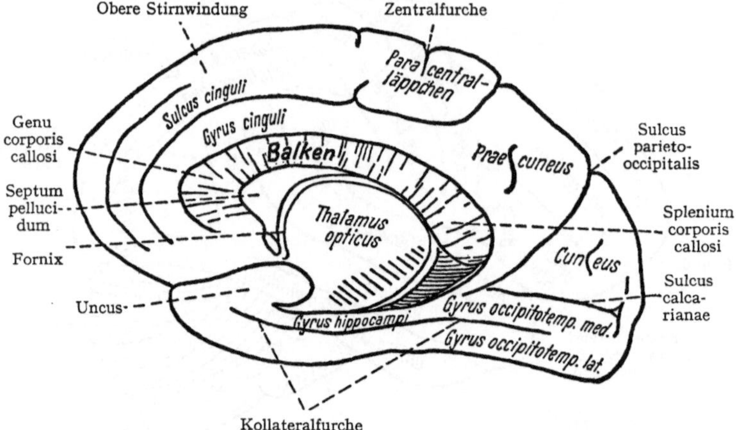

Abb. 86. Ansicht der Medianfläche des Gehirns

dienen, daß dagegen die mit großen Pyramidenzellen ausgestatteten Rindenpartien *motorische*, also zentrifugale Impulse aussenden.

Die vordere Zentralwindung und der damit in Zusammenhang stehende, an der medianen Fläche gelegene Lobus paracentralis werden als die motorischen Rindenfelder bezeichnet, und zwar liegt im Lobus paracentralis und im obersten Teil der vorderen Zentralwindung das Innervationsgebiet für das Bein, im mittleren Drittel der vorderen Zentralwindung dasjenige für den Rumpf, den Arm und die Hände, im unteren Drittel dasjenige für Gesicht, Kehlkopf und Zunge. Bei Operationen konnte an der freigelegten Hirnoberfläche gezeigt werden, daß durch elektrische Reizung circumscripter Punkte der vorderen Zentralwindung und ihrer Umgebung ganz bestimmte Muskeln und Muskelgruppen zur Kontraktion gebracht werden, und zwar werden meist nicht einzelne Muskeln, sondern es werden gewisse zusammengehörige *Bewegungen* koordinierter Muskelgruppen mit ihren Antagonisten innerviert, wie z. B. das Erheben des Armes, das Beugen und Strecken eines Fingers, der Hand, des Ellenbogens, das Greifen und alle feineren Ziel- und Zweckbewegungen.

Da in der Großhirnrinde die motorischen Zentren der einzelnen Muskelgebiete weit auseinander liegen, so erzeugt eine circumscripte Läsion der vorderen Zentralwindung, z. B. nach Schädelverletzungen, bei Abscessen

und Tumoren, meist Lähmung eines einzelnen Gliedes oder einer Muskelgruppe allein, also eine *Monoplegie.* Sehr häufig stellen sich dabei klonische
Krämpfe ein, die von der lädierten.Stelle ausgehen und sich von dort aus
gesetzmäßig auf die Muskulatur der ganzen Seite ausdehnen (Rindenepilepsie, Jacksonsche Epilepsie). Läsion der inneren Kapsel erzeugt dagegen meist totale *Hemiplegie,* weil hier die gesamten motorischen Bahnen
auf einen engen Raum zusammengedrängt sind.

Die innere Kapsel und die angrenzenden Gegenden, besonders der Linsenkern, sind am häufigsten der Sitz jener Blutergüsse, durch welche eine

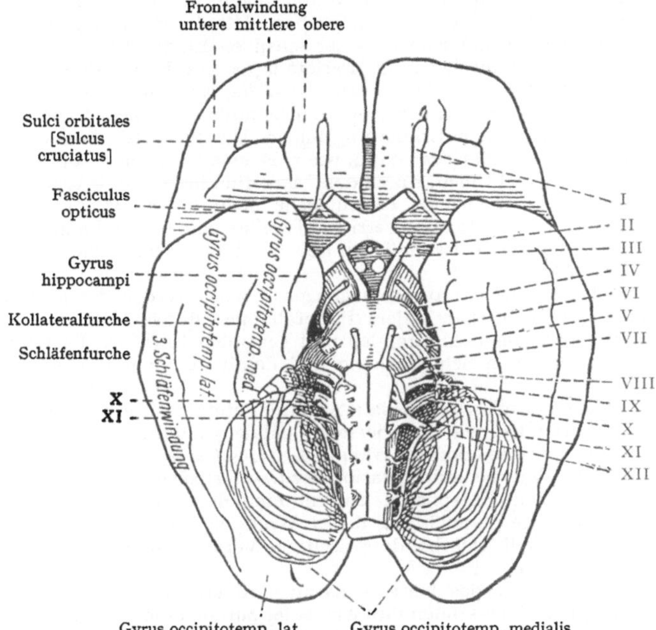

Abb. 87. Ansicht der Hirnbasis

Apoplexie (Schlaganfall) mit Hemiplegie erzeugt wird. Außer durch Blutungen werden solche Hemiplegien auch oft hervorgerufen durch Gefäßverschluß, der dann zur Bildung eines Erweichungsherdes führt. Ein Gefäßverschluß kann bedingt sein durch lokale Verengerung und Thrombosierung
der Arterien, bei Arteriosklerose oder Syphilis (autochthoner Gefäßverschluß), oder durch einen Embolus, der dann meist von einer endokarditisch
erkrankten Herzklappe oder aus dem Vorhof des linken Herzens stammt.
Tritt ein Gefäßverschluß langsam ein oder betrifft er nur eine kleine Arterie,
so kann eine Bewußtseinstrübung ausbleiben. Hemiplegien jüngerer Leute beruhen meist auf syphilitischen Gefäßerkrankungen oder auf Embolien infolge
von Herzfehlern. Gehirnblutungen oder autochthone Arterienverengerung
und -verschließung deuten meist auf Arteriosklerose und treten gewöhnlich
erst im späteren Lebensalter auf, am häufigsten bei solchen Patienten, welche
einen abnorm hohen Blutdruck darbieten.

In der *hinteren* Zentralwindung werden die sensiblen Eindrücke aus der ganzen gegenüberliegenden Körperhälfte aufgenommen, und zwar nicht nur diejenigen der Haut, sondern auch der Muskeln und Gelenke, also die Stellungs- und Bewegungsempfindungen. Die Rindenareale, in welchen die Empfindungen aus den verschiedenen Körperregionen wahrgenommen werden, sind in der nächsten Nachbarschaft zu den entsprechenden motorischen Rindenzentren der vorderen Zentralwindung gelegen. Nämlich oben diejenigen für die Empfindung aus den Beinen, in der Mitte für Rumpf, Arm und Hand, unten für Gesicht und Zunge. Die zusammengehörigen sensiblen und motorischen Rindenpartien sind durch reichliche Assoziationsfasern miteinander verbunden, welche es ermöglichen, daß alle Bewegungen unter der dauernden Leitung und Kontrolle der sensiblen Eindrücke stattfinden. Umfangreiche Erkrankungsherde im Parietallappen, z. B. im Bereich der hinteren Zentralwindung und des oberen *Parietallappens*, führen zu Störungen des Tast- und Formerkennens, des Lagegefühls der Glieder und zum Verlust der kinästhetischen Erinnerungsbilder. Die Patienten können bei geschlossenen Augen einen Gegenstand, wie z. B. eine Uhr, einen Löffel, eine Schere, eine Münze, nicht mehr durch das Tastgefühl ihrer Hände erkennen, sie finden sich in ihrer eigenen Hosentasche nicht mehr zurecht. Diese *Astereognose* oder *taktile Agnosie* betrifft bisweilen nur einige Finger. Der Gebrauch der Gegenstände des täglichen Lebens ist dadurch in hohem Grade gestört (taktile *Apraxie*).

Die sensiblen Eindrücke aus dem ganzen Körper werden der hinteren Zentralwindung und überhaupt dem Parietallappen durch den Stabkranz zugeleitet, und zwar aus dem lateralen und ventralen Kern des Thalamus, der sie aus der medialen Schleifenbahn und damit aus dem Rückenmark erhält.

In der Tiefe der Insula (Reilii), nahe an ihrem hinteren Ende, finden sich vom unteren Parietallappen zur obersten Schläfenwindung herabziehende Windungen, die Gyri temporales transversi *(Heschlsche Windung)*, deren Rinde als zentrale Wahrnehmungsstation der *Gehörseindrücke* anzusehen ist. Da die beiderseitigen Hörsphären eng miteinander verknüpft sind, so bewirkt eine einseitige Vernichtung dieser Windung keine einseitige Hörstörung, wohl aber stellt sich bei doppelseitiger Vernichtung der Hörsphäre vollkommene Taubheit ein.

Die in der Schnecke des Felsenbeins angeordneten Zellen des Nervus statoacusticus (acusticus) senden ihre Ausläufer zur Medulla oblongata, und von den dort gelegenen Statoacusticuskernen zieht die *Hörbahn* teils in den Striae medullares (acusticae), teils im Corpus trapezoides als *laterale Schleife* zu den hinteren Vierhügeln und von diesen zum Corpus geniculatum mediale, welche unterhalb des Pulvinar dicht neben dem Corpus geniculatum laterale gelegen ist (s. S. 494). Vom Corpus geniculatum mediale verläuft die Hörbahn zur Hirnrinde, und zwar zu den Gyri temporales transversi (Heschlsche Windung).

Die *Geruchsempfindungen* werden von der Schleimhaut der Nase durch die Bulbi olfactorii der Hirnbasis zugeleitet. Von dieser gelangen sie durch den Fornix im weiten Bogen bis in die vordersten Rindenpartien des Schläfenlappens, also in den Gyrus hippocampi. Andererseits führen Riechfasern in den Thalamus, der auch vom Tractus opticus und von der Fühlsphäre des gesamten Parietallappens Zuzüge erhält und der somit als ein subcorticales Zentralorgan aller sensiblen und sensorischen Eindrücke aufzufassen ist.

An der Innenseite des *Occipitallappens*, nämlich um den Sulcus calcarinus bis in die Spitze des Occipitallappens sind jene „granulären" Rindenstellen gelegen, welche der bewußten Aufnahme der *Seheindrücke* dienen. Diese

Rindenteile sind durch eine weiße Linie markhaltiger Nervenfasern, die Striae areae striatae (Gennarischen Streifen) ausgezeichnet; die Sehsphäre jedes der beiden Hinterhauptslappen empfängt nicht etwa die Wahrnehmungen aus dem gesamten Retinagebiet der Augen, sondern es werden von der linken Occipitalrinde ausschließlich die Seheindrücke aus den linksseitigen Hälften beider Retinae aufgenommen, von der rechten Occipitalrinde diejenigen der beiden rechtsseitigen Netzhauthälften. Durch den hintersten Teil des Balkens, also das Splenium corporis callosi, werden die Seheindrücke den beiden Occipitallappen, also diejenigen von der rechten und linken Retinahälfte, zu einem Gesamteindruck verbunden. Der Ort des schärfsten Sehens in der Retina, also die Macula lutea ist in beiden Occipitallappen repräsentiert. Die Zerstörung *eines* Occipitallappens oder allein seiner Area striata (Regio calcarina) hat zur Folge, daß die Seheindrücke aus den gleichnamigen Hälften beider Retinae nicht mehr wahrgenommen werden können und daß somit eine Halbsichtigkeit, eine *homonyme Hemianopsie* beider Augen auftritt. Da die Lichtstrahlen sich im Auge kreuzen, betrifft die Erblindung die gegenüberliegende Seite des Gesichtsfeldes (s. Abb. 88).

Aus den Stäbchen und Zapfen der Retina ziehen die Nervenfasern des Fasciculus opticus (N. opticus) zum Chiasma fasciculorum opticorum, wo sie eine partielle Kreuzung erfahren, indem die Fasern von den rechten Retinahälften zum rechten, diejenigen von den linken Retinahälften zum linken Tractus opticus ziehen. Der Tractus opticus verläuft an der Facies basialis cerebri (Basis cerebri) nach hinten zum *Corpus geniculatum laterale.* Von den Zellen dieses Zentrums ziehen Faserbündel zum Pulvinar und auch zu den vorderen Vierhügeln, wo unterhalb des Aquaeductus mesencephali (Sylvii) die Oculomotoriuskerne gelegen sind. Auf diesem Wege dürften die Pupillenreflexe zustande kommen. Die Sehbahn, welche die bewußten Seheindrücke vermittelt, verläuft vom Corpus geniculatum laterale außen am Cornu occipitale ventriculi lateralis (Hinterhorn) vorbei zur Innenseite und zur Spitze des Occipitallappens. Eine Unterbrechung dieser zentralen Sehbahn führt ebenso wie die Zerstörung der Sehrinde selbst zur Hemianopsie auf den beiden gegenüberliegenden Hälften des Gesichtsfeldes.

Eine Unterbrechung der sich kreuzenden Fasern im *Chiasma* fasciculorum opticorum (nervorum opt.) hat eine *bitemporale* Hemianopsie zur Folge, also einen Ausfall der beiden *lateralen* Gesichtsfeldhälften. Da das Chiasma unmittelbar vor dem Infundibulum, also dem Trichter des dritten Ventrikels und damit vor der Hypophyse gelegen ist, so pflegen Geschwülste in dieser Gegend nicht selten diese „*Scheuklappenhemianopsie*" zur Folge zu haben. — Wenn ein akuter Krankheitsprozeß, z. B. eine Blutung oder ein Erweichungsherd, die cerebrale Sehbahn in der Tiefe des Gyrus angularis unterbricht, so tritt neben einer Hemianopsie meist auch eine «Déviation conjuguée», also eine zwangsmäßige Ablenkung der beiden Augen nach der gleichnamigen Seite ein, d. h. die beiden Augen lenken sich derjenigen Seite zu, auf welcher das Sehvermögen erhalten ist. Der Patient blickt also nach der Seite des Krankheitsherdes.

Bei Erkrankungen des Großhirns betrifft eine krankhafte Ablenkung der Augen stets *beide* Bulbi in gleichem Sinne, weil vom Großhirn aus stets der Blick *beider* Augen in gleichem Sinne innerviert wird. Einseitige *Augenmuskellähmungen* und somit Doppelbilder treten bei Erkrankungen des Großhirns niemals auf, sondern stets nur bei denjenigen der Augenmuskelkerne in der Vierhügel- und Brückengegend und ihrer Nerven. Bei Lähmungen des Abducenskerns in der Oblongata jedoch kommt auch eine gleichseitige Deviation der Augen vor, und zwar blickt der Kranke in der Richtung seiner gelähmten Glieder.

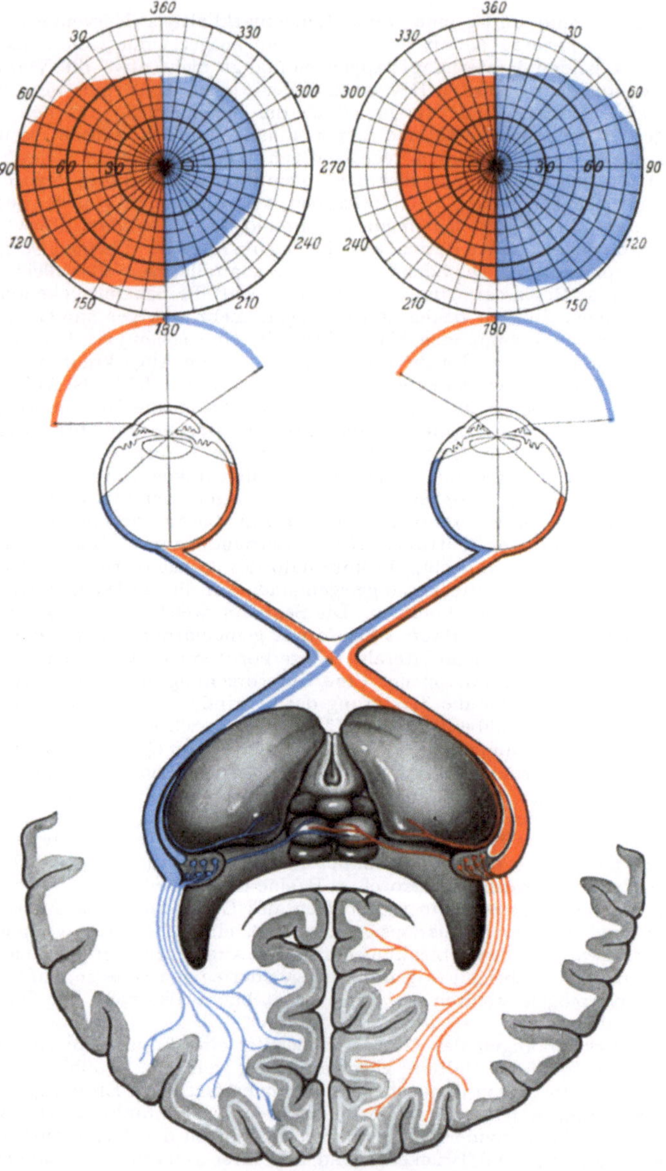

Abb. 88. Schematische Darstellung der Sehbahnen mit ihren Beziehungen zum Gesichtsfeld, zum Corpus geniculatum laterale, zum Thalamus, zur Vierhügelgegend und zum Occipitallappen (nach HILLER)

Für die Untersuchung des Auges gilt folgendes: Man prüfe die Sehschärfe, wenn nötig, nach Korrektion einer vorhandenen Kurzsichtigkeit oder Fernsichtigkeit, man untersuche ferner das Gesichtsfeld, die Farbenempfindung und führe die ophthalmoskopische Untersuchung aus.

Eine Atrophie des Fasciculus opticus (N. opticus) äußert sich durch porzellanweißes Aussehen der Papille, und zwar ist bei der tabischen Opticusatrophie die Papille scharf begrenzt und die Gefäße verhalten sich normal; bei der Atrophie nach Neuritis fasc. opt. und Stauungspapille durch Hirndruck sind die Grenzen der Papille verwaschen, die Arterien verengt, die Venen erweitert und geschlängelt. Bei beginnender Opticusatrophie ist das Farbenunterscheidungsvermögen besonders für Rot und Grün gestört und das Gesichtsfeld ist unregelmäßig eingeschränkt, bei schwerer Opticusatrophie entsteht Herabsetzung des Sehvermögens und schließlich völlige Blindheit. Die *Neuritis fasc. opt.* und die *Stauungspapille* äußern sich durch eine Schwellung der Papille, die Grenzen sind verwaschen, die Gefäße verlaufen im Bogen über den Papillenrand, die Venen sind korkzieherartig geschlängelt und erweitert, die Arterien verengt. Stauungspapille, nämlich ein knopfförmiges Vorspringen der geschwollenen Sehnervenpapille in den Bulbus, kommt vor bei Tumoren des Gehirns und der Schädelhöhle sowie überhaupt bei langdauernder Hirndrucksteigerung, Neuritis fasc. opt. außerdem bei Nephritis, Leukämie, Polyneuritis, Bleivergiftung. (Siehe Abb. 91).

In der Nachbarschaft und in der weiteren Umgebung jener circumscripten Hirnregionen, welche als die *primären* Aufnahmestationen der einzelnen Sinnesempfindungen und als Ausgangsstationen der willkürlichen Bewegungen aufzufassen sind, liegen Rindengebiete, welche offenbar der weiteren Verarbeitung der Sinnesempfindungen und ihrer assoziativen Verbindung untereinander dienen, außerdem aber auch der Ausführung aller derjenigen komplizierten Handlungen, welche durch Übung erlernt werden. Durch ein ausgedehntes System von Assoziationsfasern stehen alle Regionen der Hirnrinde miteinander in Verbindung, so daß ein Zusammenwirken der verschiedenen Sinneseindrücke zu einem Gesamteindruck, einem *Begriff* und zum *Entwurf einer Handlung* ermöglicht wird. So findet sich nach vorne von der vorderen Zentralwindung, und zwar in der mittleren Stirnwindung, ein motorisches Gebiet, von welchem aus die willkürliche Einstellung beider Augen sowie die Drehung des Kopfes, also die *Blickrichtung*, auf einen bestimmten Punkt unter dem Einfluß der Aufmerksamkeit erfolgt. Umfangreichere Zerstörungen der Stirnhirnrinde können zur Folge haben, daß kompliziertere Handlungen überhaupt nicht mehr ausgeführt werden können, namentlich solche, welche sich aus einer Reihe von aufeinanderfolgenden Akten zusammensetzen (Anzünden eines Lichtes, Ankleiden, Essen, Trinken, Schreiben, Klavierspielen). Bemerkenswerterweise pflegt eine derartige „*motorische Apraxie*" nur bei Zerstörungen der *linken* Frontalregion aufzutreten und man muß deshalb annehmen, daß der Entwurf und die Aufeinanderfolge komplizierterer Handlungen ganz überwiegend in der linken Großhirnhemisphäre erfolgen. Eine motorische Apraxie der linken Hand kann auch dann zustande kommen, wenn die von der linken Großhirnhemisphäre zur rechten Frontalregion herüberziehenden Fasern des Balkens durch einen Krankheitsherd unterbrochen sind.

Aphasie. Die überwiegende Bedeutung, welche die *linke* Großhirnhemisphäre (wenigstens bei Rechtshändern) besitzt, äußert sich auch darin, daß bei ihrer Läsion ein Verlust des Sprachvermögens **(Aphasie)** eintritt, also einer Fähigkeit, welche nur dem Menschen zukommt. Und zwar kann die Aphasie

 Das Nervensystem

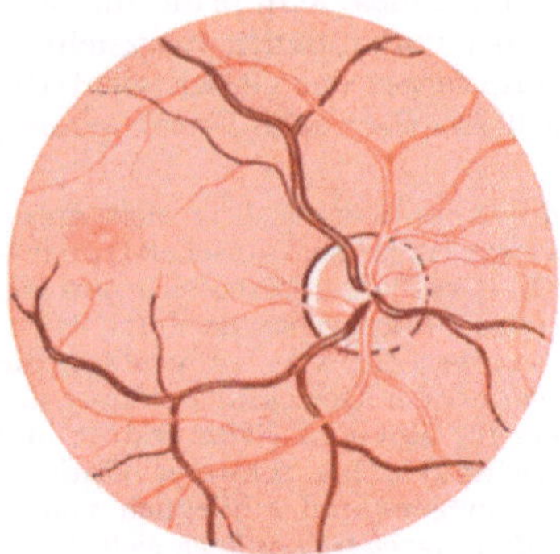

Abb. 89. Normaler Augenhintergrund

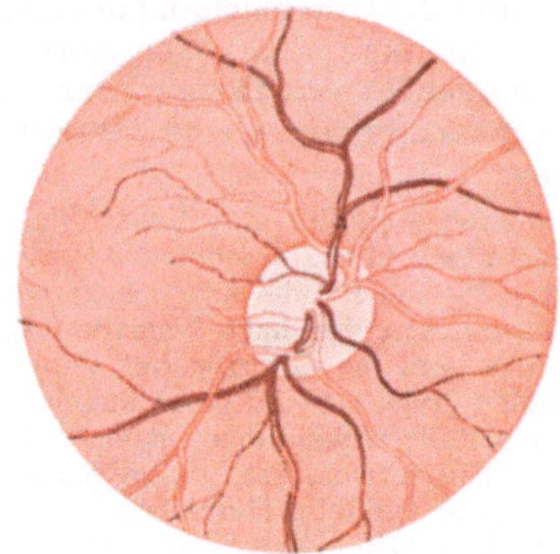

Abb. 90. Atrophie des Fasciculus opticus [N. opticus] bei Tabes

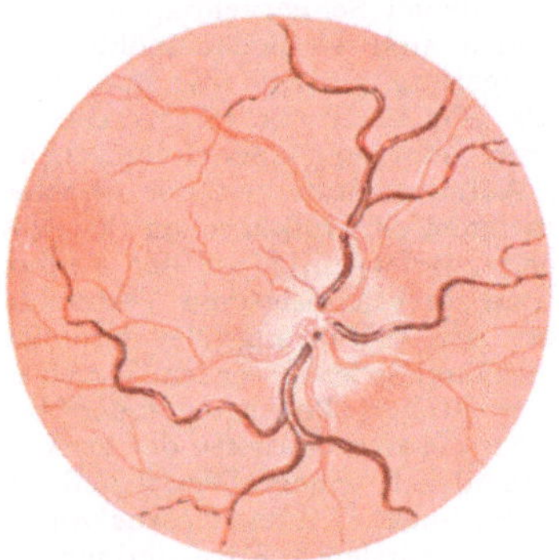

Abb. 91. Neuritis fasciculi optici

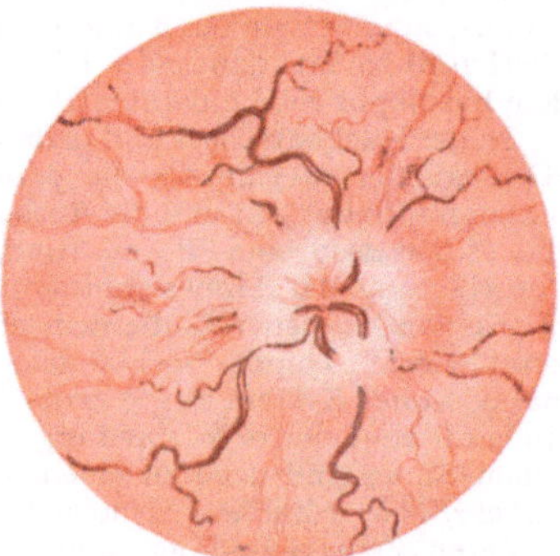

Abb. 92. Stauungspapille

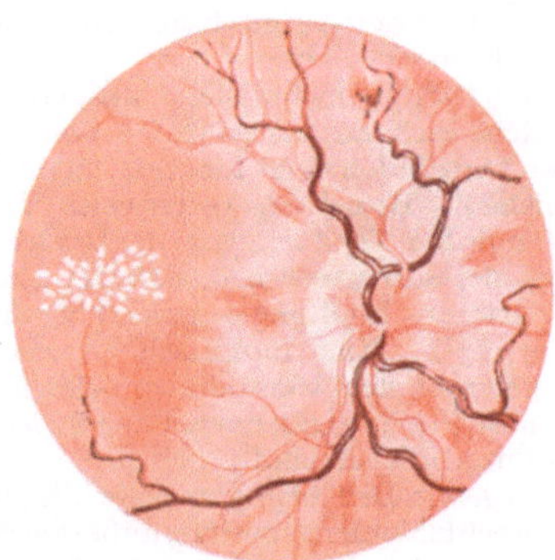

Abb. 93. Retinitis bei hypertonischen Nierenkrankheiten

sowohl die motorische Lautsprache als auch das akustische Sprachverständnis betreffen. Findet eine Zerstörung der dem Sprachvermögen dienenden Regionen der linken Hemisphäre statt, so vermögen die entsprechenden Rindenpartien der rechten Hemisphäre nicht oder nur sehr unvollkommen als Ersatz einzutreten.

Nach vorne von den untersten Teilen der vorderen Zentralwindung, also von jener Stelle, von der aus die Bewegungen der Zunge, des Kehlkopfs, des Gaumens und der Lippen innerviert werden, liegt eine Windung, welche den vorderen aufsteigenden Ast der Fossa cerebri lateralis (Sylvii) umgibt. Läsionen dieser „Brocaschen Windung" erzeugen motorische Aphasie, d. h. eine Unfähigkeit, die gesamte Sprachmuskulatur zur korrekten Hervorbringung der Lautsprache zu koordinieren. Die Kranken sind nicht mehr imstande zu sprechen, sie bringen nur mehr unverständliche Laute und Wortreste hervor, obwohl die dazu nötigen Muskeln nicht gelähmt sind und zu anderen Funktionen, z. B. zur Mimik oder beim Essen, noch richtig funktionieren. Dabei kann das innerliche Wort mit seiner Silbenzahl und seiner Betonung, ja selbst im musikalischen Sinne noch erhalten sein. Auch pflegt dabei das Sprachverständnis vollkommen intakt zu sein: die Patienten kommen allen Anforderungen, die man an sie richtet, korrekt nach. Dagegen sind sie unfähig, ein vorgesagtes Wort nachzusprechen. Bei umfangreicheren Zerstörungen jener Gegend haben die Patienten aber auch das innerliche Wort verloren und sie können die Worte deshalb auch schriftlich nicht zum Ausdruck bringen *(Agraphie)*. Auch leidet dabei nicht selten das *Lesevermögen*, namentlich bei solchen Leuten, welche gewohnt sind, halblaut zu lesen.

Als *amnestische Aphasie* pflegt man jene Sprachstörungen zu bezeichnen, bei welchen nicht nur das innerliche Wortbild, sondern auch das Sprechvermögen und das Nachsprechen erhalten sind, bei welchen aber dem Patienten die Worte, namentlich die Substantiva, also die sprachliche Bezeichnung der Gegenstände, nicht *einfallen*, nicht parat sind. Sie können den Namen einer Person oder die Bezeichnung für einen Gegenstand (die Uhr, den Löffel, die Brille usw.) nicht finden und umschreiben sie mit Ausdrücken wie „Dingsda" oder „zum Essen" oder mit Verben und mit bezeichnenden Bewegungen. Sie fühlen sich erlöst, wenn man ihnen das fehlende Wort vorsagt und können es dann korrekt nachsprechen. Auch das Sprachverständnis ist dabei erhalten. Diese amnestische Aphasie kommt in leichteren Graden auch ohne anatomische Defekte bei cerebraler Ermüdung und Zirkulationsstörungen vor.

Im Gegensatz zu der motorischen Aphasie ist bei der *sensorischen* Aphasie zwar das Sprechvermögen erhalten, aber es findet sich eine Störung oder Unmöglichkeit des *Sprachverständnisses*. Bei Zerstörungen in der weiteren Umgebung der Gyri temporales transversi, also am hinteren Ende der Fossa cerebri lateralis (Sylvii), und namentlich in der obersten linken Schläfenwindung, entsteht *Worttaubheit*. Die Patienten vermögen zwar noch zu hören, aber es fehlt ihnen das Verständnis für das gesprochene Wort, das ihnen wie aus einer fremden Sprache klingt und mit dem sie keinen Begriff mehr verbinden. Da sie somit auch die eigene Sprache nicht mehr kontrollieren können, so pflegt sich auch eine Störung des Sprechvermögens einzustellen, die Patienten sprechen falsch (Paraphasie), verwechseln Silben und Buchstaben, können keine Sätze mehr bilden und zeigen dabei im Gegensatz zu der motorischen Aphasie einen fortwährenden Drang zu reden, der aber nur unverständliches Kauderwelsch hervorzubringen pflegt (Logorrhoe).

Circumscripte Läsionen im Sulcus calcarinus oder in der Sehbahn er
zeugen, wie erwähnt, homonyme Hemianopsie, d. h. Verlust des Sehver
mögens der beiden gleichnamigen Retinahälften. Dabei pflegt das optische
Erkennen der Gegenstände mit Hilfe der anderen Gesichtsfeldhälfte erhalten
zu sein. Umfangreichere Zerstörungen der linken Occipitalhälfte, namentlich
der Konvexität des Occipitallappens, bei gleichzeitiger Unterbrechung
der Balkenfasern, welche vom rechten Occipitallappen zum linken herüber-
ziehen, pflegen einen Verlust des optischen Erkennungsvermögens, also eine

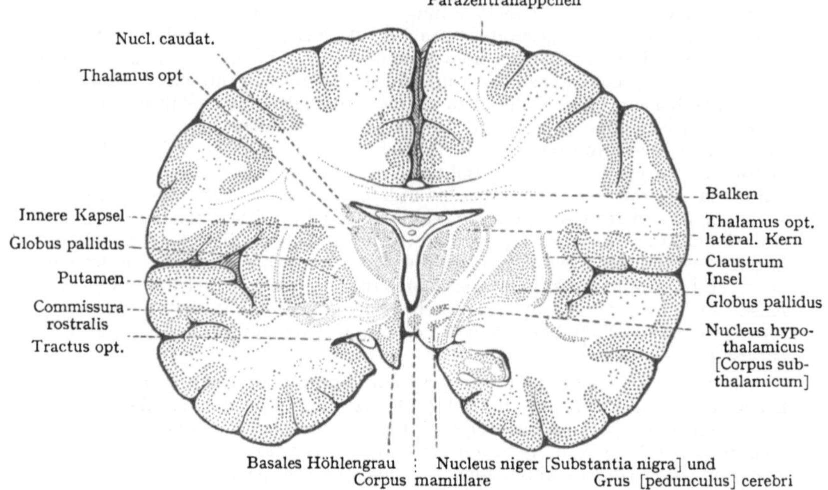

Abb. 94. Großhirn. Frontalschnitt

Bei dieser und den folgenden Abbildungen sind die beiden Hälften nicht in gleicher Schnitthöhe,
d. h. nicht seitengleich, dargestellt, sondern sie zeigen meist auf der rechten Seite einen höheren
Abschnitt

optische Agnosie oder *Seelenblindheit* zu erzeugen. Die Patienten können die
Gegenstände zwar noch sehen, aber mit den Erinnerungsbildern nicht mehr
identifizieren, also nicht erkennen. Die optische Agnosie betrifft vorwiegend
auch das Lesevermögen und diese *Alexie* ist, wie die optische Agnosie überhaupt, gewöhnlich mit einer rechtsseitigen Hemianopsie verbunden. Die
Alexie wird namentlich dann beobachtet, wenn durch einen tiefgreifenden
Herd in der Gegend des linken Gyrus angularis nicht nur die Sehbahn,
sondern auch jene Assoziationsbahnen zerstört sind, welche vom Occipitallappen zum Temporallappen, also dem Ort des akustischen Sprachverständnisses ziehen. Bei schweren optischen Agnosien können sich die Patienten
mit dem Gesichtssinn gar nicht mehr orientieren. Sie haben die Erinnerungsbilder für die Raumanordnung ihrer Wohnung, der Straße, ja selbst für
die gewöhnlichen Gebrauchsgegenstände, für ihr Bett, ihre Kleidungsstücke,
die Eßgeschirre, ja selbst für die Farben verloren. Sie sind infolgedessen vollkommen rat- und hilflos, *optisch apraktisch.*

Sämtliche Rindengebiete haben Faserverbindungen zu den *Zentralganglien,* vor allem zum *Thalamus.* Dieser empfängt in seinem ventralen

und lateralen Kern durch die Schleife alle jene sensiblen Eindrücke, welche ihm aus den zentripetalen Bahnen des Rückenmarks und der Hirnnerven zufließen. Krankheitsherde im Thalamus pflegen dementsprechend mit Gefühlsstörungen der gegenüberliegenden Körperhälfte verbunden zu sein und äußern sich nicht selten in heftigen, kaum unterdrückbaren Schmerzen der ganzen gegenüberliegenden Körperhälfte. Überhaupt erhalten die dem Thalamus zufließenden sensiblen Eindrücke dort häufig eine gewisse *Gefühlsbetonung* angenehmer oder unangenehmer Art. In den hintersten Abschnitten

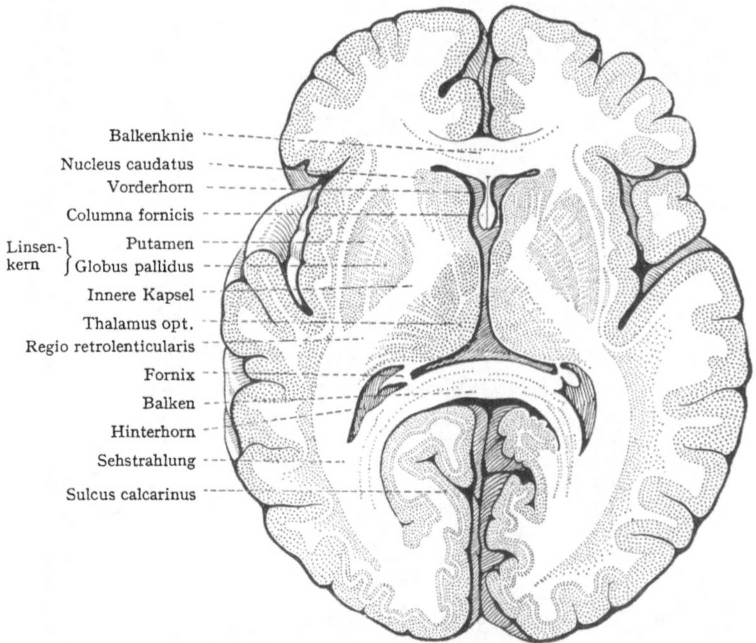

Abb. 95. Horizontalschnitt durch das Großhirn

des Thalamus und dem Höhlengrau um den Aquaeductus mesencephali (Sylvii) findet offenbar auch die Steuerung des *Schlafes* statt, und zwar steht diese Funktion in enger Beziehung zum Verhalten der Augen, insbesondere der Pupillen, indem sich bei Ermüdung die Augendeckel schließen und im Schlaf die Augen nach oben rollen und die Pupillen sich verengern. Bei Reizung des vorderen Abschnittes des dritten Ventrikels wurden Erregungszustände beobachtet.

In den grauen Kernmassen, welche *unterhalb des Thalamus opticus* und namentlich in der Umgebung des dritten Ventrikels bis zum Trichter gelegen sind, also in den *hypothalamischen Zentren* des Zwischenhirns und dem zentralen Höhlengrau, müssen wir eine Reihe von Apparaten erblicken, welche für die Regulation lebenswichtiger Funktionen von Bedeutung sind. So für die Aufrechterhaltung der normalen Körpertemperatur und damit der

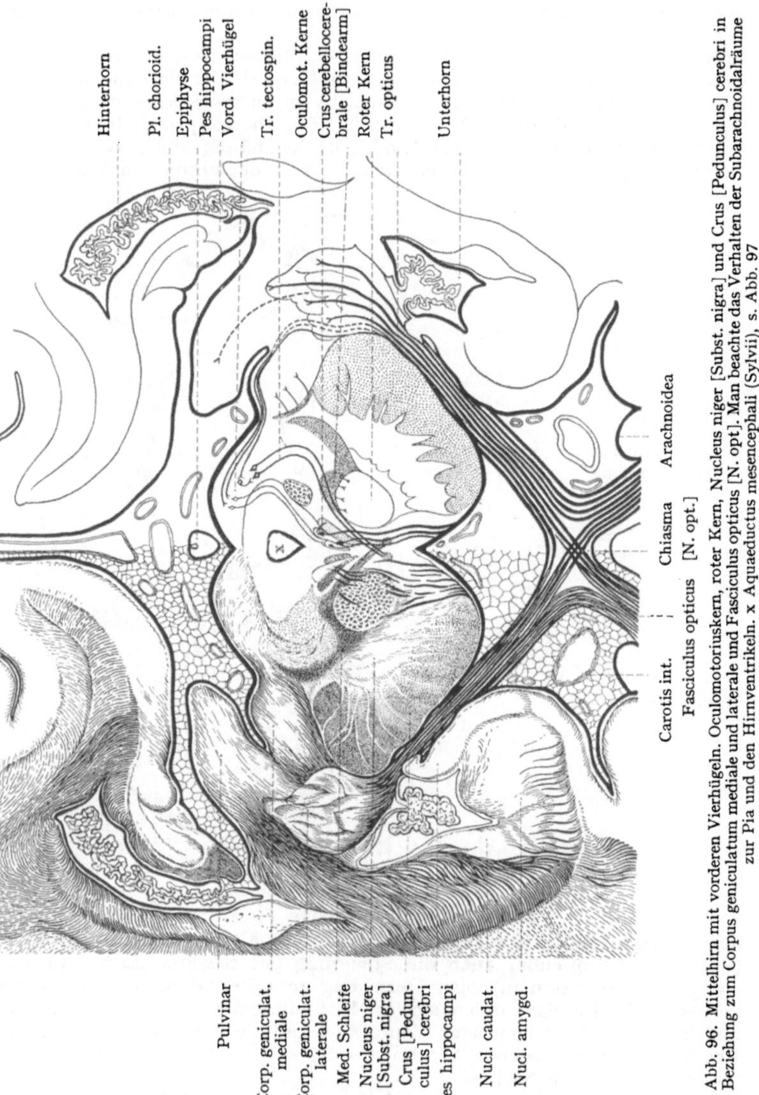

Abb. 96. Mittelhirn mit vorderen Vierhügeln. Oculomotoriuskern, roter Kern, Nucleus niger [Subst. nigra] und Crus [Pedunculus] cerebri in Beziehung zum Corpus geniculatum mediale und laterale und Fasciculus opticus [N. opt]. Man beachte das Verhalten der Subarachnoidalräume zur Pia und den Hirnventrikeln. x Aquaeductus mesencephali (Sylvii), s. Abb. 97

Schweißproduktion, welche bekanntlich der Abkühlung bei einer abnorm hohen Körperwärme dient; wahrscheinlich auch des Blutdruckes, ferner für die Regulation des Wasserhaushaltes und damit des osmotischen Gleichgewichts der Säfte, der Harnsekretion, wahrscheinlich auch für den Durst

und das Nahrungsbedürfnis sowie für den Zucker- und Salzgehalt des Blutes.
Von diesen *vegetativen* Zentren aus dürften Nervenbahnen durch die Medulla
oblongata zum Rückenmark und von diesem zum Sympathicus und Parasympathicus und damit zur Haut und zu sämtlichen Organen ziehen.

Der *Linsenkern* und der damit in engster Beziehung stehende *Nucleus
caudatus* sind durch die innere Kapsel vom Thalamus getrennt, empfangen
aber durch die Linsenkernschlinge reichliche Verbindungen aus dem Thalamus. Der Linsenkern und der Nucleus caudatus entwickeln sich aus dem
Boden des vordersten Hirnbläschens, also dem Vorderhirn, und wir müssen
annehmen, daß sie im Gegensatz zum Thalamus motorischen Funktionen
dienen. Wir unterscheiden im Linsenkern den äußeren grauen Teil, das
Putamen, welches die gleiche histologische Zusammensetzung darbietet
wie der mit ihm zusammenhängende Nucleus caudatus. Wegen der grauen
Streifen, welche diese beiden Massen miteinander verbinden, faßt man sie
unter dem Namen des *Corpus striatum* zusammen. Sie werden entwicklungsgeschichtlich erst spät markreif, und zwar ungefähr gleichzeitig mit der
Hirnrinde, also im ersten Lebenshalbjahr, und man darf daraus schließen,
daß das Corpus striatum zur Zeit und bald nach der Geburt, ebenso wie
auch die Hirnrinde, noch nicht funktionsfähig ist. Anders die inneren
Glieder des Linsenkerns, welche zur Zeit der Geburt des Menschen schon
reichlich markscheidenhaltige Nervenfasern besitzen und somit funktionsfähig sein dürften. Sie werden als Pars pallida nuclei lentiformis (Globus
pallidus) bezeichnet. Von der Pars pallida ziehen Nervenbahnen zu gewissen
hypothalamischen Zentren, so zum Corpus hypothalamicum (Luys'), dem
Nucleus niger, dem roten Kern und zum Rückenmark. Da das neugeborene
Kind bereits mancherlei Zappel- und Strampelbewegungen, auch komplizierte motorische Funktionen wie das Schreien, Saugen und Schlucken
ausführt und eine lebhafte Mimik bei Schmerz-, Hunger- und Sättigungs-
gefühl zum Ausdruck bringt, so muß man annehmen, daß die Pars pallida
unter den Eindrücken der vom Thalamus zuströmenden Impulse diesen primitiven motorischen Funktionen dient.

Mit der Markreifung des Corpus striatum werden die Bewegungen des
Kindes während des ersten Lebensjahres geordneter. Die Haltung des
Kopfes und des Rumpfes, das Sitzen werden sicherer, bald kommt das
Greifen, das Kriechen, Stehen und Gehen. Auch bei voll ausgebildeter Entwicklung der Hirnrinde und damit der willkürlichen Bewegungen kommen
dem Corpus striatum und der Pars pallida (Globus p.) noch wichtige Funktionen zu, die sich unterhalb der Schwelle des Bewußtseins vollziehen. So
z. B. die Koordination der Bewegungen des Rumpfes und der Arme beim
Gehen, Stehen, beim Emporheben einer Last und überhaupt alle jene Stellungen und Mitbewegungen, welche bei der Ausführung von willkürlichen
Handlungen als unbewußte Voraussetzungen notwendig sind, schließlich
auch der mimische Gesichtsausdruck und die Affektbewegungen, die sich stets
unwillkürlich vollziehen. Der gesamte motorische Apparat, der sich vom
Linsenkern ausgehend über den Nucleus hypothalamicus (Corpus Luys'),
den Nucleus niger (Substantia nigra), die Crura cerebri und den Nucleus
ruber zum Rückenmark erstreckt und diesen unwillkürlichen Bewegungen
zugrunde liegt, wird als *extrapyramidales* motorisches System dem *corticalen*
motorischen Apparat der vorderen Zentralwindung und damit der *Pyramidenbahn* gegenübergestellt.

Bei Erkrankungen des Linsenkerns tritt der „*amyostatische* Symptomenkomplex" Strümpells in Erscheinung, der sich in einer mangelhaften Zusammenarbeit der unwillkürlichen Muskeltätigkeit mit den corticalen willkürlichen Bewegungen äußert. Die letzteren können dabei noch ziemlich

richtig vollzogen werden, es stellt sich aber eine auffällige Bewegungsarmut (Akinesie) des Rumpfes, der Glieder, der Gesichtsmuskeln und der Augen ein; die Glieder sind wie eingefroren, es besteht ein Maskengesicht und dieser *Rigor* äußert sich bei passiven Bewegungen der Glieder, indem sie einen *wachsartigen Widerstand* leisten, der sich von der federnd zurückschnellenden Muskelspannung bei den *spastischen* Lähmungen der Pyramidenbahn wohl unterscheiden läßt. Der Gang wird langsam mit kleinen, schlürfenden Schritten, ohne Mitbewegungen der Arme und des Rumpfes. Die Haltung ist nach vorwärts gebeugt. Nicht selten besteht ein rhythmischer Tremor

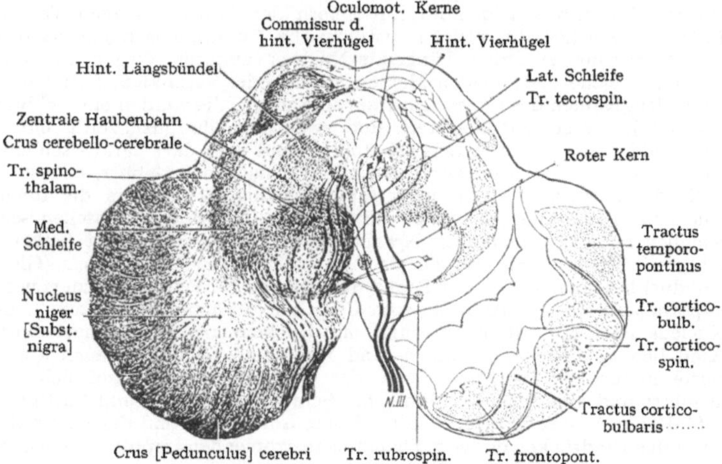

Abb. 97. Gegend der hinteren Vierhügel mit Aquaeductus mesencephali [Sylvii], lateraler Schleife und Hirnschenkelfuß, Oculomotoriuskernen

der Hände. Die Reflexe sind nicht oder nur wenig gesteigert. Diese Bewegungsarmut und der Muskelrigor finden sich hauptsächlich bei den Degenerationen der Pars pallida (Globus p.) und des Nucleus niger. Das Krankheitsbild gleicht vollkommen demjenigen bei der Paralysis agitans, also der Parkinsonschen Krankheit und man spricht deshalb von Parkinsonismus.

Bei der „Wilsonschen Krankheit", welche auf einer langsamen Degeneration der Linsenkerne beruht, wird nicht selten auch eine Verhärtung der Leber beobachtet.

Bei anderen Erkrankungen des Linsenkerns, und zwar namentlich des Putamens, treten im Gegensatz zu der Bewegungsarmut und dem Rigor der Muskeln ungewollte und ungeordnete *choreatische* Bewegungen der Hände, der Arme und des Gesichts auf, und zwar bei hypotonischer Muskulatur. Sie kommen vor als *Chorea minor* (SYDENHAM) bei dem Veitstanz der Kinder, ferner als Chorea gravidarum bei jugendlichen Erstgeschwängerten und hin und wieder auch bei älteren Individuen im Anschluß an Schlaganfälle. Als Huntingtonsche Chorea bezeichnet man ein großenteils auf hereditärer Basis beruhendes chronisches Leiden, das gleichfalls mit unwillkürlichen Muskelbewegungen, oft halbseitiger Art, einhergeht und im Laufe der Jahre zu psychischen Auffälligkeiten führt. Die unwillkürlichen Bewegungen zeigen dabei oft den Charakter der *Athetose*. Diesem Leiden liegt eine chronische Degeneration des *Putamens* zugrunde (s. S. 493).

Dem *Kleinhirn* fließen durch die Crura medullocerebrales (Corpora restiformia) der Oblongata alle jene Eindrücke zu, welche durch die *Kleinhirnseitenstrangbahnen* des Rückenmarks über die Bewegungen der Glieder, die Haltung des Rumpfes und die Stellung des Körpers zum Erdboden orientieren. Diese Stellungs- und Bewegungsempfindungen werden nur höchst unvollständig vom Bewußtsein, also von der cerebralen Rinde wahrgenommen. Sie werden aber im Kleinhirn unter der Schwelle des Bewußt-

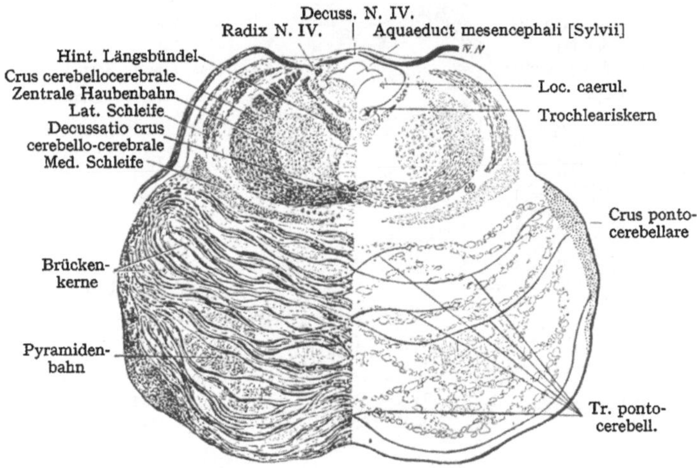

Abb. 98. Brückengegend mit Trochleariskern, hinterem Längsbündel, Decussatio tractus spinocerebell. ventr. lateraler und medialer Schleife und Decussatio pontis [Brückenarmkreuzung]

seins zur Koordination, namentlich beim Gehen und Stehen verwandt. — Das Großhirn steht mit dem Kleinhirn in Beziehung durch die mächtigen seitlichen Crura pontocerebellares (Brückenarme), welche aus dem Stirnhirn, den Parietal- und Schläfenlappen stammen und durch die innere Kapsel zu den Kernen der Brücke ziehen. Von diesen aus strahlen sie nach vorheriger Kreuzung als seitliche Brückenarme in die Hemisphären des Kleinhirns. Ferner steht der in der Mitte des Kleinhirnmarkes gelegene Nucleus dentatus nach vorheriger Überkreuzung der Mittellinie durch die Crura cerebellocerebrales (Bindearme) in Verbindung mit dem roten Kern und damit mit dem Thalamus und den hypothalamischen Kernen. Diese Bahn führt offenbar regulierende Impulse aus dem Kleinhirn zu den genannten Stellen und vermittelt das richtige Ausmaß für das Zusammenarbeiten (die Eumetrie und Synergie) der Bewegungen. Insbesondere dient der mittlere, entwicklungsgeschichtlich ältere Teil des Kleinhirns der Regulierung jener Muskelbewegungen und des Muskeltonus, welche zur Aufrechterhaltung des Gleichgewichts beim Sitzen, Stehen und Gehen notwendig sind. Das Kleinhirn steht in engsten Beziehungen zu dem in den Bogengängen des Felsenbeines gelegenen Vestibularisapparat, der die Orientierung des Körpers

gegenüber der Schwerkraft der Erde und den drei Dimensionen des Raumes,
und damit die Aufrechterhaltung des Gleichgewichts ermöglicht.

Erkrankungen des Kleinhirns äußern sich durch Koordinationsstörung
und Hypotonie der Muskelinnervationen, namentlich derjenigen der Beine
und des Rumpfes. Sie führen zur *cerebellaren Ataxie*. Der Patient hat beim
Stehen und Gehen die Neigung, nach seitwärts und rückwärts zu fallen,
sein Gang ist taumelnd, wie der eines Betrunkenen. Hält man dem Kranken
einen Gegenstand vor und läßt ihn dann die Augen schließen und mit gestrecktem Arm darauf hindeuten, so zeigt er daran vorbei, indem der Arm

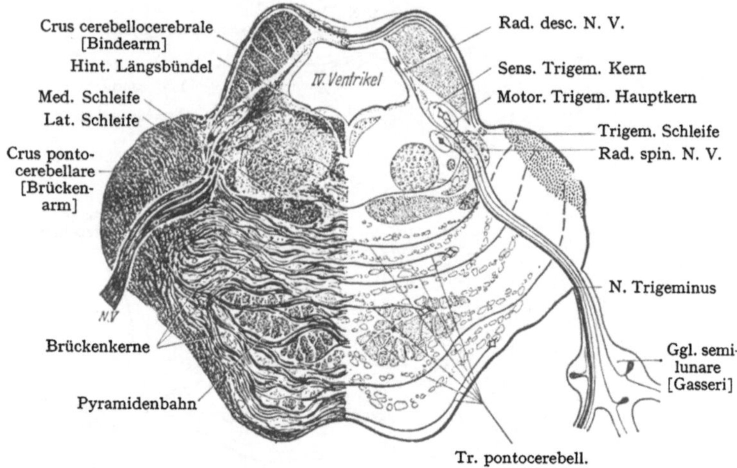

Abb. 99. Brücke mit seitlichen Crura pontocerebellares, Crura cerebellocerebrales vom Kleinhirn,
viertem Ventrikel, Trigeminusursprung

meist nach außen und unten abweicht, oft macht sich auch Tremor sowie
Nystagmus geltend. — BABINSKI hat als Symptom der Kleinhirnerkrankungen auch die *Adiadochokinese* beschrieben, die sich in der Unfähigkeit
äußert, rasch hintereinanderfolgende antagonistische Bewegungen auszuführen, wie z. B. Supination und Pronation, Flexion und Extension der
Hand. Schließlich wird bei Erkrankungen des Kleinhirns oft Schwindel
beobachtet.

Das *Mittelhirn* ist an seiner oberen Fläche durch die Vierhügel aus-
gezeichnet. Unterhalb des Aquaeductus mesencephali (Sylvii), der den dritten
Ventrikel mit dem vierten Ventrikel der Oblongata verbindet, sind die
Kerne der Augenmuskeln angeordnet. Man unterscheidet im Mittelhirn
Fuß und Haube, welche durch den Nucleus niger (Substantia nigra) getrennt
sind. Das mächtige Crus cerebri (Hirnschenkelfuß) enthält in seinen mittleren
Partien die motorische Pyramidenbahn und in seinen medianen und lateralen
Abschnitten jene Bahnen, welche vom Großhirn durch die innere Kapsel
zur Brücke und von dieser zum Kleinhirn ziehen. In der Haube sind die
sämtlichen sensiblen Bahnen als *mediale Schleife* zu erkennen, ferner der
rote Kern und die zu ihm ziehenden Crura cerebellocerebrales (Bindearme).
Krankheitsherde im Mittelhirn führen zu einseitiger oder doppelseitiger
Oculomotoriuslähmung und damit zu Doppeltsehen, Herabhängen des

oberen Augenlids und Reflexstörungen der Pupille. Bei größeren Herden
der Hirnschenkelgegend tritt gekreuzte Lähmung auf, indem auf der gleichen
Seite eine Oculomotoriuslähmung und auf der gekreuzten Seite Hemiplegie
und Hemianaesthesie auftreten.

In der Brückengegend, bald vom Kleinhirn überdacht, erweitert sich
der Aquaeductus mesencephali (Sylvii) zum vierten Ventrikel; an seinem
Boden befindet sich der Abducenskern, der die Bewegung des gleichseitigen
Bulbus nach außen innerviert und bei dessen Läsion die Bewegung des Aug-
apfels nach außen unmöglich ist. Die Koordination der Bulbusbewegungen,

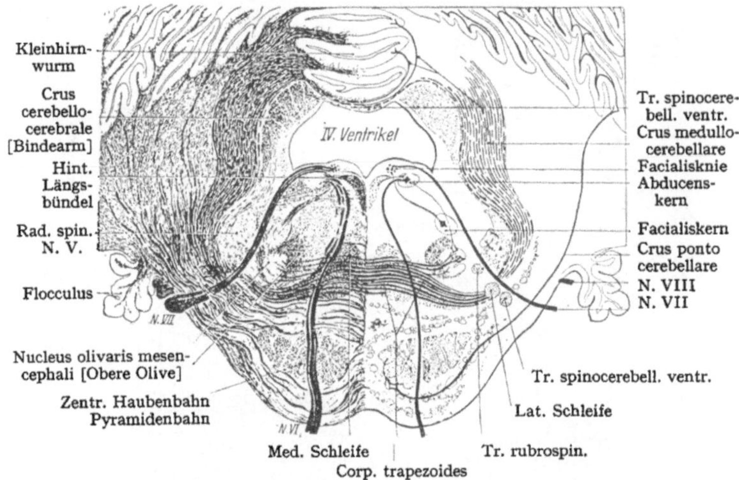

Abb. 100. Unterstes Ende der Brücke mit Ausstrahlung der Crura medullocerebellares
[Corpora restiformia] in das Kleinhirn, Facialis- und Abducenskern. Corpus trapezoides

also der Kerne des Oculomotorius, des Trochlearis und des Abducens, wird
durch das hintere Längsbündel besorgt, so daß z. B. beim Blick nach rechts
gleichzeitig der rechte Abducens und der linke Rectus nasalis des Oculomotorius innerviert wird. Aus der Mitte des Pons entspringt das mächtige
Bündel des Nervus trigeminus, der in der Haube der Brücke auch seine
motorischen und seine sensiblen Kerne hat. Von den letzteren aus zieht
die aufsteigende Trigeminuswurzel bis tief in die Oblongata herab und es
können deshalb nicht nur bei Läsionen der Brücke, sondern auch der seitlichen Oblongatagegend Gefühlsstörungen im Gesicht auftreten. Am unteren
Ende der Brücke und in den obersten Teilen der daraus austretenden Oblongata finden sich die Facialis- und Intermediuskerne, welche ihre Wurzeln
im Bogen nach außen herausschicken. Im Winkel der Brücke und der
Oblongata liegen ferner die Kerne des Hörnerven (N. cochleae) und des
Gleichgewichtsnerven (N. vestibuli), welcher aus den Bogengängen des
Felsenbeinlabyrinthes zur Oblongata zieht und in einen dreieckigen Kern
am Boden der Rautengrube einstrahlt. Von diesem aus ziehen Bahnen
über den Nucleus terminalis lateralis nervi vestibuli (Deitersscher Kern) im
Winkel zwischen Oblongata und Kleinhirn zum Kleinhirn empor. Der
Nucleus terminalis lateralis nervi vestibuli (Deitersscher Kern) steht auch

32*

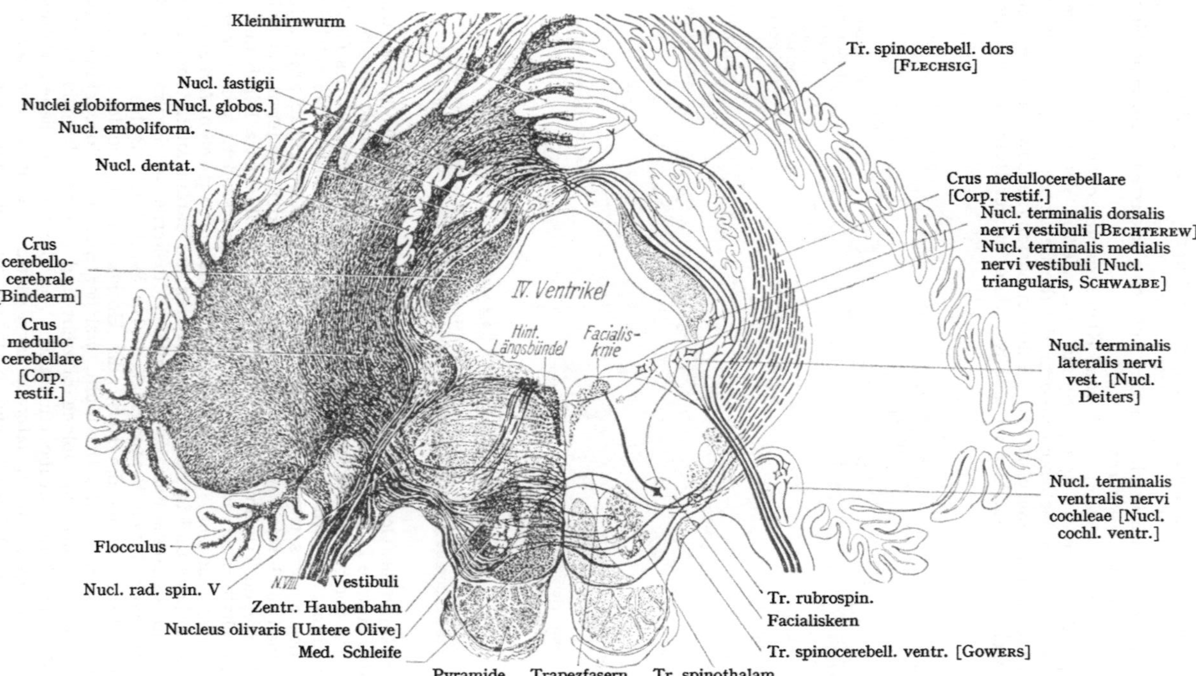

Abb. 101. Oberstes Ende der Oblongata in ihrer Beziehung zum Kleinhirn mit N. vestibuli, Nucl. terminalis lateralis nervi vest. [Nucl. Deiters], Olive, Schleifenbahn und Pyramide. Der N. XIII (intermedius) tritt gemeinsam mit N. VIII aus dem Hirn aus

mit dem hinteren Längsbündel und dadurch mit den Augenmuskelkernen
in Verbindung und auf diesem Wege dürfte auch von den Augen aus die
Regulation der Stellung des Körpers und die Aufrechterhaltung des Gleich-

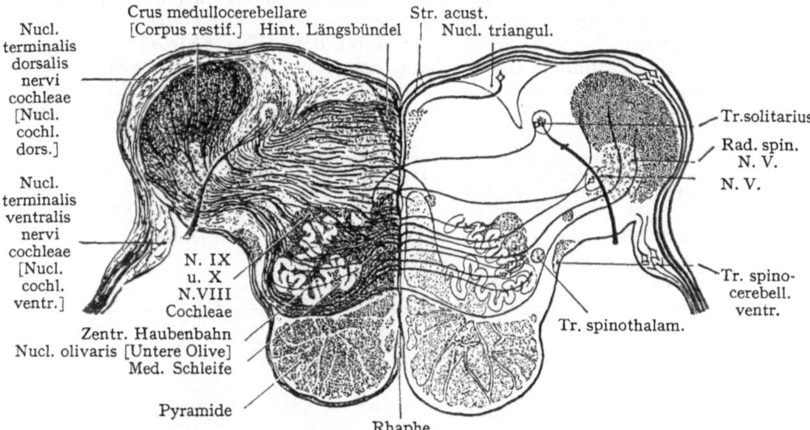

Abb. 102. Oblongata mit N. cochleae und seinen Kernen, Crus medullocerebellare
[Corpus restif.], Glossopharyngicuskern

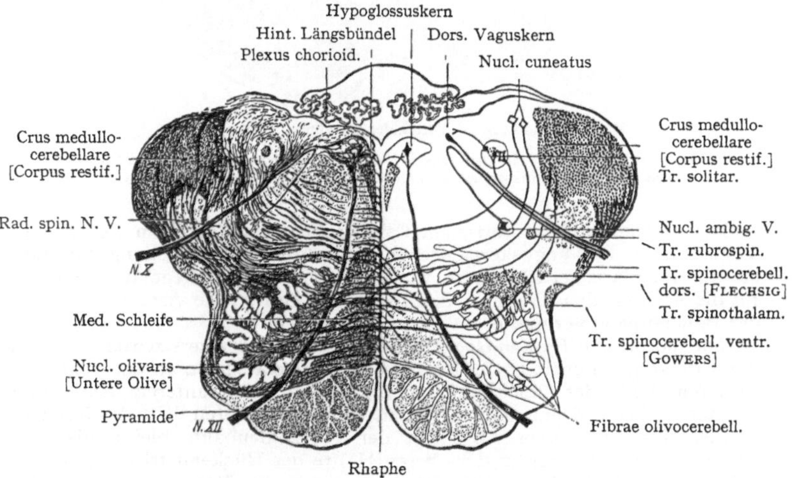

Abb. 103. Oblongata mit Vagus- und Hypoglossuskern

gewichts erfolgen. Der Nucleus terminalis lateralis nervi vestibuli (Deitersscher Kern) sendet auch Fasern nach abwärts zum Rückenmark und damit
zu jenen Muskeln, welche der Stellung des Kopfes und des Rumpfes dienen.

Am Boden der Rautengrube findet sich neben der Mittellinie der *Hypoglossuskern*, dessen Wurzeln zur ventralen Fläche der Oblongata herabziehen,

neben der Pyramidenbahn austreten und als motorische Nerven zur Zunge
ziehen. Lateral vom Hypoglossuskern liegt am Boden der Rautengrube
der *parasympathische [viscerale] Vaguskern*, von welchem aus alle jene
Fasern des Vagus entspringen dürften, welche den vegetativen Funktionen
dieses Nerven in der Brust- und Bauchhöhle dienen. Der *sensible* Vaguskern
liegt als sog. isoliertes Bündel dicht unter dem *Glossopharyngicuskern*, er
versorgt die Sensibilität des Rachens, des Kehlkopfs, der Trachea und des
Oesophagus. Der *motorische* Vaguskern (Nucleus ambiguus) liegt, ähnlich wie
der Facialiskern, in der Tiefe der Oblongata, er versorgt Schlund, Kehlkopf

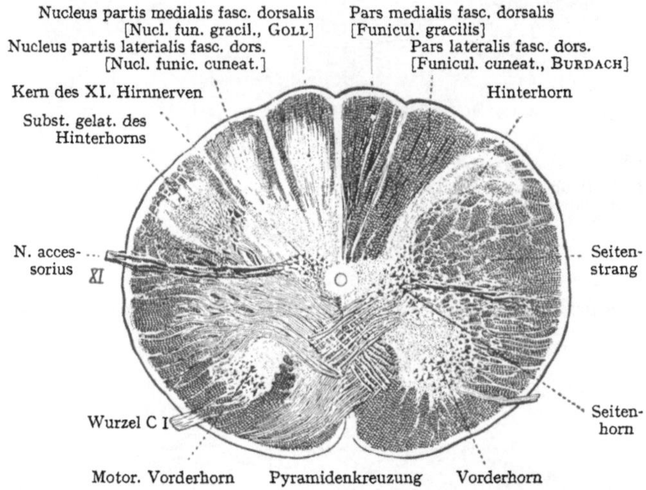

Abb. 104. Oblongata, Pyramidenkreuzung. Die rechtsstehende Schnitthälfte ist in einer
etwas höheren, die linksstehende in einer tieferen Ebene (caudalwärts) angelegt

und Oesophagus mit motorischen Fasern und wendet sich im Bogen zum
Vagusstamm. Die Vaguskerne stehen in funktioneller Beziehung zur Substantia reticularis der Oblongata, in welcher wir wichtige Regulationszentren
für die *Atmung*, den Kreislauf, den Blutdruck und für die visceralen Nerven
der Bauchorgane vermuten.

Die motorische *Pyramidenbahn*, welche sich aus den zerstreuten Bündeln
der Brücke gesammelt hatte, liegt als geschlossene Masse an der ventralen
(unteren) Seite der Oblongata und erfährt an deren unterem Ende zum
größten Teil eine Kreuzung zum Seitenstrang der anderen Seite des Rückenmarks. Nur ein kleiner Abschnitt der Pyramidenbahn bleibt als sog.
Pyramidenvorderstrang in der oberen Hälfte des Rückenmarks ungekreuzt
neben der vorderen Rückenmarksspalte liegen. — Die Kreuzung der *sensiblen*
Nervenbahnen aus den Hintersträngen des Rückenmarks findet durch die
Fibrae arcuatae unmittelbar oberhalb der Pyramidenkreuzung statt.

Das *Rückenmark* nimmt den Wirbelkanal nicht in seiner ganzen Länge
ein; das unterste Ende des Markes, also der Conus medullaris (terminalis)
liegt in der Höhe des ersten Lendenwirbels. Das erste Lumbalsegment findet
sich hinter dem Dornfortsatz des 10. oder 11. Brustwirbels, das erste Thoracal-
segment hinter dem des 6. oder 7. Halswirbels (s. Abb. 110). Die vorderen

und hinteren Wurzeln nehmen von ihrem Austritt aus dem Rückenmark einen absteigenden Verlauf bis zu den Intervertebrallöchern, in welchen die Ganglia spinalia (Intervertebralganglien) der sensiblen Wurzeln liegen, durch welche hindurch die Nerven nach der Peripherie ziehen. Die Wurzeln der unteren Lendensegmente und des Sacralmarkes bilden die *Cauda equina*, deren Sacralwurzeln bis in die Kreuzbeinhöhle herabziehen.

Die *graue Substanz* des *Rükkenmarks* ist ebenso wie im Gehirn und in der Oblongata um den Zentralkanal herum angeordnet, der im Rückenmark großenteils obliteriert ist. Die Cerebrospinalflüssigkeit kann deswegen nicht in ihm zirkulieren, sondern fließt in der Hauptsache im Subarachnoidalraum, der bis ins Kreuzbein hinabsteigt und der Lumbalpunktion zugänglich ist.

In den grauen *Vorderhörnern* des Rückenmarks finden sich, zu Gruppen angeordnet, große motorische Ganglienzellen, deren Achsencylinder als vordere Wurzeln das Rückenmark verlassen und zu den Muskeln ziehen. — In dem Winkel zwischen Vorderhorn und Hinterhorn finden sich Gruppen von kleinen Ganglienzellen, deren Achsencylinder gleichfalls durch die vorderen Wurzeln das Rükkenmark verlassen und als *weiße Rami communicantes* zu den sympathischen Ganglien des Grenzstranges ziehen; sie dienen der Innervation der Blutgefäße und damit der Regulation des Blutdrucks, ferner der drüsigen Organe: der Schweißdrüsen, der Hauttemperatur, der Leber, der Nieren, dem Magen-Darm-Kanal.

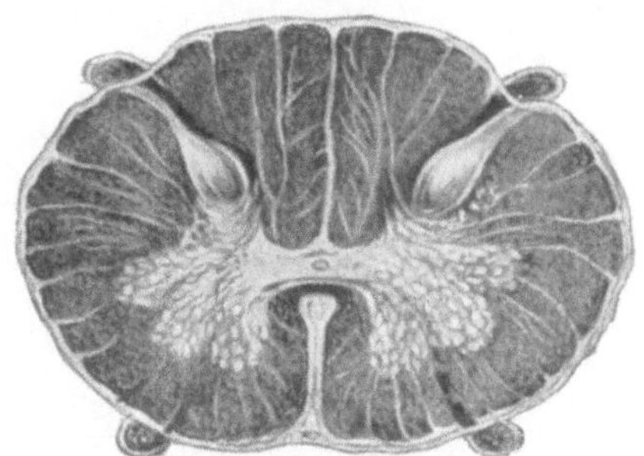

Abb. 105. Cervicalmark

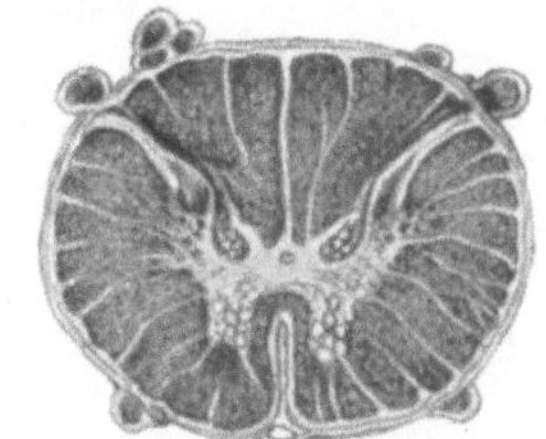

Abb. 106. Thorakalmark

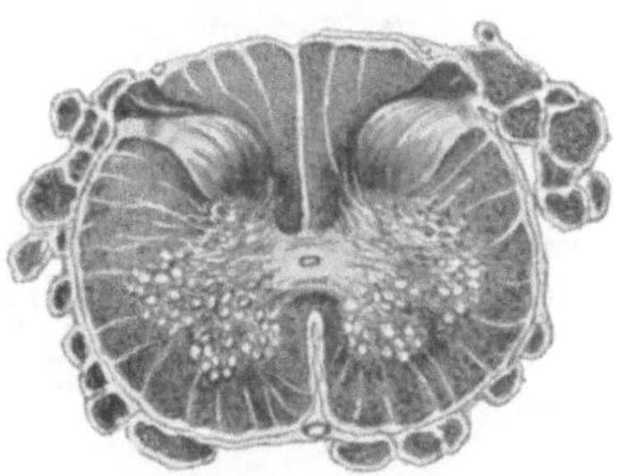

Abb. 107. Lumbalmark

Die *Hinterhörner* der grauen Substanz dienen der Sensibilität. Aus den Hinterhörnern ziehen zum Vorderhorn reichliche Nervenbahnen, die die Reflexe vermitteln. Außerdem entspringen aus den Ganglienzellen der Hinterhörner diejenigen Faserbündel, welche die Mittellinie überkreuzen und im Vorderseitenstrang der anderen Seite nach aufwärts ziehen. — Die Hinterstränge sind mit Ausnahme des ovalen Feldes und kurzer Assoziationsbahnen ausschließlich aufsteigender, also sensibler Art, und zwar dienen sie vor allem der Tiefensensibilität und bis zu einem gewissen Grade auch der Leitung der Hautempfindung.

Die peripheren sensiblen Nerven entspringen nicht aus dem Rückenmark, sondern aus den Ganglienzellen der Ganglia spinalia. Der eine Achsen-

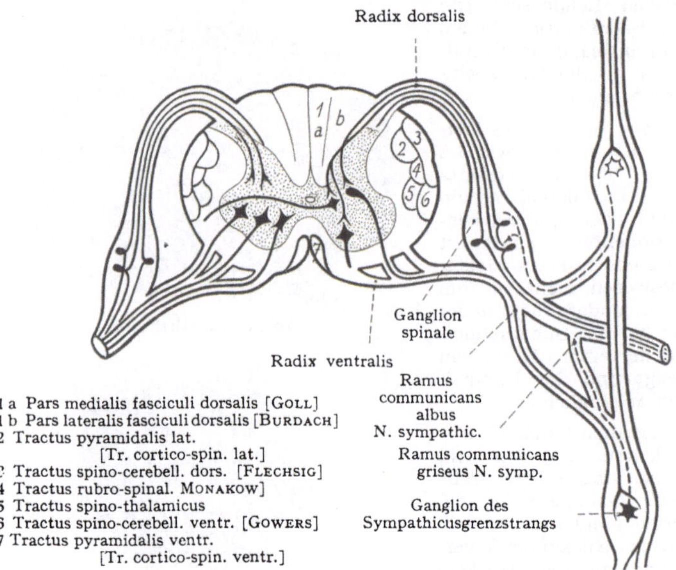

1 a Pars medialis fasciculi dorsalis [GOLL]
1 b Pars lateralis fasciculi dorsalis [BURDACH]
2 Tractus pyramidalis lat.
　　　　　[Tr. cortico-spin. lat.]
3 Tractus spino-cerebell. dors. [FLECHSIG]
4 Tractus rubro-spinal. MONAKOW]
5 Tractus spino-thalamicus
6 Tractus spino-cerebell. ventr. [GOWERS]
7 Tractus pyramidalis ventr.
　　　　　[Tr. cortico-spin. ventr.]

Abb. 108. Schema von Rückenmark und Nervus sympathicus

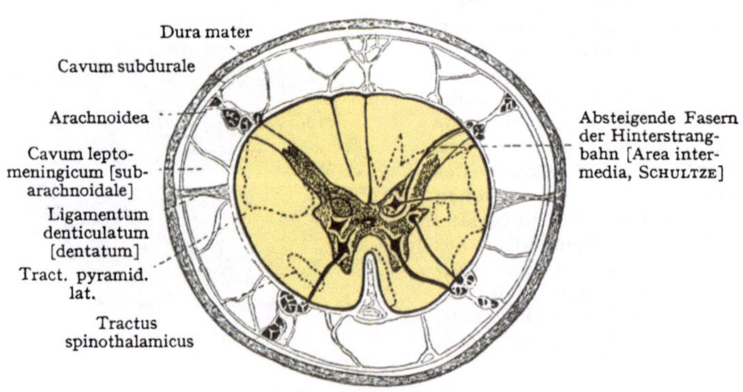

Abb. 109. Medulla spinalis, Pars thoracalis

cylinderfortsatz dieser Ganglienzellen geht als sensibler Nerv zur Peripherie, der andere tritt durch die hinteren Wurzeln in das Rückenmark ein, und zwar zum Teil direkt in den gleichseitigen Hinterstrang, in welchem er ungekreuzt bis zu den Hinterstrangkernen der Medulla oblongata empor-

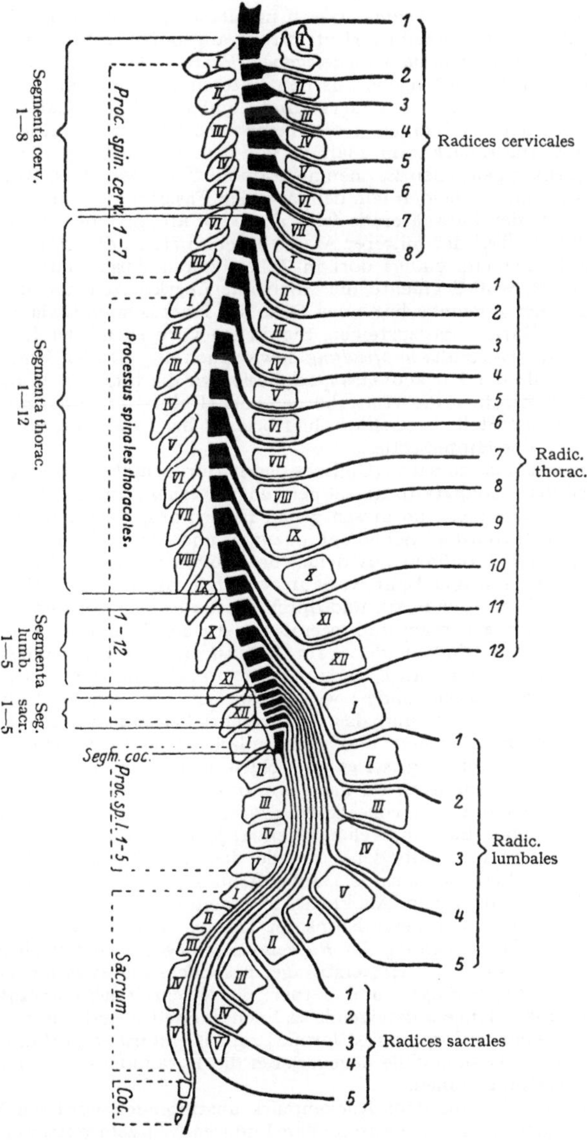

Abb. 110. Topographische Beziehungen zwischen den Rückenmarkssegmenten und den Wirbelkörpern, Dornfortsätzen und Wurzelaustritten nach Bing: Kompendium der topischen Gehirn- und Rückenmarksdiagnostik. (Mit Erlaubnis des Verfassers reproduziert)

steigt. Da die neu eintretenden Fasern unmittelbar neben dem Hinterhorn (in der Wurzeleintrittszone) im Hinterstrang angeordnet sind, so ergibt sich, daß in den der Mittellinie nahegelegenen Partien der Hinterstränge diejenigen Bahnen liegen, welche aus den unteren Abschnitten des Rückenmarks stammen, also aus dem Sacral- und Lumbalmark, und daß sich in den lateralen Partien die Bahnen aus höheren Abschnitten des Rückenmarks finden. Im Cervicalmark kann man die von der unteren Körperhälfte stammenden, median gelegenen Bahnen als Pars medialis fasc. dors. (GOLL) oder zarte Stränge unterscheiden von den lateralen Faserbündeln aus den oberen Extremitäten, der Pars lateralis fasc. dors. (BURDACH) oder Keilsträngen.

Ein anderer Teil der hinteren Wurzelfasern tritt in die graue Substanz der Hinterhörner ein, endigt dort in Zellen, deren Fasern im Verlauf der nächsthöheren 3—6 Segmente die Mittellinie überkreuzen, um im Vorderseitenstrang der gegenüberliegenden Seite als Tractus spinothalamicus zum verlängerten Mark emporzusteigen. Sie dienen vorwiegend der Leitung der *Schmerz-* und *Temperaturempfindung* sowie auch der taktilen Empfindung. Diejenige Stelle der Rückenmarksperipherie, wo die hinteren Wurzeln, die Pia durchbrechend, in die Hinterhörner und Hinterstränge eintreten, wird als Nageottesche Stelle bezeichnet; hier beginnt bei Tabes dorsalis die graue Degeneration der Hinterstränge.

Der Fasciculus dorsalis (Gollsche und Burdachsche Stränge) endigt in der Medulla oblongata in dorsal gelegenen Kernen, und zwar den Nuclei medialis und lateralis. Von diesen gehen Fasern aus, welche im Bogen die Mittellinie überkreuzen (Schleifenkreuzung) und sich mit den schon gekreuzten sensiblen Bahnen aus dem Vorderseitenstrang des Rückenmarks vereinigen. Die sensible Bahn verläuft von nun an vereinigt als „*mediale Schleife*" durch die Oblongata und durch die *Haube* des Pons und der Vierhügelgegend zum zentralen und lateralen Kern des Thalamus, von dort zu den postzentralen Rindenfeldern. Im *Seitenstrang* des Rückenmarks, und zwar in dessen hinterer Hälfte, verlaufen die motorischen Pyramidenbahnen, also die langen Achsencylinder, welche aus der vorderen Zentralwindung durch die innere Kapsel und das Crus cerebri bis zum unteren Ende des Rückenmarks herabreichen und den willkürlichen Bewegungen dienen. Nach ihrer Durchtrennung, sei es im Gehirn oder an irgendeiner Stelle des Rückenmarks, degenerieren sie nach abwärts bis zu den Sacralsegmenten. Ventral, also nach vorne von diesem Pyramidenseitenstrang liegen noch andere zentrifugale Bahnen, welche offenbar jenen motorischen Funktionen dienen, die sich unterhalb der Schwelle des Bewußtseins vollziehen. In erster Linie ist hier die zentrale Haubenbahn aus dem kleinzelligen Anteil des roten Kerns zu nennen. Als kleines rudimentäres Bündel entspringt aus dem großzelligen Anteil dieses Kerns der Tractus rubrospinalis.

Bei *querer Durchtrennung des Rückenmarks* degenerieren nach aufwärts von der Läsionsstelle die Hinterstränge, besonders die Pars medialis fasc. dorsi (Gollschen Stränge) und ferner die Kleinhirnseitenstrangbündel, welche gleichfalls lange aufsteigende Bahnen darstellen und durch die Crura medullocerebellares [Corpora restiformia] zum Kleinhirn emporführen. Nach *abwärts* von der Läsionsstelle degenerieren die Pyramidenseiten- und Pyramidenvorderstrangbahnen.

Jedes Paar der aus dem Rückenmark austretenden vorderen Wurzeln und der in gleicher Höhe eintretenden hinteren Wurzeln entspricht einem bestimmten Segment des Rückenmarks, und man kann sich dieses aus lauter einzelnen solchen *Segmenten* oder *Metameren* aufgebaut denken. Aus dem Studium zahlreicher Fälle von Querschnittserkrankungen des Rückenmarks ist es bekannt, welche Muskeln von jedem dieser Segmente (und den in gleicher Höhe entspringenden vorderen Wurzeln) innerviert werden, und welches Hautgebiet jedes der hinteren Wurzelpaare mit sensiblen Fasern versorgt. Da die peripheren Nerven sich im Plexus brachialis, lumbalis und sacralis vielfach durchflechten, so sind die Muskelgruppen, welche von einem Rückenmarkssegment innerviert werden, wesentlich anders angeordnet als diejenigen, welche zu einem bestimmten *peripheren* Nerven (z. B. dem Radialis oder Medianus) gehören; auch die Bezirke der *Hautsensibilität*, welche von den einzelnen Rückenmarkssegmenten versorgt werden, decken sich keineswegs mit denen der peripheren Hautnerven, und zwar verlaufen die segmentären Hautbezirke am Rumpf ziemlich horizontal, gürtelförmig, indem sie die schräg nach abwärts steigenden Intercostalräume spitzwinklig schneiden; an den Extremitäten kann man die Anordnung der sensiblen Segmente am besten verstehen, wenn man sich die Arme und Beine, wie beim vierfüßigen Tier, senkrecht zur Wirbelsäule gestellt denkt.

Über die oberen Extremitäten verlaufen diese segmentären Sensibilitätszonen in der Form langgestreckter Bänder, indem der Außenseite des Oberarms, der Radialseite des Vorderarms und der Daumenseite der Hand die höher oben gelegenen Rückenmarkssegmente (C_6, C_7 und C_8) entsprechen. Dagegen gehören die Ulnarseite der Hand und des Vorderarms sowie die Achselhöhle der tiefer unten gelegenen Rückenmarkssegmente (C_8, Th_1 und Th_2) an. An den unteren Extremitäten sind im allgemeinen die Vorderflächen der Ober- und Unterschenkel von den Lumbalsegmenten, die Hinterflächen von den Sacralsegmenten versorgt. Die Umgebung des Afters, welche wie beim vierfüßigen Tier als die hinterste Gegend des Körpers anzusehen ist, empfängt ihre sensiblen Fasern aus den untersten Rückenmarksabschnitten [Nervus pudendalis (N. pudendus internus)].

Um bei Rückenmarkskrankheiten diagnostizieren zu können, in welcher Höhe der krankhafte Prozeß lokalisiert ist, ist es notwendig, die Anordnung der motorischen, sensiblen und Reflexfunktionen in den einzelnen Rückenmarkssegmenten zu kennen. Die Abb. 110 sowie die Zusammenstellung auf S. 516ff. geben darüber Aufschluß[1]. Es ist dabei zu berücksichtigen, daß die Hautbezirke, welche von je einem Rückenmarkssegment versorgt werden, von den beiden benachbarten etwas überdeckt werden, so daß bei Ausfall eines einzigen hinteren Wurzelpaares der zugehörige Hautbezirk nicht völlig anaesthetisch wird, sondern zum größten Teil von den beiden benachbarten Segmenten noch versorgt werden kann. — Auch von der Motilität gilt dasselbe, da das Innervationsgebiet eines Muskels und insbesondere der langen Muskeln sich nicht auf ein Rückenmarkssegment beschränkt, sondern auch in den nächsthöheren und -tieferen Segmenten (und vorderen Wurzelpaaren) noch repräsentiert sein kann und bei den langgestreckten Muskeln meist über eine ganze Reihe von Segmenten hinzieht. Aus diesen Gründen weichen die Angaben der verschiedenen Untersucher und Lehrbücher in manchen Einzelheiten voneinander ab.

Es versteht sich von selbst, daß bei Zerstörung des ganzen Rückenmarksquerschnittes, z. B. durch eine Querschnittsmyelitis oder einen Rückenmarkstumor, nicht bloß die Funktion der lädierten Stelle, sondern auch die willkürliche Bewegung und die Sensibilität aller tieferen Teile aufgehoben ist; so findet sich z. B. bei Zerstörung des mittleren Cervicalmarks: Lähmung der oberen *und* unteren Extremitäten, Sensibilitätsstörung von den Schultern abwärts, Steigerung des Kniephänomens, Fußklonus, Babinski, unwillkür-

---

[1] Man vergleiche mit dieser „segmentären" Verteilung der Motilität und Sensibilität diejenige nach den peripheren Nerven, welche auf S. 513 und 515 dargestellt ist, um den Unterschied zu erkennen.

liche Entleerung von Blase und Mastdarm. Bei Querschnittserkrankung des 5. Thorakalsegments: Lähmung der Beine, Anaesthesie von dem 8. Brustwirbel und von der Mamillarhöhe abwärts, Steigerung des Kniephänomens, Fußklonus, Babinski, unwillkürliche Entleerung von Blase und Mastdarm. —

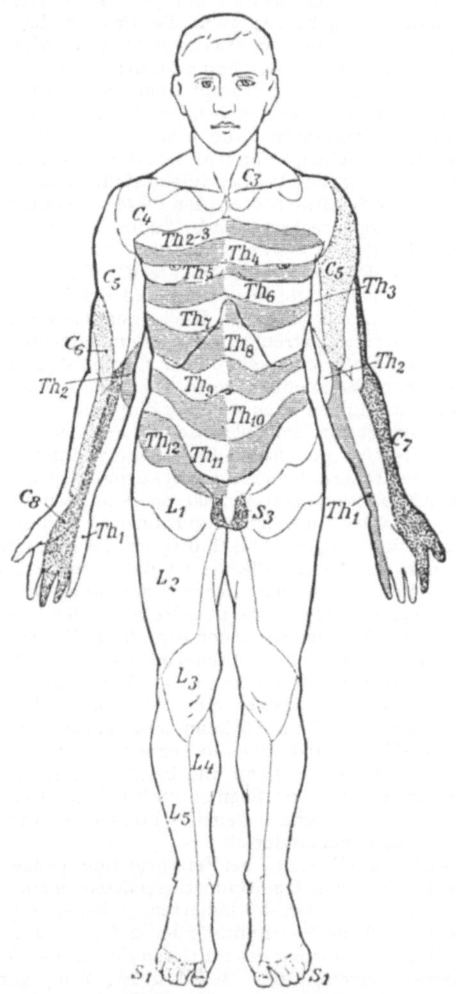

Abb. 111. Verteilung der Hautsensibilität nach den Segmenten des Rückenmarks. Die Buchstaben C, Th, L und S bedeuten, daß die betreffende Zone vom Cervical-, Thorakal-, Lumbal- oder Sacralteil des Rückenmarks mit sensiblen Fasern innerviert ist. Die verschiedenen Schraffierungen und Punktierungen sollen nur dazu dienen, die Zeichnung übersichtlicher zu machen. Die Figuren sind unter Zugrundelegung der Bilder und Angaben von HEAD gezeichnet

Bei Affektion des mittleren Lendenmarks sind die Beine gelähmt, die Patellarsehnenreflexe erloschen, Fußklonus und Babinski sind vorhanden, Anaesthesie der Unterschenkel, des Gesäßes und der Rückseite des Ober- und Unterschenkels, unwillkürliche Entleerung von Blase und Mastdarm.

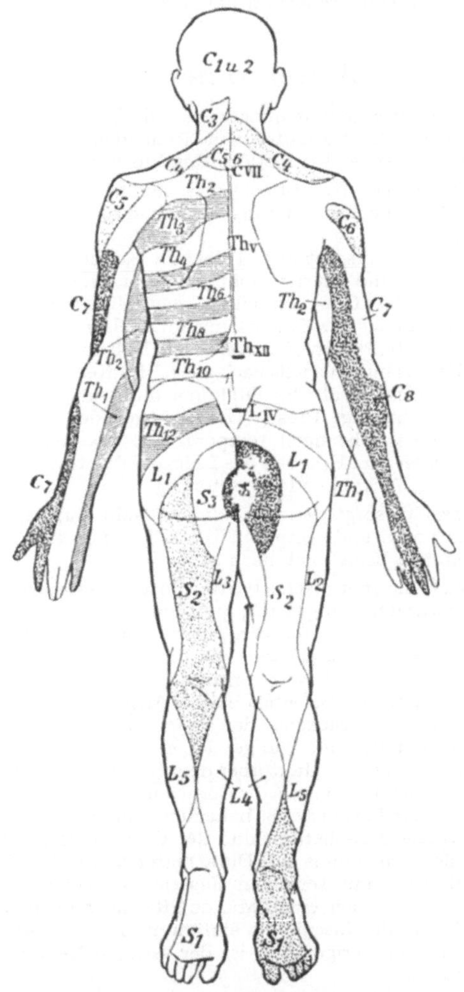

Abb. 112. Die arabischen Ziffern geben die Ordnungszahlen der Segmente an. Also z. B. C_4 = Ausbreitungsgebiet des 4. Cervicalsegments. Die auf der rechten, weißgelassenen Seite des Rumpfes eingetragenen römischen Zahlen C VII, Th V und XII, L IV geben die Stelle des Processus spinalis des 7. Cervical-, 5. und 12. Thorakal- und 4. Lumbalwirbels an. Sie dienen zur Orientierung am Lebenden

Zerstörung des Sacralmarks erzeugt sog. Reithosenanaesthesie; bei Zerstörung des 3. und 4. Sacralsegments (des Conus medullaris [terminalis]): Keine Lähmung der Beine, dagegen Anaesthesie am Gesäß, unwillkürliche Entleerung von Blase und Mastdarm, Verlust des Analreflexes. Zerstörungen des Conus medullaris (terminalis) kommen am häufigsten durch ein Trauma zustande, z. B. durch einen schweren Fall auf das Gesäß.

B. Gehirnnerven

I. Fila olfactoria des Bulbus olfactorius. Die Prüfung des Geruchsinnes wird vorgenommen durch Vorhalten von riechenden, jedoch nichtreizenden Substanzen (ätherische Öle, Asa foetida, Moschus usw.).

II. Fasciculus opticus (N. opticus) s. S. 489 u. f. ist wegen seiner entwicklungsgeschichtlichen Abstammung und seiner histologischen Beschaffenheit ein Hirnteil.

III. Oculomotorius versorgt den M. levator palpebrae superioris, Rectus bulbi superior, nasalis und inferior, obliquus bulbi inferior, ferner auch parasympathisch durch das Ganglion ciliare den M. sphincter pupillae und M. ciliaris, welcher durch seine Einwirkung auf die Linse die Akkommodation bewirkt. Der Rectus bulbi superior dreht den Bulbus nach oben und etwas nach nasal, der Rectus bulbi nasalis nach nasal, der Rectus bulbi inferior nach unten und etwas nach nasal, der Obliquus bulbi inferior nach oben und temporal. — Bei Lähmung: Ptosis (Herabhängen des oberen Augenlides), das gelähmte Auge weicht nach temporal ab, gekreuzte nebeneinanderstehende Doppelbilder (bei Erheben des Lides), Erweiterung und Reaktionslosigkeit der Pupille, Akkommodationsstörung.

IV. Trochlearis versorgt den M. obliquus bulbi superior. Dieser dreht den Bulbus nach unten und temporal. Bei Lähmung: gleichnamige, schiefstehende Doppelbilder beim Blick nach unten.

V. Trigeminus; die motorische Partie (Portio minor) versorgt die Kaumuskeln: Mm. masseter, temporalis, pterygoidei, mylohyoideus und den Venter mandibularis des Biventer, den Tensor tympani, Tensor veli palatini. Der sensible Teil (Portio major) versorgt die Haut des Gesichtes und des Kopfes bis zu den Ohren, und zwar versorgt der *erste Ast* (N. ophthalmicus) die Haut der Stirn und des Scheitels bis zur Mitte des Hauptes, der oberen Augenlider und des Nasenrückens; der *zweite Ast* (N. maxillaris) die Oberlippe und die obere Hälfte der Wange, der *dritte Ast* (N. mandibularis) die untere Hälfte der Wange, die Haut über dem Schläfenbein und das Kinn. — Außerdem versorgt der Trigeminus die Cornea und Conjunctiva mit sensiblen Fasern, und bei seiner Läsion (z. B. bei einem Tumor im Brückenwinkel ist die Cornea des Auges anästhetisch und der Cornealreflex fehlt: s. S. 530); ferner versorgt der Trigeminus die Dura mater sowie die Mund-, Rachen- und Nasenschleimhaut mit sensiblen Fasern. Bei einer Läsion fühlt der Patient die Speisen in seiner einen Mundhälfte nicht mehr, und man kann eine weiche Feder in die Nasenhöhle einführen, ohne Nießreiz zu erzeugen. Der N. ligualis aus dem Trigeminus ist der sensible Nerv für die vorderen zwei Drittel der Zunge.

VI. Abducens versorgt den M. rectus bulbi temporalis (lat.); bei seiner Lähmung kann der Bulbus nicht nach temporal bewegt werden, das gelähmte Auge weicht nach nasal ab, und es entstehen ungekreuzte Doppelbilder, wenn der Blick nach der Seite der Lähmung gerichtet wird; bei Wendung des Blickes nach der gesunden Seite keine Doppelbilder.

VII. Facialis versorgt die mimischen Gesichtsmuskeln, außerdem den
M. stylohyoideus und den Venter mastoideus des Biventer. Bei Lähmung
ist die befallene Gesichtshälfte unbeweglich. Nasolabialfalte verstrichen. Die
Stirne kann nicht gerunzelt, das Auge kann nicht geschlossen werden; bei
dem Versuch des Lidschlusses bewegt sich der Bulbus nach oben (Bellsches
Phänomen), die Lippen können nicht bewegt werden. Bei zentralen Lähmungen der Gesichtsmuskeln (z. B. bei Blutungen in der inneren Kapsel) ist
meist nur die untere Gesichtshälfte gelähmt, bei peripheren (z. B. bei Zerstörungen im Felsenbein) ist auch die obere gelähmt und es besteht Entartungsreaktion. Ein Zweig des Facialis, der *Intermedius*, versorgt mit einem
Ast (N. petrosus superficialis major) über das Ganglion pterygopalatinum
parasympathisch die Tränendrüse. Der andere Ast zieht als Chorda tympani
durch die Paukenhöhle und legt sich nach seinem Austritt aus der Fissura
petro-tympanica als Geschmacksnerv dem N. lingualis (aus Trigeminus) an.
Er versorgt außerdem über das parasympathische Ganglion submandibulare
die submandibularen und sublingualen Speicheldrüsen und die der Zunge.
Durch den gemeinsamen Verlauf des Nervus facialis mit der Chorda tympani
erklärt es sich, daß bei Läsion zwischen Ganglion geniculi und Abgang der
Chorda tympani aus dem Canalis facialis Störungen des Geschmackes in den
vorderen zwei Dritteln der Zunge und Verminderung der Speichelsekretion
eintreten.

VIII. Statoacusticus; man prüfe das Gehörvermögen und nehme die
otoskopische Untersuchung vor. Die Bogengänge des Felsenbeinlabyrinths
sind das Sinnesorgan für die Orientierung in den drei Dimensionen des
Raumes und insbesondere zur lotrechten Linie, also für die Erhaltung der
aufrechten Haltung. Der von den Bogengängen, Utriculus und Sacculus ausgehende Teil des Statoacusticus wird als Nervus vestibuli von dem eigentlichen, aus der Schnecke stammenden Hörnerven, dem Nervus cochleae
unterschieden.

IX. Glossopharyngicus versorgt das hintere Drittel der Zunge sowie den
Schlund mit Geschmacksfasern und sensiblen Fasern. Prüfung durch Auf-
pinseln von Chinin-, Zucker-, Salzlösung, Essig auf das hintere Drittel der
herausgestreckten Zunge; die Zunge darf dabei nicht zurückgezogen werden;
man halte dem Kranken ein Täfelchen vor, auf welchem die Geschmacks-
qualitäten: bitter, süß, salzig, sauer verzeichnet stehen und lasse ihn mit dem
Finger darauf deuten. Der Nervus glossopharyngicus versorgt motorisch
den M. stylopharyngicus und zusammen mit dem Vagus die Muskulatur des
Schlundkopfes und Gaumensegels. Seine parasympathischen Fasern versorgen über das Ganglion oticum die Parotis.

X. Vagus versorgt den äußeren Gehörgang, Schlund, Kehlkopf, Oesophagus und Magen mit sensiblen Fasern und sendet parasympathische Fasern
zu den Eingeweiden der Brust und des Bauches. Vagusreizung bewirkt:
Pulsverlangsamung; Lähmung: Pulsbeschleunigung und Verlangsamung der
Atmung. Außerdem verlaufen im Vagus Fasern, welche die Sensibilität und
die Bewegung der Gaumen- und Schlundmuskulatur, des *Kehlkopfes* und des
Oesophagus innervieren. Bei ihrer Lähmung Gaumen- und Schlundlähmung,
näselnde Sprache und Unmöglichkeit zu schlucken, Stimmstörung und Kadaverstellung der Stimmlippe, ferner Aufhebung der Sensibilität und der
Reflexe des Kehlkopfes und dadurch Fehlschlucken. — Über die Versorgung
der Lunge und der Baucheingeweide durch den Vagus siehe Kapitel „vegetatives Nervensystem“.

XI. Accessorius versorgt den M. sternocleidomastoideus und den größten
Teil des Trapezius. Der M. sternocleidomastoideus nähert den Warzenfortsatz
dem Brustbein und hebt und dreht dabei das Kinn nach der anderen Seite.

Der M. trapezius hebt die Scapula und besonders das Akromion. Bei Lähmung sinkt das Akromion mit dem Arm nach abwärts, Erschwerung des
Hebens der Schulter.

XII. Hypoglossus, motorischer Nerv der Zunge (Mm. genio-, hyo-, styloglossus), Innenmuskeln der Zunge (Mm. genio-, omo-, sterno-, thyreohyoideus
und sternothyreoideus). Bei Lähmung des Hypoglossus weicht die Zunge
nach der gelähmten Seite ab durch Kontraktion des M. genioglossus und
styloglossus der gesunden Seite. Bei peripheren Lähmungen atrophiert die
betreffende Zungenhälfte.

Über die Lage der Hirnnervenkerne im Hirnstamm und in der Oblongata
siehe die Abb. 96—104.

C. Rückenmarksnerven

1. Plexus cervicalis (1.—4. Cervicalnerv) versorgt mit sensiblen Fasern
das Hinterhaupt hinter dem Ohre, Hals und Schultern bis zum Schlüsselbein;
mit motorischen die tiefen Halsmuskeln und die Mm. scaleni; vom 4. Nervus
cervicalis geht der Phrenicus, der motorische Nerv des Zwerchfells, ab. Der
N. occipitalis major versorgt die Sensibilität des Hinterkopfes bis zum
Scheitel, sein Druckpunkt liegt hinter dem Proc. mastoides. Der N. occipitalis minor versorgt die Sensibilität eines Streifens hinter dem Ohr, der
N. auricularis magnus die der Ohrmuschel, des Kieferrandes und der seitlichen Halshaut.

2. Plexus brachialis (5.—8. Cervicalnerv, 1. und 2. Brustnerv). Bei Läsion
einer bestimmten Stelle des Plexus am Halse (s. Abb. 117, S. 541), nämlich
der 5. Cervicalwurzel, entsteht motorische Lähmung der Mm. deltoideus,
biceps, brachialis, brachioradialis, infraspinatus (Erbsche Lähmung). Bei
Lähmung von C_8 und Th_1 Unterarmtypus (Klumpkesche Lähmung).

Nervi thoracici ventrales (ant.) versorgen die Musculi pectoralis major
und minor; der pectoralis major adduziert und senkt den Arm nach ventral
zu, z. B. bei Ausführung eines Schlages.

N. thoracicus longus: M. serratus lateralis (ant.); dieser fixiert das
Schulterblatt, dreht es und hebt das Akromion; bei Serratuslähmung kann
der Arm nicht mehr über die Horizontale bis zur Vertikalstellung erhoben
werden. Wird der Arm nach vorne gestreckt, so entfernt sich der innere
Schulterblattrand von den Rippen und steht flügelförmig vom Thorax ab.

N. dorsalis scapulae: Mm. rhomboides (heben das Schulterblatt nach
innen und unterstützen die Wirkung des Serratus). Mm. levator scapulae und
serratus dorsalis cranialis (post. sup.).

N. suprascapularis: der M. supraspinatus fixiert den Humeruskopf im
Schultergelenk, rotiert den Arm nach außen und beteiligt sich neben dem
Deltoideus in geringem Grade an der Hebung des Armes. M. infraspinatus
dreht den Oberarm nach außen, z. B. beim Schreiben und Nähen.

N. subscapularis: der M. subscapularis rollt den Oberarm nach einwärts;
Mm. teres major und latissimus dorsi ziehen den Oberarm an den Rumpf
und nach hinten (z. B. wenn die Hand auf die Kreuzbeingegend gelegt wird),
senken und adduzieren die Schulterblätter, z. B. bei der militärischen
Haltung.

N. axillaris: der M. deltoideus erhebt den Arm bis zur Horizontalen [die
Hebung des Armes über die Horizontale hinaus nach oben geschieht durch
Drehung des Schulterblattes mittels des Serratus lateralis (ant.)], bei Lähmung des Deltoideus hängt er schlaff am Rumpf herab. M. teres minor unterstützt den M. infraspinatus. Sensible Fasern des Axillaris s. Abb. 113 und 114.

N. cutaneus brachii ulnaris (med.): Haut der Innenfläche des Oberarmes, s. Abb. 113 und 114.

N. cutaneus antebrachii ulnaris (med.): Haut der medialen (ulnaren) Kante des Vorderarmes.

N. musculocutaneus: Mm. biceps und brachialis beugen den Vorderarm, der erstere supiniert zugleich den pronierten Vorderarm. M. coracobrachialis zieht den erhobenen Oberarm herab. Sensible Fasern hat N. cutaneus antebrachii radialis (lat.).

N. medianus: Mm. flexor carpi radialis, pronator teres und quadratus (die Funktionen ergeben sich aus den Namen), flexor digitorum sublimis

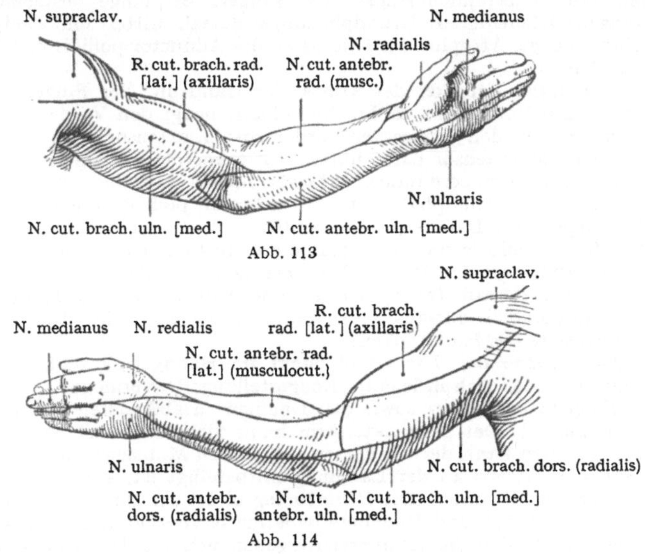

Abb. 113

Abb. 114

Abb. 113 u. 114. Beschreibung der Hautnerven des Armes

(beugt die 2. Phalanx) und die radiale Hälfte des Profundus (der Flexor digitorum profundus beugt die 3. Phalanx), M. palmaris longus. Mm. flexor pollicis longus und brevis beugen die zweite und erste Phalanx, abductor pollicis brevis und opponens pollicis opponieren und drehen den Daumen nach der Vola. — Sensible Fasern vgl. Abb. 113 und 114.

Bei *Medianuslähmung* sind die Pronation und Beugung der Hand fast ganz aufgehoben: Beugung und Opposition des Daumens unmöglich. Der Daumen kann nicht mehr in gestrecktem Zustande die Endphalanx des gleichfalls gestreckten kleinen Fingers berühren, sondern beide Finger werden bei dem Versuch, diese Bewegung auszuführen, im 2. und 3. Gelenk flektiert. Beugung der Finger in den beiden letzten Phalangen unmöglich, dagegen können die Grundphalangen durch die Mm. interossei gebeugt werden.

Die Patienten können einen Gegenstand mit den ersten drei Fingern nicht festhalten und deshalb z. B. nicht schreiben oder nähen, dagegen vermögen sie ihn mit dem vierten und fünften Finger zu fassen, deren Flexor digitorum profundus zum Teil vom N. ulnaris versorgt wird. Atrophie des Daumenballens (Affenhand).

N. ulnaris. Mm. flexor carpi ulnaris, flexor digitorum profundus für die letzten zwei Finger. Muskeln des Kleinfingerballens. Mm. interossei und lumbricales, diese beugen die Grundphalanx und strecken die letzte; die interossei volares nähern die Finger einander, die dorsales entfernen sie voneinander. M. adductor pollicis legt den Metacarpus des Daumens dem des Zeigefingers an. — Sensible Fasern vgl. Abb. 113 und 114.

Bei *Ulnarislähmung* sind die Beugung und ulnare Seitwärtsbewegung der Hand sowie auch die Flexion der letzten zwei Finger geschwächt. Aufhebung der Bewegung des kleinen Fingers, der Beugung der Grundphalangen und Streckung der Endphalangen der vier letzten Finger sowie des Spreizens und Wiederzusammenbringens der Finger. Bei lange bestehenden Lähmungen: Klauenhand: Grundphalangen dorsal, Mittel- und Endphalangen volar gebeugt, Atrophie der Interossei, des Adductor pollicis und des Kleinfingerballens.

N. radialis. Strecker des Armes, der Hand und der Finger; M. triceps, streckt den Vorderarm. M. brachioradialis, beugt den Vorderarm; M. supinator supiniert den gestreckten Vorderarm; M. extensor carpi radialis longus et brevis, M. extensor carpi ulnaris (Strecker des Handgelenks). Mm. extensor digitorum communis, extensor indicis proprius und digiti quinti (strecken die Grundphalangen). M. extensor pollicis longus (bewegt den Metacarpus des Daumens nach außen und streckt die zweite Phalanx). M. extensor pollicis brevis (streckt die erste Phalanx). M. abductor pollicis longus (abduziert den Daumen). — Hautäste vgl. Abb. 113 und 114. Cutaneus brachii dorsalis (post.), Hinter- und Außenfläche des Oberarms; Cutaneus antebrachii dorsalis (post. inf.): Dorsale Fläche des Vorderarms, Daumenseite des Handrückens.

Radialislähmung. Die Hand hängt im Handgelenk schlaff herab, die Finger befinden sich in leichter Beugestellung; Unvermögen, die Hand und die Finger zu strecken sowie den Daumen zu abduzieren und zu strecken (Schreibhand). Der gestreckte Arm kann nicht supiniert werden (bei gebeugtem Arm kann der Vorderarm durch den M. biceps supiniert werden). Wenn der Triceps an der Lähmung mitbeteiligt ist, kann der Vorderarm nicht gestreckt werden. Die *Bleilähmung* bietet ein ähnliches Bild, nur sind dabei der Triceps und Brachioradialis meist verschont. Die sensiblen Störungen bei Läsion der Armnerven ergeben sich aus den Abbildungen, sind jedoch oft weniger deutlich ausgeprägt als die motorischen Lähmungen; bei der Bleilähmung pflegen sensible Störungen ganz zu fehlen.

3. Thorakalnerven. Haut von Brust und Bauch, Intercostalmuskeln und Bauchmuskeln.

4. Plexus lumbalis (12. Brust-, 1.—4. Lumbalnerv). Die hinteren Äste versorgen den M. erector trunci = Mm. sacrospinales, transversospinales und interspinales und die Haut der oberen Gesäßgegend. — Die vorderen, sensiblen Äste: Nn. iliohypogastricus, ilioinguinalis, Ramus femoralis (lumboinguinalis) und Ramus genitalis (spermaticus externus) Nervi genitofemoralis, N. cutaneus femoris lateralis versorgen die Haut der Hüfte, des Mons pubis und die Vorder- und Außenseite der oberen Schenkelhälfte.

N. femoralis. M. iliopsoas (beugt das Hüftgelenk, bzw. den Oberschenkel), M. quadriceps femoris (streckt den Unterschenkel), M. sartorius; sensible Äste: vordere Seite des Oberschenkels und Knies, Innenseite des Unterschenkels (N. saphenus).

N. obturatorius. Mm. obturator ext., pectineus, adductor magnus, longus und brevis, M. gracilis (adduzieren den Oberschenkel, ermöglichen es, ein Bein über das andere zu schlagen). Sensible Äste: Innenseite des Oberschenkels.

5. Plexus sacralis (5. Lumbal-, 1.—5. Sacralnerv) versorgt Blase, Mastdarm, Geschlechtsteile, Damm und Nates mit motorischen und sensiblen Fasern, entsendet den

N. glutaeus cranialis (sup.). Mm. glutaeus medius und minimus abduzieren das Bein und neigen bei fixiertem Bein den Rumpf zur Seite; beim Gang fixieren sie das Becken auf dem Standbein, halten dadurch den

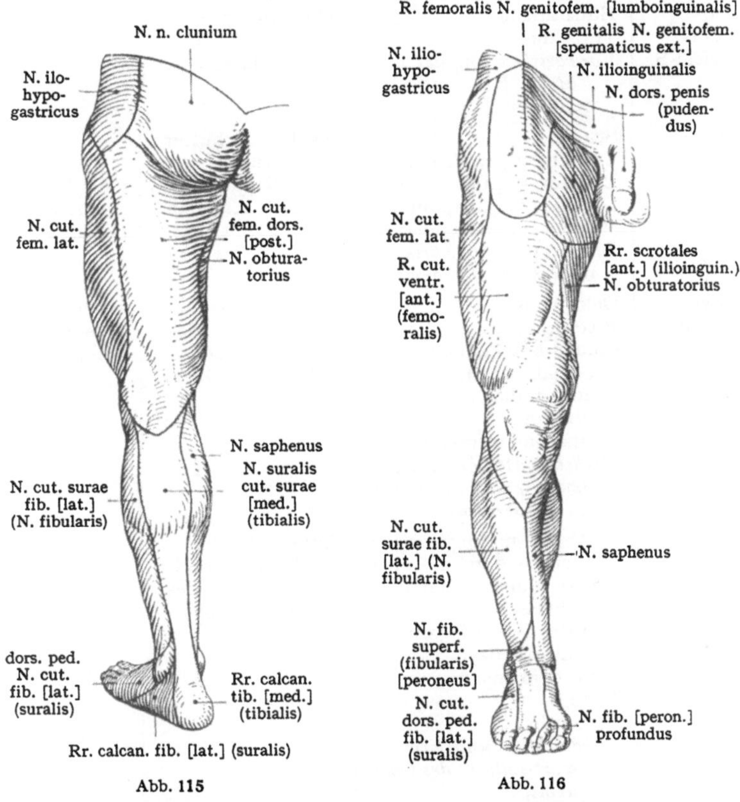

Abb. 115 u. 116. Beschreibung der Hautnerven der Beine

Rumpf aufrecht und verhüten eine Senkung des Beckens nach der Seite des schwingenden Beins. Bei Lähmung neigt sich während des Gehens das Becken nach der gesunden, der Rumpf nach der gelähmten Seite, bei doppelseitiger Lähmung watschelnder Gang. M. piriformis dreht das Bein nach außen. M. tensor fasciae latae beugt den Oberschenkel und dreht ihn nach innen.

N. glutaeus caudalis (inf.). M. glutaeus maximus, streckt den Oberschenkel kraftvoll nach hinten und dreht ihn nach außen, z. B. beim Treppensteigen, Aufstehen, Springen.

Rückenmarks-Segmente bzw. Wurzeln	Muskeln bzw. Funktionen	Sensibilität	Reflexe
1. Cervical-Segment	Kleine Nackenmuskeln. *Drehung und Rückwärtsbeugung des Kopfes.*	Nacken und Hinterhaupt.	
2. u. 3. Cervical-S.	Halsmukeln Trapezius. *Vorwärtsbeugung des Kopfes, Heben der Schultern.*	Hinterhaupt, Außenfläche des Halses.	
4. Cervical-S.	Scaleni Zwerchfell (N. phrenicus). Levator scapulae. Rhomboides major u. minor, supra- u. infraspinat. *Inspiration, Auswärtsrollung des Oberarms.*	Nacken, Schulter u. Brust bis zur II. Rippe und Spina scapulae.	Scapular-reflex.
5. Cervical-S.	Deltoideus. Biceps. Coraco-brachialis. Brachialis (int.). Brachioradialis. Supinator. Supra- und infraspinat. *Erheben des Oberarms, Beugung und Supination des Vorderarms.*	Rückseite der Schulter u. des Arms, äußere Seite des Oberarms.	Biceps-sehnen-reflex.
6. Cervical-S.	Pectoralis major u. minor. Latissimus dorsi u. Teres maj. Subscapularis. Deltoideus Serratus lateralis (ant.). Pronatoren des Vorderarms. Triceps. Pectoralis. *Adduktion und Einwärtsrollung des Oberarms, Streckung und Pronation des Vorderarms.*	Außenseite des Oberarms und Radialseite des Vorderarms.	Triceps-sehnen-reflex.
7. Cervical-S.	Extensoren des Handgelenks und der Finger. Flexoren des Handgelenks *Flexion und Extension des Handgelenks.*	Außenseite (Radialseite) des Vorderarms u. Daumens.	Sehnenreflexe am Vorderarm und der Hand.
8. Cervical-S.	Lange Extensoren und lange Beuger der Finger. Thenar (Daumenballen).	Mitte d. Vorderarms, Mitte der Hand an Beuge- u. Streckfläche.	

Rückenmarks-Segmente bzw. Wurzeln	Muskeln bzw. Funktionen	Sensibilität	Reflexe
1. Thorakal-S.	Kleine Muskeln der Hand und der Finger [Interossei, Thenar (Daumenballen), Hypothenar (Kleinfingerballen)]. 8. C. u. 1. Th.: *Bewegung des Daumens und der Finger*	*1. u. 2. Thorakalsegment:* Innenseite (Ulnarseite) des Ober- u. Vorderarms, kleiner Finger.	C_8—Th_9. Erweiterung der Pupille durch den Sympathicus.
2. bis 12. Thorakal-S.	Rückenmuskeln. Intercostalmuskeln.	*2. bis 4. Thorakalsegment:* Rückenhaut vom VII. Halswirbel und der Spina scapulae bis zum V. Brustwirbel. Brusthaut von der II. Rippe bis zur Mamillarhöhe.	Sympath. Herz C_8—Th_4. Sympath. Magen Dünndarm Th_6—Th_8.
7. bis 12. Th.	Rückenmuskeln. Bauchmuskeln.	*5. u. 6. Thorakalsegment:* Rücken vom V. bis VIII. Brustwirbel. Brusthaut von der Mamilla bis zur VII. Rippe.	Gallenblase Th_9—Th_{10}, Colon Th_{11}—Th_{12}.
		7. bis 9. Thorakalsegment: Rückenhaut v. VIII. bis XII. Brustwirbel, Bauchhaut von der VII. Rippe bis zur Nabelhöhe.	Oberer Bauchdeckenreflex zwischen 8. u. 9. Th
		10. bis 12. Thorakalsegment: Lendengegend vom XII. Brustwirbel bis V. Lendenwirbel, Bauchhaut vom Nabel bis zum Lig. inguinale (Poupartsches Band).	Unterer Bauchdeckenreflex vom 10. bis 12. Th.

Rückenmarks-Segmente bzw. Wurzeln	Muskeln bzw. Funktionen	Sensibilität	Reflexe
1. Lumbal-S.	Unterste Bauchmuskeln. Quadratus lumborum. Sartorius. Psoas.	Äußere Seite der Glutäalgegend, Inguinalgegend.	Sympath. vesicae urinar. L_1.
2. Lumbal-S.	Ilio-psoas. Cremaster. Quadriceps femoris.	Außenseite des Oberschenkels, Sensibilität des Hodens und Samenstrangs.	1.—3. L. Cremasterreflex.
3. Lumbal-S.	Ilio-psoas. Quadriceps femoris. Adductoren des Oberschenkels. Einwärtsroller des Oberschenkels 2. u. 3. L.: *Beugung, Einwärtsrollung und Abduktion des Oberschenkels.*	Vorder- u. Innenseite des Oberschenkels, Knie.	2.—4. L. Patellarsehnenreflex
4. Lumbal-S.	M. quadriceps femoris. *Streckung des Unterschenkels.*	Innenseite des Unterschenkels und Fußes, Vorderseite und Innenseite des Oberschenkels.	4.—5. L. Glutäalreflex.
5. Lumbal-S.	Glutaeus medius u. minimus. Semimembranaceus, Semitendineus. Biceps femoris. Tensor fasciae latae. Tibialis anterior. *Abduktion des Oberschenkels, Beugung des Unterschenkels.*	Außenseite des Unterschenkels und Fußes. Außenseite des Oberschenkels.	
1. Sacral-S.	Glutaeus maximus. L_4-S_2. Piriformis. Obturator int. Gemelli. Quadratusfemor. } Auswärtsroller des Oberschenkels Extensoren (Dorsalflexoren) des Fußes: Tibialis anterior, Fibulares (Peronei). Extensor digitor. longus. *Streckung und Auswärtsrollung des Oberschenkels; Dorsalflexion des Fußes und der Zehen.*	Hinterseite des Oberschenkels. Hinterseite der Wade, Fußsohle, äußerer Fußrand, Zehen.	Plantarreflex. Achillesreflex. L_5—S_2

Rückenmarks-Segmente bzw. Wurzeln	Muskeln bzw. Funktionen	Sensibilität	Reflexe
2. Sacral-S.	Große Wadenmuskeln (Gastrocnemius, Soleus). Extensores et Flexores digitor. l. et hallucis l. Tibialis posterior. Kleine Fußmuskeln. *Plantarflexion des Fußes, Beugung der Zehen. Erektion.*	Gesäß- u. Hinterfläche des Oberschenkels (s. Reithosenanaesthesie). Außenseite des Unterschenkels u. äußerer Fußrand, Sensibilität der Blase u. des Mastdarms.	Achillessehnenreflex. Erektion.
3. Sacral-S.	Perinealmuskeln. Quergestreifte Muskulatur der Harnröhre, des Mastdarms u. der Geschlechtsorgane. Sphincteren. *Willkürliche Einleitung der Harn- und Kotentleerung.*	Medialer Teil des Gesäßes, Damm, Scrotum, Penis.	Ejaculation. Blase u. Rectum. S_2—S_5.
4. u. 5. Sacral- u. Coccygeal-S.	*Willkürliche Einleitung der Harn- und Kotentleerung*	Umgebung des Afters, Damm, Anus.	Analreflex. S_5.

Über das sympathische und parasympathische Nervensystem siehe das spätere Kapitel.

N. cutaneus femoris dorsalis (post.). Haut des unteren Teils der Hinterbacke und der Hinterfläche des Oberschenkels.

N. ischiadicus. Haut des Unterschenkels und Fußes mit Ausnahme des Saphenusgebietes. Auswärtsroller des Oberschenkels: Mm. gemelli, obturator int., quadratus femoris. — Mm. biceps femoris, semitendineus und semimembranaceus (= Beuger des Unterschenkels im Knie). Der Ischiadicus teils sich in der Mitte des Oberschenkels in den Nervus fibularis (peroneus) und N. tibialis.

N. fibularis (peroneus) (hauptsächlich Fasern aus der 5. Lendenwurzel) versorgt die Haut der Außen- und Hinterseite des Unterschenkels und des Fußrückens sowie den M. tibialis anterior (hebt den Fuß, und zwar mit der Innenseite). Mm. extensor digitor. longus, extensor hallucis longus, Mm. fibulares (heben den Fuß und besonders den äußeren Fußrand).

Bei *Fibularislähmung* hängt die Fußspitze herab, beim Gehen schleift sie am Boden und das Knie muß deshalb stark gehoben werden (Steppergang).

N. tibialis versorgt die Haut der Fußsohle, des äußeren Fußrandes und Knöchels und die Muskulatur der Wade: Mm. gastrocnemius und soleus strecken den Fuß mit der Achillessehne. M. tibialis posterior (adduziert den Fuß und hebt den inneren Fußrand). Mm. flexor digitorum longus und brevis, flexor hallucis long. und brev. sowie die Muskeln der Fußsohle.

Bei *Tibialislähmung* Unmöglichkeit, den Fuß planwärts zu strecken, des Stehens auf den Zehen, des Springens.

N. pudendalis (pud. int.) versorgt die Haut der Aftergegend, des Dammes, der Labien, des Penis und des Scrotums (aber nicht die Sensibilität des Hodens und Samenstranges, welche vom 2. Lumbalsegment versorgt wird), die Schleimhaut der Urethra und Vagina, ferner die Muskeln des Beckenbodens und den quergestreiften M. sphincter urethrae diaphragmaticae (Compressor urethrae) und Sphincter ani externus.

D. Die Symptome der Nervenkrankheiten

a) Verhalten der Sensibilität

Bei den sensiblen Nervenfunktionen kann man diejenigen unterscheiden, welche Eindrücke aus der *Außenwelt* vermitteln, wie dies z. B. durch die Hautnerven und auch den Statoacusticus (acusticus) und Fasciculus opticus geschieht. Diesen *exterozeptiven* Wahrnehmungen stehen die *propriozeptiven* Eindrücke gegenüber, welche durch die Vorgänge im Körper selbst veranlaßt werden, z. B. durch die Spannung der Muskeln und Sehnen, durch die Stellung der Glieder und besonders auch durch die Vorgänge an den inneren Organen (Herz, Lunge, Baucheingeweide). Die von den inneren Organen ausgehenden propriozeptiven Reize werden zum größten Teil nicht vom Bewußtsein wahrgenommen, sondern sie führen durch Vermittlung tiefer gelegener Zentren zu adäquaten Reflexen.

Unter den sensiblen Funktionen unterscheidet man ferner diejenigen, welche von der *Körperoberfläche* wahrgenommen und von den eigentlichen Hautnerven vermittelt werden, und andererseits bezeichnet man als *Tiefensensibilität* diejenigen Eindrücke, welche von den Muskeln, den Sehnen, Gelenkkapseln und Knochen ausgehen. Sie verlaufen in der Bahn der gemischten Nervenstränge, welche vorzugsweise zu den Muskeln ziehen.

Die *Oberflächensensibilität*, also diejenige der Haut und Schleimhäute, vermittelt Empfindungen für Berührung (Druck), Schmerz und Temperatur, sie erlaubt den Ort einer Berührung mit ziemlicher Genauigkeit zu lokalisieren, und zu erkennen, ob eine gleichzeitige Berührung mit zwei Zirkelspitzen noch als eine oder bereits als zwei Empfindungen wahrgenommen wird.

Diese *Tastkreise* betragen an der Hand und namentlich den Fingerspitzen nur 2—4 mm, sie sind viel größer am Rumpf, den Beinen und den Oberarmen. Dabei zeigte sich, daß sich in der Haut bestimmte, scharf lokalisierte Endapparate befinden, welche in spezifischer Weise entweder nur der Wahrnehmung eines Druckes oder der Empfindung für Warm oder Kalt dienen. Die Empfindung von *Warm* und *Kalt* wird also von getrennten Endapparaten aufgenommen, und zwar liegt der Indifferenzpunkt ungefähr im Bereich der Körpertemperatur. An bestimmten Hautpunkten läßt sich ferner eine Schmerzempfindung schon bei geringen Reizen auslösen, doch sind diese „Schmerzpunkte" nicht so scharf umschrieben und spezifisch, wie die Hautpunkte für Warm, Kalt und Druck. — Diese spezifischen Nervenpunkte sind auf jedem Quadratzentimeter der Haut in nicht sehr großer Anzahl verteilt: Sucht man mit einem Brostenhaar diese Nervenpunkte auf, so wird jedesmal nur eine bestimmte Wahrnehmung von Berührung, Kalt oder Warm oder auch von Schmerz erfolgen. Am feinsten erweist sich die Empfindlichkeit der Haut an den Hauthärchen, welche den größten Teil der Körperoberfläche bedecken und ferner an den haarlosen Stellen der Vola manus und der Fingerspitzen. — Da jedoch diese Prüfung der Hautnervenpunkte außerordentlich zeitraubend ist, so begnügt man sich am Krankenbett meist damit, durch feine oder gröbere Berührung der Haut mit einem Pinsel oder Wattebäuschchen, ferner durch Bestreichung mit einem rauhen oder glatten Gegenstand die *Berührungsempfindung* festzustellen sowie durch Kneifen mit einer Pinzette oder (unzweckmäßiger) durch Stechen mit einer Nadelspitze die *Schmerzempfindung* zu prüfen. Genauer läßt sich das Vorhandensein und der Grad einer Schmerzempfindung feststellen durch eine Prüfung mit dem faradischen Apparat: indem man einen Metallpinsel oder die von ERB angegebene Schmerzelektrode auf die Haut aufsetzt, stellt man fest, bei welchem Rollenabstand eine Schmerzempfindung auftritt. Bei manchen Krankheiten, z. B. der Tabes dorsalis ist die Leitung für die Schmerzempfindung *verlangsamt*, während die Berührungsempfindung prompt erfolgt; der Kranke gibt nach einem Nadelstich die Berührungsempfindung sofort mit „jetzt" an und erst einige Sekunden später die Schmerzempfindung mit „au". Bei derselben Krankheit kommt es ferner vor, daß ein kurz dauernder Reiz nicht als Schmerz empfunden wird, wohl aber können öfters wiederholte, an sich geringfügige Reize, z. B. ein länger fortgesetztes Streichen der Fußsohle zu unerträglichen schmerzhaften Empfindungen führen, weil die Einzelempfindungen nicht, wie normal, rasch abklingen, sondern andauern und sich summieren (Summation der Reize).

Durch Auflegen eines mit kaltem oder warmem Wasser gefüllten Reagenzrohres wird die *Kälte-* und *Wärmeempfindung* festgestellt.

Ferner muß das *Lokalisationsvermögen* geprüft werden, indem der Patient angibt, oder mit dem Finger bezeichnet, an welcher Stelle seiner Haut eine Berührung stattgefunden hat.

Während einer solchen Sensibilitätsprüfung müssen die Augen des Patienten verdeckt und der Patient muß bei gespannter Aufmerksamkeit gehalten werden.

Findet sich bei dieser Prüfung eine völlige Gefühllosigkeit, so spricht man von *Anaesthesie*; eine krankhafte Verminderung des Empfindungsvermögens wird als *Hypaesthesie* bezeichnet, sie äußert sich häufig durch ein subjektives Gefühl des Pelzigseins. Als *Hyperaesthesie* bezeichnet man denjenigen Zustand, bei welchem schon leichte Reize als *unangenehm* empfunden werden, und von Paraesthesie spricht man, wenn die Qualität der Reize falsch wahrgenommen wird.

Bei Durchschneidung der *Haut*nerven wird, wie HEAD an seinem eigenen Arm gezeigt hat, die Haut für alle Eindrücke empfindungslos. Dabei bleibt aber die *Tiefenempfindung völlig* erhalten und ein stärkerer Druck auf Muskeln und Knochen wird nicht nur wahrgenommen, sondern unter Umständen auch als Schmerz empfunden und ziemlich scharf lokalisiert.

Die Wahrnehmung über den Kontraktionszustand der Muskeln wird durch besondere Endapparate in den Muskeln, die „neuromuskulären Stämmchen" vermittelt. Die Empfindung der *Knochen* bzw. des Periosts dient hauptsächlich der Wahrnehmung des Schmerzes, ferner eines Stoßes und Druckes und auch von Zitterbewegungen, wie sie z. B. durch das Aufsetzen einer angeschlagenen Stimmgabel oder eines

Vibrationsapparates erzeugt wird (Pallaesthesie). Die sensiblen Nerven der Muskeln, Sehnen und Gelenkkapseln vermitteln zusammen mit der Hautempfindung in außerordentlich scharfer Weise die Wahrnehmungen für die Stellung und Bewegung der Glieder und Gelenke und sie vermitteln auch den sog. Kraftsinn, d. h. die Beurteilung des Grades der Muskelenergie, welche bei Überwindung eines Widerstandes oder beim Heben verschiedener Gewichte aufgewandt wird.

Man prüft die *Tiefensensibilität*, indem man dem Patienten aufgibt, zu unterscheiden, ob eine oberflächliche Berührung oder ein tieferer Druck auf die Haut ausgeübt worden ist, ferner, indem man ihn (bei geschlossenen Augen) Gewichte abschätzen läßt und indem man an verschiedenen Gelenken leichte passive Bewegungen vornimmt und ihn angeben läßt, ob ein Finger, eine Zehe gebeugt, gestreckt, adduziert oder abduziert wurde, ferner, ob er passive Bewegungen in Hand-, Ellenbogen- und Schultergelenk, in Hüft-, Knie- und Fußgelenk richtig wahrnehmen und mit der anderen Extremität reproduzieren kann.

Bei schweren Störungen der Tiefensensibilität sind die Patienten über die Lage ihrer Glieder und über die damit vorgenommenen passiven Bewegungen nicht mehr orientiert. Sie können mit der einen Hand die andere nicht mehr finden und wissen nicht, ob ihr Bein gestreckt oder gebeugt, über das andere gekreuzt ist oder zum Bett heraushängt.

Die Empfindung der tiefen Teile, auch der Knochen, pflegt namentlich bei Tabes schwer gestört zu sein. Ihre Störung führt zu Unsicherheit der Bewegung und damit zu *Ataxie*. Wenn die Stellung der Fußsohlen zum Boden und die Empfindung der Gelenke und der Kontraktionszustand der Muskeln an den unteren Extremitäten nicht mehr mit der normalen Feinheit wahrgenommen wird, so gerät der Kranke beim Schließen der Augen ins Schwanken und droht zu fallen. Man prüft auf dieses *Rombergsche Phänomen*, indem man den Patienten veranlaßt, seine Füße parallel eng nebeneinander zu stellen und dann die Augen zu schließen. Bei offenen Augen dagegen kann der Patient durch das Sehvermögen seine Stellung kontrollieren und sich leidlich aufrecht halten.

Die Tatsache, daß unter krankhaften Zuständen bald nur die *Tiefenempfindung*, nicht aber die Hautempfindung gestört ist, oder umgekehrt, und daß bei Hautempfindungsstörungen bisweilen zwar die Berührungsempfindung erhalten, aber die Wahrnehmung des Schmerzes oder der Wärme und Kälte unmöglich ist, zwingt zu dem Schluß, daß diese verschiedenen sensiblen Funktionen in getrennten Bahnen des Rückenmarkes verlaufen.

Bei völliger Querdurchtrennung eines peripheren Nerven, z. B. des Radialis oder des Ischiadicus, wie auch bei völligen Querdurchtrennungen des Rückenmarks pflegen natürlich alle sensiblen Eindrücke aus dem Bereich des durchtrennten Nervengebietes vom Gehirn und damit von der bewußten Wahrnehmung abgeschlossen zu sein und es kommt zu einer völligen Anaesthesie in dem Ausbreitungsgebiet.

Bei *halbseitiger* Durchtrennung des Rückenmarks, z. B. durch einen Messerstich oder durch Tumoren, ist auf der lädierten Seite die Motilität gelähmt und die Sehnenreflexe sind gesteigert, es findet sich ferner auf der gelähmten Seite eine schwere Störung der *Tiefensensibilität*, also der Lage- und Bewegungsempfindung. Die Bahnen für diese Tiefenempfindung müssen also ungekreuzt auf derselben Seite des Rückenmarks emporziehen, und zwar darf angenommen werden, daß sie in den Hintersträngen verlaufen. Dagegen findet man nach halbseitiger Durchtrennung des Rückenmarks auf der *gegenüberliegenden Seite* (wenige Segmente unterhalb der Läsion) eine auffallende Störung der Empfindung für den Schmerz, für Warm und Kalt. Aus diesem Befund ergibt sich, daß die Bahnen für die Schmerzempfindung, für Wärme- und Kälteempfindung bald nach ihrem Eintritt in die Hinterhörner die Mittellinie überschreiten und im Vorderseitenstrang der anderen Rückenmarksseite zur Oblongata emporsteigen. Die *Berührungsempfindung* pflegt bei halbseitiger Durchtrennung des Rückenmarks sowohl auf der gleichen, vor allem aber auf der gekreuzten Seite nicht intakt zu sein, und man darf deshalb annehmen, daß die Berührungsempfindung teils gekreuzt, teils ungekreuzt emporgeleitet wird.

Bei der *Syringomyelie* sind die zentralen Teile des Rückenmarks in der Umgebung des Zentralkanals zerstört und in eine Höhle verwandelt. Es ist für diese Krankheit bezeichnend, daß dabei im Bereich der Höhlenbildung die *Schmerz- und Temperaturempfindung* sehr gestört und oft ganz aufgehoben ist, so daß die Patienten Verbrennungen, Erfrierungen, Verletzungen und Operationen nicht mehr als Schmerz empfinden, wobei aber die Berührungsempfindung leidlich intakt ist; man muß aus dieser *dissoziierten Empfindungsstörung* den Schluß ziehen, daß die Bahnen für die Schmerz- und Temperaturempfindung in der grauen Substanz, nahe dem Zentralkanal, die Mittellinie überkreuzen.

Läsionen in der medialen Schleife der Oblongata und der Haubenregion des Hirnstamms haben schwere Störungen aller Sensibilitätsqualitäten (Hemianaesthesie) und Ataxie der gegenüberliegenden Seite zur Folge. — Krankheitsherde im *Thalamus* führen gleichfalls zu Störungen der Sensibilität auf der ganzen gegenüberliegenden Körperhälfte und sie sind nicht selten durch peinliche Paraesthesien und durch schwere Schmerzen der gegenüberliegenden Körperseite ausgezeichnet.

Da sich die sensiblen Bahnen aus dem Thalamus durch die innere Kapsel fächerförmig auf weite Gebiete des Parietallappens verbreiten, so können circumscripte Krankheitsherde im Stabkranz bisweilen isolierte Sensibilitätsstörungen auf *beschränktem* Gebiete, z. B. einer Hand, selbst nur einiger Finger oder eines Gliedes zur Folge haben. Bei Erkrankungen der *Rinde* können isolierte Störungen, z. B. der Tiefenempfindung vorkommen, und zwar treten solche namentlich bei Zerstörungen der hinteren Zentralwindung auf. Die Störungen der einzelnen Gefühlswahrnehmungen sind jedoch bei Rindenläsionen inkonstant und wegen der mangelnden Aufmerksamkeit des Patienten schlecht nachweisbar. Dagegen findet sich bei Rindenläsionen der Parietalregion oft eine erhebliche Störung des *Erkennens* und *Wiedererkennens* eines betasteten Gegenstandes. (Astereognose und infolgedessen taktile Apraxie s. S. 486).

Wenn Sensibilitätsstörungen bedingt sind durch Läsionen *peripherer Nerven*, so fällt ihre Ausdehnung zusammen mit dem Verbreitungsgebiet der erkrankten Nerven in der Haut (s. die Abbildung der Hautnervengebiete auf S. 513 u. 515, doch ist die Sensibilitätsstörung stets auf ein entschieden kleineres Areal beschränkt, als es dem anatomischen Ausbreitungsgebiet der lädierten Nerven entsprechen würde, weil die Versorgungsgebiete der benachbarten Hautnerven sich großenteils gegenseitig überdecken. Bei *Rückenmarksaffektionen*, z. B. bei Tabes, Myelitis oder Rückenmarkskompression sind die Sensibilitätsstörungen angeordnet entsprechend den *Segmenten* (Metameren) des Rückenmarks, und diese segmentäre Anordnung fällt mit derjenigen der peripheren Nerven keineswegs zusammen (vgl. die Abbildungen auf S. 508 u. 509 und die Tabelle auf S. 516ff.).

Bei *cerebralen Herden* (Blutungen, Erweichungen in der Fühlsphäre des Gehirns oder der inneren Kapsel oder im Thalamus) betrifft die Sensibilitätsstörung meist eine Körperhälfte (Hemihypaesthesie) oder einzelne Glieder, und zwar dann die distalen Teile (z. B. die Hände und Finger) in höherem Grade als die proximalen; doch kommen bei beschränkten cerebralen Herden auch bisweilen Sensibilitätsausfälle von „radikulärem Typus" vor, z. B. an der Ulnarseite der Arme und Hände. Bei cerebralen Erkrankungen, insbesondere bei Rindererkrankungen, ist gewöhnlich das stereognostische Erkennungsvermögen und das Lokalisationsvermögen stärker gestört als die Berührungsempfindung und die Temperaturempfindung, und diese stärker als die Schmerzempfindung. — Auch bei der Hysterie findet sich Hemianaesthesie oder Empfindungsstörung einzelner Glieder, namentlich oft für Schmerz (psychogene Sensibilitätsstörung); die funktionellen (hysterischen) sensiblen Störungen unterscheiden sich von den organischen durch ihre gröbere Intensität und durch die Anordnung nach Gliedern oder Gliedteilen ohne Beziehung zum radikulären, zentralen oder peripheren Typus.

b) Sensible Reizerscheinungen

Hierher gehören die Gefühle von Prickeln, Ameisenlaufen, Kribbeln, Jucken, Brennen, welche ohne äußeren Reiz zustande kommen; man bezeichnet diese Sensationen als *Paraesthesien*; ferner gehören hierher auch die Schmerzen.

Bei peripheren Nervenerkrankungen, z. B. alkoholischer oder postdiphtherischer Neuritis, kommt es vor, daß in den erkrankten Gebieten das Empfindungsvermögen für äußere Reize (Berührungs-, Druck-, Temperatur-, Muskelempfindungen) aufgehoben ist, während die Kranken doch über heftige Schmerzen klagen. Diese „Anaesthesia dolorosa" ist so zu erklären, daß die in dem erkrankten Nervenstamm entstehenden Schmerzen auf dessen Endausbreitungsgebiet projiziert werden.

Als *Neuralgien* bezeichnet man Schmerzen, welche auf ein bestimmtes Nervengebiet beschränkt sind und meist dem Verlauf des Nervenstammes folgen. Sie treten häufig in Anfällen (Paroxysmen) auf, besonders bei den Neuralgien des Trigeminus; dagegen bieten andere Neuralgien, z. B. diejenige des Ischiadicus, meist einen kontinuierlichen Schmerz dar. Bei Neuralgie ist gewöhnlich der befallene Nerv druckempfindlich, und zwar am meisten dort, wo er über Knochen läuft. Solche „*Druckpunkte*" finden sich z. B. bei Neuralgie des ersten Astes des Trigeminus in der Mitte des Supraorbitalrandes, bei Neuralgie des zweiten und dritten Trigeminusastes am Foramen infraorbitale und mentale, bei Intercostalneuralgie neben der Wirbelsäule, in der Mitte des Nerven und neben dem Sternum, bei Ischias an der Articulatio sacroiliaca, am Foramen infrapiriforme, in der Kniekehle, am Capitulum fibulae und hinter beiden Malleolen. Für Ischias ist das Lasèguesche Phänomen charakteristisch: wenn man den Oberschenkel im Hüftgelenk beugt, kann die Streckung des Kniegelenks nur mit Schmerz oder gar nicht ausgeführt werden, weil dabei der Nerv gespannt wird. Bei schwerer Ischias fehlt häufig der Achillessehnenreflex.

Dasselbe Phänomen (Unmöglichkeit, das Kniegelenk zu strecken bei gleichzeitiger Beugung im Hüftgelenk) findet sich auch bei der Entzündung der Rückenmarkshäute (Meningitis spinalis) und wird dann *Kernigsches*

Zeichen genannt. Wenn man einen Meningitiskranken im Bett in sitzende Stellung aufrichtet, kann er die Knie nicht gestreckt lassen, sondern zieht sie hoch.

Die Erkrankungen der hinteren Wurzeln des Rückenmarks (z. B. bei Kompression durch Tumoren oder Caries, auch bei osteochondrotischen Wirbelsäulenprozessen) pflegen besonders heftige brennende Schmerzen zu erzeugen, die sich im Ausbreitungsgebiet dieser Nervenbahnen äußern (Wurzelschmerzen).

Bei Tabes finden sich die *lanzinierenden* Schmerzen, d. h. solche, die blitzartig und meist mit großer Heftigkeit ein Glied durchfahren. Als *Gürtelgefühl* bezeichnet man Gefühle eines zusammenschnürenden, schmerzhaften Drucks in der Brust- und Bauchgegend, sie kommen häufig bei Tabes vor, und ferner beobachtet man bei dieser Krankheit oft eine *Kältehyperaesthesie* am Rumpf, so daß Berührung mit halten Gegenständen Unbehagen und selbst exzessiven Schmerz erzeugt. Gürtelgefühl und Hyperaesthesie gegen Kälte sind auch häufige Symptome bei Rückenmarkstumoren.

Als *Headsche Zone* bezeichnet man eine auf ein bestimmtes Hautgebiet beschränkte Überempfindlichkeit gegen leichtes Kneifen oder auch gegen Streichen mit einer Nadel. Solche Zonen finden sich bei vielen Erkrankungen innerer Organe, und zwar in jenem Hautgebiet, dessen sensible Nerven zu demselben Rückenmarkssegment ziehen, in welchem auch die sensiblen (vegetativen) Nerven aus diesem inneren Organ einstrahlen. Solche Zonen der Überempfindlichkeit und oft gleichzeitig ein ausstrahlender Spontanschmerz derselben Region findet sich z. B. bei Aortenaneurysmen und Verengerung der Kranzarterien des Herzens in der seitlichen Halsgegend entlang der Carotis sowie im linken (seltener dem rechten) Arm, und in dem 5. und 6. Thorakalsegment; bei Ulcus ventriculi im 8. und 9. Thorakalsegment linkerseits; bei Gallensteinkolik im 6. bis 9. Thorakalsegment rechterseits, bis zur Schulter; bei Nierensteinkoliken im 10. und 11. Thorakalsegment der erkrankten Seite, zur Symphyse und zum Hoden ausstrahlend.

c) Verhalten der Reflexe

Die Eindrücke, welche von den peripherischen Endorganen der sensiblen und sensorischen Nerven, also von der Haut, den Sehnen, den Knochen und Sinnesorganen, wie auch von den Eingeweiden aufgenommen und zentralwärts weitergeleitet werden, wirken in den Zentren, z. B. im Rückenmark, als Reize auf die motorischen Apparate. Sie lösen in diesen einen Impuls aus, welcher durch zentrifugale Nerven auf die motorischen Erfolgsorgane, also auf die quergestreifte und glatte Muskulatur sowie auf die Drüsen übertragen wird. Dieser Vorgang wird als *Reflex* bezeichnet. Die Übertragung der sensiblen Eindrücke auf die motorischen Ganglienzellengruppen des Reflexzentrums kann entweder direkt durch die Aufzweigungen (Kollateralen) der sensiblen Nerven erfolgen, oder, wahrscheinlicher, durch Schaltzellen, welche die Verbindung zwischen dem sensiblen Hinterhorn und dem motorischen Vorderhorn des Rückenmarks herstellen. Der Ort dieser Reizübertragung (des zentralen Reflexbogens) läßt sich bei manchen einfachen Reflexen feststellen, er findet sich z. B. für den Patellarreflex in der Höhe des 2. und 3. Lumbalsegmentes, für den Achillessehnenreflex in der Höhe des 1. und 2. Sacralsegmentes. Betrifft eine Rückenmarksschädigung einen mehr caudal gelegenen Abschnitt, so

bleibt der Reflex normal, besteht dagegen eine Querschnittserkrankung
in einem kranialer gelegenen Rückenmarksabschnitt, z. B. im Thorakal-
oder Cervicalmark, oder ist die Pyramidenbahn degeneriert, so sind die
Sehnenreflexe *gesteigert*, und man muß deshalb schließen, daß aus
höheren Regionen des Zentralnervensystems hemmende und regulierende Einflüsse auf die spinalen Reflexapparate ausgeübt werden,
welche hauptsächlich durch die Pyramidenbahn geleitet werden. So
kann z. B. der Patellarreflex dadurch unterdrückt werden, daß das
Individuum seine gespannte Aufmerksamkeit darauf richtet und die
Quadricepsmuskulatur willkürlich kontrahiert. Wenn diese zentralen
Hemmungen fehlen, so erfolgen die Reflexe in krankhaft gesteigerter
Weise und sie dehnen sich auf weitere Gebiete aus.

Die Übertragung der Reize von den sensiblen Nerven auf die motorischen Kerne geschieht bei vielen Reflexen, z. B. manchen Hautreflexen, nicht ausschließlich in einer circumscripten Höhe des Rückenmarks, sondern die im Rückenmark aufsteigenden sensiblen Nervenfasern senden in verschiedenen Segmenten, bis hoch hinauf, *mehrmals*
Kollateralzweige durch die graue Substanz zu den motorischen Kernen. — Manche Hautreflexe haben ihre Übertragungsstellen nicht nur
im Rückenmark, sondern auch viel höher oben, in der Oblongata und
in den Zentralganglien des Gehirns und sie werden, selbst bei hohen
Querschnittserkrankungen des Rückenmarks, wie auch bei cerebralen
Unterbrechungen und bei Degeneration der Pyramidenbahn nicht
gesteigert, sondern vernichtet, z. B. der Bauchdeckenreflex.

Für alle Reflexe gilt die Regel, daß sie erlöschen, also nicht mehr
auslösbar sind, sobald ihr Reflexbogen, sei es in der sensiblen oder motorischen Bahn, unterbrochen ist. Ist z. B. der N. ischiadicus durch-
schossen, so kommt der Achillesreflex sowie auch der Fußsohlenreflex
nicht mehr zustande. Für jene Nervendegeneration, welche bei Polyneuritis, z. B. nach Diphtherie oder nach Alkoholmißbrauch eintritt,
ist es bezeichnend, daß dabei nicht nur der Patellar- und Achillesreflex, sondern auch der Fußsohlenreflex nicht mehr auszulösen sind,
während bei der Tabes gewöhnlich die Sehnenreflexe fehlen, der Fußsohlenreflex (als ein Hautreflex) dagegen sehr lebhaft zu sein pflegt.
Die Reflexe sind ferner dann erloschen, wenn ihr Reflexbogen in der
grauen Substanz des Rückenmarks oder des Gehirns zerstört ist. Bei
einer Läsion des Sacralmarkes fehlt der Achillesreflex, während der
Patellarreflex erhalten bleibt. Bei einer Läsion des 2. und 3. Lumbalsegmentes fehlt der Patellarreflex, während der Achillessehnenreflex
noch zustande kommen kann. Eine krankhafte Steigerung der Sehnenreflexe macht sich dadurch geltend, daß sie schon bei leisem Beklopfen
der Sehnen zustande kommen, daß der Ausschlag übermäßig stark ist,
und daß sie auch beim Beklopfen eines weiteren Gebietes, z. B. von der
Tibia aus, ausgelöst werden können. Ferner äußert sich die krankhafte
Steigerung der Sehnenreflexe dadurch, daß die Muskelkontraktion
nicht auf den zugehörigen Muskel, also z. B. den Quadriceps beschränkt
ist, sondern daß sie auf weitere Muskelgruppen, z. B. auf die Adductoren
des Oberschenkels auch der anderen Seite übergreift. Schließlich ist es

für eine krankhafte Steigerung der Sehnenreflexe bezeichnend, daß auf einmaliges Beklopfen nicht eine einfache, sondern mehrere Zukkungen auftreten. Schiebt man die Patella mit einem kräftigen Ruck nach abwärts und hält sie fest, so treten rhythmische Kontraktionen des Quadriceps auf (Patellarklonus). Drückt man bei schwach gebeugtem Knie den Fuß am Großzehenballen rasch und anhaltend dorsalwärts, so treten rhythmische Plantarflexionen des Fußes auf (Fußklonus).

Die *Hautreflexe* bieten unter krankhaften Verhältnissen ein viel komplizierteres Verhalten dar, weil ihr Reflexbogen nicht auf eine bestimmte Rückenmarkshöhe beschränkt ist, sondern durch lange Bahnen z. T. hoch hinaufreicht. Hat eine völlige Querdurchtrennung des Rückenmarks im Cervical- oder Thorakalmark stattgefunden, z. B. durch einen Schuß oder den Druck eines Tumors, so pflegen die Hautreflexe an der unteren Extremität lebhaft gesteigert zu sein. Ein Bestreichen der Fußsohle mit spitzen oder kalten Gegenständen führt zu einer Verkürzung des ganzen Beines, indem der Fuß im Fußgelenk dorsalwärts in die Höhe gezogen, ferner das Kniegelenk und das Hüftgelenk gebeugt wird. Die Fußsohle entzieht sich also gewissermaßen dem Reiz, ohne daß dieses dem Kranken zum Bewußtsein kommen würde (Fluchtreflex). In schweren Fällen kann der Hautreflex auch auf das andere Bein übergreifen, wobei aber dieses *gestreckt* wird, und bisweilen treten dabei alternierende Streckungen und Beugungen der beiden Beine, also Strampelbewegungen auf. Auch können bei einem solchen „Massenreflex" die Blase und der Mastdarm unwillkürlich entleert werden und ein Schweißausbruch erfolgen. Während es für den normalen Fußsohlenreflex bezeichnend ist, daß dabei die Zehen krallenförmig plantarwärts gebeugt werden, so tritt bei Querdurchtrennung des Rückenmarks im Thorakal- und Cervicalmark eine Änderung ein, indem nach kräftigem Streichen der Fußsohle mit einem spitzen Gegenstand die Zehen fächerförmig gespreizt werden, und indem sich namentlich die große Zehe langsam in ihrem Grundgelenk nach oben bewegt. Dieses Babinskische Zeichen tritt auch dann ein, wenn die motorische Pyramidenbahn, z. B. infolge eines Herdes in der inneren Kapsel oder bei Seitenstrangsklerose, degeneriert ist. Da bei Kindern in den ersten Lebenswochen nach Bestreichen der Fußsohle gleichfalls eine Aufrichtung der großen Zehe im Sinne des Babinskischen Zeichens beobachtet wird, und da in dieser Lebensperiode die Pyramidenbahn noch nicht entwickelt ist, so muß man annehmen, daß dem normalen Fußsohlenreflex des Erwachsenen ein höherer Reflexbogen zukommt, dessen absteigender Schenkel in der Pyramidenbahn verläuft, und daß bei dessen Schädigung der alte tiefere Reflex wieder zum Vorschein kommt. Bei Zerstörung und Degeneration der Pyramidenbahn, z. B. nach einem Schlaganfall, pflegen die Bauchdeckenreflexe und der Cremasterreflex erloschen zu sein, während der Patellar- und Achillessehnenreflex gesteigert sind. Ähnliches gilt auch für alle anderen Degenerationen der Pyramidenseitenstränge und ist besonders bezeichnend für die multiple Sklerose.

Wird die Pyramidenbahn *plötzlich* unterbrochen, wie z. B. bei einem schweren Schlaganfall, oder findet eine völlige Querdurchtrennung des Rückenmarks statt, so pflegen in den ersten Tagen bis zu 3 Wochen die Sehnen- und Hautreflexe nicht, wie es sonst die Regel ist, gesteigert, sondern *erloschen* zu sein und die Muskulatur ist hypotonisch, schlaff. Die Eigenfunktionen des Rückenmarks stehen nach einem solchen Schock gewissermaßen still und gewinnen erst allmählich ihre Tätigkeit wieder, indem sich spastische Hypertonie und krankhafte Steigerung und Veränderung der Reflexe einstellt.

Unter den klinisch wichtigen Reflexen unterscheidet man die *Sehnenreflexe*, die *Haut-* und *Schleimhautreflexe*, welche ihren Reflexbogen im Gehirn und Rückenmark haben, und ferner die *Eingeweidereflexe*, welche hauptsächlich durch die Nervenfasern und Ganglien des autonomen (vegetativen) Nervensystems vermittelt werden.

In den Bogengängen des Ohrlabyrinths löst ein Wechsel der Stellung des Körpers und namentlich des Kopfes gewisse Reize aus, welche durch den Nervus vestibuli zur Oblongata geleitet werden. Aus den Kernen dieser Nerven ziehen Bahnen zum Kleinhirn empor und vermitteln die Anpassung und den Tonus der gesamten Körpermuskulatur zur aufrechten Stellung und zur Erhaltung des Gleichgewichts. Jede Bewegung des Kopfes löst bei intaktem Vestibularapparat ganz bestimmte Änderungen in der Haltung des Rumpfes und der Extremitäten aus. Man nennt diese von den Bogengängen ausgehenden Reflexe nach MAGNUS „*Stellungsreflexe*". Bei Zerstörung des komplizierten Gleichgewichtsapparates, also der Bogengänge, des N. vestibuli und des Kleinhirns, treten Störung des Gleichgewichtes, der aufrechten Körperhaltung und damit Schwindel ein, der Tonus der Körpermuskulatur ist auf der ergriffenen Seite herabgesetzt und der Gang kann dem eines Betrunkenen ähnlich werden.

Man kann sich die Reflexvorgänge ähnlich wie eine Leiter vorstellen, indem die zuführenden sensiblen Bahnen und die abführenden motorischen Bahnen in verschiedenen Höhen des Rückenmarks und Gehirns durch zahlreiche Sprossen verbunden sind, und zwar von den einfachsten Visceralreflexen hinauf bis zu den höchsten und kompliziertesten Vorgängen im Gehirn. Diese Reflexe können sich vielfach miteinander kombinieren und SHERRINGTON spricht infolgedessen von einer *Integration der Reflexe*.

Als *bedingte* Reflexe bezeichnet man nach PAWLOW diejenigen, welche nur unter bestimmten Voraussetzungen zustande kommen. So erzeugt z. B. der Geruch einer Speise, ja selbst nur deren Erwähnung eine Sekretion von Speichel wie auch von Magensaft, jedoch nur bei einem hungrigen Individuum, während derselbe Eindruck nach der Sättigung keine Saftsekretion erzeugt und eher unangenehm empfunden wird. Auch auf dem Gebiet der Sexualfunktionen spielen die bedingten Reflexe eine wichtige Rolle.

Unter den **Sehnenreflexen** sind die wichtigsten:

Der *Patellarreflex* (das Kniephänomen). Er wird in der Weise ausgelöst, daß man mit einem Reflexhammer einen Schlag auf die Patellarsehne ausführt, es wird dann durch eine Muskelzuckung im Quadriceps femoris der Unterschenkel gestreckt und nach vorwärts bewegt. Man kann das Kniephänomen prüfen, indem der Patient sitzt, einen Oberschenkel über den anderen legt und den Unterschenkel vollständig schlaff herabhängen läßt. Besser untersucht man am liegenden Kranken, indem man das Bein im Hüftgelenk etwas nach außen rotiert, und das Knie durch die untergelegte Hand leicht beugt. Die Aufmerksamkeit des Patienten muß abgelenkt werden, damit er die Quadricepsmuskulatur völlig entspannt. In manchen Fällen gelingt die Hervorrufung des Kniephänomens erst mit Hilfe des Jendrassikschen Kunstgriffes, indem man dem Kranken aufgibt, die Hände zu falten und mit aller Kraft auseinanderzuziehen. Ein Fehlen des Kniephänomens wird als Westphalsches Zeichen bezeichnet.

Der *Achillessehnenreflex*. Bei Beklopfen der Achillessehne tritt eine Zuckung der Wadenmuskeln auf: man prüft den Achillessehnenreflex, indem man den Patienten auf einem Stuhl knien läßt und indem man mit dem Reflexhammer einen Schlag auf die Achillessehne der schlaff herabhängenden Füße ausübt.

Der *Oberarmreflex*. Beim Beklopfen der Tricepssehne tritt eine Streckung des Armes im Ellbogengelenk auf.

Den Sehnenreflexen sind nahestehend die Knochen- oder Periostreflexe: klopft man auf das distale Ende des Radius, so tritt eine Flexion im Ellbogengelenk ein. — Wenn man nach MENDEL-BECHTEREW den Fußrücken im Gebiet des Os cuboides (cuboideum) beklopft, so tritt bei Gesunden oft eine Dorsalflexion der 2. bis 5. Zehe ein, bei organischen Erkrankungen der Pyramidenbahn dagegen eine Plantarflexion und Spreizung der Zehen. Drückt man die mittleren Finger kräftig in die Hohlhand hinein, so findet eine Adduktion und Überstreckung des Daumens statt (Handreflex von MEYER).

Bei Gesunden findet sich der Patellarreflex und der Achillessehnenreflex konstant. Der Radiusperiostalreflex und der Tricepsreflex sowie der Handreflex sind dagegen bei Gesunden nicht immer nachweisbar. Der Achillessehnenreflex fehlt häufig bei schwerer Ischias für dauernd.

Zu den **Hautreflexen** gehören der:

Bauchdeckenreflex. Bei Streichen der Bauchhaut mit einem spitzen Gegenstand tritt eine Zusammenziehung der gleichseitigen Bauchmuskulatur ein. Und zwar unterscheidet man einen oberen und unteren Bauchdeckenreflex, von denen der erste bei Bestreichung der Bauchwand *oberhalb* der Nabelhorizontalen, der letztere bei Reizung des unteren Quadranten ausgelöst wird; die Bauchdeckenreflexe fehlen bisweilen auch bei gesunden Menschen, wenn die Bauchdecken allzusehr ausgedehnt waren, z. B. infolge einer Gravidität. Einseitiges Fehlen ist jedoch immer pathologisch.

Cremasterreflex. Bei Reizung der Innenfläche der Oberschenkel tritt der gleichseitige Hoden in die Höhe. Der Cremasterreflex verhält sich fast immer gleichsinnig wie der Bauchdeckenreflex; beide fehlen bei Hemiplegien auf der Seite der Lähmung und doppelseitig bei multipler Sklerose.

Fußsohlenreflex. Bei Reizung der Fußsohlen durch Kitzeln, Streichen, Stechen, Berührung mit Eis oder mit dem elektrischen Strom tritt normalerweise eine Plantarflexion der Zehen ein, bei stärkerem und fortgesetztem Reiz wird das Bein gegen den Leib angezogen, im

Hüft- und Kniegelenk gebeugt, im Fußgelenk dorsal flektiert, das ganze Bein also verkürzt (Verkürzungsreflex, Fluchtreflex). Bei Degeneration der Pyramidenbahn bewegt sich die große Zehe nach Reizung der Fußsohle langsam und steil dorsalwärts (Babinskisches Zeichen).

Zu den Hautreflexen gehört auch die Erektion der Brustwarze und diejenige der Arrectores pilorum (Gänsehautbildung) beim Darüberstreichen, besonders mit kalten Gegenständen.

Zu den **Schleimhautreflexen** gehören:

Der *Conjunctival-* und *Cornealreflex*. Schluß der Lidspalte bei Berührung der Conjunctiva und Cornea mit einem spitz zugedrehten Wattebäuschchen: der Conjunctivalreflex fehlt bisweilen auch bei Gesunden. Das Fehlen des Cornealreflexes ist ein wichtiges Zeichen einer Schädigung des I. Astes des Trigeminus, z. B. bei Tumoren an der Hirnbasis im sog. Brückenwinkel und findet sich außerdem bei Lähmungen des Facialis, weil dabei der motorische Schenkel des Reflexbogens geschädigt ist.

Der *Pharynxreflex* oder Würgreflex tritt bei Berührung des weichen Gaumens und des Rachens auf und äußert sich in einer Zusammenziehung der Rachenmuskulatur. Da dieser Reflex bei Gesunden nicht konstant vorhanden ist und namentlich bei nervösen Menschen oft fehlt, hat nur sein halbseitiges Fehlen als Zeichen von Vagus- und Glossopharyngicuserkrankungen Bedeutung.

Der *Hustenreflex* bei Reizung der Pleura und der Trachea durch Fremdkörper, Schleim und Entzündungsprozesse fehlt bei Erkrankungen des Vagus und der Medulla oblongata.

Der *Analreflex*. Bei Einführung des Fingers in das Rectum fühlt man eine kräftige Kontraktion des Sphincter ani. Bei Läsion des Sacralteils des Rückenmarks sowie der Cauda equina fehlt dieser Reflex, der Sphincter ani externus ist dann schlaff und das Rectum steht offen.

Unter jenen Reflexvorgängen, bei welchen vegetative (autonome) Nerven beteiligt sind, sind von Wichtigkeit die *Pupillarreflexe*, die Vorgänge bei der *Harn- und Kotentleerung* und die *Sexualreflexe*.

Die *Pupille* wird sowohl vom Oculomotorius mit Fasern für den M. sphincter pupillae und M. ciliaris, als auch vom Sympathicus versorgt: von der Medulla oblongata ziehen durch das Halsmark Fasern nach abwärts, welche mit den vorderen Wurzeln des 1. Thorakalsegments das Rückenmark verlassen und in die Cervicalganglien und den Grenzstrang des Sympathicus übertreten. Sie ziehen mit dem Halssympathicus wieder nach aufwärts in den Schädel und zum Auge. Reizung dieser Sympathicusfasern, z. B. durch Druck auf die Seite des Halses bewirkt Erweiterung der Pupille (Mydriasis), ihre Lähmung Pupillenverengerung (Miosis); Reizung des *Oculomotorius* dagegen bewirkt Pupillenverengerung, Lähmung des Oculomotorius erzeugt Pupillenerweiterung, ferner ein Fehlen der reflektorischen Pupillenverengerung bei Lichteinfall sowie beim Blick in die Nähe. Auch fehlt bei Oculomotoriuslähmung die Fähigkeit, das Auge für den Blick in die

Nähe zu akkommodieren. Bei Tabes, Dementia paralytica und Hirnsyphilis findet sich oft *reflektorische Pupillenstarre*, und zwar zieht sich die Pupille bei Belichtung des Auges nicht mehr zusammen, während die Pupillenverengerung beim Blick in die Nähe erhalten bleibt (Argyll Robertsonsches Phänomen).

Blutdruckzügler. An der Stelle des Ursprungs der Carotis int. und ext. aus der Carotis comm. pflegt ein Druck eine Verlangsamung des Herzschlages sowie eine Senkung des Blutdruckes zur Folge zu haben. Diese Blutdruckzügler ziehen mit dem Vagus zu der Medulla oblongata, wo der Reflex in einem Gefäß- und Herzzentrum ausgelöst wird.

Harn- und Kotentleerung

Die glatte Hohlmuskulatur der Blasenwand, Tunica muscularis vesicae urinalis (M. detrusor urinae) und des Sphincter vesicae werden nicht direkt von motorischen Rückenmarksnerven innerviert und sind dementsprechend nicht dem Willen untertan, vielmehr werden sie wie alle anderen glatten Muskeln von marklosen vegetativen Nerven versorgt. Dagegen werden die quergestreiften Muskeln, welche die Pars intramuralis (post.) urethrae komprimieren (Ischio- und Bulbocavernosus, M. sphincter urethrae diaphragmaticae [Compressor ureth.]), von markhaltigen Rückenmarksnerven innerviert, und der Harn, welcher am Schluß der Miktion in den hinteren Teilen der Harnröhre noch angesammelt ist, kann willkürlich herausgeschleudert werden; auch bewirken diese quergestreiften Muskeln willkürliche Harnverhaltung, Unterbrechung der Harnentleerung und Blasenschluß. — Die spinalen Zentren für die Blasenfunktion liegen im Lumbal- und Sacralmark. Das Lumbalmark innerviert über die untersten Ganglien des Sympathicusgrenzstranges den M. sphincter vesicae, wogegen es den Tonus der Blasenmuskulatur vermindert. Durch das Sacralmark wird über den parasympathischen Plexus pelvicus eine Kontraktion der Blasenmuskulatur und eine Öffnung des Sphincter vesicae bewirkt. Die Nervenbahnen, durch welche die Blasenentleerung *willkürlich* eingeleitet und beendigt werden kann, verlaufen vom Gehirn durch das ganze Rückenmark wahrscheinlich in den Hintersträngen bis in das Sacral- und Lumbalmark zu den spinalen Zentren. Von diesen Zentren aus ziehen die Nervenfasern als Teil der Cauda equina zu den Sacrallöchern und dann zum Grenzstrang bzw. als Plexus pelvicus über die Beckenbodenganglien zur Blase (vgl. S. 503). Wenn diese Bahn oder die Fasern von den spinalen Zentren zur Blase unterbrochen werden, z. B. durch eine Kompression der Cauda equina oder durch eine Querschnittserkrankung irgendeines Rückenmarkssegmentes (bei Myelitis oder Rückenmarkskompression), so kann die Blasenentleerung nicht mehr willkürlich eingeleitet werden, auch wird dann das Gefühl des Druckes hinter der Symphyse nicht mehr wahrgenommen, das beim Gesunden die Füllung der Blase anzeigt. Es tritt infolgedessen vollständige Harnverhaltung auf und die Blase füllt sich alsdann ad maximum an. Eine solche totale Harnverhaltung, welche die Anwendung des Katheters notwendig macht, dauert aber meist nur kurze Zeit an. Bald fließt von Zeit zu Zeit unwillkürlich eine kleine Harnmenge ab, wobei jedoch die Blase übermäßig, oft bis zum Nabel, gefüllt bleibt. Die volle Blase fließt gewissermaßen über (Ischuria paradoxa). Nach längerem Bestehen einer solchen Unterbrechung der Bahnen im Rückenmark oder in der Cauda equina stellt sich die Harnentleerung allmählich wieder automatisch ein, es kommt alle 10—30 min oder seltener zur Ausstoßung des Harns, ohne daß der Kranke es hindern kann, oft auch ohne Empfindung davon zu haben, und meist ohne vollständige

34*

Entleerung der Blase. Ein dauerndes Abträufeln des Harns kommt bei Erkrankungen des Rückenmarks, des Sacralmarks oder der Cauda equina nicht vor. Die Lähmung der Blase kann man durch Röntgendarstellung nachweisen. Man findet bei dorsoventraler Aufnahmerichtung mit Kontrastmitteln statt der flachrunden, caudalkonvexen Begrenzung des Blasenbodens, eine auf der Spitze stehende kegelförmige Ausstülpung. Die Aussparung kommt durch das Versagen des M. sphincter urethrae zustande, wodurch die Kontrastflüssigkeit in die Pars prostatica eindringt (sog. Schrammsches oder Scharniersches Zeichen). Bei der Tabes und der multiplen Sklerose finden sich häufig Blasenstörungen in der Weise, daß die Kranken abnorm lange pressen müssen, bis die Harnentleerung beginnt, oder daß der Harndrang und die Blasenentleerung zu rasch einsetzen, ohne daß der Kranke sie genügend hindern könnte. — Bei *Gehirnkrankheiten* treten hauptsächlich dann Störungen der Harnentleerung auf, wenn das Parazentralläppchen doppelseitig zerstört ist, z. B. bei Schußverletzung, ferner bei Bewußtseinstrübung. Benommene Kranke entleeren bisweilen den Harn ins Bett; bei tiefer Bewußtlosigkeit wird der Reiz der gefüllten Blase nicht mehr wahrgenommen, und diese füllt sich ad maximum. Der Arzt muß deshalb bei benommenen oder bewußtlosen Kranken stets auf den Füllungszustand der Blase achten.

Ähnlich den Blasenfunktionen liegen die Verhältnisse bei der *Kotentleerung*, da die Innervation dieselbe wie bei der Blase ist. Stärkere Füllung der Pars ampullaris recti verursacht dumpfe Empfindung; die Kontraktion der glatten, von sympathischen Nerven versorgten Muskulatur des Enddarmes verursacht das Gefühl des Stuhldranges, der durch die willkürliche Anspannung des quergestreiften Sphincter ani externus, unter Umständen auch der Muskulatur der Nates unterdrückt werden kann. Bei der Defäkation löst die Anspannung der Bauchpresse die peristaltische Kontraktion der Pars ampullaris recti aus. Bei Unterbrechung der spinalen Bahnen kann die Defäkation nicht mehr willkürlich eingeleitet werden, sie geschieht unwillkürlich, und meist nur in langen Zwischenräumen. Bei Anaesthesie der Schleimhaut des Rectums geht der Vorgang der Stuhlentleerung ohne Empfindung des Kranken vonstatten. Bei Läsion des Sacralmarkes fehlen der Analreflex und der Dauerverschluß des Sphincter ani externus, der Analring steht infolgedessen dauernd und schlaff offen.

Auch die *Sexualreflexe* kommen beim Manne wie auch beim Weibe im vegetativen Nervensystem zustande, werden aber sowohl durch psychische Vorstellung als auch durch sensible Reize und durch die Funktion der Geschlechtsdrüsen und ihre Hormone beeinflußt.

Die Störungen in den Geschlechtsfunktionen des Mannes können entweder in einer mangelhaften Befruchtungsfähigkeit des Sperma liegen (Impotentia generandi wegen Fehlen der Samenfäden: Azoospermie), oder darin, daß wegen mangelnder Erektion der Geschlechtsakt nicht ausgeführt werden kann (Impotentia coeundi). Das letztere Verhalten kommt bei manchen Rückenmarkskrankheiten vor, z. B. bei Tabes und bei Querschnittsaffektionen, außerdem aber auch bei psychischen Hemmungen, bei Diabetes und allgemeinen Schwächezuständen.

d) Verhalten der Motilität

Eine Unterbrechung oder eine Degeneration der (corticomotorischen) Pyramidenbahn, sei es im Gehirn oder im Rückenmark, führt zu einer *Lähmung*; d. h. vom Bewußtsein aus kann eine Muskelgruppe, ein Glied oder unter Umständen eine ganze Körperhälfte nicht mehr in Bewegung gesetzt werden. Bei einem Krankheitsherd im Gehirn ist die *gegenüberliegende* Körperhälfte betroffen *(Hemiplegie)*. Bei Querschnittserkrankungen des Rückenmarks sind gewöhnlich die *beiden* unterhalb der Läsionsstelle gelegenen Körperhälften gelähmt *(Paraplegie)*. Auch spricht man von Paraplegie, wenn symmetrische Gebiete, wie z. B. die Augenmuskeln beider Augen gelähmt sind. Als *Monoplegie* bezeichnet man jene Lähmungen, welche nur *ein* Glied, *eine* Hand oder *einen* Fuß betreffen, wie dies namentlich bei circumscripten Krankheitsherden im Großhirn vorkommt, weil in diesem die einzelnen Zentren weit auseinanderliegen.

Die *peripheren motorischen Nerven* sind die Achsencylinderfortsätze jener großen motorischen Ganglienzellen, welche gruppenweise im Vorderhorn des Rückenmarks angeordnet sind. Findet eine Zerstörung dieser Ganglienzellen, z. B. durch ein Trauma, einen myelitischen Erweichungsherd oder durch einen Degenerationszustand statt, so degeneriert der periphere motorische Nerv bis in seine Endausbreitung, nämlich bis in die motorische Endplatte, welche der quergestreiften Muskelfaser anliegt. Auch bei Durchtrennung oder Zerquetschung eines peripheren Nerven findet eine Degeneration des peripher davon gelegenen Nervenabschnittes statt. Es zerfallen dabei die Achsencylinder und die Markscheide löst sich in fettige Schollen auf.

Bei Schädigungen der peripheren Nerven ist deren Ansprechbarkeit in dem Sinne verlangsamt, daß der Erfolg der Nervenreizung um Bruchteile von Sekunden langsamer erfolgt als bei gesunden Nerven. Diese Prüfung der Chronaxie kann nur mit schwierigen Apparaten vorgenommen werden, sie tritt früher ein als die Entartungsreaktion.

Bei einer Zerstörung und Degeneration des *peripheren* motorischen Neurons, also der Vorderhornganglienzellen und des motorischen Nerven erhalten die zugehörigen Muskeln keinerlei Impulse mehr, sie sind völlig gelähmt und *schlaff*, sie zeigen die elektrische Entartungsreaktion und verfallen bald der Atrophie. Auch sind die Haut- und Sehnenreflexe erloschen, weil der motorische Teil des Reflexbogens entartet ist. Ist dagegen das *zentrale* motorische Neuron (die Pyramidenbahn) zerstört, sei es durch einen Herd in der vorderen Zentralwindung, in der inneren Kapsel, durch eine Querschnittserkrankung des Rückenmarks oder durch eine langsam fortschreitende Degeneration der Seitenstränge des Rückenmarks, so bleiben die motorischen Ganglienzellen des Vorderhorns des Rückenmarks und die motorischen Nerven erhalten und sie können ihren Einfluß auf die Muskeln noch geltend machen. Die Muskeln degenerieren infolgedessen *nicht*, und Nerv und Muskeln behalten ihre elektrische Erregbarkeit. Die Muskeln sind dann zwar gelähmt, d. h. sie können willkürlich nicht mehr in Bewegung gesetzt werden, ihr Tonus ist aber gesteigert und sie verharren in einem dauernden spastischen Kontraktionszustand, welcher am Arme mehr die Beuger, am Bein mehr die Strecker betrifft. Die eigentlichen Rückenmarksreflexe, vor allem die Sehnenreflexe und gewisse Hautreflexe sind dann nicht erloschen, sondern krankhaft gesteigert, es bestehen Kloni und der Babinskische Zehenreflex. Diese spatische Erhöhung

des Muskeltonus und der zugehörigen Sehnenreflexe kann in der Weise
erklärt werden, daß die Ganglienzellen des Vorderhorns bei Degeneration der Pyramidenbahn nicht mehr den hemmenden und regulierenden Einwirkungen der cerebralen Zentren unterworfen sind, und daß
sie unter dem Einfluß der zuströmenden sensiblen Impulse des Rückenmarks in einen dauernden Erregungszustand geraten.

Die Erkrankungen des *zentralen* cortico-motorischen Neurons, also
der Pyramidenbahn, und diejenigen des *peripheren* motorischen Neurons bieten somit ganz verschiedene Krankheitsbilder dar und können
leicht unterschieden werden. Doch muß betont werden, daß auch
Kombinationen von Erkrankungen dieser beiden Systeme vorkommen,
z. B. bei der amyotrophischen Lateralsklerose.

Neben den *willkürlichen*, zielstrebigen Bewegungen, welche von
der Großhirnrinde und der Pyramidenbahn innerviert werden, kommen noch mannigfache primitive Muskelspannungen und Bewegungen
zustande, welche *nicht* dem Bewußtsein unterstellt sind. Dazu gehören
gewisse Stellungen und Bewegungen des Kopfes, der Schulter, des
Rumpfes, namentlich diejenigen, welche beim aufrechten Stehen und
beim Gang notwendig sind. Ferner jene Einstellung der Glieder, welche
als Mitbewegung bei jeder Aktion, z. B. beim Heben einer Last, beim
Abfeuern eines Gewehres erforderlich ist, auch die *Mimik*, also der
Ausdruck der Gemütsbewegung im Gesicht und in den übrigen
Muskeln des Körpers. Diese Bewegungen, zu denen auch gewisse automatische Reflexaktionen gehören, werden von dem extrapyramidalen
motorischen System innerviert. Erkrankungen seiner Zentren, z. B.
der Pars pallida (Globus pallidus) nuclei lentiformis äußern sich in
einer auffälligen *Bewegungsarmut* namentlich auch der mimischen
Gesichtsmuskulatur (Maskengesicht), der Gang wird schleppend, weil
die Muskulatur des Rumpfes und der Arme nicht mehr in der üblichen
Weise mitwirkt, alle Bewegungen sind verlangsamt durch jene Muskelrigidität, welche jede rasche Bewegung unmöglich macht (Pallidum-
Syndrom mit vorherrschendem Rigor). Bei anderen Erkrankungen der
extrapyramidalen Zentren: des roten Kerns, des Putamens und des
damit zusammenhängenden Nucleus caudatus macht sich eine Störung
im normalen Ablauf der Bewegungen geltend, indem anstelle der
Steifigkeit choreatische Zuckungen, Athetosebewegungen und Tremor
sich einstellen (Striatum-Syndrom mit choreatischen Bewegungsstörungen) (s. S. 495, 496).

e) Prüfung der Motilität

Man prüft, ob sich die einzelnen Muskeln und Muskelgruppen unter
dem Willensimpuls richtig und mit normaler Kraft zusammenziehen.
Die Kraft, mit welcher die Muskelkontraktionen erfolgen, wird in der
Weise beurteilt, daß man den Patienten auffordert, eine Muskelkontraktion, z. B. einen Händedruck, die Beugung oder Streckung
eines Gliedes auszuführen, und indem der Arzt versucht, diese Muskel-
bewegung zu überwinden oder zu hemmen. — Ferner ist zu beobachten,

ob Bewegungen einfacher und komplizierter Art in normaler Sicherheit und *Bewegungsfolge*, also *eutaktisch*, ausgeführt werden, oder ob sie unsicher, ausfahrend *(ataktisch)*, von unwillkürlichen Impulsen unterbrochen (choreatisch) oder zitternd erfolgen. — Ferner prüfe man, ob die Muskeln im Ruhezustand den normalen Spannungsgrad besitzen, also jenen normalen *Tonus*, der ihre Bereitschaft zur Zusammenziehung andeutet. Bei *gesteigertem* Tonus fühlen sich die Muskeln hart, gespannt an, sie setzen einer passiven Dehnung besonders bei rascher, passiver Streckung und Beugung der Glieder einen *federnden* Widerstand entgegen (Hypertonie). Nimmt die Muskelspannung noch mehr zu, so führt sie zu Dauerverkürzungen (Kontrakturen). Die spastischen Zustände und Lähmungen pflegen mit einer *Steigerung der Sehnenreflexe* einherzugehen. Von dieser *spastischen* Hypertonie der Muskulatur, welche sich nach Unterbrechung der Pyramidenbahn findet, muß jene vermehrte *Muskelrigidität* und Bewegungssteifigkeit unterschieden werden, welche sich bei Erkrankungen des extrapyramidalen Systems, besonders des Linsenkernes und des Nucleus niger findet. Bei passiven Bewegungen zeigen dabei die Muskeln nicht jenen federnden Widerstand, und sie schnellen nicht in die Ausgangsstellung zurück, sondern sie folgen der passiven Streckung langsam, widerstrebend, und verharren in der neuen Stellung längere Zeit (wächserne Biegsamkeit).

Bei *vermindertem* Tonus (Hypotonie) fühlen sich die Muskeln schlaff an. Sie setzen passiven Bewegungen keinerlei Widerstand entgegen und die Gelenke erhalten dadurch einen abnormen Grad von Beweglichkeit. Abnorme Schlaffheit und Dehnungsfähigkeit der Muskeln bei erhaltener Muskelkraft finden sich unter anderem bei der Tabes: man kann solchen Patienten den Kopf zwischen die Knie legen. — Jene Paresen und Lähmungen, welche mit Hypotonie einhergehen, werden als *schlaffe Lähmungen* bezeichnet, sie gehen gewöhnlich mit Verminderung oder Aufhebung der Sehnenreflexe einher, und sind charakteristisch für eine Läsion des *peripheren* motorischen Neurons, also der grauen Vorderhörner des Rückenmarks oder der peripherischen Nerven.

Ferner muß untersucht werden, ob die Muskeln ein normales *Volumen* darbieten, oder ob sie *atrophisch* sind: Wenn eine Muskelgruppe längere Zeit hindurch vollständig untätig ist, z. B. bei krankhafter Fixation der Glieder oder wenn schmerzhafte Erkrankungen der Gelenke jede Bewegung unterdrücken, so verfällt sie der Abmagerung und Atrophie, indem die Muskelbündel dünner werden. Eine solche „*Inaktivitätsatrophie*“ tritt bisweilen auch auf, wenn bei schweren cerebralen Läsionen jede Bewegung eines Gliedes unmöglich wird. Die atrophierenden Muskeln behalten dabei ihre elektrische Erregbarkeit, doch pflegt diese quantitativ herabgesetzt zu sein. — Wenn dagegen der periphere motorische Nerv durchtrennt ist, so degeneriert sein peripherer Abschnitt in wenigen Tagen. Er existiert also nicht mehr und ist dementsprechend für den elektrischen Strom nicht mehr erregbar. Das gleiche gilt dann, wenn die großen motorischen Ganglienzellen im Vorderhorn oder in den motorischen Kernen der Hirnnerven zugrunde gehen oder wenn die peripheren Nerven infolge von Gifteinwirkung (Alkohol, Blei, Arsenik, Diphtheriegift) eine Degeneration erfahren. Bei solchen Zerstörungen der motorischen Nerven und ihrer Endplatte empfängt die quergestreifte Muskulatur keinerlei Impulse mehr, sie wird völlig schlaff und sie atrophiert viel rascher und vollständiger, als unter dem Einfluß der einfachen Inaktivität bei erhaltenen Nerven. Wenn der Nerv zugrunde gegangen ist, kann der Muskel vom Nerven aus durch den elektrischen Strom nicht mehr erregt werden. Der rasch unterbrochene faradische Strom wirkt ausschließlich durch den Nerven und dessen Endplatte auf den Muskel und deshalb spricht bei peripheren Nervendegenerationen auch der *Muskel* auf den faradischen Strom nicht mehr an. Dagegen kontrahiert sich der *entnervte Muskel* noch unter dem Einfluß der Schließung oder Öffnung des *galvanischen* Stroms, aber er reagiert darauf nicht wie der normal innervierte Muskel mit einer blitzförmigen, sondern vielmehr mit einer trägen Zuckung. Diese *Entartungsreaktion* kommt bei allen denjenigen Zuständen vor, bei welchen entweder die Vorderhörner des Rückenmarks und die Kerne der motorischen Hirnnerven oder die motorischen Nerven selbst einer Schädigung unterlagen.

Findet die Degeneration der motorischen Ganglienzellen in den Vorderhörnern oder den Hirnnervenkernen langsam statt, wie z. B. bei den spinalen Muskelatrophien und der Bulbärparalyse, dann sieht man in den degenerierten Muskeln „*fibrilläre Zuckungen*“, d. h. das Aufspringen einzelner Muskelfasern, das aber zu keinem Bewegungsakt führt. Diese fibrillären Zuckungen fehlen dagegen, wenn eine Unterbrechung und Degeneration die peripheren Nerven zerstört hat. —

In ähnlicher Weise kann man auch an den motorischen *Hirnnerven* zentrale und peripherische Lähmungen unterscheiden.

Bei *zentralen* Lähmungen des *Facialis*, also bei Zerstörung derjenigen Bahn, welche von der Großhirnrinde durch die innere Kapsel zum Facialiskern der anderen Seite zieht, pflegt die Lähmung hauptsächlich die mittleren und unteren Äste zu betreffen, also die Muskeln der Wange und der Lippen, während der sog. „obere Facialis“, also die Muskulatur der Stirn und der Orbicularis oculi [palpebrarum] nicht oder nur wenig beteiligt sind. Die elektrische Erregbarkeit des Facialis bleibt intakt und es kann sich mit der Zeit eine gewisse Kontraktur der gelähmten Gesichtshälfte einstellen. — Bei den *peripheren Facialislähmungen*, welche den Facialiskern in der Oblongata oder den Nerven namentlich während seines Verlaufes durch das Felsenbein betreffen, sind die gelähmten Muskeln auf *derselben* Seite schlaff, und das ganze Muskelgebiet des Gesichtsnerven einschließlich der Muskeln der Stirn und des Augenschlusses ist gelähmt. Mit dem elektrischen Strom läßt sich Entartungsreaktion nachweisen (vgl. Chronaxie S. 533).

Bei zentralen Lähmungen des *Hypoglossus* weicht die Zunge beim Herausstrecken nach der gegenüberliegenden Seite ab, die Muskulatur der gelähmten Zungenseite ist nicht atrophisch und ihre Bewegungsfähigkeit stellt sich meist bald wieder her. Bei Läsionen des Hypoglossus*kernes* und seines Nerven atrophiert die *gleichseitige* Zungenhälfte bald zu einem schlaffen Sack, sie zeigt bei Kernlähmungen, z. B. bei der Bulbärparalyse, lebhafte fibrilläre Zuckungen und Entartungsreaktion mit träger wurmförmiger Zuckung.

f) Ataxie

Ataxie nennt man die Unfähigkeit, bei erhaltener Kraft die einzelnen Muskelbewegungen zu einer bestimmten Aktion zu koordinieren, also denjenigen Zustand, in welchem der Kranke Bewegungen, die er früher geschickt machte, ungeschickt ausführt. Man prüft auf Ataxie, indem man den Kranken komplizierte Bewegungen ausführen läßt; man fordert ihn auf, mit der Fingerspitze die Nase oder eine Fingerspitze der anderen Hand zu berühren, einen Knopf zuzuknöpfen, zu schreiben, zu stricken, auf einer Linie zu gehen, sich umzudrehen, mit dem Fuß einen Kreis zu beschreiben, mit der Ferse des einen Beins das Knie des anderen Beins zu berühren usw. An den Beinen zeigt sich die Ataxie dadurch, daß die Kranken breitspurig stehen, schwanken und mit steifen Beinen schleudernd oder stampfend gehen. Ataxie kann dadurch zustande kommen, daß die Tiefensensibilität, also die Sensibilität der Muskeln, Sehnen und Gelenke gestört ist, und daß die Bewegungen nicht mehr unter der fortwährenden Kontrolle des Muskelsinnes ausgeführt werden (sensorische Ataxie). Dies ist hauptsächlich der Fall bei der Tabes *dorsalis*. Auch die Ataxie, welche bei peripherischer Neuritis, z. B. alkoholischer und diphtherischer Art, auftritt, kann wohl in derselben Weise erklärt werden. Wenn die Patienten ihre Bewegungen nicht mit den Augen kontrollieren können (im Dunkeln oder bei geschlossenen Augen), dann nimmt diese Form der Ataxie wesentlich zu. Läßt man solche Kranke mit geschlossenen Füßen stehen, so geraten sie ins Schwanken und in Gefahr umzufallen, sobald sie die Augen zumachen (Rombergsches Phänomen).

Außerdem wird Ataxie beobachtet bei Erkrankungen der motorischen Hirnrinde (corticale Ataxie), ferner bei Kleinhirnerkrankungen. Diese *cerebellare Ataxie* äußert sich hauptsächlich in Unsicherheit der Körperhaltung und Schwanken beim Gehen und Stehen (statische Ataxie). Sie wird durch die Kontrolle der Augen nicht gebessert und deshalb bei Augenschluß nicht gesteigert. Diejenige Ataxie, welche sich bei multipler Sklerose findet und die sich nicht nur in Unsicherheit der Bewegungen, sondern auch in Zittern äußert, dürfte auf Störungen der koordinierenden Zentren zu beziehen sein und wird gleichfalls nicht stärker bei Schluß der Augen.

g) Motorische Reizerscheinungen

Krämpfe sind grobe, unwillkürliche Muskelkontraktionen. Man unterscheidet:

1. *klonische Krämpfe*, d. h. unterbrochene kurzdauernde Zuckungen und

2. *tonische Krämpfe*, länger anhaltende (tetanische) Muskelkontraktionen.

Sind die klonischen Zuckungen über den ganzen Körper verbreitet, so bezeichnet man sie als *Konvulsionen*, betrifft die tonische Starre die gesamte Körpermuskulatur oder einen großen Teil davon, so spricht man von *Tetanus*. Als *Trismus* bezeichnet man einen tonischen Krampf der Kaumuskulatur.

Konvulsionen können bei verschiedenen Gehirnerkrankungen vorkommen, besonders bei solchen, welche einen Reiz auf die *Hirnrinde* ausüben oder diese schädigen, so z. B. bei Verletzungen und Geschwülsten der Hirnrinde und in ihrer Nachbarschaft, ferner bei allen Zuständen, die mit einer Steigerung des Gehirndruckes einhergehen, z. B. bei Meningitis. Bei Erkrankungen, welche den motorischen Teil der Hirnrinde betreffen, beginnen die klonischen Krämpfe in derjenigen Muskelgruppe, welcher die erkrankte und gereizte Rindenstelle entspricht, also z. B. in der linken Gesichtsmuskulatur, wenn der Herd im unteren Teil der rechten vorderen Zentralwindung sitzt, und sie verbreiten sich von da aus weiter, entsprechend der Anordnung der motorischen Rindenzentren; im gegebenen Falle also auf den linken Arm und das linke Bein. Bewußtlosigkeit tritt dabei meist erst dann auf, wenn die Krämpfe auch auf die andere Körperhälfte übergehen. Man nennt diese cortical bedingten, in gesetzmäßiger Weise verlaufenden Konvulsionen: Jacksonsche Rindenepilepsie.

Bei der eigentlichen, sog. *genuinen Epilepsie* beginnt der Anfall, oft nachdem gewisse Gefühlserscheinungen von seiten der Lichtempfindung des Gehirns oder allgemeine Angst vorangegangen sind (Aura), mit einem Schrei und mit allgemeiner *tonischer* Starre, welche meist auch die Atmungsmuskulatur ergreift und dadurch zu Atmungsstillstand und Cyanose führt. Der Kranke stürzt hin, alsbald folgen doppelseits ausgebreitete *klonische* Krämpfe, bei denen der Kranke sich oft in die Zunge beißt und anderweitige Verletzungen zuzieht. Nach dem Aufhören der Krämpfe bleibt der Kranke noch eine gewisse Zeit in der tiefen Bewußtlosigkeit, die den ganzen Anfall begleitet, und erwacht dann mit wüstem Kopf. Die Pupillen sind während des Insults und oft noch kurze Zeit darüber hinaus reaktionslos. Hinterdrein völlige Amnesie, d. h. die Kranken wissen sich des Anfalls nicht zu erinnern. Neben diesen groben Anfällen kommen bei der genuinen Epilepsie auch kleine Anfälle vor, bei denen der Kranke nur für einige Sekunden oder Minuten das Bewußtsein verliert, ohne dabei Krämpfe zu zeigen (petit mal, Absencen).

Außerdem kommen Konvulsionen mit Bewußtlosigkeit noch vor bei Urämie infolge akuter und chronischer Nephritis und bei der Eklampsie der schwangeren oder frisch entbundenen Frauen; schließlich stellen sich Konvulsionen (Fraisen) nicht selten ein bei Kindern, besonders solchen mit abnorm erregbarem Nervensystem, im Beginn fieberhafter Krankheiten, bei Verdauungsstörungen und bei dem Spasmus glottidis der Säuglinge.

Als *Tetanus* im engeren Sinne, oder *Starrkrampf*, bezeichnet man eine anhaltende oder in Anfällen, besonders bei jeder Erschütterung, auftretende und sich steigernde Starre des ganzen Körpers, auch des Gesichts mit Rückwärtsbeugung der Wirbelsäule (Opisthotonus), Trismus und grinsender Verzerrung der Gesichtsmuskulatur. Die Krankheit, welche nach einer Inkubation von 4—14 Tagen meist mit Fieber und Schmerzen einhergeht und in sehr vielen Fällen tödlich verläuft, ist erzeugt durch Infektion einer Wunde mit Tetanusbacillen (s. S. 719).

Unter dem Namen *Tetanie* versteht man eine vom Tetanus weit verschiedene chronische Krankheit, bei welcher Anfälle von tonischen Krämpfen der oberen Extremitäten mit Schreibhaltung der Hände und Beugestellung der Arme, bisweilen auch Starre des Gesichtes, seltener der unteren Extremitäten auftreten. Durch Druck auf den Sulcus bicipitalis ulnaris [int.] oder durch feste Umschnürung des Oberarmes mit einer Binde läßt sich bei den Kranken meist ein Krampf der Hände hervorrufen (Trousseausches Phänomen). Außerdem besteht erhöhte mechanische Erregbarkeit der Nerven, so daß z. B. durch Beklopfen des Facialis oder durch Herabstreichen vom Jochbogen nach abwärts ein blitzartiges Zucken der Gesichtsmuskulatur hervorgerufen wird (Chvosteksches Symptom), auch findet sich erhöhte elektrische Erregbarkeit, so daß schon bei Anwendung von ganz schwachen galvanischen Strömen (0,1 Milliampere) Muskelzuckung eintritt (Erbsches Zeichen). Das *Beinphänomen* (SCHLESINGER) präsentiert sich folgendermaßen: Erfaßt man das im Kniegelenk gestreckte Bein und beugt stark im Hüftgelenk ab, so stellt sich nach längerer Zeit (spätestens 2 min) ein Streckkrampf im Kniegelenk bei extremer Supination des Fußes ein. (Über den Kalkspiegel vgl. S. 627.) Tetanie kommt unter anderem vor, wenn die Glandulae parathyreoideae zu beiden Seiten der Schilddrüse entfernt worden waren oder auch bei Magenkrankheiten, bei Schwangerschaft sowie in Verbindung mit Spasmus glottidis bei elenden rachitischen Kindern; dieser Zustand erhöhter Nervenerregbarkeit der Kinder wird als *Spasmophilie* bezeichnet.

Zitterbewegungen finden sich entweder im willkürlich *bewegten* Muskel, zumal bei Bewegungen, welche eine gewisse Präzision erfordern: Intentionstremor (z. B. bei Sclerosis multiplex), oder im *ruhenden* Muskel, z. B. bei der *Paralysis agitans* (Parkinsonsche Krankheit).

Die letztere ist durch ein rhythmisches Zittern und Schütteln der Finger, Hände und Füße, oft auch des Kopfes und Gesichtes ausgezeichnet, das bei ruhendem Muskel am stärksten ist und bei Bewegungen geringer wird oder sistiert. Alle Bewegungen sind verlangsamt, Gesichtsausdruck unbeweglich, Körperhaltung steif, vornübergebückt, Knie gebeugt. Gang mit kleinen Schritten, vorn überfallend. Allgemeine Muskelsteifigkeit. Die Krankheit ist unheilbar und führt im Laufe von Jahren zu immer größerer Einschränkung der Bewegungsmöglichkeit. Ein ganz ähnliches Krankheitsbild, der sog. Parkinsonismus, kommt auch im Anschluß an eine Infektionskrankheit, die Encephalitis lethargica, vor.

Ein sehr rascher, feinschlägiger Tremor findet sich an den Händen bei der Basedowschen Krankheit; ein gröberer Tremor wird beobachtet bei Bleikrankheit (Tremor saturninus), bei chronischer Quecksilbervergiftung (Tremor mercurialis), Alkoholismus, im Greisenalter. Grobes Zittern einzelner Glieder oder des ganzen Körpers, oft ein richtiger Schütteltremor findet sich nicht selten bei schweren funktionellen Neurosen, besonders nach heftigen Schreckerlebnissen; z. B. bei Kriegsteilnehmern nach Verschüttungen, Granatexplosionen oder anderen psychischen Erschütterungen.

Ein Zittern der Augäpfel wird als *Nystagmus* bezeichnet; die beiden Bulbi können dabei entweder um die sagittale Achse gedreht werden (Nystagmus rotatorius) oder zuckende Bewegungen in horizontaler Richtung ausführen. Deutlich wird dieser Nystagmus horizontalis meist dann, wenn der Kranke den Blick stark nach der Seite wendet. Diese Form des Nystagmus kommt besonders häufig bei Sclerosis multiplex vor, ferner auch bei Erkrankungen des Kleinhirns und des Vestibularapparates. Bei den letzteren ist es wichtig, zu beurteilen, ob die Nystagmusbewegungen nach rechts oder nach links gerichtet sind, und zwar ist die langsame Phase der Augenbewegungen, nicht das rasche Zurückschnellen dafür maßgebend. Nystagmus horizontalis und namentlich Nystagmus rotatorius kann auch angeboren vorkommen, besonders bei Schwachsichtigkeit oder Albinismus.

Choreabewegungen sind ungewollte und ungeordnete rasche Bewegungen der Extremitäten- und Gesichtsmuskulatur, welche die willkürlichen Bewegungen unterbrechen und hemmen; sie finden sich bei dem Veitstanz (Chorea minor) und stehen dabei vielleicht in Beziehung zu Funktionsstörungen im Bereich des Putamen, der hinteren Thalamusabschnitte sowie der Crura cerebellocerebrales (Brachia conjunctiva). Sie können in manchen Fällen halbseitig nach Hemiplegien auftreten. Bei Chorea erweist sich die Muskulatur als hypotonisch, sie stellt also gewissermaßen das Gegenstück der spastischen Dauerkontrakturen und der Muskelrigidität dar.

Durch größere Gleichförmigkeit und durch die Beschränkung auf einzelne Muskelgruppen unterscheiden sich davon die mehr zuckungsartigen Bewegungen, welche man als *Tic* bezeichnet; sie treten am häufigsten an den Hals- und Schultermuskeln sowie am Gesicht auf; z. B. wird der Kopf zur Seite gedreht und die Schulter gehoben.

Als *Athetosebewegungen* bezeichnet man unwillkürliche, abwechselnde Kontraktionen verschiedener Muskelgruppen, die bald zu allgemeiner Spannung, bald zu langsam ineinander übergehenden übermäßigen Bewegungen einzelner Gliedabschnitte, besonders der Hand führen; sie treten bisweilen nach Hemiplegien auf, besonders nach cerebraler Kinderlähmung, und sind dann auf die paretische Körperhälfte beschränkt. Athetose wird hauptsächlich bei solchen Krankheitsprozessen beobachtet, welche in der Gegend der Crura cerebellocerebrales (Brachia conjunctiva), ferner des roten Kerns, im Hypothalamus (Regio subthalamica) oder auch im Linsenkern gelegen sind. Doppelseitige Athetose ohne Lähmungserscheinungen kommt als besondere Krankheit bei doppelseitigen Degenerationsprozessen der erwähnten Gehirnregionen, besonders des Putamens, vor.

Mitbewegungen sind unwillkürliche Bewegungen, z. B. des Gesichtes oder des Armes, welche bei willkürlicher Bewegung anderer Körperteile, z. B. beim Gehen, eintreten; sie kommen bei manchen Hemiplegien und besonders bei cerebralen Kinderlähmungen vor.

Bei cerebralen Hemiplegien wird häufig das *Strümpellsche Phänomen* beobachtet: Wenn der Kranke das paretische Bein im Hüftgelenk und Kniegelenk beugt, z. B. bei Bettlage von der Unterlage erhebt, spannt sich die Sehne des Tibialis anterior an und der Fuß wird dadurch nach einwärts gedreht und dorsal flektiert; es ist dies ein Zeichen dafür, daß nur Massenbewegungen aller funktionell zusammengehöriger Muskeln, nicht aber Individualbewegungen einzelner Muskeln möglich sind.

Prüfung des elektrischen Verhaltens

Diese muß mit beiden Stromarten, dem *faradischen* (unterbrochenen) und dem *galvanischen* (konstanten) Strom vorgenommen werden, und zwar sowohl durch *direkte* Applikation auf den Muskel, als auch durch *indirekte* Reizung des letzteren vom Nerven aus. Der eine, *indifferente* Pol (große, plattenförmige Elektrode) wird auf das Sternum oder den Nacken aufgesetzt, der andere, *differente* Pol auf den zu untersuchenden Nerven oder Muskel. Ist die Erregbarkeit eines Muskels sehr stark vermindert, so setzt man die

Elektroden am besten an dessen Enden auf (Longitudinalreaktion). Als differenter Pol dient eine kleine, mit Unterbrechervorrichtung versehene Elektrode, da für den Effekt der elektrischen Reizung in erster Linie in Betracht kommt, daß der Strom mit möglichst großer *Dichtigkeit* den zu reizenden Punkt treffe. Die *Dichtigkeit* ist aber desto größer, je kleiner der Querschnitt der Elektrode und je größer die *Stromstärke* ist. Am zweckmäßigsten verwendet man als Reizpol die Stintzingsche Normalelektrode von 3 cm², bei Prüfung der Zungenmuskeln eine Metallknopfelektrode.

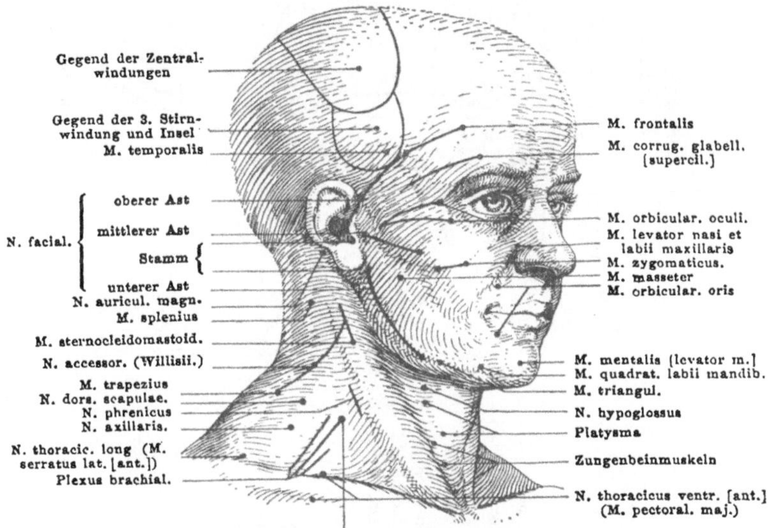

Erbscher Supraklavikularpunkt (M. deltoides, biceps, brachial. [int.],
brachioradialis, infraspin. und subscapular.).
M. levator labii super alaeque nasi = M. lev. nasi et labii maxillaris
M. quadratus menti = M. quadr. labii mandibularis

Abb. 117

Sowohl die Elektrodenplatten, die mit Stoff überzogen sind, als auch die Haut des Patienten müssen mit warmem Wasser gut durchfeuchtet sein, damit die Leitungswiderstände möglichst herabgesetzt werden. Die Lage der Punkte, von welchen aus ein Nerv oder Muskel gereizt werden kann, ergibt sich aus den Abb. 117—121. Indem man von schwachen zu stärkeren Strömen vorschreitet, ermittelt man, bei welcher Stromstärke die erste minimale Muskelkontraktion eintritt.

Man beginnt die Untersuchung mit dem *faradischen* Strom. Bei der Prüfung mit dem *galvanischen Strom* setzt man zuerst die Kathode[1] (den

---

[1] Zur *Unterscheidung der beiden Pole* taucht man die Enden der Leitungsdrähte in Jodkalium-Stärke-Lösung, an der *Anode* bilden sich blaue Wolken durch freiwerdendes Jod. — Oder man taucht die Enden der Leitungsdrähte einfach in Wasser; durch die aufsteigenden Gasbläschen des ausgeschiedenen Wasserstoffs kann die *Kathode* erkannt werden, während an der *Anode* der freiwerdende Sauerstoff zuerst vom Wasser absorbiert wird, so daß sich erst allmählich schwache Gasblasen bilden.

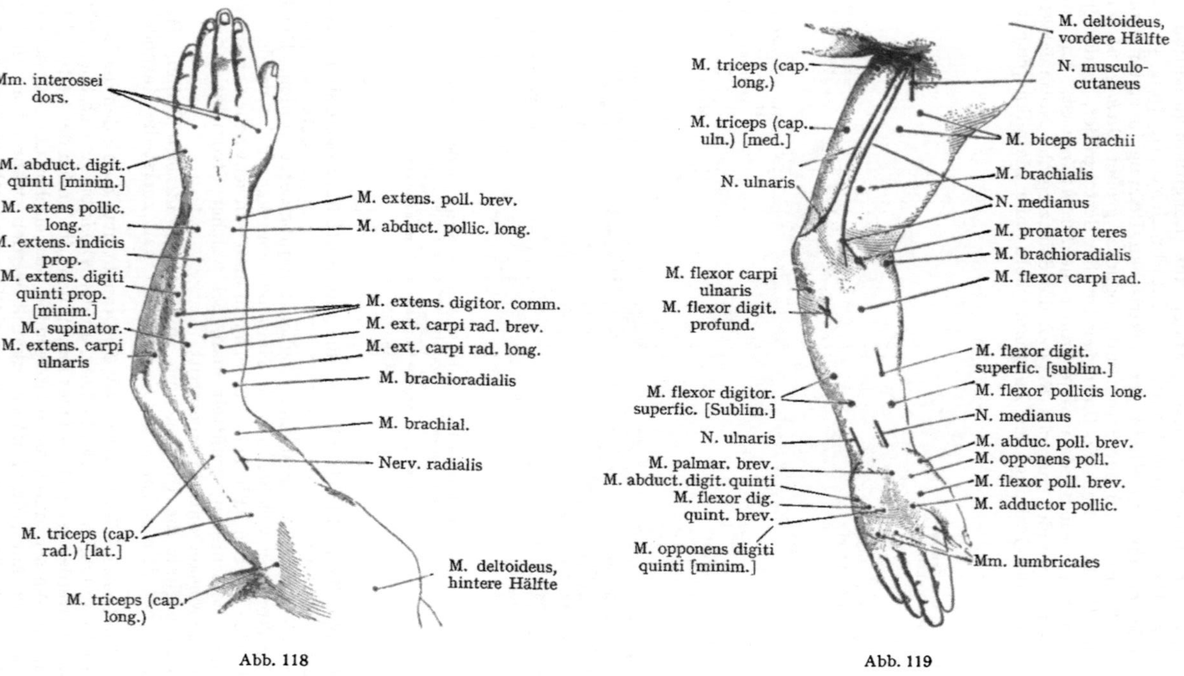

Mm. interossei dors.
M. abduct. digit. quinti [minim.]
M. extens pollic. long.
M. extens. indicis prop.
M. extens. digiti quinti prop. [minim.]
M. supinator.
M. extens. carpi ulnaris
M. triceps (cap. rad.) [lat.]
M. triceps (cap. long.)
M. extens. poll. brev.
M. abduct. pollic. long.
M. extens. digitor. comm.
M. ext. carpi rad. brev.
M. ext. carpi rad. long.
M. brachioradialis
M. brachial.
Nerv. radialis
M. deltoideus, hintere Hälfte
Abb. 118
M. triceps (cap. long.)
M. triceps (cap. uln.) [med.]
N. ulnaris
M. flexor carpi ulnaris
M. flexor digit. profund.
M. flexor digitor. superfic. [Sublim.]
N. ulnaris
M. palmar. brev.
M. abduct. digit. quinti
M. flexor dig. quint. brev.
M. opponens digiti quinti [minim.]
M. deltoideus, vordere Hälfte
N. musculo-cutaneus
M. biceps brachii
M. brachialis
N. medianus
M. pronator teres
M. brachioradialis
M. flexor carpi rad.
M. flexor digit. superfic. [sublim.]
M. flexor pollicis long.
N. medianus
M. abduc. poll. brev.
M. opponens poll.
M. flexor poll. brev.
M. adductor pollic.
Mm. lumbricales
Abb. 119

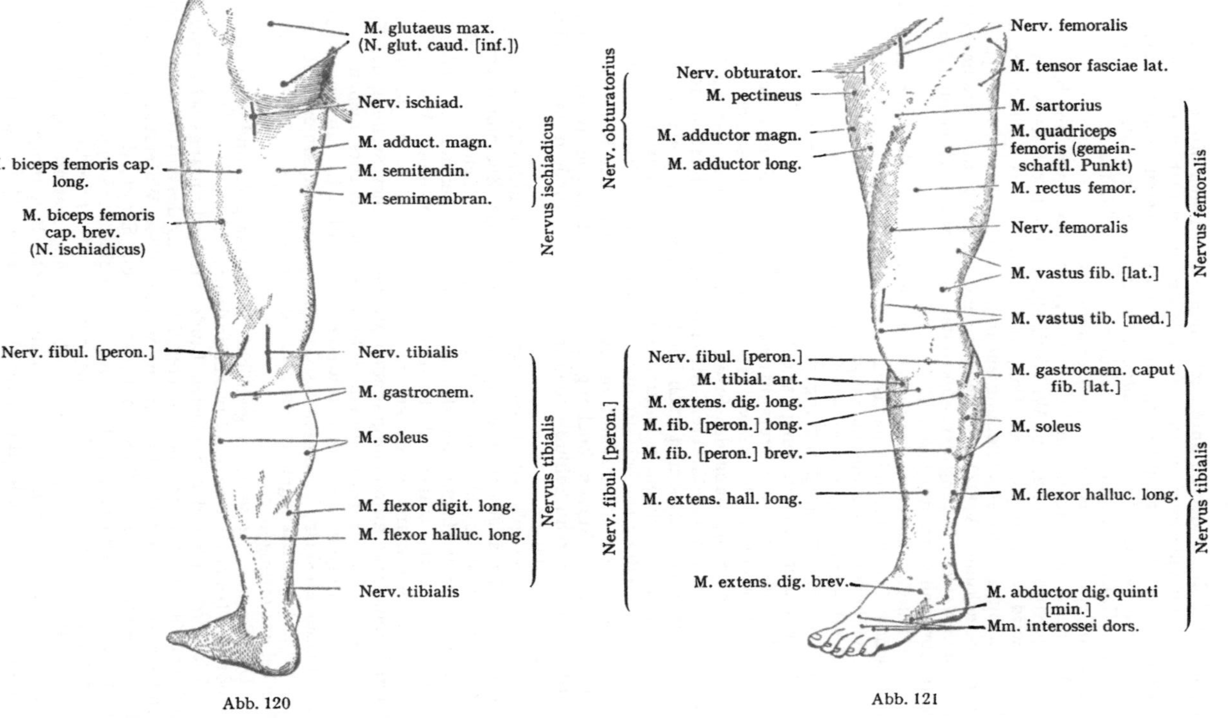
M. glutaeus max. (N. glut. caud. [inf.])
Nerv. ischiad.
M. adduct. magn.
M. semitendin.
M. semimembran.
Nervus ischiadicus
M. biceps femoris cap. long.
M. biceps femoris cap. brev. (N. ischiadicus)
Nerv. fibul. [peron.]
Nerv. tibialis
M. gastrocnem.
M. soleus
M. flexor digit. long.
M. flexor halluc. long.
Nervus tibialis
Nerv. tibialis
Abb. 120
Nerv. femoralis
M. tensor fasciae lat.
Nerv. obturator.
M. pectineus
M. adductor magn.
M. adductor long.
Nerv. obturatorius
M. sartorius
M. quadriceps femoris (gemeinschaftl. Punkt)
M. rectus femor.
Nerv. femoralis
M. vastus fib. [lat.]
M. vastus tib. [med.]
Nervus femoralis
Nerv. fibul. [peron.]
M. tibial. ant.
M. extens. dig. long.
M. fib. [peron.] long.
M. fib. [peron.] brev.
Nerv. fibul. [peron.]
M. extens. hall. long.
M. gastrocnem. caput fib. [lat.]
M. soleus
M. flexor halluc. long.
Nervus tibialis
M. extens. dig. brev.
M. abductor dig. quinti [min.]
Mm. interossei dors.
Abb. 121

negativen Pol) auf den zu untersuchenden Nerven oder Muskel. Indem man zunächst nur eine ganz geringe Stromstärke anwendet und diese langsam anschwellen läßt, bestimmt man, bei welcher geringsten Stromstärke in dem Augenblick, wo der Strom *geschlossen* wird, eben eine minimale Zuckung auftritt (Kathodenschließungszuckung, KaSZ). Man notiert die Stromstärke, indem man das Galvanometer abliest.

Hierauf wendet man den Strom bei geöffneter Kette am Kommutator (von N, Normalstellung, auf W, Wechsel), wodurch die Reizelektrode zur *Anode* wird (= dem positiven Pol), und bestimmt das Zuckungsminimum bei Schließung (Anodenschließungszuckung, AnSZ) und bei Öffnung (Anodenöffnungszuckung, AnÖZ). Schließung und Öffnung des Stromes müßte bei *unverrückter* Haltung der Elektroden an der Unterbrechungselektrode vorgenommen werden.

Unter normalen Verhältnissen treten die Reizungserfolge bei allmählich wachsender Stromstärke in nachstehender Reihe auf:

1. Kathodenschließungszuckung: KaSZ,
2. Kathodenöffnungszuckung: KaÖZ,
3. Anodenschließungszuckung: AnSZ,
4. Anodenöffnungszuckung: AnÖZ,
5. Kathodenschließungstetanus: KaSTe (dauernde Kontraktion bei KaS),

d. h. bei Anwendung der schwächsten, eben noch wirksamen Ströme erzeugt nur die Schließung des Stromes bei Anwendung der Kathode eine Zuckung; bei etwas stärkeren Strömen wird die Kathodenschließungszuckung stärker und es tritt auch bei Kathodenöffnung eine Zuckung auf; bei noch stärkeren Strömen kommt es auch bei Applikation der Anode sowohl bei Schließung wie bei Öffnung des Stromes zu Zuckungen. Bei starken Strömen wirkt bei Stromschluß die Kontraktion an der Kathode dauernd, d. h. statt einer kurzen Zuckung tritt eine tetanische Kontraktion des Muskels ein, während Schluß und Öffnung an der Anode noch eine einfache Zuckung erzeugen.

Dieses Gesetz gilt jedoch vorzugsweise für die indirekte Reizung vom Nerven aus. Im allgemeinen genügt die Prüfung der Zuckungsformel durch direkte Reizung des Muskels, wobei hauptsächlich Schließungszuckungen auftreten. Unter gleichbleibender Stromstärke ist bei der Kathodenschließung die Zuckung stärker als bei der Anodenschließung. Vor der Untersuchung eines erkrankten Muskels prüft man unter Anwendung einer mittleren Stromstärke an einem gesunden Muskel, welcher Stellung des Stromwenders die stärkere KaSZ und die schwächere AnSZ entsprechen.

Die Zuckungen sind normalerweise kurz, blitzartig, am raschesten in den kleinen Muskeln, besonders des Gesichts, etwas langsamer in den großen Muskeln. Die Zuckungen lassen sich sowohl vom Nerven als auch vom Muskel aus erzeugen.

Die *Stromstärke* wird ausgedrückt in Milliampere und wird am Galvanometer bei geschlossenem Strom abgelesen.

Die *Widerstände* der trockenen Epidermis sind anfangs sehr groß (ungefähr 6000—4000 Ohm); bei längerer Einwirkung des galvanischen Stromes und bei gründlicher Durchfeuchtung werden diese Widerstände bedeutend herabgesetzt (auf etwa 2000 Ohm), so daß ein Strom, der im Beginn der Untersuchung nicht empfunden wurde und keine Zuckung gab, bei dauerndem Stromschluß deutliche Zuckungen hervorruft und schmerzhaft wird.

Der Hautwiderstand ist bei der dünnen und fast ständig von Schweiß durchtränkten Haut Basedow-Kranker erheblich herabgesetzt. Eine Erhöhung des Widerstandes findet sich bei trockener Haut und besonders bei Ödemen.

α) Quantitative Veränderungen der elektrischen Erregbarkeit

Bei Verwendung der Normalelektrode findet man nach STINTZING beim gesunden Menschen folgende, in der nachfolgenden Tabelle angegebenen Grenzwerte.

Eine *Steigerung* der elektrischen Erregbarkeit, wobei sehr geringe, beim gesunden Menschen wirkungslose Stromstärken bereits Muskelzuckungen hervorrufen, findet man bei Tetanie und Spasmophilie.

Eine *einfache Herabsetzung* ist zu beobachten bei Inaktivitätsatrophie der Muskeln, z. B. nach langer Ruhigstellung von Gelenken, manchmal bei lange dauernden zentralen (spastischen) Lähmungen und bei Muskeldystrophie.

Zu einer *hochgradigen Herabsetzung* der Erregbarkeit für beide Stromarten kommt es bei degenerativem Muskelschwund, bei dem die faradische Erregbarkeit ganz schwinden kann.

Erregbarkeit:

Muskel	Galvanische in Milliampere	Größe der Elektrode in cm²
M. deltoideus	1,2—2,0	12
M. pectoralis maior	0,4	6
M. serratus ant.	1,0—8,5	12
M. brachioradialis	1,1—1,7	3
M. extensor carpi rad.	0,8	3
M. flexor carpi ulnar	0,9—2,9	3
M. abductor digiti quinti	2,5	3
M. rectus femoralis	1,6—6,0	20
M. vastus medialis	0,3—1,3	20
M. tibialis ant	1,8—5,0	12

Nerven	Galvanische in Milliampere
N. musculocutaneus	0,05—0,28 (0,17)
N. ulnaris.	0,2 —2,6 (1,4)
N. medianus	0,3 —1,5 (0,9)
N. fibularis (peroneus)	0,2 —2,0 (1,1)
N. tibialis.	0,4 —2,5 (1,45)
N. facialis	1,0 —2,5 (1,75)
N. radialis	0,9 —2,7 (1,8)

β) Qualitative Veränderung der elektrischen Erregbarkeit

Entartungsreaktion (EaR)

Wenn ein motorischer Nerv, z. B. nach einer Durchschneidung, der Degeneration verfällt, so nimmt seine elektrische Erregbarkeit im Laufe einer Woche schnell ab und sie ist zu Beginn der zweiten Woche ganz erloschen, und zwar sowohl für den faradischen wie auch für den konstanten Strom. Die von dem durchschnittenen Nerven versorgten *Muskeln* verhalten sich, nachdem der Nerv völlig degeneriert ist, wie „entnervte" Muskeln, sie sind für die kurzdauerden Stromstöße des faradischen Stromes unerregbar; für direkte Reizung mit dem galvanischen Strom bleiben die Muskeln dagegen noch lange erregbar, doch reagieren sie nicht wie der normale Muskel mit einer blitzartigen, sondern mit einer trägen, wurmartigen Kontraktion. Auch ist das Zuckungsgesetz gewöhnlich in der

Weise verändert, daß die Anoden-Schließungszuckungen bei geringerer Stromstärke auftreten als die Kathodenschließungszuckungen. Diese direkte Erregbarkeit der Muskeln für den galvanischen Strom ist in den ersten Wochen übermäßig groß, d. h. sie tritt bei geringerer Stromstärke auf als am gesunden Muskel; später sinkt sie jedoch allmählich und kann nach Ablauf von 2—3 Jahren erloschen sein (s. Abb. 122—124).

Der seines motorischen Nerven beraubte Muskel degeneriert im Laufe von Monaten vollständig, so daß kaum mehr Muskelfasern übrigbleiben. Tritt an der Durchschneidungsstelle eine Wiedervereinigung der Nervenenden ein, so wird das periphere, degenerierte Stück des Nerven von der Durchschneidungsstelle aus allmählich wieder regeneriert, es wird für den zentralen Willensimpuls wieder leitungsfähig, erlangt aber selten vor einem Vierteljahr seine elektrische Erregbarkeit wieder, und der zugehörige Muskel kehrt zur normalen Zuckungsformel zurück. Was hier für den Fall einer Durchschneidung des motorischen Nerven gesagt wurde, gilt natürlich auch für jede andere Schädigung des Nerven, z. B. durch Quetschung oder durch toxische Einflüsse. Außerdem degenerieren die motorischen Nerven auch bei Zerstörung und Entartung ihres motorischen Kerns in den Vorderhörnern des Rückenmarks oder in der Oblongata am Boden der Rautengrube.

Diese **komplette Entartungsreaktion** findet sich nur bei schweren Läsionen der Nerven; bei nicht so schweren Degenerationszuständen tritt bisweilen keine, bisweilen eine **partielle Entartungsreaktion** ein. Bei dieser ist meist die Erregbarkeit vom Nerven aus nur herabgesetzt, nicht selten mit noch blitzartiger Zuckung. Bei direkter Reizung des Muskels findet sich faradisch auch meist nur Herabsetzung, galvanisch jedoch Übererregbarkeit, Veränderung der Zuckungsformel (AnSZ > KaSZ) und *träger Verlauf der Zuckung*; letzterer ist als das eigentliche Kennzeichen der EaR aufzufassen, doch können abgekühlte Muskeln eine verlangsamte, bei Abkühlung unter 30° C sogar eine träge Reaktion auf galvanische Reizung zeigen.

Besteht vollkommene Entartungsreaktion, so darf man annehmen, daß es sich um eine schwere Lähmung handelt, bei welcher eine Wiederherstellung entweder überhaupt nicht eintritt, oder nur unvollständig und erst im Laufe von vielen Monaten zustande kommt. Ist dagegen bei einer peripherischen Lähmung die elektrische Erregbarkeit vollkommen normal erhalten geblieben, so ist baldige und vollständige Widerherstellung zu erwarten. Findet sich eine partielle EaR, so steht die Prognose in der Mitte zwischen diesen beiden Extremen. Die Besserung der direkten elektrischen Erregbarkeit geht in der Regel dem Wiederauftreten der Willkürbewegungen voraus.

Verlauf der Entartungsreaktion (nach Erb)

1. Komplette Entartungsreaktion bei unheilbarer peripherer Lähmung
(Motilität der zu den völlig zerstörten Nerven gehörenden Muskeln bleibt dauernd aufgehoben.)

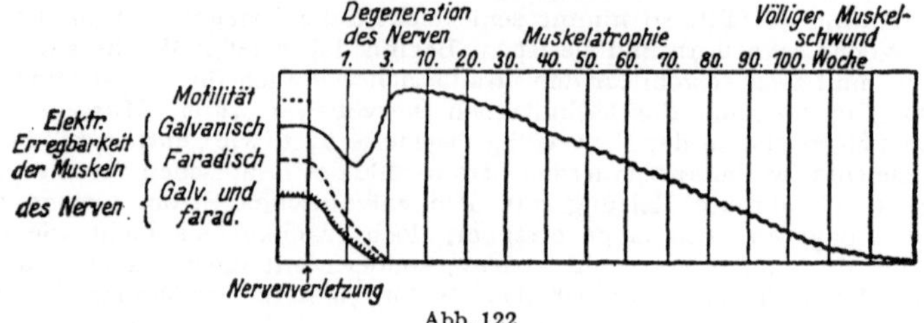

Abb. 122

2. Komplette Entartungsreaktion bei schwerer, aber heilbarer Schädigung des peripheren Nerven

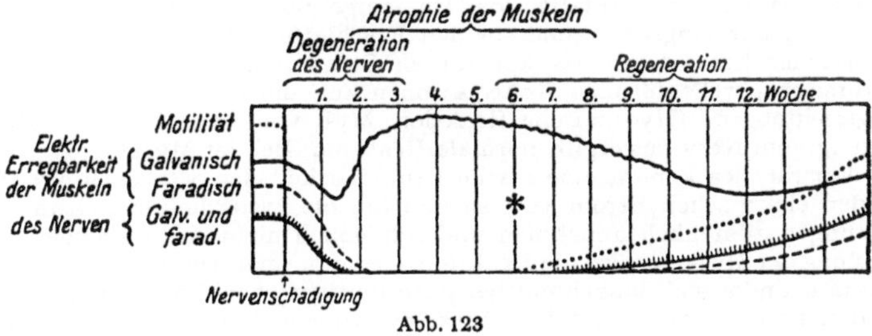

Abb. 123

3. Partielle Entartungsreaktion bei leichter und bald heilender Schädigung des Nerven

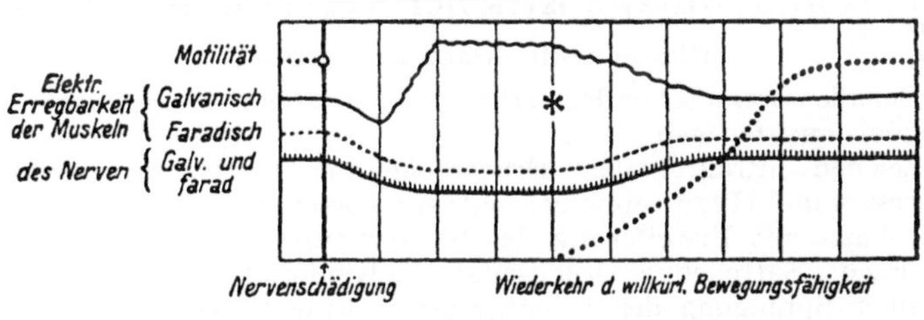

Abb. 124

Der Stern bedeutet die Wiederkehr der verlorengegangenen willkürlichen Motilität, die auch durch die punktierte Linie angedeutet ist. Die Schlängelung der ausgezogenen Linie, welche die galvanische Erregbarkeit des Muskels darstellt, bedeutet die qualitative Veränderung der direkten Erregbarkeit des Muskels: träge Zuckung und Änderung der Zuckungsformel. Wo diese Linie gestreckt, nicht geschlängelt verläuft, bezeichnet sie qualitativ normales Verhalten der galvanischen Muskelerregbarkeit.

Entartungsreaktion findet sich bei traumatischen Schädigungen und schweren und langdauernden Entzündungen der peripheren Nerven, außerdem bei *Erkrankung der grauen Vorderhörner* des Rückenmarks und der grauen Kerne der Medulla oblongata, z. B. bei spinaler Kinderlähmung, bei spinaler Muskelatrophie, Bulbärparalyse, amyotrophischer Lateralsklerose und Syringomyelie.

Die EaR *fehlt* dagegen bei allen cerebralen und spinalen Lähmungen, deren Ursache zentral von den motorischen Ganglienzellen des Vorderhorns oder der Hirnnervenkerne gelegen ist; außerdem bei allen psychogenen und bei den rein myopathischen Lähmungen (z. B. der Dystrophie der Muskeln). Die große praktische Bedeutung der Elektrodiagnostik liegt so im wesentlichen in der Möglichkeit einer sicheren Unterscheidung peripherer und zentraler Lähmungen und einer exakten Prognosestellung bei peripheren Nervenschädigungen.

Bei der Thomsenschen Krankheit (s. S. 554) findet sich neben einer erhöhten mechanischen Erregbarkeit der Muskeln (durch Beklopfen) eine abnorm lange Nachdauer der Muskelkontraktion bei Reizung des Muskels mit kräftigem faradischem Strom. Auch bei Reizung mit stärkerem konstantem Strom sieht man, daß bei den Schließungszuckungen der Muskel nicht sofort wieder erschlafft, sondern einige Sekunden lang kontrahiert bleibt und nur langsam wieder in den Erschlaffungszustand zurückkehrt. Bei stabiler Einwirkung des konstanten Stromes auf den Muskel treten rhythmische, wellenförmige Kontraktionen auf, die von der Ka gegen die An gerichtet sind (Myotonische Reaktion, MyR von ERB). Die galvanische Reizung vom Nerv aus ergibt normale Reaktion. Bei der Myasthenia gravis pseudoparalytica kommt eine rasche Ermüdbarkeit der befallenen Muskeln für den elektrischen Strom vor, so daß bei oft wiederholter Reizung die Zuckungen allmählich abnehmen und schließlich nicht mehr erfolgen. Bei Erholung der Muskeln wird die Reaktion wieder normal. Diese myasthenische Reaktion findet sich manchmal bei postdiphtherischen Polyneuritiden, bei Friedreichscher Ataxie und bei Muskeldystrophie. Bei Trichinose kann in den ergriffenen Muskeln galvanische Zuckungsträgheit vorkommen.

E. Röntgendiagnostik bei Nervenkrankheiten

Röntgenaufnahmen des Schädels

Bei allen organischen Hirnerkrankungen ist eine Leeraufnahme des Schädels anzufertigen.

Zeichen intrakranieller Drucksteigerung, z. B. bei Tumoren, Abscessen und Hydrocephalus, sind: Knochenatrophie an Schädeldach und -basis mit Erweiterung des Sellaeingangs und manchmal Zerstörung der Sattellehne (Drucksella). Bei Kindern kommt es manchmal zu einer Sprengung der Knochennähte. Eine Verstärkung der Impressiones digitatae als einziges Symptom besagt nichts in bezug auf Hirndrucksteigerung.

Das *Corpus pineale* ist bei der Mehrheit der Erwachsenen durch Kalkeinlagerung im Röntgenbild erkennbar; so kann manchmal eine seitliche Verschiebung durch Tumoren festgestellt werden.

Unter *Kraniostenose* versteht man eine mit Drucksteigerung verbundene, durch vorzeitige Verknöcherung der Nähte, am häufigsten Kranznähte, verursachte Verunstaltung des Schädels im Sinne der *Turmschädelbildung.*

Tumoren zeigen sich manchmal an durch Verkalkungen, so besonders Tuberkulome und auch Gliome.

Meningeome wachsen oft in den Knochen ein, wobei sich radiär angeordnete Lamellen zeigen. Typisch ist ein Nebeneinander von Knochenneubildung und -zerstörung mit erheblicher Gefäßstauung in der Umgebung der Knochenveränderungen.

Acusticusneurinome führen zu einer Erweiterung des Meatus acusticus internus. Am deutlichsten tritt dieses Phänomen auf Stenvers-Aufnahmen in Erscheinung.

Hypophysentumoren. Intraselläre Adenome verursachen eine ballonförmige Auftreibung der Sella; der Processus ant. ist aufgerichtet, der Processus post. nach rückwärts gedrängt und scheinbar verlängert, da der Sellaboden oft tief in die Keilbeinhöhle vorgetrieben ist. Extraselläre Tumoren (meist Kraniopharyngeome) führen zur Zerstörung des Dorsum sellae und Erweiterung des Sellaeingangs (Schalensella). Typisch sind Kalkschatten über der Sella.

Luftfüllung des Liquorsystems

Die Hirnkammern (Ventrikel) und der Subarachnoidalraum können nach Ersatz von Liquor durch Luft als Aufhellung im Röntgenbild sichtbar gemacht werden.

Bei der *Encephalographie* wird der Austausch vom Subarachnoidalraum aus auf dem Wege der Suboccipital- oder Lumbalpunktion vorgenommen.

Bei der *suboccipitalen Encephalographie* werden nach Abziehen von 10 ml Liquor 5 ml Luft mit einer Spritze langsam eingedrückt. Weiterhin werden immer 10 ml Liquor gegen 10 ml Luft ausgetauscht. Diese Methode ist dem Einsaugenlassen von Luft vorzuziehen. Zur Ventrikelfüllung genügen meist 20—30 ml Luft. Will man auch den Subarachnoidalraum füllen, so ist mehr Luft nötig, bei Hydrocephalus manchmal bis zu 80 ml.

Bei der *lumbalen Encephalographie* läßt man 20 ml Liquor abfließen, drückt dann 10 ml Luft ein und tauscht dann weiter 10 ml Liquor gegen 10 cm³ Luft aus. Man muß 60—100 m Luft einführen.

Die suboccipitale Encephalographie ist die Methode der Wahl. Sie macht wesentlich weniger Beschwerden als die lumbale, da zuerst und überwiegend die Ventrikel gefüllt werden. Bei der lumbalen Encephalographie wird zuerst der Subarachnoidalraum gefüllt, so daß sie zum Nachweis hirnatrophischer Prozesse besonders geeignet ist.

Für die Encephalographie gelten in erhöhtem Maße die Kontraindikationen, wie sie für die Lumbal- und Suboccipitalpunktion angegeben wurden. Ist die Encephalographie kontraindiziert, so kann unter Umständen durch den Neurochirurgen eine Ventrikulographie ausgeführt werden. Der Liquor-Luft-Austausch erfolgt hierbei durch Punktion der Hinterhörner mittels zweier seitlicher Bohrlöcher. Auf diese Weise erhält man ausschließlich eine Ventrikelfüllung.

Mit *Röntgenaufnahmen* beginnt man bei einer Encephalographie hinterhauptsanliegend von oben, wobei sich die Seitenventrikel als „Schmetterlingsfigur" darstellen, medial darunter sieht man spaltförmig den III. Ventrikel; bei gleicher Kopflage wird eine seitliche Aufnahme zur Darstellung der Vorderhörner gemacht. Dann werden stirnanliegend die Hinterhörner von oben und von der Seite aufgenommen. Anschließend wird der Kopf des Patienten unter Beibehaltung der Bauchlage zur Seite gedreht, und es werden die Seitenventrikel links und rechts anliegend aufgenommen. Manchmal ist auch eine halbaxiale Aufnahme (in 30° auf die Nasenwurzel gezielt) sowie eine Aufnahme im Sitzen notwendig.

Die Ventrikel werden nach Größe, Lage und Form beurteilt. Kleine Tumoren, Cysten und Abscesse verursachen Eindellungen benachbarter Ventrikel, größere führen zu Verschiebungen des ganzen Ventrikelsystems und Kompression der gleichseitigen Hirnkammern. Bei Hydrocephalus internus zeigen sich symmetrisch oder einseitig erweiterte

Ventrikel, bei Hydrocephalus externus, durch Hirnatrophie bedingt, ist der Subarachnoidalraum vermehrt mit Luft gefüllt, überwiegend an den Hirnpolen, besonders ausgeprägt bei der Pickschen Stirnhirnatrophie. Manchmal lassen sich auch arachnitische Verklebungen und Cystenbildungen nachweisen, besonders nach Hirnverletzungen, die auch zu Hirnschrumpfung mit Vergrößerung und Verziehung benachbarter Ventrikel führen können.

Arteriographie

8—10 ml Thorotrast (25%ige kolloidale Suspension von Thoriumdioxyd) werden nach Freilegung der Arteria carotis interna oder in die Arteria vertebralis (Versorgungsgebiet der hinteren Schädelgrube) eingespritzt und gleichzeitig wird eine Röntgenaufnahme gemacht, wobei die Arterien und Venen der gleichen Seite zur Darstellung kommen. Tumoren und Abscesse treten durch Verdrängung der Gefäße in Erscheinung. Diese Methode ist wegen der damit verbundenen Gefahr einer Verstopfung von Capillaren und Venen und wegen Blutungsgefahr durch Thrombopenie nur bei strenger Indikationsstellung anzuwenden, z. B. bei arterio-venösem Aneurysma, Hämangiomen und bei Tumoren, die durch Kompression der Ventrikel eine Luftfüllung unmöglich machen.

Myelographie

Mit Hilfe der Myelographie gelingt die röntgenologische Darstellung von Hindernissen im spinalen Subarachnoidalraum. Mittels Suboccipitalpunktion werden $^3/_4$—1 ml 4%iges Jodipin (Merck)[1] eingespritzt, ohne daß vorher Liquor entnommen worden wäre. Im Verlaufe der voraufgegangenen Woche darf keine Lumbalpunktion gemacht worden sein, da der Subarachnoidalraum sonst zu wenig Liquor enthält. Es werden von vorn und von der Seite sofort und nach 6, 12 und 24 Std. Aufnahmen gemacht. Um zu verhindern, daß das Jodipin in die Ventrikel fließt, muß der Kopf hochgelagert werden.

Extramedulläre Tumoren mit Rückenmarkskompression verursachen einen *totalen Stopp*, wobei sich das Jodipin kappenförmig auflagert. Intramedulläre Tumoren führen oft nur zu *partiellem Stopp*, wobei seitlich abfließendes Jodipin den Tumor einrahmt. Bei Arachnitis spinalis bleibt das Jodipin meist tropfenförmig hängen, so daß ein „Perlschnurbild" entsteht.

Das Jodipin wird äußerst langsam und nur z. T. resorbiert, und es verursacht oft unangenehme Reizerscheinungen. Eine Myelographie darf deshalb nur bei strenger Indikation gemacht werden, d. h. wenn bei Rückenmarkskompression eine genaue Höhendiagnose durch andere Methoden nicht gestellt werden kann, und wenn, bei totalem Stopp, eine Operation gleich angeschlossen werden kann. Die Anwendung von 20%igem aufsteigendem Jodipin durch Lumbalpunktion ist gefährlich und nicht mehr üblich.

---

[1] Vorteilhafter ist das im Ausland jetzt allgemein gebräuchliche Pantopaque, das weniger reizt und besser resorbiert wird.

Elektroencephalographie

Mit Hilfe der Registrierung elektrischer Vorgänge im Gehirn durch den geschlossenen Schädel hindurch ist es möglich, ein Elektroencephalogramm (EEG) zu erstellen, welches im Zusammenhang mit den klinischen Befunden zur Diagnose krankhafter Veränderungen des Gehirns, vornehmlich bei herdförmiger Anordnung, Wesentliches beizutragen vermag. So kann dieses spezialistische, in der Auswertung große Erfahrung voraussetzende Untersuchungsverfahren von Wichtigkeit sein für die Deutung der Art epileptischer Anfälle, für die Lokalisation von Tumoren, von traumatischen Hirnläsionen und von vasculär bedingten Krankheitsherden.

F. Zusammenstellung der Symptome bei einigen wichtigen Gehirn- und Rückenmarkskrankheiten

Die *Geschwülste* der Schädelhöhle (meist *Gehirntumoren*) äußern sich erstens durch Allgemeinsymptome: Schweres Kopfweh, Erbrechen, bisweilen Konvulsionen, Stauungspapille, stumpfen Gesichtsausdruck, psychische Störungen und schließlich Benommenheit. Zweitens durch Lokalsymptome motorischer, sensibler und vor allem sensorischer Art, z. B. Anosmie (bei Stirnhirntumoren), Hemianopsie (bei Occipitalläsion), Schwindel (bei Kleinhirngeschwülsten), einseitige Taubheit mit Fehlen des Conjunctivalreflexes bei Tumoren des Brückenwinkels und des Statoacusticus. Solche Lokalsymptome ermöglichen die Feststellung des Ortes der Geschwulst und dadurch unter Umständen ein operatives Eingreifen. Der Liquordruck ist bei Gehirntumoren erhöht. Der Liquor selbst pflegt klar, manchmal xanthochrom, nur selten bluthaltig zu sein. Die Zellzahl im Liquor erweist sich oft als normal, häufiger jedoch als leicht vermehrt. Eiweiß im Liquor und Quotient sind gewöhnlich mäßig erhöht. Die Eiweißveränderung ist meist ausgeprägter als die Pleocytose. Bei den Kolloidreaktionen wird gewöhnlich eine leichte Linkszacke gefunden.

Die *Tumoren des Rückenmarks* führen im Laufe der Zeit zu einer fortschreitenden Schädigung und Unterbrechung der motorischen und sensiblen Bahnen des Rückenmarks unterhalb der lädierten Stelle. Diese kann lokalisiert werden, indem man feststellt, von welchem Segment ab sensible, motorische und Reflexstörungen vorhanden sind. Ferner muß aus der S. 505 gegebenen Abbildung ermittelt werden, welchem Processus spinalis (spinosus) der Wirbelsäule die lädierte Stelle des Rückenmarks entspricht. Es kann durch eine operative Eröffnung des Wirbelkanals, und zwar zwei Segmente oberhalb der Läsionsstelle, eine Heilung herbeigeführt werden. Zur Feststellung des Ortes einer Rückenmarksgeschwulst macht man die Myelographie (s. S. 550). Bei denjenigen Erkrankungen, welche die freie Kommunikation des Liquor cerebrospinalis im Arachnoidalraum des Rückenmarks unterbrechen, also bei komprimierenden Tumoren des Rückenmarks und der Wirbelsäule, sowie bei meningitischen Verwachsungen, läßt sich das Queckenstedtsche Symptom nachweisen (S. 472): Die Druckerhöhung, welche in den Hirnventrikeln nach Kompression der Jugularvenen eintritt, läßt sich dann bei der Lumbalpunktion *nicht* nachweisen. — Der Liquor hat bei Rückenmarkstumoren und nach Blutungen in den Rückenmarksmeningen nicht selten eine gelbbräunliche Farbe (Xanthochromie). Der als Kompressionssyndrom bei raumbeengenden Prozessen im Spinalkanal zu findende „Sperrliquor" zeigt erniedrigten Druck und hochgradige Eiweißvermehrung bei leicht erhöhtem Quotienten. Bei den Kolloidreaktionen findet sich eine tiefe Rechtszacke.

Die *Encephalitis lethargica* ist eine epidemische Krankheit, welche vorzugsweise die motorischen Kerne des Linsenkerns und den Hypothalamus (Regio subthalamica) sowie den Nucleus niger (Subst. n.) ergreift und nur selten sich auch auf weitere Gebiete des Gehirns, namentlich die Gehirnrinde ausbreitet. Die Krankheit beginnt mit Fieber und mit einer tiefen Schlafsucht, aus welcher die Kranken nur vorübergehend erweckt werden können. Häufig kommen dabei auch Augenmuskelstörungen und Nystagmus und bei Kindern choreatische Bewegungen vor. Im weiteren Verlauf macht die Schlafsucht einer ebenso hartnäckigen Schlaflosigkeit Platz und es entwickelt sich eine auffällige Bewegungsarmut mit Zitterbewegungen (s. S. 496) und jener Zustand, der als postencephalitischer Parkinsonismus bezeichnet wird. Im akuten Stadium der Encephalitis lethargica zeigt der Liquor normalen Druck, normalen bis leicht vermehrten Eiweißgehalt, eine geringe Linkszacke, mäßige Lymphocytose und Vermehrung des Zuckergehaltes. Eine leichte Steigerung des Zuckerwertes bleibt oft bis in die Phase des postencephalitischen Parkinsonismus hinein erhalten.

Die *Poliomyelitis anterior acuta* (Heine-Medinsche Krankheit) ist eine weitgehend jahreszeitlich gebundene, übertragbare Infektionskrankheit, bei der sich unter Fieber eine entzündliche Schädigung der grauen Vorderhörner des Rückenmarks einstellt. Sie findet sich bei Kindern, in zunehmender Häufigkeit aber auch bei Erwachsenen und äußert sich durch eine schlaffe Lähmung einzelner Muskelgruppen oder ganzer Extremitäten, die anfangs die größte Ausbreitung zeigt, sich später einschränkt, schließlich aber stationär wird und mit hochgradiger Degeneration der gelähmten Muskeln einhergeht. Die Sehnenreflexe sind innerhalb der gelähmten Gruppen erloschen, es besteht Entartungsreaktion, Sensibilität intakt, Initiale Blasen- und Mastdarmbeschwerden. Über den Erreger siehe S. 730. Ergreifen die Degeneration und Entzündung nicht nur die grauen Vorderhörner, sondern den ganzen Querschnitt des Markes, so spricht man von einer *Querschnittsmyelitis*. Diese kann durch die Erreger der Heine-Medinschen Krankheit erzeugt werden, ist aber häufiger durch andere Infektionserreger bedingt, und kann sich an sehr verschiedene Eiterungs- und Infektionsprozesse anschließen. Die Heine-Medinsche Krankheit kann nicht nur das Rückenmark, sondern auch das Gehirn, den Hirnstamm und die Oblongata befallen, dadurch zum Bild einer akut gefährlichen Hirnzentrenlähmung und unter Lähmung der Atmung zum Tode führen. Bereits im Prodromalstadium der Krankheit findet sich im klaren Liquor eine ausgeprägte Pleocytose mit vorwiegend polynucleären Zellen. Die Eiweißvermehrung ist gewöhnlich beträchtlich, der Zuckergehalt erhöht und die Kolloidreaktionen erweisen eine leichte Links- oder Mittelzacke.

Die *Poliomyelitis anterior chronica* hat in ihrer Ursache und ihrem Krankheitswesen mit der akuten Poliomyelitis nichts gemein, sie ist dagegen eng verwandt oder identisch mit der *spinalen Muskelatrophie*; diese beruht auf einem sehr langsam verlaufenden Schwund der motorischen Ganglienzellen in den grauen Vorderhörnern und führt zu einer allmählich, im Verlauf von Monaten oder Jahren fortschreitenden Lähmung und gleichzeitigen Atrophie, die meist an den kleinen Handmuskeln beginnt, dann auf den Arm und Schultergürtel fortschreitet, oft auch auf die motorischen Kerne der Medulla oblongata übergreift und dadurch zur *Bulbärparalyse* führt. In den degenerierten Muskeln zeigen sich fibrilläre Zuckungen und Entartungsreaktion. Die *amyotrophische Lateralsklerose* unterscheidet sich von der spinalen Muskelatrophie nur durch den etwas rascheren Verlauf und dadurch, daß neben der Vorderhornerkrankung auch eine Degeneration der Seitenstränge des Rückenmarks vorhanden ist. Es kommt dabei zu einer Steigerung der Sehnenreflexe, besonders an den unteren Extremitäten, und zu spastischem Gang. Auch die amyotrophische Lateralsklerose verbindet sich häufig mit *Bulbärparalyse*. Sensibilität und Blasenfunktionen sowie die Pupillenreflexe sind bei der Poliomyelitis chronica, spinalen Muskelatrophie und amyotrophischen Lateralsklerose intakt. Ursache unbekannt.

Bei der *progressiven Bulbärparalyse* findet sich eine langsam fortschreitende Degeneration der motorischen Kerne in der Medulla oblongata: Atrophie und Lähmung der Lippen, der Zunge, des Gaumens und Kehlkopfs, dadurch wird die Sprache undeutlich (Anarthrie), später unverständlich und tonlos, Erschwerung des Schluckaktes, mangelnder Abschluß der Rachen- und der Mundhöhle. Wegen des mangelhaften Stimmritzenverschlusses kann nicht mehr kräftig gehustet und das Eindringen von Speiseteilen in die Luftröhre nicht verhindert werden. Keine Sensibilitätsstörungen, keine Blasen-Mastdarm-Störungen. Die Bulbärparalyse kann sich an eine spinale Muskelatrophie oder amyotrophische Lateralsklerose anschließen oder ihr vorausgehen.

Bei der *Syringomyelie* treten Höhlenbildungen in der grauen Substanz des Rückenmarks und der Oblongata ein. Symptome: Muskelatrophie der Hände, Arme und Schultern, trophische Störungen an der Hand, Verlust der Schmerz- und Temperaturempfindung bei erhaltener oder wenig gestörter Berührungsempfindung, motorische und sensible Störungen einzelner Gehirnnerven (Trigeminus, Vagus, Hypoglossus).

Bei der *multiplen Sklerose* finden sich zahlreiche sklerotische Herde mit Degeneration der Markscheiden und Vermehrung des Gliagewebes, regellos über Gehirn und Rückenmark zerstreut; spastisch ataktischer Gang, Intentionszittern, Nystagmus, skandierende Sprache, Steigerung der Sehnenreflexe, Fehlen der Bauchdeckenreflexe, psychische Einschränkung; Sensibilitätsstörungen, besonders als Paraesthesien, werden relativ häufig, Blasenstörungen erst später und relativ selten beobachtet. Zu Beginn kann die Krankheit infolge Beteiligung der Meningen mit heftigen Reizerscheinungen einhergehen (Nackensteifigkeit, Schmerzen), auch der Liquor pflegt verändert zu sein, allerdings in sehr wechselnder und uneinheitlicher Weise. Verhältnismäßig häufig fällt der Gegensatz zwischen niedrigen Eiweißwerten und tiefen Kolloidzacken auf. In etwa der Hälfte der Fälle ist die Zellzahl im Liquor gering vermehrt. Zucker und Chloride lassen normale Verhältnisse erkennen. Partielle Opticusatrophie mit Abblassung der temporalen Hälfte des Fasciculus opticus. Im Beginn oft Neuritis fasc. optici.

Bei *halbseitiger* Läsion des Rückenmarks, z. B. bei Durchschneidung oder bei Tumoren, welche nur eine Hälfte des Rückenmarks unterbrechen, ist die Motilität auf der *gleichen* Seite gelähmt und die Sehnenreflexe sind dort gesteigert, auch ist die Tiefensensibilität (Muskel- und Gelenksinn) auf der Seite der Verletzung erloschen. Die Empfindung von Schmerz und Temperatur ist dagegen auf der gegenüberliegenden Seite gestört, die Berührungsempfindung der Haut pflegt auf beiden Seiten, hauptsächlich aber auf der gekreuzten Seite in leichtem Grade gestört zu sein. In der Höhe der Läsion findet sich wegen der Zerstörung der eintretenden Wurzelfasern auf der gleichen Seite noch eine schmale anaesthetische Zone rings um den Körper (Brown-Séquardsche Halbseitenlähmung) (S. 522).

Im Gegensatz zu den *spinalen* Muskelatrophien stehen die *progressiven Muskeldystrophien* (myopathische Dystrophie), bei denen das Rückenmark intakt gefunden worden ist und die Muskeln primär erkranken und schwinden. Diese myopathischen Dystrophien beginnen meist in der Kindheit oder doch im jugendlichen Alter (hereditäre, infantile und juvenile Muskeldystrophie), treten hauptsächlich an den Muskeln des Schulter- und Beckengürtels sowie des Ober- und Unterschenkels auf, gehen oft mit pseudo-hypertrophischen Verdickungen der erkrankten Muskeln, besonders der Wadenmuskeln einher und zeigen keine Entartungsreaktion und *keine* fibrillären Zuckungen.

Eine abnorm rasche *Ermüdbarkeit* der Muskeln wird beobachtet bei der *Myasthenia gravis pseudoparalytica*. Die Krankheit äußert sich in Schwäche der Gesichtsmuskeln, in Ptosis, Schlingbeschwerden und Sprachstörungen, die schon nach kurzdauernder Inanspruchnahme dieser Muskeln auftreten und bis zum vollständigen Versagen der Funktion sich steigern können. Auch an den Extremitätenmuskeln wird dabei oft dieselbe rasche Ermüdbarkeit beobachtet, die sich bisweilen bis zu völliger Lähmung steigert, und sie kann sich auch bei längere Zeit fortgesetzter kräftiger faradischer Reizung durch Abnahme der elektrischen Erregbarkeit äußern (myasthenische Reaktion). Die Krankheit endet nach Wochen oder Jahren wohl immer tödlich; es haben sich dabei keine anatomischen Veränderungen am Nervensystem nachweisen lassen.

Die *Thomsensche Krankheit* (Myotonia congenita) ist dadurch ausgezeichnet, daß nach einer kräftigen Muskelaktion die kontrahierten Muskeln nicht sofort wieder erschlafft werden können, sondern daß der Kontraktionszustand sich nur sehr langsam wieder löst. Die Hand, welche einen Gegenstand fest gefaßt hat, kann also nur langsam und mit Anstrengung wieder geöffnet werden, oder die fest geschlossenen Augenlider können nicht sofort wieder aufgemacht werden; alle Bewegungen geschehen deshalb im Anfang langsam und mühsam; bei wiederholter Ausführung werden die Bewegungen bald freier und schließlich normal. Über die elektrischen Veränderungen s. S. 547.

Bei der *Tabes* sind die Hinterstränge und die hinteren Wurzeln des Rückenmarks in verschiedener Höhe und Ausdehnung degeneriert. Außerdem findet sich meist noch eine Degeneration einzelner Gehirnnerven und ihrer Kerne. Symptome: Analgesie und Anaesthesie in verschiedenen Segmenten, am häufigsten an den Füßen und Unterschenkeln, an gürtelförmigen Zonen des Rumpfes und an der Ulnarseite des Armes und der Hand (1. und 2. Thorakalsegment). Kältehyperaesthesie am Rumpf. Ferner blitzartige Schmerzen, besonders in den Beinen; Verlangsamung der Schmerzempfindung, Störungen der Tiefensensibilität besonders an den Beinen, bisweilen auch an den Händen mit Ataxie, ataktischer stampfender Gang, Schwanken bei geschlossenen Augen, Verlust des Kniephänomens und des Achillessehnenreflexes, reflektorische Pupillenstarre, ungleiche Weite der Pupillen (Anisokorie), Akkommodationsparese, Augenmuskellähmungen, Opticusatrophie, Gürtelgefühl, Blasenstörungen, Anfälle schmerzhaften Erbrechens (gastrische Krisen). Nicht selten Arthropathia tabica, d. h. schwere deformierende Prozesse in den Knie-, Fuß- und Ellenbogengelenken, die sich durch *Schmerzlosigkeit* auszeichnen. Der Liquor cerebrospinalis bei Lumbalpunktion ist klar, hat einen normalen Druck, aber eine vermehrte Zellzahl. Häufig erreicht die Zellzahl allerdings nur die obere Grenze der Norm. NONNE und PANDY: Opalescenz bis positiv. Eiweiß mäßig erhöht, Quotient 0,3—0,9. Bei den Kolloidreaktionen unvollständiger Ausfall der ersten Röhrchen, in etwa $^1/_3$ der Fälle noch normal. Die Wassermannsche Reaktion fällt bei 0,2 häufig negativ, bei 1,0 meist positiv aus. In vielen Fällen ist die Wassermannsche Reaktion im Blut negativ. Ein normales oder inkomplettes Liquorsyndrom spricht für stationäre Tabes.

Die *cerebrospinale Syphilis* kommt vor allem in zwei Formen vor: erstens als akute oder auch chronisch verlaufende Meningitis der Hirn- und Rückenmarkshäute, die sich bisweilen zu richtigen gummösen Geschwülsten verdichten kann. Symptome: Schwere Kopfschmerzen, besonders nachts, Augenmuskellähmungen, Sehstörungen, Schwindel, Lähmungen und vom Rückenmark aus Ataxie, Sensibilitäts- und Motilitätsstörungen, Verlust, häufiger aber Steigerung der Sehnenreflexe. Blutwassermann häufig negativ, der Liquor ergibt meist positive Wassermannsche Reaktion. Er kann klar bis leicht xanthochrom sein und einen erhöhten Druck aufweisen. Die Zellvermehrung ist gewöhnlich beträchtlich, ebenso die Eiweißvermehrung. Bei den Kolloidreaktionen findet sich eine mittlere oder Rechtszacke. Zucker oft erniedrigt. Zweitens in der Form der Endarteriitis syphilitica, die sich durch Intimawucherungen äußert und häufig zu völligem Gefäßverschluß führt. Symptome: Apoplexien auf ischämischer Basis. Die syphilitischen Gehirn- und Rückenmarkskrankheiten gehen außerordentlich häufig mit Pupillenstarre einher. Bei dieser Form der cerebrospinalen Syphilis ist im Liquor der Eiweißgehalt mäßig erhöht, der Druck ist normal und der Liquor sieht klar aus. Zellzahl mäßig erhöht. Bei den Kolloidreaktionen Linkszacke. Wassermannsche Reaktion im Liquor bei 1,0 meist positiv.

Die *progressive Paralyse* (Dementia paralytica) ist eine spätsyphilitische Erkrankung des Gehirns mit einer Inkubationszeit von durchschnittlich 15 Jahren. Anatomisch findet sich eine lymphocytäre und plasmacelluläre perivasculäre Infiltration neben einer Proliferation der Glia. Die Hirnwindungen sind verschmälert. Die Pupillen sind häufig verzogen, meist findet sich eine absolute, seltener eine reflektorische Pupillenstarre. Manchmal treten Pyramidenbahnzeichen durch Seitenstrangbeteiligung auf; artikulatorische Sprachstörungen mit Silbenstolpern, mimisches Beben um den Mund, zittrige Schrift sind charakteristisch. Bei überwiegendem Betroffensein des Parietal- oder des Temporallappens können sich Herdsymptome, wie Aphasie, epileptische Anfälle vom Jackson-Typ und apoplektische Insulte mit flüchtigen Halbseitenlähmungen (Lissauersche Paralyse) bemerkbar machen. Die Wassermannsche Reaktion ist im Blut in 95% der Fälle, im Liquor immer positiv. Nonne stark positiv. Eiweißquotient über 1. Meist mäßige Zellvermehrung (Lymphocyten). Mastix- und Goldsolreaktion zeigen tief beginnende Linkszacke. Psychisch fällt bei der einfach dementen Form nach einem neurasthenischen Vorstadium die Abnahme des geistigen Konzentrationsvermögens, des Gedächtnisses, der Merk- und besonders Reproduktionsfähigkeit auf. Schließlich erfolgt ein Verfall der gesamten Intelligenz mit Verlust des Urteilsvermögens und fehlender Krankheitseinsicht. Die Affektlage ist wechselnd, Enthemmung niederer Triebregungen mit groben ethischen Entgleisungen kommen vor. Bei der seltenen expansiven Form kann sich die Stimmungslage bis zu manischen Erregungen steigern, wobei maßlose Größenideen zum Vorschein kommen. Noch seltener ist die depressive Form mit wahnhaften nihilistischen Ideen. Durch Fieberkuren kann man in etwa $^1/_3$ der Fälle Remissionen mit praktischer Heilung erzielen.

Die *Friedreichsche Ataxie* kommt gewöhnlich auf ererbter Grundlage vor und betrifft dann oft mehrere Geschwister in gleicher Weise. Man kann eine spinale und eine cerebellare Form unterscheiden. Bei der ersteren finden sich schwere Ataxie, namentlich der Beine und des Rumpfes, bisweilen aber auch der Hände, taumelnder Gang, unstetes Sitzen und Stehen, Pupillenstarre, Fehlen der Sehnenreflexe, Nystagmus, Hohlfuß und bisweilen Muskelatrophien vom Typus der Dystrophia musculorum. Anatomisch: Degeneration der Hinterstränge. Die cerebellare Form, welche vor PIERRE MARIE bereits von NONNE klinisch und anatomisch beschrieben wurde, geht einher mit Opticusatrophie, schwerer Ataxie, namentlich beim Gehen, Stehen und Sitzen, Schwachsinn bis zur Idiotie. Anatomisch Kleinheit und Rindenatrophie des Kleinhirns.

Bei *perniciöser Anämie* kommen nicht selten schwerere Erkrankungen des Zentralnervensystems vor, die sich im Gehirn durch kleine hämorrhagische Herde äußern und zu Schwindel, Kopfweh und psychischen Störungen führen können. Häufiger noch sind spinale Symptome: Sensibilitätsstörungen, Ataxie, Paresen der unteren und oberen Extremitäten mit Verlust oder Steigerung der Sehnenreflexe, Blasenstörungen. Anatomisch strangförmige Degenerationen der weißen Substanz des Rückenmarks. Bei dieser funikulären Myelose sind der Liquordruck und das Aussehen des Liquors normal. Zellzahl nur selten ganz leicht vermehrt. Eiweiß im Liquor nur geringgradig erhöht.

G. Psychische Störungen*

Störungen des Bewußtseins

Bei normaler Bewußtseinslage, der *Besonnenheit*, ist der Mensch imstande, Wahrnehmungen, Vorstellungen und Gefühle deutlich zu erleben und zu fixieren. Nur in diesem Zustande ist ihm die realitätsgerechte Orientierung in der Umwelt und eine vernunftgemäße Eingliederung in sie möglich. Er ist in der Lage, ziel-„bewußt" zu handeln. Eine leichte Beeinträchtigung der Bewußtseinsklarheit, wie sie auch beim Gesunden in schweren Ermüdungs- und hochgradigen Schwächezuständen vorkommt, ist die Folge einer Aufmerksamkeitsstörung. Bei Psychopathen und Geisteskranken können sich solche Störungen der Aufmerksamkeit bis zu ausgesprochenen Abwesenheitszuständen steigern.

Alle Übergangsstadien zwischen Besonnenheit und Bewußtlosigkeit bezeichnet man als *Benommenheit* oder *Bewußtseinstrübung*. Benommene Kranke sind hinsichtlich aller seelischen Vorgänge, vor allem in bezug auf Wahrnehmungen und Assoziationen, eingeengt und verlangsamt; ihre Aufmerksamkeit ist nur schwer zu gewinnen und ihre Reaktionszeiten sind verlängert. Sie ermüden schnell und vergessen rasch. Ihre Teilnahmslosigkeit kann sich bis zur Apathie steigern. Sie wirken schwer besinnlich und sind, je nach dem Grade der Bewußtseinstrübung, meist zeitlich, manchmal auch örtlich und persönlich, desorientiert. Bei gleichzeitiger krankhafter Schläfrigkeit spricht man von *Somnolenz*. Steigert sie sich bis zum *Sopor*, so gelingt es nur bei Anwendung starker Reize, den Kranken vorübergehend zu erwecken. Als *Koma* bezeichnet man einen Zustand tiefer Bewußtlosigkeit, aus dem die Kranken auch durch stärkste Reize nicht erweckbar sind. Die Reflexe, auch die Corneal- und Pupillenreflexe, können erloschen sein.

Diese Bewußtseinsstörungen sind Allgemeinsymptome ausgebreiteter Hirnschädigungen, exogen bedingt durch Intoxikationen (z. B. Narkotica) oder Infektionen (besonders Typhus und Meningitis), endogen verursacht bei Diabetes, Urämie und Versagen der Leberfunktion (Leberatrophie). Ursächlich kommen weiterhin in Betracht traumatische Hirnschädigungen, vor allem die Commotio, Hirndrucksteigerungen durch Tumoren, meningeale Blutungen oder Hirnödem, häufiger noch intracerebrale Blutungen (apoplektische Insulte), epileptische Anfälle und auch vorübergehende Zirkulationsstörungen (einfache Ohnmacht).

Ist ein Benommenheitszustand statt durch Schlafneigung und Erlebnisleere dadurch gekennzeichnet, daß das Bewußtsein des Kranken in traum-

---

* Für die 66. Auflage neu bearbeitet von M. Burger.

hafter Weise erfüllt ist von Trugwahrnehmungen und Wahnideen, die von starken Affekten begleitet und getragen sind, so spricht man von *Delirium*. Delirante Kranke sind desorientiert. Ein Delirium dauert gewöhnlich nur einige Tage. Es kommt bei Hirnintoxikationen vor, so bei manchen Infektionskrankheiten, besonders ausgeprägt als Delirium tremens bei Alkoholikern. Steht bei einem Kranken mit Bewußtseinstrübung Inkohärenz der Gedanken, subjektiv als Ratlosigkeit erlebt, im Vordergrund, so spricht man von *Amentia*. Ein solcher Zustand kann sich über Wochen und Monate hinziehen. Die Amentia kommt ebenfalls bei Hirnintoxikationen verschiedener Art zur Beobachtung.

Bei *Dämmerzuständen* besteht eine Bewußtseinseinengung ohne eigentliche Benommenheit. In Abhängigkeit von starken Affekten (z. B. Angst, Wut) und wahnhaften Vorstellungen (z. B. Bedrohung, Verfolgung) werden dabei bestimmte Teilausschnitte aus der Gesamtheit der Umwelteindrücke mißdeutet. Eine solche Störung in der Wahrnehmungsverarbeitung kann Veranlassung zu schweren Gewalttakten geben, die besonders befremdend und unverständlich erscheinen, da das sonstige Verhalten der Kranken relativ zweckmäßig und geordnet wirkt und sie beispielsweise durchaus in der Lage sein können, eine Reise zu unternehmen. Dämmerzustände lassen sich zeitlich scharf abgrenzen; meist dauern sie nur einige Tage, höchstens einige Wochen, und gewöhnlich enden sie, ebenso wie das Delirium und die Amentia, in einem tiefen Schlaf mit nachfolgender Erinnerungslosigkeit für die Zeit der Bewußtseinsstörung. Dämmerzustände sind typisch für Epilepsie; sie kommen auch nach traumatischen Hirnschädigungen, bei encephalitischen Prozessen und bei anderen organischen Hirnerkrankungen vor.

Unter *Narkolepsie* versteht man anfallsweise auftretende, nur kurz dauernde Benommenheitszustände, in denen die Kranken außerstande sind, zu sprechen und sicher gesteuerte Bewegungen auszuführen. Sie werden besonders als Folgezustände von Encephalitis beobachtet, wobei sie oft mit affektivem Tonusverlust, einem plötzlichen Zusammensinken, z. B. bei Schreck oder Freude, verbunden sind.

Von *Absencen* spricht man bei Sekunden dauernden Bewußtseinsunterbrechungen, die meist von Schwindelgefühl begleitet sind. Sie sind typisch für Epilepsie, besonders für die genuine Form. Länger, oft Minuten währende Bewußtseinsunterbrechungen, bei denen kurze Zuckungen auftreten, bezeichnet man als *petit mal*. Bei den *großen epileptischen Anfällen* tritt der Bewußtseinsverlust so plötzlich ein, daß die Kranken in sich zusammenstürzen und sich dabei oft erheblich verletzen. Manchmal geht dem Anfall eine Aura voraus, etwa in Form von Paraesthesien, Schwindel oder Halluzinationen. Der Anfall, der 5—10 min dauert, beginnt mit einem tonischen Starrezustand, der dann von klonischen Zuckungen fast der gesamten Muskulatur abgelöst wird. Die Beteiligung der Atemmuskulatur bewirkt eine Cyanose; durch klonische Zuckungen der Zunge kommt es zur Schaumbildung vor dem Munde, Krämpfe der Kaumuskulatur führen zum Zungenbiß. Meist nässen die Kranken während des Anfalls ein. Oft sind die Pupillen lichtstarr, und das Babinskische Zeichen kann positiv sein. Gewöhnlich schließt sich ein tiefer Schlaf an den Anfall an. Unter *Status epilepticus* versteht man einen Zustand gehäufter Krampfanfälle ohne Unterbrechung der Bewußtlosigkeit; er kann mit Temperaturanstieg und Herzschwäche einhergehen und lebensbedrohend werden.

Der *psychogene Anfall*, der sich meist über mehrere Stunden hinzieht, ist dadurch charakterisiert, daß er durch seelische Erregungen ausgelöst wird. Die Kranken pflegen heftig zu zittern, erregt um sich zu schlagen, sich zu wälzen oder sich aufzubäumen, wobei sie sich oft überstrecken und die Unterlage nur mit Kopf und Füßen berühren (arc de cercle). Im Gegensatz zu epileptischen kommt es bei psychogenen Anfällen nie zu ernsteren Verletzungen. Organische Symptome, wie Pupillenstarre und Babinskisches Zeichen, fehlen.

Hysterische Dämmerzustände sind seelisch bedingte Bewußtseinseinschränkungen, bei denen in Abhängigkeit von meist unbewußten Tendenzen bestimmte Ausschnitte aus der Umwelt im Bewußtsein ausgelöscht und von der Wahrnehmung ausgeschlossen sind. Das ausgesprochen zweckgerichtete Verhalten der Kranken sowie die Koincidenz mit anderen, sicher seelisch ausgelösten Reaktionen lassen die psychogene Natur dieser Bewußtseinsstörung erkennen. Bei der *Hypnose* handelt es sich um einen suggerierten psychogenen Dämmerzustand, in dem die Bewußtseinsinhalte durch fremden Willen bestimmt werden. In der Hypnose kann die Auffüllung von Gedächtnislücken gelingen. Starke Affekte und überwertige Vorstellungen können sich in einer Beeinflussung vegetativer Funktionen auswirken, so daß sie auf diesem Wege deutliche körperliche Veränderungen, besonders an der Haut in Form verschiedenartiger Stigmata, hervorzurufen vermögen.

Störungen der Wahrnehmung

Die Wahrnehmungen vermitteln das Wissen um die Gegenstände, das Gegenstandsbewußtsein. Ihre physiologische Grundlage haben sie in den Sinnesempfindungen, die zu einem Teil über die Zentren des Großhirns zur Bewußtheit vordringen, zum größeren Teil, unbewußt bleibend, reflektorisch zur Auslösung von Mechanismen führen, wie sie beispielsweise in der automatischen Motorik gegeben sind, die der Gleichgewichtserhaltung und der Abwehr dient. Störungen der Wahrnehmung können durch Erkrankung der Sinnesorgane, ihrer Bahnen oder Zentren verursacht sein. Auf diese Weise kommt es zu den organisch bedingten Störungen und Ausfallserscheinungen auf den verschiedenen Sinnesgebieten. Sensorische und sensible Störungen können aber auch auf psychische Einwirkung zurückgehen, wie es besonders bei Affektlabilen, Hysterikern und Hypnotisierten zu beobachten ist. Nicht selten tritt psychogene Blindheit oder Taubheit auf; am häufigsten sind Anaesthesien. Bei Rindenläsionen kann es zu optischen, akustischen und taktilen *Agnosien* kommen, wobei Wahrgenommenes in seiner Bedeutung nicht wiedererkannt wird. Bei manchen toxisch verursachten Zuständen von Bewußtseinstrübung, z. B. im Delirium, im Meskalinrausch, zu Beginn einer Narkose, seltener auch vor epileptischen Anfällen und bei Schizophrenie, unterliegt die Wahrnehmung einer Intensitätsveränderung. Es werden etwa Töne lauter gehört, Farben leuchtender gesehen oder aber, was für Depressive und Schizophrene zutreffen kann, alles erscheint dem Kranken gedämpft, blaß, farblos und schal. Qualitative Veränderungen der Sinnesempfindungen werden als *Wahrnehmungsanomalien* bezeichnet. Es handelt sich dabei beispielsweise um Phänomene solcher Art, daß taktile als calorische Reize empfunden, oder daß Farben als die Konturen überfließend gesehen werden. Derartige Störungen können sowohl auf Grund organischer Schädigung entstehen als auch psychogen bedingt sein. Manche Kranke sehen Gegenstände verkleinert (Mikropsie) oder vergrößert (Makropsie), verzerrt, nur flächenhaft oder mehrfach. Die Wahrnehmung von Bewegungsabläufen in der Zeit kann im Sinne der Verlangsamung (Zeitlupenphänomen) oder der Beschleunigung (Zeitrafferphänomen) verändert sein. Eine Störung des *Leibbewußtseins*, die sich darin äußert, daß die Kranken ihren Körper etwa als gewichtslos, schwebend, winzig oder schwer und riesengroß empfinden, wird vorwiegend bei Schizophrenen beobachtet. Amputierte schildern nicht selten Empfindungen, die sie in das abgesetzte Glied lokalisieren. Sie meinen, es zu fühlen und sogar seine Bewegungen wahrzunehmen (Phantomglied). Verursacht wird dies Phänomen durch Reize, die von den entsprechenden Hirnrindenzentren ausgehen. HEAD sah Phantomempfindungen nach Verletzung dieser Zentren verschwinden.

Trugwahrnehmungen sind Sinnestäuschungen, bei denen nicht Vorhandenes leibhaftig, mit vollem Realitätscharakter wahrgenommen wird. Diese Erscheinung kann in der Weise zustande kommen, daß der Kranke reale Sinneseindrücke in ihrer Bedeutung verkennt und falsch deutet *(Illusionen)*. Sie kann aber auch dadurch bedingt sein, daß Wahrnehmungen erlebt werden, denen keine realen sensorischen Empfindungen zugrunde liegen *(Halluzinationen)*. Beruhen Illusionen auf Mangel an Aufmerksamkeit, so spricht man von *Unaufmerksamkeitsillusionen,* sind Erwartungen und Wünsche maßgebend für das Zustandekommen von Illusionen, so werden sie *Erwartungsillusionen* genannt, bei denen eine Wahrnehmungsergänzung durch Gedächtniselemente stattfindet. Andeutungsweise treten solche Illusionen bei Abnahme der Aufmerksamkeit bereits in Ermüdungszuständen auf, in ausgeprägter Form bei Geisteskranken, besonders bei Deliranten und Paralytikern. *Affektillusionen* können beispielsweise im Zustande angstvoller Erregtheit entstehen, wobei etwa ein Baumstumpf als ein bedrohlich wirkender Mensch wahrgenommen wird. Besonders häufig kommen Affektillusionen bei Depressiven zur Beobachtung. Unter *Pareidolien* versteht man illusionäre Gebilde, die durch gestaltende Phantasie aus ungenau aufgenommenen Sinneseindrücken entwickelt werden in der Art etwa, daß in Tapetenmustern Wolkenbildungen, Figuren und Gesichter wahrgenommen werden. Sie werden nicht als real empfunden, bleiben aber oft, auch bei Zuwendung der vollen Aufmerksamkeit, wahrnehmbar.

Echte *Halluzinationen* dürfen nur auf Grund anschaulicher Schilderungen wiederholter Sinneseindrücke von halluzinatorischem Charakter diagnostiziert werden. Sie können jedes Sinnesgebiet betreffen und treten bei den verschiedensten Hirnerkrankungen und Psychosen in Erscheinung. Werden sie durch organische Erkrankungen mit Beteiligung der Sinneszentren ausgelöst, so treten sie meist als ungeformte Phänomene in Erscheinung, wie Funkensprühen, Rauschen oder ähnliches. Optische Trugwahrnehmungen bei toxisch bedingten Halluzinosen, wie insbesondere beim Alkoholdelir, haben meist massenhafte und sich rasch bewegende Tiererscheinungen zum Gegenstand. Die visuellen Halluzinationen von Epileptikern sind oft intensiv farbig; im Meskalin- und Cocainrausch, manchmal auch bei Schizophrenien, werden ganze Szenen wahrgenommen. Viel häufiger sind akustische Halluzinationen, die in Form von „Stimmen“ auftreten. Sie sind besonders typisch für Schizophrene, die sie bei vollem Bewußtsein wahrnehmen und ihren Klang- und Ausdruckscharakter sowie sonstige Merkmale in aller Deutlichkeit zu schildern vermögen. Ein für Schizophrenie besonders charakteristisches Zeichen ist es, wenn die Stimmen Handlungen begleiten und in Rede und Gegenrede oder als Lautwerden der eigenen Gedanken vernommen werden. Auch Geruchs- und Geschmackshalluzinationen, die Veranlassung für wahnhafte Vergiftungsideen geben können, werden bei Schizophrenen häufig beobachtet. Auf dem Gebiet der Körpersinne sind besonders die *taktilen* oder *haptischen* Halluzinationen zu erwähnen, wie sie z. B. als das Gefühl des Krabbelns von Insekten für den Cocainrausch typisch sind. Bei Schizophrenen treten sie in Form schmerzhafter Mißempfindungen auf, z. B. als Ziehen an Haaren und Nägeln oder als quälende sexuelle Sensationen. Für halluzinierende Schizophrene ist das Erlebnis charakteristisch, einer Beeinflussung von außen ausgesetzt zu sein, etwa der Einwirkung von Apparaten, Strahlen, Hypnose und dergleichen.

Störungen des Gefühls-, Trieb- und Willenslebens

Unter *Gefühlen* versteht man seelische Zustände von Lust- oder Unlustcharakter, die in engem Zusammenhang mit dem Triebleben stehen. Sie sind anscheinend unbestimmt und gegenstandslos, wie z. B. Angst, Traurigkeit und Heiterkeit. Als *Affekt* bezeichnet man komplexe, durch Triebspannungen im Ablauf gesteigerte gegenstandsbezogene Gefühle, wie Furcht, Haß, Wut, Zorn. Sie pflegen von auffallenden Funktionsänderungen im Gebiete des vegetativen Systems, besonders der Vasomotoren, begleitet zu sein. *Stimmungen* sind länger dauernde Gefühlsdispositionen, die den Hintergrund für mannigfach wechselnde Gefühlserlebnisse bilden. *Triebe* sind begehrende seelische Regungen, die im Unbewußten wurzeln und zielstrebig nach Befriedigung drängen. Man unterscheidet die primitiven, auf Befriedigung von Gegenwartsinteressen gerichteten Triebe, wie den der Selbsterhaltung dienenden Nahrungs- und Bemächtigungstrieb, weiter den Sexualtrieb und die eigentlichen Ich-Triebe, wie den Macht- und Geltungstrieb, von den auf die Zukunft des Ich und auf die Gemeinschaft abgestimmten sekundären und Sozialtrieben.

Bei den *Triebhandlungen* setzen sich Begehrungen ohne bewußte Motivation durch und werden nur durch eine verborgene Einwirkung der Persönlichkeit kontrolliert und gehemmt. Den *Willenshandlungen* liegen dagegen Zielvorstellungen zugrunde, die nach Abwägung des Für und Wider mit dem erlebten Gefühl des Wollens angestrebt oder verworfen werden. Die Handlungen eines jeden Menschen haben teils trieb-, teils willensmäßigen Charakter. Das Verhalten der Menschen ist, je nach individueller Anlage und Reifungsgrad, entweder vorwiegend von Triebregungen beherrscht, oder es erfährt seine Prägung durch vernunftbestimmte Willensentscheidungen. So werden die Charaktere geprägt, die zwischen den polaren Gegensätzen von triebhaften und bewußten Menschen alle Übergänge aufweisen und durch die anlagebedingte Grundstimmung ihre besondere Färbung erhalten.

Seelische Störungen, die ausschließlich den Bereich des Gefühls-, Trieb- und Willenslebens betreffen, sind für *Psychopathien* und *Neurosen* kennzeichnend.

Unter Psychopathie versteht man eine abnorme seelische Dauerverfassung auf *konstitutioneller* Grundlage. Wegen ihrer über charakterliche Eigentümlichkeiten hinausgehenden Abwegigkeiten scheitern Psychopathen an dem Problem der Lebenseinordnung. Sie erweisen sich als Versager oder Störer, da entweder sie selbst oder ihre Mitmenschen unter ihrer Anlage leiden.

Aus den mannigfachen Erscheinungsformen der psychopathischen Konstitution können die cycloiden und die schizoiden Psychopathen als vom cyclischen bzw. schizophrenen Erbkreis ableitbare Grundtypen herausgestellt werden. Bei grundsätzlicher Übereinstimmung in den bestimmenden Wesenszügen lassen sich Übergänge von den psychotischen Formen der manisch-depressiven Erkrankung und der schizophrenen Geistesstörung über die psychopathischen Zwischenstufen bis zu den noch in der Gesundheitsbreite liegenden *cyclothymen* und *schizothymen Charakteren* verfolgen. Das gehäufte Auftreten der Übergangsformen in Gestalt prämorbider Persönlichkeiten und in der Verwandtschaft von Cyclischen und Schizophrenen weist auf einen genetischen Zusammenhang hin, der auch durch die häufig festzustellende Kopplung von körperlichem Konstitutionstypus und Erscheinungsform der geistigen Störung gestützt wird. In der Regel sind Cyclische dem pyknischen, Schizophrene dem asthenisch-dysplastischen Habitus zuzuordnen.

Der cyclische Formenkreis umfaßt alle als *Thymopathie* bezeichneten Gemütsstörungen, deren Wesen in einer Abartigkeit der Stimmungslage besteht. Sie äußert sich in einer Steigerung der gemütlichen Ansprechbarkeit und entweder in einer gehoben-heiteren, der *hyperthymen*, oder einer gedrückt-traurigen, der *dysthymen* Stimmung. Die hyperthymen Cycloiden bezeichnet man als *hypomanische*, die *dysthymen* als *subdepressive Psychopathen*.

Hypomaniker sind aktiv, triebhaft enthemmt und haltlos, sie sind optimistisch, gesellig, mitteilsam und humorvoll; Subdepressive hingegen sind inaktiv und gehemmt, pessimistisch, ungesellig, zurückhaltend und schwernehmend. Gemeinsame Merkmale der Cycloiden sind: Syntonie, Kontaktfähigkeit und Extravertiertheit (der Außenwelt zugekehrt).

Bei den Schizothymen und Schizoiden verschiebt sich die Stimmung zur *Dysphorie,* einer gedrückten und gereizten Mißgestimmtheit mit aggressiver Bereitschaft.

Das Wesentliche der *schizoiden Psychopathen* ist das *autistische* Verhalten: Abkehr und Abwehr von Welt und Menschen. Es ist gekennzeichnet durch ein Nebeneinander und raschen Wechsel von gesteigerter und verminderter seelischer Reaktionsbereitschaft, deren unterschiedliches und verschiebliches Verhältnis zueinander *psychästhetische Proportion* genannt wird. Schizoide sind deshalb in ihrem Verhalten sprunghaft und unberechenbar, sie sind scheu und schüchtern oder reizbar und feindselig, jähzornig oder kaltberechnend aggressiv, ungesellig, einsam und humorlos. Dem Autismus entspringt auch die *sensitive* Einstellung, für die, bei Überempfindlichkeit gegenüber seelischen Eindrücken, verzögerte und weltabgekehrte intrapsychische Verarbeitung des Erlebens kennzeichnend ist. Sie führt oft zu gesteigertem Mißtrauen mit Beeinträchtigungsideen, manchmal zu einer paranoischen Entwicklung (s. S. 568). Gemeinsame Merkmale aller Schizoiden sind: Dystonie, Kontaktunfähigkeit, Introvertiertheit (der Innenwelt zugekehrt).

Hysterische Psychopathen zeigen sich der schizoiden Wesensart verwandt. Kennzeichnend für sie sind Leistungsschwäche, egozentrische Einstellung mit besonderer Betonung des Macht- und Geltungsstrebens und vorwiegend extravertierte Erlebnisweise. Bei neurotischer Entwicklung leben die Kranken in einer Scheinwelt; durch Vortäuschung und übertreibende Äußerung von Gefühlen und durch sonstige psychogene Reaktionen suchen sie Beachtung und Durchsetzung ihrer Zwecke zu erzwingen.

Als den Schizoiden nahestehend sind weiterhin die von überwertigen Ideen beherrschten Fanatiker (s. S. 567) zu nennen, zu denen auch die Märtyrer und Querulanten gehören, die sich dadurch unterscheiden, daß die einen dem dysthymen, introvertierten, die anderen dem hyperthymen, extravertierten Typus zuzuordnen sind.

Cycloide und schizoide Züge gemischt finden sich bei den zu Zwangserscheinungen neigenden *anankastischen Psychopathen*, bei denen innere Unsicherheit auf dem Boden von Schuld- und Angstgefühlen mit starrer Pedanterie und skrupulöser Korrektheit des Verhaltens gekoppelt ist.

Die *epileptoiden Psychopathen* gehören dem epileptischen Formenkreis an. Bei ihnen verbindet sich dysphorische Verstimmung, oft bis zur explosiven Gespanntheit gesteigert, mit der als *enechetisch* bezeichneten epileptischen Wesensart. Sie ist charakterisiert durch Haften, Verlangsamung, Umständlichkeit und Selbstgerechtigkeit.

Von *Neurose* spricht man angesichts einer abnormen seelischen Erlebnisverarbeitungs- und Verhaltensweise auf Grund einer in frühester Kindheit eingeleiteten Fehlentwicklung, die als Reaktion auf ungünstige Umwelts-

einwirkung auf dem Wege der Triebhemmung und -verdrängung zustande
kommt. Es handelt sich also bei Neurotikern um eine besondere Persönlich-
keitsentwicklung. Nur bei entsprechend strukturierten Persönlichkeiten kann
sich eine neurotische Symptomatik entwickeln, die nach ihrem Charakter Veranlassung zur Unterscheidung von *Organ-* und *Psychoneurosen* gibt. In bezug
auf das zur Auslösung einer neurotischen Symptomatik führende Erlebnis
(Konfliktsituation) spricht man von Kriegs-, Unfall-, Renten-, Beschäftigungs-
neurosen aller Art u. a. m. Durch mehr oder weniger bewußte Wunschtenden-
zen wird das Symptom weiterentwickelt und verselbständigt. Man unterscheidet verschiedene Formen der Organneurosen, die als *vegetative Neurosen*,
z. B. des Herzens, der Gefäße, des Magens, oder als Neurose im Bereich des
animalischen Nervensystems als Lähmungen oder Anaesthesien in Erscheinung
treten. Bei den reinen Psychoneurosen beherrschen seelische Symptome, wie
Zwangserscheinungen, Angst, Depressionen, psychogene Dämmerzustände
und Amnesien, das Bild. Die Symptomwahl vollzieht sich in Abhängigkeit
von unbewußt bleibenden Trieb- und Affektregungen im Zusammenhang mit
Erlebnissen. Bei Organneurosen ist überdies noch eine anlagemäßig gegebene
oder erworbene Organdisposition anzunehmen. Neurotische Symptome
besitzen oft eine besondere Ausdruckssymbolik; so kann Erbrechen Ekel
und Abwehr andeuten, Tremor Angst, Schwindel innere Unsicherheit,
Astasie und Abasie (Steh- und Gehunfähigkeit) Hilflosigkeit usw. Regression
nennt man die Erscheinung, daß durch ein neurotisches Symptom, z. B.
das Bettnässen, ein Rückfall in frühere, bereits überwundene Verhaltens-
weisen angezeigt wird. Als Regression von wirkungsvollstem Ausdruckscharakter ist das Zurückgreifen auf phylogenetisch alte Reflexmechanismen
aufzufassen, wie es im „Bewegungssturm" in Form von motorischen Anfällen und Schütteltremor oder im „Totstellreflex" in Form von Stupor,
Dämmerzuständen und Amnesien in Erscheinung tritt. Bei manchen
Psychoneurosen gewinnen unvollständig verdrängte aggressive oder sexuelle
Antriebe (Antriebsfragmente) störenden Einfluß auf die Denkinhalte, wodurch es zu Zwangsideen und Phobien kommen kann (s. S. 569).

Bei Gesunden können *Gefühls-* und *Stimmungsanomalien* als *reaktive*
(motivierte) und meist nur kurz dauernde Verstimmungen auftreten. In
Form von *dysphorischen Verstimmungen* finden sie sich in sehr ausgeprägter
Weise bei Schizophrenie und bei manisch-depressiven Mischzuständen, und
zwar besonders, wenn dysthyme Verstimmung mit Erregung und Enthemmung verbunden ist, wie es bei agitierten Depressiven der Fall ist. Eine
unmotivierte heitere Sorglosigkeit bei organischen Hirnstörungen bezeichnet
man als *Euphorie*. Sie wird am häufigsten bei Intoxikationen, besonders bei
Rauschzuständen, und bei Infektionen, bei multipler Sklerose und bei
Demenzen beobachtet. Eine leer und läppisch wirkende Heiterkeit, oft mit
Manirieren und Grimassieren verbunden, ist die kennzeichnende Grundstimmung bei der *Hebephrenie*, einer bei Jugendlichen besonders häufig auftretenden Erscheinungsform der Schizophrenie.

Ist die Gefühlserregbarkeit so weit herabgesetzt, daß eine indifferente
Stimmungslage entsteht, so spricht man von *Apathie*. Sie findet sich bei
Benommenheit und, sehr ausgeprägt, bei manchen Formen der Schizophrenie, besonders bei *Dementia simplex*, deren Verlauf durch langsam fortschreitende Verödung des Gemüts, Stumpfheit und Aspontaneität gekennzeichnet ist. Auch bei Depressiven kann die affektive Störung, statt in
trauriger Verstimmtheit, in Apathie ihren Ausdruck finden. Das Erlebnis
(Bewußtwerden) der Gefühlsleere, insbesondere der Unfähigkeit, Liebe für
nahestehende Menschen zu empfinden, gewinnt durch Schuldgefühl und
Selbstvorwürfe einen quälenden Charakter.

Triebschwäche kann bei anlagemäßig geringer Vitalität primär bedingt sein (asthenische Konstitution). Schwächezustände, insbesondere bei Inanition, endokrine Insuffizienz (Kretinismus, Addison) und Hirnerkrankungen in fortgeschrittenem Stadium, können Triebschwäche zur Folge haben. Bei Depressiven kann sie als Ausdruck der Hemmung zu werten sein. Eine *Steigerung der Triebintensität* findet sich oft bei sthenisch-pyknischer Konstitution und manchmal bei Basedow-Kranken. Meist ist sie, wie das für die Manie zutrifft, als Ausdruck der Enthemmung vitaler Triebe aufzufassen. Bei Fortfall von regulierenden, von höheren Persönlichkeitsschichten ausgehenden Einflüssen kann es auch zur Enthemmung isolierter Triebe kommen, wie sie beispielsweise in der Freßsucht mancher Schwachsinniger oder der sexuellen Zügellosigkeit mancher Stirnhirnkranker, etwa bei Paralyse und Pickscher Atrophie, in Erscheinung tritt.

Setzen Triebe sich ganz unkontrolliert und ungehemmt in zielgerichtete Handlungen um, so spricht man von *Impulshandlungen*; als *Kurzschlußhandlungen* bezeichnet man sie, wenn sie die unmittelbare Reaktion auf Umweltreize darstellen. Unter *Drangzuständen* versteht man länger dauernde richtungslose Triebspannungen, die zu explosiver motorischer Entladung drängen. Diese wird mit dem Gefühl des Überwältigtwerdens erlebt. In diesem Zusammenhang sind besonders zu erwähnen: Die *Poriomanie*, ein triebhaftes Davonlaufen und zielloses Umherwandern, die *Dipsomanie*, eine periodisch auftretende Trunksucht (Quartalssäufer), die *Pyromanie*, ein dranghaftes Anlegen von Bränden, und die *Kleptomanie*, ein unwiderstehlicher Drang zu stehlen.

Qualitative Triebveränderungen zeigen sich weiter als verschiedenartige *Perversionen* in der Sexualsphäre, die sich ebenfalls bis zu Drangzuständen steigern können.

Praktisch bedeutungsvoll ist es, daß Drangzustände sich in Gewaltakten entladen können, denen gesteigerte bzw. gestaute *Aggressionstriebe* und meist Angst zugrunde liegen.

Drangzustände und Impulshandlungen findet man bei dysphorischen Psychopathen und Neurotikern, auch in Dämmerzuständen, besonders bei Epileptikern, und im Verlauf symptomatischer Psychosen, vor allem in Delirien. Auch für jugendliche Encephalitiker sind sie typisch. Häufig kommen sie bei Depressiven und Manischen vor, und, in besonders auffälliger Weise, bei Schizophrenen, bei denen sie zu brutalen Gewaltakten und Selbstverstümmelungen führen können.

Willensstörungen haben meist den Charakter der *Willensschwäche (Hypobulie)*; sie kommt in leistungsmäßigem Versagen zum Ausdruck. Willensschwäche kann Folge einer primären Antriebsstörung sein. Fehlen Impulse, oder werden Antriebe nur schwach empfunden, nicht ausreichend lebhaft erlebt, um den Vorgang der Willensbildung in Gang zu setzen, so bietet sich das Bild der *Aspontaneität* dar. Um eine solche Initiativstörung handelt es sich bei apathischen Schwachsinnigen und Dementen sowie bei Benommenen und häufig auch bei Stirnhirnkranken. Andererseits kann Willensschwäche das Ergebnis raschen Wechsels in der Willensrichtung sein als Folge des Auftauchens flüchtiger, sich überstürzender Antriebe. Eine solche sekundär bedingte Willensschwäche tritt als Mangel an Ausdauer in Erscheinung. Sie findet sich bei stimmungslabilen und hysterischen Psychopathen und, besonders ausgeprägt, bei Manischen. Zur *Willenshemmung* kommt es unter der Voraussetzung, daß unter gleichzeitig wirkenden Antrieben von einander widerstrebendem, gegensätzlichem Charakter keiner ein Übergewicht zu gewinnen und sich durchzusetzen vermag. Entschlußunfähigkeit ist Ausdruck dieses Zustands. Diese Form der Willensschwäche, ebenfalls eine Initiativstörung, kommt in leichten Graden schon bei Gesunden in Erschöpfungszuständen vor; in betonterer Weise zeigt sie sich bei skrupelhaften Psychopathen; im Extrem wird sie bei Depressiven beobachtet.

Den höchsten Grad der Willensschwäche, die Willenslosigkeit, bezeichnet man als *Abulie*. Sie ist charakteristisch für Idioten und Demente im Endstadium, denen alle Antriebe fehlen, für schwergehemmte Depressive und für manche Schizophrene, bei denen sie ihrem Wesen nach Entschlußunfähigkeit ist, nämlich Unfähigkeit, zwischen konkurrierenden Antrieben zu wählen. Aktivitätsverlust ist die zwangsläufige Folge der Hypobulie und der Abulie. Subjektiv werden diese Zustände als Ratlosigkeit erlebt.

Ist für den Kranken das Bewußtsein der Erlebniseinheit des wollenden und des handelnden Subjekts gestört, so kommt es zu einer Veränderung des Ichbewußtseins, die man als *Depersonalisation* bezeichnet. In leichten Graden kann sie bei psychasthenischen und depressiven Zuständen, sehr ausgeprägt bei Schizophrenen zu beobachten sein. Die Kranken empfinden sich dann selbst als fremd und kommen sich manchmal wie Automaten vor.

Grundsätzlich ist die Beeinflußbarkeit des Willens bei jedem Menschen gegeben; zu ausgesprochener Willenslabilität gesteigert, findet sie sich bei Debilen und hysterischen Psychopathen. Das subjektive Erleben, einer Beeinflussung des Willens durch fremdes, von außen kommendes Eingreifen unterworfen zu sein, etwa in der Form des Gemachtwerdens, der Sperrung von Handlungen, der Gedankeneingebung oder des Gedankenentzugs, ist ein für Schizophrene charakteristisches Symptom.

Die Auflösung des Zusammenhangs von Subjekt und Handlung tritt in besonders augenfälliger Weise in den bei Schizophrenen zu beobachtenden Störungen der Motorik in Erscheinung, die man unter der Bezeichnung *katatonischer Symptomenkomplex* zusammenfaßt. Sinnlose Bewegungen ohne Bewegungsziel bezeichnet man als *Parakinesen*. Bei gleichförmiger Wiederholung solcher Bewegungen spricht man von *Stereotypien*; in ihnen kommt, nach Abbau höherer Triebe, der primitive Wiederholungstrieb zum Durchbruch. Betreffen Stereotypien sprachliche Äußerungen, so nennt man sie *Verbigerationen*. Unverständlich und gefühlsleer wirken gewisse Ausdrucksbewegungen, wie oft ins Groteske und Fratzenhafte gesteigertes *Grimmassieren* und *Manirieren* in Form von rhythmisch wiederholten, unnatürlichen und gezierten Gebärden. Werden Impulse durch Gegenantriebe sogleich gesperrt, so führt das zum *Negativismus*, worunter man den Zustand versteht, daß die Kranken jeder Bewegungsanregung widerstreben, oder sich veranlaßt sehen, ihr entgegengesetzt zu handeln, also beispielsweise bei der Begrüßung die Hand zurückzuziehen. In entsprechender Weise zeigt sich der Negativismus in bezug auf die sprachliche Äußerung entweder als *Mutismus*, wenn die Kranken sich auf kein Gespräch einlassen, sondern in Stummheit verharren, oder als *Paralogie*, wenn sie bei der Beantwortung von Fragen konsequent am Thema vorbeireden. Sind Impulse und Gegenimpulse nicht in der als Voraussetzung für sinnvolles Handeln notwendigen Weise miteinander verarbeitet, so kommt es entweder, wenn jeder Impuls durch Gegenimpulse blockiert wird, zu negativistischem Verhalten, oder wenn Impulse, ohne einer Steuerung durch Gegenimpulse zu unterliegen, sich verselbständigen, zu der Erscheinung des Echoverhaltens. Als Beispiele seien erwähnt: Die *Echopraxie*, worunter man triebhaftes Nachahmen von Bewegungen versteht, und die *Echolalie*, wobei es sich um das Nachplappern von Wörtern handelt. Im Extremfall kann es zur *Befehlsautomatie* kommen, womit die Erscheinung gekennzeichnet wird, daß ein Kranker beispielsweise immer wieder der Aufforderung, die Zunge herauszustrecken, nachkommt, auch wenn jedesmal hineingestochen wird.

Neben katatonen Hyperkinesen gibt es, durch Willenssperrung verursacht, akinetische Zustände. Ist die Auslösbarkeit motorischer Reaktionen durch seelische Vorgänge erloschen, so spricht man von *Stupor*. Tritt er in *schlaffer* Form auf, so setzen die unbeweglich im Bett liegenden Kranken passiven Bewegungen keinen Widerstand entgegen. Wesentlich häufiger wird der *gespannte* Stupor beobachtet, der sich als ein Verharren in verkrampfter, unnatürlicher Haltung äußert, so daß die Kranken beispielsweise tagelang den Kopf starr vom Kissen abheben. Ist der Widerstand einer gleichmäßigen Muskelspannung ohne wesentlichen Kraftaufwand zu überwinden, so spricht man von wächserner Biegsamkeit *(Flexibilitas cerea)*. Sie ermöglicht es, die Glieder des Kranken in jede beliebige, von ihm dann beibehaltene Stellung zu bringen *(Katalepsie)*.

Der katatonische Symptomenkomplex ist kennzeichnend für die als Katatonie bezeichnete Verlaufsform der Schizophrenie, tritt aber auch bei ihren anderen Formen häufig in Erscheinung.

Zu stupurösen Zuständen kommt es aber auch infolge der schweren motorischen Gehemmtheit bei Depressiven. Katalepsieähnliche Erscheinungen werden bei tiefer Hypnose und bei gewissen Formen der Bewußtseinsstörung, besonders im Kindesalter, beobachtet. Bei Idioten sind Stereotypien nicht selten.

Von der katatonischen Motorik, der Störungen in der Antriebsverarbeitung zugrunde liegen, lassen sich Übergänge verfolgen bis zu primitiven Bewegungsmechanismen von reinem Reflexcharakter, die sich ohne jedes seelische Begleiterleben vollziehen. So sind die Bilder der psychotisch bedingten Motorik bei Katatonen manchmal den neurologischen Motilitätsstörungen von Stammhirnkranken sehr ähnlich, z. B. den postencephalitischen Akinesien mit Rigor und mimischer Starre oder den extrapyramidalen Hyperkinesen mit choreiformen und athetoiden Bewegungen. Vegetative Begleiterscheinungen in Form vasomotorischer, sekretorischer und sonstiger reflektorischer Vorgänge können in gleicher Weise bei neurologischen, psychogenen und psychotischen Bewegungsstörungen zu beobachten sein.

Formale Denkstörungen

Der Denkvorgang besteht in einer Verknüpfung von Vorstellungen und Ideen. Er ist an die Voraussetzung einer inneren Sprache der Begriffe (in Worte gefaßter Bedeutungsvorstellungen) gebunden. Der einfache Denkvorgang vollzieht sich in der Weise, daß sich Vorstellungen und Begriffe, den Gesetzen der Assoziation folgend, aneinander reihen. Das besagt, daß in Sinnbezogenheit zusammenfaßbare Einzelheiten (z. B. durch zeitliches Zusammenfallen verknüpfbare Erinnerungen, durch Übereinstimmung im affektiven Erlebnisgehalt verwandt erscheinende Vorgänge, durch Ähnlichkeit oder Gegensätzlichkeiten zueinander in Beziehung zu setzende Dinge) zu einer Konstellation zusammengefügt, bewußt werden. Überwiegend assoziativ ist das Denken bei Kindern und Primitiven sowie in Ermüdungs- und Erschöpfungszuständen. Im Gegensatz zu assoziativem spricht man von determiniertem Denken, wenn der Denkvorgang im Hinblick auf eine zu lösende Aufgabe zielgerichtet abläuft und die Denkelemente nach Sinnzusammenhängen ausgewählt, geordnet und zusammengefügt werden. Es handelt sich dabei um ein produktives Denken.

Störungen im Denkablauf bezeichnet man als formale Denkstörungen. In leichtester Form treten sie als *Weitschweifigkeit* in Erscheinung, worunter man ungenügende Zielgerichtetheit des Denkens mangels auswählender Sichtung der gehäuft auftauchenden Vorstellungen versteht. Geht das

Denkziel in massenhaft in den beschleunigten Denkablauf einbrechenden Bewußtseinsinhalten unter, so spricht man von *Ideenflucht*. Die einzelnen Gedankenglieder werden nur noch nach zufälligen und unwesentlichen Merkmalen assoziiert, z. B. auf Grund klanglicher Ähnlichkeit, so wie beim Dominospiel eine zufällige Augenzahl den als nächsten anzulegenden Stein bestimmt (SCHOPENHAUER). So lange noch irgendeine Form von Zusammenhang im Denkablauf zu erkennen ist, spricht man von *geordneter* Ideenflucht, ist indessen, infolge des Auslassens von Denkgliedern, keinerlei Ordnung mehr zu erkennen, so kennzeichnet man diese Störung als *verworrene* Ideenflucht. Die Ideenflüchtigkeit kann solche Grade annehmen, daß die sprachliche Mitteilung der sich überstürzenden Einfälle unmöglich wird (*innere* Ideenflucht). Es handelt sich um ein für Manische typisches Symptom, das aber auch bei Paralytikern und, ausnahmsweise, bei Schizophrenen beobachtet wird.

Ist das Denken verlangsamt und mühevoll, so spricht man von *Denkhemmung*. Sie ist dadurch charakterisiert, daß Bewußtseinsinhalte nur spärlich verfügbar sind und die Vorstellungen blaß und unplastisch erscheinen. Mangels Einfallsfülle fehlt es an Assoziationen, an Bewegtheit und Elastizität der Gedanken. Das starre Verharren in einer Denkrichtung ist die Folge der Verarmung an Denkinhalten und nicht die Auswirkung einer determinierenden Tendenz. Eine ausgeprägte Denkhemmung findet man bei Depressiven; leichtere Grade treten bei jeder traurigen Verstimmung und in Ermüdungszuständen auf.

Von der eigentlichen Denkhemmung zu unterscheiden ist die Erschwerung und Verlangsamung des Denkens bei Bewußtseinstrübungen und die Verarmung an Denkinhalten infolge des Verlustes von geistigem Material (Demenz). Fehlt der Nachschub neuer Vorstellungen, so werden einmal aufgegriffene Denkthemen starr festgehalten. Dieses zähe *Haften* an einem Denkobjekt beobachtet man vorzugsweise bei organischen Hirnerkrankungen, z. B. bei traumatischer Hirnschädigung und bei seniler Hirnatrophie. Es ist ein für Epileptiker typisches Merkmal.

Äußert sich das Haften am Gegenstand in ständigen Wiederholungen, z. B. in der Art, daß der Kranke bei einem Wort verharrt, also eine Benennung nacheinander für die verschiedenen Gegenstände verwendet, so spricht man von *Perseveration*. In dieser Form tritt sie bei schweren organischen Hirnerkrankungen auf, besonders bei gleichzeitiger Aphasie. Perseverationen können auch als ein Verharren in Handlungen zu beobachten sein. Das liegt beispielsweise vor, wenn ein Kranker einen ihm, während er ißt, gereichten Schlüssel als Löffel benutzt. Perseverationen dürfen nicht mit Apraxien verwechselt werden, bei denen primär der Handlungsplan fehlt; auch nicht mit Stereotypien, wobei es sich um dem Kranken nicht bewußte, triebhaft vollzogene Wiederholungen handelt. Perseverationen sind indessen dadurch gekennzeichnet, daß der Kranke es nicht vermag, sich von seinen Äußerungen und Handlungen wieder abzusetzen, sondern gewissermaßen an ihnen kleben bleibt.

Fehlt bei raschestem Wechsel der Denkziele jede das Denken determinierende Tendenz, so entsteht das Bild der *Verwirrtheit*, das durch Flüchtigkeit der Vorstellungen, Zerfall der Begriffe und wahlloses Aneinanderreihen heterogener Elemente gekennzeichnet ist. Maßgebend für die Unterteilung der Verwirrtheit in *Inkohärenz* und *Zerfahrenheit* ist der Bewußtseinszustand des Kranken. Bei Bewußtseinstrübung, besonders in Verbindung mit Erregtheit, spricht man von Inkohärenz. Sie kommt in ausgeprägter Weise im Delirium und bei Amentia vor, ferner bei allen Rauschzuständen, angedeutet auch schon bei schwerer Ermüdung. Verwirrtheit des Denkens bei klarem Bewußtsein bezeichnet man als Zerfahrenheit. Sie ist ein Kriterium der Schizophrenie; unter dem Bilde des Begriffszerfalls und eines sprunghaften Wechsels in den Denkzielen kommt es zu chaotischer Unordnung im Denken. Geht der Begriffszerfall mit der Tendenz, neue Worte *(Neologismen)* zu prägen, einher, oder bedeutungsmäßig festliegende Bezeichnungen umzudeuten und willkürlich zu verwenden, so wirken die Reden der Kranken sinnlos und unverständlich, bizarr und befremdend.

Zu den bei Schizophrenen häufig zu beobachtenden formalen Denkstörungen gehört auch das unvermittelte Abreißen des Gedankenfadens. Es wird als kurzdauernde Leere des Bewußtseins erlebt. Keinerlei Vorstellungen tauchen mehr auf. Man spricht von *Sperrung* des Gedankenganges. Als eine vollständige Unterbrechung im Gedankenablauf ist sie von der Denkhemmung, bei der es sich nur um eine Erschwerung und Verlangsamung des Denkens handelt, deutlich unterschieden. Auch von organisch bedingten Absenzen, die als ein Aussetzen des Bewußtseins (Unterbrechung der Bewußtheit) erlebt werden, sind sie leicht abgrenzbar.

Störungen der Denkinhalte

Unabhängig von der Tatsache, daß der Mensch in der Urteilsbildung bei der Begrenztheit seiner Einsichtsfähigkeit grundsätzlich Irrtümern unterworfen ist, kann sein Urteilsvermögen bei klarem Bewußtsein und ungestörter Intelligenz eine zusätzliche Beeinträchtigung erfahren, wenn vitale Interessen im Spiele sind, oder wenn er affektiv stark beteiligt ist. So findet, beispielsweise in den Bereichen des Glaubens und der Weltanschauung, das gemeinsame Irren von Menschen, die durch gegenseitige Suggestion einer gefühlsgetragenen Idee *(Massenidee)* miteinander verbunden sind, eine Erklärung. Durch Affekteinbruch in das Denken getrübte Urteile bezeichnet man als *überwertige Ideen.* Abwegige und zerstörerische Handlungen von einzelnen und von Massen gehen häufig auf sie zurück. Sie sind bestimmend für das Verhalten der Fanatiker, die als unbelehrbare Verfechter des Aberglaubens, als verschrobene Sektierer und eifernde Anhänger absurder Heilsbotschaften, als Asketen, Ekstatiker und bewußt leidende Märtyrer in Erscheinung treten.

Von den überwertigen zu den *wahnhaften Ideen* lassen sich alle Übergänge verfolgen. Das gemeinsame Kennzeichen beider ist darin gegeben, daß sie aus Zuständen abnormer affektiver Erregtheit heraus geboren werden und, von dieser Voraussetzung her gesehen, ableitbar, verfolgbar und einfühlbar sind. Den Inhalt der beherrschenden Vorstellung zugrunde legend, unterscheidet man Verfolgungs-, Beeinträchtigungs-, Eifersuchtsideen und viele andere mehr. In besonderem Maße neigen die affektlabilen Psychopathen zur Ausbildung von Wahnideen. Ist die angstbesetzte Vorstellung, daß alles Geschehen in bedrohlicher Beziehung zur eigenen Person steht, Gegenstand der Wahnideen, so spricht man von *Beziehungswahn.* Fehlen die Voraussetzungen zu weiterer Verarbeitung der Beziehungsideen, wie das bei debilen Psychopathen der Fall ist, so spricht man von *primitivem* Beziehungswahn.

Psychopathen schizoider Prägung (s. S. 560) neigen manchmal zur Fixierung und Systematisierung ihrer Wahnideen, die zu paranoischer Entwicklung führen können. Je nach Prägung der Persönlichkeit entsteht auf Grund einer solchen Verarbeitung wahnhafter Ideen der Querulantenwahn oder der *sensitive* Beziehungswahn.

In der wahnhaften Überzeugung, daß sich die ganze Welt gegen sie verschworen habe, kämpfen Querulanten fanatisch um ihr vermeintliches Recht. Der Querulantenwahn kommt auch als Symptom bei schizophrenen

Störungen, in manischen Phasen und bei organischen Hirnschädigungen, so im Rahmen posttraumatischer Wesensveränderungen, zur Beobachtung.

Sensitive Psychopathen mit strenger Ethik und verletzlichem Ehrgefühl neigen bei paranoischer Entwicklung zu der wahnhaften Überzeugung — meist im Zusammenhang mit beschämenden, mit Schuldgefühl belasteten Insuffizienzerlebnissen —, daß jedermann genau über sie Bescheid wisse. In diesem Sinne werden Worte falsch ausgelegt und Blicke mißdeutet. Der sensitive Beziehungswahn bleibt der Umwelt bei der Verschlossenheit der Kranken oft lange verborgen, bis sich die gestauten Affekte, unerwartet, in einem Gewaltakt entladen. Als Symptom beobachtet man den sensitiven Beziehungswahn bei schizophrenen Störungen, seltener auch in depressiven Phasen.

Wahnideen, die sich bei allen tiefergreifenden, auf psychopathischer Grundlage entstehenden Affektstörungen entwickeln können, kommen in besonders prägnanter Form bei allen Psychosen vor, für die Veränderungen im Affektleben kennzeichnend sind. Depressiven Verstimmungen entspringen die *nihilistischen* wahnhaften Verkleinerungs-, Verarmungs- und Versündigungsideen und die hypochondrischen Vorstellungen. Bei schwer Depressiven können sie ein solches Ausmaß annehmen, daß sich die Kranken beispielsweise an allem Unglück der Welt schuldig wähnen oder etwa glauben, alle ihre Organe seien verfault. Umgekehrt entstehen auf dem Boden heiterer Erregtheit bei Manischen und manchmal bei Paralytikern wahnhafte *Größenideen*, z. B. in Art der Vorstellung, Kaiser zu sein, ungeheure Reichtümer zu besitzen u. a. m.

Grundsätzlich sind von diesen, vom Affekt her ableitbaren wahnhaften Ideen die echten oder *primären* Wahnideen zu unterscheiden, der *Wahn* im eigentlichen Sinn. Er beruht auf einer krankhaften Veränderung des gesamten Erlebens, der eine Störung des Realitätsbewußtseins zugrunde liegt, d. h. eine Störung im Bedeutungserleben der durch Wahrnehmung, Vorstellung und Erinnerung erfaßten Dinge. Sie erhalten für den Wahnkranken eine neue besondere Bedeutung; die Welt bekommt ein anderes Gesicht. Die Eigenbeziehung zur Umwelt verändert sich. Das wahnhafte Bedeutungserlebnis kann unmittelbar als Wahneinfall, Wahnvorstellung und Wahnerinnerung ins Bewußtsein treten, in der Weise etwa, daß irgendein Gegenstand, ein Ton, ein Wort oder eine Gebärde den Kranken mit einer unerschütterlichen Gewißheit erfüllt, ihm künftige Geschehnisse verkündet oder verborgene Zusammenhänge enthüllt. Manchmal kündigt sich der Ausbruch eines Wahns durch ein unbestimmtes wahnhaftes Ahnen unheimlicher Gefahr an, das sich bis zu Weltuntergangsgefühlen steigern kann. Man bezeichnet dieses Phänomen, das für den Kranken mit dem Erlebnis einer unerträglichen Spannung verbunden ist, als *Wahnstimmung*. Findet der noch gegenstandslose, „leere" Wahn einen Inhalt, so kommt es zur Lösung des Spannungszustandes. Auf diese Weise entsteht die unumstößliche Gewißheit von Verfolgung, Bedrohung, Erhebung, Begnadung usw. Intelligente Wahnkranke bauen manchmal in komplizierter Wahnarbeit ein wohldurchdachtes Wahnsystem aus. Dabei ist die Urteilsfähigkeit der Kranken nicht vernichtet, jedoch im Rahmen der krankhaft veränderten Persönlichkeit ausschließlich in den Dienst des Wahns gestellt, so daß die Wahninhalte der Kritik entzogen sind und nicht der Korrektur durch Erfahrung und Logik unterliegen.

Echte Wahnideen sind durch eine Störung im primären Bedeutungs- und Beziehungserleben entstehende Urteilsfälschungen, die auf Grund einer Persönlichkeitsumwandlung unkorrigierbar sind.

Sie sind charakteristisch für Schizophrenie und kommen hier besonders im Beginn akuter Psychosen vor. Zum System ausgebaut, kennzeichnen sie die als Paraphrenie bezeichnete Verlaufsform. Andeutungsweise zeigen sich primäre Wahnideen auch bei manchen akuten Hirnintoxikationen, so z. B. im Haschischrausch in Form des Bedeutungswahns.

Zwangsideen unterscheiden sich von Wahnideen dadurch, daß der Kranke einsichtig bleibt und das Unsinnige seiner Gedanken erkennt. Mit dem subjektiven Erlebnis des Zwanges drängen sie sich seinem Bewußtsein auf und lassen sich durch keine Willensanstrengung verscheuchen. Sie dominieren — anscheinend grundlos — und sind nicht an mitschwingende Gefühlsuntertöne gekoppelt.

Am häufigsten treten sie in Form von *Zwangseinfällen* auf, die sich als Vorstellungen und Erinnerungen, besonders als Melodien, aufdrängen. Quälend wird das *Zwangsdenken*, das sich etwa als Zählzwang, Kontrollzwang, Grübelzwang usw. äußert. Wird der Zwang erlebt, Unmögliches wider besseres Wissen für wahr zu halten, so spricht man von *Geltungszwang*.

Treten Impulse von Zwangscharakter auf, so bezeichnet man sie als *Zwangsantriebe*. Unter Zwangshandlungen versteht man beispielsweise abergläubische Rituale, die der Abwehr von Unheil dienen sollen.

In Form von Zwangserscheinungen manifestieren sich vom Bewußtsein verneinte, gehemmte, aber nicht voll verdrängte Triebregungen, meist aggressiver oder sexueller Natur. Sie sind deutlich erkennbar in den mit Zwangscharakter auftretenden *Kontrastideen*, in denen z. B. Feindseligkeiten gegen bewußt geliebte Menschen oder sexuelle Vorstellungen in Verbindung mit geheiligten Personen zum Ausdruck kommen. Sie können sich auch als Zwangsantrieb äußern, in ernsten weihevollen Situationen zu lachen oder zu schimpfen. Wenn, wie dies meist der Fall ist, Zwangsideen inhaltlich so umgestaltet sind, daß sie durch Verdeckung der zugrunde liegenden unbewußten Triebregungen auf dem Wege der Verschiebung nicht mehr als verwerflich, sondern als unsinnig und unverständlich empfunden werden, so spricht man von *sekundären* Zwangsideen.

Bei dem Versuch, Zwangsantriebe und Zwangshandlungen zu unterdrücken, entsteht ein Gefühl der Angst, die sich auf ein unerträgliches Maß steigern kann, wenn der Kranke in Gefahr steht, von den bisher im Zwangssymptom aufgefangenen, ihm unbewußten elementaren Triebregungen, über jeden Widerstand des bewußten Ich hinweg, überwältigt zu werden; treten Befürchtungen bestimmten Inhalts an Stelle der unbestimmten Angst, so spricht man von *Phobien*. Erwartungs-, Beobachtungs- und Errötungsphobien sind weit verbreitet. Als schweres neurotisches Symptom treten sie als Platz- und Bodenangst, als Brückenschwindel, Berührungsfurcht und ähnliches in Erscheinung. Phobien sind, wie alle Zwangserscheinungen, Äußerungen von Symbolcharakter, Tarnungen unbewußter Triebregungen, die nicht real befriedigt werden und ins Symptom ausweichen. Ihrem Wesen nach sind sie als Abwehr- und Schutzmaßnahmen zu deuten. Bei schweren Zwangsneurosen sind die alltäglichen Verrichtungen mit zahlreichen Wiederholungen nach genau festgelegten Plänen geregelt.

Andeutungen von Zwangserscheinungen können in Erschöpfungszuständen schon bei Gesunden zu beobachten sein; in ausgeprägter Weise können sie in Depressionen und beginnenden Schizophrenien vorliegen. Meist entwickeln sie sich auf dem Boden einer konstitutionell bedingten Bereitschaft, wie sie für Anankasten anzunehmen ist (s. S. 561).

Störungen des Gedächtnisses

Annähernd alle Eindrücke hinterlassen *Engramme*, die man sich als bleibende Spuren in der Hirnsubstanz vorstellen kann. In ihrer Gesamtheit stellen sie eine Aufzeichnung aller Kenntnisse und Erfahrungen dar, über die ein Mensch verfügt. Sie sind das Substrat der *Gedächtnis*funktion im engeren Sinne. Mit Hilfe der *Merkfähigkeit* wird der geistige verfügbare Besitz ständig vermehrt. Das Vermögen, aus diesem Besitz gegebenenfalls auswählend Vorstellungen zu reproduzieren, bezeichnet man als *Reproduktionsfähigkeit*. Nur ein kleiner Teil der Eindrücke, die in den Gedächtnisbesitz übergehen, kann als bewußte Vorstellung reproduziert werden. Die meisten werden subcortical verarbeitet und setzen sich in allgemeine Dispositionen um, wie Geschicklichkeit, Gewöhnung u. a. m.

Nach anlagemäßigen Voraussetzungen und dem Grade der Übung sind die Gedächtnisfähigkeiten individuell sehr unterschiedlich ausgebildet; auch sind sie für die verschiedenen Bereiche der Wahrnehmung keineswegs gleichförmig, sondern sie können sehr deutlich gestuft sein in dem Sinne etwa, daß die Merk- und Reproduktionsfähigkeit für optisch oder akustisch vermittelte Eindrücke wesentlich voneinander abweichen. Beeinträchtigt sind die Gedächtnisleistungen bei Abnahme der Aufmerksamkeit bzw. Konzentrationsschwäche, also bereits bei Ermüdung und in psychasthenischen Zuständen. Ferner sind sie herabgesetzt in Verbindung mit formalen Denkstörungen, wie Ideenflucht und Denkhemmung, bei krankhaften Veränderungen des Affekt- und Willenszustandes, z. B. bei Apathie, und schließlich, besonders ausgeprägt, bei Bewußtseinstrübung. Gedächtnisstörungen sind ein regelmäßiges Symptom der organischen Hirnerkrankungen. Manchmal sind alle Gedächtnisfunktionen betroffen. Zur Vernichtung des Gedächtnisbesitzes kommt es nur in fortgeschrittenen Stadien; Störungen der Merk- und Reproduktionsfähigkeit sind dagegen ein regelmäßiges Frühsymptom aller diffusen Hirnerkrankungen, wie der Arteriosclerosis cerebri, der senilen Demenz, der Paralyse. Als weniger widerstandsfähig erweisen sich die frischen Eindrucksspuren, sie gehen zuerst verloren, während der Gedächtnisaltbesitz lange haftet, wobei Kindheits- und Jugenderinnerungen sogar besonders lebhaft werden können. Bezüglich der Erinnerungsinhalte ist festzustellen, daß zunächst anschauliche Vorstellungen und Bezeichnungen für Konkreta ausgelöscht werden; Begriffe für Abstrakta dagegen länger erhalten bleiben. Besonders schnell werden Gefühle und Stimmungen vergessen.

Bei manchen Hirnerkrankungen ist überwiegend das Erinnerungsvermögen für zeitliche Vorstellungen beeinträchtigt. Die Orientierung in der Vergangenheit wird unmöglich, wenn das Zeitgitter, in das die Erinnerungsinhalte eingeordnet sind, zerfällt, wie das besonders frühzeitig bei Paralytikern der Fall ist, die sich in ihrer eigenen Vergangenheit nicht mehr zurechtzufinden wissen.

Bei organischen Hirnprozessen, die vorwiegend die Temporallappen befallen, kann dem Kranken isoliert die Fähigkeit verlorengehen, sich auf die Bezeichnungen für richtig erkannte Gegenstände zu besinnen. Diese Form der Reproduktionsstörung bezeichnet man als *amnestische Aphasie*. Umschriebene Krankheitsherde im Gehirn können partiellen Gedächtnisverlust zur Folge haben, d. h. Erinnerungsstörungen für Vorstellungen bedingen, die ausschließlich einem Teilbereich der sinnlichen Wahrnehmung zuzuordnen sind. Solche sektorartigen Gedächtnisausfälle bestimmen die Bilder der motorischen und sensorischen Aphasie, der Alexie und Agraphie, sowie der Agnosien und Apraxien.

Bewußtseinsstörungen, die, wegen der damit verbundenen Merkunfähigkeit, den Neuerwerb von Gedächtnisbesitz unmöglich machen, hinterlassen Lücken im gedächtsnismäßig erfaßten Erlebnisablauf, die man *Amnesien* nennt. Bei schweren Benommenheitszuständen kann die Erscheinung des Ausfalles von Erinnerungen, über die Zeitspanne der Bewußtseinsstörung hinausgreifend, auch für die der Hirnschädigung voraufgehende Zeit zu beobachten sein; d. h. also, es kann bei freiem Sensorium erworbener Gedächtnisbesitz nachträglich ausgelöscht werden. Dieses Phänomen bezeichnet man als *retrograde Amnesie*. Sie ist eine Begleiterscheinung schwerer Hirnschädigungen, wie Contusio cerebri, apoplektischer Insulte, epileptischer Anfälle und Hirnintoxikationen und tritt besonders nach CO-Vergiftungen und schweren Rauschzuständen auf. Gewöhnlich erstreckt sich die retrograde Amnesie auf Zeiträume von Minuten bis Stunden, sehr selten auf Monate bis Jahre. Ist ein Zeitabschnitt aus der weiter zurückliegenden Vergangenheit nachträglich ausgelöscht worden, so handelt es sich immer um eine seelisch bedingte Gedächtnislücke, die man *psychogene Amnesie* nennt. Da ihr eine affektbedingte Verdrängung unangenehmer konflikthafter Erlebnisse zugrunde liegt, kann sie durch Lösung dieser Konflikte beseitigt werden. Bei den seelisch bedingten Gedächtnisausfällen geraten hauptsächlich Erinnerungsdetails in Verlust, während Erlebniszusammenhänge noch vage erinnert werden können. Umgekehrt können bei Gedächtnisstörungen auf organischer Basis unzusammenhängende Einzelheiten reproduzierbar bleiben.

Gedächtnisausfälle sind häufig mit *Erinnerungsfälschungen* gekoppelt. Schon der Gesunde neigt dazu, unsichere Erinnerungen durch bestimmte Vorstellungen zu ersetzen. Werden organisch bedingte Gedächtnislücken, spontan oder auf Anregung hin, mit Erfindungen ausgefüllt, die der Kranke für reale Erlebnise hält, so spricht man von *Konfabulationen*. Vorzugsweise kommen sie bei der durch Alkoholismus, seltener auch durch Arteriosclerosis cerebri, verursachten Korsakowschen Erkrankung zur Beobachtung, die dadurch gekennzeichnet ist, daß, bei verhältnismäßig gut erhaltenem Gedächtnisaltbesitz, die Erinnerung an die jüngste Vergangenheit fehlt und überdies, infolge einer hochgradigen Merkstörung, eine zeitliche und örtliche Desorientierung besteht.

Erinnerungstäuschungen sind meist seelisch verursacht und beruhen darauf, daß unangenehme Erlebnisse durch hereinspielende Affekte und Wünsche in der Erinnerung verfälscht werden. So werden unlustbetonte Erlebnisse schnell vergessen oder positiv umgestaltet, lustvolle bleiben lange lebendig und werden oft, zumal wenn sie dem Geltungsbedürfnis entgegenkommen, gern und in übertreibender Weise erinnert. Fast immer wird die Vergangenheit in der Erinnerung verschönt nacherlebt. Von wesentlicher Bedeutung für Erinnerungsfälschungen ist die Suggestibilität, die besonders bei Kindern und bei Psychopathen sehr ausgeprägt vorhanden sein kann. Eine Steigerung ins Pathologische, wie man sie bei Hysterikern findet, führt zu dem Bilde der *Pseudologia phantastica*, wobei reale Erinnerungen von den immer zweckgerichteten Erfindungen kaum mehr zu unterscheiden sind. *Kryptomnesie* nennt man die verbreitete Erscheinung, daß von anderen übernommene und dann wieder vergessene Vorstellungen später, subjektiv als eigener Einfall erlebt, wieder auftauchen.

Störungen der Intelligenz

Die Intelligenz umfaßt alle geistigen Funktionen, die den Menschen zur Bewältigung seiner Lebensaufgabe befähigen. Im engeren Sinne entspricht sie der Urteilsfähigkeit und ist dem Begriff *Verstand* gleichzusetzen. Verstand bedeutet die Fähigkeit, zu differenzieren, das Wesen der Dinge durch Trennung vom Unwesentlichen begreifend herauszuarbeiten, Begriffe zu bilden und Einsichten zu gewinnen. Die Verstandesleistung ist an bestimmte Voraussetzungen geknüpft, die man als Vorbedingungen der Intelligenz bezeichnet; sie umfassen im wesentlichen den Gedächtnisbesitz an

Kenntnissen und Erfahrungen, den Wissensdrang, die Merk- und Reproduktionsfähigkeit sowie die Sprache. Die Vernunft ist die harmonische Verbindung des Verstandes mit dem Affekt- und Triebleben. Nur bei vernunftgemäßem Verhalten ist der Mensch zur Vorsorge für die Zukunft und zur Eingliederung in die Gemeinschaft befähigt.

Nach der Besonderheit der Prägung unterscheidet man praktische und theoretische, analysierende und synthetisierende, intuitive und deduktive Intelligenzen u. a. m. sowie besondere Begabungen für einzelne Gebiete, etwa Mathematik, Musik, Sprachen usw. Auch dem Grade nach variiert die Intelligenz bereits innerhalb der Norm beträchtlich. Unter Scharfsinn versteht man die höchsten Stufen des differenzierenden Vermögens, während die Fähigkeit intuitiven Überschauens und Erfassens von Zusammenhängen in ihrer Vollendung Genie genannt wird.

Störungen der Intelligenz zeigen sich in Ausfällen an, die sich in allen oder nur in einzelnen ihrer Funktionsbereiche geltend machen können. Man unterscheidet den *Schwachsinn (Oligophrenie)*, wenn Intelligenzdefekte entweder angeboren oder durch Hirnschädigungen im frühen Kindesalter verursacht worden sind, von der *Demenz*, wenn bereits ausgeübte Intelligenzfunktionen, infolge von Hirnerkrankungen, im späteren Leben endgültig verlorengehen. Während beim Schwachsinn der Mangel an Begriffsbildung und Urteilsfähigkeit im Vordergrund steht, werden bei der Demenz überwiegend und zuerst die Voraussetzungen der Intelligenzleistungen, besonders das Gedächtnis, abgebaut.

Intelligenzausfälle können nur dann als pathologisch gewertet werden, wenn, wie beim Schwachsinnigen, durchschnittliche Schul- und Lebensziele nicht erreicht werden, oder, wie beim Dementen, bisher erfüllten Lebensanforderungen nicht mehr genügt werden kann. Von der noch in die Breite des Normalen fallenden Dummheit führen fließende Übergänge zum leichtesten Schwachsinnsgrad, der *Debilität*. Trotz eingeschränkter Urteilsfähigkeit pflegen Debile auf Grund noch ausreichender Gedächtnisfunktionen und formaler Denkleistungen bescheidenen Schul- und Berufsanforderungen noch gerecht werden zu können. Grobes Versagen zeigt sich meist erst bei der häufigen Kopplung von Debilität und psychopathischer Charakteranlage. Ohne scharfe Grenze vollzieht sich der Übergang zur *Imbezillität*, dem ausgeprägten Schwachsinn, wobei die Bildungsfähigkeit durch Einschränkung sämtlicher Intelligenzfunktionen sehr erheblich herabgesetzt ist. Bei Fehlen aller Intelligenzäußerungen spricht man von *Idiotie*. In diesem Falle sind auch die Voraussetzungen zur Ausbildung einer eigentlichen Sprache nicht mehr gegeben.

Versagen sonst normal Begabte in auffälliger Weise auf einem besonderen Gebiet, also beispielsweise im Rechnen, so handelt es sich um eine Erscheinung, die man *partiellen* Schwachsinn nennt. Unter *Verhältnisschwachsinn* versteht man eine nur relative Urteilsschwäche, nämlich ein Intelligenzversagen im Verhältnis zu hohen Anforderungen; meist ist der Tatbestand einer Überforderung der Intelligenz durch geltungssüchtiges Streben gegeben. Ist überwiegend ein Mangel an ethischer Begriffsbildung, als asoziales Verhalten in Erscheinung tretend, zu beobachten, so spricht man von *moralischem Schwachsinn* (moral insanity). Wird Intelligenz nicht geübt, oder fehlt es ihr von vornherein infolge ungünstiger Umweltbedingungen an Auswirkungsraum, so kommt es zu einer Pseudodebilität, dem *sozial bedingten Schwachsinn*.

Schwachsinn leichteren Grades beruht meist auf erblicher Grundlage, in schwerer Form oft auf grober Hirnschädigung, wie sie durch intrauterine Hirnerkrankungen, z. B. Lues congenita, durch Geburtstrauma und Encephalitiden im frühen Kindesalter verursacht sein kann. Bei dem durch endokrine Störungen bedingten Kretinismus und dem auf Keimschädigung beruhenden Mongolismus sind die Intelligenzdefekte auf Entwicklungshemmung zurückzuführen. Idiotie ist oft Folge von Mißbildungen des Gehirns, wie Mikrocephalie oder Porencephalie.

Die Demenz, das Achsensyndrom aller schweren organischen Hirnerkrankungen, ist dagegen stets exogen ausgelöst. Fast immer gehören in das Bild der Demenz, ihr lange vorausgehend, ein neurasthenisches Syndrom mit hyperästhetisch-emotionellen Schwächezuständen, manchmal auch mit Triebabwegigkeiten, oder ein amnestisches Syndrom mit Merk- und Gedächtnisstörungen. Man nennt diese Syndrome nach Bonhoeffer *exogene Reaktionsformen*, zu denen noch die Bewußtseinsstörungen gehören, die aber hauptsächlich bei vorübergehenden organischen Hirnstörungen auftreten.

Als wichtigste Ursachen der Demenz sind in Betracht zu ziehen: Die arteriosklerotischen und traumatischen Hirnschädigungen, die Paralyse, die Epilepsie und die primäre Hirnatrophie in allen ihren Erscheinungsformen (senile Hirnrückbildung, Picksche und Alzheimersche Erkrankung). Bei der arteriosklerotischen, traumatischen, senilen und Alzheimerschen Demenz stehen als Ausdruck der allgemeinen Hirnschädigung das neurasthenische und das amnestische Syndrom im Vordergrund; erst im fortgeschritteneren Stadium leidet die Urteilsfähigkeit, und es kommt zu einer Wesensveränderung der Persönlichkeit. Ist an der Hirnschädigung überwiegend das Stirnhirn beteiligt, so prägen Antriebsstörungen, besonders Aspontaneität und Apathie, das Bild. Bei Paralyse und Pickscher Erkrankung werden schon frühzeitig die basalen, phylogenetisch jüngsten Anteile des Stirnhirns zerstört, wodurch es bei allgemeiner Urteilsschwäche und Enthemmung niederer Triebe zum Persönlichkeitsverfall und zu ethischen Entgleisungen kommt. Für die epileptische Demenz, die Folge des gehäuften Auftretens von Anfällen ist, muß als kennzeichnend das allmählich fortschreitende Versanden aller Intelligenzfunktionen in Verbindung mit der sog. epileptischen Wesensänderung angesehen werden (s. S. 561).

Geistige Defekte bei Schizophrenen sind nicht als Demenz aufzufassen, da eine Beeinträchtigung der Intelligenz im weitesten Sinne durch Veränderung des Realitätsbewußtseins, Initiativstörungen und Kontaktverlust nur vorgetäuscht wird. Auch die vorübergehenden Beeinträchtigungen in der Intelligenzleistung infolge von Bewußtseinstrübungen, psychotischen Verwirrtheitszuständen und formalen und inhaltlichen Denkstörungen fallen nicht unter den Begriff der Demenz.

Auf der Basis von neurotisch bedingter Verdrängung von Intelligenzfunktionen kann es zum Bilde der *Pseudodemenz* kommen. Pseudodemenz entsteht, meist bei hysterischen Psychopathen, in unangenehmen Situationen, z. B. in Untersuchungshaft, als Flucht- oder sonstige zweckbestimmte Reaktion. Bezeichnend für die Pseudodemenz ist ein auffälliger Gegensatz zwischen einem im ganzen geordneten und lebensgerechten Verhalten und einem groben Versagen bei einer Intelligenzprüfung. Von der unbewußten Reaktion führen fließende Übergänge zur Simulation, die oft durch gar zu krasse Übertreibung, also beispielsweise die Behauptung des Kranken, den eigenen Namen nicht zu kennen, oder etwa nicht zu wissen, welche Farbe das Blut habe, leicht diagnostizierbar ist. Besonders typisch für die Simulation sind falsche Antworten aus dem näheren Umgebungsbereich der richtigen Lösung (z. B. $3 \times 3 = 13$). Eine besondere Form der Pseudodemenz ist das Gansersche *Syndrom*, das bei hysterischen Dämmerzuständen beobachtet wird und durch übersteigerte Affekte und kindliches Gebaren

(Puerilismus) gekennzeichnet ist. Das Bild ist dem läppischen Vorbeireden negativistischer Schizophrener ähnlich.

Die auch bei Gesunden unter Einwirkung starker Affekte auftretenden, zeitlich kurz begrenzten Intelligenzstörungen bezeichnet man als *Emotionsstupidität*.

Vegetatives System*

Die Tätigkeit der Organe und Gewebe untersteht einem Ordnungsgefüge vielfältiger Regulationsmechanismen, dem sog. *vegetativen System*. Der gewohnte Weg der Diagnostik versucht krankhafte Organ- und Gewebsveränderungen zu erfassen. Es ist aber für eine umfassende Diagnosestellung nötig ergänzend noch einen anderen Blickwinkel zu wählen, nämlich die Regulationsabläufe in den Mittelpunkt diagnostischer Überlegungen zu stellen. Sie spielen bei den meisten inneren Erkrankungen eine wichtige Rolle: 1. Kann das vegetative System selbst einem Funktionswandel unterliegen; damit treten mannigfaltige, objektivierbare Regulationsstörungen, verbunden mit subjektiven Mißempfindungen ohne nachweisbare Organveränderungen auf (vegetative Dystonie). Da die Höherentwicklung des Menschen ein besonders fein abgestimmtes vegetatives System zur Voraussetzung hatte, liegt in dessen als Zivilisationsschaden gekennzeichneter Überspitzung die Anfälligkeit des modernen Menschen für solche Betriebsstörungen begründet. 2. Können Regulationsstörungen verschlimmernd auf organische Krankheiten einwirken, ja die functio laesa kann sogar zum Ursprung organischer Krankheiten werden. 3. Führen Organerkrankungen zu örtlichen Regulationsstörungen, die ihrerseits die klinisch erfaßbare Symptomatik wesentlich bestimmen, und deren Umfang vom Funktionszustand des vegetativen Systems abhängt.

Der vorwiegend klinische Begriff „vegetatives System" ist nur teilweise an ein morphologisches Substrat gebunden und schließt zum anderen Teil physiologische Vorgänge ein. Im Sinne von FRIEDRICH KRAUS, der diesen Begriff für die unbewußten Lebensvorgänge in Gegenüberstellung zum animalen System schuf, stellt das vegetative System das Betriebsstück zwischen der Person und den Organen dar und umfaßt folgende einzelne Glieder: das Elektrolyt- und Kolloidsystem des Blutes und der Gewebsflüssigkeit sowie die Membranleistungen, die Fermente, vor allem das hormonale System (Gewebs- und Drüsenhormone) und das vegetative Nervensystem. Als übergeordnetes Zentrum faßt das Diencephalon (s. S.579) die einzelnen Regulationsvorgänge zu höheren, sinnvollen Funktionseinheiten (Regulation des Wasserhaushalts, der Fortpflanzung u. a.) zusammen, die das Gesamtverhalten des Organismus bestimmen. Das Diencephalon ist zugleich die Kontaktstelle zum Großhirn, wodurch die wechselseitige Beeinflussung und Verknüpfung von Sinnesfunktionen, Motorik, Psyche und vegetativen Regulationen zustande kommen. Aber die vom animalen Nervensystem bekannte Zentrenhierarchie gilt nicht für das vegetative System; im Gegenteil die Peripherie zeigt eine weitgehende Selbständigkeit.

Einen konstanten Nullpunkt gibt es für die vegetativen Funktionen nicht; die einzelnen Lebensvorgänge machen ein laufendes Pendeln zwischen den beiden polaren Arbeitsgängen — der auf Lebenskampf gerichteten ergotrop-sympathischen und der auf Lebenssorge bedachten trophotrop-parasympathischen Einstellung — erforderlich. Als Notfallsreaktion (CANNON) bei einem besonders intensiven Reiz (Fieberzacke, Herzinfarkt, Operation, Wutausbruch u. a.) kann eine Gesamtumschaltung (F. HOFF)

---

* Bearbeitet von H. WITZGALL.

aller vegetativen Regulationen auf die sympathische Phase mit nachfolgender und gelegentlich auch flüchtig vorangehender parasympathischer Phase erfolgen. Analoge extreme Einstellungen des vegetativen Systems lassen sich im Tierversuch durch Reizung verschiedener Areale des Diencephalons erreichen (W. R. HESS).

Schema der vegetativen Gesamtumschaltung (nach F. Hoff)

1. Phase Übergewicht der sympathischen Phase	2. Phase Übergewicht der parasympatischen Phase
Fieberanstieg, Fieberhöhe	Fieberabfall
Leukocytenanstieg	Leukocytenabfall
Myeloische Tendenz	Lymphatische Tendenz
Abfall der Eosinophilen	Anstieg der Eosinophilen
Reticulocytenanstieg	Reticulocytenabfall
Abfall der Alkalireserve (Acidose)	Anstieg der Alkalireserve
Anstieg des Gesamtstoffwechsels	Abfall der Gesamtstoffwechsels
Anstieg des Serumeiweißes	Abfall des Serumeiweißes
Abfall des Albumin/Globulin- Quotienten	Anstieg des Albumin/Globulin- Quotienten
Anstieg des Blutzuckers	Abfall des Blutzuckers
Abfall des Blutfettes	Anstieg des Blutfettes
Abfall des Blutcholesterins	Anstieg des Blutcholesterins
Anstieg der Blutketonkörper	Abfall der Blutketonkörper
Anstieg des Blutkreatins	Abfall des Blutkreatins
Änderung des K/Ca-Quotienten	Änderung des K/Ca-Quotienten

	sympathischer Arbeitsgang	parasympathischer Arbeitsgang
Stoffwechsel	Förderung der Dissimilation Ausschüttung von Adrenalin, Thyroxin	Förderung der Assimilation. Anregung der Insulinproduktion
Herz und Kreislauf	Zunahme der Herzfrequenz Anstieg des Minuten-Volumens. Engstellung der periph. Gefäße, Ausschwemmung d. Blutspeicher i. Splanchnicusgeb., Verschiebg. d. Blutes in Herz-Lungen-Gehirn-Muskel-Gefäße, Anstieg des Blutdrucks	Abnahme der Herzfrequenz. Abnahme des Minuten-Volumens Erweiterung der Arteriolen, Füllung der Blutgefäße i. Splanchnicusgeb., Drosselung der Muskelgefäße Absinken des Blutdrucks
Lunge	verstärkte Atmungstätigkeit	Atmung flacher, langsamer
Sinnesorgane Gehirn Bewegungs- apparat	gesteigerte Aktivität	Sinnesleistungen weitgehend ausgeschaltet Muskeltätigkeit gedrosselt
Verdauungs- trakt	Ruhigstellung von Motilität u. Sekretion	erhöhte Motilität u. Sekretion v. Speichel-Magen-Darm-Gallen-Saft
Urogenital- system Sexualorgane	Ruhigstellung	erhöhte Schlackenausscheidg. durch d. Nieren

Auch der Tag-Nacht-Rhythmus drückt eine Bevorzugung der einzelnen Einstellung aus. Im allgemeinen aber laufen beide Arbeitsgänge nebeneinander, und äußerst fein ausgesteuerte Regulationseinrichtungen gewährleisten das sinnvolle Zusammenarbeiten der Organe in beiden Arbeitsgängen (Amphotropie). Das organisatorische Prinzip ist ähnlich wie bei der animalen Innervation: jeder Eingriff in das Regulationssystem löst prompt eine Gegenregulation aus mit dem Ziel der Erhaltung des früheren Zustandes, wobei auf Grund des doppelt antagonistischen Prinzips auch die Gegenregulation wieder abgefangen wird, etwa nach dem Modus einer gedämpften Sinusschwingung. Diese Reaktionsketten brauchen bei der vielseitigen Sicherung der vegetativen Vorgänge nicht die gleiche Bahn zu nehmen, sondern können gemischt nerval-hormonal-humoral ablaufen. Im physiologischen Bereich erfolgen somit die Steuerungen mit einer gleitenden Schaltung. Übersteigt der Eingriff in das vegetative System jedoch das physiologische Maß kommt es zur Vergrößerung der Amplitude des Pendelausschlags, und die Umschaltung kann im Sinne eines Umkipp-Phänomens (nach SELBACH) erfolgen.

Die vegetativen Regulationsvorgänge werden über das Großhirn in Gang gesetzt durch die Umwelt (Temperatur, Nahrung, Durst, Arbeit, Ruhe u. a.) und durch seelische Einflüsse infolge der engen Verbundenheit zwischen Vegetativum und Psyche; sie werden weiterhin gesteuert durch Rückwirkung der regulierten Organe und Gewebe. Das individuelle Gepräge der Regulationen hängt ab von der vorgegebenen Beschaffenheit des vegetativen Systems (Disposition).

Sind die Reize, die über die Umwelt, Psyche oder Organe (Erkrankung) auf die vegetativen Regulationen einwirken, zu brüsk und lang andauernd oder treten in den einzelnen Gliedern des vegetativen Systems selbst pathologische Veränderungen auf, so kann ein *Funktionswandel* des vegetativen Systems eintreten, der zu gestörten Regulationsabläufen führt. Diese für den Funktionswandel *ätiologischen* Faktoren sind im einzelnen:

I. Veränderungen im vegetativen System:
   1. Traumatische, entzündliche oder vasculäre Schädigung des Diencephalons, z. B. Commotio, mikromechanische Schädigung (bei Boxern, Motorradfahrern), Encephalitis (Grippe!).
   2. Schädigung des vegetativen Nervensystems (Kausalgie nach Verletzung, Neurombildung, Vitamin B-Mangel, Irritationszentren wie bei Cervical-Syndrom, Narbenfelder, Wanderniere — s. S. 188 u. 584).
   3. Endokrinopathien (z. B. Hyperthyreose, Hyperfollikulinie, Klimakterium).
   4. Mineralhaushaltsstörungen (z. B. Veränderung des K/Ca-Quotienten, Eisenmangel).
   5. Lange anhaltende Mangelernährung (Heimkehrer) und Avitaminosen.

II. Verschiebung der Reizschwelle (Senkung oder Erhöhung) der vegetativen Regulationen und dadurch Abwandlung der Reizbeantwortung durch:
   1. Umweltfaktoren: laufende optische und akustische Reize, Klima- und Wetterfaktoren, mangelnde Erholung durch zu wenig Schlaf und Urlaub, körperliche Überbeanspruchung, aber auch Trainingsabbruch.
   2. Psychische Schäden: vor allem durch seelische Dauerreize (Sorge, Kummer, Kränkung), durch geistige Überbeanspruchung und Hast.
   3. Toxische Substanzen: z. B. Strychnin, Nicotin, Coffein, Weckamine, Entzug von Alkaloiden.

4. Akute und chronische Infektionen: dabei kann auch die Herdinfektion eine Rolle spielen, ohne daß ihr der in den letzten Jahrzehnten dominierende Einfluß eingeräumt werden darf.

5. Anhaltender Schmerz.

III. Erkrankungen innerer Organe:

Sie führen im allgemeinen zu örtlich begrenzten Regulationsstörungen.

Gewöhnlich sind mehrere Gründe für einen Funktionswandel des vegetativen Systems verantwortlich, und nicht immer muß der letzt auslösende der wichtigste sein. Außer diesen ätiologischen Faktoren sind *dispositionelle* Faktoren von großer Bedeutung: Konstitution und Alter bestimmen das Kolorit der Störung. Die Neigung zu Regulationsstörungen liegt vor allem in der Persönlichkeit begründet; damit spielen Charakter, Milieufaktoren, besonders aber Erziehung und Training eine wichtige Rolle.

Bei einem *Funktionswandel* reagiert das vegetative System nicht mehr adäquat auf die gestellten Anforderungen und beantwortet pathogene, schließlich sogar physiologische Reize unzweckmäßig oder widersinnig. Damit sind mannigfaltige körperliche und psychische Mißempfindungen verbunden. Der zugehörige klinische Symptomenkomplex ist am besten als veränderter „Zustand" charakterisiert mit fließenden Übergängen vom Normalen bis zur echten Krankheit. Leichtere Störungen werden oft als „vegetative Labilität" bezeichnet, während sich für ausgeprägte Störungen unter vielen Synonyma die Benennung *„vegetative Dystonie"* durchgesetzt hat, obwohl gerade in dieser Bezeichnung das Dynamische nicht zum Ausdruck kommt. Die häufigsten *Beschwerden* sind: Schlaflosigkeit, inneres Getriebensein bis zur Platzangst, Konzentrationsschwäche oder übertriebene Müdigkeit, Antriebsmangel, allgemeines Unsicherheitsgefühl, Stimmungslabilität, Depression; Überempfindlichkeit gegen Sinnesreize, Augenflimmern, Kopfschmerzen, Schwindel; Kloß- und Schnürgefühl im Hals, das Gefühl über einen bestimmten Punkt nicht wegatmen zu können; Herzsensationen wie Jagen, Klopfen, Stolpern, stenokardische Beschwerden; Appetitlosigkeit, trockene Lippen, Übelkeit, Sodbrennen, Schmerzen im Oberbauch, Obstipation oder Durchfälle; kalte, kribbelnde Extremitäten, tanzende Beine, Neigung zu Schweißausbrüchen; Potenzstörung, Dysmenorrhoe; verändertes Ansprechen auf Coffein, Alkohol, Schlafmittel; Neigung zu allergischen Krankheiten. Einen Hinweis geben folgende *Untersuchungsbefunde:* leichte Temperatursteigerung, gesteigerte Schmerzempfindung (Schmerzangabe bei mittelstarkem Druck auf Proc. mastoidei); verstärkter Dermographismus, blasse oder besonders gerötete Haut, Akrocyanose; lebhaft spielende oder enggestellte Pupillen, Lidflattern bei lockerem Lidschluß, pos. Chvosteksches (III)-Zeichen; glanzlose, ausfallende Haare, brüchige Nägel, rissige Lippen, periodische Ödemneigung; Tachykardie oder Bradykardie mit respiratorischer Arrhythmie, Extrasystolen; beschleunigte Atmung oder Cheyne-Stokes-Atemtyp vor allem beim Einschlafen; Druckempfindlichkeit im Epigastrium, auffallende Plätschergeräusche im Darm; gesteigerte Sehnenreflexe, feinschlägiger Tremor, Muskelfibrillieren; Lymphocytose.

Die Diagnose läßt sich auf Grund genauer, gezielter Anamnese und der Summation hinweisender Befunde stellen. Für die Differentialdiagnose ist der Ausschluß organischer Krankheiten wichtiger als das Heer der angegebenen *Funktionsproben:*

Eine nähere Prüfung erfordert der Kreislauf: Erkennung einer orthostatischen Regulationsstörung durch die Stehfunktionsprüfung nach SCHELLONG (I) (s. S. 82); Verschwinden typischer vegetativer Zeichen im EKG unter Belastung oder nach medikamentöser Behandlung. Der Grundumsatz kann mäßig gesteigert sein, wobei die Diskrepanz zum normalen Radiojodtest auffällt. Alle sonstigen Methoden quantitativer Messung: Histamin- und Adrenalin-Intracutantest, Registrierung der Schweißbildung, des Muskelfibrillierens u. a. liefern kein bindenderes Ergebnis als die exakte ärztliche Untersuchung. Die Belastung mit Sympathico- bzw. Parasympathicomimetica (Adrenalin, Pilocarpin) kann über den speziellen Typ der Regulationsstörung Auskunft geben, der aber bereits durch die klinischen Zeichen offenbar wird. Genaueren Einblick gewährt sie zudem nur bei Dosierungen an der Schockgrenze, die sich für Routineuntersuchungen verbieten. Die vielen auf Wasserhaushalt und Stoffwechsel (z. B. Dextrose-, Insulinbelastung), Mineralhaushalt (AT 10-Versuch) und hämatopoetisches System (z. B. Reaktion auf Reizstoffe) gerichteten Funktionsprüfungen kranken an der physiologischen Schwankungsbreite der Methoden und an der gleitenden Reaktionslage des vegetativen Systems, so daß leichte Versuchsabweichungen nur gewertet werden dürfen, wenn sie sich bei öfterer Wiederholung als konstant erweisen. Eindeutig pathologische Ausfälle dagegen sprechen für organische Störungen. Interessant ist, daß diese Funktionsproben in den letzten Jahrzehnten auch zur Erkennung herdinfektionsbedingter Erkrankungen herangezogen wurden, deren Nachweis jedoch hierdurch ganz unmöglich ist.

Wie aus Beschwerden und Untersuchungsbefunden hervorgeht, ist das klinische Bild der vegetativen Dystonie sehr vielgestaltig; deswegen wird immer wieder versucht aus didaktischen Gründen und zur Therapieanleitung *Untergruppierungen* zu schaffen. So gibt die Ähnlichkeit mancher klinischer Bilder mit echten Endokrinopathien Veranlassung hyperthyreotische, addisonistische, tetanoide Formen herauszustellen (Differentialdiagnose gegen Hyperthyreose, Addison, Tetanie s. dort). EPPINGER und HESS haben 1909 den Begriff der Vagotonie geschaffen, der die Sympathicotonie gegenüberzustellen ist; v. BERGMANN lehnte dagegen die Möglichkeit einer Typisierung ab und beschränkte sich auf die allgemeine Bezeichnung vegetative Stigmatisation. Diese Auseinandersetzung dauert bis heute fort.

Eine moderne, heute häufig angeführte Unterteilung (BIRKMAYER und WINKLER) stellt solche Bilder mit extremer einseitiger Verschiebung der vegetativen Regulationen heraus. Die *sympathische Hypertonie* kennzeichnet den im Dauerzustand größter Anspannung verharrenden Menschen, vergleichbar mit dem Autofahrer, der in übermäßigem Tempo eine belebte Verkehrsstraße befährt ohne die notwendige Entspannungsphase. Als Zeitkolorit ist dieser Zustand verantwortlich für die Vorverlegung der Kreislaufkatastrophen (Herzinfarkt, Schlaganfall). Die *sympathische Hypotonie* kennzeichnet den Dauerzustand der reaktiven Erschlaffung. Die *parasympathische Hypertonie* ruft Bilder vorwiegender Organmanifestation hervor, entsprechend der dezentralisierten Schaltung des Parasympathicus. Sie entspricht mehr dem Zeitkolorit der Jahrhundertwende. Die *amphotone Spannungsstörung* betrifft beide Systeme zugleich. Bei diesen Bildern sind die vegetativen Regulationen einseitig verschoben, und eine gewisse Einheitlichkeit der Reaktion ist noch erhalten. Dagegen ist die *vegetative Ataxie* durch völlig unberechenbaren Ablauf jedes einzelnen reflektorischen Vorgangs im vegetativen System gekennzeichnet. Während also z. B. bei sympathischer Hypertonie die subcutane Adrenalinbelastung (1 mg, Frauen 0,75 mg) gleichzeitig überschießend Leukocytose, Blutzuckeranstieg, Erhöhung des Minutenvolumens, Temperatursteigerung auslöst, verlaufen diese einzelnen Regulationen bei der vegetativen Ataxie unterschiedlich, teilweise sogar paradox. Diese dissoziierte Regulationsstörung wird auf eine besondere Beteiligung des Diencephalons bezogen.

Endlich werden vegetative Regulationsstörungen nur nach klinischen Teilsyndromen: pulmonale Dystonie, Kreislaufschwäche, vegetativ-endokrines Syndrom der Frau, nervöse Magenbeschwerden u. a. benannt. Gerade bei diesen auf einzelne Organe oder Organsysteme beschränkten Regulationsstörungen ist der Ausschluß einer organischen Krankheit wichtig, denn einerseits kann ein sich immer wiederholender pathologischer Reflexablauf in einem Organ zu morphologischen Veränderungen führen. Andererseits, und zwar noch häufiger, können sich Regulationsstörungen eines labilen vegetativen Systems am Locus minoris resistentiae lokalisieren und somit das erste Zeichen einer beginnenden organischen Krankheit darstellen. Bei vielen Erkrankungen des Magen-Darm-Traktes, des Gefäßsystems u. a. ist es, wenn sie isoliert auftreten, oft recht schwer, rein funktionelle Störungen abzugrenzen; meist sind organische und funktionelle Komponente gegeneinander abzuklären. So können z. B. präcordiale Beschwerden bei intakten Coronararterien rein vasomotorisch (funktionell) bedingt sein; dahinter kann sich aber auch eine schwere Coronarsklerose verbergen, und in der Mehrzahl der Fälle sind die Beschwerden die Resultante aus organischer Gefäßveränderung und begleitender Regulationsstörung (Abb. 125).

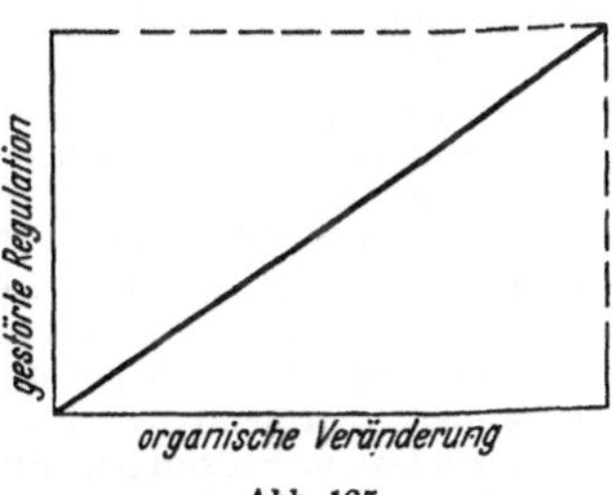

Abb. 125

Diese funktionelle Komponente zu erfassen, erfordert den Funktionszustand des gesamten vegetativen Systems zu beurteilen und alle ätiologischen und dispositionellen Faktoren abzuschätzen, die zu einem Funktionswandel im vegetativen System führen können. Nur so wird die Diagnose umfassend und ermöglicht eine den ganzen Menschen berücksichtigende Therapie einzuleiten.

Diencephalon

Die Bezeichnung Diencephalon (Zwischenhirn) wird häufig für das übergeordnete vegetative Zentrum gebraucht, wenngleich sich dieses für die neurovegetativen und neurohormonalen Vorgänge wichtige Zentrum hauptsächlich auf die Regio subthalamica (Hypothalamus) beschränkt, die an der Hirnbasis vom hinteren Rand des Chiasma opticum bis zu den Corpora mamillaria reicht.

Die Aufgabenstellung und Bedeutung des Diencephalons ist bis heute noch nicht völlig erforscht. Es ist als die zentrale Stelle zu betrachten, wo Großhirntätigkeit und emotionelle Vorgänge mit den vegetativen (neurohormonalen) Regulationen koordiniert werden. Zum Stammhirn, in dem die nervösen Regulationen zu Funktionseinheiten zusammengefaßt sind, besteht eine anatomisch noch nicht klar übersehbare Verbindung. Die Umschaltung auf das hormonale System erfolgt über die Hypophyse. Wenn auch dem Zwischenhirn eine gewisse Oberaufsicht über die vegetativen Regulationen einzuräumen ist, so gilt die Ansicht, daß es diktatorisch alle Lebensvorgänge bestimme, oder daß gar eine Reihe interner Erkrankungen als Diencephalosen einzureihen seien, als überholt.

Nicht minder schwierig ist die Beurteilung *krankhafter Störungen*. Einerseits können auf das Zwischenhirn bezogene vegetative Regulationsstörungen wie die vegetative Ataxie (s. S. 578) oder zentral bedingte Endokrinopathien (s. S. 590) ohne morphologisch faßbare Veränderungen einhergehen; andererseits müssen organische Erkrankungen des Zwischenhirngebietes (Tumoren, entzündliche, gefäßbedingte Krankheiten) keine schwereren Ausfälle oder Regulationsstörungen zur Folge haben, denn das Restitutionsvermögen des peripheren vegetativen Ordnungsgefüges nach totalem Ausfall der Zwischenhirnfunktionen ist sehr groß, und die Umstände (morphologischer oder pathophysiologischer Art), die zu einer diencephal bedingten Dauerstörung führen, sind nicht genügend bekannt. Die Inkonstanz der Symptome und die bunte Fülle der Verkoppelungsmöglichkeiten machen deswegen die Diagnose einer hypothalamischen Schädigung besonders schwierig.

1. *Vegetative* Zeichen: Störung des Schlaf-Wach-Cyclus, des Wasserhaushalts (Nycturie, paroxysmale Oligurie, Diabetes insipidus), der Thermoregulation (mit Antipyretica mangelhaft zu beeinflussendes Fieber, Diskrepanz zwischen Haut- und Innentemperatur), der Schweißsekretion in einzelnen Körperarealen, der Blutzusammensetzung (Serumeiweißgehalt, Eosinophilie), Stammfettsucht oder Magersucht, Stoffwechselstörungen.

2. *Neurologisch* lassen sich raumverdrängende Prozesse außer durch Spezialuntersuchungen (Encephalographie) nur durch Nachbarschaftssymptome (Chiasma opticum, Oculomotoriuskern, Hirnnerven I-III) erfassen. Entzündliche und gefäßbedingte Krankheiten können von extrapyramidalen Störungen begleitet sein.

3. Störungen der *Psyche* (Antriebsschwäche, Benommenheit, maniakalische Zustandsbilder, Witzelsucht, Hunger, Durst, Sexualtrieb) sind oft vorhanden, aber nicht ausschließlich für das Diencephalon typisch.

4. *Endokrine* Störungen: Störungen der Sexualfunktion und des Längenwachstums. Wechselwirkung mit der Hypophyse s. S. 589.

Vegetatives Nervensystem

Das vegetative Nervensystem (vNS) ist anatomisch und funktionell eng verbunden mit dem cerebrospinalen Nervensystem. Seine räumlich getrennte Besprechung an dieser Stelle ist nur gerechtfertigt durch seine Stellung als dominierendes Regulationsprinzip innerhalb des vegetativen Systems. Die Eigentümlichkeit des vNS gegenüber dem cerebrospinalen besteht in der Einschaltung ganglionärer Zwischenstationen im efferenten Schenkel, der damit aus 2 Neuronen zusammengesetzt ist. Dabei treffen auf eine präganglionäre mehrere postganglionäre Fasern. Aus didaktischen Gründen wird das vNS auch heute noch in Sympathicus und Parasympathicus gegliedert. In anatomischer Beziehung bestehen für diese Zweiteilung Schwierigkeiten, da sich das *intramurale Nervensystem* der einzelnen Organe morphologisch nicht zuteilen läßt; es besteht aus Ganglienzellen und vielgestaltigen kleinen Fasergeflechten, die die Überleitung der Erregung auf die Erfolgsorgane gewährleisten. Nach der Kontaguitätstheorie sind die aufgeteilten Endfasern noch entsprechenden Neuronen zugeteilt, nach der Kontinuitätstheorie besteht ein synzytiales peripheres Netzwerk, das Gefäße und Gewebe — praktisch alle Zellen — kontinuierlich durchzieht (Terminalreticulum). Bei physiologischer Betrachtungsweise entstehen für die Zweiteilung Schwierigkeiten, da die Überträgerstoffe nicht einheitlich zugeteilt sind. Sämtliche präganglionären Fasern sind cholinerg, d. h. die Erregungsübertragung erfolgt durch Freisetzung von Acetylcholin; ebenfalls cholinerg sind fast alle postganglionären parasympathischen Fasern. Die meisten postganglionären sympathischen Fasern sind adrenerg, d. h. die Erregungsübertragung erfolgt durch Nor-Adrenalin und Adrenalin. Als Ausnahmen sind postganglionäre sympatische Fasern für die Schweißdrüsen, einzelne Fasern für Gefäße und die zuführenden (präganglionären!)

Fasern zum Nebennierenmark cholinerg, andererseits finden sich auch im parasympathischen System vereinzelt adrenergische Fasern (z. B. im N. Vagus). So spricht eine physiologisch ausgerichtete Einteilung vom adrenergischen und cholinergischen Nervensystem, dem möglicherweise für die postganglionären Neurone noch ein histaminergisches Nervensystem (Vasodilatation, Schweiß- und Piloarrektionshemmung) zuzugesellen ist.

Der *Sympathicus* als thorakolumbaler Teil des vNS kann im anatomischen Sinn als einheitlicher Begriff definiert werden. Seine spinalen Ganglienzellen sind in den Seitenhörnern des Rückenmarksgraues von C_8—L_3 als Nucleus sympathicus nachweisbar. Der periphere Teil umfaßt die beiden paravertebral gelegenen Grenzstränge sowie die Vielzahl der unpaaren und paarigen prävertebral und weiter peripher gelegenen Eingeweideganglien und Nervenplexus. Die Verbindung mit den Rückenmarkszentren stellen die markhaltigen Rr communicantes albi dar, die zusammen mit den motorischen Wurzeln über die Vorderhörner austreten und zum Grenzstrang gelangen. Hier erfolgt z. T. die Umschaltung auf postganglionäre Fasern, die sich als sehr markarme Rr communicantes grisei wieder den Spinalnerven anschließen und mit diesen als gemischte Nerven ihren Bestimmungsort (Knochen, Haut, Muskeln) erreichen. Ein Teil der Fasern für Eingeweide und Gefäße wird jedoch erst in den prävertebralen Eingeweideganglien (z. B. Nn splanchnici) oder sogar erst in Nähe der innervierten Organe umgeschaltet.

Der *Parasympathicus* läßt die Einheitlichkeit eines solchen Aufbaus vermissen. Die im kranialen und sakralen Abschnitt des vNS entspringenden Fasern bilden keine selbständigen Nerven, sondern schließen sich anderen Hirn- und Rückenmarksnerven (Nn oculomotorius, facialis, intermedius, glossopharyngicus, vagus; Nn pelvici) an. Die präganglionären Fasern des Parasympathicus sind sehr lang, die Umschaltung erfolgt im allgemeinen erst an den innervierten Organen, so daß bei Störungen isolierte Organmanifestation im Vordergrund steht, während der Sympathicus infolge seiner weiter zentral gelegenen ganglionären Umschaltstellen zu Kollektivreaktionen neigt und Störungen weniger organgebunden sind. Symbolhaft wird deswegen der Parasympathicus mit den Tasten eines Klaviers, der Sympathicus mit dem Pedal verglichen.

Das konstruktive Bauelement des vNS ist, wie im cerebrospinalen Nervensystem, der Leitungsbogen bestehend aus afferentem und efferentem Schenkel mit Schaltstellen zwischen beiden Schenkeln. Die ausgeprägte *Reflexbereitschaft* ist ein besonderes Kennzeichen des vNS. Bereits innerhalb des Verzweigungsgebietes postganglionärer Fasern treten Axonreflexe auf; je weiter zentral die Schaltstelle liegt, desto größer ist die Ausdehnung des Reflexgebietes. Man unterscheidet: viscero-viscerale Reflexe, die zu gegenseitiger Beeinflussung innerer Organe führen können (z. B. Anurie bei Harnleiterstein, Magenmitbeteiligung bei Gallenblasenerkrankung); visceromotorische Reflexe (z. B. Bauchdeckenspannung bei peritonealen Erkrankungen) und viscero-sensible Reflexe, die sich als lokale Hauthyperalgesie (Headsche Zonen) bei inneren Erkrankungen zeigen und umgekehrt bei der örtlichen Wärmebehandlung ausgenutzt werden. Die koordinierenden Zentren können im Rückenmark liegen. Falls Funktionsabläufe über mehrere weiter entfernte Rückenmarkssegmente geschaltet werden, werden die Regulationsmechanismen auf suprasegmentärer Ebene in den übergeordneten Zentren der Medulla oblongata und des Pons zu Funktionssystemen synchron geschaltet (Kreislauf, Atmung, Husten-Nieß-Reflex).

In den einzelnen Organfunktionen verhalten sich Sympathicus und Parasympathicus antagonistisch (s. Tabelle).

Wirkungen der vegetativen Nerven
(Nach REIN-SCHNEIDER: Einführung in die Physiologie des Menschen
12. Aufl.)

Organ	Symphathicus	Parasympathicus
Herz:	Förderung	Hemmung
Reizbildung	beschleunigt	verlangsamt
Überleitungszeit	verkürzt	verlängert
Kraft der Kontraktion		
Vorhof	erhöht	vermindert
Kammer	erhöht	—*)
Gefäße:	im allgemeinen Tonuserhöhung	im allgemeinen Tonusabnahme
Haut	Verengerung	—
Muskel	Verengerung und Erweiterung	—
Zunge	Verengerung	Erweiterung
Coronarien	?	?
Gehirn	geringe Verengerung (nur weiße Substanz)	Erweiterung
Lunge	geringe Verengerg.	geringe Erweiterung und Verengerung
Bauchgefäße	Verengerung	
Leber	Depotentleerung	
äußere Genitalien	Verengerung	Erweiterung (Erektion)
andere glatte Muskulatur:		
Darm	Hemmung	Förderung
Sphinct. ani int.	Kontraktion	Erschlaffung
Bronchen	Erschlaffung	Kontraktion
Arrectores pilorum	Kontraktion	—
Blase (Detrusor)	Erschlaffung	Kontraktion
Sphinct. int. und Trig.	Kontraktion	Erschlaffung
Vasa deferentia	Kontraktion (Ejaculation)	
Uterus	Erschlaffung	
gravid	Kontraktion	
Auge Pupille	Erweiterung (Dilatat. +)	Verengerung (Sphincter +)
Ciliarmuskel	Erschlaffung	Kontraktion
Oberlid (M. tarsi)	Kontraktion	—
Drüsen:		
Schweißdrüsen	Sekretion (cholinerg)	—
Speicheldrüsen	geringe muköse Sekretion	Sekretion
Magen-Pankreas-Darmdrüsen		Sekretion
Tränendrüsen		Sekretion
Leber	Glykogenolyse	
Nebennierenmark	Ausschüttung (präganglionär cholinerg)	
Pankreasinseln		Ausschüttung

* bei — keine Innervierung

Ausfallserscheinungen nach Zerstörung von Leitungsbahnen des vNS sind von weit weniger eingreifender Wirkung als im cerebrospinalen Nervensystem, wo es zur Degeneration der Effektorzelle (quergestreifte Muskulatur) kommt. Die Peripherie verfügt im vNS über eine, wenn auch in ihrer Funktionsbreite eingeschränkte Automatie. Außerdem besteht eine große Anpassungs- und Kompensationsfähigkeit gemäß des im morphologischen Aufbau bereits erkenntlichen Dezentralisationsprinzips. Die Grenzstrangdurchtrennung oder die Vagotomie haben nur einen vorübergehenden Effekt auf die Regulation der betroffenen Organe. Ein charakteristisches Ausfallssyndrom, das bei der therapeutischen Anwendung der Novocainblockade des Ganglion stellatum, seltener bei krankhaften Veränderungen des vorderen Haslsympathicus (bis einschl. D_2) auftritt, ist das Horner-Syndrom: Miosis, schmaler Lidspalt, Enophthalmus, verminderte Spannung des Bulbus. Im allgemeinen sind Ausfallserscheinungen im Gebiet des vNS ein Teilproblem der neurologischen Diagnostik von Rückenmarkserkrankungen. Zu ihrer Erkennung können folgende Prüfungen herangezogen werden:

Die *Schweißsekretion* läßt sich durch den Minorschen Schweißversuch exakt testen: Der ganze Körper wird mit einer jodhaltigen alkoholischen Flüssigkeit eingepinselt (Jodi puri 15,0, Ol. Glycerini 100,0, Spir. Vini 900,0). Nach Verdunsten wird überall feine Stärke mittels eines großen Quastes aufgepudert. Verabreichung von Aspirin oder Erwärmen unter dem Lichtbogen. Die Schweißsekretion stellt sich durch schwarze Verfärbung dar. Anhydrosis ist ein im allgemeinen bleibendes Zeichen unterbrochener vegetativer Leitungsbahnen.

Die *Pilomotorenreaktion* (Gänsehaut) wird mittels des zentralen Pilomotorenreflexes geprüft: nach Kneifen oder Kälteeinwirkung am Trapeziusrand entsteht eine entsprechende Reaktion in der homolateralen Körperhälfte.

Vasoconstriction und *Vasodilatation* lassen sich in der lokalen Rot- oder lokalen Weißreaktion bei der Prüfung des Dermographismus unterscheiden. Auch die *Trophik* der Haut (Hautdurchblutung, Epidermisabschilferung), Nagel- und Haarwachstum, Ödembildung können einen Hinweis auf die Funktion des vNS geben.

Reizphänomenen innerhalb des vNS kommt eine wesentlich größere klinische Bedeutung zu als den Ausfallserscheinungen. Dabei beeinflussen sich allgemeine Tonuserhöhungen im sympathischen oder parasympathischen Bereich (s. Funktionswandel des vegetativen Systems S. 576) und örtlich ausgelöste Reizphänomene gegenseitig. Eine Tonuserhöhung des Parasympathicus läßt sich durch erhöhte Reflexbereitschaft beim Bulbusdruck- und Carotissinusdruckversuch nachweisen. Die übliche Verlangsamung der Pulsfrequenz kann sich dabei bis zum vorübergehenden Herzstillstand (Vorsicht!) steigern. Ein ähnliches Zeichen ist die ausgeprägte respiratorische Arrhythmie: d. h. Pulsverlangsamung bei Exspiration und -beschleunigung bei Inspiration. Zeichen für die Tonussteigerung im Sympathicusgebiet sind Puls- und Atmungsbeschleunigung, Schweißneigung, Neigung zu Vasoconstriction (kalte Hände und Füße, Migräne), Überempfindlichkeit gegen Reize. Dabei kommt es auch zum Phänomen der Irradiation. *Irradiation* ist die Ausstrahlung eines örtlich gesetzten Reizes auf weitere Gebiete und spielt vor allem im sensiblen Bereich bei der Schmerzempfindung eine wesentliche Rolle. Zur Erklärung kann die Ganglienzelle mit einem elektrischen Halbleiter verglichen werden, d. h. sie gibt gewöhnliche Reize nur zentripetal bzw. -fugal weiter. Bei besonderer Erregbarkeitssteigerung oder besonders starker Erregung leitet sie auch auf andere benachbarte Ganglienzellen über. Dieses Phänomen der Irradiation spielt auch im vNS, vor allem im Sympathicusbereich, eine wichtige Rolle. Bei Schmerz kann es zur Ausweitung durch Mitempfindung über andere afferente Bahnen kommen (Gallenkolik als Angina pectoris, Bauchschmerzen bei Wanderniere). Darüber hinaus kann ein Reiz vom afferenten Schenkel auf efferente Bahnen überspringen, und damit eine Kettenreaktion ausgelöst werden: Schlag auf die Brust — Migräneanfall, Fingerquetschung — Herzinfarkt, abdominelle Prozesse — Hustenreiz.

Lokale Reizerscheinungen im vNS sind 1. im *afferenten* Schenkel der *vegetative Schmerz.* Er unterscheidet sich vom cerebrospinalen Schmerz durch Schmerzcharakter und -intensität (schwer definierbare Mißempfindung bis zu qualvollem Brennen, langsam einsetzend und lang anhaltend ohne schmerzfreie Intervalle) sowie durch seine Topik (Begrenzung nicht segmental, am ehesten noch der Ausbreitung der Gefäße entsprechend). Typisch ist seine Verstärkung durch psychische, optische und akustische Reize (nachts schmerzfrei). Differentialdiagnostisch wichtig ist sein Verschwinden nach temporärer Sympathicusausschaltung. Peripher ausgelöste vegetative Schmerzen treten z. B. bei Glomustumoren (Nagelbett der Finger und Zehen, Ellbogen und Kniegelenke) und nach Nervenverletzungen besonders des N. medianus und N. tibialis (Kausalgie) auf. Unklare Schmerzzustände im Gesicht (Sympathalgia facialis) und im Bereich des oberen Körperviertels (Quadranten-Syndrom, s. unten) werden heute ebenfalls auf Irritation der vegetativen Nerven bezogen. 2. Im *efferenten* Schenkel: *vaso-motorische Störungen*, die sich teils als Vasoconstriction, teils als -dilatation oder als kombinierte Störung zeigen. So führen z. B. Störungen im Plexus brachialis durch eine Halsrippe oder Erkrankungen von Nerven, die vegetative Fasern führen, zu begleitenden vasomotorischen Erscheinungen. Auf der anderen Seite lösen bei der engen Beziehung zwischen vNS und regulierten Organen rückläufig auch Gefäßveränderungen Vasoconstriction (Angiospasmen) aus. Beteiligung des vNS ist anzunehmen bei Morbus Raynaud, Erythromelalgie, Akrocyanosis, Digiti mortui. Zu Störungen im efferenten Schenkel gehören auch Veränderungen der *Trophik*, wobei heute im allgemeinen angenommen wird, daß diese nicht nur auf Veränderungen der Durchblutung, sondern auf Störungen eigener trophischer Fasern beruhen. Als solche gelten Hyperkeratosen, Glanzhaut, Nagelveränderungen, Mal perforans, trophische Gelenkveränderungen. Möglicherweise besteht ein Zusammenhang mit dem vNS auch bei Sklerodermie, Sudeck-Atrophie, Dupuytren-Kontraktur, Periarthritis humeroscapularis.

Ein sehr häufig vorkommendes klinisches Bild, das alle diese Reizphänomene einschließen kann, ist das *Cervical-Syndrom.* Der Begriff umfaßt alle neurologischen Symptome, die durch Beeinflussung des cerebrospinalen und vNS infolge Veränderung der Halswirbelsäule (Massenverschiebung einer Bandscheibe, Osteochondrose, Spondylosis deformans) ausgelöst werden. In seltenen Ausnahmefällen kann das Halsmark selbst betroffen werden, und können Systemerkrankungen ähnliche neurologische Bilder entstehen. Werden die Spinalwurzeln in Mitleidenschaft gezogen, kommt es zu entsprechenden radiculär angeordneten, motorischen oder sensiblen Ausfällen in der Peripherie (Armgebiet s. S. 512). Die Mehrzahl der Patienten weist aber nur Symptome auf, die durch Reizung des hinteren Halssympathicus bedingt sind. Dieser bildet als N. vertebralis das Fasergeflecht um die in enger Nachbarschaft an den Spinalwurzeln entlangziehende A. vertebralis; er begleitet diese Arterie ins Gehirn, versorgt die HWS und ist mit dem übrigen Sympathicus über das Ganglion stellatum verbunden. Die durch Irritation dieses sympathischen Geflechtes zustande kommende Symptomatik hängt vom jeweiligen Sitz der HWS-Veränderungen und von der allgemeinen

Tonuslage im Sympathicus ab. In besonders ausgeprägten Fällen treten Beschwerden im ganzen oberen (meist linken) Körperviertel auf: sog. Quadrantensyndrom. Störungen im afferenten Bereich zeigen sich als Paraesthesien und Schmerz. Charakteristisch für den sympathicusbedingten Schmerz im Armbereich ist seine manschettenförmige Begrenzung, die weder einem Nervenverlauf noch einem sensiblen Wurzelbereich zuzuordnen ist. Vasomotorische Störungen können alle einschlägigen Gefäßgebiete betreffen: die Migraine cervicale ist kenntlich an der mit der Gebärde des Helmabstreifens zu vergleichenden Schmerzangabe. Durchblutungsstörungen der A. auditiva int. können ein Menière-Syndrom auslösen. Störungen der Armdurchblutung führen ähnlich wie beim sog. Scalenus- und beim Halsrippensyndrom zum Abfall des Blutdrucks und sogar zum Ausfall des Radialispulses. Gelegentlich werden Stenokardien und auf nervalem Weg Reizleitungsstörungen im Herzen, Extrasystolen, Tachykardien ausgelöst. Die häufige Vergesellschaftung mit Periarthritis humero-scapularis weist auf trophische Störungen hin. In seltenen Fällen kommt es zu Reizerscheinungen des vorderen Halssympathicus, dem sog. negativen Horner-Syndrom: Mydriasis, Exophthalmus, Blässe und Schweißsekretion der gleichseitigen Gesichtshälfte.

Ähnliche Irritationszentren im Sympathicusbereich können Narbenfelder bilden. Im Abdominalraum kann eine Wanderniere durch laufende Zerrung an ihrem Gefäßstiel und damit am Plexus renalis zu Erregbarkeitssteigerung im Plexus solaris führen. Daraus können mannigfaltige Störungen im Bauchraum resultieren.

Drüsen mit innerer Sekretion*
Allgemeine Endokrinologie

Hormone sind humoral übertragene, organische Antriebsstoffe, die in kleinsten Mengen chemische Umsetzungen im quantitativen und zeitlichen Ablauf steuern. Sie gehören mit Vitaminen und Fermenten zu den sog. Wirkstoffen (Biokatalysatoren). Von ersteren unterscheiden sie sich durch ihre Produktion im Körper selbst, von letzteren durch ihre ausschließliche Wirkung in Anwesenheit lebender Zellen. Nach KOLLERs Einteilung werden Zellhormone, aglanduläre Gewebshormone und glanduläre Hormone („Inkrete") unterschieden. Zu den aglandulären Hormonen zählen auf das Gefäßsystem wirkende Stoffe (z. B. Kallikrein, Renin, Hypertensin), Wirkstoffe des Nervensystems (z. B. Sympathin, Acetylcholin), den Verdauungstrakt beeinflussende Stoffe (z. B. Pankreassekretin, Gastrin, Urogastron), auf die Blutbildung wirkende Stoffe (wie Intrinsic Faktor, Antiperniciosastoff der Leber) sowie die Entzündungsstoffe. Im allgemeinen klinischen Sprachgebrauch versteht man unter Hormonen die glandulären Hormone. Sie werden in den Drüsen mit innerer Sekretion produziert und beeinflussen die Vorgänge des Wachstums, des Stoffwechsels und der Fortpflanzung.

Drüsen mit innerer Sekretion sind: Hypophyse, Nebennieren, Schilddrüse, Gonaden, Inselapparat des Pankreas, Nebenschilddrüsen

---

* Neu bearbeitet von H. WITZGALL.

und Placenta. Thymus und Epiphyse (neueste Untersuchungen sprechen allerdings wieder für die endokrine Funktion der Epiphyse) haben nach heutiger Auffassung keine inkretorische Funktion, während bislang die Serotonin produzierenden „Helle-Zelle-Organe" FEYRTERs (s. S. 633) im engeren Sinne nicht eingeschlossen werden.

Endokrine Erkrankungen (Endokrinopathien) sind Krankheitsbilder, bei denen hormonelle Störungen ursächlich und krankheitsbestimmend im Vordergrund stehen. Sie können entstehen durch:

Erkrankung der endokrinen Drüsen. Die pathologisch-anatomische Grundlage einer vermehrten Hormonproduktion sind: Hyperplasie des Drüsengewebes, Adenome, reife Adenocarcinome. Hormonmangel oder -ausfall tritt ein bei Schwund des aktiven Drüsengewebes infolge akuter oder chronischer Entzündungen, Fibrose, Tumor oder Metastasen, Unterbrechung der Gefäßversorgung (thrombotisch, arteriosklerotisch, embolisch), Trauma, nach operativer Entfernung. Vergleichbare Krankheitsbilder sind im Tierversuch zu reproduzieren.

Funktionsstörung der endokrinen Drüsen auf Grund regulatorischer Vorgänge. Die Hormonausschüttung untersteht einem vielfach abgesicherten Organisationsplan. Jedem Eingriff in das hormonale System folgt prompt die Gegensteuerung. Darüber hinaus besteht eine enge Wechselwirkung zu den anderen Gliedern des vegetativen Systems (s. S. 574), vor allem zum vegetativen Nervensystem und den Kerngebieten des Zwischenhirns. Im Rahmen der vegetativen Regulationen ist das hormonale System ein integrierender Bestandteil in dem Zusammenspiel zu höheren Funktionseinheiten, wie Regulation des Wasser-Mineral-Haushaltes, des Kohlenhydrat-Fett-Stoffwechsels, der Fortpflanzungstätigkeit u. a. Endokrinopathien können deswegen von allgemeinen vegetativen Regulationsstörungen begleitet werden, und umgekehrt kann ein Funktionswandel des vegetativen Systems aus anderen Ursachen (s. S. 576) endokrine Erkrankungen wesentlich komplizieren, wie der wechselvolle Ablauf einer Zuckerkrankheit als leicht zu verfolgendes Beispiel zeigt. Darüber hinaus kann ein Funktionswandel des vegetativen Systems zum Auftreten und zur Aufrechterhaltung pathologischer Reflexabläufe führen, aus denen sich schließlich sekundär morphologische Veränderungen der betreffenden Drüse entwickeln. Die Seltenheit endokriner Erkrankungen beim Tier findet ihre Erklärung in dem Fehlen dieses Entstehungsmechanismus.

Seltenere Gründe für die Entstehung endokriner Krankheiten sind *entgleiste Hormonbildung* wie beim adrenogenitalen Syndrom infolge pathologischer Zusammensetzung mitbeteiligter Fermentsysteme, ferner *die veränderte Ansprechbarkeit der Erfolgsorgane* auf Hormone. So wechselt z. B. die Empfindlichkeit des Ovars im Klimakterium oder die der Schilddrüse beim Morbus Basedow gegenüber der Wirkung der glandotropen Hormone.

Endokrine Symptome können im Gefolge fast aller Krankheiten auftreten, ohne daß dann die Bezeichnung endokrine Krankheit gerechtfertigt ist. Hervorzuheben sind hierbei Störungen infolge mangelnder Vorbedingungen für die Hormonwirkung, wie Fehlen der nötigen Bausteine (Jod, Eiweiß), Vitaminmangel oder gestörte nervale Versorgung. Die Inaktivierung der Hormone ist noch wenig erforscht. Antihormone treten nur bei künstlich zugeführten Proteohormonen in Erscheinung, aber mangelnde Inaktivierung der Steroidhormone kann bei Leberinsuffizienz zu Hyperfollikulinämie (Oestrogene) und Wasserretention (Nebennierenrindensteroide) führen. Nierenerkrankungen können auf Grund einseitiger Beeinflussung des Mineralhaushaltes sekundären Hyperparathyreoidismus oder sekundären Aldosteronismus hervorrufen.

Der *Hormonnachweis* ist qualitativ und auch quantitativ möglich durch biologische, chemische und histiochemische Bestimmungsmethoden. Die meist empfindlicheren und spezifischeren biologischen Methoden werden heute mehr und mehr ersetzt durch die exakteren und leichter zu handhabenden chemischen Bestimmungen. Zur Zeit[1] sind biologische Methoden noch in Gebrauch zur Bestimmung von STH, ACTH, TSH, FSH, ICSH, Prolaktin, der Hypophysen-Hinterlappenhormone, des Schilddrüsen- und Nebenschilddrüsenhormons sowie von Insulin. Chemische Methoden existieren für die Corticosteroide und 17-Ketosteroide, für Oestrogene, Progesteron und seine Metaboliten sowie für die Katecholamine. Selbst bei standardisierten Methoden ergeben sich noch größere Schwankungen durch verschiedene Extraktions-, Separations- und Hydrolysebedingungen — beim biologischen Test kommt die individuelle Reaktion des einzelnen Tieres dazu —, so daß Zahlenangaben nur im Rahmen derselben Versuchsanordnung sicher vergleichbar sind, und „Normalwerte" zweckmäßig von jedem Laboratorium selbst erarbeitet werden. Sichererer Aufschluß als durch Einzelwerte ist durch Verlaufsbestimmungen (unter der Therapie) zu gewinnen. Für heute noch nicht international standardisierte Methoden (Bestimmung von STH, FSH, ICSH und Nebenschilddrüsenhormon) ist ein Vergleich sowieso nicht möglich.

Für die spezielle Diagnostik endokriner Erkrankungen ergeben sich daraus folgende allgemeine Richtlinien:

A. Diagnostik makroskopischer Drüsenveränderungen mit Hilfe der üblichen klinischen Hilfsmittel, notfalls soweit zugänglich, mikroskopischer Veränderungen durch Biopsie.

B. Endokrine Diagnostik:

1. Genaue Aufstellung aller Symptome mit dem Zeitpunkt ihres Auftretens.

2. Einschlägige Laboratoriumsuntersuchungen.

3. Nachweis der Hormone oder ihrer Abbauprodukte im Blut, Harn, Liquor.

4. Funktionsteste zur Erhärtung der Diagnose.

C. Beurteilung des gesamten vegetativen Systems und aller Gründe (s. S. 576), die zu einem Funktionswandel führen können.

---

[1] LORAINE, J. A.: Clinical Application of Hormone Assay. Edinburgh u. London: E. u. S. Livingstone Ltd. 1958.

A. Das Hypophysen-Zwischenhirn-System

Die Organdiagnostik der Hypophyse beschränkt sich auf den Nachweis von Tumoren, die allen hypophysär bedingten endokrinen Krankheiten zugrunde liegen können. Chromophobe und chromophile (eosinophile, basophile) Adenome, Craniopharyngeome, seltener Cysten, Carcinome und Metastasen können sich intra- oder suprasellär entwickeln. Erst von einer gewissen Größe ab sind sie erfaßbar.

a) Röntgenologische Zeichen: Erweiterung der Sella (normale Größe bei Erwachsenen in der Länge 10,5; in der Tiefe 8,5 mm, genaue Beurteilung sehr schwierig). Asymmetrische Ausweitung der Sella im Tomogramm. Usurierung oder Entkalkung der Proc. clinoidei, Durchbruch des Sellabodens. Cysternographie und Ventriculographie nur bei genügendem klinischen Hinweis.

b) Neurologische Zeichen: Kopfschmerz, Schlafstörungen, psychische Veränderungen; vor allem Gesichtsfeldeinschränkungen durch Schädigung des Chiasma opticum. Seltener Beteiligung weiterer Hirnnerven. Bei größerer Tumorausdehnung pathologische Veränderungen im EEG.

1. Hypophysen-Vorderlappen (Adenohypophyse)

Die 6 heute anerkannten Hormone des Hypophysen-Vorderlappens (HVL) sind Eiweißkörper bzw. Peptide. Nur das Wachstumshormon entwickelt eine direkte Wirkung, die restlichen 5 sind glandotrope Hormone, d. h. sie steuern andere endokrine Drüsen. Dazu zählen das adrenocorticotrope Hormon (Corticotropin-ACTH), das thyreotrope (Thyreotropin-TSH), die beiden Gonadotropine: follikelstimulierendes (FSH) und interstitialzellenstimulierendes Hormon (ICSH, früher LH) sowie Prolaktin (LTH), das die Milchdrüse nach Vorbereitung durch die Sexualhormone zur Laktation veranlaßt und gleichzeitig bei der Frau als 3. Gonadotropin wirkt. Da das Stoffwechselprinzip des HVL heute dem Wachstumshormon zugerechnet wird, haben diese letztgenannten Hormone wahrscheinlich keine extraglanduläre Wirkung. Weitere glandotrope Hormone wurden diskutiert, aber ihre Existenz ist auf Grund der klinischen Erfahrung nicht zu erwarten. Über den melanocytenstimulierenden Faktor und über die exophthalmuserzeugende Substanz herrscht noch keine Klarheit.

Das *Wachstumshormon* oder Somatotropin (STH) hält das normale Wachstum aufrecht. Durch Eiweißbildung und Wasserretention bewirkt es Gewichtszunahme; die eiweißanabole Wirkung zeigt sich in negativer Stickstoffbilanz, Abnahme der Aminosäuren im Blut, Erhöhung der Erythrocytenzahl, Verstärkung der Gerinnungstendenz durch vermehrte Fibrinogenbildung. STH fördert vor allem das enchondrale Knochenwachstum durch Vermehrung und Aktivitätssteigerung der Osteoblasten. Als Zeichen dafür steigen Serum-Phosphat und alkalische Serum-Phosphatase an. Das dem STH heute zugeordnete *Stoffwechselprinzip* schaltet den intermediären Stoffwechsel auf Eiweißbildung. Auf Grund der sog. adipokinetischen Wirkung wird Depotfett zur Verbrennung mobilisiert, die Serumlipide steigen an, der respiratorische Quotient sinkt und Ketokörper treten vermehrt in Blut und Urin auf. Da einerseits auch der Abbau der Glucose behindert wird, andererseits der sonst durch Insulin bewirkte lipogenetische Weg der Glucoseverwertung unterbunden ist (s. S. 622), muß sehr viel Insulin zur Verwertung der Glucose produziert werden. Daraus kann bei Aufrechterhaltung der STH-stimulierten Stoffwechsellage allmählich durch Pankreaserschöpfung ein irreversibler (metahypophysärer) Diabetes resultieren. Somit wirkt STH im Eiweiß-Kohlenhydratstoffwechsel antagonistisch zu den Nebennierenrinden-Hormonen, im Lipidstoffwechsel antagonistisch zu Insulin. Dem Wachstumshormon wird weiterhin ein erythropoetischer Faktor zugeordnet.

Nachweis. Quantitativ durch Bestimmung der Gewichtszunahme oder der Breitenzunahme des Tibia-Epiphysenknorpels hypophysektomierter Ratten. Nachweis in Blut und Urin bisher nur bei exzessiver Vermehrung möglich. Die bislang hergestellten STH-Präparate sind für Funktionsproben nicht brauchbar, da sie am Menschen keine genügende Wirkung zeigen. Bisher keine internationale Standardisierung.

Der *Hypophysen-Vorderlappen* (HVL) ist 1. mit den nachgeordneten peripheren Drüsen und 2. mit dem Zwischenhirn zu einem Funktionskreis zusammengeschlossen.

1. Der HVL steuert die hormonelle Tätigkeit von Schilddrüse, Nebennierenrinde und Gonaden vergleichbar mit dem Regulationsprinzip eines Thermostaten. Die glandotropen Hormone regen die endokrine Sekretion der peripheren Drüsen an, d. h. sie fördern den Drüsenaufbau und die Hormonausschüttung. Jeweilige Minderleistung der peripheren Drüsen, also ein Mangel ihrer Hormone, regt den HVL zur Ausschüttung des einschlägigen glandotropen Hormons an, während Überschuß des peripheren Hormons bremsend auf den HVL und damit wieder rückläufig auf die periphere Drüse wirkt. Der Sekretionsreiz auf die Hypophyse bei Totalausfall der peripheren Hormontätigkeit kann so stark sein, daß histologische Veränderungen auftreten (Thyreoidektomiezellen, Kastrationszellen). Andererseits kann künstliche Zuführung peripherer Hormone zum Versiegen der glandotropen Stimulierung führen (z. B. Sexualhormonbehandlung im Klimakterium) und sekundär die periphere Drüse atrophieren lassen (z. B. Behandlung des adrenogenitalen Syndroms mit Cortison). Diese Hemmwirkung der peripheren Hormone auf den HVL ist weitgehend spezifisch, höchstens die Sexualhormone vermögen in höherer Dosierung eine etwas breitere Hypophysenhemmung, wie ihre therapeutische Verwendung bei Akromegalie oder früher bei Hyperthyreose zeigt. In dieser Wechselwirkung mit den nachgeordneten peripheren Drüsen besitzt der HVL eine selbständige regulatorische Stellung für den innerbetrieblichen Ausgleich.

2. Sonst unterliegt die Tätigkeit des HVL einer zusätzlichen Steuerung durch das Zwischenhirn, wenngleich der Mechanismus der gegenseitigen Beeinflussung noch nicht befriedigend geklärt ist. Neuere Anschauungen nehmen über eine rein neurale Signalisierung

hinaus eine neurohumorale Befehlsübermittlung, also bereits eine endokrine Tätigkeit des Zwischenhirns, an. Das *Zwischenhirn* (s. S. 579) orientiert als neuroendokrines Koordinationszentrum die Hypophyse über die gesamte Reaktionslage des vegetativen Systems. Darüber hinaus erfolgt aber auch eine direkte Beeinflussung der *einzelnen* Hypophysenfunktionen. Besonders eng ist die Zusammenarbeit bei der Regulierung der Gonadentätigkeit, für die ein eigenes Sexualzentrum im Tuber cinereum nachweisbar ist, ohne dessen Tätigkeit das ganze Hypophysen-Gonaden-System ausfällt. Auch für die ACTH-Ausschüttung darf die Steuerung durch das Zwischenhirn als erwiesen gelten, während sie für die thyreotrope und somatotrope Funktion nur vermutet wird. So können also endokrine Über- oder Unterfunktionserkrankungen der Sexualdrüsen, der Nebennierenrinde und wahrscheinlich auch der Schilddrüse „primär" an einer Störung der betr. Drüse liegen, aber auch „sekundär" durch Hypophysenerkrankung und sogar „zentral" durch Sitz der Störung im Zwischenhirn bedingt sein.

Die Unterscheidung, ob eine Endokrinopathie von der peripheren Drüse oder vom Zwischenhirn-Hypophysen-System ausgeht, ist auf Grund des klinischen Bildes, mit Hilfe von Funktionsproben oder eventueller Hormonanalysen heute im allgemeinen zu treffen. Dagegen bereitet die Entscheidung, ob die Krankheit von der Hypophyse oder von den übergeordneten Zentren ausgeht, große Schwierigkeiten. In seltenen Fällen hilft die neurologische Diagnostik. Die Vergesellschaftung mit anderen von der Hypophyse kontrollierten endokrinen Bildern weist auf die Hypophyse, mit komplexeren vegetativen Störungen auf das Zwischenhirn hin. Bei isolierten endokrinen Ausfällen ist die Differentialdiagnose im allgemeinen unmöglich. Selbständige zum endokrinen Gebiet gehörige Fehlleistungen des Zwischenhirns ohne Beteiligung der Hypophyse sind nur für das Gonadensystem (Hypogonadismus, Pubertas praecox) und das Wachstum bekannt.

Durch den HVL bedingte endokrine Krankheitsbilder zeigen ein außerordentlich buntes Bild, da die zugrunde liegenden Krankheitsprozesse die Produktion der einzelnen Vorderlappen-Hormone völlig verschieden beeinflussen können. Aus den mannigfaltigen Möglichkeiten kristallisieren sich einige feststehende Krankheitseinheiten heraus.

a) Überfunktion des Hypophysen-Vorderlappens

Ein Panhyperpituitarismus ist unbekannt. Krankheiten durch Überfunktion der glandotropen Hormone: Cushing-Syndrom, Galaktorrhoe, Hyperthyreose s. später.

Die gesteigerte Tätigkeit der eosinophilen Zellen (Hyperplasie, eosinophiles oder gemischtes Adenom, selten Carcinom) bedingt vermehrte Sekretion von STH. Im Entwicklungsalter kommt es zum *hypophysären Riesenwuchs* (über 1,90 m). Besondere Kennzeichen sind offene Epiphysenfugen und im Unterschied zum primordialen, ererbten Riesenwuchs eine Bevorzugung der Oberlängen. Begleitende endokrine Störungen sind seltener als bei der Akromegalie, die sich später dazugesellen kann. Nach Schluß der Epiphysenfugen führt die vermehrte STH-Produktion. im Erwachsenenalter — extrem selten bei Kindern — zur *Akromegalie*. Sie verläuft schubweise über Jahre. Kennzeichen sind: Vergröberung bzw. Vergrößerung des Skeletsystems besonders erkenntlich an Schädelumfang, Unterkiefer (Progenie), Thorax, Wirbelsäule (Verbreiterung der Wirbelkörper im frontalen Strahlengang = apositionelles Wachstum, Spondylitis, Exostosen, Lordose, Osteoporose). Arthritis akromegalica, Hypertrophie der Weichteile: Hände, Füße; der Eingeweide (Splanchnomegalie): Zunge, Leber, Milz, Nieren; Vergröberung der Haut: derb, vermehrte Hornbildung (Cutis verticis gyrata). Sonstige Zeichen: neuralgiforme Schmerzen in der Jochbeingegend, im Rücken. Anfänglich vermehrte Kraft; später, mit zunehmender HVL-Insuffizienz, Hinfälligkeit, Neigung zu Depressionen, Egozentrik, Spontanitätsverlust.

Aktivitätszeichen des Wachtumshormons: Erhöhung des anorg. Serum-Phosphatspiegels über 4,5 mg-%. Diskrepanz zwischen gesteigertem Grundumsatz und normalem Radiojodtest, unter Umständen Hormonnachweis im Plasma.

Sonstige endokrine Zeichen sind fakultativ je nach Sekretionsbedingungen für die betreffenden glandotropen Hormone: Cyclusstörungen, Fertilitätsstörungen, Galaktorrhoe, auch beim Mann, mit Steigerung von Mutterinstinkten. Häufiger hyperadrenale Zeichen als hypoadrenale. Strumabildung mit vermehrter oder verminderter hormoneller Aktivität. Bei längerer Krankheitsdauer entwickelt sich bis zu 50% der Fälle eine Glucosurie, bei einem Teil sogar ein STH-bedingter, insulinresistenter Diabetes. Diencephale Zeichen infolge mechanischen Drucks sind selten, da eosinophile Adenome mehr zu intrasellärem Wachstum neigen.

Akromegale Zeichen können als Niederschlag einer allgemeinen Hypophysenstimulierung in der Schwangerschaft auftreten. *Akromegaloidismus* bezeichnet eine familiär auftretende, konstitutionelle Ähnlichkeit mit Akromegalie ohne wirkliche Erkrankungszeichen.

b) Unterfunktion bzw. Ausfall des Hypophysen-Vorderlappens

Hypophysenvorderlappeninsuffizienz oder Simmondsche Erkrankung ist die Folge einer Zerstörung der Hypophyse oder ihrer Verbindung mit dem Gehirn. Zugrunde liegende Krankheiten: Tumor, Trauma, granulomatöse Entzündungen, Gefäßprozesse, Hypophysektomie und als häufigste Ursache postpartale Hypophysennekrose. Das klinische Bild nach totalem Hypophysenausfall entwickelt sich rasant innerhalb von 3—5 Wochen. Bei diesem seltenen Panhypopituitarismus ist der Hypophysen-Hinterlappen mitbetroffen ohne zusätzliche Symptomatik. *Symptome:* Asthenie, Gewichtsveränderung, alabasterfarbene Haut bei Fehlen von Schweiß- und Talgbildung, Depigmentierung und Ausfall der Körperbehaarung, Zahnausfall; Verlust der primären und sekundären Sexualfunktionen, hypothyreotische Züge, Achylie, Hypoglykämie, Serumkochsalzerniedrigung, eisenrefraktäre Anämie und psychische Verödung durch Verlust aller Trieb- und Antriebshaftigkeit. Nur bei einem Teil der Patienten tritt Kachexie ein. Viele Fälle enden in einem stoffwechselmäßig nicht völlig zu erfassenden Koma. Die Reduktion des endokrinen Systems kommt vornehmlich durch Versiegen der glandotropen Hormone zustande.

Die postpartale Hypophysennekrose *(Sheehan-Syndrom)* führt nur selten zu diesem akuten Bild, sondern verläuft meist über Jahre protrahiert, wobei auch nicht alle Vorderlappenfunktionen betroffen sein müssen. Laktationshemmung und psychische Stimmungsanomalien sind Frühsymptome, denen nach Häufigkeit und zeitlichem Ablauf der Ausfall der gonadotropen, thyreotropen, corticotropen Funktionen folgt. Die Neigung zu Hypoglykämie und Insulinüberempfindlichkeit infolge STH-Ausfalls ist regelmäßig auch ohne gleichzeitigen Ausfall der Nebennierenrinde nachweisbar.

Der Insulinbelastungstest bei Verdacht auf organische HVL-Insuffizienz darf wegen erhöhter Schockgefahr (!) nur mit 0,04 E/kg i.v. durchgeführt werden. Glukoseinjektion bereitstellen! Außer dem steilen Abfall bleibt der sonst normale Wiederanstieg des Blutzuckers zur Ausgangslage innerhalb von 90 —120 min aus. Schonender ist die kombinierte Insulin-Glucosebelastung, am zweckmäßigsten nach HIMSWORTH (s. S. 624).

Bei partieller HVL-Insuffizienz kann jedes glandotrope Hormon und damit die Funktion einzelner peripherer Drüsen isoliert ausfallen. Die Differentialdiagnose der primären oder sekundären Unterfunktion von Thyreoidea, Nebennierenrinde, Sexualdrüsen wird dort besprochen.

Eine besondere Form der partiellen HVL-Insuffizienz ist der hypophysäre *Zwergwuchs* (unter 1,20 m) infolge STH-Ausfalls. Kennzeichen sind offene Epiphysenfugen und verzögerte Knochenreifung. Die Proportionen sind weitgehendst gewahrt außer der besonders betroffenen Wirbelsäule. Die distalen Extremitätenenden können verkürzt sein (Akromikrie). Bei gleichzeitigem Ausbleiben der Sexualentwicklung spricht man von hypophysärem Infantilismus. Andere endokrine Zwergwuchsformen infolge Hypothyreose oder Pubertas praecox lassen sich durch entsprechende endokrine Untersuchung, Zwergwuchs auf Grund von Stoffwechsel-, Knochen-, Kreislauf-, Nierenerkrankungen durch Allgemeinuntersuchung abtrennen.

Die psychogen bedingte *Anorexia nervosa* ist oftmals schwierig abzugrenzen von der organischen HVL-Insuffizienz, da sie auch zu einem praktisch nicht zu unterscheidenden Unterfunktionszustand des endokrinen Systems führen kann. Anamnestisch fehlen auslösende Krankheiten und Geburten. Dafür lassen sich meist deutliche psychische Konfliktsituationen aufdecken. Der Krankheitsbeginn liegt im allgemeinen schon früher in der Pubertätszeit. Eine echte Hinfälligkeit besteht nicht. Für die Differentialdiagnose ist die Insulinbelastung wichtig.

Ebenso wie die Anorexia nervosa werden trotz einzelner endokriner Züge auch die folgenden drei Syndrome heute nicht mehr zu den endokrinen Krankheitsbildern gerechnet: 1. *Fröhlichsches Syndrom*

(Dystrophia adiposo-genitalis). In der Pubertätszeit auftretende Fettsucht mit femininem Fettverteilungstyp und in den meisten Fällen
nur vorübergehend verzögerter Entwicklung der Sexualorgane.
Dabei fehlen organische Veränderungen und primär endokrine Fehl-
steuerungen. Die im allgemeinen überdurchschnittliche Körpergröße
ist ein wichtiges Unterscheidungsmerkmal zum eigentlichen Morbus
Fröhlich, bei dem eine organische Zwischenhirnerkrankung vorliegt,
die zu gleichzeitigem Minderwuchs führt. 2. *Laurence-Moon-Bardet-
Biedl-Syndrom* mit den 5 Kardinalsymptomen: Retinitis pigmentosa,
Debilität, Hypogenitalismus, Fettsucht, Polydaktylie. Es gilt als
recessiv vererbbare kongenitale Schädigung des Zwischenhirns.
3. *Morgagni-Syndrom*, das eine mehr zufällige, keineswegs signifikante
Korrelation der Symptomentrias: Hyperostosis frontalis interna,
Virilismus, Fettsucht zusammenfaßt.

2. Hypophysen-Hinterlappen (Neurohypophyse)

Die embryonale Entwicklung und der anatomische Bau der Neuro-
hypophyse weisen auf eine wesentlich engere Funktionseinheit dieses
Teils der Hypophyse mit dem Zwischenhirn hin. Es gilt heute als
erwiesen, daß die Pituicyten der Nuclei supraopticus und paraventri-
cularis Bildungsstätte, der Tractus supraoptico-hypophyseus Trans-
portweg und der Hypophysen-Hinterlappen (HHL) lediglich Stapelort
eines Neurosekretes sind, das als Trägersubstanz der HHL-Hormone
zu betrachten ist.

Die HHL-Hormone (Octapeptide) lassen sich chemisch auf Grund
geringfügiger Unterschiede im Aminosäurenaufbau in Oxytocin und
Vasopressin trennen. Die pharmakologische Wirkung beider über-
schneidet sich, wobei der constrictorische Einfluß des Oxytocins vorwiegend auf die Uterusmuskulatur und Ausführungsgänge der Milch-
drüsen, der des Vasopressins auf die Capillaren der Haut und inneren
Organe, weniger der Muskulatur wirkt. Aus diesen Beobachtungen
wurde die Rolle des HHL bei sekundärer Wehenschwäche, hypertonischen Krisen, Eklampsie diskutiert. Die physiologischen Wirkungen in dieser Richtung sind noch ungeklärt, da bei Hormonausfall
keinerlei einschlägige Wirkungen zu beobachten sind. Gesichert ist
lediglich die Wirkung des Vasopressins auf den Wasserhaushalt, so daß
überhaupt in der klinischen Betrachtung der Name Adiuretin vorzuziehen ist. Angriffspunkt des Adiuretins ist die Niere: aus den 180 l
Primärharn pro 24 Std. wird in den proximalen Tubuli passiv durch
osmotischen Sog soviel Wasser entzogen, daß den distalen Teil der
Tubuli lediglich 15 l erreichen. Um eine normale Tagesmenge an Urin
zu erreichen, müssen weitere 14 l rückresorbiert werden auf Grund
aktiver osmotischer Arbeit. Für diese Aufgabe ist Adiuretin nötig.
Bei seinem Ausfall können nur noch wenige Liter Wasser entzogen
werden, je nach Menge der im Primärharn gelösten Stoffe (Kochsalz,
abgebaute Körpersubstanz). Ob nach neueren Untersuchungen Adi-

uretin auch an der Blut-Gewebsschranke eine Wirkung entfaltet, ist unklar. Möglicherweise spielt es in Wechselwirkung mit Aldosteron in der Ödemgenese eine Rolle. Den Sekretionsreiz zur Ausschüttung des Adiuretins vermitteln Osmoreceptoren im Zwischenhirn, die Veränderungen des osmotischen Drucks im Carotisblut wahrnehmen. Wasserhaushaltsstörungen bei Ausfall des Adiuretins werden kompensiert, wenn auch der HVL insuffizient wird. Das aus dieser Beobachtung angenommene ,,Diuretin'' des HVL ist hypothetisch und entspricht der kombinierten Wirkung von STH, Schilddrüsen- und Nebennierenrindenhormon. Die Thyreoidektomie allein kann bereits einen Adiuretinausfall kompensieren. Der *Nachweis* der HHL-Hormone durch biologische Teste ist zur klinischen Routinebestimmung noch nicht geeignet (internationale Standardisierung, z. Z. noch nach VOEGTLIN-E).

Unterfunktion des Zwischenhirn-HHL-Systems zeigt sich klinisch als *Diabetes insipidus*: Polyurie, Polydipsie, trockene Haut, versiegende Schweiß- und Speicheldrüsensekretion. Keine psychischen Auffälligkeiten. Als beweisend gelten Harnmengen von über 5 l pro Tag mit spezifischem Gewicht von 1005, höchstens 1008. Harnfarbstoff ist vermindert, die Tageschloridausscheidung normal. Durch genaue Urinanalysen sind Nierenerkrankungen (Cystenniere, Tubulusschädigung) abzutrennen. Der *erworbene* Diabetes insipidus tritt bei allen organischen Erkrankungen auf, die das Zwischenhirn-HHL-System betreffen und damit zum Verlust der Adiuretinbildung und -ausschüttung führen. Bei Hypophysektomie stellt er ein erstes, meist vorübergehendes Krankheitszeichen dar. Schwierigkeiten bestehen in der Abtrennung vom sog. *idiopathischen* D. i., der ohne erkennbare organische Veränderung verläuft. So gibt es Sippen mit dominant vererbbarem kongenitalem D. i., bei denen keine Zwischenhirnveränderungen vorliegen müssen. Dabei wird an eine Störung der Osmoreceptoren gedacht.

Der *Nicotintest* orientiert darüber, ob in diesen Fällen eine normale Adiuretinsekretion möglich ist: Nicotinverabreichung während des üblichen Trinkversuchs (20 cm³/kg) entweder i.v. als Nicotinbase (3 mg an Raucher, 1 mg an Nichtraucher) oder vereinfacht als Inhalation von 1—3 Zigaretten bis zur Nausea. Dabei Bestimmung der 10 minütlichen, durch Dauerkatheter aufgefangenen Harnportionen. Die Größenordnung der Diuresehemmung kann gegen den antidiuretischen Effekt eines gängigen HHL-Extrakt-Präparates (Pituigan, Tonephin, Pitressin u. a.) abgeschätzt werden. Bei Adiuretinmangel unterbleibt die Diuresehemmung.

Eine andere recessiv vererbbare kongenitale Form liegt bei den Wasserbabies vor, bei denen die Nieren nicht auf das normal ausgeschüttete Hormon ansprechen. In diesen Fällen haben HHL-Extrakte selbst in Dosen, die heftige Darmkonvulsionen auslösen, keine antidiuretische Wirkung.

Wichtig ist die Abgrenzung des organisch bedingten D. i. von der *nervösen Polydipsie*, die bei psychopathischen Persönlichkeiten auftreten kann. Zur Differentialdiagnose eignet sich als Orientierungstest der *Durstversuch:*

Steigt bei Dursten das spezifische Gewicht des Harns über 1010, ist eine organische Erkrankung auszuschließen. Dabei ist Vorsicht geboten, da bei Kranken mit D. i. der Durst Zwangscharakter annimmt und schnell Exsiccose, Delirium, Fieber und Kollaps auftreten können.

Deshalb ist der weniger belastende *Test nach* CARTER *und* ROBBINS vorzuziehen: das Prinzip des Versuchs ist, daß die normale Hypophyse auf i.v. Verabreichung hypertonischer Salzlösungen mit Adiuretinausschüttung antwortet. Flüssigkeitsverbot während der Nacht (8 Std.), morgens üblicher Trinkversuch; im Dauerkatheter alle 15 min Urinmenge bestimmen. Wenn Einzelportionen einen gleichmäßig in Gang gekommenen Harnfluß anzeigen (über 75 cm^3), Beginn der i.v. Infusion mit 2,5%iger NaCl-Lösung über 45 min (0,25 cm^3/kg/min). Normale zeigen ein Absinken der Harnausscheidung während der Infusion, nervös gestörte Polydiptiker oft erst auch im direkten Anschluß an die Infusion. Bei echtem D. i. bleibt die Harnausscheidung konstant oder steigt an.

Überfunktion des Zwischenhirn-HHL-Systems: Bei vegetativ sehr labilen Personen, fast ausnahmslos Frauen, kann ein sog. *Antidiabetes insipidus* (paroxysmale Oligurie), d.h. Abnahme der Harnausscheidung über mehrere Tage, manchmal sogar Versiegen der Harnproduktion für 24—48 Std. auftreten, meist gefolgt von einer Periode überschießender Diurese. Es ist indes sehr fraglich, ob es sich um eine adiuretinbedingte Störung handelt, da die Ödembildung in den Geweben im allgemeinen vorausgeht. Die meist zu beobachtende Periodizität weist auch auf die Sexualhormone (hyperfolliculine Störung) hin, wenn überhaupt eine isolierte endokrine Störung vorliegt.

B. Nebennierenrinde

Die klinische Untersuchung makroskopischer Nebennierenveränderungen ist nur durch Röntgenuntersuchung möglich und beschränkt sich auf die Tumordiagnostik. Unter günstigen Umständen läßt sich am oberen Nierenpol die durch Nebennierenvergrößerung bedingte Verschattung im Tomogramm darstellen. Die Pyelographie macht Verdrängungen des Nierenbeckens erkenntlich. Bei Verdacht auf Nebennierentumor ist die gleichzeitige perirenale Luftfüllung unumgänglich.

In Knieellenbogenlage wird eine Pneunadel hart ventral vor dem Steißbein nach Lokalanaesthesie durch das Lig. anococcygeum etwa 3—5 cm tief unter rectaler Fingerkontrolle ins lockere, periproktale Gewebe eingeführt. Aspirationskontrolle! Unter leichtem Druck Insufflation von 1200 bis 1800 cm^3 O$_2$ vor dem Röntgenschirm. Tomographie nach 1—2 Std.

Die Tumordarstellung ist auch durch hohe Aortographie möglich. Bei Nebennierentuberkulose werden gelegentlich Verkalkungsherde in der Gegend des Transversalfortsatzes des 1. LW gefunden.

Die physiologische Sekretion der menschlichen Nebennierenrinde (NNR) besteht vorwiegend aus Aldosteron als Hauptträger (zu 60%)

der Mineralocorticoidwirkung und Cortisol (Hydrocortison) als Hauptträger der Glucorticoidwirkung. Das ebenfalls sezernierte Corticosteron rechnet zu den Glucocorticoiden, hat aber gleichzeitig eine viel deutlichere Wirkung auf den Mineralhaushalt als Cortisol. Die 3. Gruppe der NNR-Steroide, die sog. N-Hormone, umfassen vorwiegend Androgene, möglicherweise auch Oestrogene und Gestagene.

Die *Mineralocorticoide* wirken vor allem auf die Nierentubuli im Sinne einer Natrium-Rückresorption und Kalium-Ausscheidung, ohne daß es trotz sekundärer Beeinflussung des Wasserhaushaltes (Vergrößerung des extracellulären Raumes) zu Ödembildung kommt. Die *Glucocorticoide* dagegen wirken auf den Wasserhaushalt deutlich diuretisch. Ihre Hauptwirkung betrifft den Eiweiß-Kohlenhydratstoffwechsel, wo sie als Gegenspieler von STH die Gluconeogenese aus Eiweiß fördern. Die Folgen sind negative N-Bilanz, mangelhafter Eiweißaufbau und bei entsprechender Disposition Pankreaserschöpfung (Steroiddiabetes). Es kommt zur Involution des Thymus und auch des übrigen lymphatischen Systems. Wenig differenzierte mesenchymale Gewebe werden ebenfalls gehemmt, woraus die antiphlogistische Wirkung resultiert, die wahrscheinlich erst bei pharmakologischer Dosierung auftritt. Die Blutbildung wird stimuliert, mit Ausnahme des Eosinophilen- und Lymphocytenschwundes. Die Resorptionsverhältnisse des Magen-Darm-Traktes werden verbessert. Die unspezifische Resistenz wird allgemein gehoben. Die sog. *N-Hormone* entfalten eine eiweißanabole und damit wachstumsfördernde Wirkung. Ob diese bei Überproduktion sichtbare Leistung physiologischerweise eine Rolle spielt, ist unbekannt. Unbestritten ist ihr fördernder Einfluß auf die weibliche Sexualbehaarung. Auf ACTH-Reiz werden vor allem Glucocorticoide, auch Androgene, ausgeschüttet. Die Aldosteronausschüttung dagegen wird zusätzlich und vorwiegend durch die aktuelle Lage des Mineralhaushaltes gesteuert; die Verringerung des extracellulären Raumes wirkt sekretionsfördernd. Dadurch wird immer noch die lebenserhaltende Basalsekretion der NNR nach Hypophysenausfall garantiert. Umgekehrt haben einen eindeutigen, die ACTH-Sekretion hemmenden Effekt auch nur die Glucocorticoide; den stärksten die neueren in der Therapie gebräuchlichen synthetischen Derivate. Fluorocortisol, Prednison, Cortisol, Cortison, Corticosteron wirken imVerhältnis 80 : 20 : 4 : 3 : 1. 75 mg Cortisol pro Tag unterdrücken die ACTH-Sekretion und führen rückläufig zu NNR-Atrophie.

Der Nachweis der NNR-Hormone oder ihrer Abbauprodukte ist im Harn nur bis zu einem gewissen Grade möglich. Zur Erfassung dienen die folgenden Methoden:

Die chemischen Reaktionen setzen an der spezifischen, jeweilig verschiedenen Seitenkette in C_{17} an. Trotz der einheitlichen chemischen Methode treten zwischen den einzelnen Laboratorien technisch bedingte Differenzen (Extraktion, Hydrolyseverfahren u. a.) auf, so daß, außer für die 17-Ketosteroide (s. Abb. 60, S. 250), keine allgemein gültigen Normalwerte angegeben werden können.

Alle *Corticoide mit intakter Seitenkette* sind als *formaldehydogene Steroide* meßbar. Damit werden alle uns bekannten NNR-Hormone und ihre hydrierten Abbaustufen erfaßt. Diese Methode reagiert aber auch mit anderen Steroiden und Nicht-Steroiden.

$$(21)\quad CH_2OH$$
$$(20)\quad CO$$
$$(17)$$

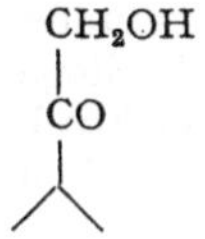

Die *17-Hydroxycorticoide* (17,21-Hydroxy-20- Ketosteroide) werden mit der *Porter-Silber-Reaktion* nachgewiesen, so vor allem Cortisol, dessen Abbauprodukt Cortison und 17-Hydroxy-11-Desoxycorticosteron. Diese Methode wird auch zur Messung des Cortisolgehalts im Blut verwandt. Nicht erfaßt werden mit dieser Reaktion Corticosteron, dessen Vorstufe Cortexon (Desoxycorticosteron) und Aldosteron. Die 17-Hydroxycorticoide sind auch nach Oxydation zu *ketogenen Steroiden* (nach NORYMBERSKI) bestimmbar; dabei wird nach Abbau der Seitenkette die restierende C_{17}-ständige Ketogruppe mit der üblichen Zimmermann-Reaktion erfaßt. Bei Männern liegen die Werte etwas höher.

$$(21)\quad CH_2OH$$
$$(20)\quad CO$$
$$(17)\quad OH$$

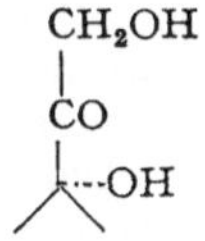

Die *17-Ketosteroide* stammen zu $^1/_3$ aus den Gonaden (Androsteron, Ätiocholanon). Der NNR-Anteil ($^2/_3$) wird von den Androgenen und nur zu einem geringen Maß von Corticoiden bestritten. Cortisoleingaben erscheinen zu 5—15% als 17-Ketosteroide. Die üblichen colorimetrischen Bestimmungsmethoden basieren auf der *Zimmermann-Reaktion*. Blutbestimmungen sind bislang noch nicht quantitativ befriedigend möglich. Die Abhängigkeit der 17-Ketosteroidausscheidung von Alter und Geschlecht ist aus der Abb. 60, S. 250 zu ersehen.

$$(17)\quad O$$

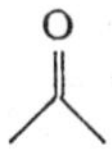

Die *Pettenkofer-Reaktion* erfaßt Dehydroepiandrosteron und in ihrer Herkunft nicht definierbare dehydroisoandrosteronartige Chromogene, damit auch Abbauprodukte des Corticosterons. Die starke Vermehrung dieser Stoffe in der 17-Ketofraktion gilt als eindeutiger Beweis für das Vorliegen eines Rindentumors (s. adrenogenitales Syndrom).

Mit dem *Pregnantriolnachweis* erfaßt man Abbauprodukte des Oxyprogesterons, die als *acetaldehydogene Steroide* nachgewiesen werden.

Als *Aldosteronbestimmung* im Harn bürgert sich neuerdings die Methode nach NEHER und WETTSTEIN[1] ein.

1. Erkrankungen infolge Unterfunktion der Nebennierenrinde

a) Akute Nebennierenrinden-Insuffizienz

Nebennierenapoplexie. Aus voller Gesundheit tritt das Bild einer foudroyanten Sepsis mit Hyperpyrexie, Tachypnoe, Kreislaufkollaps, Blässe oder Cyanose, abdominellen Erscheinungen auf und führt innerhalb von 24 Std. zum Tode im Koma. Leitsymptom sind petecchiale Blutungen. Die zugrunde liegende hämorrhagische Infarzierung tritt auf, wenn Krankheiten mit starker capillar- und gewebstoxischer Wirkung (Purpura fulminans) auf eine in ihrer Aktivität gesteigerte NNR treffen. Ein häufiger Grund ist die perakute Meningokokkensepsis (Waterhouse-Friderichsen-Syndrom). Konstante Untersuchungs-

---

[1] J. clin. Invest. **35**, 800 (1956).

befunde sind extreme Linksverschiebung der Granulopoese und Rest-N-Steigerung. Eine Hypoglykämie ist häufig, während sich die Serum-elektrolyte normal verhalten.

Nicht ganz so fulminant entwickelt sich der klinische Ablauf bei Rindenblutung oder Thrombose in den Nebennierenvenen infolge verschiedener Krankheiten infektiöser oder toxischer Natur, starker Stresswirkung, Verbrennung, Eklampsie und schwerer Traumen. Petecchiale Blutungen fehlen. Als Rogoffsches Zeichen kann ein plötzlicher Schmerz im Rücken auftreten. Anstieg der Eosinophilen und des Rest-N, Entwicklung einer Hyperkaliämie sprechen für einsetzende NNR-Insuffizienz.

Die Wirkung von Cortisol ist noch nicht als beweisender Funktionstest zu werten, da der lebensrettende Effekt nicht nur substitutiv, sondern auch rein pharmakodynamisch zustande kommen kann.

Addison-Krise. Bei physischer oder psychischer Belastung kann ein sich unbemerkt entwickelnder Morbus Addison mit der akuten Phase des NNR-Versagens auftreten. *Symptome.* Kopfschmerzen, Unruhe, Angst, Blässe, Kreislaufkollaps. Der weitere Verlauf kann andere Krankheiten vortäuschen, wie abdominelle Bilder, cerebrale Krankheiten, Psychose, Herzinfarkt, Koma.

Laboratoriumsbefunde. Im Serum sinken Natrium und Chloride ab, während Kalium und der Rest-N steigen. Der Nüchternblutzucker bleibt auch nach zuckerreicher Mahlzeit tief. Wesentlich ist die Hämatokrit-bestimmung zur Erkennung der starken Bluteindickung (relativer Anstieg der cellulären Blutelemente). Als einziger Funktionstest ist angesichts der bedrohlichen Situation die Wirkung von Cortisolgaben erlaubt.

b) Komplette chronische Nebennierenrinden-Insuffizienz (Morbus Addison)

Im Gegensatz zu diesen akuten Verlaufsformen tritt das volle Bild des Morbus Addison erst nach 90%iger langsamer Zerstörung beider NNR auf. Zugrunde liegende Krankheiten sind Tuberkulose und Atrophie, seltener Amyloid, Blutung, Tumor. *Symptome*: Schwäche und Ermüdbarkeit, Gewichtsverlust, Zunahme der nußbraunen Pigmentation vornehmlich an belichteten und Druckstellen. Braune Flecken auf den Schleimhäuten, Nachdunkeln des Haares, Rückgang der Sekundärbehaarung, Hypotension besonders bei Lagewechsel, Anorexie, Nausea, Erbrechen, Empfindlichkeit gegen Opiate und Sedativa. Nicht so häufige Symptome: psychische Veränderungen, Diarrhoe, Bauchkoliken, Empfindlichkeit gegen Fasten, Nachlassen von Libido und Potenz bzw. Menstruationsstörungen, Hypertrophie der lymphatischen Organe (Thymus), Muskelschmerzen, Salzhunger.

Laboratoriumsbefunde. Blutuntersuchung: Zu ihrer genauen Beurteilung ist die Bluteindickung zu berücksichtigen (Hämatokritwert), die gleichzeitig ein wichtiger Test zur Überwachung und Therapiekontrolle ist. Mäßige Anämie mit normalen Reticulocytenwerten, geringe Leukopenie, Lymphocytose (30—40%), Eosinophilie von 8—12% (bis 30%), häufig beschleunigte BKS, verminderter Albumin-Globulin-Quotient mit Vermehrung der

γ-Globuline. Na und Cl sind nur in schweren Fällen reduziert, dagegen besteht immer eine Hyperkaliämie (25 bis über 30 mg-%), die Alkalireserve ist gering erniedrigt (um 40 Vol.-%), Rest-N-Anstieg erst in der Krise. Nüchternblutzucker an der unteren Grenze der Norm. Cholesterinwerte unauffällig, ebenso Prothrombinwert normal. Urinuntersuchung: 17-Hydroxycorticoide und 17-Ketosteroide erniedrigt (letztere beim Mann unter 8, bei der Frau unter 2 mg/24 Std.). Das Sediment ist uncharakteristisch. Das spezifische Gewicht zeigt mangelnde Konzentrationsfähigkeit der Nieren. Die vermehrte Na- und verringerte K-Ausscheidung verlangen Bilanzversuche und sind deshalb leichter im Speichel zu untersuchen. Magensaft subacid-achylisch. Grundumsatz mäßig erniedrigt (— 10 bis — 20%) bei ungenügender spezifisch dynamischer Eiweißwirkung. Pathologischer EKG-Verlauf in der Hälfte der Fälle.

Das Vollbild des Morbus Addison ist relativ leicht zu erkennen, trotzdem können alle Symptome einschließlich der Pigmentation auch einmal bei Sprue oder beim Diabetes salinus renalis (Salzverlustniere) auftreten. Außerdem werden gelegentlich Fälle von weißem Addison, d. h. ohne Pigmentation beobachtet. Zur exakten Diagnose sind deshalb Funktionsteste nötig.

c) Inkomplette Nebennierenrinden-Insuffizienz

Primär (latenter Morbus Addison). Symptome. Ermüdbarkeit im Tagesablauf, depressive Stimmung mit erhöhter Reizbarkeit, Hypotension mit orthostatischen Regulationsstörungen, Gewichtsabnahme, mangelnde Adaption bei Stress. Stärkere Pigmentation erkenntlich an Persistenz der Sonnenbräune, Verfärbung, der Mamillen, Handlinien und frischer Narben kann jahrelang vorausgehen und weist auf maximale ACTH-Stimulierung infolge verminderter Ansprechbarkeit der NNR hin. Die Laboratoriumsbefunde sind unauffällig bis auf niedrige Ausscheidung der Harnsteroide. Erst im ACTH-Test wird die mangelnde aktuelle Funktionsreserve der NNR offenbar. *Dissoziierte* NNR-Insuffizienz kann sich in einem Ausfall einzelner Hormone zeigen. Erst die Durchführung aller wichtigen Funktionsteste kann die Störung aufdecken. Der alleinige Ausfall der Mineralocorticoide führt zu ähnlichem Bild wie die *„salzverlierende Niere"*, bei der die geschädigten Tubuli nicht auf Aldosteron ansprechen. Hyponatriämie besteht in beiden Fällen, Hyperkaliämie nur bei NNR-Insuffizienz. Als Funktionstest dient zur Differentialdiagnose die Wirkung von Mineralocorticoidgaben.

Sekundär. Eine NNR-Insuffizienz tritt auf trotz normaler Ansprechbarkeit einer intakten NNR infolge ungenügender ACTH-Ausschüttung bei Erkrankungen des Hypophysen-Zwischenhirn-Systems. Die NNR hat dabei noch eine Basalsekretion der Mineralocorticoide, somit fehlen Elektrolytverschiebungen. Pigmentation tritt nie auf, sondern es besteht im Gegenteil auffallende Blässe. Bei Panhypopituitarismus ist die Diagnose aus den üblichen endokrinen Störungen zu stellen. Bei dem sehr seltenen isolierten Ausfall der ACTH-Produktion ist die Diagnose lediglich durch Nachweis der potentiellen NNR-Reserven im mehrtägigen ACTH-Test möglich, da die stillgelegte NNR erst nach 3—4 tägiger Stimulierung wieder sezerniert. Beim abrupten Absetzen langer Cortisonmedikation ohne abschließende ACTH-Behandlung entsteht ebenfalls das Bild der sekundären NNR-Insuffizienz (starke Müdigkeit!).

d) Relative Nebennierenrinden-Insuffizienz

Dieses auch als *Addisonismus* oder *Hypoadrenie* bezeichnete Krankheitsbild ist keineswegs exakt definiert. Es kommt niemals zu einer lebensbedrohlichen Krise. Bei schwereren toxischen oder infektiösen Krankheiten, unter dem Einfluß von starker Sonnen- oder Röntgen-Bestrahlung, bei Hypo- oder Avitaminosen, bei perniziöser Anämie, bei schweren Darmstörungen (Sprue), bei frischer Gravidität, bei Kachexie und Verbrennungen treten im allgemeinen reversible Störungen im Hypophysen-NNR-System auf. Teilweise sind sie auf Veränderungen der NNR, wie bei Diphtherie, zurückzuführen. In der Mehrzahl der Fälle handelt es sich wohl um eine übergeordnete Regulationsstörung (Hypothalamus?). In diese Gruppe läßt sich vielleicht der Status thymo-lymphaticus einordnen. Der einzige Laboratoriumsbefund ist die unter Umständen verringerte Ausscheidung von 17-Ketosteroiden. Im allgemeinen wird die Diagnose nur nach dem klinischen Bild gestellt und zeigt fließende Übergänge zu bestimmten Bildern der vegetativen Dystonie (addisonistische Form, sympathische Hypotonie s. S. 578).

Funktionsteste zur Erfassung der NNR-Insuffizienz

In der Vielzahl der angegebenen Teste drückt sich die Unsicherheit zur völligen Erfassung der NNR-Funktion aus. Erst die Kombination verschiedener Funktionsproben läßt eine genauere Beurteilung zu. Die Einführung des ACTH, sein Einfluß auf Eosinophile und meßbare Harnsteroide hat inzwischen gründlichen Wandel geschaffen und läßt sogar eine quantitative Beurteilung der Leistungsbreite der NNR und ihrer aktuellen und potentiellen Reserven zu. Die vorher geübten, den Kohlenhydrathaushalt betreffenden Funktionsteste sind damit weitgehendst überholt. Berechtigung hat nur noch die Insulin-Glucose-Belastung und unter Umständen der Hungerversuch. Zur Beurteilung der Mineralocorticoidwirkung genügen meist der Wasserversuch und Kreislauffunktionsproben mit und ohne Cortison. Ob die Modifikation des Robinson-Power-Kepler-Tests genauere Auskunft gibt, ist fraglich. Belastungsproben mit Kaliumgabe oder Kochsalzentzug, mit Insulin ohne Glucose sind gefährlich und heute zu entbehren.

ACTH-Teste zur Prüfung der Funktionsreserven

α) *ACTH-Schnelltest.* Dem nüchternen Pat. werden nach Eosinophilenzählung 25 iE ACTH tief i.m. injiziert. Nach 4 Std. werden Eosinophile erneut gezählt (nach RANDOLPH, s. S. 382). Fällt die Eo.-Zahl unter 50%, ist eine primäre NNR-Insuffizienz auszuschließen. Die hohe Spezifität des Eo.-Testes verlangt Ausschluß aller Fehlerquellen: Zwischen 7 und 11 Uhr findet spontaner Abfall der Eos. statt (Ausführung in Mittagsstunden). Kleine Mahlzeiten nach der Injektion beeinflussen kaum. Venen- und frei ausfließendes Capillarblut sind gleichermaßen geeignet. Negativer Ausfall macht die Eo.-Kontrolle 6 Std. nach 50—100 mg Cortison per os erforderlich zum Ausschluß einer allergischen, auf Glucocorticoide nicht ansprechenden Eosinophilie. Bei Hypothyreosen muß 1 Woche mit Schilddrüsenhormonen vorbehandelt sein. Sympathicomimetica und Heparin können die ACTH-Wirkung aufheben. Salicylate, Hypophysin, Ascorbinsäure, Kochsalz- oder Glucoseinjektionen, Insulin und Histamin führen zu Eosinopenie. Vor allem nach Adrenalin tritt Eosinophilensturz auf, der aber weitgehend extracortical bedingt ist. Gleichzeitig können bei dem Test im Phasen-kontrastmikroskop die normalerweise ansteigenden Thrombocyten bestimmt werden. Dagegen ist die Verfolgung des Harnsäure-Kreatinin-Quotienten nicht ergiebig genug.

β) ACTH-Test über 24 Std. mit Depotpräparaten (i.m.) zur Bestimmung der *aktuellen Reserven* (Leistungsbreite) der NNR: nach Eo.-Zählung morgens 40 iE Depot-ACTH i.m.; am späten Nachmittag nochmals Eo.-Zählung und 40 iE Depot-ACTH. Der 24-Std.-Harn ab 1. Injektion wird mit dem Leer-wert des vorausgegangenen 24-Std.-Harnes verglichen. Bei normaler NNR-Funktion steigen 17-Ketosteroide um 5 mg, 17-Hydroxycorticoide um 20 mg im Durchschnitt an. Eo.-Bewertung s. vorher.

γ) Mehrtägiger ACTH-Test zur Erfassung der *potentiellen Reserve* bei einer infolge ungenügender Stimulierung sekundär atrophischen NNR: 4 Tage lang werden 20 iE ACTH in 500 cm^3 physiol. Kochsalzlösung jeweils in 8stündiger i.v. Tropfinfusion gegeben. Ebenso wie am Versuchsvortag werden die 24 Std.-Harne gesammelt. Außerdem können jeweils die Eos. vor Beginn und am Ende der Infusion gezählt werden. Bei sekundärer NNR-Insuffizienz (atrophische Nebenniere) steigen die 17-Hydroxycorticoide ab dem 2. Tag, die 17-Ketosteroide meist erst am 3. oder 4. Tag an. Parallel dazu erreicht erst mit der Zeit der Eo.-Abfall genügende Werte (normaler-weise 85%). Der Versuch läßt sich auch vereinfacht mit Depot-ACTH durchführen.

Sonstige Funktionsproben

α) Glucose-Insulin-Belastung (s. Pankreas, S. 147 u. 624).

β) Hungertest. Bei Gesunden bleibt der Blutzucker trotz Hungerns über den Tag normal, bei NNR-Insuffizienten sinkt er ab. Vorsicht vor Hypoglykämie! Traubenzuckerinjektion bereithalten!

γ) Wasserversuch. Der übliche Wasserversuch mit 20,0 cm^3/kg zeigt das Unvermögen bei NNR-Insuffizienz Wasser schnell und ergiebig auszu-scheiden. Für die Diagnose wichtig ist die Wiederholung 2 Tage später nach Cortison (3 Std. vor Beginn 100 mg i.m.); der Wasserversuch läuft dann beinahe normal ab. Vorbedingung ist kochsalzarme Ernährung am jeweiligen Vortag.

δ) Modifikation des Wasserversuchs nach ROBINSON-POWER-KEPLER berücksichtigt außer der Diuresestörung die Neigung bei NNR-Insuffizienz zu vermehrter Chloridausscheidung und Harnstoffretention. Durchführung in 2 Teilen: 1.) Bestimmung des Wasserhaushalts: am Vortag normale Kost ohne Salzzulage bis 18 Uhr, dann nüchtern bleiben. 22.30 Uhr Blase ent-leeren und Nachturin (22.30—7.30 Uhr) sammeln und messen. 8.30 Uhr Blase entleeren. Nüchtern dünnen Tee (20,0 cm^3/kg) innerhalb 45 min. trinken 9.30, 10.30, 11.30, 12.30 Uhr stündliche Harnmengen bestimmen. Zwischendurch (11 Uhr) Blutabnahme. Wenn Nachturinmenge kleiner als die größte ein-zelne Stundenportion am Tag, ist NNR-Insuffizienz unwahrscheinlich. Andernfalls: 2.) Bestimmung von Harnstoff- und Chloridkonzentration im 11 Uhr-Serum und im Nachturin. Einsetzen der gefundenen Werte in Formel und Errechnung des Quotienten:

$$A = \frac{\text{Harnstoff im Nachturin (mg-\%)}}{\text{Harnstoff im Serum (mg-\%)}} \times \frac{\text{Cl im Serum (mg-\%)}}{\text{Cl im Nachturin (mg-\%)}} \times$$

$$\times \frac{\text{größte Tagesportion (ml)}}{\text{Nachturinmenge (ml)}}$$

Bewertung positiv, d. h. Verdacht auf NNR-Insuffizienz, wenn A kleiner als 25; bei Werten über 30 kann NNR-Insuffizienz ausgeschlossen werden. Voraussetzung ist normale Leber- und Nierentätigkeit.

ε) *Adrenalintest*. Nach 0,5 mg Adrenalin s.c. wird Blutdruck- und Blutzuckeranstieg vermißt. NNR-Insuffiziente sind gegen Adrenalin außerordentlich gering empfindlich. Dagegen kommt es nach Injektion von 0,1 mg Histamin in 20,0 physiol. Kochsalzlösung i.v. (Injektionsdauer mindestens 5 min) zum Blutdruckabfall ohne den sonst üblichen gegenregulatorischen Anstieg. Auch dieser Versuch ist nur unter großen Vorsichtsmaßnahmen durchzuführen.

Weitere Funktionsproben beruhen auf umständlichen Bilanzversuchen des Natrium-Kalium-Haushalts. Das Verhalten dieser Elektrolyte läßt sich auch in der Speichelsekretion verfolgen[1]. Der sorgfältig bestimmte Muskelinnendruck als Gradmesser der Adynamie[2] läßt quantitativ die Therapie beurteilen.

2. Erkrankungen infolge Überfunktion der Nebennierenrinde

Die übermäßige Produktion der einzelnen NNR-Hormone ergibt charakteristische Krankheitsbilder. Wenn auch ein Panhypercorticoidismus nicht vorkommt, so zeigen die Krankheitsbilder fließende Übergänge (Mischformen).

a) Das Cushing-Syndrom. Entstehung auf Grund vermehrter Glucocorticoidausschüttung. *Beschwerden:* Müdigkeit bei blühendem Aussehen, fließende Rückenschmerzen, Steinkoliken, Durst, Pruritus, Stimmungslabilität. *Symptome:* entstellende Häßlichkeit, Pseudofettsucht: *Stammfettsucht* und *Vollmondgesicht*, Karpfenmund, Hängebauch, Büffelhöcker. Stickstoffkatabole Zeichen: *Osteoporose*, Muskelschwund an Extremitäten. Hautveränderungen: dünn, glänzend, indianerartige Färbung infolge Pigmentreichtum, *Striae rubrae* infolge Capillarfragilität, Hypertrichose (Hirsutismus), Acne. *Hypertonie*. Oligobzw. *Amenorrhoe*, Impotenz. Diabetische Stoffwechsellage *(Steroiddiabetes)*. Herzinsuffizienz. Verminderte Infektionsresistenz.

Laboratoriumsbefunde. Wichtigste Untersuchung: Urincorticoide steigen fast regelmäßig auf 5—7fachen Wert an, während 17-Ketosteroide ohne nähere Differenzierung nur unsichere Auskunft geben. Blutbefunde: Erythrocytenzahl und Hb-Werte an der oberen Grenze der Norm, mäßige Leukocytose, Lymphopenie. Eosinophile obligat unter $100/mm^3$. Häufig Senkung von Serum-Kalium und -Chlorid, Alkalose, Anstieg von Serumcholesterin und alkalischer Phosphatase. Diabetische Verlaufsform der Glucosebelastung.

---

[1] PRADER, A., u. Mitarb.: Helv. paediat. Acta **10**, 29 (1955).

[2] Siehe KÜCHMEISTER, H., Klinische Funktionsdiagnostik. Stuttgart: Georg Thieme 1956.

Der vermehrten Hormonausschüttung liegen zugrunde: Adenom, Carcinom oder beidseitige Hyperplasie der NNR (in seltenen Fällen Thymuscarcinom, Pankreascarcinom, Nebennierenresttumor des Ovars). Die Hyperplasie kann primär in der NNR, wahrscheinlich infolge vermehrter Ansprechbarkeit auf ACTH; sekundär im HVL (Basophilismus, Crookezellen) oder zentral im Zwischenhirn ausgelöst werden. Eine diesbezügliche Klärung ist nur durch eindeutigen Nachweis eines Hypophysentumors möglich. Die Rindencarcinome und auch -adenome zeigen Automatie gegenüber dem HVL. Infolge der von ihnen sezernierten Glucocorticoide wird aber die ACTH-Produktion gedrosselt, das übrige NNR-Gewebe atrophiert und spricht auf kurzfristige ACTH-Stimulierung nicht an. Daraus ergeben sich wichtige Funktionsteste:

a) Ansprechbarkeit der NNR auf ACTH: Im intravenösen ACTH-Test (20 iE) über 8 Std. steigen bei beidseitiger Hyperplasie die 17-Hydroxycorticoide noch deutlich an. Bei Carcinom kein, bei Adenom kein oder nur geringer Anstieg.

b) Prüfung der ACTH-Hemmung: Zugeführte Glucocorticoide bremsen über verminderte ACTH-Ausschüttung die Aktivität der *hyperplastischen* NNR. Liegt hohe 17-Ketosteroidausscheidung vor, läßt sich die Hemmung mit Cortisol durchführen. Unter täglich 200 mg Cortisol über 5 Tage sinken die 17-Ketosteroide ab, wobei zu berücksichtigen ist, daß 5—15% des zugeführten Cortisols als 17-Ketosteroide ausgeschieden werden. Sind die 17-Ketosteroide nicht wesentlich erhöht, kann nur die 17-Hydroxycorticoidausscheidung im Urin verfolgt werden; sie verlangt aber die mengenmäßig nicht ins Gewicht fallende Verwendung von Fluorocortisol. Bei 6stündiger Verabreichung von 1 mg Fluorocortisol über 3 Tage gehen die Urincorticoide zurück. Bei Rindentumoren unterbleibt der ACTH-Hemmungseffekt.

b) Aldosteronismus. Entstehung infolge Überproduktion von Aldosteron. *Beschwerden:* Muskelschmerzen, Ermüdbarkeit bis zu paroxysmalen Lähmungen, Paraesthesien. *Symptome:* Hypertonie, tetanische Anfälle, Nycturie, Polyurie; keine Ödeme.

Laboratoriumsbefunde. *Hypokaliämie,* Hypernatriämie, Alkalose, Albuminurie, alkalischer Urin trotz Ammoniumchloridgabe.

α) Dem *primären Aldosteronismus* (Conn-Syndrom) liegt eine Erkrankung der NNR: Hyperplasie, meist Adenom, selten Carcinom zugrunde. Die Albuminurie, Konzentrationsverlust der Niere und unter Umständen auch Harnstofferhöhung weisen auf die sekundäre Nierenschädigung hin. Diese Nephropathie (vorwiegend tubuläre Störung) hängt mit der Kaliumverarmung des Körpers zusammen und tritt deswegen, wie auch die anderen Symptome, gleichermaßen bei anderen Kaliumunterbilanzstörungen auf. Differentialdiagnostische Schwierigkeiten entstehen, da das gleiche Bild wie beim Aldosteronismus in klinischen Symptomen und Laboratoriumsbefunden auch bei primärer Nierenstörung auftreten kann, und zwar, wenn diese zu excessivem Kaliumverlust führt; dabei werden durch Kohlensäureanhydrasestörung Wasserstoffionen nicht abgegeben und infolgedessen Kalium nicht rückresorbiert. Bislang sind noch keine brauchbaren und standardisierten Funktionsteste zur Unterscheidung ausgearbeitet.

Die ausbleibende Besserung trotz hoher Kaliumzufuhr und das Fehlen einer primären Nierenanamnese sprechen für Nebennierenerkrankung. Die weitere Differentialdiagnose verlangt genaue Überwachung der Aldosteronausscheidung, unter Umständen Nierenbiopsie oder chirurgische Exploration der Nebennieren.

β) Sekundärer Aldosteronismus mit vermehrter Aldosteronausscheidung im Urin tritt vorübergehend nach starkem Wasser- oder Natriumverlust auf; er wird bei Leber-, Nierenkrankheiten und sonstigen Ödemkrankheiten beschrieben. Seine Bedeutung ist noch umstritten. Die Regulationsvorgänge sind mit denen beim sekundären Hyperparathyreoidismus vergleichbar.

c) Das adrenogenitale Syndrom. Entstehung durch Überproduktion von Androgenen. Ihre Wirkung ist a) virilisierend: Hirsutismus schon im 2. Lebensjahr mit Pubertätsbehaarung beginnend, Gesichtsbehaarung, Acne. Beim weiblichen Geschlecht Vermännlichung der Körperform, Stimmbruch (ab 10. Lebensjahr), vorspringender Kehlkopf, Clitorisvergrößerung; bei Knaben starke Penisentwicklung. b) stickstoffanabol: starke Muskelentwicklung (Herkulestyp); kindlicher Riesenwuchs, der infolge von frühzeitigem Epiphysenschluß im Kleinwuchs stecken bleibt. Vorzeitige Rippenverknöcherung. c) Gonadotropinhemmung (Hypogonadismus): fehlende oder Rückentwicklung der Mammae, des Hodens, Amenorrhoe. Bei Kindern entsteht somit das Bild der Pseudopubertas praecox.

Die Differentialdiagnose zwischen zugrunde liegender Hyperplasie oder Tumor (meist Carcinom) ergibt teilweise schon die klinische Beobachtung der charakteristischen Verlaufsformen.

α) Das kongenitale adrenogenitale Syndrom beruht auf Hyperplasie der NNR. Es ist hereditär, unter Geschwistern gehäuft. Bei Mädchen kommt es zum Pseudohermaphroditismus femininus. Der Nachweis eines Sinus urogenitalis ist auch in späteren Jahren noch beweisend. Kernmorphologisches Geschlecht und innere Genitalentwicklung immer weiblich. Bei Knaben Makrogenitosomia praecox. Gelegentliche Begleitsymptome sind Salzverlustsyndrom (Elektrolytverschiebung wie bei Morbus Addison), Hypertonie, Hypoglykämie.

β) Erworbene Form vor der Pubertät beruht immer auf Tumorbildung (meist Carcinom). Außer Clitorisvergrößerung keine Störung des äußeren Genitale. Cushingartige Symptome können auftreten (Mischformen).

γ) Erworbene Form bei erwachsenen Frauen beruht auf Hyperplasie oder Tumor. Ganz selten können Rindencarcinome bei Männern auch zu exzessiver Oestrogenbildung führen unter dem Bild der Verweiblichung: Impotenz, Gynäkomastie mit starker Oestrogenausscheidung im Harn (adrenale Feminisierung).

Weitere Differentialdiagnose aus Laboratoriumsbefunden; sie beschränken sich auf Hormonausscheidung im Urin: Hyperplasie: Androgene vermehrt, 17-Ketosteroide vermehrt. Der *Dehydroepiandrosteronanteil* (Pettenkofer-Reaktion s. S. 597) ist dabei kaum vermehrt. Pregnantriol deutlich vermehrt, 17-Hydroxycorticoide eher erniedrigt. Tumor: 17-Ketosteroide stark erhöht, besonders beim Carcinom, mit fast ausschließlichem Anteil an Dehydroepiandrosteron (stark erhöht). Pregnantriol und 17-Hydroxycorticoide normal.

Die androgenbildende *Hyperplasie* hat ihren pathogenetischen Ursprung in einer Störung des Glucocorticoidaufbaus (Fermentstörung?). Die daraus resultierende verstärkte ACTH-Ausschüttung (Pigmentierung häufig) stimuliert die NNR mit dem Resultat verstärkter Androgenproduktion. Durch künstlich zugeführtes Cortisol lassen sich alle Symptome beherrschen.

Funktionsprobe. Entscheidend ist die ACTH-Hemmung durch Cortisol. Bei Hyperplasie sinken nach 5 tägiger Verabreichung von je 200 mg Cortisol die 17-Ketosteroide auf etwa 50% ab und sind schließlich normalisierbar. Nach mehr als 4 stündiger i.v. Cortisolverabreichung sinken die 17-Ketosteroide auch bereits signifikant ab. Dieser Effekt bleibt bei Tumoren der NNR aus.

Dieser Funktionstest gestattet auch bereits in den ersten Lebensjahren eine Trennung gegenüber anderen Intersextypen. Bei Erwachsenen kommen starke Virilisierung und hohe 17-Ketosteroidausscheidung ohne Dehydroepiandrosteronvermehrung auch bei Androgen produzierenden Ovarialtumoren (Arrhenoblastom) vor; Hirsutismus mit Regelstörung ohne stärkere Virilisierung, ohne 17-Ketosteroiderhöhung tritt beim Stein-Leventhal-Syndrom auf; Hirsutismus ohne Virilisierung mit unterschiedlich hoher 17-Ketosteroid-, aber vermehrter 17-Hydroxycorticoidausscheidung bei Cushing-Syndrom und Nebennierenresttumoren des Ovars (Hodens); Hirsutismus ohne Virilisierung kann schließlich nur auf besonderer Empfindlichkeit der Haarfollikel gegenüber unterschwellig vermehrter Androgenausschüttung beruhen (idiopathischer Hirsutismus).

C. Nebennierenmark

Die Markhormone Adrenalin und Nor-Adrenalin (Arterenol) werden auch im übrigen sympathischen Nervensystem gebildet. Nor-Adrenalin ist als die adrenergische Überträgersubstanz („Sympathin") an den Synapsen und Endplatten autonomer Nervenfasern zu betrachten. Infolge genereller Vasoconstriction steigert es den peripheren Widerstand, systolischen und diastolischen Blutdruck ohne Vergrößerung des Minutenvolumens (Bradykardie). Das Nebennierenmark hat anscheinend Reservefunktion für besondere Notfallsituationen, in denen dann vorwiegend Adrenalin ausgeschüttet wird. Adrenalin hat die wichtige Aufgabe der richtigen Blutverteilung. Es erhöht das Minutenvolumen und steigert überhaupt die Tätigkeit der für den akuten Lebenskampf wichtigen Organe. Dabei beeinflußt es den Stoffwechsel in ergotroper Richtung. Es löst im Körper ein Gefühl der Beunruhigung aus.

Der *Nachweis* dieser in der Bezeichnung *Katecholamine* zusammengefaßten Hormone ist im Blut sehr schwierig. Normalwerte bis 0,45 γ-% Nor-Adrenalin und bis 0,04 γ-% Adrenalin. Routinemäßig kann der Nachweis im medikamentenfreien 24 Std.-Harn, der mit Salzsäure gering angesäuert werden soll, durchgeführt werden. Normalwerte bis 80 γ/24 Std., vorwiegend Nor-Adrenalin.

Während ein Ausfall des NN-Marks ohne klinische Symptome verläuft, entsteht durch hormonell aktive, meist benigne Tumoren des chromaffinen Systems ein charakteristisches Bild der vermehrten Hormonausschüttung. Diese *Phäochromocytome* finden sich im NN-Mark, gelegentlich sogar doppelseitig, vereinzelt auch in anderen Ganglien des Brust- und Bauchraums. Wegen dieser Dislokation, und weil sie manchmal zu klein für den Röntgennachweis sind, gestattet selbst eine differenzierte Röntgenuntersuchung nie den Tumorausschluß.

a) Krisenhafte Verlaufsform (30% der Fälle). Durch plötzliche Ausschüttung von Nor-Adrenalin und wohl auch Adrenalin kommt es zu Blutdruckkrisen bei sonst normalen oder nur gering erhöhten Blutdruckwerten, die wenige Minuten bis einige Stunden andauern können. *Beschwerden:* Unruhe- und Angstgefühl, Kopf-, Brust- oder Bauchschmerzen, Übelkeit und andere abdominelle Erscheinungen, unter Umständen Verwirrungszustände. *Symptome:* Blässe, Temperaturanstieg, Tachypnoe, Tachykardie, die in Bradykardie übergeht, starre Pupillen, unter Umständen Lungenödem, systolischer und diastolischer Blutdruckanstieg (bis 300 mm Hg) und anschließend Schweißausbruch und Rötung.

Laboratoriumsbefunde: Leukocytose bis 30000 mit rel. Lymphocytose. Hyperkaliämie. Im Urin häufig Zucker, gelegentlich Eiweiß. Erhöhte Katecholaminausscheidung nach dem Anfall.

Funktionsteste beruhen auf der Auslösung eines typischen Anfalls. In manchen Fällen genügt schon *Druck oder Schlag in die Nierengegend.* Alle Funktionsprüfungen auf Phäochromocytom verlangen ausgeglichene Kreislaufverhältnisse, vorhergehende Bettruhe. Höhere Gaben von Sedativa verschlechtern die Exaktheit der Versuchsbedingungen. Bei allen Provokationstesten ist Regitin (5 mg) injektionsbereit zu halten. Als Vorversuch orientiert der *Eiswasserversuch* („Cold pressor-Test") über die Ansprechbarkeit des Blutdrucks: während des Eintauchens einer oder beider Hände 1 min lang in Eiswasser steigt der dabei kontrollierte Blutdruck normalerweise um 10—20 mm Hg. Auch bei Hypertonikern steigt er an. Bei Phäochromocytom bleibt er praktisch unverändert; gelegentlich wird aber auch eine Blutdruckkrise ausgelöst.

α) *Histamin-Test.* 0,025 mg (bis 0,05 mg) werden rasch i.v. injiziert. Innerhalb von 2 min kommt es zum raschen Blutdruckanstieg. Die Blutdruckzunahme überschreitet bei Hypertonie kaum die Werte des Eiswasserversuchs, sie kann aber längere Zeit anhalten. Bei Phäochromocytom kommt es zu einem stärkeren Blutdruckanstieg und Wiederabfall innerhalb von 5—10 min. Dabei typische Anfallsbeschwerden. Nitroglycerin kann den Anfall coupieren. Gegenindikation ist Ausgangslage des Blutdrucks über 170 mm Hg.

β) Ähnliche Provokationsmethoden sind beschrieben mit: 0,05 g Ephetonin i.v.; 0,1—0,3 g Etamon i. v. (Tetraäthylammoniumbromid) und mit Acetylmethylcholinchlorid 25 mg s.c. (Mecholyltest). Obwohl gerade der Mecholyltest besonders zuverlässig sein soll, eignet er sich nicht für Routineuntersuchungen wegen erheblicher Nebenwirkungen (Übelkeit, Erbrechen). Auch beim Etamon kann es bei gewöhnlicher Hypertonie zu empfindlichen Kreislauferscheinungen kommen mit Absinken des Blutdrucks.

b) Verlaufsform mit Dauerhypertonie. Das klinische Bild entspricht dem der essentiellen Hypertonie. Gewöhnlich ist allerdings der Grundumsatz erhöht und öfters eine Hyperglykämie (Glucosurie) zu finden.

Funktionsteste werden mit Adrenalinantagonisten durchgeführt, die einen Blutdruckabfall beim Nor-Adrenalinhochdruck bewirken, nicht hingegen bei anderen Hochdruckformen. Vorbedingungen wie bei Funktionstesten unter a. Zur Kollapsverhütung bei sehr starkem Blutdruckabfall ist Nor-Adrenalin bereitzuhalten.

α) *Benzodioxantest.* 15—20 mg Benzodioxan (0,25 mg/kg) werden langsam i.v. injiziert oder auch infundiert in physiol. Kochsalzlösung. Halbminütliche Blutdruckkontrollen in den nächsten 10 min bis zum Wiedererreichen des Ausgangswertes. Bei Phäochromocytom sinkt der Blutdruck systolisch und diastolisch eindeutig ab (systolisch mehr als 35, diastolisch mehr als 25 mm Hg) für mindestens 5 min. Subjektive Erleichterung tritt ein. Bei fixierter essentieller Hypertonie kann umgekehrt eine Blutdruckkrise ausgelöst werden. Der Test eignet sich deswegen nicht für Routineuntersuchungen.

β) *Dibenamintest.* 5—7 mg/kg Körpergewicht Dibenamin werden innerhalb 1 Std. in 5%iger Glucoselösung infundiert. Wegen der vielerlei Nebenwirkungen sollte von dem Test abgesehen werden.

γ) *Regitintest.* Nach Vortesten mit i.m. Injektion werden 5 mg Regitin zügig i.v. injiziert. Es kommt ähnlich wie nach Benzodioxan zu einem kräftigen Blutdruckabfall bei Phäochromocytom. Bleibt dieser trotz dringenden klinischen Verdachts aus, muß die Dosis vorsichtig erhöht werden bis auf 20 mg.

Zusammenfassend ist zu den Funktionsprüfungen zu sagen, daß sie keineswegs Täuschungsmöglichkeiten ausschließen. Deswegen ist bei genügendem klinischen Verdacht die Hormonanalyse unentbehrlich: im 24 Std.-Harn steigt — besonders an Anfallstagen — der Nor-Adrenalingehalt auf über 200 γ und wesentlich höhere Werte an. Andererseits geben die Teste doch einen sehr wertvollen Hinweis, und vor allem der Regitintest eignet sich für Routineuntersuchungen. Auf 1—2000 Hypertoniker trifft statistisch 1 Patient mit Phäochromocytom. Unerläßlich ist der Regitintest bei jugendlichen Hypertonikern, vor allem, wenn der Blutdruck nach Bettruhe und Sedativa nicht absinkt, dagegen orthostatisch abfällt.

D. Schilddrüse

Zwischen äußeren, einer Untersuchung leicht zugänglichen Formveränderungen der Schilddrüse und ihrer hormonellen Aktivität existieren innere Zusammenhänge, die in ihrem wechselseitigen Ausdruck aber sehr vielgestaltig sein können. Aus Gründen besserer Übersicht wird deshalb der mit der Strumabildung verbundene Fragenkomplex getrennt von den eigentlichen endokrinologischen Krankheiten behandelt.

Struma

Physiologische Schwellung der Schilddrüse tritt beim Neugeborenen, in der Pubertäts- aber auch schon Vorpubertätszeit auf. Im Alter atrophiert die Schilddrüse. *Untersuchung der Schilddrüse.* Jede deutlich abzugrenzende Schilddrüse wird bereits als Struma bezeichnet. Ihre Größe läßt sich durch Inspektion von vorn und seitlich beurteilen. Bei der Palpation mit beiden Händen von hinten werden vorhandene Knoten und Konsistenzveränderungen festgestellt. Der Halsumfang wird über dem Schildknorpel gemessen. Durch Palpation und Auskultation wird bei verstärkter Blutzirkulation Schwirren wahrgenommen. Auftreten von Stridor bei leichtem Druck auf die Schilddrüse zeigt die bereits vorhandene Einengung der Trachea. Die Schluckverschieblichkeit ist zu prüfen. Die *Röntgenuntersuchung* orientiert über Einengung der Trachea und über substernal hinabreichende Struma. In Ausnahmefällen liegt versprengtes Schilddrüsengewebe (Dystopie) zwischen Zungengrund und Perikard, selbst im Ovar. Lokalisation heute durch Radiojod möglich. Die *Biopsie* gibt Aufschluß über feingewebliche funktionelle und pathologische Veränderungen. Sie wird am besten chirurgisch durchgeführt.

1. *Euthyreoide Struma* (blander Kropf): Die Bildung einer Struma ist trotz aktueller Ausgeglichenheit der hormonellen Schilddrüsenfunktion Ausdruck einer verminderten Leistungsreserve. Infolge eines Mißverhältnisses zwischen Hormonbedarf in der Peripherie und möglicher Hormonabgabe kommt es über TSH-Ausschüttung zur kompensatorischen Schilddrüsenhyperplasie. Der Hauptgrund ist der Jodmangel (unter 2 γ/kg Körpergewicht; optimale Jodzufuhr 150—200 γ am Tag). Verstärkend kann höheres Angebot an Calcium, Fluor und Chlorid wirken. Die Jodverarbeitung in der Schilddrüse kann auch gestört sein durch Hypovitaminose (Vit. A), durch strumigene Substanzen, die in der Mangelnahrung vorkommen oder als Arzneimittel zugeführt werden (Sulfonamide, PAS, Aureomycin), und zwar infolge Blockierung der Jodaufnahme (Typ Thiocyanatkropf) oder Hemmung der Hormonsynthese (Typ Thioharnstoffkropf). Auch konstitutionelle (familiäre) Hemmung der Hormonsynthese kommt vor. Schließlich kann die Strumabildung verstärkt werden durch erhöhten Hormonverbrauch in der Peripherie: Puerperium, Klimakterium, Lactation, Kälte, Lichtmangel. Die zunächst *parenchymatöse Struma* kann in die *Struma colloides* übergehen, wobei die in jeder Schilddrüse liegende Neigung zur Knotenbildung noch verstärkt wird. Die Knoten bilden eine nach geographischen Gegenden unterschiedlich zu beurteilende Gefahr der malignen Entartung (in Deutschland sehr gering, in den USA anscheinend größer). Dabei ist die *multiple Knotenstruma* nicht so gefährdet wie singuläre große Knoten. Auch die sekundäre Basedowifizierung ist möglich. Die große Struma führt zu Druckerscheinungen auf Trachea, Sympathicus, N recurrens und zum Kropfherz.

Das Bild aller Schilddrüsenerkrankungen ist ortsgebunden. Der Kropf ist in allen Gebirgsländern ohne Jodprophylaxe endemisch. Parallel dazu findet sich südlich des Mains eine größere Jodempfindlichkeit (Jodbasedowgefahr bei täglicher Zufuhr von über 500 γ/24 Std.). Wie bei allen Schilddrüsenerkrankungen sind Frauen besonders betroffen.

2. *Struma* kann auch auf entzündlicher Basis entstehen. Die akute *Thyreoiditis* zeigt sich durch schmerzhafte Schwellung bei allgemein entzündlichen Zeichen (Temp., BKS, Leukocyten erhöht). Häufig ist sie mit Steigerung der hormonellen Aktivität bis zu ausgesprochener Hyperthyreose bei gleichzeitigem Verlust der Radiojodaufnahme verbunden, während als Restzustand gelegentlich eine mäßige Schilddrüseninsuffizienz bleibt. Die chronischen Thyreoiditiden (Struma lymphomatosa HASHIMOTO, „eisenharte" Struma fibrosa RIEDEL; Tbc der Schilddrüse u. a.) führen zu lokalen Druckerscheinungen und mehr oder minder rasch zur Schilddrüseninsuffizienz.

3. *Maligne Tumoren* zeigen, allerdings nur selten, eher eine Steigerung der Schilddrüsentätigkeit im Beginn. Ein Hinweis sind das rasche Wachstum, das Verbacken mit der Umgebung, Schwellung der regionären Lymphknoten. Die Differentialdiagnose wird im allgemeinen durch Biopsie gestellt.

Die endokrine Leistung der Schilddrüse besteht in Anreicherung des Jodids aus dem Blut und Aufbau der Schilddrüsenhormone Trijodthyronin und Tetrajodthyronin (Thyroxin). Im Unterschied zu anderen Drüsen kann sie ihre Inkrete an Thyreoglobulin gebunden im Kolloid der Follikel stapeln. Alle zum Hormonaufbau nötigen Funktionen (Wachstum des Drüsengewebes, Jodaufnahme, Hormonsynthese und -abgabe) werden durch das thyreotrope Hormon des HVL (TSH) gefördert. Das qualitativ gleich stark, quantitativ stärker wirksame Trijodthyronin schwindet in Stunden aus dem Blut, während Thyroxin tagelang in starker Eiweißbindung verfolgbar ist. Über das Verhältnis beider Hormone zueinander und ihre Relation bei krankhafter Überfunktion besteht noch keine Klarheit.

Die Schilddrüse fördert Wachstum und Reifung. Ihre mit Förderung der oxydativen Vorgänge verbundene Stoffwechselleistung zeigt sich am Wasserhaushalt (diuresefördernd), im intermediären Stoffwechsel (Steigerung des Kohlenhydratumsatzes), in der Arbeitsleistung des Muskel-, Nerven- und Lymphsystems und am Kreislauf (Erhöhung des Minutenvolumens). Eine einheitliche, alle physiologischen Wirkungen zusammenfassende Grundeigenschaft versinnbildlicht der Vergleich mit der Gangschaltung des Autos, also einer verschieden starken Übersetzung der Kraftquelle. Wachstumshormon und NNR-Hormone wirken wesentlich schwächer ohne die Anwesenheit von Schilddrüsenhormonen. Da besonders der Adrenalineffekt von ihrer Mitwirkung abhängt, tritt die Anregung der ergotropen Vorgänge sinnfällig in den Vordergrund. Aber auch die trophotropen Leistungen werden gefördert, wie die Auswirkung des Schilddrüsenausfalls auf die Darm- und Gonadentätigkeit zeigt. Die biochemische Wirkung der Schilddrüsenhormone ist noch unklar, denn die in vitro gefundene Entkoppelung eines spezifischen oxydativen Phosphorylierungssystems erklärt nicht genügend die biologischen Vorgänge.

Die Methoden zur Erfassung der hormonellen Aktivität:

1. *Grundumsatz*bestimmung: morgens nüchtern, 24-stündige Eiweißkarenz, am Vorabend 0.2 Luminal. Leicht wiederholbare Routinemethode,

aber mit Fehlermöglichkeiten behaftet. Werte zwischen —10 und +20% sind noch nicht als krankhaft zu bezeichnen. Eine durch die Grundumsatzbestimmung erfaßbare Stoffwechselsteigerung muß nicht schilddrüsenbedingt sein, denn ein Hypermetabolismus kommt bei einer Reihe anderer Krankheiten vor, wie bei vermehrter Ausschüttung von Wachstumshormon, NNR- und NN-Markhormonen, bei Anämie und Leukämie, bei Herzerkrankungen, bei neoplastischen Krankheiten, in der Schwangerschaft, bei fieberhaften Erkrankungen und schließlich unter stimulierenden, nicht zu vergessen auch thyroxinhaltigen Arzneimitteln. Erniedrigter Grundumsatz (Hypometabolismus) ohne Schilddrüsenstörung kommt vor bei Anorexia nervosa, Hunger, Nebenniereninsuffizienz und Nephrose. Werte unter —20% weisen aber immer auf die Schilddrüse hin.

Readsche Formel berechnet Grundumsatz aus Pulsfrequenz und Blutdruckamplitude; nur grob orientierend. Messung unter Nüchternumsatzbedingungen!

$$\text{GU} = 0{,}75 \cdot (\text{Pulszahl} + \text{Blutdruckamplitude} \cdot 0{,}74) - 72$$

2. *Radiojodtest.* Nach der heute üblichen Methode werden 20—30 μC radioaktiven Jods (J^{131}) nüchtern peroral zugeführt. In der folgenden Zeit bis zu 4 Tagen wird durch geeignete Nachweisgeräte (Szintillationszähler) der prozentuale Anteil der Testdosis bestimmt, den die Schilddrüse speichert.

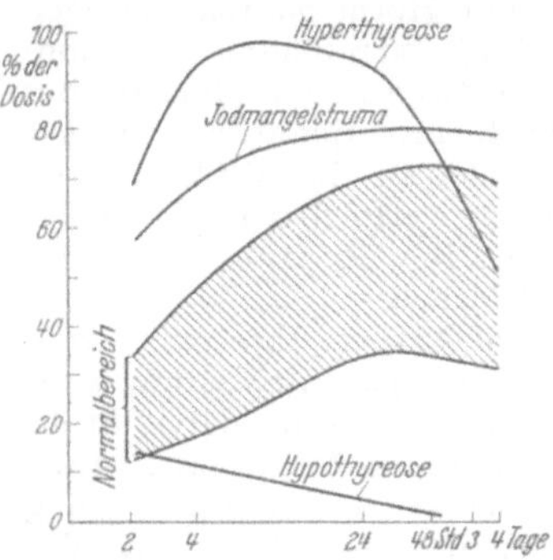

Abb. 126. Jodspeicherungsverlauf in der Schilddrüse mit Beispielen pathologischer Veränderungen

Die hypothyreotische Schilddrüse nimmt zu wenig Jod auf. Ein vermehrtes und rascheres Jodspeicherungsvermögen (,,Jodgier") zeigen die hyperthyreotische Schilddrüse und bis zu einem gewissen Grade auch die infolge Jodmangels vergrößerte Schilddrüse. Die Unterscheidung dieser beiden Möglichkeiten erlaubt in Grenzfällen der 48-Std.-Wert. Er fällt bei der hyperthyreotischen Schilddrüse bereits deutlich ab infolge der rascher erfolgenden Abgabe des Thyroxinjods. Abb. 126 gibt die Streubreite der normalen Jodspeicherungskurve wieder.

Im Blutplasma kann nach 24 Std. der prozentuale Anteil des eiweißgebundenen (Hormon-) J^{131} am totalen Plasma-J^{131} bestimmt werden (sog. Radiojodkonversionsrate). Nach 48 Std., sicher nach 72 Std. genügt die Messung des Gesamtplasmawertes, der dann praktisch dem eiweißgebundenen (Hormon-) J^{131} entspricht und bei Hyperthyreose auf 2—4fachen Werten des Normalen liegt. Die Bestimmungen im Plasma weisen allerdings bei den relativ kleinen Radiojodmengen methodische Mängel auf. Eine Verbesserung dieser Methoden ist von der Verwendung eines wegen kürzerer Halbwertszeit bedenkenloser anwendbarer radioaktiven Jods zu erwarten. Der heute gebräuchliche Radiojodtest sollte im allgemeinen nur 1mal pro Jahr ausgeführt werden.

Fehlermöglichkeiten. Verminderte J^{131}-Aufnahme und damit Vortäuschung einer Hypothyreose nach vorangehender Behandlung mit jod- und schilddrüsenhaltigen Arzneimitteln (Husten-, Abmagerungsmittel, Jodanstrich u.a.) 6 Wochen abwarten! Röntgenkontrastmittel können die J^{131}-Aufnahme über Monate stören. Auch Bariumbrei enthält geringe Jodmengen. Thyreostatica blockieren die J¹³¹-Aufnahme, nach Absetzen kommt es vorübergehend zur gesteigerten Jodspeicherung. Darmkrankheiten können die Resorption von J¹³¹ verschlechtern.

3. Bestimmung des *eiweißgebundenen Plasmajods* (PBJ) erlaubt auf chem.-analyt. Weg eine Schätzung der Konzentration der im Blut zirkulierenden Schilddrüsenhormone, d. h. der aktuellen Verhältnisse. Normalwert 4—8γ-% PBJ. Fehlerquellen wie unter 2. infolge unspezifischer Jodeiweißverbindungen. Eine weitere Fehlerquelle ist in Verschiebungen der Serumeiweißverhältnisse gegeben (z. B. Nephrose).

Die Genauigkeit der Aussage über die hormonelle Aktivität der Schilddrüse wird bei Grundumsatzbestimmung auf etwa 60%, bei J¹³¹-Speicherfähigkeit auf 70—90%, bei der Bestimmung des eiweißgebundenen Plasmajods auf 90% geschätzt.

a) Unterfunktion der Schilddrüse

α) Die *primäre Hypothyreose* ist entweder eine kongenitale oder bevorzugt im höheren Lebensalter auftretende Erkrankung. Das klassische Vollbild ist das *Myxödem*. Zugrunde liegen Mangel an hormonbildendem Drüsengewebe: Aplasie oder Hypoplasie, chirurgische Entfernung, Strahlenschädigung, Thyreoiditis, Verdrängung durch Geschwülste, primäre idiopathische Atrophie (sekundär beim „ausgebrannten Basedow"), aber auch Störungen der Hormonsynthese wie nach langem Jodmangel oder infolge chemischer Blockierung. *Beschwerden:* Antriebsschwäche, Kälteempfindlichkeit, rheumatische Schmerzen, Obstipation, herabgesetztes Triebleben, *Symptome:* Charakteristische maskenhafte Gesichtszüge, tiefe kloßige Sprache bei vergrößerter Zunge, leicht gelbliche Blässe, trockene, derbe, schuppende Haut, die teigig gedunsen ist, ohne daß sich Dellen eindrücken lassen. Präorbitales Ödem und sulzige Ohrläppchen. Körperbehaarung spärlich, Kopfbehaarung struppig, brüchige Nägel. Herz schlaff, allseitig dilatiert, bradykard, mit Niederspannung im EKG. Reflexe verlangsamt ablaufend, myotonieartige Reaktion der Muskeln mit Stehenbleiben eines idiomuskulären Wulstes bei Beklopfen, träge Peristaltik, Unterfunktion der Gonaden, Wasserretention und Gewichtszunahme. Psychisch stumpf bis zur Apathie, aber auch erregbar bis zu echten psychotischen Bildern. Schilddrüse oft nicht palpabel, nur selten Struma (chronische Thyreoiditis).

Laboratoriumsbefunde. Anämie, manchmal perniciosaähnlich wie das ganze klinische Bild; BKS mäßig erhöht, Serumeiweiß erhöht infolge Abnahme des Plasmavolumens ohne charakteristische Änderung der Elektrophoresewerte. Gestörter Jodstoffwechsel s. oben. Serumlipide erhöht, besonders Cholesterin (über 300 mg-%). Der Serumcholesterinspiegel ist eine sehr zuverlässige Methode zur Therapiekontrolle. Grundumsatz bei Totalausfall bis auf —45% vermindert.

Larvierte Form. Die im allgemeinen schleichende Entwicklung setzt ein über Jahre ausgedehntes prämorbides Stadium voraus. Initiativeloses Sitzen am Ofen, Rheuma, Mensesstörungen, Obstipation sind hinweisende Zeichen. Der Stoffwechsel und die meßbare Drüsentätigkeit sind zunächst noch ausbalanciert, aber besonders empfindliche Untersuchungen beweisen bereits die verlängerte Reaktionszeit der Sinnesorgane. Zweckmäßig wird die Diagnose ex iuvantibus gestellt.

β) *Die sekundäre Hypothyreose* bei Sitz der Erkrankung im Zwischenhirn-Hypophysen-System (s. S. 592) zeigt im allgemeinen nicht das Vollbild des Myxödems infolge restierender Basalsekretion. Der Grundumsatz sinkt nie bis auf Werte von —45%. Auch der Cholesterinspiegel steigt nicht so zwangsläufig an.

Ein TSH-Nachweis aus Blut oder Urin ist bislang noch nicht für den klinischen Gebrauch möglich. Die Differentialdiagnose läßt sich nur mit Hilfe des *TSH-Tests* (nach BISHOPRIC) stellen: da die Schilddrüse auch nach längerem Hypophysenausfall trotzdem — im Unterschied zur NNR — sofort auf TSH anspricht, genügt eine kurzfristige Stimulierung: 1. Tag: Tracerdosis J^{131} wird über 24 Std. durch Messung der Schilddrüsenaktivität verfolgt. Am 2. Tag: TSH i.m. (4 USP Einheiten $\approx$ 10 mg Amour Standart $\approx$ 100—150 Junkmann-Schoeller-Einheiten). Am 3. Tag nach Messung der Reststrahlung, die abgezogen wird, erneute Tracerdosis. Ebenfalls Messung nach 3 und 24 Std. Normaler Anstieg des 24 Std.-Wertes etwa 25%, bei primärer Hypothyreose bis 2%, bei sekundärer Hypothyreose etwa 20%.

Das *kongenitale Myxödem* führt schon nach wenigen Wochen im Säuglingsalter zu manifesten hypothyreotischen Erscheinungen. Das erste Zeichen kann ein verlängerter Icterus neonatorum sein. Während Schilddrüsenaplasie ohne Behandlung nicht lebensfähig ist, kommt es bei der unbehandelten Schilddrüseninsuffizienz infolge Hypoplasie zu Entwicklungsrückstand des Wachstums, des Körpergewichts, vor allem des Skeletsystems und zu einem Zurückbleiben der geistigen Entwicklung. Der *endemische Kretinismus* ist ein Sonderfall, der stets mit endemischem Kropf gekoppelt ist. Die Schädigung infolge Jodmangels der Mutter und des Feten vollzieht sich pränatal und betrifft vor allem Schilddrüse, ZNS und Haut. Schwerer körperlicher und geistiger Entwicklungsrückstand, psychische Störungen, öfter sogar Taubstummheit und mehr oder minder starke hypothyreotische Zeichen sind die Kennzeichen des Kretins. Die Differentialdiagnose gegen kongenitale Hypothyreose ist zunächst nur ex therapia zu stellen, die bei den Kretins versagt. Glücklicherweise ist durch die heute übliche Jodprophylaxe dieses Bild sehr selten geworden.

b) Überfunktion der Schilddrüse

Hyperthyreose und *Thyreotoxikose* sind Bezeichnungen gradueller Unterschiede ohne klare Abgrenzung. *Morbus Basedow* als Sonderfall ist durch die Merseburger Trias: Struma, Exophthalmus, Tachykardie definiert. Zu Hyperfunktion der Schilddrüse neigen vermehrt die Leptosomen. In Tiefebenengebieten, und zwar Stadtgebieten, findet sich Hyperthyreose häufiger. Die Ätiologie der erhöhten Hormonproduktion ist ebenso unbekannt wie die Pathogenese. Auslösende Ursachen sind: Schreck, Infekt, CO-Vergiftung, sonstige hormonelle Krisen, Jodüberdosierung. *Beschwerden* werden relativ wenig geäußert: Herzklopfen, erhöhte Aktivität bei großer Ermüdbarkeit, Schlaflosigkeit, Flüchtigkeit, Heißhunger, Gewichtsverlust, Haarausfall. *Symptome:* eindrucksvoll ist das Schreckhafte im Antlitz und das Übereilte im Denken und Handeln. Erhöhte Hauttemperatur, Pigmentverschiebung, örtliche Ödeme (prätibial), Tachykardie, systolische Blutdruckerhöhung, Pulsus celer, Hitzenbergersches Strömungsgeräusch über Cubital- und Femoralarterie (verstärkbar mit Adrenalin), Neigung zu Arrhythmie, feinschlägiger Tremor (Frequenz 10/sec), Durchfälle. Fakultative Symptome: Leberschädigung, Myopathien bis zu paroxysmalen Lähmungen, Encephalopathie, Begleitpsychose, Mensesanomalien. Besondere Beachtung finden die Augensymptome: Lidödem (CHVOSTEK), Glanzauge (ROSENBACH), seltener Lidschlag (STELLWAG), sichtbarer oberer Scleralrand der Hornhaut (DALRYMPLE), Zurückbleiben des Oberlides bei Blick nach unten (GRAEFE), Konvergenzschwäche (MÖBIUS). *Exophthalmus* ist wahrscheinlich auf die Stimulierung durch eine eigene, mit dem TSH gekoppelte, ,,Exophthalmus produzierende Substanz'' aus dem HVL zurückzuführen. Er ist häufig aber nicht zwangsläufig mit Hyperthyreose vergesellschaftet, kann sogar durch therapeutische Behebung der Schilddrüsenüberfunktion verstärkt werden und isoliert als maligner, progredienter Exophthalmus vorkommen. Die *Schilddrüse* ist meist vergrößert zu tasten (diffuse Hyperplasie). Über dem oberen Pol ist ein systolisches und gelegentlich auch diastolisches Geräusch zu auskultieren. Seltener ist die sekundär basedowifizierte Struma oder das toxische Adenom.

Laboratoriumsuntersuchungen sind außer den Jodstoffwechselprüfungen wenig ergiebig. Lymphocytose, niedrige Cholesterinwerte, gelegentliche Erniedrigung der Alkalireserve, diabetogene Glucosebelastungskurve. Grundumsatzsteigerungen sind bis zu 100% und mehr möglich.

Die *thyreotoxische Krise* (bis zum Basedow-Koma) zeigt sich durch besondere Unruhe, Schwäche, Erbrechen mit Verschlucken und anderen bulbären Symptomen, Schlaflosigkeit an. Temperatursteigerung, hohe Leukocytenwerte, Urobilinogenurie, Acetonurie, vor allem als Frühzeichen Ansteigen der Kreatinausscheidung im Harn. Die postoperative Krise verläuft ähnlich, meist aber mehr unter dem Zeichen einer Sympathicusüberreizung. *Dysthyreose* bezeichnet verschiedenes Ansprechen der Körperorgane gegenüber Schilddrüsenhormon und dadurch Mischung von hypo- und hyperthyreoiden Zügen (beim ,,ausgebrannten Basedow''). Die *milde larvierte Form* der Hyperthyreose ist gern oligosymptomatisch (Tachykardie, Gewichtsabnahme, pseudomyasthenische und adyname Form). Dagegen fällt bei der sog. hyperthyreotischen Form der *vegetativen Dystonie* nie der Schilddrüse eine pathogenetische Rolle zu. Die Beschwerden sind meist dieselben, aber die Patienten mit vegetativer Dystonie bringen sie als sehr quälend vor, während die an Hyperthyreose Erkrankten eher dissimulieren und erst auf Wunsch der Umgebung zum Arzt gehen. Jene haben kalte, feuchte Hände, diese heiße Extremitäten; dort verschwindet die Tachykardie im Schlaf, hier hält sie an.

E. Testes (Hoden)

Die Hodenfunktion läßt sich in die exkretorische und in die innersekretorische Tätigkeit aufteilen.

1. Exkretorische Funktion des tubulären Apparates: Samenbildung

Krankhafte Störungen zeigen sich in *Oligospermie, Azoospermie*. Die sekundären Geschlechtsmerkmale sind dabei normal männlich ausgebildet, aber die Hoden selbst sind im allgemeinen klein oder auch groß und auffallend weich. *Sterilität* kann auf diesen Störungen des tubulären Apparates, aber auch auf urologischen Erkrankungen (Epididymitis, Prostatitis) beruhen. Zur näheren Klärung aus therapeutischen und prognostischen Gründen sind zwei Untersuchungen aufschlußreich:

a) Hodenbiopsie. Der an sich geringfügige Eingriff wird vom Chirurgen ausgeführt. Das gewonnene Material läßt eine histologische Differenzierung zu (kontraindiziert bei Tumorverdacht).

b) Spermauntersuchung. Das nach 5 tägiger geschlechtlicher Abstinenz frisch entleerte Ejaculat (Masturbation oder Coitus interruptus; Glasgefäß, kein Condom) wird zunächst makroskopisch geprüft auf *Menge* (normal 2,5—3,5 cm³), *Konsistenz* und *Verflüssigungszeit* (zunächst gallertartig, Verflüssigung nach 10—20 min), *Farbe* (rein weißlich Verdacht auf Azoospermie, intensiv gelblich auf stärkere Leukocytenbeimengung) und spezifischen *Geruch* (nur schwach oder fehlend bei chronischer Prostatitis, oft besonders stark bei Azoospermie).

Nach vollständiger Verflüssigung (30—60 min) und gründlicher Durchmischung mikroskopische Untersuchung des Nativpräparates auf *Beweglichkeit* der Spermien, wobei Geschwindigkeit und Koordination der Bewegungen zu beachten sind. Bei normaler Fertilität zeigen mindestens $^2/_3$ der Spermien lebhafte, koordinierte Bewegungen. Evtl. Ermittlung latenter Bewegungsenergie durch Zusätze: 5%ige Dextroselösung, 0,1%ige Tutocain-Ringerlösung. Spezialanfärbungen toter Spermatozoen noch in Erprobung.

Spermatozoenzählung erfolgt analog Erythrocytenzählung in Thoma-Zeiss-Zählkammer: 0,1 cm³ Ejaculat in Gemisch von 1,8 cm³ physiologischer Kochsalzlösung und 0,1 cm³ Ziehlscher Carbolfuchsinlösung längere Zeit gut durchschütteln. Einen nicht zu großen Tropfen in die Zählkammer bringen und die 16 großen Quadrate auszählen. Errechnen der Spermatozoenzahl nach Formel (JOEL[1]):

$$\frac{n \cdot v \cdot 4000000}{256} = m \, .$$

wobei $m =$ Zahl der Spermien im cm³, $n =$ in 16 Quadraten ausgezählte Spermien und $v =$ Verdünnung (in obiger Methode 20) bedeuten. Normalwerte 60—120 Mill./cm³, jedoch keine sicheren zahlenmäßigen Grenzen. Unter 20 Mill. ist Fertilität wenig wahrscheinlich. *Differenzierung* der Spermien im Ausstrichpräparat: lufttrocknen, fixieren (95%iger Methylalkohol) und färben: Hämalaun 20 min, abspülen, alkoholische Eosinlösung 2—3 min (o. a. Färbungen). Die Differenzierung normaler und

---

[1] Schweiz. med. Wschr. **74**, 759 (1944).

abweichender pathologischer Formen erfordert Spezialkenntnis. Für normale Fertilität sind 70—90% normale Spermatozoen zu fordern.

Bei allen Untersuchungen mehrere Präparate anfertigen und daraus Mittelwerte bestimmen. Bei Verdacht auf verminderte Fertilität wiederholt untersuchen, da physiologische Schwankungen auftreten. *Fermentbestimmungen* (Phosphatase, Hyaluronidase; Fruktolyse) erfordern Speziallaboratorien.

2. Inkretorische Funktion des interstitiellen Systems: Androgenbildung in Leydig-Zellen

Das stärkste Androgen ist *Testosteron*. Seine Wirkung erstreckt sich auf die Geschlechtsdrüsen, auf die sekundären Geschlechtsmerkmale, auf den Stoffwechsel (Wachstumshormon in Pubertät, eiweißanabol für Stützgewebe). Größere Differenzen der Produktion lassen sich an der 17-Ketosteroidausscheidung (s. S. 250 u. 254) verfolgen. Inkretorische Insuffizienz führt im ausgeprägtesten Fall zum Bild des *Eunuchen*: charakteristischer Gesichtsausdruck (eskimoartig), Fehlen der männlichen Geschlechtsmerkmale, Abnahme der Körperbehaarung, dagegen volles Kopfhaar, femininer Typ des Fettansatzes, Osteoporose, Osteochondrose, verzögerter Epiphysenschluß. Art und Ausdehnung der Ausfallserscheinungen hängen vom Zeitpunkt des Androgenverlustes ab. Sie sind erst nach der Pubertät erkenntlich. Androgenausfall im Mannesalter zeigt sich lediglich im Rückgang der sekundären Geschlechtsmerkmale (nicht Testes), kenntlich an *Körperbehaarung* und *Prostatagröße*. *Impotenz* kann bei Androgenmangel auftreten. Sie ist oft aber auch ein Zeichen von Nervenerkrankungen, psychogenen Störungen und tritt ebenfalls bei Morbus Bürger, Diabetes mellitus, Schilddrüsen- und Nebennierenerkrankungen auf.

Laboratoriumsuntersuchungen: bei Androgenausfall mäßige Anämie, mäßige Erhöhung der BKS, Kreatinurie, geringe Grundumsatzsenkung, niedrige 17-Ketosteroide.

Daneben werden geringe Mengen *Oestradiol* gebildet. Ein weiteres Hodenhormon ist das bislang nur hypothetisch angenommene *Inhibin* (X-Hormon), das zur Erklärung bestimmter Wechselwirkungen zwischen Hypophyse und Hodenfunktion nötig ist, und das im tubulären Apparat gebildet werden soll.

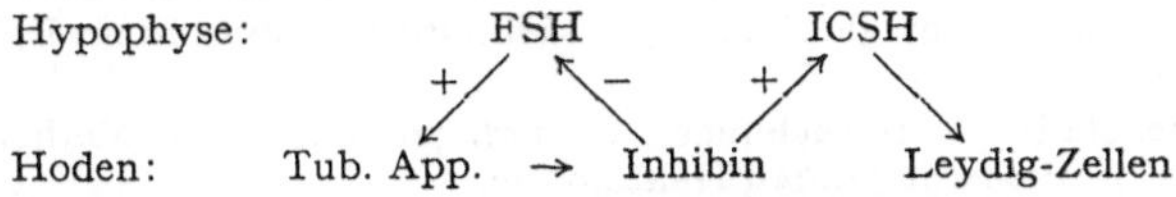

Da die spezifischen Teste zur Unterscheidung der FSH- und ICSH-Aktivität im Urin nicht genügend empfindlich sind, fehlt auch der indirekte Beweis für dieses Hormon Inhibin.

Die neuerdings eingeführte Methode der *kernmorphologischen (chromosomalen) Geschlechtsbestimmung* ist ein weiteres wichtiges Diagnostikum für Gonadendysgenesien geworden. Sie beruht auf dem Nachweis des für das weibliche Geschlecht charakteristischen Chromatinkörpers = „Geschlechtschromatin" (vermutliche XX-Chromosomenkombination), der in Zellkernen von Haut oder Mundschleimhaut oder im Blutausstrich als Anhangsgebilde neutrophiler Leukocyten nachgewiesen wird. Methoden:

a) In üblich gefärbten (May-Grünwald-Giemsa) und fixierten Blutausstrichen Auszählung von je 500 neutrophilen Segmentkernigen (u. U. auch Stäben) und Bestimmung des Anteils der mit charakteristischen Kernanhängen behafteten Zellen. Typisch sind sog. „drumsticks", d. h. trommelschlägelförmige, runde bis leicht ovale, im Durchmesser $1,5\mu$ große, intensiv basophil gefärbte Chromatinkörperchen, die in Einzahl vorhanden und durch eine sehr feine, oft schwer erkennbare Chromatinbrücke mit einem Kernsegment verbunden sind. Bewertung „chromatin-positiv", d. h. Kernbild des weiblichen Geschlechts, wenn mehr als 6 typische „drumsticks" gezählt werden. Bei Männern kommen höchstens ganz vereinzelt ähnliche Anhänge vor = „chromatin-negativ".

Fehlerquellen sind stärkere Linksverschiebung und technisch mangelhafte Ausstriche.

Die Abgrenzung von ähnlichen bei beiden Geschlechtern auftretenden, oft in Mehrzahl vorkommenden schmalen Keulen-, Stab-, Haken-, Faden-, Ring- und Tennisschlägerformen und von kleinen Kernsegmenten (ungestielte Knoten- und Tropfenformen werden ebenfalls vermehrt bei Frauen gefunden) verlangt cytologische Erfahrung, deshalb ist in der Beurteilung einfacher die

b) Differenzierung der Mundepithelkerne: mit Spatelkante hintere Wangenschleimhaut abschaben und vorsichtig auf einen mit Eiweißglycerin überzogenen Objektträger ausstreichen und sofort, noch feucht!, fixieren: 2—24 Std. in Gemisch aus gleichen Teilen 95% Äthylalkohol und Äther; anschließend je 5 min in 70%igen und 50%igen Alkohol, sowie 2 mal je 5 min in Aqua dest. Färben mit 1%igem Kresylechtviolett 5 min. Danach 2 mal je 5 min in 95%igen Alkohol und absoluten Alkohol bis Zellstruktur unter dem Mikroskop scharf sowie in Xylol. Für Dauerpräparat in Caedax einbetten, sonst mit Ölimmersion im Lichtmikroskop auswertbar. „Geschlechtschromatin" erkenntlich als dichte, homogen gezeichnete, gegen das Kerninnere scharf und glatt begrenzte (feulgenpositive) Chromatinmasse, die unmittelbar an der Innenseite der Kernmembran liegen, von plankonvexer flacher oder stärker prominenter bzw. dreieckförmiger Gestalt sein muß und eine bestimmte Größe ($1,2$ bis $1,42\mu$ Länge, $0,7$—$0,87\mu$ Breite) nicht unterschreiten darf. Bewertung „chromatin positiv", wenn unter 200 ausgezählten Epithelkernen mehr als 5% (durchschnittlich 40—60%) die typische Chromatinmasse aufweisen.

Täuschungsmöglichkeiten bei umgeschlagenen, gefalteten Zellen und zu starker Färbung. Nur gleichmäßig ausgebreitete, einwandfreie Epithelien auswerten!

In Grenzfällen Untersuchungen wiederholen und beide Methoden anwenden, u. U. Sicherung durch Hautbiopsie.

Gynäkomastie ist ein männliches Intersexzeichen ähnlich der Virilisierung beim Weib. Sie wird beobachtet bei Gonaden- und Hypophysenstörungen, in der Pubertät, bei Lebererkrankungen, bei Normalisierung der Ernährung nach langer Hungerperiode, bei Erkrankungen des ZNS. Der genaue hormonelle Wirkungsmechanismus ist unbekannt. Gynäkomastie kann auftreten bei künstlicher Zufuhr von Androgenen, Oestrogenen, NNR-Steroiden, Choriongonadotropin. Gynäkomastie mit Lactation läßt Prolaktinvermehrung vermuten.

a) Hodeninsuffizienz

Sie kann unterteilt werden in eine Insuffizienz des exkretorischen und des inkretorischen Apparates, aber einseitige, sog. dissoziierte Störungen sind extrem selten. Die heute gebräuchliche Aufteilung unterscheidet eine primäre und sekundäre (übergeordnete) Hodeninsuffizienz. Außer dem klinischen Bild ist differentialdiagnostisch die Gonadotropinbestimmung (sog. FSH-Bestimmung) im Harn entscheidend. Bei primärer Hodenstörung ist in den meisten Fällen die Gonadotropinausscheidung erhöht, bei hypophysärer Störung ist sie erniedrigt oder fehlt ganz.

1. Primäre Hodeninsuffizienz (hypergonadotroper Hypogonadismus)

a) Kombiniert: Anorchie, Kastration, allgemeine Hodenerkrankung.

b) Vorwiegend tubuläre Insuffizienz: Keimaplasie. Erworbene Schädigung der Tubuli bei Kachexie, Diabetes, Anämie; durch Entzündung, Hitze, Druck sowie Strahlen und Stoffe, die auch eine Panmyelophthise erzeugen können.

Klinefelter-Syndrom. Azoospermie bei normaler Ejaculation, Libido und Potenz. Biopsie zeigt Tubulussklerose, Atrophie der Sertolizellen, Verdickung der Tunica propria. Leydig-Zellen vermehrt aber unreif. Gonadotropinwerte erhöht. Kernmorphologische Geschlechtsbestimmung ergibt „chromatin-positiven" Befund (chromosomal weiblich). Zunächst Hyperleydigismus mit Gynäkomastie, die zurückgeht mit zunehmender interstitieller Insuffizienz (eunuchoide Züge).

Kryptorchismus. Sehr häufig liegt eine primäre Hodeninsuffizienz zugrunde mit hoher Gonadotropinausscheidung. Die Entwicklungsstörung kann aber auch durch fetalen Choriongonadotropinmangel bedingt sein. Außer endokrinen Ursachen beruht Kryptorchismus aber sehr oft auf anatomischen Ursachen.

Funktionelle tubuläre Insuffizienz tritt bei starker Testosteronbehandlung ein; sie wird nach Absetzen abgelöst durch eine überschießende tubuläre Funktion, den sog. Rebound-Effekt.

c) Inkretorische Insuffizienz besteht beim *echten Klimakterium virile.* Abnahme der Spannkraft und Potenz; unter Umständen Wallungen. Unterscheidung von rein vegetativen Beschwerden durch erhöhte Gonadotropinausscheidung und ex iuvantibus (Testoviron-Depot 250 mg bringt eine etwa 3 Wochen anhaltende Beschwerdelosigkeit).

2. Sekundäre Hodeninsuffizienz (hypogonadotroper Hypogonadismus)

Zugrunde liegen Hypophysenerkrankungen, Gonadotropinhemmung bei adrenogenitalem Syndrom und längerer Oestradiolbehandlung (auch Leberkrankheiten) und übergeordnete Störung im Zwischenhirn. Bei dem sekundären *idiopathischen Eunuchoidismus* sind die Ausfallserscheinungen nicht so stark wie bei *primärem Eunuchismus,* und es besteht größere Neigung zum Hochwuchs. Biopsie zeigt zunächst infantilen Knabenhoden, später atrophischen Hoden. Ein isolierter ICSH-Ausfall wird bei zeugungsfähigen Eunuchoiden angenommen.

Funktionstest: 2 mal täglich 750 iE Choriongonadotropin über 4—6 Wochen. Bei noch ansprechbarem Hoden vorübergehende Entwicklung der sekundären Geschlechtsmerkmale, Anstieg der 17-Ketosteroide. Bei nur verzögerter Pubertät kommt durch 1—2 solche Kuren die normale Geschlechtsentwicklung in Gang.

b) Hormonale Überfunktion

Ein Teil der benignen und malignen Hodentumoren kann hormonell aktiv sein. *Androgenvermehrung* bei Knaben: Pseudo-Pubertas praecox, beim Mann kaum klinisch zu erkennen (hohe 17-Ketosteroidausscheidung). *Oestrogenvermehrung* wirkt feminisierend. Die *Gonadotropinausscheidung* verhält sich bei Hodentumoren wechselnd, je nach Beeinflussung der normalen Hormonproduktion des Hodens, und nach Hormonabgabe des Tumors selbst ist die Rückwirkung auf den HVL verschieden. *Choriongonadotropinausscheidung* mit positiver Aschheim-Zondeck-Reaktion ist Hinweis auf besondere Bösartigkeit (Chorionepitheliom).

Hypergonadismus infolge primärer oder sekundär bedingter Hyperplasie des Hodengewebes ist nicht bekannt.

Pubertas und Pseudo-Pubertas praecox bezeichnen ein Vorauseilen der Pubertätsentwicklung, kenntlich an der Ausbildung der primären und sekundären Geschlechtsmerkmale, Wachstumsbeschleunigung mit verfrühtem Stillstand bei normaler Zahnentwicklung und altersgemäßem Zustand des Nervensystems. Der früher festgelegte normale Reifungsbeginn: 10. Lebensjahr für Mädchen, 11. Lebensjahr für Knaben dürfte heute um 1—2 Jahre angesichts der zu beobachtenden Entwicklungsacceleration vorzuverlegen sein. *Pseudo*-Pubertas praecox beruht lediglich auf hormonaler Beeinflussung, also vermehrter Androgen- oder Oestrogenbildung (Nebennierenhyperplasie; hormonell aktive Tumoren des Ovars, Hodens, der Nebennieren; künstliche Hormonzuführung). Sie kann isosexuell und heterosexuell(virilisierend, feminisierend) vorkommen. Stark erhöhte 17-Ketosteroide bei Androgenüberproduktion bzw. Oestrogenvermehrung im Urin; keine Gonadotropinausscheidung. Bei der echten *Pubertas praexoc* ist auch *Fertilität* vorhanden. Sie kann zustande kommen durch vorzeitige Gonadotropinausschüttung (auch künstliche Zuführung), durch choriongonadotropinausschüttende Tumoren. In der Mehrzahl liegt eine veränderte Ansprechbarkeit und Stimulierung der Gonaden auf nervaler Basis über das Sexualzentrum vor, ohne daß die Hypophyse beteiligt sein muß: hyperplastische Fehlbildungen des Tuber cinereum, organische Zwischenhirnerkrankungen (auch Zirbeltumoren). Bei der konstitutionellen, familiär vorkommenden Pubertas praecox findet sich keine morphologische Ursache. Konstitutionell bedingt ist auch das Albrightsche-Syndrom bei Mädchen: Osteitis disseminata, landkartenartige Pigmentation und Pubertas praecox.

Hormonbestimmungen bei Pubertas praecox: Gonadotropinvermehrung bei hypophysärer Beteiligung. Aschheim-Zondeck positiv bei Choriongonadotropinvermehrung. 17-Ketosteroide im Vergleich zum Alter stark erhöht.

Intersexualität ist eine kongenitale Störung. *Pseudohermaphroditismus masculinus* bedeutet männliche Gonaden mit intersexuellen bis weiblichen Genitalien, *Pseudohermaphroditismus femininus* umgekehrte Verhältnisse. Bei *Hermaphroditismus verus* sind Testis und Ovargewebe bei intersexuellem Genitale gleichzeitig vorhanden. Eine zulängliche Ordnung der vielerlei Formen und Übergangsbilder ist bis heute noch nicht möglich. Die Geschlechtsbestimmung hängt von den Gonaden ab (Biopsie, unter Umständen operative Inspektion). Sie kann differieren mit dem sozialen Geschlecht und auch mit der kernmorphologischen (chromosomalen) Geschlechtsbestimmung, bei der bislang noch nicht sicher bewiesen ist, ob wirklich ein primäres Geschlechtschromatin oder auch nur eine Art sekundäres Geschlechtsmerkmal nachgewiesen wird.

Die wichtigste Untersuchung ist die 17-Ketosteroidausscheidung zum Ausschluß eines *adrenogenitalen Pseudohermaphroditismus femininus* (s. S. 604). Weiterhin ist an hormonell aktive Tumoren der Mutter zu denken.

Durch die kernmorphologische Geschlechtsbestimmung werden heute zwei Krankheitsbilder noch zu den Intersexstörungen gerechnet: das *Klinefelter-Syndrom* (s. oben) als *Pseudohermaphroditismus femininus* und das *Turner-Syndrom. Ovarielle Agenesie* (Turner-Syndrom) ist gekennzeichnet durch Kleinwuchs, maskenhaftes Aussehen, kurzen Hals, der durch das Pterygium colli — eine vom Ohransatz zur Schulter ziehende Hautfalte — sehr breit wirkt, schildförmigen Thorax, Osteoporose, häufige andere Mißbildungen und obligaten Hypogonadismus. Hormonelle Bestimmungen nach der ausbleibenden Pubertätsentwicklung wie bei Kastration. Partielle Störungen zeigen kernmorphologisch weibliche Zeichen; beim vollen Bild werden kernmorphologisch männliche Individuen gefunden mit weiblichem Genitale, und es gibt Übergänge mit intersexuellem bis zu männlichem Genitale. In diesen Fällen besteht ein Pseudohermaphroditismus masculinus, und die Bezeichnung ist heute deswegen im allgemeinen nicht mehr ovarielle Agenesie, sondern *Gonadendysgenesie* (Ovar- oder Testesdysgenesie).

F. Ovarien

Die Abhandlung der endokrinologischen Vorgänge beim weiblichen Cyclus, während der Schwangerschaft und der Lactationsperiode sowie der damit möglichen hormonellen Störungen sei den entsprechenden Büchern der Frauenheilkunde vorbehalten. Die hormonell aktiven Tumoren wurden bereits erwähnt. Die allgemeine interne Diagnostik erstreckt sich auf 3 Syndrome:

1. *Hyperfolliculinie.* Die bevorstehende Blutung löst bei fast allen Frauen besondere Empfindungen aus, wie: Druck im Unterbauch, Abgeschlagensein, Reizbarkeit, Kopfschmerz. Ein prämenstruelles

Syndrom macht darüber hinaus ernsthafte Beschwerden, die oft schon 8 Tage vor Regelbeginn einsetzen: Ödemneigung, gespanntes Gefühl in den Brüsten, Schwindel, Tachykardie, spastische Bronchitis, Schlaflosigkeit, deutliche Reizbarkeit bis zu psychotischen Reaktionen. Die Verstärkung dieser Symptome durch Oestrogenverabreichung, die Besserung nach Gestagenen und Androgenen macht die Vermutung wahrscheinlich, daß eine Überproduktion von Oestrogenen (Hyperfollikulinie und -ämie) zugrunde liegt.

2. *Das Klimakterium* ist der etwa 2 Jahre dauernde Übergang aus dem Stadium der Reife in das unfruchtbare Stadium des Seniums. Es kann abrupt einsetzen mit der letzten Regel *(Menopause)* oder protrahiert beginnen in lockerem zeitlichem Zusammenhang mit ihr. Die Menopause ist ein biologischer Vorgang: wahrscheinlich geht der Impuls, der die Ovarien vermindert auf die hormonale hypophysäre Stimulation ansprechen läßt, vom Zwischenhirn aus, das bei der Wechselwirkung zwischen Regulierendem und Reguliertem selbst in eine labile Phase gerät; damit können vielseitige vegetative Störungen auftreten. Ein verstärkender Faktor sind die psychischen Rückwirkungen des Gefühls alt zu werden vor allem in unserer Zeit, die die Jugendlichkeit propagiert. Nicht zuletzt spielen auch die sekundären Verschiebungen im hormonalen Regulationssystem eine wichtige Rolle: Nach einem öfter vorausgehenden hyperfollikulinen Stadium fällt die Oestrogenproduktion ab, damit steigt die FSH-Produktion der Hypophyse, und eine sekundäre Störung in der Bildung der anderen Hypophysenhormone kann die weitere Folge sein. Die Steigerung der FSH-Ausschüttung ist der einzige objektivierbare Vorgang. Die individuelle Stabilität der psychischen und vegetativen Reaktionslage entscheidet, ob das Klimakterium unauffällig oder als schwere Lebenskrise abläuft. Unter den vielseitigen psychischen und vegetativen Funktionsstörungen sind die bei anderen Anlässen nur selten zu beobachtenden vasomotorischen Krisen (Hitzewallungen), Vasalgien und die Reizblase typisch. Bei dem Funktionswandel des vegetativen Systems (s. S. 576) liegt es nahe, daß sich in diesem Lebensabschnitt eine Reihe anderer Krankheiten manifestieren können: Diabetes mellitus, Hyperthyreose, Hypertonie, Fettsucht. Auch treten häufiger allergische Krankheiten, Gallenblasenerkrankungen, Cervical-Syndrom u. a. auf. Manche funktionellen Syndrome können aber auch verschwinden, wie die Migräne. Ob der Hormonausfall ein spezifischer Anlaß ist für das häufig zeitlich zusammenfallende Auftreten von Polyarthritis rheumatica und von Heberden-Knoten ist noch unbekannt.

3. *Postmenopause.* Der Fortfall der stickstoffanabolen Wirkung der Oestrogene sowie der durch sie geförderten positiven Calcium- und Phosphatbilanz ist für das relativ häufige Auftreten einer Osteopathie (vorwiegend Osteoporose) nach einem Intervall von 10 Jahren verantwortlich. Die Oestrogene senken den Cholesterin/Phospholipoidquotienten im Blut. Darin kann ein Grund liegen, daß die Arteriosklerose bei der geschlechtsreifen Frau wesentlich seltener vorkommt als bei gleichaltrigen Männern, dagegen eine deutliche Zunahme post-

menopausisch zu verzeichnen ist. Der Ausfall der Sexualhormone zeigt sich besonders an der Involution des Genitale.

G. Pankreas

Die klinische Untersuchung makroskopischer Pankreasveränderungen ist kaum möglich. Die röntgenologische Erfassung nach kombinierter perirenaler und ventrikulärer Luftfüllung ist zu unsicher und als diagnostische Methode viel zu belastend. Diese Untersuchung ist deswegen in der endokrinen Diagnostik selbst bei Adenomverdacht abzulehnen und auch entbehrlich.

Der Inselapparat des Pankreas bildet folgende Hormone: 1. *Insulin*, das in den Granula der B-Zellen enthalten ist. Es trägt die Hauptsorge um die ökonomische Verwertung des lebensnotwendigen Betriebsstoffes Glucose. Insulin erleichtert der Glucose das Eindringen in die Zellen und steuert die ordnungsgemäße Oxydation. Darüber hinaus hat es die Aufgabe, zu großes Angebot an Glucose zu deponieren als schnell wieder reversibles Glykogen oder als Hauptdepot Fett. Auch am Eiweißaufbau ist Insulin beteiligt. Wenn auch die genaue Wirkungsweise bis heute noch unbekannt ist, spricht doch vieles dafür, daß Insulin eine wesentliche Rolle bei der Passage der Zellmembran, bei der Bildung und Verwertung von energiereichem Phosphat (Adenosintriphosphorsäure = ATP) spielt. Ob es darüberhinaus das Enzym Hexokinase, das für die 1. Stufe des Traubenzuckerabbaus katalytisch wirkt, aktiviert, ist als unsicher. Der Sekretionsreiz für Insulin ist die Erhöhung der Zuckerkonzentration im Blut der Pankreasgefäße. 2. *Glucagon* wirkt glykogenmobilisierend (Leberglykogen) ähnlich — nur stärker — wie Adrenalin und hemmend auf die Glucoseaufnahme im Gewebe. Es ist somit als hyperglykämischer-glykogenolytischer Faktor charakterisiert. Der Ort der Bildung wird in die A-Zellen des Inselapparates und des oberen Darmtraktes verlegt, wobei aber auch seine Entstehung in den D-Zellen diskutiert wird. Sekretionsreiz für Glucagon ist das Absinken der Blutzuckerkonzentration, doch sprechen eine Reihe experimenteller Ergebnisse auch für die Stimulierung der Ausschüttung durch den α-zytotropen Faktor des HVL (STH?). 3. Seit FLECKSEDER 1908 die Forderung erhob, daß neben der exkretorischen Tätigkeit des Pankreas auch ein innersekretorischer Faktor notwendig sei, um bei fettreicher Nahrung Leberverfettung zu verhüten, ist bis zum heutigen Tage der Hormoncharakter des sog. *Lipocaic* umstritten. Einschlägige klinische Mangelerscheinungen lassen sich auch durch exkretorische Pankreasinsuffizienz mit Mangel an lipotropen Substanzen genügend erklären.

a) Unterfunktion des Inselapparates

Die normale Blutzuckerkonzentration (70—120 mg-%) untersteht mannigfaltigen Regulationen. Chronische abnorme Steigerung des Blutzuckers, damit verbundene unvollständige Verwertung der

Kohlenhydrate, daraus resultierende Glucosurie und nachfolgende Störung des Fett- und Eiweiß-Stoffwechsels sind die Kennzeichen der symptomatologischen Einheit *Diabetes mellitus*, der eine Reihe pathogenetischer Momente zugrunde liegen können.

1. *Primäre Unterfunktion* des Inselapparates: Unterentwicklung oder erworbene Krankheiten des Pankreas, degenerativ oder entzündlich bedingte Verminderung der B-Zellen können zu verminderter Insulinsekretion und damit zu Diabetes führen.

2. *Sekundäre Unterfunktion* des Inselapparates: Wird zur Aufrechterhaltung einer ordnungsgemäßen Glucoseverwertung besonders viel Insulin gebraucht, kann es zum relativen Insulinmangel kommen und

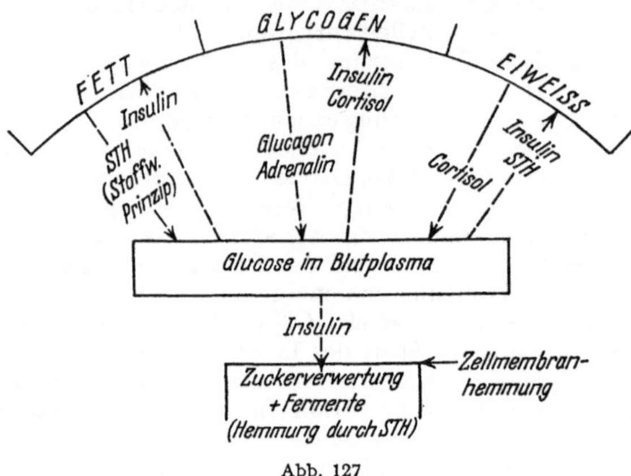

Abb. 127

bei lange fortgesetzter Überbelastung zur sekundären Erschöpfung des Inselapparates. Der Mehrverbrauch kann zustande kommen durch Zerstörung von Insulin infolge zu starker Insulinase-Aktivität, durch Fehlen der zu seiner Wirkung nötigen anderen Enzyme (Vitamine) oder durch Überhandnehmen gegenregulatorischer Einflüsse. In dem vorsorglichen Bestreben des Körpers, immer eine ausreichende Betriebsstoffkonzentration an Glucose bereitgestellt zu haben, stehen ihm mehrere Regulationsmechanismen zur Verfügung, die Glucose aus Glykogen freisetzen oder aus Fett und Eiweiß neubilden (Gluconeogenese). Die entsprechende hormonale Steuerung ist aus Abb. 127 ersichtlich.

Durch Überwiegen dieser Gegenregulationen kommt es zunächst zur reversiblen Hyperglykämie und schließlich, wie geschildert, zum sog. metahypophysären und metaadrenalen Diabetes. Da Überfunktion der Schilddrüse beschleunigend auf den Kohlenhydratumsatz wirkt, kann daraus auch ein metathyreoidaler Diabetes resultieren. Die übergeordnete Steuerung des Kohlenhydrathaushaltes im Zwischenhirn (Aschnerscher Zuckerstich) tritt nur extrem selten klinisch in

Erscheinung. Der Zuckerstich CLAUDE BERNARDs am Boden des 4. Ventrikels stimuliert auf nervalem Weg die Adrenalinausschüttung.

Die Neigung zu Diabetes mellitus ist anlagebedingt vererbbar. Auslösend und erschwerend wirken Traumen, Schwangerschaft, Infektionen, Intoxikationen, unzweckmäßige Lebensweise, Zucker- und Fettkonsumption, mangelnde Muskelbetätigung, psychische Gründe und alle sonstigen Störungen, die zu einem Funktionswandel des vegetativen Systems (s. S. 576) führen. *Klinisches Bild des Diabetes mellitus: Kardinalsymptome:* Durst, Müdigkeit, Polyurie. Häufiger auftretend Pruritus, Gewichtsabnahme, trockene Lippen, Schwindel. Hinweisend sind therapieresistente Hauterkrankungen, unvermittelter Zahnausfall durch Lockerung des Halteapparates und verstärkte Caries, schnelle Abnahme der Potenz und vorzeitige Refraktionsveränderungen der Augen. Sonstige Begleiterkrankungen: Neigung zu pulmonaler Tuberkulose, Leberparenchymschäden, Gallenblasenerkrankungen, schwelenden Cystopyelitiden. Schnelle Kataraktbildung, Iritis, Glaukom oder Akkomodationsschwäche. Doppelseitige sensible Störungen bis zu seltenen Fällen von diabetischer Polyneuritis, Myelitis oder tabesähnlichen Bildern. Osteoporose und Xanthomatose. *Späterkrankungen:* Nach jahrelangem Krankheitsablauf kommt es fast regelmäßig zu Gefäßschäden, die bevorzugt das Capillargebiet betreffen. Klinisch lassen sie sich schwer trennen von den üblichen arteriosklerotischen Veränderungen. Ein typisches Bild bieten nur die retinalen Veränderungen. Bei der Claudicatio intermittens ist für die reine diabetische Gefäßstörung der Nachweis der erhaltenen Zirkulation in den größeren Beingefäßen (Fußpulse, Oscillogramm) wichtig. Die Beschwerden sind meist durch begleitende Neuritis verstärkt. Nierenmitbeteiligung kann gelegentlich unter dem Sonderfall der intracapillären Glomerulussklerose (KIMMELSTIEL-WILSON) auftreten.

Laboratoriumsbefunde. Hyperglykämie, Glucosurie, unter Umständen Cholesterinerhöhung im Blut sowie Hyperlipidämie (bei klarem Serum oder rahmig-milchig auffallend).

Glucose erscheint im Harn, wenn die Nierenschwelle einer Blutzuckerkonzentration von 160—180 mg-% überschritten wird. Die Nierenschwelle ist erhöht bei verminderter Filtrationsleistung und normaler Rückresorption; sie kann erniedrigt sein, so stark, daß bei normalem Blutzucker schon eine permanente Zuckerausscheidung auftritt: echte „renale Glucosurie". Zucker im Urin kann auch transitorisch auftreten bei überstürzter Resorption (Magen-Darm-Störungen), bei Vergiftungen, schweren Infektionen, bei Commotio und sonstigen cerebralen Prozessen, bei akuter Lebererkrankung oder Pankreatitis, bei vegetativer Gesamtumschaltung (Herzinfarkt) (s. S. 574), bei einer Reihe von Pharmaka (Äthernarkose).

Glucosurie verlangt Ausschluß anderer reduzierender Harnsubstanzen und Differenzierung gegenüber den seltenen Ausscheidungen von Lactose, Galaktose, Fructose und sonstigen Zuckern (s. S. 212).

Hyperglykämie bezeichnet Nüchternwerte von 130 mg-% und mehr. Bei Normalpersonen kann nach Kohlenhydrataufnahme ein Abfall der Zuckerkonzentration Arterien-Capillar-Venenblut festgestellt werden; bei Diabetikern fällt er kaum ins Gewicht. Die schnelle Veränderlichkeit auch transitorisch vorkommender Hyperglykämien verlangt mehrere Kontrollen, besser

noch Kontrolle nach *Traubenzuckerbelastung*: Normalpersonen reagieren
auf ein kohlenhydratreiches Frühstück oder 50 g Traubenzucker per os
auch mit Blutzuckeranstieg, der aber spätestens nach 1 Std. abfällt. Werte
über 180 mg-% nach 2 Std. zeigen mit Sicherheit eine diabetische Stoffwechsellage an, Werte unter 120 mg-% sind sicher normal.

Dazwischen liegende Werte sind näher zu untersuchen, denn einen
latenten Diabetes zu erkennen, ist aus therapeutischen und prognostischen Gründen besonders wichtig. Alle transitorischen Glucosurien sind
verdächtig als Frühzeichen einer potentiellen Leistungsminderung
des den Blutzucker regulierenden Systems.

Der Doppelbelastungsversuch (STAUB-TRAUGOTT) wird in verschiedenen
Modifikationen ausgeführt. Die Untersuchung verlangt ausgeglichene Stoffwechsellage, vorherige Vermeidung von abnormer psychischer und physischer Belastung sowie eine kohlenhydratreiche letzte Abendmahlzeit unter
Vermeidung von Alkohol und Nicotin. Nüchtern und nach 90 min werden
je 50 g Traubenzucker in Wasser gelöst (10%ig) eingenommen. Viertelstünd-
liche Blutzuckerkontrollen bis 180 min. Normaler Kurvenverlauf verlangt
ersten Kurvengipfel unter 180 mg-%, Absinken der Kurve bis spätestens zur
60. Minute. Der zweite Anstieg muß niedriger als der erste sein. Der Nüchtern-
wert muß spätestens nach 180 min wieder erreicht sein. Im Urin darf kein
Zucker auftreten. Alle Abweichungen sind verdächtig auf diabetische Stoffwechsellage und bedürfen weiterer Überwachung. Die in Amerika übliche
Schnellmethode bestimmt 3 Blutzuckerwerte alle $^1/_2$ Std. Nach den ersten
beiden Bestimmungen werden jeweils 50 g Traubenzucker eingenommen.
Liegt der 3. Wert über dem 2. wird die Untersuchung als Hinweis auf
Diabetes gewertet.

Alle Einteilungsversuche des Diabetes mellitus nach Alter, Schweregrad, Acidoseneigung, in sthenischen und asthenischen Diabetes
befriedigen nicht. Die neuerdings vorgeschlagene Unterteilung nach
Insulinansprechbarkeit kann durch Insulinbelastung (0,1 E/kg i.v.)
untermauert werden. Am zweckmäßigsten für alle wichtigen Beobachtungen der Regulation des Kohlenhydrathaushaltes ist die kombinierte Insulin-Glucose-Belastung (nach HIMSWORTH) als gleichzeitige
Verabreichung von 0,7 g Glucose oral und 0,1 E Alt-Insulin pro kg
Körpergewicht.

Bei Normalpersonen und Insulinmangeldiabetes verändern sich die
$^1/_2$ std. Blutzuckerkontrollen innerhalb 2 Std. kaum. Bei zu starker Gegenregulation steigt der Blutzucker deutlich an, bei fehlender Gegenregulation
(Morbus Addison, HVL-Ausfall) sinkt er ab und steigt kaum wieder an. Vorsicht wegen Hypoglykämie! (Andere Untersucher geben die Glucose erst
30 min nach dem Insulin.)

Coma diabeticum. Wenn auf Grund der diabetischen Störung
zuviel aktiviertes Acetat anfällt, das nicht endgültig weiter verarbeitet werden kann, bilden sich mehr Ketonkörper (Acetessigsäure,
β-Oxybuttersäure und sekundär Aceton), als in der Muskulatur
verbrannt werden können. Für die daraus resultierende acidotische
Stoffwechsellage sind die ersten *Warnungszeichen:* Mattigkeit,
Appetitverlust, Erbrechen, Dyspnoe, Aceton im Urin. Bei der Zunahme der Symptome kommt es zu Kopfschmerz, zu Bauchsymptomen
(Magenatonie, Peritonitis pseudodiabetica), Apathie, Somnolenz,

Kußmaulscher Atmung, Tachykardie, herabgesetztem Hautturgor, weichen Bulbi, Oligurie oder zuvor schon infolge starker Exsiccose zum Kreislaufkollaps. Daneben können Reflexanomalien und pos. Babinski auftreten. Der Acetongeruch ist im Zimmer meist wahrnehmbar. Eine der häufigsten Ursachen, daß in Behandlung stehende Diabetiker ins Koma geraten, ist der Ausbruch einer Infektionskrankheit, bevorzugt solcher mit Leukocytose (Insulinasevermehrung?) wie Pneumonie.

Laboratoriumsbefunde. Hohe Leukocytenwerte mit extremer Linksverschiebung, stark erniedrigte Alkalireserve, Anstieg des Harnstoffs. Im Urin: Komacylinder, hohe Ketokörperausscheidung — auch die weniger empfindliche Ferrichloridprobe ist positiv. Polarimetrisch sinkt der Harnzucker scheinbar ab, weil β-Oxybuttersäure linksdrehend ist.

Differentialdiagnostisches *Schnellverfahren* (KLEEBERG) zur Differenzierung eines *Komas:* Blutenteiweißung mit Trichloressigsäure. Filtrat bei Coma uraemicum fleischfarben mit fäkulentem Geruch. Erhitzt mit Salpetersäure ergibt Xanthoproteinreaktion. Beim diabetischen Koma mit Kalilauge gekocht gelbbraun, Caramelgeruch. Bei hypoglykämischem Koma keine Reaktion. Bei hepatischem Koma auch Xanthoproteinreaktion und schwache Caramelbildung.

Sehr häufig besteht ein starker Kaliumverlust, der in den Serumwerten zunächst nicht erfaßt wird, da intracelluläres Kalium auswandert, und die Exsiccose alle Plasmabestandteile relativ erhöht. Erst durch die therapeutische Auffüllung des extracellulären Raumes und einsetzende Diurese kann der Kaliummangel nach 6—10 Std. bedrohlich werden. *Symptome:* Lähmung der Muskulatur, schnappende Atmung, vorzeitiger 2. Herzton (Spechtschlagphänomen) EKG-Veränderungen.

b) Überfunktion des Inselapparates (Hyperinsulinismus)

Hormonell aktive Inselzelladenome (Insulinome), seltener Carcinome oder Hyperplasie führen zur paroxysmalen Insulinausschüttung. Hypoglykämische Zeichen treten beim Abfall des Blutzuckers auf. Die kritische Grenze von 65 mg-% braucht dabei nicht unbedingt erreicht zu sein. Symptome wie bei Insulinüberdosierung: alle Abweichungen des normalen körperlichen und seelischen Befindens sind möglich: Heißhunger, Erschlaffung, Tremor, Hitzegefühl mit Schweißausbruch, Nausea, Kopfschmerz, Erbrechen, Paraesthesien, Ohnmacht bis zu schweren zentralnervösen Störungen. Abgrenzung gegen Coma diabeticum: fehlende Hypotonie der Bulbi, Puls eher verlangsamt, Blutdruck und Temperatur normal, Reflexe normal oder erhöht, Zunge feucht, keine Kußmaulsche Atmung, Aceton negativ.

Ein gleichsam *sekundärer Hyperinsulinismus* liegt bei Versagen der Gegenregulation infolge HVL- oder NNR-Ausfalls vor. Hypoglykämien treten weiterhin auf bei Inanition, körperlicher Überanstrengung (toter Punkt), bei schwerer Leber- und Pankreaserkrankung. Abzugrenzen bleibt ferner die *funktionelle* Hypoglykämie bei vegetativer Dystonie mit labilen Regulationen. In diesem Fall wirkt meist eine kohlenhydratreiche Mahlzeit etwa 2 Std. vorher auslösend, wobei

Gastroduodenitis, vor allem Magenresektion verstärken. Die Anfälle bei echtem Hyperinsulinismus dagegen treten vorwiegend nüchtern oder nach Muskelanstrengung auf und haben progredienten Charakter.

H. Glandulae parathyreoideae (Nebenschilddrüsen, Epithelkörperchen)

Die Nebenschilddrüsen regulieren die Blutspiegel von Calcium und Phosphat. Da diese biologisch wichtige Konstanten darstellen, fällt der Tätigkeit der Nebenschilddrüsen sogar ein gewisses Primat zu innerhalb der vielfältigen Faktoren, die den Gesamthaushalt von Calcium und Phosphor beeinflussen. Calcium und Phosphat sind zu 99 bzw. 70% in fester Form als mineralische Grundstoffe unseres Stützsystems verankert. Gelöst in anorganischer Form stellen sie einen wichtigen Bestandteil des Elektrolythaushalts dar. Der *Phosphat*stoffwechsel ist unkompliziert und unterliegt Schwankungen. Die Resorption des Phosphats ist unabhängig von Vitamin D, die Ausscheidung durch die Nieren hängt wesentlich vom Angebot ab, wobei die Phosphatsalze gleichzeitig als Puffersubstanz dienen. Ein Teil des Serumphosphats ist organisch gelöst als Ausgangssubstanz für Eiweiß- und Fermentaufbau. Bestimmt im Serum wird der anorganische Phosphatanteil (s. S. 330) mit Normalwerten 2,7—3,8 mg-% [2,5—4,5 mg-%] (im wachsenden Organismus erhöht bis 7 mg-%). *Calcium* wird im oberen Darmabschnitt zu etwa 20% des Nahrungscalciums resorbiert, unterliegt einem enterohepatischen Kreislauf und wird zu 80% über den Darm ausgeschieden. Resorption, ordnungsgemäße Verwertung bei der Knochenbildung und auch Ausscheidung sind die Angelpunkte des Calciumhaushaltes und werden vom Vitamin D kontrolliert. Das Serumcalcium (9 bis 11 mg-%, eindeutig pathologisch unter 8,5 mg-% und über 11,5 mg-%) ist zu unwesentlichen Teilen komplex verankert; die Hauptmenge ist an Serumeiweiß gebunden, woraus sich leichte Schwankungen des Calciumspiegels bei Hypo- und Hyperproteinämien und der niedrigere Calciumgehalt in der Extracellularflüssigkeit (5—7 mg-%) erklären. Die biologisch aktive Form stellen die Calciumionen dar; sie sind beteiligt an der Regulation der Gefäßpermeabilität, des Schwellenwertes der elektrischen Impulsübertragung, des Säure-Basenhaushaltes, der Kolloidstabilität und der Blutgerinnung. Der Anteil des ionisierten Calciums nimmt mit steigendem p_H ab und umgekehrt.

Im Blut sind Calcium- und Phosphatspiegel eng miteinander verkoppelt. Zunahme des einen bringt Absinken des anderen und umgekehrt, so daß das Produkt der beiden Blutkonzentrationen mit 35 ziemlich konstant erhalten bleibt. Die Aufgabe des *Parathormons* ist die Calcium- und Phosphatwerte im Serum normal einzustellen. Während normalerweise Calciumüberschuß ausgeschieden und Phosphatmangel durch Resorption ausgeglichen werden, sind die spezifischen Ausschüttungsreize für das Nebenschilddrüsenhormon Hypocalcämie und Hyperphosphatämie. Das Parathormon hält das frisch resorbierte

Calcium im Serum fest, macht zusätzliches Calcium aus der sog. mobilen Knochenreserve frei und greift notfalls rücksichtslos das normale Knochengefüge an, indem es die Osteoklasten aktiviert oder nach neueren Anschauungen die Grundsubstanz der Knochen depolymerisiert bis zur Wasserlöslichkeit und damit die Mineralien freisetzt. Histologisches Kennzeichen ist die Osteoklastenanreicherung. Weiterhin fördert das Hormon, oder nur ein Teilfaktor, die Phosphatausscheidung durch Hemmung der Rückresorption. Sein Einfluß auf die bei Abnahme des Calciumspiegels rasch versiegende Calciumausscheidung ist unsicher. Es wirkt darüber hinaus diuretisch.

Wegen dieser gegenteiligen Wirkung im Phosphat- und Calciumhaushalt verändert sich das Produkt der beiden Serumkonzentrationen auch nur unwesentlich, wenn eine Störung der Nebenschilddrüsen vorliegt. Ein Absinken des Produkts unter 30 oder Anstieg über 40 lassen somit auf eine Störung der Gesamtbilanz schließen.

Störungen des Calcium-Phosphat-Haushaltes bei intakter Nebenschilddrüsenfunktion

Da Abweichungen des Serumphosphatspiegels zunächst ohne klinische Symptomatik, Veränderungen des Calciumspiegels hingegen mit deutlichen Erscheinungen einhergehen, ist, ungeachtet des Ausgangspunktes von Störungen, der Calciumhaushalt für die klinische Einteilung bestimmend. Das Verhalten des Serumphosphats wird zur Differentialdiagnose herangezogen.

Laboratoriumsuntersuchungen. Blutserum: Calcium- und Phosphatbestimmung (s. S. 327); die alkalische Phosphatase gibt — eine intakte Leberfunktion vorausgesetzt — Aufschluß über die Osteoblastentätigkeit (s. S. 347, Normalwert 2—5 Bodansky-Einheiten bzw. 3—13 King-Armstrong-Einheiten), Alkalireserve (s. S. 648). Im EKG kann Hypocalcämie durch verlängerte QT-Zeit auffallen. Urin: Calciumausscheidung (möglichst halbquantitativ bei standardisierter Kost) mit Sulkowitch-Test (s. S. 237). In besonderen Fällen quantitative Bestimmung der Phosphatausscheidung.

Zusätzliche Untersuchungen. Überprüfung normaler Darmtätigkeit: Magensaft, Pankreas- und Leberfunktion und normaler Nierenfunktion. Skeletuntersuchung durch Röntgenaufnahmen, notfalls Knochenbiopsie.

Hypercalcämie. a) Vermehrte Gesamtspeicherung: übersteigerte Resorption bei Vitamin D-Überdosierung, mangelnde Ausscheidung bei alkalotischer Nephrose, dem sog. Milch-Alkali-(BURNETT-)Syndrom. Bei beiden Syndromen Serumphosphat meist erhöht, Phosphatase meist normal. Vermehrte Calciumanreicherung im Körper kann auch bei Morbus Boeck mit disseminierter Knochenbeteiligung und bei vereinzelten malignen Tumoren ohne Knochenbeteiligung vermutlich wegen Vitamin D ähnlicher Abbauprodukte zustande kommen.

b) Calciummobilisationen aus Skelet mit Transportüberlastung im Blut: Plasmocytom, Knochenmetastasierung, Morbus Boeck (Serumphosphat wechselnd, Phosphatase erhöht). Bei schnell voranschreitender Osteoporose infolge Immobilisation und bei Morbus Paget kann ebenfalls gelegentlich Serumcalcium erhöht sein.

Hypercalcämie wird begleitet von *Hypercalcurie*. Die Urinausscheidung geht im allgemeinen den Serumverhältnissen parallel. Ausnahmen bilden einerseits das Milch-Alkali-Syndrom, bei dem die Calciumausscheidung blockiert ist, und andererseits die idiopathische Calciurie, bei der die Niere vermehrt Calcium in den Harn passieren läßt, obwohl der Calciumspiegel im Serum normal ist. Eine protrahiert verlaufende Entmineralisation des Skelets kann auch zu gesteigerter Calciumausscheidung im Urin führen, ohne daß der Serumcalciumspiegel erhöht sein muß.

Klinische Auswirkungen der Hypercalcämie. Heraufsetzung der neuromuskulären Reizschwelle mit Ermüdbarkeit und Schlappheit, Muskelschwäche. Psychische Auffälligkeiten. Kalkmetastasen ohne vorher bestehende Krankheit in Lunge, Magen und anderen Organen; typische Anreicherung im periarticulären Gewebe, in Cornea und Hornhaut („Bandkeratitis"). Die begleitende Hypercalcurie führt zu Nierensteinbildung und in besonderen, lange anhaltenden Fällen zu Nephrocalcinose.

Hypocalcämie. a) Bei vermindertem Calciumbestand des Körpers: α) Störung der Calciumresorption: Anazidität, Mangel an Galle oder Pankreasfermenten, Resorptionsverlust bei Steatorrhoe (Sprue!), zu hoher Oxalsäure- und Phytingehalt der Nahrung. β) Vitamin D-Mangel infolge exogenen Mangels, fehlender Ultraviolettbestrahlung, Resorptionsstörung (Steatorrhoe). γ) Excessive Calciumabgabe bei Schwangerschaft, Lactation, beschleunigtem Wachstum. δ) Nierenerkrankungen mit erhöhtem Calcium- oder Phosphatverlust. ε) Ungenügendes Ansprechen des Organismus auf Vitamin D.

Die aufgeführten Gründe, sehr oft mehrere gemeinsam, führen zum klinischen Bild der *Osteomalacie*, im wachsenden Organismus zu *Rachitis*. Eine Hypocalcämie tritt dabei nur in ausgeprägten Fällen auf, da die als Gegensteuerung vermehrt einsetzende Parathormonausschüttung so lange wie möglich die biologisch wichtige Serumcalciumkonzentration aufrechterhält. Serumphosphat erniedrigt, Phosphatase oft erhöht. Calciumausscheidung erniedrigt bis fehlend. Eine Ausnahme bilden einige nierenbedingte Osteomalacieformen (s. sekundärer Hyperparathyreoidismus S. 236 u. 630).

b) Akut kann Hypocalcämie auftreten infolge Oxalsäure- oder Fluoridvergiftung, Citratinfusion, infolge längerer Behandlung mit Kationenaustauschern. Östrogenvermehrung führt zu erhöhtem Calciumbedarf. Außerdem wird Hypocalcämie infolge überstürzter Recalcifizierung des entmineralisierten Skelets im Anschluß an die operative Entfernung eines Nebenschilddrüsenadenoms (bei Ostitis fibrosa) beobachtet.

Klinische Auswirkungen der Hypocalcämie. Herabsetzung der neuromuskulären Reizschwelle. Trophische Störungen (s. Hypoparathyreoidismus). Durch anhaltende Stimulierung der Parathormonausschüttung *sekundärer Hyperparathyreoidismus* (s. S. 236 u. 630).

Die *Nebenschilddrüsen* greifen wie ersichtlich öfter in den gestörten Calcium-Phosphathaushalt ein. Sie können aber auch selbst primäre Ursache schwerer Störungen sein.

a) Überfunktion der Nebenschilddrüsen
(primärer Hyperparathyreoidismus)

Der vermehrten Parathormonausschüttung liegt im allgemeinen Adenombildung zugrunde, in ganz seltenen Fällen Hyperplasie oder Carcinom. Während die normalen Nebenschilddrüsen weder palpatorisch noch röntgenologisch zu erfassen sind, können Adenome bei gewissenhafter Röntgenuntersuchung häufiger im oberen Thoraxraum gefunden werden oder durch geringfügige Verdrängung von Trachea und Oesophagus auffallen.

Laboratoriumsbefunde. Hypercalcämie 12—20 mg-% (über 11,5 mg-% verdächtig), Hypercalcurie auch bei milchfreier Kost (Urin meist milchig getrübt), mäßige Erniedrigung des Serumphosphats, Hyperphosphaturie, alkalische Phosphatase erhöht.

Symptome. 1. Skeletveränderungen durch den parathormonbedingten Raubbau, Fibroosteoklasie, eigentlicher Morbus Recklinghausen: *Ostitis fibrosa cystica generalisata:* Knochenschmerzen, diffuse Entkalkung mit Prädilektion an Orten gesteigerter Durchblutung (Wirbelsäule, Becken, Rippen) oder besonderer Belastung (Kiefer). Charakteristisch sind Kyphoskoliose und Entwicklung einer Hühnerbrust, Stauchungsfalte am Rumpf, Verdickung des Halses (Zunahme der Kragennummer), Schepper- oder Wassermelonengeräusch bei Perkussion des Kopfes, zu lange Arme, überdehnbare Gelenke, aufgetriebene Endphalangen, Spontanverlust der Zähne. 2. Symptome der Hypercalcämie und Hypercalcurie (s. S. 236 u. 627). Charakteristisch ist eine besondere Neigung zu Nierensteinbildung (50% doppelseitig), da die Ausscheidung wassergelöster Knochengrundsubstanz mit immer noch gering erhaltener Affinität zu den Mineralien Calciumphosphat bevorzugt ausfallen läßt. Eine direkte Hormonwirkung ist auch die Polyurie. 3. Nephrocalcinose bei längerer Krankheitsdauer. In fortgeschrittenen Stadien sind die „Kalkspritzer“ röntgenologisch erfaßbar. Dieses Symptom ist prognostisch am ungünstigsten. 4. Ulcus duodeni (seltener ulcus ventriculi) wird in 15—20% der Fälle gefunden bei Sub- oder Anacidität.

Im Röntgenbild lassen sich die Frühstadien der Skeletveränderungen kaum von Osteoporose und Osteomalacie trennen. Für die „*Ostitis fibrosa*“ typisch sind a) die Generalisation mit Bevorzugung der gut durchbluteten und besonders der belasteten Knochen (Kiefer, Becken), b) die intensive Markfibrose, c) die Aufblätterung und Spongiosierung der Corticalis mit Verwischung bis watteartiger Veränderung im Röntgenbild und d) die subperiostale Fibroosteoklasie. Die beiden letzteren, besonders charakteristischen Veränderungen werden am besten an den Mittelphalangen der Hand aufgefunden. e) Spontanfrakturen sind häufig, und als besonderes Differentialdiagnosticum sind f) Knochencysten und braune Tumoren zu finden. Dagegen verläuft die *Osteoporose* als einfache Knochenatrophie infolge reduzierter Osteoblastenfunktion ohne Osteoidsäumung und ohne Markfibrose und zeigt eine zwar verdünnte, doch lange erhaltene Corticalis. Prädilektionsstelle ist die Wirbelsäule, während die bei Ostitis fibrosa betroffenen Schädeldachknochen und die Lamina dura der Zähne praktisch unverändert bleiben. Die Osteoporose führt ebenfalls zu Spontanfrakturen, tritt aber meist erst im späteren Alter auf. Die *Osteomalacie* ist charakterisiert durch unverkalkte Osteoidsäume, zunächst gute Corticalis, durch Loosersche Umbauzonen (Milkman-Syndrom) und durch Knochenverbiegung ohne Frakturen. Die *polyostische fibröse Dysplasie* (JAFFÉ-LICHTENSTEIN) zeigt ähnliche Knochencysten wie die Ostitis fibrosa schon in der Jugend, sie befällt aber segmental oder halbseitig nur bestimmte Gebiete (ohne Mineralhaushaltstörung).

Akuter Hyperparathyreoidismus (akutes Hypercalcämiesyndrom) als deletäre Verschlimmerung, die in jedem Fall von Hyperparathyreoidismus auftreten kann, meist bei Calciumspiegeln über 17 mg-%. *Symptome*: Nausea, Erbrechen, Durchfälle, Polyurie übergehend in Oligurie-Anurie, Muskelhypotonie, Darmatonie, erlöschende Reflexe. Bei allgemeiner Exsiccose kann Tod infolge Kreislaufkollapses und Niereninsuffizienz eintreten. Im Serum Calcium- und Phosphatwerte stark erhöht (Phosphatstauung). Neigung zu Kalkausfällung in Organen. Ursachen: Injektion großer Hormonmengen. Calciumüberladung durch vermehrte exogene Zufuhr, verstärkte Resorption (Vitamin D-, AT 10-Zufuhr), plötzliche Flüssigkeitsverluste (Operation, Erbrechen). Sekundär hinzukommende Alkaliüberladung. Eine plötzliche Steigerung der Hormonausschüttung (unsanfte Adenompalpation) ist weniger wahrscheinlich.

Sekundärer Hyperparathyreoidismus mit Hyperplasie der Nebenschilddrüsen, vor allem der wasserhellen Zellen, bei verschiedensten Grundkrankheiten (s. oben), die den Mineralhaushalt in Richtung Hypocalcämie oder Hyperphosphatämie verändern. Zu der Grundkrankheit addiert sich im Knochensystem eine Fibroosteoklasie. Bei den Nierenleiden kommt auch der Acidose eine zusätzlich den Knochen abbauende Wirkung zu. Die Trennung vom Grundleiden ist schwer und meist ohne klinische Bedeutung wegen der infausten Prognose. Die Knochenveränderungen bei sekundärem Hyperparathyreoidismus sind meist nicht so tiefgreifend wie beim primären, besonders fehlen Cysten und braune Tumoren.

Die *Niere* kann auf Grund mannigfaltiger Störungen der Phosphat- und Calciumausscheidung in den Mineralhaushalt eingreifen:

a) Fortschreitende Erkrankung der Glomeruli drosselt Phosphatausscheidung. Hyperphosphatämie → kompensatorisches Absinken des Calciumspiegels. Bei fortschreitender Dekompensation sekundärer Hyperparathyreoidismus mit Knochenabbau → Osteodystrophie (Mischbild).

b) Phosphatrückresorption in den proximalen Tubuli gestört (häufig familiär vererbt), *Phosphatdiabetes*; unter Umständen komplexe Störung, wenn auch Glucose und Aminosäuren nicht rückresorbiert werden (mehrere Unterformen). Da mit dem Phosphat Calcium mitgerissen wird: *renale Osteomalacie*, schwere Form der Knochenatrophie.

c) Ionenaustauschstörung in den distalen Tubuli infolge ascendierender Pyelonephritis. Mangelnde NH_3- oder H-Ionen werden notgedrungen durch Calcium ersetzt. Hypercalciurie → Hypocalcämie → sekundärer Hyperparathyreoidismus bei gleichzeitiger renaler Acidose → starker Knochenabbau, Osteodystrophie (Osteomalacie + parathormonbedingte Knochenstörung).

b) Unterfunktion der Nebenschilddrüsen
(Hypoparathyreoidismus)

Der häufigste Anlaß ist die Schilddrüsenoperation. Dabei kann es
zu einem Dauerausfall an Parathormon kommen infolge Mitentfernung
aller 4 Nebenschilddrüsen *(parathyreoprive Tetanie)*. Eine vorübergehende Funktionsstörung kann durch eine bei Schilddrüsenoperation
oder Cervical-Syndrom auftretende Durchblutungsstörung bedingt
sein. Die sog. genuine Unterfunktion der Nebenschilddrüsen liegt in
einer Entwicklungsstörung begründet.

Laboratoriumsbefunde. Bei Kalkanreicherung im übrigen Organismus
fehlt Calcium im Blut, Hypocalcämie (5—9 [8,5] mg-%), Hyperphosphatämie (über 4 [4,5] mg-%), herabgesetzte oder fehlende Calciumausscheidung
im Urin. QT-Verlängerung im EKG.

Symptome. 1. Trophische Störungen an Organen ektodermaler
Herkunft: Haut rissig, schuppend und zu Erkrankungen neigend,
Nägel mit Wachstumsstörungen und mißfarbenen Querstreifen,
Haare brechen dicht über Ansatzpunkt, Zahnausfall, im Wachstum
bandförmige Schmelzdefekte, corticaler Katarakt; Permeabilitätsstörungen mit Neigung zu Hirnödem. 2. Calciumanreicherung nach
längerer Dauer im Knochensystem: Osteosklerose, Osteophyten-
anlagerung, Kalkmetastasen bevorzugt doppelseitig an basalen Hirn-
ganglien. 3. Senkung der neuromuskulären Reizschwelle: bei aus-
geprägtem Bild *Tetanie-Syndrom*, unter Umständen Übererregbar-
keitsepilepsie.

Methoden zur Erkennung der herabgesetzten Reizschwelle in der an-
fallsfreien Zeit (,,*latente Tetanie*"): a) Erhöhung der galvanischen Erregbarkeit = *Erbsches Phänomen*: Prüfung am N. ulnaris (oder facialis). Positiv,
wenn Kathodenschließungszuckung (normal 0,6—1,8 mA) und Kathodenöffnungszuckung (normal über 8,0 mA) auf 0,1—0,3 mA bzw. unter 5,0 mA
herabgesetzt. b) Erhöhung der mechanischen Reizbarkeit: *Chvosteksches
Zeichen*: auf Beklopfen des Facialisstammes über dem Kiefergelenk reagiert
bei positivem Ausfall die von allen 3 Facialisästen innervierte Muskulatur.
Zucken allein der Oberlippe (,,Chvostek III") ist noch nicht typisch für
Tetanie. Während der Pubertätszeit ist das Zeichen unzuverlässig. *Lustsches
Zeichen*: Zuckendes Heben des lateralen Fußrandes auf Beklopfen des N.
peroneus knapp unterhalb des Fibulaköpfchens. *Trousseausches Zeichen*:
bei positivem Ausfall tritt bei Anlegen einer 4 minütigen Oberarmstauung
bis zum Verschwinden des Radialispulses ein typischer Carpalmuskelkrampf
mit Pfötchenstellung auf. Evtl. zu kombinieren mit Hyperventilation.

Das Krankheitsbild kann akut oder chronisch verlaufen und tritt
verstärkt auf bei allen sonstigen Störungen, die zu Calciummangel
im Körper führen.

Funktionsprüfung. Von den vielerlei angegebenen Testen scheint nur
der *Hypercalcämietest* einen Rückschluß auf die Nebenschilddrüsenfunktion
selbst zuzulassen. Das Prinzip beruht darauf, daß eine künstlich herbei-
geführte Hypercalcämie die normale Sekretion der Nebenschilddrüsen
drosselt. Die Folge der verminderten Parathormonausschüttung ist das
Absinken der Phosphatausscheidung und ein Anstieg des Phosphatspiegels
im Serum. Durchführung: während des Versuchs auf gleichmäßigen Calcium-

und Phosphatgehalt der Nahrung achten. 1 Std. vor dem Versuch nüchtern bleiben. 15 mg Calcium/kg Körpergewicht werden in 1 l physiol. Kochsalzlösung über genau 4 Std. i.v. infundiert (15 mg Calcium entsprechen 115 mg Calciumlactat oder 85 mg Calciumchlorid crist.). Zuvor und nach 8 Std. Serumphosphat bestimmen. 24 Std.-Harne des Vor- und Versuchstages sammeln (Beginn zeitlich mit Infusion) und Urinphosphat bestimmen. Errechnet werden der absolute Anstieg oder Abfall des Serumphosphats in mg-% und der relative Abfall oder Anstieg des Urinphosphats in Prozent zum Vortag. Bei normaler Nebenschilddrüsenfunktion steigt Serumphosphat um 0,1 bis 2,5 mg-% an, und fällt Urinphosphat um 20—65% ab (Diskrepanz zwischen diesem relativ hohen Blutanstieg und gering verminderter Ausscheidung möglicherweise durch Verschiebung intracellulären Phosphats in extracellulären Raum). Bei Hypoparathyreoidismus ist das Verhalten des Serumphosphats uncharakteristisch; auffällig und typisch ist dagegen die Zunahme der Phosphatausscheidung um 100—300%, für die keine plausible Erklärung abzugeben ist.

Tetanie ist ein Syndrom und bezeichnet gehäuftes Auftreten tetanischer Anfälle. Der typische *tetanische Anfall* läuft bei vollem Bewußtsein ab und ist durch Narkose nicht unterdrückbar: Vorstadium: Unbehagen, Angst, rheumatoide Zeichen, Ameisenlaufen, pelziges Gefühl. Ablauf: Oppositionsstellung des Daumens → Fingerstreckung (Geburtshelferhand) → Beugung der Hand → Abwinklung des Unterarms → adduzierter Oberarm und Einwärtsdrehen der Hände (Pfötchenstellung). Beine maximal gestreckt mit Supination der Füße → Karpfenmund → Beteiligung der übrigen quergestreiften Muskeln, dagegen seltener der glatten Muskulatur. Die Neigung zu tetanischen Anfällen ist erkennbar durch den *Hyperventilationsversuch:*

Forcierte Atmung im Liegen mit möglichst vielen Atemzügen in kurzer Zeit bei starker Exspiration führt, besonders bei gleichzeitiger Oberarmstauung, nach 2—3 (bis 10) min zu Pfötchenstellung am gestauten Arm und Carpopedalspasmen an den übrigen Extremitäten. Nicht über 5 min ausdehnen (Symptome klingen wieder ab, wenn die Atmung möglichst lange unterdrückt wird oder unter Kohlensäurebeatmung).

Zur Tetanie führen:

1. Humoral bedingte Herabsetzung der neuromuskulären Reizschwelle:

a) Hypocalcämie; hierbei wirkt anscheinend die Hyperphosphatämie verstärkend, weil der Hypoparathyreoidismus besonders zur Tetanie neigt.

b) Alkalose, Chlorverlust durch Erbrechen oder starke Diurese; unter Umständen Hyperkaliämie, Magnesiumverlust. Wahrscheinlich werden dabei die Calciumionen vermindert gemäß der Formel nach GYÖRGY:

$$\frac{K \cdot \text{Phosphate} \cdot \text{Bicarbonate}}{Ca \cdot Mg \cdot H}.$$

c) Unter Umständen durch erregungssteigernde Mittel wie Ergotin, Nicotin, Extr. Filicis, Adrenalin u. a.

2. Zentral neurogen bedingte Erregbarkeitssteigerung (tetanigene Zentren des Zwischen- und Mittelhirns) infolge organischer Hirnerkrankungen, Encephalitis, Insolation, Alkalose und idiopathische Tetanie.

3. Funktionsstörung des vegetativen Systems mit besonderer visceraler Spasmenneigung und Reflexsteigerung (tetanoide Form der vegetativen

Dystonie). Für dieses Bild wird öfter die Bezeichnung „larvierte Tetanie" gebraucht und damit eine Beziehung zur Nebenschilddrüse angenommen. Der Mineralhaushalt ist dabei aber gewöhnlich nicht gestört, und die Wirkung von Calcium-Injektionen und AT 10' ist nicht substitutiv, sondern pharmakologisch. Einzelne tetanische Anfälle werden durch zusätzliche Ursachen wie erregungssteigernde Pharmaka, diagnostische Eingriffe (D-Sonden), psychische Anlässe u. a. ausgelöst.

Bei den komplexen Ursachen des Tetanie-Syndroms ist die Hypocalcämie wegen der Gefahr trophischer Störungen durch häufig wiederholte Prüfungen des Calcium-Phosphathaushaltes auszuschließen

Pseudohypoparathyreoidismus weist alle Zeichen des gewöhnlichen Hypoparathyreoidismus und zusätzliche Konstitutionsveränderungen auf: typisches rundliches Gesicht, Adipositasneigung, kurze Endphalangen (2. Finger normal lang!), unter Umständen Strabismus, periarticuläre Verkalkungen. *Charakteristisch* ist das Nichtansprechen des erniedrigten Calciumspiegels auf zugeführtes Parathormon. In ganz seltenen Fällen treten die Konstitutionsveränderungen bei einem normalen Mineralhaushalt auf *(Pseudo-Pseudohypoparathyreoidismus)*.

Die fehlende Ansprechbarkeit der Mineralhaushaltstörungen auf zugeführtes Parathormon kann durch einen negativen Ausfall des Phosphaturietestes nach ELLSWORTH und HOWARD erfaßt werden. Das Prinzip ist, daß bei echter Nebenschilddrüseninsuffizienz Verabreichung von Parathormon eine deutlich verstärkte Phosphatausscheidung im Urin bewirkt, nicht hingegen beim Pseudohypoparathyreoidismus. Durchführung: in den Vortagen auf gleichmäßigen Calcium- und Phosphatgehalt der Nahrung achten. Nach üblichem Trinkversuch wird die Phosphatausscheidung in stündlichen Urinportionen über 5—8 Std. quantitativ bestimmt (nach jeder Miktion 200 cm³ trinken zur Aufrechterhaltung einer konstanten Diurese). Nach der 3. Bestimmung werden 200 USP-E Parathormon i.v. injiziert. Bei Nebenschilddrüseninsuffizienz bewirkt Parathormon eine Erhöhung der Phosphatausscheidung auf das 10—50fache der Norm (bei Gesunden auf das 5—6fache). Bei Pseudohypoparathyreoidismus höchstens geringfügiger Anstieg auf das Doppelte des Ausgangswertes.

J. Enterochromaffines Zellsystem

Es umfaßt enterochromaffine oder argentaffine Zellen der Magendarmschleimhaut, der Gallengänge,des Pankreas (Helle Zellen-Organe FEYRTERs). Diese bilden und speichern 5-Hydroxytryptamin *(Enteramin, Serotonin)*, das ähnlich wie Arterenol ein Gewebshormon ist. Es wird im Körper häufig gefunden, so vor allem in Blutplättchen, Milz und Gehirn, kommt aber physiologischerweise nur in kleinen Mengen im Organismus vor. Seine biologische Bedeutung ist noch weitgehend unklar, zur Diskussion stehen u. a. Beeinflussung der glatten Muskulatur, Beteiligung bei der Blutstillung, Einfluß auf Atmung, Nierenfunktion und ZNS.

Überfunktion des enterochromaffinen Systems. Eine starke Vermehrung von Serotonin ist mit Sicherheit nur bei Geschwulstbildung des Serotonin produzierenden Gewebes *(benignes und malignes Carcinoid)*

zu finden. Sie führt zum Auftreten charakteristischer Krankheitserscheinungen *(Carcinoidsyndrom)*: fliegende Röte („flush") oder
cyanotische Dauerrötung besonders der oberen Körperhälfte, kolikartige Leibschmerzen und therapieresistente Durchfälle wechselnder
Intensität, Oligurie, pellagraähnliche Hauterscheinungen, selten
Asthma, keine typischen Blutdruck- und Herzfrequenzänderungen
bis auf gelegentliche Tachykardie; selten Endokardfibrose und Vitien
im rechten Herzen, die — zusammen mit gelegentlicher Fibrose des
Beckenbindegewebes— möglicherweise nur bei Lebermetastasierung
auftreten.

Laboratoriumsbefunde. Typisch ist — außer bei malignem Verlauf — das
Fehlen aller Veränderungen im unspezifischen Laboratoriumsstatus. Bei
starker Ausscheidung des Abbauproduktes 5-Hydroxyindolessigsäure kann
im Harn die Diazo-Reaktion positiv sein.

Nachweis. Der Nachweis von 5-Hydroxytryptamin (Serotonin) ist
kompliziert und wird deshalb am besten am Abbauprodukt 5-Hydroxy-
indolessigsäure geführt. Routinemäßig genügt zur Orientierung die unspezifische tiefrote Verfärbung des Harns bei Zusatz von Eisenchlorid. Bei
positivem Ausfall ist ein weitgehend spezifischer qualitativer Test die vereinfachte Bestimmung mit 1-Nitroso-2-Naphthol (SJOERDSMA, WEISSBACH,
UDENFRIEND[1]).

Methode. Normalurin als Kontrolle mitansetzen. $0,2$ cm³ Harn +
+ $0,8$ cm³ Aqua dest. + $0,5$ cm³ 1-Nitroso-2-Naphthol ($0,1\%$ig in 95%
Äthylalkohol) durchschütteln. $0,5$ cm³ salpetrige Säure (frisch bereiten
durch Zugabe von $0,2$ cm³ $2,5\%$igem Natrium-Nitrat zu 5 cm³ 2 n-Schwefelsäure) zugeben und durchschütteln. 10 min bei Zimmertemperatur stehenlassen, dann mit 5 cm³ Äthylendichlorid ausschütteln. Wenn Trübung auftritt,
zentrifugieren. Positiv, wenn in der oberen Schicht Purpurfärbung (Kontroll-
harn höchstens gelblich). Bei einer angenommenen 24 Std.-Harnmenge von
1 l entspricht Purpurfärbung einer Ausscheidung von etwa 40 mg Hydroxy-
indolessigsäure in 24 Std. Höhere Spiegel intensivieren bis zur Schwarzfärbung bei Spiegeln von etwa 300 mg/24 Std. Normal 2—8 mg/24 Std.
Täuschungsmöglichkeiten durch andere Indolverbindungen, Hemmung
durch Ketonurie.

Ein weiterer qualitativer Orientierungstest wurde von HANSON und
SERIN[2] angegeben.

Der quantitative Nachweis von 5-Hydroxyindolessigsäure in Blut und
Urin und von größeren Mengen 5-Hydroxytryptamin im Blut geschieht
am sichersten mittels Hochspannungselektrophorese und Papierchromatographie.

In seltenen Fällen fehlender Oxyindolessigsäurevermehrung kann eine
starke Vermehrung von Tryptophan im Harn (gemessen mit Xanthoprotein-
methode) diagnostisch von Bedeutung sein.

---

[1] J. Amer. med. Ass. **159**, 397 (1955).
[2] Lancet **1955**, 1359.

Der Wasser- und Elektrolythaushalt*
A. Vorbemerkungen zur Physiologie
1. Verteilung und Zusammensetzung der Körperflüssigkeiten

Das Volumen des gesamten Körperwassers beträgt beim erwachsenen Mann etwa 60% (56—70%), bei der Frau 54% (44—65%), beim Kleinkind 70—80% des Körpergewichts. Im Alter wird der relative Wasseranteil wieder geringer. Der prozentuale Wasseranteil variiert mit dem Fettbestand des Organismus. Das Gesamtkörperwasser verteilt sich zu etwa 20% auf den *extracellulären* und zu 40—50% auf den *intracellulären Flüssigkeitsraum*

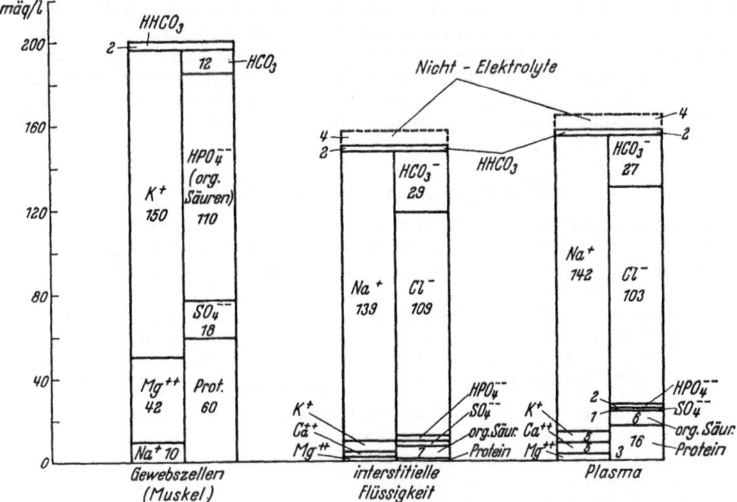

Abb. 128. Normale Zusammensetzung der intra- und extracellulären Flüssigkeit in mäq/l

(compartment). Da 1 kg einem Liter gleichkommt, sind bei einem 70 kg schweren muskelkräftigen Mann insgesamt 42 l Körperwasser vorhanden, davon 14 l extracellulär und 28 l intracellulär. Von der extracellulären Flüssigkeit sind drei Viertel interstitiell und ein Viertel intravasal gelegen. Das Plasmavolumen beträgt etwa 5% des Körpergewichts.

Die *Volumina* der verschiedenen Flüssigkeitsräume werden nach dem *Prinzip der Verdünnungsanalyse* nach folgender Formel errechnet:

$$V_2 = \frac{C_1 \cdot V_1}{C_2} \, .$$

$C_1 =$ Konzentration und $V_1 =$ Volumen der gelösten Substanz *vor der Verdünnung*.

$C_2 =$ Konzentration und $V_2 =$ Volumen der gelösten Substanz *nach gleichmäßiger Verteilung*.

---

* Bearbeitet von F. A. Pezold und R. Dohrmann.

Nach diesem Prinzip kann das *Gesamtkörperwasser* mittels schwerem Wasser (Deuterium) oder Tritiumoxyd (HTO) bestimmt werden. In der Klinik wird das *Plasmavolumen* meist mit Evans blue (T 1824) bestimmt oder neuerdings eleganter mit J^{131} markiertem Albumin.

Noch nicht ideal sind die zur Bestimmung des Volumens des extracellulären Raumes verwendeten Substanzen (Inulin, Mannit, Na^{24} usw.). Die Werte schwanken je nach Methode zwischen 16 und 26% des Körpergewichts.

Die Bestimmung des *Gesamtblutvolumens* erfolgt durch Addition des getrennt bestimmten Plasmavolumens und *Erythrocytenvolumens*. Letzteres wird mit Hilfe radioaktiv markierter Erythrocyten ermittelt. Es beträgt rund 3% des Körpergewichts.

Wie Abb. 128 zeigt, unterscheiden sich beide Flüssigkeitsräume nicht nur in ihrer Größe, sondern auch in ihrer chemischen Zusammensetzung. Kalium ist das Hauption der Zelle. Natrium herrscht extracellulär vor. Die intravasale und interstitielle Flüssigkeit, durch die Capillarendothelmembran voneinander getrennt, bildet eine funktionelle Einheit und enthält praktisch die gleichen Elektrolyte. Der Unterschied liegt im höheren Proteingehalt des Plasmas. Der Flüssigkeitsaustausch zwischen den einzelnen Räumen erfolgt in beiden Richtungen mittels Diffusion, Osmose, hydrostatischem Druck und aktivem Transport.

2. Wasser- und Elektrolytbilanz

Unter normalen Bedingungen gleichen sich beim Gesunden die Wasseraufnahme und Wasserabgabe innerhalb von 24 Std. aus. Der tägliche Bedarf von 2000—2500 ml wird etwa je zur Hälfte mit der Trinkflüssigkeit und mit dem in der festen Nahrung enthaltenen Wasser gedeckt. Hinzu kommt das Oxydationswasser. So entstehen bei der Verbrennung von 1 g Fett 1,07 ml, von 1 g Kohlenhydrate 0,56 ml und von 1 g Eiweiß 0,34 ml Oxydationswasser. Bei einer täglichen Calorienaufnahme von 3000 Calorien würden demnach 300—500 ml Oxydationswasser gebildet werden (Tab. 30).

Der tägliche endogene Wasseraustausch im Intestinaltrakt durch Sekretion und Rückresorption macht rund 8 l aus. Die Darmsäfte enthalten Elektrolyte in wechselnder Konzentration (Tab. 31). Der Wasserwechsel vom intravasalen zum interstitiellen Raum und umgekehrt ist außerordentlich lebhaft. Es werden pro Minute etwa 73% des Blutwassers mit der interstitiellen Flüssigkeit ausgetauscht.

Das Volumen der intracellulären und extracellulären Flüssigkeit wird durch die in Lösung befindlichen dissoziierten anorganischen und organischen Salze reguliert. Der Flüssigkeitsaustausch zwischen intracellulärem und extracellulärem Raum, sowie intravasaler und interstitieller Flüssigkeit dient in erster Linie der Aufrechterhaltung des osmotischen Gleichgewichts im Organismus. Die Elektrolyte in den Körperflüssigkeiten, insbesondere Natrium, bestimmen den Wassergehalt der verschiedenen compartments durch ihren osmotischen Effekt. Änderungen des osmotischen Druckes in den verschiedenen Flüssigkeitsräumen (vorwiegend durch Natriumaufnahme oder -verlust) wird von Wasserbewegungen (Retention bzw. Abgabe) beantwortet.

Der tägliche Bedarf an Elektrolyten beträgt etwa 4,5—7 g Kochsalz (etwa 100 mäq Na und Cl) und etwa 60 mäq Kalium. Diese Mengen sind in der Durchschnittskost enthalten. Der Elektrolytgehalt des Körpers wird bemerkenswert konstant gehalten durch selektive Rückresorption in den Nierentubuli. Etwa 85% der gelösten Elektrolyte (in erster Linie dieKationen

Na$^+$, K$^+$ und die Anionen Cl$^-$) werden proximal rückresorbiert (obligatorische aktive Reabsorption, ohne hormonelle Kontrolle) und 80% des filtrierten Wassers gelangt in diesem Abschnitt und dem dünnen Segment der Henleschen Schleife passiv durch Diffusion aus dem Tubulusharn ins Blutplasma zurück. Dieser Wasserübertritt dient zum Ausgleich des durch die Rückresorption osmotisch aktiver Bestandteile entstehenden (osmotischen) Druckunterschiedes zwischen den beiden durch die Tubuluszelle getrennten Flüssigkeitsräumen.

Der *distale Tubulusabschnitt* steht unter der Kontrolle der Nebennierenrinde für die Natriumrückresorption und des Hypophysenhinterlappen-Hypothalamus-Systems (antidiuretisches Hormon) für die Wasserrückresorption. Unter Kontrolle des Aldosterons der NNR, das einen tubulären Angriffspunkt hat (Glomerulusfiltrat und Nierendurchblutung werden nach Aldosteronzufuhr nicht geändert), erfolgt in diesem Abschnitt die „fakultative" Natriumrückresorption. Die Kaliumelimination scheint sekundär von der Größe der Natriumrückresorption abzuhängen, ebenso wie die Chlorausscheidung sich mit der Natriumbewegung ändert. Zum weiteren osmotischen Ausgleich erfolgt hier eine weitere Wasserrückresorption, gesteuert vom antidiuretischen Hormon (ADH, Pitressin) des HHL-Hypothalamus-Systems. Die tubuläre Natrium-Rückresorption erfolgt durch einen Ionenaustauschmechanismus.

3. Regulation des Anionen-Kationen-Gleichgewichtes

Die Aufrechterhaltung des Säuren-Basen-Gleichgewichtes und damit der physiologischen H-Ionenkonzentration in den Körperflüssigkeiten ist untrennbar mit ihrer ionalen Struktur verbunden. Die Differenzierung in Kationen und Anionen ist auch für die Elektrolytphysiologie am Krankenbett von Bedeutung, da z. B. Kochsalz (NaCl) nicht als molekulare Verbindung, sondern als Na$^+$ und Cl$^-$ reagiert und daher in Abhängigkeit von der Anwesenheit anderer positiv und negativ geladener Ionen zur Aufrechterhaltung des elektrischen Gleichgewichtes jeder einzelne Teil isoliert seine Konzentration ändern kann.

Einen wesentlichen Fortschritt für das Verständnis des Elektrolythaushaltes brachte die Rechnung mit Äquivalenzgrößen an Stelle der bisher üblichen Konzentrationsangaben in Gewichtseinheiten pro Volumen (mg-%).

Ein „Gramm-Äquivalent" ist die Masse oder Menge eines Elementes oder einer Verbindung gleichen Bindungs- oder Reaktionsvermögens, bezogen auf 1 g (Gramm-Atomgewicht) Wasserstoffionen. Zum Beispiel treten 35 g Cl$^-$- in Reaktion mit 1 g H$^+$-Ionen oder 23 g Na$^+$-Ionen. 23 g Na$^+$ und 35 g Cl$^-$ sind also äquivalente Mengen.

Ein *Milliäquivalent* (mäq, meq oder mval) ist ein Tausendstel dieser Ionenmenge. Das Äquivalentgewicht entspricht bei einwertigen Elementen dem jeweiligen Atomgewicht. Bei mehrwertigen Elementen oder Substanzen muß das Atom- bzw. Molekulargewicht durch die Wertigkeit geteilt werden:

$$\text{mäq} = \frac{\text{Atomgewicht in mg}}{\text{Valenz}}.$$

Mit Hilfe einer einfachen Formel lassen sich in mg-% ausgedrückte Werte in mäq/l umrechnen:

$$\frac{\text{mg-%} \cdot 10 \cdot \text{Wertigkeit}}{\text{Atomgewicht}} = \text{mäq/l}.$$

Zum Beispiel:

1. Bei einem gefundenen Kaliumwert im Serum von 18 mg-%

$$\frac{18 \cdot 10 \cdot 1}{39} = 4,6 \text{ mäq/l}.$$

2. Bei einem gefundenen Calciumwert von 10 mg-%

$$\frac{10 \cdot 10 \cdot 2}{40} = 5 \text{ mäq/l}.$$

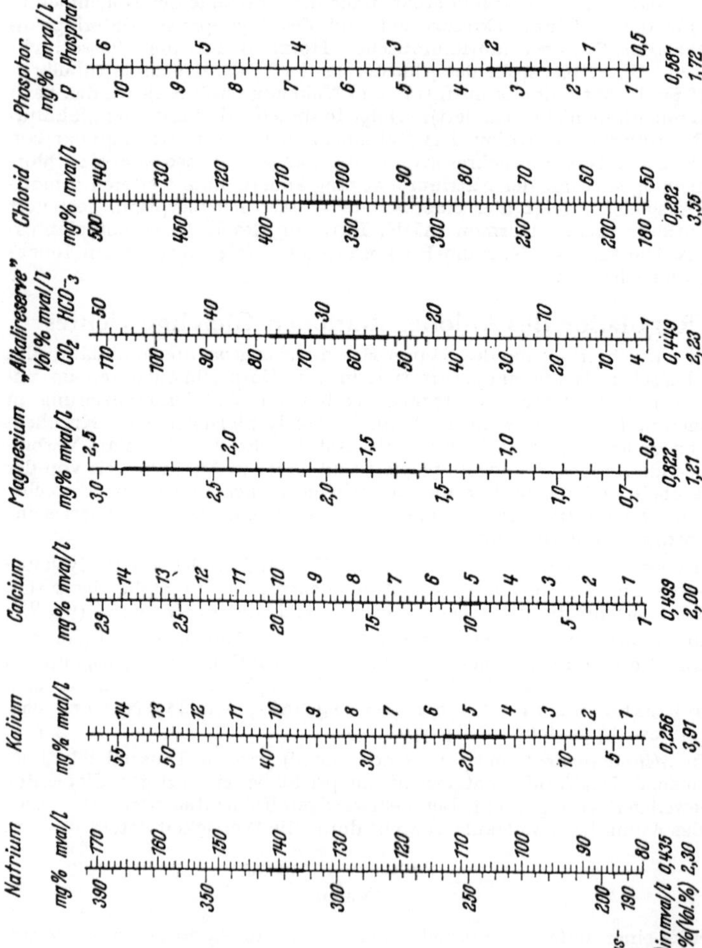

Abb. 129. Nomogramm zur Umrechnung der wichtigsten Serum-Elektrolyte von mg-% in mval/l und umgekehrt. [Nach Jeanneret, Esselier und Völlm (Schweiz. med. Wschr. 1955, 965)]

Aus dem in Abb. 129 wiedergegebenen Nomogramm können die entsprechenden Werte und Umrechnungsfaktoren der für die Klinik wichtigsten Serumelektrolyte abgelesen werden.

Normalerweise sind die Körperflüssigkeiten elektrisch neutral. Das Verhältnis von Kationen zu Anionen beträgt 155:155 mäq/l. Das p_H der extracellulären Flüssigkeit bewegt sich in einem Bereich um 7,4 (7,35—7,45), der intracellulären Flüssigkeit zwischen 6,8 und 7,0. Sie zeigt demnach eine etwas höhere Wasserstoffionenkonzentration als die extracelluläre Flüssigkeit. Diese p_H-Werte hält der Organismus konstant aufrecht, trotz der wechseln-

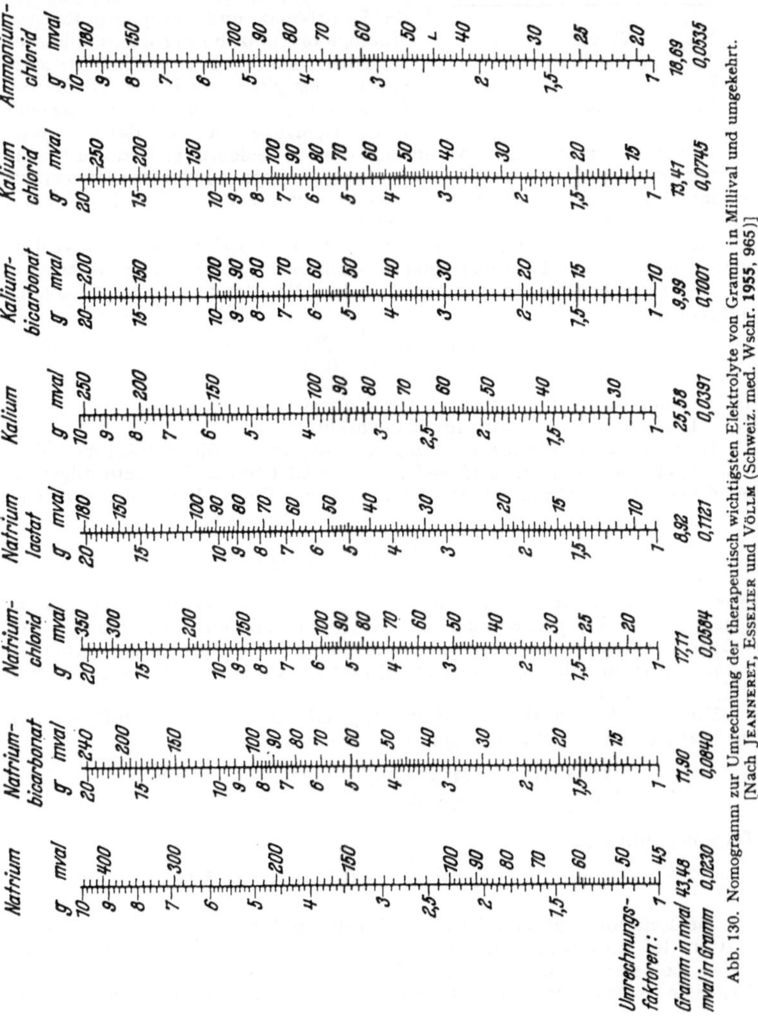

Abb. 130. Nomogramm zur Umrechnung der therapeutisch wichtigsten Elektrolyte von Gramm in Millival und umgekehrt. [Nach Jeanneret, Esselier und Völlm (Schweiz. med. Wschr. 1955, 965)]

den Zufuhr von Anionen und Kationen und der im Stoffwechsel selbst entstehenden, im wesentlichen sauer reagierenden Stoffwechselendprodukte (HCO_3-Ionen aus Kohlenhydraten und Fett, SO_4- und PO_4-Ionen aus Eiweiß, dazu organische Säuren, wie Milchsäure und β-Oxybuttersäure).

Tabelle 29.
Atomgewicht und Wertigkeit der wesentlichen Elektrolyte

Element	Atomgewicht	Wertigkeit
Na	22,99	1
K	39,10	1
Cl	35,46	1
Ca	40,08	2

Zur Aufrechterhaltung der normalen Wasserstoffionenkonzentration in den Körperflüssigkeiten und zur Regulation des Anionen-Kationen-Gleichgewichtes in der intra- und extracellulären Flüssigkeit dienen *Puffersysteme*. Die wichtigsten sind der Bicarbonat- und Phosphatpuffer, das Hämoglobin und die Serumeiweißkörper. Im Blutplasma und in der interstitiellen Gewebsflüssigkeit spielt das Verhältnis *Kohlensäure/Bicarbonat* die beherrschende Rolle. Demgegenüber hat das *Phosphatpuffersystem* extracellulär eine untergeordnete Bedeutung. Reduziertes Hb ist für etwa 60% der CO_2-Bindungsfähigkeit des Blutes verantwortlich. Andere *Proteinsysteme* (Albumin, Globuline) im Plasma und in den Gewebszellen wirken durch ihren amphoteren Charakter.

Die *aktuelle Reaktion des Blutes* und der *interstitiellen Flüssigkeit* wird im wesentlichen durch den Bicarbonat/Kohlensäure-Quotienten bestimmt.

Die H-Ionenkonzentration wird durch die Hendersonsche Gleichung ausgedrückt:

$$H^+ = K\,\frac{H_2CO_3}{B^+HCO_3}\,.$$

B^+ = vom Bicarbonat abdissoziiertes Kation,
K = Dissoziationskonstante für Kohlensäure.

K für CO_2 im Plasma ist temperaturabhängig. Sie beträgt bei 37° C etwa 6,11. Die Henderson-Hasselbalchsche Gleichung, die heute allgemein gebraucht wird, stellt die negativ logarithmische Form obiger Gleichung dar:

$$p_H = pK' + \log\frac{(B^+HCO_3{}^-)}{(HHCO_3)}\,.$$

Aus den beiden Gleichungen folgt: Die H-Ionenkonzentration ist direkt (das p_H indirekt) proportional der CO_2-Spannung im Blut. Zunehmende CO_2-Konzentration im Blut oder abnehmende CO_2-Elimination durch die Lunge führt zu einer Säuerung des Blutes (Acidose). Bei der Alkalose sind die Vorgänge umgekehrt.

Die aktuelle Reaktion des Blutes (p_H) läßt sich demnach einfach durch den Bicarbonat/Kohlensäure-Quotienten bestimmen:

$$\frac{B^+HCO_3{}^-}{HHCO_3} = \frac{60\ \text{Vol.-}\%}{3\ \text{Vol.-}\%} = \frac{27}{1,35}\ \text{mäq/l} = \frac{20}{1}\,.$$

Daraus ergibt sich

$$p_H = 6,11 + \log\frac{20}{1} = 6,11 + 1,3 = 7,41\,.$$

Die Relation von 20:1 kann sowohl durch Änderungen in der Konzentration des Bicarbonats als auch durch Änderung des Partialdruckes der freien Kohlensäure im Blut verschoben werden. Je nachdem, ob *primär* die Bicarbonat-Konzentration oder die CO_2-Konzentration im Blut von der

Norm abweicht, spricht man von einer metabolischen oder einer respiratorischen Acidose bzw. Alkalose.

Maßgebend sind nicht die absoluten Konzentrationen, sondern das Verhältnis von Bicarbonat und Kohlensäure. Das p_H bleibt gleich, wenn in der Henderson-Hasselbalchschen Gleichung Zähler und Nenner sich *proportional* ändern, so daß der Quotient 20:1 aufrechterhalten bleibt. In diesen Fällen spricht man von einer kompensierten Acidose bzw. Alkalose.

Allgemein erfolgt die physiologische *Einstellung des Anionen/Kationen-* (Säuren/Basen-)-*Gleichgewichtes* durch ein *Zusammenspiel der Puffersysteme,* primär aber durch *respiratorische* und *renale Regulationsmechanismen.*

Respiratorische Regulationsmechanismen. Die Kohlensäure-Konzentration (H_2CO_3) im arteriellen Blut steht im Gleichgewicht mit dem Partialdruck des CO_2 (P_{CO_2}) in den Lungenalveolen. Erfolgt durch Hyperventilation eine Senkung der alveolären CO_2-Spannung, so tritt eine vermehrte CO_2-Abgabe aus dem Blut in die Alveolarluft ein, wodurch es zu einem Absinken der H_2CO_3-Konzentration im Blute kommt. Es erfolgt dadurch eine Abnahme der H-Ionenkonzentration (= Anstieg des p_H) im Blut.

Umgekehrt führt eine Erhöhung der alveolären CO_2-Spannung zu einer CO_2-Retention im Blut, wodurch es zu einem Anstieg der H_2CO_3-Konzentration im Blut kommt. Dieser ist gleichbedeutend mit einer Zunahme der H-Ionenkonzentration (= Abfall des p_H).

Als Selbstregulationsmechanismus führt die Zunahme der H-Ionenkonzentration im Blut zu einem Reiz auf das Atemzentrum, das mit einer Beschleunigung und Vertiefung der Atmung (im Extrem die pathologische, große ,,Kußmaulsche Atmung'') antwortet. Infolge Vergrößerung des Atemminutenvolumens ist ein vermehrtes Abrauchen von CO_2 möglich, wodurch es zur Erniedrigung der alveolären CO_2-Spannung kommt. Ferner schaltet sich bei respiratorisch bedingten Verschiebungen der normalen Blut-H_2CO_3-Konzentration kompensatorisch der renale Regulationsmechanismus ein. Es erfolgt eine Anpassung der Bicarbonat-Konzentration durch tubuläre Stoffwechselvorgänge.

Renale Regulationsmechanismen. Die Niere besitzt durch besondere Einrichtungen die Fähigkeit, entsprechend der Zusammensetzung der Nahrung bzw. der Metaboliten, bald mehr saure, bald mehr basische Valenzen in den Harn abzuscheiden. Nach proteinreicher Kost oder bei Vorgängen mit erhöhtem endogenen Eiweißabbau reagiert der Harn sauer (p_H 5,5—6,5), nach vegetabilischer Kost alkalisch. Die erforderlichen Mechanismen laufen in der Tubuluszelle als aktive Stoffwechselprozesse ab.

Im Zusammenhang mit der Anionen/Kationen-Gleichgewichtsregulation ist die Tätigkeit der Niere in erster Linie darauf abgestellt, den strömenden Kationen-Bestand auf die im Plasma herrschende Bicarbonat-Konzentration einzustellen. Sie besitzt dazu spezifische Einrichtungen, das sind *basensparende Mechanismen* und die Fähigkeit der *Elimination sauer Valenzen* (= Anionen).

Durch ein kompliziertes Austauschersystem verhindert die Niere den Verlust der fixen Basen aus den Körpersäften. Das *basensparende Prinzip* der Niere besteht aus 1. der Fähigkeit der Tubuluszellen, bei Bedarf die glomerulär filtrierten Kationen teilweise bis vollständig zu reabsorbieren, 2. Austausch von H^+-Ionen gegen Na^+-Ionen und Rückresorption des Natrium (als Bicarbonat), 3. Anionenausscheidung zusammen mit NH_4^+ (in den Tubuluszellen produziert) als Kation im Austausch gegen die fixen Kationen Na^+, K^+, Ca^{++}.

Einzelheiten s. Nierenkapitel!

B. Störungen des Wasser- und Elektrolythaushaltes und ihre Erkennung

1. Pathophysiologische Vorgänge

Zu erheblichen Verschiebungen in der Zusammensetzung der Körperflüssigkeiten können folgende Vorgänge führen: Nahrungs- und Flüssigkeitskarenz, Erbrechen, Diarrhoe, Absaugen des Magen-Darminhaltes durch Sonden, chirurgische Maßnahmen, wie Drainagen und Ableitungen von Sekreten und Ergüssen aller Art, forcierte Einläufe bei Obstipation, Absonderung von Flüssigkeit in den Darm bei Ileuszuständen, starkes Schwitzen, manche Formen der Niereninsuffizienz, parenteraler Ersatz von Wasser und Mineralien. Daraus können Zustände resultieren, die mit einem Defizit oder einer Retention einzelner Bestandteile einhergehen. Aus der folgenden Zusammenstellung einiger derartiger Störungen darf aber nicht der Eindruck entstehen, daß diese Zustände längere Zeit isoliert bestehen bleiben. Die Dynamik des Stoffwechsels und die resultierenden Regulationsmechanismen verwischen die einzelnen Bilder.

Die Exsiccose (Dehydratation) entsteht bei negativer Wasserbilanz. Auch bei stark eingeschränkter Urinausscheidung mit konzentriertem Harn unterschreitet die obligatorische Wasserabgabe durch Haut und Lungen kaum das Tagesquantum von 1 l. Mit der Abnahme der extracellulären Flüssigkeit und der dadurch eintretenden Erhöhung ihrer molaren Konzentration erfolgt zur Erhaltung des osmotischen Gleichgewichtes der Einstrom von Wasser aus dem intracellulären Flüssigkeitsraum. Der Wasserverlust betrifft letzten Endes somit alle Flüssigkeitsräume. Infolge der Abnahme des zirkulierenden Plasmavolumens wird die Niere geringer durchströmt, das Glomerulumfiltrat nimmt ab und der Harnstoffspiegel im Serum steigt an (Azotämie). Es kommt zur Oligurie durch hormonale Regulationsmechanismen in Form vermehrter Wasserrückresorption (Adiuretin-Effekt) und zu einer vermehrten renalen Exkretion von Kalium auf Kosten von Natrium (Aldosteroneffekt). Dadurch wird der osmotisch effektive Druck in den Zellen herabgesetzt und gleichzeitig in der interstitiellen Flüssigkeit erhöht.

Ein Dehydratationszustand ist klinisch erkennbar an der trockenen Haut, den stehenbleibenden Hautfalten (fortgeschrittene Zustände) und an dem eingetretenen Gewichtsverlust. Der Patient hat starken Durst, der Serum-Kalium-Spiegel ist meist erhöht, die Natrium- und Chlorkonzentration normal bis erhöht. Der Wasserverlust wird kritisch, wenn er innerhalb weniger Tage 10% des Körpergewichtes übersteigt. Der Tod tritt ein, wenn der Wasserverlust etwa 15% des Körpergewichtes oder 20—25% des Gesamtkörperwassers beträgt.

Wasserintoxikation. Bei *stark eingeschränkter Nierenfunktion* aus renaler oder extrarenaler Ursache, z. B. hochgradiger Oligurie oder Anurie bei akutem tubulären Nierenversagen, Crushsyndrom, Schock, kann es leicht zu vermehrter Wasseransammlung im Organismus kommen, besonders wenn in diesen Fällen größere Infusionen elektrolytfreier Flüssigkeiten vorgenommen werden. Durch die Verteilung des Wassers auf den extracellulären und intracellulären Raum erfolgt eine Verminderung des osmotischen Druckes dieser Flüssigkeiten. Die festzustellenden Folgen sind: *Gewichtsabnahme, Hydrämie* (Hb-Abnahme, Verminderung des Hämatokrit), *Hyponatriämie* und *Hypochlorämie,* während der *Urin relativ natrium- und chlorreich* ist (Differentialdiagnose gegenüber Natriummangelsyndrom). Die cerebralen Symptome können als Ausdruck der osmotischen Verschiebungen gewertet werden: Kopfschmerzen, Brechreiz, Erbrechen, Krämpfe, Verwirrtheitszustände, Koma.

Der Natriummangel. Wenn die Ausscheidung von Natrium größer ist als ihre Zufuhr, kann ein Natriummangel eintreten. Größere Natriumverluste können durch Erbrechen, Diarrhoe, Darmfistel, Absaugen des Magen-Darm-Inhaltes durch Sonden, postoperative Drainagen von Sekreten und Ergüssen, wiederholte Punktion von Höhlenergüssen, Überdosierung von Diureticis bei natriumfreier Kost, bei der metabolischen Acidose und schließlich bei der Nebennierenrindeninsuffizienz eintreten. Durch den Natriumverlust kommt es zu entsprechenden Verschiebungen der Chlorbestände und damit zu einer Verminderung des osmotischen Druckes der betroffenen Flüssigkeit. Verschiebungen der interstitiellen und intravasalen Flüssigkeit in den intracellulären Flüssigkeitsraum hinein sind die Folge. Der Natriummangel der extracellulären Flüssigkeit wird somit von einer Volumenabnahme und im Gefolge auch einer Reduktion des zirkulierenden Plasmaeiweißes, insbesondere des Albumins begleitet. Hämokonzentration, Blutdruckabfall und bei weiterem Fortschreiten Kreislaufkollaps mit sistierender Glomerulumfiltration mit Oligurie und Azotämie sind die Folge. Der oligurische Harn ist, abgesehen von der Addisonkrise, extrem natrium- und chloridarm. Das eingedickte Blut ist an dem hohen Hämatokritwert erkennbar. Die Hypovolämie bedingt eine Abnahme des Herzminutenvolumens. Der Natriumspiegel im Serum ist nur dann herabgesetzt, wenn neben dem Natriumverlust entsprechend große Mengen Wasser verlorengegangen sind. Eine exakte Bestimmung des Mangels an Körpernatrium wäre nur möglich, wenn man den gesamten Natriumbestand des Organismus, die Menge der extracellulären Flüssigkeit und des Gesamtkörperwassers bestimmen würde. In der Praxis genügt es, Gewichtsabnahme und Natriumkonzentration im Serum zu kontrollieren. Wenn kein Abfall des Serum-Natriumspiegels eingetreten ist, ist anzunehmen, daß nur äquivalente Mengen Natrium verlorengegangen sind. Wird jedoch eine Hyponatriämie festgestellt, ist auf einen stärkeren Verdünnungseffekt infolge ernstlicher Natriumverluste aus den Körperflüssigkeiten zu schließen.

Der Chlormangel. Nach anhaltendem Erbrechen (Pylorusstenose) oder im Gefolge ausgedehnter Magenspülungen kann ein erheblicher Verlust an Chlorionen eintreten. Kompensatorisch erfolgt durch renale Regulationsmechanismen eine Vermehrung der Bicarbonat-Ionen, wodurch die Entstehung einer (metabolischen) Alkalose möglich ist. Die damit verbundenen p_H-Verschiebungen führen zu einer Herabsetzung der Calciumionisation, wodurch es zu tetanischen Anfällen (Magentetanie) kommen kann. Chlorverluste führen zu einer relativen Erhöhung des extracellulären Natriums. Durch Übertritt von Na in die Zelle wird K herausgedrängt und durch den Urin ausgeschieden. Daraus kann eine Hypokaliämie resultieren. Mit der Hypochlorämie erfolgt eine Harnstoffretention im Blut (Azotämie).

Die Kochsalzintoxikation. Dieses Syndrom wird bei Kindern nach großen NaCl-Infusionen (Sprue, Cöliakie) beobachtet. Es kann auch bei mangelnder renaler Anpassungsfähigkeit beim Erwachsenen auftreten. Die Gefahren der kritiklosen Infusionen mit der sog. physiologischen Kochsalzlösung — im Plasma Verhältnis Na:Cl wie 3:2, in der physiologischen Kochsalzlösung wie 1:1 — kann zur metabolischen Acidose führen (Chloranreicherung!). Es kommt ferner zur Vergrößerung des extracellulären Raumes und ähnlichen klinischen Erscheinungen wie bei der Wasserintoxikation.

Die Hypokaliämie. Zur Aufrechterhaltung der normalen Serum-Kaliumkonzentration werden beim Auftreten von Kaliumverlusten die intracellulären Bestände angegriffen. Bei anhaltenden Verlusten durch Erbrechen, Durchfälle, Absaugen von Gastrointestinalsekreten, Galleableitungen, Pankreas- oder Dünndarmfisteln kann es zur Hypokaliämie kommen. Das Defizit kann weiter vergrößert werden durch Verluste über die Niere zur Kompensation einer metabolischen Alkalose, bei gesteigertem Glykogen- und Proteinmetabolismus, bei Verabfolgung von Testoviron, ACTH und NNR-Hormonen, bei Wundinfektionen, Peritonitis, Parotitis usw., bei kaliumfreier parenteraler Flüssigkeitszufuhr und kaliumfreier Diät. Vermehrte Kaliumausscheidungen im Urin treten im Gefolge jeder Operation und nach einem größeren Trauma auf und sind als Folge des Gewebszerfalls und als Stressreaktion zu werten. Im Anschluß an eine erfolgreiche Behandlung des Diabetes mellitus kann es durch Entzug von Kalium zur Glykogensynthese ebenfalls zu Hypokaliämieerscheinungen kommen. Zu beachten sind auch die Kaliumverluste nach Verabfolgung von Diuretica und in der polyurischen Phase nach Oligurie oder Anurie.

Die ersten klinischen Anzeichen eines Kaliummangels treten gewöhnlich bei einem Serumgehalt unter 4 mäq/l auf. Die Funktionsstörungen betreffen besonders die Muskulatur, den Magen-Darmtrakt und das Herz. Typische Symptome bei zunehmender Hypokaliämie sind: Asthenie, Anorexie, Angstgefühl, Übelkeit, Erbrechen, Muskelschwäche, herabgesetzte oder fehlende Reflexe, Adynamie der glatten Muskulatur, Meteorismus, paralytischer Ileus. Ist die Atemmuskulatur betroffen, kommt es zur Dyspnoe und Cyanose. Der schädigende Einfluß auf das Myokard führt zur Blockade nervöser Impulse und zur Arrhythmie und schließlich zum Herzstillstand.

Die charakteristischen EKG-Veränderungen sind: Zunehmende QT-Verlängerung, Abflachung und Verbreiterung der T-Zacken, ST-Senkung, Auftreten von sog. U-Wellen.

Hyperkaliämie. Hierzu kann es vorübergehend durch zu schnelle oder zu hochkonzentrierte Infusion kaliumhaltiger Lösungen kommen. Beim Bestehen einer Ausscheidungsstörung der Niere genügen dagegen oft schon physiologische Mengen. Im urämischen Stadium der Niereninsuffizienz kommt es fast immer zu einer Hyperkaliämie, da die Ausscheidungskapazität der insuffizienten Niere für Kalium stark herabgesetzt ist. Kompliziert werden diese Vorgänge bei gesteigertem Eiweißstoffwechsel, z. B. im Fieber, bei Gewebszerfall, Parotitis, Peritonitis, Pneumonie usw. Liegt eine hochgradige Oligurie oder Anurie vor, kann das Kalium nur noch vicariierend über den Darm ausgeschieden werden. Die Mengen reichen aber nicht aus, um einen Anstieg des Serumspiegels zu verhindern. Auch bei völlig eingeschränkter oraler und parenteraler Kaliumzufuhr steigt die Plasmakonzentration durch das beim Katabolismus freigesetzte Kalium an. Besonders gefährlich ist die Konzentrationszunahme des extracellulären Kalium, die durch eine plötzliche Hämokonzentration oder durch starke extrarenale Wasserverluste eintreten kann. Die Symptome einer Kaliumintoxikation — allgemeine Schwäche, Verwirrungszustände, kühle, blasse und feuchte Haut, Kollaps und Absinken des Blutdruckes — sind nicht unbedingt spezifisch, Parästhesien an Händen und Füßen und aufsteigende schlaffe Lähmungen der unteren Extremitäten sind beobachtet worden. Das klinische Bild wird meist durch die Grundkrankheit verwischt. Charakteristisch ist dagegen das EKG, das eine Korrelation zur Höhe des Serumspiegels erkennen läßt. Mit ansteigendem Kaliumgehalt des Plasmas werden beobachtet: Zunahme der Höhe von T, Verlängerung des QRS-Komplexes, Verschwinden der P-Zacke, grobe Störungen der intraventriculären Erregungsausbreitung und schließlich Kammerflimmern. Der Tod tritt bei einem Serumspiegel über 16 mäq/l durch Herzstillstand ein (STRAUSS).

Störungen des Säuren-Basengleichgewichtes. Wird die Kapazität der verschiedenen Puffersysteme sowie der respiratorischen und renalen Regulationsmechanismen überschritten, so kommt es zur Acidose oder Alkalose, je nachdem, nach welcher Richtung das Blut-p_H sich verschiebt.

Die Acidose. Prinzipiell können folgende Vorgänge zur Acidose führen:

1. Extrem vermehrte CO_2-Produktion im Körper, 2. verminderte CO_2-Elimination infolge respiratorischer Insuffizienz, 3. den Regulationsmechanismus überschreitende Anionenzufuhr oder vermehrter Anionenanfall im Stoffwechsel (z. B. Betaoxybuttersäure und Acetessigsäure beim Diabetes mellitus), 4. Verlust von fixem Alkali (insbesondere Natrium) durch die Nieren (Niereninsuffizienz) oder durch den Darm (anhaltende Diarrhoen).

Wenn die Acidose *primär* durch den Abfall des Bicarbonatspiegels im Blut erfolgt, spricht man von *metabolischer Acidose*. Entsteht sie *primär* durch den Anstieg der CO_2-Konzentration im Blut, so wird sie *respiratorische Acidose* genannt. Beispiele für *primär* metabolische

Acidosen sind die Acidose im Coma diabeticum und bei Niereninsuffizienz. Eine *primär* respiratorische Acidose liegt bei peripherer oder zentraler Atemlähmung vor. Die im Initialstadium durch des Eingreifen der Kompensationsmechanismen zunächst *kompensierte Acidose* geht schließlich in die *dekompensierte Acidose* über, die sich in einem p_H-Abfall kundtut.

Die Alkalose. Von *metabolischer Alkalose* spricht man, wenn es *primär* zum Anstieg der Bicarbonatkonzentration im Blut kommt. Dies kann der Fall sein bei übermäßiger Zufuhr von Bicarbonat, bei starkem Chlorverlust (anhaltendes Erbrechen) oder bei schweren Kaliumverlusten (Erbrechen; im initialen polyurischen Stadium der akuten tubulären Nekrose). Mit der Verschiebung des Quotienten $\dfrac{B^+HCO_3}{HHCO_3}$ zugunsten des Bicarbonats setzen renale (vermehrte Bicarbonat-Elimination) und respiratorische Regulationsmechanismen (Hypoventilation mit Anstieg des P_{CO_2}) ein.

Zur *primär respiratorischen Alkalose* kann es bei excessivem CO_2-Verlust infolge Hyperventilation kommen. Ursächlich kommen Encephalitis, Hirntumor, intrakranielle Eingriffe oder schwerste psychische Erregungszustände in Frage. Wenn sich durch die beschriebenen Kompensationseinrichtungen eine Verschiebung der aktuellen Reaktion des Blutes vermeiden läßt, spricht man von einer *kompensierten Alkalose*. Wenn diese nicht ausreichen, liegt eine *dekompensierte Alkalose* vor.

Das Ödem. Die Lehre von der Ödemgenese ist in neuerer Zeit verschiedentlich modifiziert worden. Früher sah man die Ursache des kardialen Ödems vor allem in einem erhöhten Filtrationsdruck (= hydrostatischer Blutdruck minus kolloidosmotischer Druck) im Capillarabschnitt der Gefäßbahn, während man für das nephrotische Ödem in erster Linie die Verminderung des kolloidosmotischen Druckes infolge der bestehenden Hypalbuminämie und Hypoproteinämie anschuldigte. Als weitere Faktoren, die zur Entstehung eines Ödems beitragen können, gelten verminderter Gewebsdruck, erhöhte Capillarpermeabilität und verzögerter Lymphabstrom. Die Erkenntnis, daß entgegen früheren Vorstellungen die Capillarendothelmembran keineswegs eiweißundurchlässig ist und die neueren Ergebnisse über den Flüssigkeits- und Elektrolytwechsel zwischen intra- und extracellulärem Raum haben andere Gesichtspunkte für die Ödemgenese in den Vordergrund treten lassen.

Für die Ödementstehung erscheint eine vorwiegend extracellulär stattfindende Natriumretention von Wichtigkeit zu sein. Sie wird einer vermehrten tubulären Natriumrückresorption zugeschrieben. Diese unterliegt, wie oben ausgeführt, der hormonalen Steuerung der NNR-Steroide, in erster Linie dem mineralotropen Aldosteron. Der natriumretinierende Effekt dieses Hormons scheint dabei von metabolischen Faktoren (lokale und allgemeine), der Anwesenheit und Aktivität natriuretischer Antagonisten (Cortison, Hydrocortison) und von dem Zustand der Wasser- und NaCl-Bilanz im Sinne eines komplexen biologischen Reglersystems abhängig zu sein. Nach dieser Theorie würde das *Ödem als Regulationsstörung* aufzufassen sein. Verstärkte Natriumrückresorption in der Niere wird als primärer, die Wasserretention als sekundärer Vorgang angesehen. Tatsächlich sind feste Beziehungen zwischen Aldosteronsekretion und Natriumausscheidung gefunden worden. Allerdings scheinen bei den einzelnen Ödemformen verschiedene tubuläre Reaktionstypen zu bestehen. Die Wirkung der diätetischen Natriumbeschränkung, des enteralen Natriumentzuges mit Austauschern und der Carboanhydrasehemmer unterstreichen die praktische Bedeutung dieser Anschauungen.

2. Spezielle klinische Bilder

a) Der Wasser- und Elektrolythaushalt bei Niereninsuffizienz

Hier stehen Wasser- und Elektrolyststoffwechselstörungen ganz im Vordergrund. Die insuffiziente Niere hat ihre Konzentrationsfähigkeit eingebüßt, die basensparenden Mechanismen sind schwer gestört, wodurch die Regulation des Kationen/Anionen-Gleichgewichtes gefährdet ist.

Die physiologische Konzentrationsfähigkeit der Niere gestattet die Produktion eines Harns bis zu einem spezifischen Gewicht von etwa s = 1030. Die Konzentrationsschwäche äußert sich in einer Einschränkung der Variationsbreite (Hyposthenurie) und schließlich einer Fixation des spezifischen Gewichtes auf Werte um 1010 *(Isosthenurie)*. Eine vorübergehende Konzentrationsschwäche kann bei akuter Glomerulonephritis, akutem tubulären Nierenversagen u. a. eintreten. Der komplette Verlust des Konzentrationsvermögens der Niere deutet im allgemeinen auf das Vorliegen eines fortgeschrittenen und irreversiblen Nierenleidens mit Destruktion eines großen Teiles der Nephrone hin. Zur Prüfung der Konzentrations- und Verdünnungsfähigkeit der Niere s. S. 255).

Im oligurischen oder anurischen Stadium des akuten Nierenversagens kann es zur *Wasser- und Salzretention* (s. S. 642) kommen. In der polyurischen Phase der chronischen Niereninsuffizienz kann ein Elektrolytdefizit entstehen. Die Heranziehung von fixen Basen bei der metabolischen Acidose kann zu echter *Hyponatriämie* führen. Der gleichzeitige Wasserverlust beruht anscheinend auf der durch die vermehrte Harnstoffausscheidung hervorgerufenen „osmotischen Diurese", ähnlich wie die Glykosurie beim Diabetes mellitus. Der erhöhte Plasma/Harnstoffspiegel bedingt einen erhöhten Harnstoffgehalt des Primärharns, der mehr Lösungswasser an sich reißt. So gesehen, könnte die erhöhte Natriumausscheidung z. T. auch auf der zu geringen Natriumkonzentration im proximalen Tubulus (große Wassermenge, rascher Durchfluß) beruhen. Zur *Hyperkaliämie* bei Niereninsuffizienz kommt es erst im Stadium der Oligurie und Anurie. Bei gleichzeitiger Hyponatriämie und Acidose stellt die Erhöhung des Blutkaliumspiegels eine besonders gefährliche Komplikation dar. ÜberKaliumvergiftung s. S. 645.

Schwerwiegende Folgen zieht die *renale Acidose* nach sich. Bei der Niereninsuffizienz ist die Ausscheidungskapazität der Nieren für die im Intermediärstoffwechsel entstandenen Anionen, sowie organischen Säuren und vielleicht auch von im Darm bei der Darmfäulnis gebildeten aliphatischen und aromatischen Säuren überschritten, wodurch es zu einem Anstieg der H-Ionenkonzentration im Blute kommt (Acidämie). Sind alle Regulationsvorgänge erschöpft, entwickelt sich die *dekompensierte Acidose*.

Der Versuch, durch Heranziehung des fixen Alkali aus dem Blute die Acidämie zu beheben, führt zu einer Säureausscheidung in Form von Natriumsalzen (statt normalerweise Ammoniaksalzen). Eine Verarmung an fixem Alkali im Blut ist die Folge. Sie äußert sich durch eine *Abnahme der Alkalireserve* unter 50 Vol.-% CO_2 (Standardbicarbonat unter 18 mval/l.). Die Acidose ist weiterhin zu erkennen an der gesenkten alveolaren CO_2-Spannung (deutlich unter 40 mm Hg) und an der verminderten Ammoniakausscheidung im Urin (unter 20 mg-% z. B. bei einem Urin-p_H von 6,6). Zu einem weiteren Alkaliverlust kommt es auch dadurch, daß der den Glomerulus als Ultrafiltrat verlassende provisorische Harn, unverändert durch die Tubuli, als definitiver Harn abfließt (Isosthenurie) und in der Harnblase erscheint.

Das *klinische Bild der Acidose* ist gekennzeichnet durch Tachypnoe bis zur großen Atmung (Kußmaul), Sopor, Somnolenz, Bewußtlosigkeit (Koma), Unruhe, Kopfschmerzen, Brechreiz, Meningismus. Die tiefe Atmung ist ein Versuch der respiratorischen Regulationsmechanismen, mittels vermehrter CO_2-Abrauchung die Kohlensäurekonzentration im Blutplasma zu senken.

Die *renal bedingten Störungen des Calcium- und Phosphathaushaltes* haben erst in neuerer Zeit die ihnen gebührende Beachtung gefunden. Eine im Stadium einer tubulären und zugleich glomerulären Niereninsuffizienz auftretende Acidose, wie sie z. B. bei der chronischen interstitiellen Nephritis einsetzen kann, führt zu einer Funktionssteigerung und Vergrößerung der Nebenschilddrüsen *(sekundärer* oder *reaktiver Hyperparathyreoidismus* ALBRIGHTs). Diese löst durch Kalkmobilisation aus den Knochen („renale Osteopathie"), unterstützt durch den direkten Acidoseeinfluß auf die Grundsubstanz im Sinne einer Schädigung ihrer Kalkaufnahmefähigkeit, einen vermehrten Einstrom von Calcium und Phosphaten ins Blut aus. Während bei der primären Epithelkörperchenerkrankung ein Phosphatverlust (Hypophosphatämie, Hyperphosphaturie) eintritt, weist die insuffiziente Niere eine Ausscheidungsstörung gegenüber dem anorganischen Phosphor auf. Es resultiert eine *Hyperphosphatämie*. Die Calciumionen werden weitgehend von der Niere zur Alkalisierung (anstelle des überlasteten NH_4-Bereitstellungsmechanismus) herangezogen und ausgeschieden. Je nach dem Grad dieser Vorgänge resultiert ein normaler oder herabgesetzter Blutkalkspiegel. Eine Hypocalciämie im polyurischen Stadium der Niereninsuffizienz wird auf einen vermehrten Calciumverlust durch renale Calciumausscheidung bezogen. Gewöhnlich findet sich eine *Hypercalciurie*. In *präfinalen Stadien*, in denen eine *Hypocalciämie* bestehen kann, verhütet offenbar die bei der Acidose erhöhte Calcium-Ionisation im Blut tetanische Krampfanfälle. Große Natriumbicarbonatinfusionen oder anhaltendes Erbrechen (Chloridverlust s. S. 643) können daher durch den vorübergehenden Anstieg des Blut-p_H einen tetanischen Krampfanfall auslösen. Man muß sich aber darüber klar sein, daß Krampfanfälle bei urämischen Patienten häufig auch auf einem Hirnödem oder in Fällen von malignem Hypertonus auf cerebralen Durchblutungsstörungen beruhen können. Natriumbilanzen und der Augenhintergrundsbefund klären die Genese auf.

Es würde den Rahmen dieses Buches sprengen, wollte man noch die anderen unmittelbar renal ausgelösten Störungen des Calcium-Phosphatstoffwechsels abhandeln. Es mußten daher sowohl der primäre Hyperparathyreoidismus, wie auch die Nephrocalcinose mit dem Übergang des primären in den sekundären Hyperparathyreoidismus sowie andere Formen, wie das Lignac-Fanconi-Syndrom und die „idiopathische renale Acidose" außer Betracht bleiben.

b) Der Wasser- und Elektrolythaushalt im Coma diabeticum

Das klinische Bild des Coma diabeticum ist im wesentlichen der Ausdruck des schwer gestörten Wasser- und Elektrolythaushaltes: „Große Atmung" (KUSSMAUL), Hypotension bis zum Kollaps, Areflexie, Dehydratation (Exsiccose, weiche Bulbi), Hämokonzentration, Hypothermie.

Infolge der durch den Insulinmangel (absolut oder relativ) bedingten Kohlenhydratverwertungsstörung wird zur Energiegewinnung *Fett mobilisiert*. In geringem Ausmaß wird auch Körpereiweiß herangezogen. Durch den vermehrten Fettsäurenabbau in der Leber zu Ketonkörpern (β-Oxybuttersäure, Acetessigsäure) und ihre Ausschwemmung ins Blut und in die Gewebe wird neues Brennmaterial angeboten, das ohne Inanspruchnahme des Insulin-Mechanismus von den Zellen für den Energiebedarf verwertet werden kann. Diese bei entgleister diabetischer Stoffwechsellage im Übermaß produzierten Ketokörper führen zusammen mit dem gleichzeitigen Konzentrationsanstieg der fixen Anionen (SO_4^{--}, HPO_4^{--}, Cl^-) zu einer *Acidämie* und *Gewebsacidose*. Wenn auch durch die Niere in zunehmender Menge an NH_4^+-Ionen gebundene Anionen und β-Oxybuttersäure in frei titrierbarer Form (Urin-p_H bei 5,3) ausgeschieden werden, kommt es zu einer *beträchtlichen Ausscheidung der fixen Kationen* Na^+, K^+, Ca^{++}, die zur Neutralisation der überschüssigen Anionen herangezogen werden. Es kommt so unaufhaltsam zu einem bedrohlichen Verlust an fixen Basen (Verminderung des Standardbicarbonats), wenn nicht die Stoffwechselentgleisung behoben werden kann. Wie die klinische Erfahrung zeigt, ist dies anfänglich mit einer geeigneten Insulindosierung möglich. Bald stehen jedoch die Folgen der Veränderungen im Wasser- und Elektrolythaushalt und der Störung des Anionen/Kationen-Gleichgewichtes so lebensbedrohlich im Vordergrund, daß das volle Augenmerk diesen Vorgängen zugewendet werden muß.

Der Natrium- und Chlorverlust führt zu einem bedrohlichen *Wasser- und Elektrolytverlust* (Hypovolämie, Dehydratation). Die vertiefte Atmung im Koma trägt zu der vermehrten Wasserabgabe bei. Die Polyurie des Diabetikers beruht auf einer osmotischen Diurese (infolge des großen, die Nieren durchlaufenden Glukosestromes, der die tubuläre Reabsorptionskapazität übersteigt). Anfängliches Erbrechen verschlechtert infolge des Wasser- und Chlorverlustes das klinische Bild oft rasch. Durch das reduzierte zirkulierende Plasmavolumen werden kardiales Auswurfvolumen, Blutdruck, Kreislaufzeit und Plasmadurchstrom durch die Niere betroffen. Es resultieren die beschriebenen biochemischen und klinischen Folgen (Azotämie, Urämie).

Im diabetischen Koma stellt sich gewöhnlich eine *negative Kaliumbilanz* ein. Die starke Zunahme der renalen Kaliumexkretion neben den Verlusten durch Erbrechen sind für den extracellulären und schließlich auch cellulären Kaliummangel verantwortlich zu machen. Der Ausfuhrüberschuß an Kalium ist weiter darauf zurückzuführen, daß praktisch jede Nahrungsaufnahme sistiert, das celluläre Natrium bei der Acidose leichter austritt und schließlich die fortschreitende Dehydratation einen Übertritt des Zellkaliums in die extracelluläre Flüssigkeit begünstigt. Infolge der Hypovolämie kann besonders im oligurischen Stadium der Serumkaliumspiegel etwas erhöht sein.

c) Der Wasser- und Elektrolythaushalt
bei Nebenniereninsuffizienz

Das klinische Bild der Nebenniereninsuffizienz (s. S. 597), besonders die akute Form der Addisonkrise, wird zu einem bedeutenden Anteil von den Störungen des Wasser-Elektrolythaushaltes betroffen. Hierher gehören die Dehydratation, Hypotension und der Kreislaufkollaps.

Durch das Fehlen ausreichender Mengen der salzregulierenden Steroide (Mineralocorticoide, vor allem Aldosteron) wird die Natrium-Rückresorption und die Kalium-Ausscheidung in den Nierentubuli entscheidend beeinträchtigt. Es folgt ein *starker Natrium- und Chlorverlust*, zusammen mit einer *Kaliumretention*. Bei zunehmendem NaCl-Verlust kommt es zu einer Verminderung des extracellulären Flüssigkeitsraumes (Dehydratation) mit *Abnahme des zirkulierenden Plasmavolumens*, als dessen Ausdruck man einen *Anstieg des Hämatokritwertes* (prozentuale Vermehrung des cellulären Anteils im Blut) und auch bis zu einem gewissen Grad eine *prozentuale Erhöhung des Proteingehaltes im Serum* findet. Als klinisches Äquivalent besteht in diesem Stadium meist ein Kollaps. Mit der zunehmenden Dehydratation erfolgt eine Abnahme der Nierenfunktion, die zu einer Stickstoff- und Anionenretention (SO_4^{--}, HPO_4^{--}) führt. Die Ammoniakbildung wird weitgehend eingeschränkt und es erfolgt eine Fixation des spezifischen Gewichtes im Urin auf 1008—1015. Bei unbehandelten Fällen nimmt der Plasma/Natriumspiegel um 10—15 mäq/l ab und kann während der Krise sogar auf 100 mäq/l sinken. Gleichzeitig kommt es zu einem Anstieg des Plasma/Kaliumspiegels auf 8—10 mäq/l (Normalwert 4—5 mäq/l) und bei excessiver Retention zur Kalium-Intoxikation. Der während der Addisonkrise eintretende Kreislaufkollaps führt zu einer akuten Niereninsuffizienz mit Azotämie und leichter Acidose. Brechreiz und Erbrechen sind signa mali ominis.

d) Der Wasser- und Elektrolythaushalt bei Atemlähmung

Bei *ungenügender Ventilation* (Atemlähmung bei Poliomyelitis anterior acuta, Lungenfibrose, chronischem Emphysem, Asthma bronchiale) kann eine *primäre* respiratorische Acidose auftreten. Bei der *künstlichen Beatmung* kommt es nach klinischer Erfahrung nicht allzu selten zu einer *Hyperventilation*, die zur primär respiratorischen *Alkalose* (kompensiert oder dekompensiert) führen kann. Dagegen ist eine auf zentraler Stimulation (Encephalitis, hohes Fieber, Anoxie, Psychose) beruhende Überbeatmung relativ selten.

Von großer klinischer Bedeutung sind dabei die Wasser- und Elektrolythaushaltsstörungen. Man konnte früher bei der Behandlung von Poliomyelitisgelähmten mit der „Eisernen Lunge" und zusätzlicher Sauerstoffzufuhr häufig beobachten, daß bei ausreichender O_2-Sättigung (S_a) im arteriellen Blut die CO_2-Spannung (Pa_{CO_2}) im Blut hoch blieb. Der in Gang kommende Bicarbonatanstieg konnte die Acidose nicht kompensieren. Die Kranken waren desorientiert, somnolent bis komatös, schwitzten stark und zeigten einen Blutdruckanstieg. Mit dem weiter ansteigenden Bicarbonatgehalt trat eine Verminderung des Chlorspiegels ein.

Gegenüber der meist ungenügenden Belüftung in der „Eisernen Lunge" können die Apparaturen, die nach dem System der *Überdruckventilation* arbeiten (Pendel-Beatmung, "bag ventilation", Engstroem-Respirator, Lundia-Respirator), wenn sie auf eine zu schnelle Frequenz oder ein zu großes Hubvolumen eingestellt werden, infolge der Hyperventilation zur *respiratorischen Alkalose* führen. Die Niere antwortet mit einer kompensatorisch verstärkten tubulären Natriumbicarbonatausscheidung. Umgekehrt wird Chlor vermehrt rückresorbiert. Klinisch treten *livide Verfärbung* bis Cyanose, *Schwindel, Übelkeit, Paraesthesien* der Hände und Füße in Erscheinung. Die Therapie liegt in der Beseitigung der Hyperventilation durch Korrektur des Atemminutenvolumens.

Die Beachtung des Wasser-Elektrolyt-Haushaltes ist bei Beatmungsfällen deshalb von besonderer Bedeutung, weil es sich hier um längerdauernde Zustände handelt, bei denen die körpereigenen respiratorischen Regulationsmechanismen ausgeschaltet sind und die renalen Regulierungsvorgänge langsamer arbeiten als die pulmonalen.

Die chronische, primär respiratorische Alkalose infolge Überbeatmung geht mit einem Basen- und Wasserverlust einher. Neben einer Hypokaliämie kann auch ein vermehrter Calciumverlust eintreten, der bei langfristig durchgeführter künstlicher Beatmung zu einer Osteoporose und Nierensteinbildung führen kann. Diese Vorgänge sind mit entsprechenden Wasserbewegungen verbunden. Es besteht meist eine vermehrte Diurese. Nach starken Wasserverlusten kann es zu Dehydratation mit relativer Hyperelektrolytämie kommen.

C. Berechnung des Wasser- und Elektrolytbedarfes

Zur Beurteilung eines vorliegenden Wasser- und Salzmangels muß zunächst eine ausführliche Anamnese erhoben werden. Wesentlich sind folgende Angaben: Dauer einer mangelhaften Nahrungsaufnahme, Auftreten pathologischer Flüssigkeitsverluste (Erbrechen, Durchfälle, Schwitzen usw.), Urinausscheidung, Durstgefühl, Gewichtsverlust. Neben der Erhebung des Allgemein- und Lokalbefundes muß das Körpergewicht bestimmt, der Blutdruck gemessen und der Gewebsturgor geprüft werden. Sichtbare Zeichen eines Flüssigkeitsmangels treten erst auf, wenn über 5% des Körpergewichtes verloren wurden.

Der Flüssigkeitsersatz richtet sich nach dem Grad des anzunehmenden Verlustes. Der daraus zu errechnende Flüssigkeitsbedarf beträgt gewöhnlich 4—6% des Körpergewichtes. Zu der so errechneten Menge ist der durch die physiologische Wasserabgabe (Urin, Respiration und insensible Transpiration) entstandene physiologische Wasserverlust hinzuzurechnen. Die so errechneten Flüssigkeitsmengen können dabei bis zu mehreren Litern betragen. Erfahrungsgemäß sollte man auch in schweren Fällen nicht mehr als 3000 ml Flüssigkeit pro Tag ersetzen. Die Flüssigkeitszufuhr muß in den meisten Fällen intravenös, kann aber auch subcutan oder rectal erfolgen. Bei schnellem und ausgedehntem Flüssigkeitsersatz sind laufende Kontrollen des Blutdruckes, des Hämatokrit und des Venendruckes erforderlich. Außerdem muß der physikalische Lungenbefund erhoben werden, um ein entstehendes Lungenödem rechtzeitig erkennen zu können. In jedem Fall müssen Menge und spezifisches Gewicht des Urins, in ernsten Fällen Puls- und Atemfrequenz bestimmt und auf der Kurve vermerkt werden. In den meisten Fällen ist es vorteilhaft, einen parenteralen Flüssigkeitsersatz mit einer isotonischen Zuckerlösung zu beginnen. Zur Vermeidung von Irrtümern bei der Feststellung des Elektrolytstatus wird man eine Bestimmung von Natrium, Kalium und Chlor sowie Hb im Blutplasma erst nach einer gewissen Auffüllungszeit vornehmen, da die Hämokonzentration ein falsches Bild ergibt. Liegen diese Werte vor, so kann man aus dem Hämatokrit auf den Grad der Bluteindickung, aus dem Hämoglobin- und Erythrocytengehalt auf einen vorausgegangenen Blutverlust schließen und aus den Elektrolytwerten den Substitutionsbedarf errechnen.

Bei einem Hämatokritanstieg (Normalwerte beim Mann 45, bei der Frau 43) gilt als Faustregel, daß pro Teilstrich zunächst 100 ml Flüssigkeit ersetzt werden sollten. Liegt nach dem erwähnten Flüssigkeitsersatz der

Tabelle 30. *Die gebräuchlichsten Lösungen für eine parenterale Therapie des Wasser- und Elektrolythaushaltes* (%-Angabe = g-Substanz pro 100 ml Lösung)

	Na+	K+		Cl−		Lactat− oder Bicarbonat− bzw. Ammo- niumionen+
	mäq/l	mäq/l	g/l	mäq/l	g/l	mäq/l
1. Isotonische NaCl-Lösung (0,9%), die Ionen Na:Cl = 1:1, aber im Serum- wasser 3:2, darum bei großen Infusionsmengen ansäuernde Wirkung .	154,0			154	5,46	0
2. Isotonische Natrium-Lactat-Lösung (1,75%) . . . . (Natrium lacticum 17,5 g; Aqua dest. ad 1000 ml.) Zur Acidose- behandlung	156,0					156,0−
3. Isotonische Ammoniumchloridlösung (0,83%) . . . . (Ammonium chloratum 8,30 g, Aqua dest. ad 1000 ml.) Zur Alkalose- behandlung				155,1	5,50	155,1+
4. Lösung zum Ersatz von Magensaft . . . . (Natrium chloratum 3,70 g, Kalium chloratum 1,30 g, Ammonium chloratum 3,74 g, Aqua dest. ad 1000 ml)	63,2	17,4	0,68	150,6	5,35	70,0+
5. Lösungen zum Ersatz von alkalischen Sekreten . . . . (Galle, Pankreas- und Dünndarmsekret) (Natrium lacticum 5,60 g, Natrium chloratum 5,10 g, Kalium chloratum 0,90 g, Aqua dest. ad 1000 ml)	137,2	12,1	0,47	99,4	3,52	50,0−
6. Lösung nach Darrow für die Kaliumersatztherapie bei Acidose sowie bei normaler Alkalireserve . . . . (Kalium chloratum 4,00 g, Aqua dest. ad 1000 ml)	120,1	36,2	1,41	104,6	3,70	51,7
7. Lösung nach Darrow für die Kaliumersatztherapie bei Alkalose sowie bei normaler Alkalireserve . . . . (Kalium chloratum 2,70 g, Natrium chloratum 6,00 g, Aqua dest. ad 1000 ml)	102,7	36,2	1,41	138,9	4,92	0

8. Ringer-Lactatlösung nach HARTMANN [Natrium chloratum 6,00 g, Natrium lacticum 3,05 g, Kalium chloratum 0,40 g, Calcium chloratum crystallisatum (6 H_2O) 0,20 g, Magnesium chloratum (6 H_2O) 0,20 g, Aqua dest. ad 1000 ml.] Für große Infusionen auch bei acidotischer Stoffwechsellage. Serum-Kalium kontrollieren!	129,8	5,4	0,21	111,7	3,96	27,2-
9. Isotonische Natriumlactat-Kochsalzlösung 1 Vol. Natriumlactatlösung (1,75%) + 2 Vol. Kochsalzlösung (0,95)% (Natrium lacticum 5,83 g, Natrium chloratum 6,33 g, Aqua dest. ad 1000 ml.) Blutisotone und -isoione (Verhältnis der Na- und Cl-Ionen) Lösung	160,0			108,1	3,83	51,9-
10. Markssche Lösung zur prä- und postoperativen Routinesubstitutionsbehandlung (NaCl 8,5; KCl 2,0; Glucose 50,0; Aqua dest. ad 1000 ml)	145,0	26,8		172,3		0

Hämoglobingehalt unter 60%, so ist eine Indikation für Bluttransfusionen gegeben. Aus den gefundenen Elektrolytwerten errechnet sich das Defizit aus der Differenz zu den in mäq/l ausgedrückten Normalwerten. Diese Menge ist auf die extracelluläre Flüssigkeit (= 20% des Körpergewichts) zu beziehen. Dies gilt allerdings nur für den *Natrium- und Chlorersatz.*

Beispiel: Bei einem gefundenen Natriumwert im Serum von 130 mäq/l ergäbe dies bei einem Körpergewicht von 50 kg:

$$\frac{50}{5} \cdot (142-130) = 10 \cdot 12$$

$$= 120 \text{ mäq Natrium} .$$

In der gleichen Weise wird das Chlordefizit festgestellt. Der *Kaliumbedarf* läßt sich dagegen auf diese Art nicht rechnerisch ermitteln. Die normale tägliche Kaliumsubstitution beträgt 40 bis 60 mäq. Für den so errechneten Bedarf steht eine Reihe von verschiedenen Substitutionslösungen zur Verfügung (s. Tab. 30).

Bei einer *parenteralen Wasser- und Elektrolyttherapie,* die sich *über mehrere Tage* erstreckt, müssen *Bilanzen* aufgestellt werden, d. h. die Einfuhr und Ausscheidung sämtlicher Flüssigkeiten und der darin enthaltenen Elektrolyte quantitativ und qualitativ gemessen werden. Der Kaliumbedarf bei einer Hypokaliämie kann wesentlich größer sein. Der Ersatz soll nach Möglichkeit oral durch Verabfolgung von geeigneten Kaliumsalzen oder parenteral, hier jedoch unter Kontrolle des Blutkaliumspiegels und des Elektrokardiogramms, erfolgen. Im allgemeinen dürfte das Kaliumdefizit ausgeglichen sein, wenn 80—90% der verabfolgten Kaliummenge im Urin ausgeschieden werden.

Die *Therapie der Hyperkaliämie* hat im wesentlichen die Aufgabe, das beim Zellkatabolismus freiwerdende Kalium zu binden oder den weiteren Zellabbau zu bremsen. Hierfür stehen zur Verfügung hochprozentige Glucose-Infusionen bei gleichzeitiger Verabfolgung von einigen Einheiten Insulin (pro 3 g Zucker 1 Einheit kristallines Insulin), Calciumgluconat bis zu 100 ml einer 10%igen Lösung, Testoviron zur Förderung des Zellanabolismus oder die neueren nicht virilisierenden anabolen Hormone, z. B. Androstenolon oder Androstendiol. Selbstverständlich muß eine möglichst kaliumarme Diät gegeben werden. Zur Therapie der schweren Fälle eignet sich am besten die Dialyse in der „Künstlichen Niere", soweit diese Behandlung bei der vorliegenden Grundkrankheit überhaupt angezeigt ist. Man läßt dabei aus der Dialysierflüssigkeit, die nach Zusammensetzung und H-Ionenkonzentration der interstitiellen Flüssigkeit zu entsprechen hat, das Kalium weg, um ein größeres Konzentrationsgefälle zu erreichen.

In Fällen von dauernder *Hypocalcämie bei der Niereninsuffizienz* ist eine intravenöse Calciumzufuhr (Calciumgluconat, Calciumlactat) angezeigt. Intravenöse Calcium-Applikation ist auch am Platze bei Natriumbicarbonatzufuhr (allerdings nicht in der gleichen Infusionslösung!).

Besondere Berücksichtigung erfordert der Wasser- und Elektrolythaushalt bei den Stoffwechselacidosen im Verlauf einer Niereninsuffizienz und im Coma diabeticum.

In der *urämischen Acidose* kann eine Infusion von Natriumbicarbonat von Nutzen sein. Man kann sich an folgende Faustregel halten: 0,3 × Körpergewicht (kg) × Plasmadefizit an HCO_3^--Ionen (mäq/l) × 0,084 (bei Verwendung von Natriumlactat × 0,112). Durch ausreichende Calorienzufuhr in

Tabelle 31. *Normale tägliche Flüssigkeitsbilanz*

Einfuhr		Ausfuhr		
Oxydation	500	Lungen	300—400	(Respiration)
		Haut	600	(Transpiratio insensibilis)
Oral	2000	Faeces	60—150	
		Urin	1500	
zusammen	2500 ml		2500 ml	

Tabelle 32. *Menge und Zusammensetzung einiger Körperflüssigkeiten*

	Menge pro 24 Std. in ml	Zusammensetzung in mäq			
		Na	K	Cl	HCO$_3$
Speichel	1500	9—35	20—25	10—35	0
Magensaft	2000	35—60	9—20	84—150	0
Galle	300—500	140—149	5—10	100	30
Pankreassekret . .	500—800	140	5—10	75—77	75
Dünndarmsekret .	3000	111—120	5—10	105	25
insgesamt etwa 8000					

Form leicht resorbierbarer Kohlenhydrate und leicht verdaulicher Fette muß dem weiteren Zellkatabolismus Einhalt geboten werden. Im polyurischen Stadium ist eine dosierte Wasser- und Elektrolytzufuhr per os erforderlich, wohingegen bei Ödementwicklung die NaCl-Zufuhr beschränkt werden muß.

Beim *Coma diabeticum* darf zusammen mit der Normalisierung des Kohlenhydratstoffwechsels und der Herz-Kreislauf-Therapie die Korrektur des Wasser-Elektrolyt-Haushaltes nicht vernachlässigt werden. Besonders gefährlich ist die Hypokaliämie. Unterschreitet die Kaliumkonzentration hier im Blutserum 3 mäq/l, so muß Kalium substituiert werden. Die Behandlung muß in der obigen Reihenfolge durchgeführt werden. Sie sollte nicht vor Ingangkommen des Blutzuckerabfalls erfolgen, was bei einer optimalen Insulintherapie gewöhnlich nach· 4—6 Std. der Fall ist. Man gibt Kalium chloratum oder gepufferte Kaliumphosphatsalze als Zusatz zum Dauertropf.

Primär respiratorisch bedingte Störungen des Wasser-Elektrolyt-Haushaltes müssen durch Korrektur der Ventilationsverhältnisse behandelt werden.

Die Pathologie des Porphyrinstoffwechsels[*]
Physiologische Vorbemerkungen

In den Porphyrinen sind 4 Pyrrolringe durch Methinbrücken zu einem Ring geschlossen. Es handelt sich also um cyclische Tetrapyrrole. Das Grundskelet der Porphyrine stellt das Porphin dar: Siehe Formelbild S. 656.

Durch Substitution an den H-Atomen ergeben sich verschiedene *Isomere*, die sich durch die Art der substituierenden Gruppen und die Stellung der Substituenten unterscheiden. So enthalten die *Koproporphyrine* 4 Methyl- und 4 Propionsäuregruppen und die Uroporphyrine 4 Essigsäure- und 4 Propionsäuregruppen. Die Aufklärung der Konstitution dieser Stoffe verdanken wir HANS FISCHER.

Die Porphyrine des menschlichen Organismus stammen aus zwei Quellen: *Aus der Nahrung* durch den Abbau von Hämatin oder durch die Tätigkeit der Darmbakterien und aus der *endogenen Porphyrinsynthese*. Porphyrine werden zur Bildung von Hämoglobin, Myoglobin und bestimmter Fermente benötigt. Ohne ihre Anwesenheit sind energieliefernde celluläre Reaktionen nicht möglich. Der tägliche Porphyrinbedarf wird auf 220 mg geschätzt. Davon scheidet der Gesunde etwa 0,5 mg aus, 100 γ ·mit dem Urin und 150—400 γ mit dem Stuhl.

Die frühere Ansicht, daß die Porphyrine beim Abbau des Hämoglobins entstehen würden, gilt heute als widerlegt [SHEMIN und RITTENBERG (1945/46)]. Man nimmt an, daß aus *einer Substanz des Citronensäurecyclus*, nicht aus der Essigsäure direkt, sondern *wahrscheinlich* aus der *Bernsteinsäure* durch Reaktion mit Glykokoll über Zwischenstufen die *δ-Aminolävulinsäure* entsteht. Zwei Moleküle davon kondensieren zu Porphobilinogen, einem typischen Pyrrol. Sowohl in den Körperzellen als auch in den Erythrocyten sind Fermente aufgefunden worden, die die Kondensation zweier δ-Aminolävulinsäuremoleküle zu Porphobilinogen bewerkstelligen können.

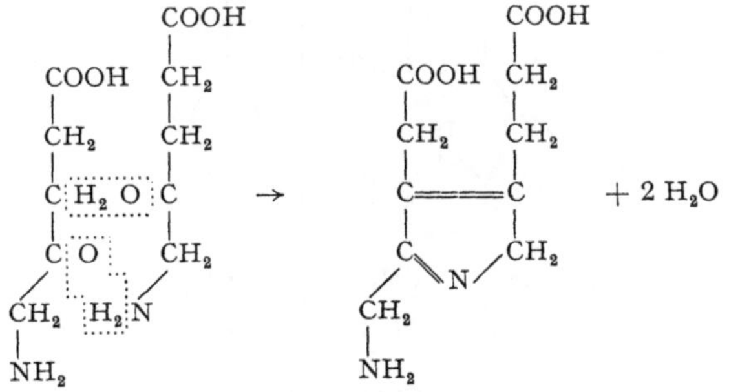

Abb. 131. Bildung von Porphobilinogen aus 2 Molekülen δ-Aminolävulinsäure

---

[*] Bearbeitet von F. A. PEZOLD und H. WELLER.

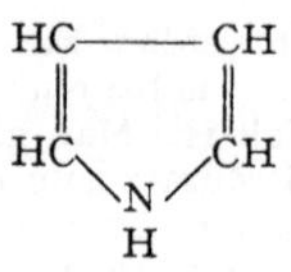

Pyrrol

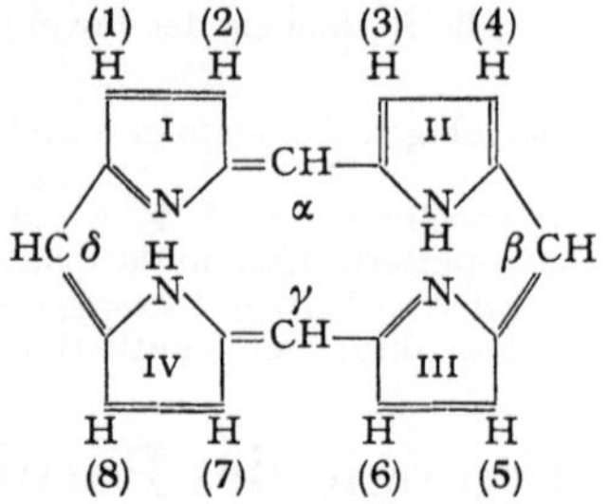

Porphin

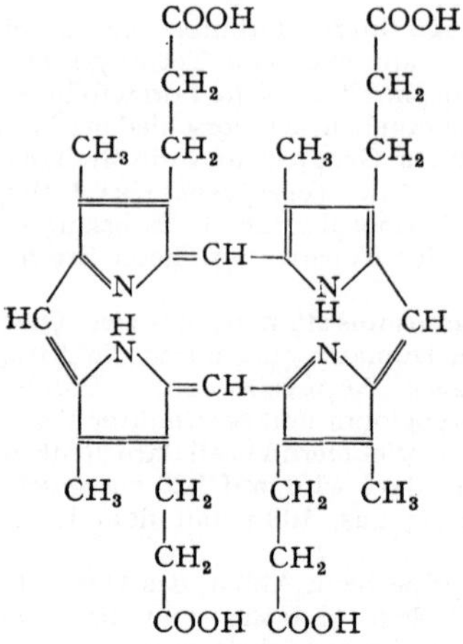

Koproporphyrin III

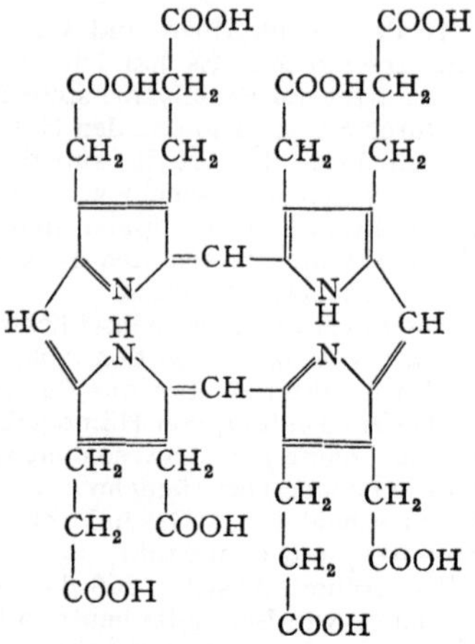

Uroporphyrin I

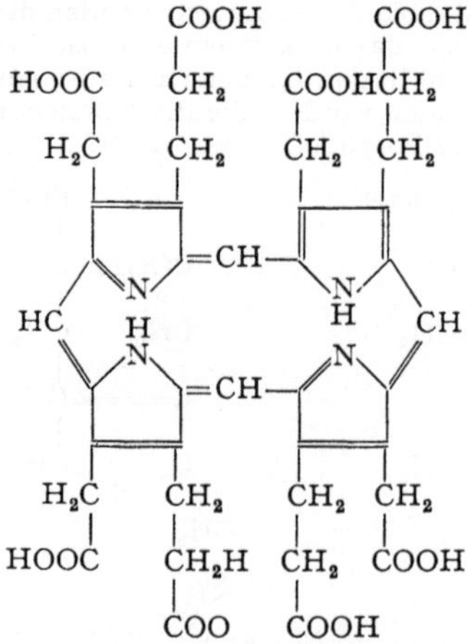

Uroporphyrin III

Abb. 132. Pyrrol und 4 Pyrrolringe

Die Koproporphyrinurie

Man versteht darunter eine vermehrte Ausscheidung von Koproporphyrin im Urin. Sie findet sich bei ·verschiedenen Erkrankungen, wie Lebererkrankungen, Leukämien, perniziöser Anämie, hämolytischer Anämie, Vergiftungen mit Blei, organischen Arsenverbindungen, Quecksilber (s. auch Tabelle 8). Ursächlich kommt wahrscheinlich keine vermehrte Bildung dieser Substanz, sondern eine Funktionsstörung durch Leberschädigung in Betracht. Die Schlußfolgerung, daß ein gestörter Abbau der Koproporphyrine vorliegt, ist naheliegend.

Die Porphyrien

Die Koproporphyrinurie unterscheidet sich grundlegend von der *Porphyrie*. Bei der Porphyrie handelt es sich um eine *echte Stoffwechselkrankheit*, die durch eine *Fehlsteuerung der Porphyrinsynthese* gekennzeichnet ist. Die klinischen Formen der Porphyrie sind teils *dominant*, teils *recessiv vererbliche Anomalien*. Im Urin werden *Uroporphyrin* oder seine *Vorstufen* ausgeschieden. Eine Koproporphyrinausscheidung im Harn kann daneben vorhanden sein. Sie überschreitet jedoch oft nicht die Norm.

Einen wesentlichen Beitrag zur Aufklärung der Pathophysiologie dieser Stoffwechselstörung verdanken wir WATSON und seinem Arbeitskreis*. Seine Einteilung, der wir hier folgen (s. Tab. 33, S. 658), trägt der Pathogenese der verschiedenen klinischen Formen am meisten Rechnung. Nach dem Ort der gestörten Porphyrinsynthese unterscheidet er grundsätzlich eine erythropoetische (Porphyria erythropoetica) und eine hepatische Porphyrie (Porphyria hepatica). Beziehungen zu den alten Namengebungen s. Tab. 33.

I. Porphyria erythropoetica. Bei der Porphyria erythropoetica spielt sich eine excessiv gesteigerte Porphyrinsynthese im Knochenmark ab. Sitz der Störung sind die Normoblasten und unreifen Erythrocyten. Die früher als *kongenitale Porphyrie* (Morbus Günther) bezeichnete Erkrankung beginnt in früher Kindheit. Sie ist durch eine schwere progrediente Photodermatose mit Blasen und Oberflächenläsionen an Haut, Nägeln, Conjunctiven und der Cornea gekennzeichnet, die zu schweren Verstümmelungen führen. Es liegt ein Milztumor bei einer hämolytischen Anämie vor. Das hauptsächlichste Ausscheidungsprodukt im Urin ist Uroporphyrin I, von dem bis zu 100 mg im 24-Std.-Harn festgestellt werden können. Daneben (5—10%) kann noch Koproporphyrin ausgeschieden werden. Porphobilinogen wird bei dieser Form nicht im Harn gefunden. Wahrscheinlich handelt es sich nicht nur um eine übermäßige Bildung, sondern um die Produktion eines „unphysiologischen" Uroporphyrins in den Normoblasten. Es kommt zu einer Anhäufung von Porphyrin in den Geweben, worauf auch die besondere Photosensibilität der Haut beruht. Dermatosen entwickeln sich nur an den unbedeckten Körperstellen. Der Urin bei der Porphyria erythropoetica wird rötlich bis braunrot entleert.

II. Porphyria hepatica. Bei den zu dieser Form gehörenden klinischen Bildern wurde als Sitz des gestörten Porphyrinstoffwechsels die Leber gefunden. In ihr findet man große Mengen Porphyrine und ihre Vorstufen, ohne daß sich zunächst das Funktionsverhalten oder die morphologische Struktur faßbar zu ändern braucht. In den chronischen Verlaufsformen finden sich allerdings Leberschädigungen bis zum cirrhotischen Umbau. Man kennt akute und chronische Verlaufsformen der Porphyria hepatica. Sie unterscheiden sich sowohl durch die klinische Symptomatik, wie auch durch die

---

* Advances in Internal Medicine: VI. New York. (The Year Book Publishers) 1954.

Tabelle 33. *Die Porphyrien* (Einteilung modifiziert nach WATSON)

Klinische Formen	I. *Porphyria erythropoetica*	II. *Porphyria hepatica*	
		1. *Intermittierende akute Porphyrie*	2. *Chronische Porphyrie* a) Porphyria cutanea tarda b) „gemischte Porphyrie"
Synonyma	Morbus Günther (1911) „*kongenitale Porphyrie*"	Akute toxische Porphyrie; akute idiopathische Porphyrie	Kombinierte Porphyrie; aktinisch-traumatische Porphyrindermatose
Heredität	recessiv vererblich	dominant vererblich	
Geschlecht	$\male : \female = 2:1$	$\male : \female = 1:2$	
Beginn	frühe Kindheit	20.—40. Lebensjahr	40.—60. Lebensjahr
Vorherrschende Symptome	Schwere progrediente Photodermatose: „Hydroa aestivale" (Urticaria solaris); Läsionen von Haut, Nägeln, Conjunctiva, Cornea Hepatosplenomegalie Hämolytische Anämie	Abdominelle *Koliken*, Übelkeit, Erbrechen *Neurologische Störungen:* Paresen, Paralysen, Neuralgien Hypertonie	Photosensibilität wie bei I, aber geringer und später auftretend. Leberfunktionsstörungen (Hepatitis, Cirrhose). Koliken und neurologische Störungen wie bei II, 1
Photosensibilität	vorhanden	fehlt	vorhanden
Urinfarbe	rötlich bis schwarzrot	schwarzrot oder normal mit evtl. Nachdunkeln beim Stehenlassen	
Hauptausscheidungsprodukt im Urin	Uroporphyrin I	Porphobilinogen (δ-Aminolävulinsäure)	Uroporphyrin I und III (bei II, 2b im Anfall dazu auch Porphobilinogen)
Verlauf	körperlicher Verfall	schubhaft, lebensbedrohend	protrahiert, Leberschaden
Prozentuale Häufigkeitsverteilung	1%	70%	a) 20% b) 10%

im Harn ausgeschiedenen Porphyrinsubstanzen. Eine dritte Gruppe, die als Übergangsform zwischen akuter und chronischer hepatischer Porphyrie aufgefaßt werden kann, wird am besten unter der Bezeichnung „gemischte hepatische Porphyrie" geführt.

1. Intermittierende akute Porpyhrie. Die intermittierende akute Porphyrie befällt vorzugsweise Erwachsene im dritten bis vierten Lebensjahrzehnt. Die Krankheit ist dominant vererblich, familiäres Vorkommen ist oft gegeben. Urinuntersuchungen anderer klinisch gesunder Familienmitglieder haben oft latente Porphyrien aufdecken lassen, die in einigen Fällen später manifest geworden sind. Auslösende Faktoren sind häufig, wenn auch nicht immer nachweisbar. An erster Stelle stehen Barbitursäurederivate, Alkohol, Sulfonamide. Gelegentlich sind es harmlose chirurgische Eingriffe, die eine Anfallsperiode provozieren.

Das klinische Bild wird von zwei Syndromen beherrscht, einem abdominellen und einem polyneuritischen. Die *abdominellen Erscheinungen* sind gewöhnlich so dramatisch und im Vergleich zu anderen Schmerzzuständen so heftig, daß sie beinahe die Bezeichnung „Porphyrie-Koliken" verdienen. Sie sind lokalisiert, gelegentlich auch generalisiert. Übelkeit, Brechreiz oder Erbrechen ist meist vorhanden. Die Schmerzen verlaufen vorwiegend kolikartig, manchmal besteht ein anhaltender Schmerz, oft Meteorismus und Obstipation. Fehldiagnosen, wie Appendicitis, Cholelithiasis, Urolithiasis, Darmverschluß, Ulcusperforation, Tubargravidität usw., wodurch es oft zu mehrmaligen chirurgischen Interventionen kommt, sind nicht selten. Die dunkelrote bis braune Urinfarbe, die der Urin nach dem Stehenlassen zeigt, kann im Zusammenhang mit Schmerzattacken in einer Leibseite fälschlicherweise als Bestätigung der Diagnose Urolithiasis angesehen werden, wenn eine mikroskopische Untersuchung des Urinsediments unterlassen wird. Diese würde nämlich im Falle von Uretersteinen eine Erythrocyturie ergeben, während bei der Porphyrie die Rotfärbung durch Porphyrine bedingt ist. Zwei diagnostische Punkte verdienen besondere Beachtung: *Abwehrspannung der Bauchdecken und Leukocytose fehlen gewöhnlich.*

Auf der anderen Seite stehen gravierende *neurologische Symptome*, die encephalitische, poliomyelitische und polyneuritische Züge aufweisen können. In der Regel treten *heftige Schmerzen* in den unteren *Extremitäten*, dann in den Armen, und zwar meist von distal her, auf. Gleichzeitig oder unabhängig davon treten schlaffe Paresen mit Abschwächung bis Aufhebung der Sehnenreflexe in den betroffenen Segmenten ein. Es folgen Paraesthesien, wie Kribbeln, Ameisenlaufen, Eingeschlafensein, *Hyperaesthesien* und manchmal auch umschriebene *Anaesthesien.* Zusammen mit den öfters symmetrisch auftretenden Paresen kommt es rasch zu erheblichen *Muskelatrophien.* In seinen Anfangsstadien erinnert das Krankheitsbild gelegentlich, wenn nur die motorischen Nerven befallen sind, an das beginnende Lähmungsstadium der akuten Poliomyelitis. Allerdings fehlt jede Nackensteifigkeit. Ebenso sind keine Liquorveränderungen nachweisbar. Besonders gefährlich und meist tödlich sind rasch bis zu den Zentren in der Medulla oblongata aufsteigende Lähmungen des Landryschen Typus mit Atemstillstand. Spastische Paresen bzw. Paralysen fehlen. Die Gehirnnerven können betroffen sein: Opticusatrophie, Augenmuskellähmungen, Schluckstörungen, Heiserkeit (Stimmbandparese!). Es kann Bewußtseinstrübung bis Koma mit Krämpfen epileptiformer Art eintreten. Gelegentlich sind akute Psychosen beobachtet worden. Es ist lange bekannt, daß diese Kranken auch außerhalb der Anfälle abnorme nervöse Stigmata oder emotionelle Störungen bieten. Sie imponieren vielfach als Neuro-Psychopathen, zeigen hysterische Reaktionen und geraten im Latenzstadium oft in den Verdacht, zu simulieren. Es findet sich nicht selten eine Hypertension, die im Anfall am Augenhintergrund einen Fundus hypertonicus darbieten und mit temporärer Sehstörung einhergehen kann. Man findet dabei oft Tachykardie und im Elektrokardiogramm Zeichen akuter coronarer Durchblutungsnot. Blasen- und Mastdarmstörungen treten bei entsprechender Lokalisation der Lähmungen auf.

Charakteristisch für diese Form ist die Ausscheidung von Porphobilinogen im Urin. Da die Porphyrinvorstufen farblos sind, ist der frisch entleerte Urin oft von normaler Farbe. Er dunkelt erst bei längerem Stehen zu der typischen schmutzig-roten bis braun-roten Farbe nach. Auch der Koproporphyringehalt des Harns ist gewöhnlich, wenn auch nur mäßig, erhöht. Im Harn kann man außerdem meist Uroporphyrin I und III nachweisen.

2. *Chronische Porphyrie. a) Porphyria cutanea tarda.* Auch bei dieser chronisch verlaufenden Form ist die Leber Sitz der Stoffwechselstörung. Die Krankheit wird meist erst im 5. oder 6. Lebensjahrzehnt manifest. Charakteristisch ist auch hier die Photosensibilität, die jedoch wesentlich geringer in Erscheinung tritt und daher nur eine ,,milde Photodermatose‘‘ zeigt. Im Harn findet sich massenhaft Uroporphyrin, vorwiegend des Typus I (im Gegensatz zur akuten intermittierenden Porphyrie). Auch diese Krankheitsform scheint dominant vererblich zu sein. Mitglieder der gleichen Familie zeigen oft die akute intermittierende Verlaufsform, andere die ,,gemischte Porphyrie‘‘. Neben den Hauterscheinungen zeigt die chronische Porphyrie auch neurologische Störungen im bunten Wechsel, ähnlich denen bei der intermittierenden akuten Form, wenn auch selten unter den gleichen stürmischen Erscheinungen.

b) ,,*Gemischte Porphyrie*‘‘. Es handelt sich um eine chronische Verlaufsform mit milden Hauterscheinungen, wie diese, aber im Gegensatz zu dieser von akuten schubhaften ,,Porphyrie-Koliken‘‘ unterbrochen. Dadurch entsteht im Krankheitsbild ein Symptomenwechsel von der chronischen zur akuten intermittierenden Form. Im Harn wird Uroporphyrin I und III ausgeschieden, im akuten Anfall auch Porphobilinogen.

Porphyrinnachweis im Harn s. Urinkapitel (S. 220).

Parasiten und Infektionskrankheiten[*]
A. Tierische Parasiten

Cestoden

Die *Bandwürmer* stellen Tierkolonien dar, welche aus einem Kopf mit Haftapparat und einer größeren oder geringeren Reihe von Einzelindividuen = Proglottiden bestehen. Die von den geschlechtsreifen Proglottiden gelieferten Eier entwickeln sich, wenn sie in den Magen eines zum Zwischenwirt geeigneten Tieres gelangen, in dessen Organen zu einer Blase, der Finne (Cysticercus). Wenn die Finne in den Darmkanal des Bandwurmwirtes aufgenommen wird, wächst sie wiederum zum Bandwurm aus.

Taenia solium, der Schweinebandwurm, wird 2—6 m lang. Kopf kugelig, stecknadelkopfgroß, mit vier Saugnäpfen und Rostellum, auf welchem ein zweireihiger Hakenkranz angeordnet ist. Der dünne Halsteil etwa 1 cm lang, an diesen setzt sich die Gliederkette an. Die reifen Proglottiden haben

---

[*] Neubearbeitet von F. TRAUTMANN.

Kürbiskernform, mehr lang als breit, seitenständige Geschlechtsöffnung und einen in 7—10 dicke verzweigte Seitenäste auslaufenden Uterus (Abb. 133). Eier kugelig (oder oval) von 30:35 μ Durchmesser, mit radiär gestreifter Schale und sechshakigem Embryo (Abb. 136). — Die Finne = Cysticercus cellulosae, ist etwa erbsengroß, findet sich beim Schwein und gelangt durch den Genuß rohen Schweinefleisches in den menschlichen Darm, wo sie sich zum Bandwurm entwickelt. Cysticercen kommen auch bei Menschen vor, welche den Schweinebandwurm beherbergen, wenn die Eier in den Magen gelangen (unter der Haut im intermuskulären Bindegewebe, auch im Auge und Gehirn, wo die Blasen zu epileptischen Anfällen, Hydrocephalus und anderen Hirnsymptomen Veranlassung geben können). Verkalkte Cysticercen

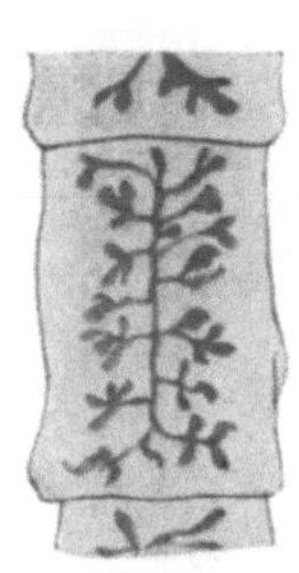

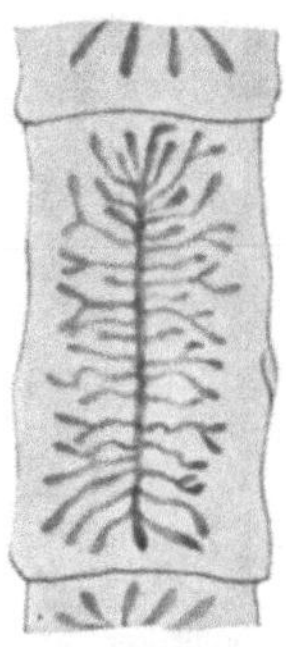

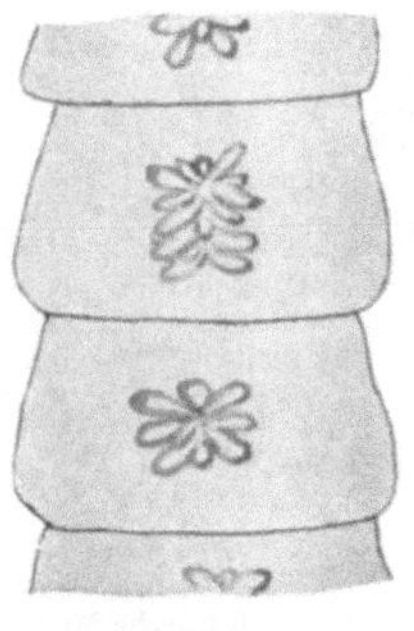

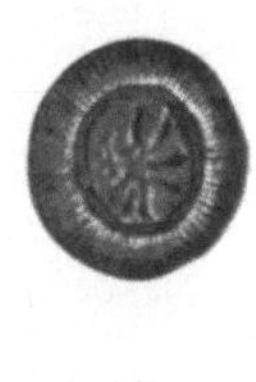

Abb. 133.	Abb. 134.	Abb. 135. Glieder von	Abb. 136.
Glied von	Glied von	Diphyllobothrium	Ei von
Taenia solium	Taenia saginata	latum	Taenia saginata

lassen sich röntgenologisch nachweisen. Außerdem wird die Diagnose der Cysticercose durch die Komplementbindungsreaktion gestützt (Patientenserum und Extrakt aus Cysticercus cellulosae).

Taenia saginata = mediocanellata, der Rinderbandwurm, kommt in Deutschland viel häufiger vor, sie ist dicker und länger (4—30 m) als die T. solium, Kopf bis 2 mm breit, mit vier schwarz pigmentierten Saugnäpfen *ohne* Rostellum und *ohne* Hakenkranz. Hals nur wenige Millimeter lang. Die Proglottiden sind länger als breit und haben unregelmäßig alternierende seitenständige Geschlechtsöffnung und einen in 20—35 feine Seitenäste auslaufenden Uterus (Abb. 134). Die rundlichen Eier sind von denen der Taenia solium praktisch nicht unterscheidbar. — Die Finne ist kleiner, findet sich im Muskelfleisch des Rindes und wird mit rohem oder ungekochtem Rindfleisch in den menschlichen Körper aufgenommen.

Diphyllobothrium latum, der breite Fischbandwurm, 5—9 m lang, Kopf mandelförmig mit zwei seitlichen Furchen *(Sauggruben)*. Halsteil fadenförmig. Die reifen Glieder sind breiter als lang; der Uterus bräunlich, rosettenförmig um die flächenständige, in der Mitte der *Proglottiden* liegende Geschlechtsöffnung angeordnet (Abb. 135). Die Eier oval, 70:45 μ, von einer bräunlichen gedeckelten Schale umgeben (Abb. 137). Die Finne findet sich bei verschiedenen Süßwasserfischen (Hecht, Forelle, Barsch, Äsche). Zur Infektion des Menschen kommt es durch den Genuß rohen infizierten Fischfleisches (Quappenleber, Hechtkaviar). Bei Diphyllobothrium-Befall kann eine schwere makrocytäre, hyperchrome Anämie nach Art der perniciösen Anämie entstehen.

Echinococcus granulosus (Taenia echinococcus), der Hundebandwurm, findet sich beim Hund, ist nur $2^1/_2$—6 mm lang, zeigt einen mit doppeltem Hakenkranz und 4 Saugnäpfen versehenen Kopf, kurzen Hals und 3—4 Glieder, von denen nur das letzte geschlechtsreif ist. Der Blasenzustand des Echinococcus kommt beim *Menschen* in Leber, Milz, Nieren, Lungen, Knochen usw. vor. Er findet sich in zwei Formen, als großer, häufig mit Tochterblasen gefüllter Echinococcussack, der bis zum Umfang eines Kinderkopfes anwachsen kann (Echinococcus cysticus), und als Echinococcus alveolaris (multilocularis), welcher aus einer Unzahl kleiner und kleinster gallertgefüllter Hohlräume mit konzentrisch geschichteter Wand besteht. In den Echinococcusblasen finden sich bisweilen, nicht immer, Köpfe

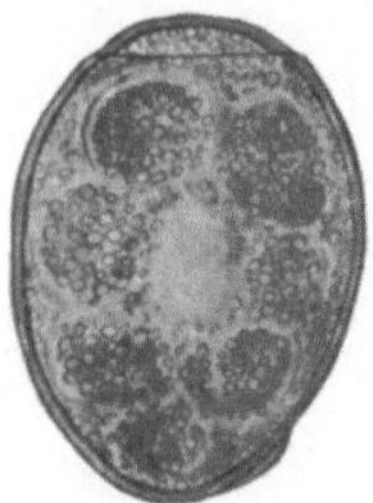

Abb. 137.
Ei von
Diphylobotrium
latum

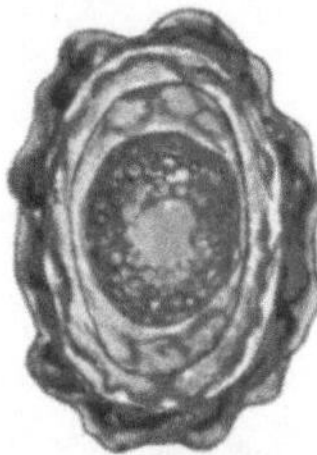

Abb. 138.
Ei von Ascaris
lumbricoides
(optische Mitte)

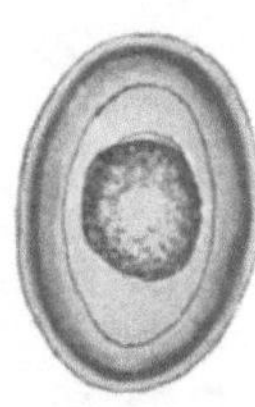

Abb. 139.
Ei von Ascaris
lumbricoides
(hüllenloses Ei)

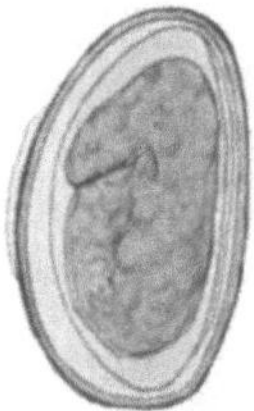

Abb. 140.
Ei von
Oxyuris
vermicularis

(Scolices) mit Haken. Im Blutserum von an Echinococcuscysten leidenden Individuen lassen sich spezifische Antikörper nachweisen. Die Diagnose auf Echinococcus kann dadurch gestellt werden, daß man das Blut des auf Echinococcus verdächtigen Kranken mit dem Antigen, nämlich der steril aufbewahrten Flüssigkeit eines Echinococcussackes unter Zufügung eines Komplementes (frisches Meerschweinchenblutserum) zusammenbringt und nach der auf S. 689 beschriebenen Methode der *Komplementbindung* untersucht; negativer Ausfall schließt Echinococcus nicht aus. — Häufig, jedoch nicht immer, zeigt das Blut bei echinococcuskranken Menschen einen reichlichen Gehalt an eosinophilen Leukocyten.

Nematoden

Nematoden = Fadenwürmer; zeigen getrennte Geschlechter.

Ascaris lumbricoides, der Spulwurm, lebt im Dünndarm, geht meist mit dem Stuhle ab, häufig auch mit dem erbrochenen Mageninhalt. Im Ascaridenorganismus werden zahlreiche pharmakologisch wirksame Substanzen gebildet, welche gastrointestinale Symptome auslösen können. Massenhafte Ansammlung von Ascariden führt in seltenen Fällen zu Darmverschluß (Ascarideni[l]eus). Sie kriechen auch gern in kleine Öffnungen des Darmes (z. B. Appendix und Choledochus) und geben dann das Erscheinungsbild einer akuten Appendicitis oder führen zum Ikterus. Er ist dem Regenwurm ähnlich, das Männchen ist etwas kleiner (15—20 cm) als das Weibchen (25—40 cm) und zeigt häufig eingerollten Kopf. Die Eier, welche massenhaft mit dem Stuhl entleert werden, sind oval, $70:40\,\mu$, und zeigen eine dicke, konzentrisch gestreifte Schale, auf welcher eine buckelförmig vorspringende sog.

Eiweißhülle liegt (Abb. 138, 139). Nach der Ingestion des Eies macht die Larve — nach dem Ausschlüpfen vom Darm in den Blutstrom übertretend — im Menschen zunächst eine merkwürdige Wanderung durch, auf der sie über die Lunge (eosinophiles Infiltrat, Pleuropneumonie, atypische Pneumonie), die Trachea, den Kehlkopf und Oesophagus wieder in den Darm zurückkehrt, um sich dann erst dort zum reifen Wurm zu entwickeln. In seltenen Fällen kann es bei Ascaridenlarvenpneumonie gelingen, die Larve im Sputum nachzuweisen.

Oxyuris vermicularis (Enterobius vermicularis), der Madenwurm, Springwurm oder Pfriemenschwanz, lebt im Dünn- und Dickdarm, auch im Processus vermiformis (Pseudoappendicitis), verläßt häufig den Darm und ruft dann im Anus und in seiner Umgebung heftigen Juckreiz hervor. Er ist ein fadenförmiges Würmchen, das Männchen 3—5 mm, das Weibchen 10—12 mm lang, ersteres mit stumpfem, eingerolltem, letzteres mit spitzem, langgestrecktem Schwanzende. Die Eier, welche sich besonders in der aufgeweichten Haut um den Anus des Patienten vorfinden, sind unregelmäßig oval mit dünner Schale, 50:20 μ groß (Abb. 140). Infektion meist durch beschmutzte Finger, weitere Autoinfektion in gleicher Weise. Es muß deshalb verhütet werden, daß die Patienten mit den Fingern ihre Analgegend berühren und sich dort kratzen.

Trichocephalus dispar (Trichuris trichiura), der Peitschenwurm, lebt im Dickdarm, ist 4—5 cm lang; zeigt fadenförmiges Kopfende und dickeren, beim Männchen spiralig eingerollten, beimWeibchen geraden oder leicht gebogenen Leib. Eier gelbbraun, 55:20 μ, von der Form einer Citrone mit knopfförmigen Auftreibungen an den Polen (Abb. 141). Infektion durch beschmutzte Finger und Hände (Trinkwasser?).

Strongyloides stercoralis, 1,8—2,2 mm lang, lebt in den obersten Dünndarmabschnitten, erzeugt Durchfälle, oft blutigen Charakters. Die Eier, welche denen von Ankylostoma duodenale gleichen, werden mit bereits vollständig entwickeltem Embryo geboren. Dieser durchbricht alsbald die Eihülle, so daß in den Faeces stets nur Embryonen als kleine (0,2—0,3 mm lange), sich lebhaft bewegende Würmchen zum Vorschein kommen.

Ankylostoma duodenale, Männchen 10 mm, Weibchen 12—13 mm lang, lebt im Dünndarm des Menschen und bewirkt, indem es die Darmwand anbohrt und ihr Blut entzieht, außerdem aber auch durch eine von dem Wurm ausgehende Giftwirkung, eine schwere Anämie (tropische Chlorose, Anämie der Gotthardtunnelarbeiter, der Ziegeleiarbeiter und Bergleute). Im Blut starke Eosinophilie. Die ovalen 60:35 μ großen Eier, welche massenhaft mit dem Stuhle entleert werden, zeigen eine harte Schale und einen meist in Teilung befindlichen Embryo (Abb. 143). Im Freien entwickeln sich diese zuerst in den Eischalen, kriechen dann aus, wachsen und beginnen, nach einigen Tagen sich zu häuten. Diese Larven können durch die Haut oder auf anderen Wegen eindringen und wieder in den Darmkanal des Menschen gelangen, wo sie sich zu geschlechtsreifen Formen entwickeln. Ein sehr ähnlicher und dieselben Krankheitssymptome erzeugender Wurm ist *Necator americanus*, dessen Mundkapsel statt Zähnen (wie beim Hakenwurm) Platten trägt. Während Ankylostoma duodenale in Südeuropa, im Mittelmeergebiet und in Ostasien vorkommt, ist der Necator americanus mehr im tropischen Afrika und in Amerika verbreitet.

Trichinella spiralis, die Trichine. Der normale Wirt ist die Ratte, von welcher das Schwein infiziert wird. Gelangt trichinenhaltiges Schweinefleisch in den Magen des Menschen, so werden durch den Magensaft die Kapseln der Muskeltrichinen aufgelöst, die Tiere werden frei und entwickeln sich im Darm zu geschlechtsreifen Darmtrichinen (♂ 1,5, ♂ 2—4 mm lang); die Weibchen dringen in die Darmwand ein, wo sie nach 5—7 Tagen lebende junge Trichinen absetzen; diese letzteren gelangen auf dem Wege der Lymphgefäße in den Blutkreislauf und setzen sich im Laufe der nächstfolgenden Tage in den Muskelfasern fest, wo sie sich nach mehreren Wochen einkapseln können. In der Muskulatur des Menschen eingekapselte Trichinellen lassen sich mittels Muskelbiopsie nachweisen. Während der Anwesenheit der Trichinen im Darm bestehen heftige, gastroenteritische Symptome, während der Einwanderung in die Muskeln Fiebererscheinungen und Muskelschmerzen. Bezüglich der Differentialdiagnose gegenüber anderen Infektionskrankheiten ist es von Bedeutung, daß bei Trichinose eine starke Vermehrung der eosinophilen Leukocyten im Blute gefunden wird, daß der Harn starke Diazoreaktion zeigt, daß die Kniephänomene zu fehlen pflegen und daß meist eine Schwellung der Augenlider besteht. Trichinenembryonen sind nicht im Stuhl, wohl aber bisweilen in der Lumbalflüssigkeit zu finden. Zur Stützung der Trichinose-Diagnose kann die Komplementbindungsreaktion herangezogen werden.

Parenterale Nematodeninfektionen sind die *Filariosen*. Wuchereria Bancrofti und Wuchereria malayi, in den Tropen und Subtropen vorkommende erwachsene Formen von Filaria, 24—100 mm lang, leben in geschlechtsreifem Zustand in lymphatischen Gängen und Organen des Menschen und setzen dort eine große Menge lebender Embryonen ab, Mikrofilarien genannt, welche sich im Urinsediment und im Blut vorfinden, in letzterem oft so zahlreich, daß jeder Blutstropfen mehrere Embryonen enthält: diese erscheinen als lebhaft sich bewegende, von einer zarten Hülle umschlossene Schlängelchen von 0,216 mm Länge und der Breite eines roten Blutkörperchens. Wegen des nächtlichen Ausschwärmens dieser Embryonen spricht man von Microfilaria nocturna. Die durch die erwachsenen Filarien verursachten Krankheitserscheinungen sind: Hämaturie, Chylurie, Störungen des Lymphkreislaufes mit Schwellungen (Lymphscrotum, Elephanthiasis). Übertragung der Infektion durch Mücken. Vornehmlich am Tage (Microfilaria diurna) kreisen im Blute des befallenen Menschen die Mikrofilarien des in Afrika vorkommenden Filariawurmes *Loa loa* (Filaria loa), dessen 34—70 mm lange erwachsene Formen im Unterhautzellgewebe (auch in der Coniunctiva) des Menschen leben und dort umherwandern, wobei Schwellungen (Kalabarschwellungen) und Chemosis sowie andere allergische Erscheinungen (Rötung, Juckreiz usw.) auftreten.

Trematoden (Plattwürmer)

Fasciola hepatica, der große Leberegel, Parasit der Rinder und Schafe. Menschliche Infektionen kommen in allen Teilen der Welt, auch in Deutschland vor. Länge 30 mm, Breite 13 mm. Siedlungsort: Gallengänge, Gallenblase. Die auffallend großen (130—145 μ Länge), ovalen, gedeckelten *Eier* werden mit dem Stuhl ausgeschieden. Zwischenwirt: Wasserschnecken. Infektion des Menschen oral durch infiziertes Wasser, Wiesenpflanzen, Gräser, Fallobst. *Krankheitserscheinungen:* „Febriles, eosinophiles Syndrom"(Eosinophilie bis über 70%), rechtsseitiges Oberbauchsyndrom, Lebervergrößerung, Choledochusverschlußsyndrom, Leberschaden, sept. Cholangitis (Abb. 145).

Opistorchis felineus, der Katzenleberegel, kleiner als der vorige, ist nur 10 mm lang, von lanzettförmiger Gestalt; seine gleichfalls bedeutend kleineren *Eier* werden in den Faeces gefunden. Er bewohnt die Gallengänge, verursacht Erweiterungen und Entzündungen derselben und Entzündung bzw. Atrophie und Cirrhose der Leber. Zwischenwirt ist eine Schnecke, Transportwirte Schleie und Tapare. Infektion des Menschen durch rohes oder ungenügend gekochtes Fischfleisch (Fischsalate) (Abb. 142).

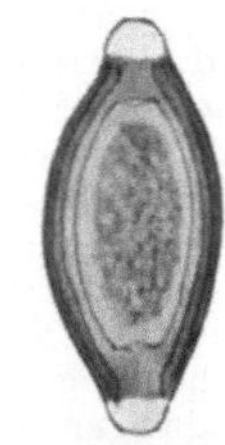

Abb. 141. Ei von
Trichocephalus dispar

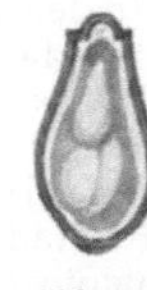

Abb. 142. Ei von
Opistorchis felineus

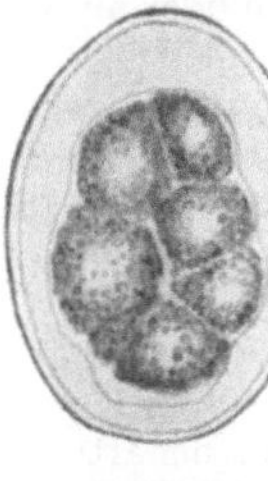

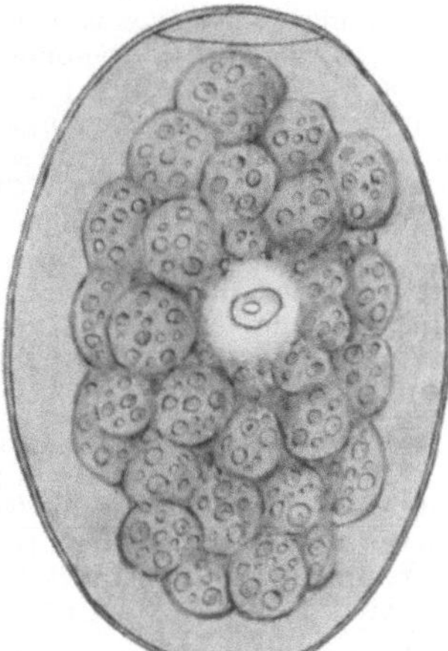

Abb. 145.
Ei von Fasciola
hepatica

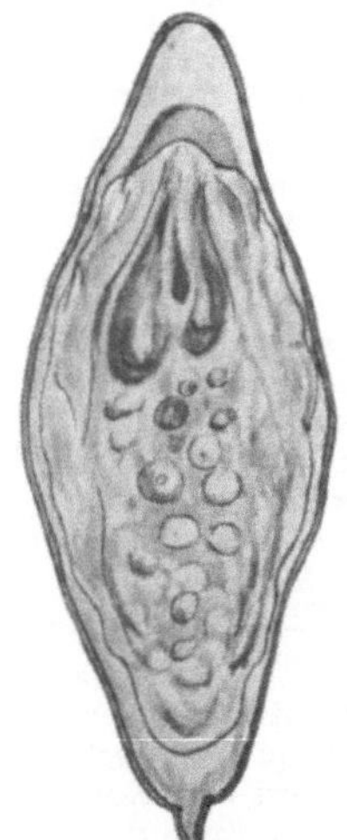

Abb. 143.
Ankylostoma
duodenale

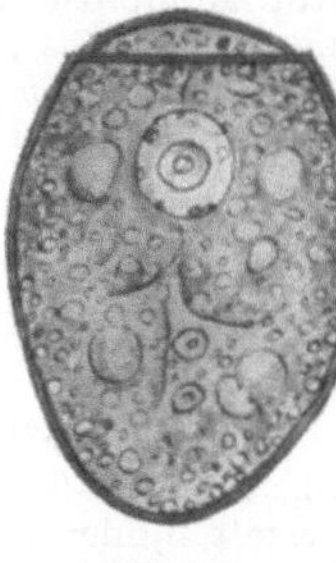

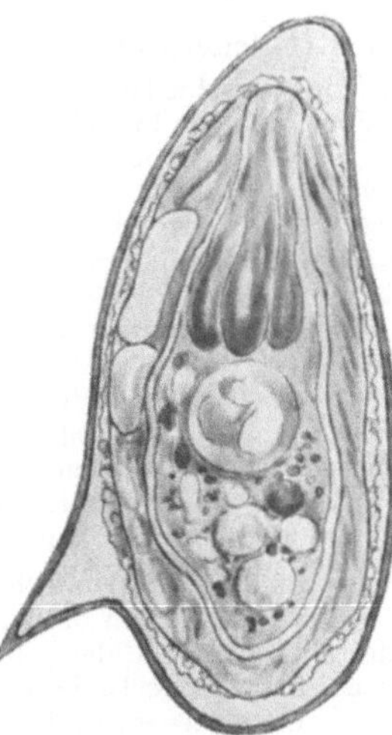

Abb. 144.
Paragonimus
westermani

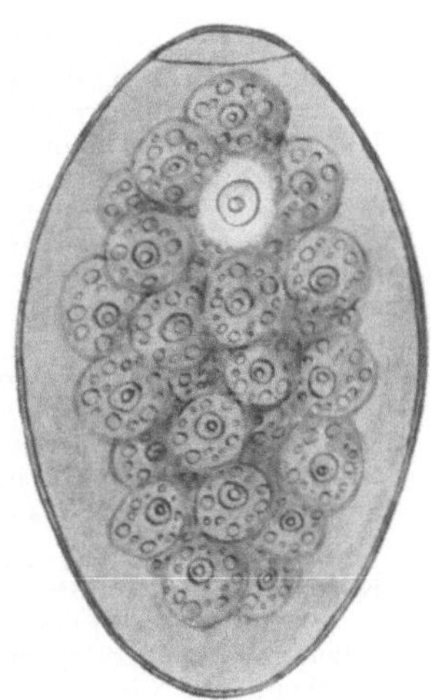

Abb. 146.
Schistosoma
haematobium

Abb. 147.
Schistosoma
mansoni

Abb. 148.
Ei von
Fasciolopsis buski

Die Schistosomen (BILHARZ), getrennt geschlechtliche, paarweise vereinigt lebende Trematoden verursachen die in den Tropen und Subtropen vorkommende *Schistosomiasis* oder *Bilharziose*. Man unterscheidet: Schistosoma *hämatobium* (besonders Ägypten), Sch. *mansoni* und Sch. *japonicum* (Ostasien). Aufenthaltsort: Venensystem, bei Sch. hämatobium: Venengeflechte der Beckenorgane, insbesondere der Harnblase, mansoni und japonicum: Darm- und Mesenterialvenen, Pfortadersystem. *Krankheitserscheinungen*: Hämaturie, Chylurie, Pyelonephritis, Urämie, Anämie, Diarrhoen mit blutigen Stühlen. Im Blut Eosinophilie. Ei-Ausscheidung mit Faeces und Urin. Zwischenwirte verschiedene Schnecken. Eindringen der Larven in den Menschen durch die Haut. Komplizierte Wanderung über die Lunge bis zum endgültigen Ansiedlungsort. Die *Eier*, 120—150 μ, in Harnsediment oder Stuhl gut sichtbar, zeigen entweder an einem Pol oder an der Seite eine Spitze (außer Sch. japonicum) (Abb. 146, 147).

Fasciolopsis buski, der Riesendarmegel, der im Dünndarm lebt, ist 2—7,5 cm lang, und bis 2 cm breit. Die bedeckelten ovalen Eier 0,13 mm lang. Zwischenwirte verschiedene Schnecken (Abb. 148). Encystierung der Larven an Wasserpflanzen, Infektion des Menschen durch Aufnahme der Cysten per os. Krankheitserscheinungen: Koliken, Durchfälle, Kräfteverfall, bei Kindern Entwicklungsstörungen, Verbreitungsgebiet: China.

Paragonimus westermani, der Lungenegel, 8—20 mm lang, 9 mm breit, 6 mm dick, von plump eiförmiger Gestalt, findet sich in cavernenartigen Hohlräumen in verschiedenen Bezirken der Lunge, auch an der Lungenperipherie und ruft Husten mit bräunlich-blutigem, zäh-schleimigem Auswurf hervor. Krankheitsbild der Bronchiektasen, der Lungenschrumpfung. Eier in großer Zahl im blutigen Sputum zu finden, von bräunlich-gelblicher Farbe, am stumpfen Ende mit Deckel versehen, 118:48 μ (Abb. 144).

Arthropoden (Gliederfüßler)

Milben, Zecken, die Larven von verschiedenen Species der Milben, welche auf Sträuchern und Gras leben, dringen bisweilen in die unbekleidete Haut ein, z. B. der Beine, und rufen Jucken, Erythem, Ekzem und Urticaria hervor. Der blutsaugende Parasit ist in der Mitte der Hauteflorescenz makroskopisch festzustellen: *Leptus autumnalis*, die rötlich gefärbte, eben noch makroskopisch erkennbare Milbe geht von Stachelbeersträuchern und Schnittbohnen im Herbst auf die Menschen über. — *Ixodes reduvius*, der Holzbock, die *Hundezecke*, 1—4 mm lang, erzeugt, wenn er sich in die Haut eingebohrt hat, nur wenig Erscheinungen, wenn aber das vollgesogene Tier unvorsichtig abgerissen wird, so bleibt der Rüssel häufig in der Wunde zurück und erzeugt entzündliche Erscheinungen. — *Ornithodorus moubata*, der im Erdboden der Eingeborenenhütten gewisser Gegenden von Afrika lebt und auf die unbekleideten Beine der Bewohner übergeht, ist der Überträger der Spirochaete Duttoni, des Erregers des afrikanischen Rückfallfiebers.

Acarus (Sarcoptes) scabiei zeigt länglichrunden, schildkrötenförmigen Körper mit 8 kurzen Beinchen. Die Milben sind mit bloßem Auge eben noch zu erkennen. Das Weibchen findet sich am Ende des mit Eitern und Kotballen gefüllten Krätzganges, der als feine graue Linie unter der Epidermis zu erkennen und 1—2 cm lang ist. Aus den Eiern entwickeln sich in 8—14 Tagen die Larven, welche nach dreimaliger Häutung wieder neue Gänge graben. Die Krätzgänge und das von ihnen hervorgerufene Juckekzem lokalisieren sich vorwiegend in den Interdigitalfalten, am Handgelenk, an der Achseln, den Brustwarzen und in der Haut des Penis.

Demodex folliculorum, die Haarbalgmilbe, 0,3—0,4 mm lang, dringt in
die Talgdrüsen und Haarbälge ein und kann zur Bildung von Comedonen
Veranlassung geben, ruft aber keine schädlichen Wirkungen hervor.

Insekten

Kopfläuse, Pediculi capitis, 1—2 mm groß, mit langgestrecktem Leib.
Sie heften ihre Eier, die sog. Nissen, an die Kopfhaare an und erzeugen
juckende Ekzeme und Verfilzung der Haare (Weichselzöpfe). **Filzläuse,**
Pediculi pubis, mit rundlichem gedrungenem Leib; die birnförmigen Nissen
finden sich an den Haaren des Mons pubis und der Geschlechts- und Analgegend sowie auch an den Haaren der Achselhöhle und der Brust, aber
niemals an den Kopfhaaren. Die Übertragung erfolgt meist beim Coitus.
Bei der Anwesenheit von Filzläusen kann man gewöhnlich linsengroße,
schwachblaue Flecken an der Brust-, Bauch- und Oberschenkelhaut, die
charakteristischen Maculae coeruleae, beobachten. Die **Kleiderläuse,** Pediculi vestimentorum, 2—4 mm lang, weißgrau, pflegen ihre Eier in die Nähte
der Wäsche und an die Fäden der Kleidungsstücke anzukleben und aus diesem
Grunde muß sich die Entlausung bei dieser Form vor allem auf die Wäsche,
Kleider und Betten erstrecken. Bei starker Verlausung können die Kleiderläuse braune Pigmentierung, namentlich in der Schultergegend, erzeugen.
Die Kleiderlaus ist der Überträger des Flecktyphus sowie auch des Wolhyni-
schen Fiebers und des Rückfallfiebers.

Auch die *Wanzen* und *Flöhe* können als blutsaugende Parasiten solche
Infektionskrankheiten übertragen, deren Erreger sich im Blut vorfinden,
z. B. das Rückfallfieber und selbst die Pest. An der Verbreitung der letzteren
ist neben dem Menschenfloh (Pulex irritans) und dem Hundefloh besonders
auch der Rattenfloh beteiligt.

Protozoen

Protozoen sind einzellige tierische Lebewesen. Annähernd 30 Arten sind
beim Menschen gefunden, von denen einige für die Klinik von besonderer
Bedeutung sind. Zu diesen gehören diejenigen Protozoen, welche die Amoe-
biasis, Trichomoniasis, Balantidiose, Lambliose und Coccidiose, die Malaria,
Schlafkrankheit und Chagaskrankheit sowie die Leishmaniosen erzeugen.

Im Stuhl finden sich bisweilen *Amöben,* rundliche oder eiförmige einzellige
Gebilde, größer als ein weißes Blutkörperchen; sie besitzen einen runden
Kern mit Kernkörperchen, ihr Protoplasma ist fein gekörnt. Wenn man sie
unmittelbar nach der Entleerung des Kotes, womöglich auf dem *heizbaren
Objekttisch, beobachtet,* so sieht man an ihnen Bewegungsvorgänge, indem von
dem feinkörnigen Entoplasma glasige, vollkommen strukturlose Buckel
(Pseudopodien) vorgestreckt werden. Solche Amöben kommen bisweilen
im Stuhl gesunder Menschen, häufiger bei chronischen Diarrhoen vor (Entamoeba coli). Von diesen harmlosen Amöben läßt sich unterscheiden die
Entamoeba histolytica (SCHAUDINN). Sie ist der Erreger der tropischen, z. B.
in Ägypten und Ostasien endemisch herrschenden Ruhr, der Amöben-
Dysenterie. Diese zeichnet sich durch schwere Entzündung und Geschwürsbildung im Dickdarm aus, geht mit Fieber und schmerzhaften Stühlen einher,
ist sehr zu Rezidiven geneigt und zeigt im Gegensatz zu der auch bei uns
vorkommenden Bacillenruhr als häufige Komplikation Leberabscesse. Die
glasig-schleimig-blutigen Stühle der Amöbenruhr sind sehr leukocytenarm,
während die mehr eitrig-blutigen Stühle der Bacillenruhr massenhaft Leukocyten enthalten (s. Abb. 149, 150).

Bei der *E. histolytica,* der *Ruhramöbe,* werden 2 Formen des vegetativen
Stadiums unterschieden: die kleine *Minuta*-Form und die größere *Magna-*

Form. Die Minutaform vermehrt sich im Darminhalt durch Zweiteilung und bildet *Cysten*, Dauerformen, welche mit dem Stuhl abgehen. Unter geeigneten Bedingungen schlüpfen aus den Cysten junge Amöben aus. So dienen die Cysten der Neuinfektion, welche z. B. durch Wasser, das mit dem Stuhl der kranken oder gesunden Amöbenträger verunreinigt ist, vermittelt wird. Kommt es unter besonderen Bedingungen zum Eindringen der Amöben in die Darmwand, so entsteht die Magnaform, die sich im Gewebe vermehrt und keine Cysten bildet. Sie ist die eigentlich krankheitserregende Form des vegetativen Stadiums, indem sie in der Mucosa und Submucosa des Darmes (oder in der Leber) Zerstörungen, Entzündungen und Geschwürsbildung hervorruft. Charakteristisch für sie ist, daß sie oft rote Blutkörperchen des Wirtes in sich aufnimmt. Die Entamoeba histolytica ist rund oder oval, sie zeigt ein von dem körnigen Entoplasma scharf abgegrenztes, glasartig durchscheinendes, stark lichtbrechendes Ektoplasma, welches sich bruchsackartig vorbuchtet, die Nahrungsstoffe (Bakterien, rote und weiße Blutkörperchen) umfließt und ins Innere aufnimmt. Das Entoplasma ist wabenartig gebaut und zeigt neben einer Vacuole und einem kugeligen Kern eine große Zahl von Tropfen und Einschlüssen, z. B. von Blutkörperchen. Die Untersuchung auf Amöben muß womöglich an dem frisch entleerten Stuhl und auf dem heizbaren Objekttisch erfolgen.

Die mandelförmigen, 10—15 μ langen *Trichomonaden*, gekennzeichnet durch undulierende Membran, Achsenstab und Geißeln, kommen im Darm den Harnwegen, der Scheide und im Munde des Menschen vor, gelegentlich auch im Magen bei Zersetzung und Stauung des Inhalts, oder bei Lungengangrän. Es sind verschiedene Arten von Tr. bekannt: Tr. hominis, vaginalis, tenax usw. *Erkrankungen:* u. a. Urethritis, Kolpitis.

Das weit größere *Balantidium coli*, von Eiform, 30—150 μ lang, rundum bewimpert und mit eingestülpter Mundöffnung versehen, ist ein Dickdarmschmarotzer, dessen natürlicher Wirt das Schwein ist, von dem aus sich der Mensch infizieren kann. Das durch diesen Ciliaten hervorgerufene Krankheitsbild der *Balantidienruhr* ist der Amöbenruhr sehr ähnlich (s. Abb. 155).

Lamblia intestinalis, ein ebenfalls lebhaft beweglicher, birnförmiger Flagellat 15,5—16,6 μ lang, 10—12,5 μ breit, findet sich ebenfalls, besonders bei Durchfallserkrankungen, im Stuhl, auch manchmal im Duodenalinhalt (Duodenalsonde). Ob Lamblien eine primäre Pathogenität zukommt, ist fraglich (s. Abb. 151).

Eine seltene, durch Sporozoen der Gattung Isospora (Coccidien) hervorgerufene gutartige Darmerkrankung des Menschen ist die *Coccidiose* (nicht verwechseln mit Coccidioidomykose). Die Coccidien schmarotzen in den Zellen des Darmepithels. Eine Cystenform wird mit dem Kot ausgeschieden.

Zur Untersuchung auf die oben genannten Protozoen verrührt man den frisch entleerten Magensaft, Duodenalsaft, Kot oder Harn, bzw. den Scheiden- oder Mundabstrich mit etwas Wasser und beobachtet mikroskopisch, am besten auf geheiztem Objekttisch, zunächst bei mittlerer Vergrößerung und guter Abblendung, wobei insbesondere auf die Beweglichkeit der Parasiten zu achten ist. Färbung nur in bestimmten Fällen notwendig.

Malariaparasiten[1]

Bei Malaria finden sich im Blut Parasiten, deren Lebenscyclus an die roten Blutkörperchen gebunden ist. Die Parasiten erscheinen in der Blutzelle als kleine, blasse Protoplasmaklümpchen von lebhafter amöboider Bewegung.

---

[1] Die Beschreibung der Malariaplasmodien wurde von einem besonderen Kenner dieses Gebietes, Herrn Prof. SCHÜFFNER in Amsterdam, übernommen.

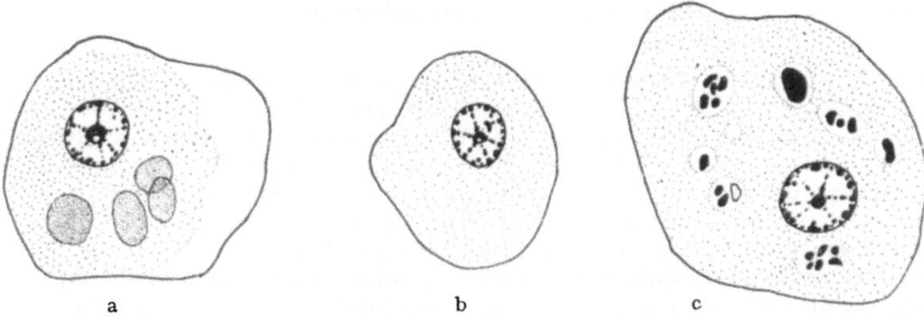

Abb. 149. Entamoeba histolytica. a Magnaform, b Minutaform, c Entamoeba coli, vegetative Form

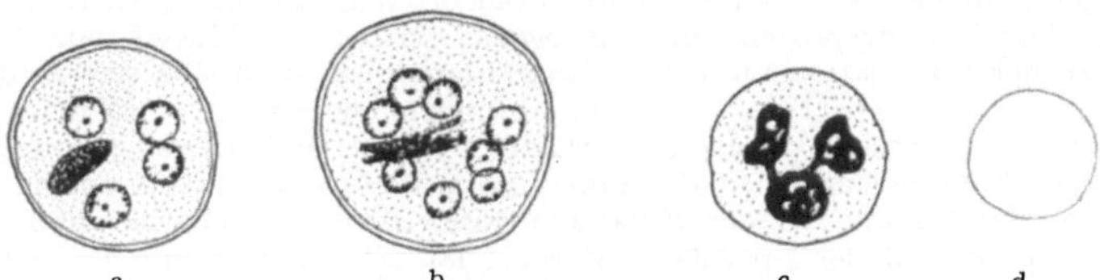

Abb. 150. Entamoeba histolytica Cysta (a) und Colicyste (b) im Vergleich zu Leucocyt (c) und Erythrocyt (d)

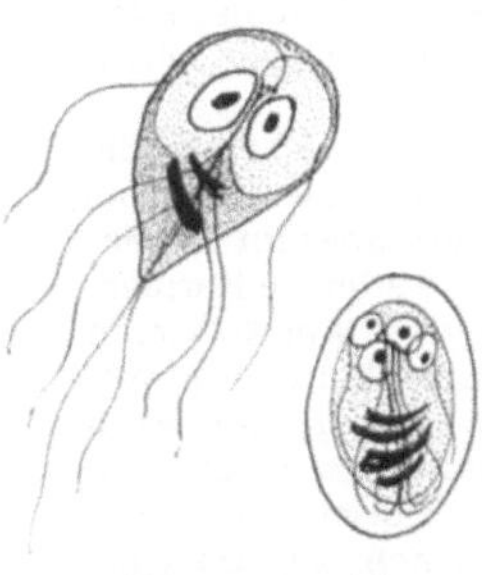

Abb. 151. Lamblia intestinalis mit Cyste

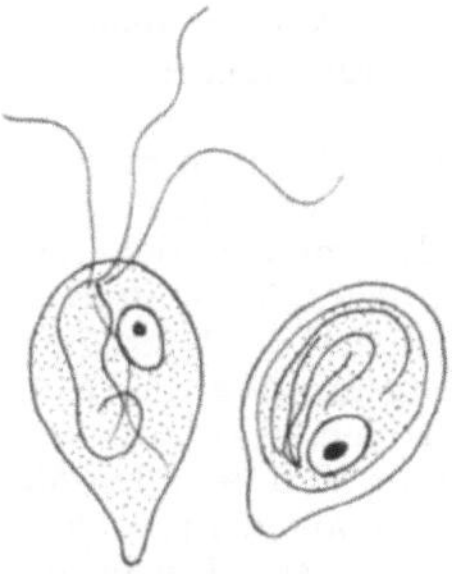

Abb. 152. Chilomastix Masniti mit Cyste

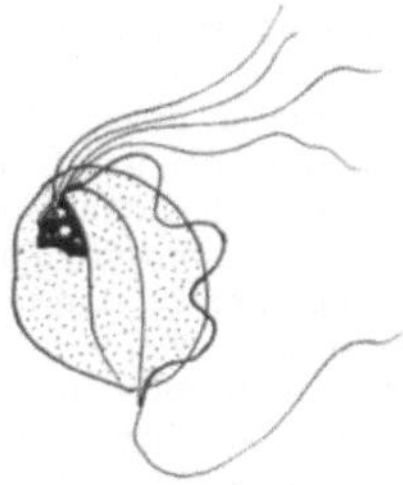

Abb. 153. Trichomonas intestinalis

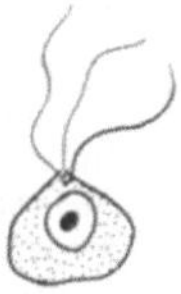

Abb. 154. Enteromonas hominis

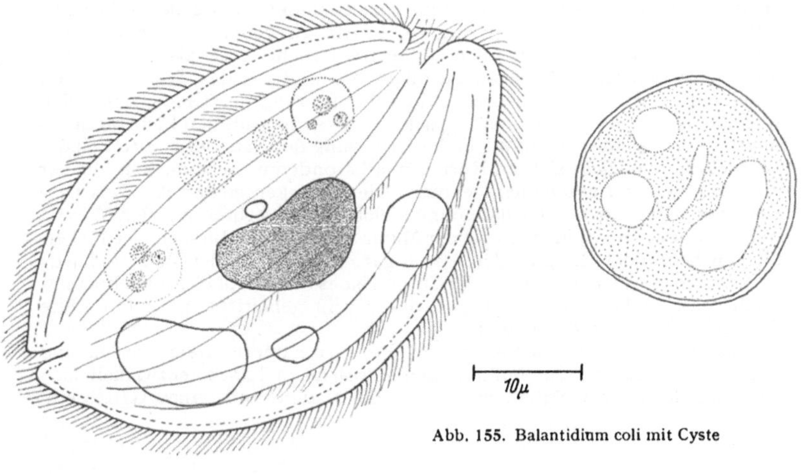

Abb. 155. Balantidium coli mit Cyste

Nach GIEMSA gefärbt bieten die jüngeren Stadien die Form eines Ringes dar. Ein blaues Protoplasmaband umschließt die meist heller erscheinende Nährvacuole, während der leuchtend rote Kern an einer verdünnten Stelle des Protoplasmas eingefügt ist. Innerhalb des Blutkörperchens beginnt der Parasit zu wachsen, um nach 2- oder 3 mal 24 Std. fast die ganze Zelle einzunehmen. Hierbei vollziehen sich allerlei Veränderungen. Es verschwindet allmählich die Nährvacuole, das Plasmodium verliert seine Ringform. Aus dem Hämoglobin, das als Nahrung diente, entsteht als Abbauprodukt mehr oder weniger feinkörniges, braunes Pigment (Melanin, identisch mit Hämatin). Dieses erleichtert das Auffinden der älteren Formen. Schließlich beginnt der Kern, nachdem er eine bestimmte Größe erreicht hat, sich wiederholt zu teilen. Der Teilungsprozeß, die *Schizogonie*, wird abgeschlossen mit dem Aufbau der Sporulationsform, wobei das Pigment ausgestoßen und in der Mitte aufgehäuft wird, die Kerne sich abrunden und das Protoplasma sich in ebenso viele Stücke, als Kerne vorhanden waren, teilt. Die so gebildeten zierlichen Figuren sind hinsichtlich ihrer Form und der Zahl ihrer Segmente (Merozoiten) für die Art der Malariaparasiten besonders charakteristisch. Nach dem Zerfall der Sporulationsform gelangen die Merozoiten frei ins Blutplasma, worauf der Körper mit steilem Temperaturanstieg und Schüttelfrost reagiert. Sie dringen aber alsbald in neue Erythrocyten ein, um darin den gleichen Entwicklungsgang durchzumachen. Bei der gewöhnlichen Intermittens, bei welcher die Fieberanfälle in regelmäßigen Zwischenräumen erfolgen, teilen sich die im Blute kreisenden Plasmodien ungefähr zur selben Stunde.

Neben diesen ungeschlechtlichen Formen finden sich im Blute bereits die ersten Stadien der geschlechtlichen Vermehrung, der Sporogonie. Einzelne Merozoiten wachsen zu großen Plasmodien aus, deren Kern aber im Gegensatz zu den Schizonten ungeteilt bleibt. Man unterscheidet weibliche Formen, die Makrogameten, und männliche, die Mikrogametocyten. Aus letzteren brechen später, wenn in der Stechmücke die Weiterentwicklung beginnt, die eigentlichen spermatozoenartigen Mikrogameten hervor, und zwar 4—8 an Zahl. Die Geschlechtsmerkmale sind bei allen Malariaformen gleich: Ein kleiner, dicht gefügter Kern mit blauem Protoplasma entspricht der weiblichen Zelle, ein großer, lockerer, blasser Kern, mit rötlichem Protoplasma der männlichen. Zum Heranwachsen brauchen die Gameten eine Zeit von 8—10 Tagen und können danach Wochen und Monate im Blute bleiben. Nicht selten ereignet es sich, daß in die zum Gameten gehörende Blutscheibe erneut ein Merozoit eindringt und sich darin zu voller Reife entwickelt. Solche Doppelinfektionen wurden früher irrtümlicherweise als Rückschläge in die schizogenetische Lebensweise angesehen und mit dem Entstehen von Rezidiven in Verbindung gebracht. Mit der Bildung der Geschlechtszellen ist im Menschen die Sporogonie abgeschlossen. Sie hat mit den Fieberanfällen nichts zu tun, sondern dient allein der Erhaltung der Art. Der zweite Teil der Entwicklung vollzieht sich im Körper von besonderen Stechmücken, die zur Unterfamilie der Anophelinen gehören. Diese Mücken stellen die Zwischenwirte der Malariaparasiten dar, ohne welche eine Verbreitung der Malaria undenkbar ist. Die Epidemiologie der Malaria liegt in der Biologie der Fiebermücken begründet. Es gibt deren eine ganze Anzahl in der Welt und jede Art hat ihre eigene Lebensweise. In Europa ist es der Anopheles maculipennis, welcher die Malaria überträgt und durch sein gehäuftes Auftreten weite Gebiete zu Fieberherden macht.

Nachdem im Magen des Anopheles die Mikrogameten freigeworden sind und die Befruchtung der Makrogameten vollzogen haben, entwickelt sich ein spindelförmiger Ookinet, welcher in die Magenwand seines Wirtes eindringt und sich unter deren Epithel zu einer Oocyste ausbildet. Die zahlreichen Tochterkerne dieser Oocyste (Sporoblasten) teilen sich in eine Unzahl (bis 10000) feiner, mit einem Kern versehener Spindeln, der Sporozoiten. Diese brechen in die Körperhöhle des Moskito ein, gelangen in die Speicheldrüsen und werden durch den Stich der Mücke in die Blutbahn des Menschen

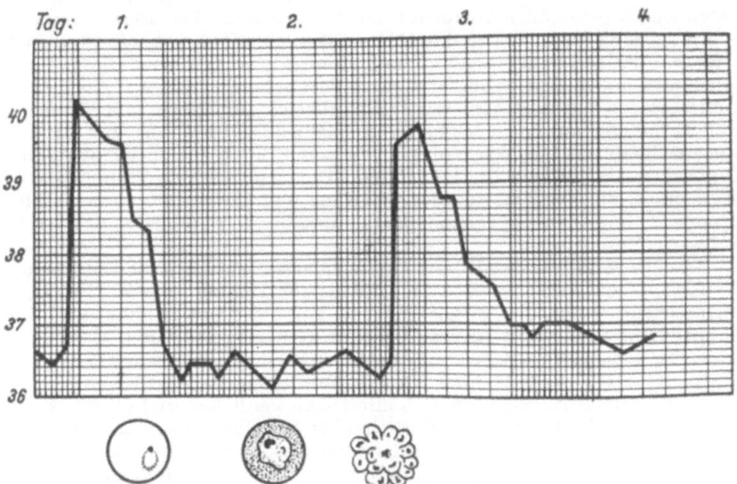

Abb. 156. Malaria tertiana. Entwicklungsgang der Tertiana-Plasmodien

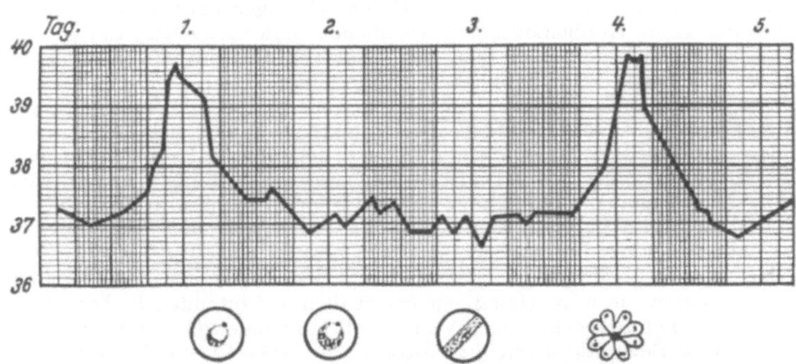

Abb. 157. Malaria quartana. Entwicklungsstadien der Quartana-Plasmodien

übertragen. Von hier aus dringen sie zunächst in Leberzellen (und RES-Zellen ?) ein, in welchen sie zu großen Schizonten heranwachsen. Diese Formen werden als exo- oder extra-erythrocytäre Parasitenformen (E-Formen) bezeichnet. Nach Teilung in zahlreiche Einzelformen und Freiwerden aus der Leberzelle dringen sie als kleine Schizonten in rote Blutkörperchen ein, um sich dort zu den oben beschriebenen Plasmodienformen zu entwickeln. Der erste Fieberanfall tritt ungefähr 14 Tage nach dem infizierenden Stich der Anopheles ein.

Man unterscheidet 3 Formen der Malaria, denen ebenso viele Arten der Parasiten entsprechen: 1. *Febris tertiana* (Plasmodium vivax und als Sonderform desselben das Plasmodium ovale), bei welcher die Anfälle sich jeden dritten Tag wiederholen und der Entwicklungsgang der Plasmodien ungefähr 48 Std. in Anspruch nimmt. Dadurch, daß zwei Generationen von Plasmodien miteinander alternierend sich entwickeln, kann es zu täglich auftretenden Fieberanfällen kommen (Febris quotidiana). Das Plasmodium der Febris tertiana zeichnet sich durch besonders lebhafte amöboide Beweglichkeit aus, und es wird deshalb Plasmodium vivax genannt. Die jüngsten Schizonten haben zuerst Ringform, dann aber nehmen sie bizarre Formen an. Ausgewachsen füllen sie ihre Wirtszelle, die sich allmählich bedeutend vergrößert hat, bis auf einen schmalen, freibleibenden Rand aus. Bei der Färbung nach GIEMSA zeigen sich im Leib des roten Blutkörperchens rot gefärbte Tüpfelchen (Schüffnersche Tüpfelung). Diese beiden Eigentümlichkeiten erlauben es, die Tertiana von der Quartana und Tropica zu unterscheiden. Bei der Teilung zeigt der Tertianaparasit Maulbeerform (Morula) und zerfällt in 15—25 Merozoiten.

Bei der *Febris quartana* (Plasmodium malariae) geschieht die Entwicklung der Plasmodien langsamer und braucht bis zur Teilung etwa 72 Std. Dementsprechend treten die Anfälle jeden 4. Tag auf. Doch kommen auch hier Doppelinfektionen mit zwei verschiedenen Generationen vor (Febris duplicata). Das Plasmodium der Febris quartana (Plasmodium malariae) zeigt zuerst dieselbe Ringform wie das Plasmodium vivax, dann strecken sich die Ringe zu dünnen *Bändern*, die sich allmählich verdicken und quer über das Blukörperchen hinwegziehen. Diese sind für die Quartana charakteristisch. Das befallene Blutkörperchen wird im Gegensatz zur Tertiana *nicht* vergrößert. Es findet sich ein grobscholligeres und dunkleres Pigment. Schließlich bildet sich bei der Schizogonie die „Gänseblümchenform", aus welcher sich 6—12 Merozoiten entwickeln.

Die geschlechtlichen Formen (die Gameten) zeigen bei der Tertiana und Quartana große Ähnlichkeit. Die weiblichen Makrogameten sind größere solide Klümpchen mit stark blau färbbarem Protoplasma und kompaktem, feinem Chromatin; die männlichen Mikrogametocyten sind meist etwas kleiner, und ihre Kernsubstanz, aus der sich die geißelförmigen Mikrogameten entwickeln, ist locker gefügt. Die Gameten scheinen sich erst dann zu bilden, nachdem der Mensch schon längere Zeit von Malaria befallen war. Sie sind widerstandsfähigere Dauerformen, sind gegen Chinin resistent, nicht aber gegen Plasmochin und häufen sich größtenteils in der Milz an.

Die viel bösartigere dritte Form, die *Malaria tropica*, das Aestivo-Autumnalfieber der Italiener, kommt in den Mittelmeerländern, überhaupt in den warmen Regionen vor. Es zeigt nur in der kleineren Zahl der Fälle und im Beginn die in regelmäßigen Intervallen auftretenden Fieberanfälle, meist aber einen unregelmäßigen Verlauf, oft kontinuierliche Fieberzustände und schwere Bewußtlosigkeit (komatöse Form). Die Plasmodien der tropischen Malaria sind klein, oft finden sich mehrere in einem Blutkörperchen. Bei Färbung nach GIEMSA zeigen die Plasmodien die Gestalt kleiner blauer Ringe mit einem sich lebhaft rot färbenden Kern, ähnlich wie die Jugendformen der Tertiana und Quartana, nur kleiner als die letzteren und oft mit geteiltem, manchmal auch breit ausgezogenem Chromatin (Siegelring). Der kleine Ring wächst im strömenden Blute binnen etwa 12 Std. zu einem größeren Ring heran, wobei im Blutkörperchen die Maurerschen Flecken auftreten. Danach aber zieht sich der Parasit mit seiner Wirtszelle in die Capillaren der inneren Organe zurück, wo die Kernteilung beginnt und mit der Bildung der Sporulationsform (eine Miniatur der Tertiana-Morula) abschließt. Nur bei sehr schweren Fällen erscheinen ältere oder reife Schizonten in der Blutbahn. Auf der Anhäufung der Parasiten in den Capillaren lebenswichtiger Organe, z. B. des Gehirns, beruht die Perniziosität des Tropicaparasiten. Die Geschlechtsformen zeigen bei der Tropica die von LAVERAN entdeckten *Halbmondformen*, welche im kreisenden Blut nicht selten anzutreffen sind; sie sind für die Tropica charakteristisch. — In den subtropischen und tropischen Gegenden kommt bei den schweren Formen der Tropica, selten auch bei bösartiger Tertiana, nach Chiningebrauch bisweilen unter hohem Fieber und schweren Krankheitserscheinungen eine Hämoglobinurie, d. h. Ausscheidung dunklen, stark hämoglobinhaltigen Urins vor, das sog. Schwarzwasserfieber.

Bei allen Formen der Malaria ist die Milz vergrößert, oft in sehr bedeutendem Grade. Das Leukocytenbild wechselt im Verlaufe der Krankheit sehr rasch. Im Anfall herrschen die Neutrophilen vor, und zwar unter beträchtlicher Linksverschiebung. In der fieberfreien Zeit dagegen findet man höhere Lymphocyten-, vor allem höhere Monocytenwerte. Das rote Blutbild reagiert mit Zunahme der Polychromatischen. Da diese auch nach Aufhören der Fieberanfälle bleiben und so den Verdacht auf eine latente Infektion lenken können, hat die Polychromasie ebenso wie die Monocytose eine gewisse diagnostische Bedeutung.

Bei den typischen Fieberanfällen, besonders der Tertiana und Quartana, steigt die Temperatur schon vor dem Beginn des Schüttelfrostes ein wenig, sodann während des $^1/_2$-2 Std. dauernden Schüttelfrostes rasch zu bedeutender Höhe (39,5—41,0°) an. In dem darauffolgenden Hitzestadium (1—2 Std.) überschreitet die Temperatur den Gipfel und während des Schweißstadiums (3—5 Std.) sinkt die Körperwärme allmählich wieder zur Norm oder zu subnormalen Werten ab.

Im Stadium der Anfälle (nicht im Latenzstadium) fällt die Wassermannsche Reaktion bei etwa einem Drittel aller Kranken positiv aus.

Den Tod sieht man eigentlich allein nach der Infektion mit Malaria tropica eintreten, und zwar meist wegen gefährlicher Lokalisation der Plasmodien (im Gehirn) oder später auf dem Boden einer rasch sich entwickelnden Kachexie.

Bei kleinen Kindern ist das Krankheitsbild in der Regel atypisch. An Stelle des Schüttelfrostes treten Krämpfe, so daß die Infektion meist übersehen wird. Die sog. *Impfmalaria*, also die künstliche Malariainfektion, wird durch Überimpfung des Blutes von einem an Malaria tertiana leidenden Patienten vorgenommen, und zwar bei Dementia paralytica (WAGNER v. JAUREGG). Sie ist viel empfindlicher gegen Chinin als die Mückenstichmalaria. Es genügt eine kurze Chininkur, um die Infektion abzubrechen.

Der Nachweis der Malariaplasmodien ist schon ohne Färbung möglich, indem man einen Tropfen frischen Blutes mit starker Vergrößerung (Immersion) betrachtet; man findet dann in einigen roten Blutkörperchen die *beweglichen* Protoplasmaklümpchen mit lebhaft tanzenden Pigmentkörnchen. Viel schneller und schärfer erkennt man die Plasmodien in gefärbten Präparaten, wozu man gegenwärtig allein noch die Methode nach GIEMSA benutzt.

Oft sind die Malariaparasiten sehr spärlich im Blut, dann bedient man sich der Methode des „*dicken Tropfens*“: Ein großer Blutstropfen wird auf den Objektträger gebracht und am Rand sternförmig ein wenig ausgezogen. Gut lufttrocken werden lassen. Dann tropft man auf das lufttrockene, nicht fixierte Präparat wäßrige Giemsa-Lösung auf, läßt 15 min färben, spült vorsichtig mit Wasser ab und läßt wieder lufttrocken werden. Cedernöl, Untersuchung mit Immersionslinse. Im mittleren Feld der beigegebenen

Farbentafel sieht man zwischen den weißen Blutkörperchen die feinen Ringe und die Halbmondformen der Tropica.

Trypanosoma Gambiense,

der Erreger der in Zentralafrika verbreiteten *Schlafkrankheit*, stellt einen kleinen, fischähnlichen Flagellaten dar, welcher sich im Blutplasma mit großer Lebhaftigkeit bewegt, Abb. 158; er besitzt eine undulierende Membran und ist ungefähr 2—3 mal so lang wie ein rotes Blutkörperchen. Er läßt sich sowohl in dem durch Punktion gewonnenen Saft der geschwollenen Halsdrüsen als auch bisweilen im Blut und in der Cerebrospinalflüssigkeit nachweisen. Die Dunkelfeldbeleuchtung bei der Untersuchung des frischen Blutes eignet sich sehr gut zum Auffinden der Parasiten und zur Feststellung der Plasmodienart. Zur Kontrolle dient die Giemsa-Färbung. Die Krankheit, welche nach langdauernden mit Milz- und Drüsenschwellungen einhergehenden Fieberzuständen in einem schlafartigen Zustand mit allerlei Symptomen einer organischen Erkrankung des Gehirns und Rückenmarks zum Tode führt, wird übertragen durch eine Stechfliege, *Glossina palpalis*, die sich ihrerseits beim schlafkranken Menschen infiziert. Der Erreger macht in der Fliege einen bestimmten Entwicklungsgang durch. Andere Trypanosomenkrankheiten kommen bei Rindern, Pferden und Eseln vor, z. B. die in Südafrika weit verbreitete Nagana, welche durch das Trypanosoma Brucei erzeugt und durch die Tsetsefliege übertragen wird.

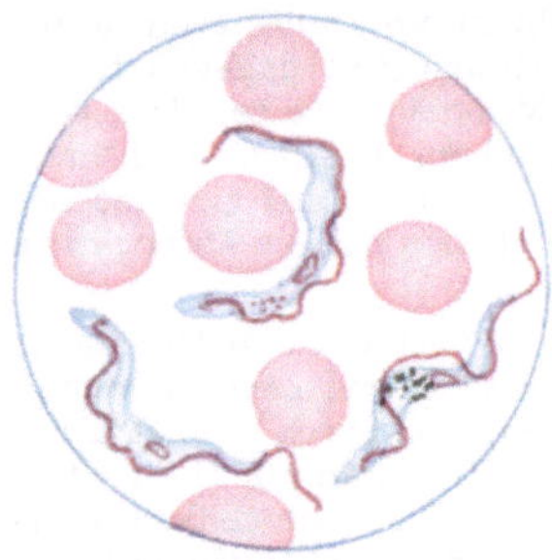

Abb. 158. Trypanosoma Gambiense. Blut

Zu den Trypanosomenerkrankungen des Menschen gehört weiterhin die durch das Schizotrypanum Cruci hervorgerufene Chagaskrankheit, welche durch eine Wanzenart übertragen wird.

Als *Kala-Azar* oder tropische Splenomegalie wird eine in den Tropen und Südeuropa vorkommende, mit unregelmäßigem Fieber, großer Schwäche und Anämie, mit Magendarmstörungen und meist mit erheblicher Größenzunahme der Leber und Milz einhergehende, oft zum Tode führende Erkrankung bezeichnet. In Milz und Leber, bisweilen auch in anderen Organen und im Blut finden sich die von LEISHMAN und DONOVAN entdeckten kleinen rundlichen Gebilde, Leishmania donovani genannt, welche einen Hauptkern und einen Nebenkern enthalten. Sie wachsen auf bluthaltigen Nährböden zu Flagellaten aus, welche den Trypanosomen nahestehen. Übertragung wahrscheinlich durch blutsaugende Insekten (Phlebotomen).

Die *Orientbeule* (Aleppobeule) stellt überaus hartnäckige furunkelartige Eiterungsprozesse der unbedeckten Hautteile dar; man findet dabei zweikernige rundliche Parasiten, welche der bei Kala-Azar beschriebenen Leishmania-Donovani gleichen.

Spirochäten

Recurrensspirochäten (OBERMEIER) (Abb. 159), zierliche, lebhaft bewegliche Schraubenformen, finden sich im Blut bei Rückfallfieber, jedoch nur während des Fieberanfalls. Sie lassen sich schon im ungefärbten Blutstropfen bei ungefähr 350 facher Vergrößerung nachweisen, und zwar erkennt man sie am besten dadurch, daß sie, an rote Blutkörperchen anstoßend, diese in zuckende Bewegungen versetzen; sie können auch im Deckglas-Trockenpräparat des Blutes mit wäßriger Fuchsinlösung und nach GIEMSA

gefärbt werden. Es empfiehlt sich, die Färbung des „dicken Tropfens"
anzuwenden, welche bei dem Nachweis der Malariaplasmodien Erwähnung
fand. Durch Übertragung spirochätenhaltigen Blutes auf Menschen und
Affen wird bei diesen Recurrens erzeugt. ROBERT KOCH gelang der Nachweis, daß die Spirochäten des afrikanischen Rückfallfiebers in einer Zecken-
art (Ornithodorus moubata), die im Boden der Eingeborenenhütten lebt,
sich vermehren und durch den Biß dieser Tiere auf den Menschen übertragen
werden. Außer den Zecken spielen auch Wanzen, Flöhe und vor allem Kleiderläuse eine Rolle bei der Übertragung des Rückfallfiebers von Mensch zu
Mensch. Im Darminhalt der Kleiderlaus finden sich die Spirochäten. Die
Spirochäten des afrikanischen, indischen und amerikanischen Rückfallfiebers unterscheiden sich von der europäischen Form nur wenig morphologisch, wohl aber immunbiologisch.

Die *Inkubationszeit* beträgt ungefähr 5—7 Tage.
Prodromalstadium nicht deutlich ausgeprägt. Das
Fieber beginnt mit heftigem Schüttelfrost und
hohem steilem Ansteigen der Temperatur, welche
bis zum 5. bis 6. Tage als Febris continua bestehen
bleibt und dann kritisch unter Schweiß und Durchfällen abfällt. Nach einer Fieberlosigkeit von etwa
einer Woche abermaliger gleicher, jedoch oft kürzer
dauernder Fieberanfall. Häufig nach weiteren
5—7 Tagen ein dritter 1—2 tägiger Anfall. Während
der Fieberanfälle schwere Störungen des Allgemeinbefindens, heftige Schmerzen im Kopf und Kreuz
und in den Gliedern, namentlich in den Waden.
Benommenheit, Milz vergrößert, druckempfindlich,
bisweilen Herpes, leichter Ikterus, oft allgemeine
ödematöse Gedunsenheit. Im fieberfreien Stadium
auffällige Pulsverlangsamung.

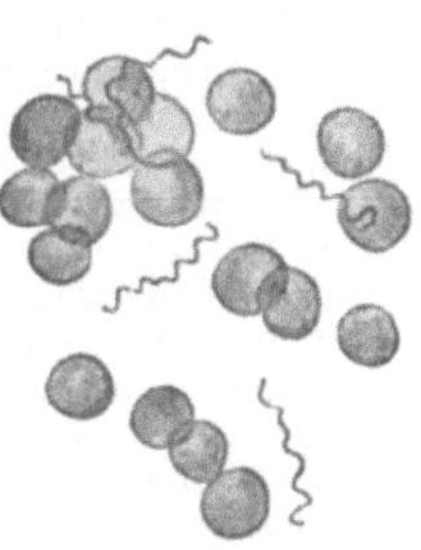

Abb. 159.
Recurrensspirochäten
im Blutpräparat

Von den *Leptospirosen*, deren Erreger, die Leptospiren, zur Familie der
Spirochäten gehören, kommen in unsern Breiten der *Morbus Weil* (Erreger: Leptospira ictero-haemorrhagiae), das *Feldfieber* (L. grippo-typhosa),
die *Schweinehütermeningitis* (L. pomona und mitis) und das *Canicolafieber*
(L. canicola) vor. Morphologisch ist eine Unterscheidung der einzelnen
Leptospirenarten nicht möglich. Sie sind sämtlich 0,2 μ breit und 12 bis
15 μ lang. Im Dunkelfeld lassen sich ihre lebhaften Bewegungen gut beobachten. Dabei werden die Enden ihres gewundenen Leibes oft hakenförmig
umgebogen, so daß S- und Kleiderbügelformen entstehen. Die Färbung ist
schwierig und gelingt am ehesten nach Härtung mit Methylalkohol durch
Färbung mit Giemsalösung. Eine Unterscheidung der Leptospiren ist nur
serologisch mit Hilfe des Agglutinations-Lysis-Versuches und der Absättigung
möglich. In den ersten Krankheitstagen kreist der Erreger im Blut (septic-
ämisches Stadium), in dem sein mikroskopischer Nachweis jedoch fast nie
gelingt. Kultur und Tierversuch sind erforderlich. Ab 10. Krankheitstag
kann der Agglutinations-Lysis-Versuch, der auf der Agglutination und
Lysis der Leptospiren durch antikörperhaltiges Serum beruht, positiv ausfallen. Verdächtig auf das Vorliegen einer Leptospirose sind schon Titer von
1:100, sicher beweisend erst 1:500.

Sämtliche Leptospirosen beginnen nach einer *Inkubation* von durchschnittlich 8—10 Tagen mit plötzlichem Fieberanstieg, oft sogar mit Schüttelfrost. Es setzt dann ein sehr unterschiedlich schweres Krankheitsbild mit
Kopf-, Nacken-, Muskelschmerzen, Konjunktivitis, Episkleritis, auffälliger
Hypotonie, meist mit Leber-, seltener Milzschwellung, häufig mit seröser

lymphocytärer Meningitis, gelegentlich gastro-enterischen Beschwerden und 1—3, seltener mehr, Fieberperioden ein. Urobilinogen-, Urobilin- und Albuminurie sind fast immer vorhanden, die Häufigkeit des Ikterus schwankt sehr stark in den einzelnen Epidemien. (Beim Morbus Weil zwischen 30 und 80%, bei den übrigen Leptospirosen wesentlich niedriger). Die Blutsenkung ist beschleunigt.

Übertragung der Leptospirosen erfolgt durch leptospirenhaltigen Urin, vornehmlich von Ratten, Mäusen, Hunden, Schweinen meist indirekt durch verseuchtes Wasser oder geogen, von Hunden direkt.

Die Spirochaeta pallida oder das Treponema pallidum (Schaudinn-Hoffmann) (Abb. 160), ein außerordentlich zarter und zierlicher Schraubenfaden, der an den Enden in feinste Geißelfortsätze ausläuft und Eigenbewegung zeigt. Die Spirochaeta pallida wird bei **Syphilis,** und zwar in allen Stadien gefunden, im Primäraffekt, in den breiten Papeln und in gummösen Produkten, ferner im Knochenmark, in den Gefäßwänden und den Nebennieren, auch in den Organen kongenital syphilitischer Neugeborener, selbst im Gehirn bei Paralyse, aber nur selten im Blut und im Urin (bei Nierensyphilis). Der Nachweis wird in der Weise geführt, daß man den Primäraffekt oder eine breite Papel mit steriler Watte kräftig abreibt und das daraus vorquellende Serum (Reizserum) auf einem Objektträger auffängt; oder man schabt die Oberfläche des Schankers oder der Papeln mit einem Platinspatel ab und untersucht den „Schabesaft". Zur Färbung eignet sich am besten das auf S. 378 beschriebene Verfahren von Giemsa, bei welchem die Spirochaeta pallida *blaßrosa* bläulich tingiert erscheint, während andere gröbere Spirochätenarten, wie z B. die Spirochaeta refringens des Zahnfleisches, eine dunklere Färbung annehmen. Sehr einfach und brauchbar ist auch die Untersuchung bei Dunkelfeldbeleuchtung, welche die Spirochäten als hellglänzende, lebhaft sich bewegende Schraubenfäden in dem sonst dunklen Gesichtsfeld erkennen läßt. Bei dem Tuscheverfahren nach Burri wird ein Tröpfchen Reizserum mit einem Tröpfchen destillierten Wassers verdünnt, dem man eine Spur flüssiger chinesischer Tusche unter sorgfältiger Mischung zugesetzt hatte. Man verstreicht die Flüssigkeit gleichmäßig auf dem Objektträger und untersucht nach dem Trocknen mit Ölimmersion. Die Spirochäten erscheinen dann hell zwischen der fein verteilten Tusche. — Zum Nachweis der Spirochaeta pallida in Schnittpräparaten wird die Silberimprägnation nach Levaditi angewandt, bei welcher die Spirochaeta pallida schwarz gefärbt wird. Die Spirochaeta pallida und damit die Syphilis ist auch auf Affen, Kaninchen und Mäuse übertragbar. Über den Nachweis der Syphilis mittels der Wassermannschen Reaktion s. S. 689.

Die *Syphilis* wird am häufigsten durch den Geschlechtsverkehr, aber auch durch Kontakt mit einer infizierten Stelle übertragen. Bei der schwangeren Frau kann sie durch die Placenta, also ohne Primäraffekt, auf den intrauterinen Körper des Kindes übergehen und dadurch zur kongenitalen Lues führen.

Einige Tage nach der Infektion verbreiten sich die Erreger auf dem Lymphwege über den gesamten Organismus und zeigen etwa 3 Wochen später an der infizierten Stelle eine oberflächliche schmerzlose Wundfläche, deren Grund durch eine bezeichnende Härte fühlbar ist und bei der Abheilung eine Narbe hinterläßt. Im Sekret dieses *Primäraffektes* lassen sich die Spirochäten nachweisen. Die Syphilis unterscheidet sich dabei von dem weichen Schanker, daß die Überimpfung auf eine gesunde Hautstelle desselben Individuums reaktionslos bleibt. Es besteht also schon frühzeitig eine gewisse Immunität, welche sich aber nur auf die Haut erstreckt. Sind durch die mikroskopische Untersuchung die Spirochäten erwiesen, so kann

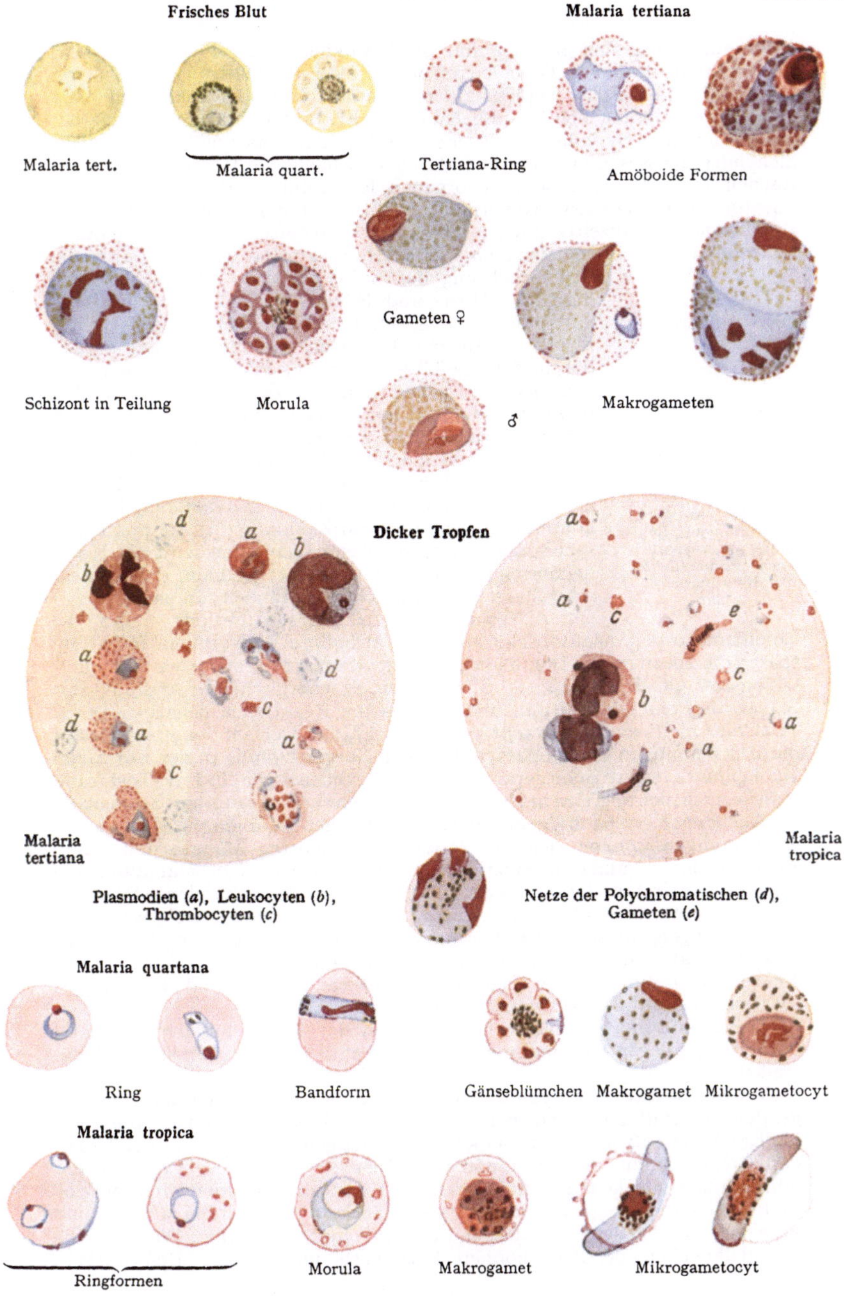

Frisches Blut
Malaria tertiana
Tafel IV
Malaria tert.
Malaria quart.
Tertiana-Ring
Amöboide Formen
Gameten ♀
Schizont in Teilung
Morula
♂
Makrogameten
Dicker Tropfen
d
a
b
b
a
d
a
c
d
a
a
c
a
a
c
e
b
a
e
Malaria
tertiana
Malaria
tropica
Plasmodien (a), Leukocyten (b),
Thrombocyten (c)
Netze der Polychromatischen (d),
Gameten (e)
Malaria quartana
Ring
Bandform
Gänseblümchen
Makrogamet
Mikrogametocyt
Malaria tropica
Ringformen
Morula
Makrogamet
Mikrogametocyt

durch eine energische Salvarsankur die Krankheit völlig ausheilen, so daß
bei erneutem unreinem Geschlechtsverkehr eine abermalige, ja eine dritte
Erkrankung an frischer Syphilis auftreten kann. Etwa 3 Wochen nach dem
Primäraffekt stellen sich bei unbehandelter Erkrankung die Symptome der
sog. sekundären Syphilis ein, welche sich durch ein masernähnliches, nicht
juckendes, blasses Exanthem und durch oberflächliche Geschwüre an den
Rachen- wie auch den Geschlechtsorganen, ferner durch allgemeine, schmerzlose (indolente) Drüsenschwellung, Unwohlsein und leichte Temperaturen
auszeichnen. Frühzeitig pflegen sich schwere Kopfschmerzen, namentlich
während der Nacht, einzustellen. Diese Dolores osteocopi sind durch die
Zellvermehrung des Spinalpunktats als eine Entzün-
dung der Hirn- und Rückenmarkshäute nachweisbar
und pflegen nicht selten mit Wucherung und Oblite-
ration der Intima der Arterien einherzugehen, welche
durch den Gefäßverschluß zu lokalen Nekrosen der
Gehirnsubstanz und dadurch zu cerebralen Anfällen
von Lähmungen, ja von Aphasie, führen. Auch kommen
schon frühzeitig Lähmungen der Gehirnnerven vor,
welche auf dem Wege durch die entzündeten Meningen
erkranken und zu Funktionsstörungen Veranlassung
geben. Nach den ersten beiden Salvarsaninjektionen
kommt es gelegentlich zur Zunahme der Symptome der
sekundären Periode. Dieses Phänomen wird als Herx-
heimersche Reaktion bezeichnet; sie kann durch Hirn-
schwellung zu bedrohlichen Zuständen führen. — In den

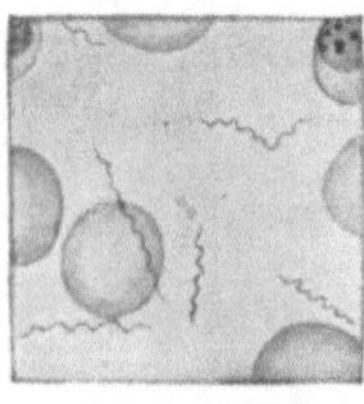

Abb. 160. Ausstrich-
präparat vom Reiz-
serum eines syphiliti-
schen Primäraffektes
bei Hellfeldbeleuch-
tung

ersten Wochen der sekundären Periode treten die
Lipoidantikörper, nachweisbar mit der Cardiolipin-Wassermann-Reaktion,
später die spezifischen Immobilisine, nachweisbar im Treponema-Immobili-
sationstest (T. P. I.), auf (s. S. 690). Durch energische Behandlung mit
Salvarsan, Penicillin, Wismut usw. können die Reaktionen negativ werden.
Tritt dies nicht ein, so erwacht der Verdacht, daß sich im späteren Verlauf
die Erscheinungen einer Spätsyphilis oder Nervensyphilis in der Form von
Rückenmarks- und Gehirnerkrankungen einstellen. Der T. P. I.-Test kann
jedoch auch bei ausreichender Behandlung ein Leben lang positiv bleiben.

Auch nach vollständigem Verschwinden aller sekundären Krankheitserscheinungen können sich im Verlauf der nächsten Monate und Jahre
Rezidive der sekundären Syphilis einstellen, die sich jedesmal durch ein
erneutes Auftreten der Wassermannschen Reaktion ankünden. Dann ist
immer eine Neubehandlung notwendig. Dies gilt besonders auch, wenn sich
Erscheinungen von seiten des Nervensystems oder der arteriellen Blutgefäße
einstellen, also Mesaortitis mit Aneurysmen oder die Erscheinungen der
Neurolues: Pupillenstarre, Fehlen der Reflexe, Ataxie und Kältehyper-
ästhesie am Rumpf, sowie lanzinierende Schmerzen.

Die Symptome der *Nervenlues*, nämlich der Tabes und der Dementia
paralytica, pflegen sich meist erst 10—15 Jahre nach der Infektion einzustellen.

Im Spätverlauf der Syphilis und namentlich bei fehlender oder ungenügender Behandlung, auch bei kongenitaler Syphilis kommen zellreiche
Infiltrationen, oft geradezu von geschwulstartigem Charakter in der Leber,
den Gehirnhäuten, der Haut und den Knochen vor. Diese Produkte der
tertiären Lues sind sehr arm an Spirochäten und deshalb kaum mehr kontagiös
und zeigen die Neigung zum zentralen Zerfall. Sie werden als Gumma
bezeichnet und reagieren auffallend gut auf Jodbehandlung. Wenn sie die
Schädelknochen befallen, können Sattelnase und andere Deformitäten

entstehen. Als Hutchinsonsche Trias bezeichnet man die bei kongenitaler Lues vorkommende tonnenförmige Deformierung der Schneidezähne in Verbindung mit Keratitis parenchymatosa und Labyrinthtaubheit.

B. Pflanzliche Parasiten

Fadenpilze

Zu der Gruppe der **Fadenpilze** (Hyphomyceten) werden eine Reihe von Arten gezählt, die teils als richtige Krankheitserreger, teils mehr saprophytisch auf der Haut und den Schleimhäuten auftreten können. Diese Fadenpilze sind sich untereinander z. T. recht ähnlich und ihre botanische Unterscheidung ist vielfach noch ungenügend studiert.

Die Hyphomyceten bilden doppelt konturierte Fäden, die verzweigt und durch Septa geteilt sein können. Aus den Endgliedern bilden sich entweder größere, kugelförmige Sporangien, welche von einer großen Zahl von Sporen erfüllt sind, oder es schnüren sich an dem Ende des Fadens eine Reihe von Conidien (Sporen) ab, die sich als stark lichtbrechende Kügelchen von etwas dickerem Durchmesser darstellen. Als Oidien bezeichnet man diejenigen Formen, bei welchen die Fruchtfäden selbst in eine Reihe von kugel- oder eiförmigen Sporen zerfallen.

Die Kultur, welche für die Unterscheidung der einzelnen Unterarten oft unentbehrlich ist, wird am besten auf dem Nährboden nach SABOURAUD, der auf 100 cm³ dest. Wassers 4,0 Maltose, 1,0 Pepton und 1,8 Agar-Agar enthält, bei Zimmertemperatur ausgeführt.

Die wichtigsten Formen sind:

Achorion Schoenleinii = der Favuspilz. Er bildet auf und in der behaarten Kopfhaut gelbe Schüsselchen, welche aus massenhaften derben, geschlängelten, septierten und verzweigten Fäden und kugeligen Conidien bestehen. Der Favus zerstört z. T. die Hautgebilde und Haare und ruft Narbenbildung hervor. Auch verursacht er bisweilen eine Erkrankung der Nägel.

Trichophyton (Sporotrichum der Botaniker) (Abb. 161). Es gibt mehrere Unterarten, welche alle den Herpes tonsurans (Trichophytia superficialis) des Kopfes und der unbehaarten Haut hervorrufen können. Wenn sie sehr virulent sind, dringen sie tiefer in die Haut ein (Trichophytia profunda) und erzeugen die als Sycosis parasitaria (sykon = aufgebrochene Feige) oder als Kerion Celsi (Kerion = Honigwabe) bezeichneten Schwellungen und Eiterungen. Man findet ähnlich verzweigte und mit Septen versehene Fäden sowie Conidien wie bei Favus, und zwar in den Epidermisschuppen bei der Trichophytia superficialis und in und um die Wurzelteile der Haare bei der tiefen Trichophytie. Im Pusteleiter der Sycosis parasitaria sind sie meist nicht nachweisbar.

Das **Epidermophyton inguinale** ist den Trichophytonpilzen nahe verwandt und ruft an bestimmten Prädilektionsstellen, an denen die Haut durch Schweiß oder Sekret maceriert wird, also in den Kniekehlen, Achselhöhlen, an den Brustdrüsen, an After und Genitalien das Eczema marginatum hervor.

Microsporon (Sporotrichon der Botaniker) **Audouini.** Kommt fast nur bei Kindern vor und erzeugt am behaarten Kopf herdförmige kahle Stellen mit Abbrechen der Haare. Entzündungserscheinungen der ergriffenen Stellen fehlen ganz oder sind jedenfalls geringer als bei der Trichophytie. Man findet reihenartig angeordnete, geradezu mosaikartig dichtliegende Conidien und kleine Fäden in dem Wurzelteil der abgebrochenen Haare. Es sind mehrere kulturell verschiedene Unterarten bekannt.

Microsporon (Sporotrichon) **furfur** (Abb. 162), der Erreger der Pityriasis versicolor, einer aus braungelblichen, leicht schuppenden Flecken bestehenden oberflächlichen Hauterkrankung, besonders an Brust und Rücken. In den abgekratzten Epidermisschüppchen lassen sich massenhaft kurze Fäden und Conidien nachweisen, welche denen des Achorion ähnlich, aber noch größer und derber und schon bei geringer Vergrößerung sichtbar sind.

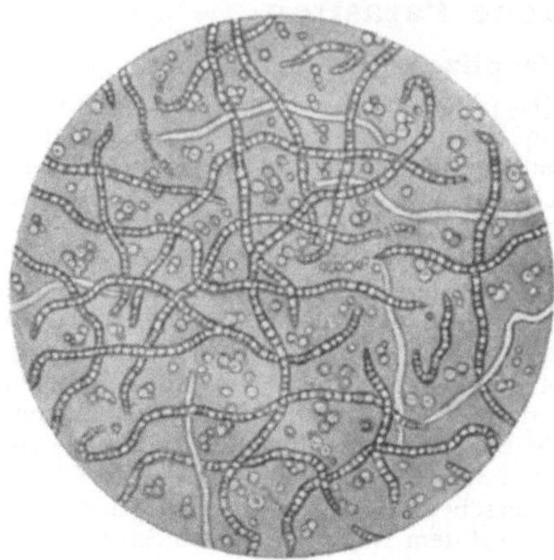

Abb. 161. Trichophyton tonsurans

Als *Microsporon minutissimum* oder Actinomyces minutissimus wird ein feinverzweigter Fadenpilz bezeichnet, der bei der als Erythrasma bezeichneten flächenhaften Hautrötung der Genitalregion vorgefunden werden kann. Er sieht dem Microsporon furfur sehr ähnlich, ist aber viel kleiner.

Um die Fadenpilze sichtbar zu machen, versetzt man das Präparat (abgeschabten Zungenbelag oder Epidermisschüppchen ausgerissener Haare usw.) mit 10%iger Kalilauge und läßt unter vorsichtigem Erwärmen einige Minuten einwirken, sodann setzt man einen Tropfen destillierten Wassers zu, um das Auftreten von Kristallen zu verhüten. Man legt ein Deckglas auf, drückt dies sanft schiebend an und saugt die herausquellende Flüssigkeit ab. Auf diese Weise werden die Gewebselemente durch Quellung fast

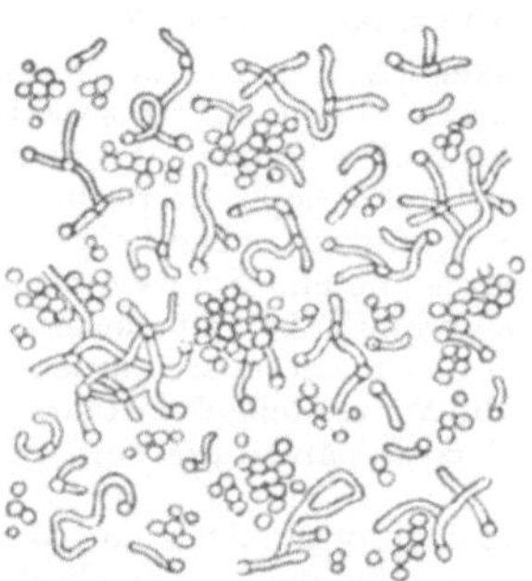

Abb. 162. Microsporon furfur

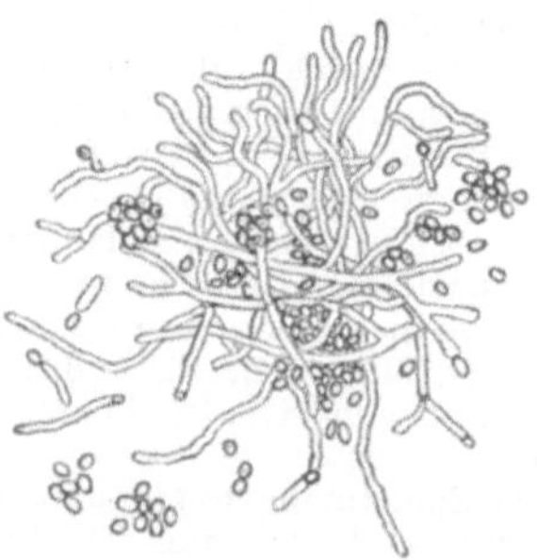

Abb. 163. Oidium albicans, Soorpilz

unsichtbar und die gegen Kalilauge resistenten Pilze treten deutlich sichtbar hervor. Untersuchung ohne Abbeschen Beleuchtungsapparat bei enger Blende, mit starken Trockenlinsen.

Auch in der inneren Medizin sind Pilzerkrankungen von Bedeutung, in zunehmendem Maße seit Einführung der antibiotischen Therapie (als Folge der Zurückdrängung der normalen Bakterienflora des Organismus).

Besonders gilt dies für das **Candida albicans (Oidium albicans)**, den **Soor-pilz** (Abb. 163), der ein Übergangsglied von den Fadenpilzen zu den Sproß-pilzen darstellt. Er findet sich in der Mundhöhle, seltener Oesophagus und Magen, in Form von weißen Flecken oder Rasen mit geringer Rötung der Umgebung. Diese erweisen sich bei mikroskopischer Untersuchung als ein Gewirr reich verzweigter, an den Teilungsstellen septierter Fäden, zwischen denen glänzende, runde oder ovale Conidien liegen; sie lassen sich auf schwachsauren, zuckerhaltigen Nährböden kultivieren.

Bei schweren Allgemeinerkrankungen kann es zum Befall der Bronchien, sogar der Lunge und zu generalisierter *Moniliasis* kommen.

Der mehr den Fadenpilzen zugehörige, durch Bildung gut differenzierter Conidien ausgezeichnete Pilz *Sporotrichon Beurmanni* und *Schenckii* macht knotenförmige Hautveränderungen mit Geschwüren und strangartiger Lymphangitis. Durch Kontakt können weitere Organe befallen werden. Der Pilz ist im Eiter meist nur durch die Kultur nachweisbar.

Sproßpilze oder **Hefepilze,** Blastomyceten, stellen ovale glänzende Zellen dar, welche sich dadurch vermehren, daß aus der Mutterzelle eine Tochter-zelle in Form einer knospenartigen Ausstülpung hervorsproßt. Sie wachsen auf alkalischen Nährboden häufig zu Fadenformen aus. Hefepilze sind die Ursache der Vergärung des Traubenzuckers zu Alkohol und Kohlensäure; sie finden sich bisweilen in gärendem Mageninhalt vor. Die Blastomyceten kommen in seltenen Fällen auch als Krankheitserreger vor, erzeugen knoten-artige Entzündungen der Haut, der Nägel und Knochen und selbst des Zentralnervensystems.

In Europa ist eine Blastomykose in einzelnen Fällen beobachtet, die durch den ubiquitären Erreger *Torula histolytica* oder *Cryptococcus neoformans* verursacht wird. Der Pilz kann bei Befall der Meningen gelegentlich im Liquor-Sediment gefunden werden, wo er nach Färbung mit Tusche und Karbolfuchsin an seiner leuchtend roten Kapsel erkannt werden kann. Verbreiteter ist die Blastomykose (GILCHRIST) in Nordamerika; auch eine südamerikanische Form ist bekannt. Wichtig ist die in den USA endemi-sche *Histoplasmose* mit dem Erreger *Histoplasma capsulatum,* bei der man eine benigne grippeartige Erkrankung und ein malignes generalisiertes hodgkinartiges Leiden unterscheidet. Zur Diagnostik kann außer dem Pilznachweis der Histoplasminhauttest herangezogen werden. Ähnlichkeit mit dieser Krankheit hat die ebenfalls in Nordamerika beheimatete *Cocci-dioidomykose.*

Aktinomyces, der Strahlenpilz, der in seinem Verhalten zwischen den Bakterien und den Schimmelpilzen steht, findet sich im Eiter in Gestalt makroskopischer, hirsekorngroßer, gelbweißer Körnchen, die mikroskopisch aus einer Unzahl feiner, radiär gestellter, in dicke glänzende Endkolben auslaufender Fäden bestehen. Die Aktinomycesdrusen (Abb. 164) sind häufig verkalkt und müssen alsdann erst durch verdünnte Salzsäure entkalkt werden. Es gibt jedoch Fälle, in denen man keine makroskopischen Drusen findet. Dann empfiehlt es sich, den verdächtigen Eiter nach folgendem Verfahren zu färben: Färbung der fixierten Präparate durch 30—40 min in erhitzter Carbolfuchsinlösung. Dann 10—15 min in Lugolscher Lösung, Entfärbung mit Alkohol, Abspülen mit Wasser. Charakteristisch sind *verzweigte* Fäden. Künstliche Züchtung auf den üblichen Nährböden ist möglich. Die durch den anaeroben Strahlenpilz erzeugte Krankheit, (WOLFF-ISRAEL) geht meist von der Mundrachenhöhle (cariöse Zähne, Zunge, Tonsillen), dem Oesophagus oder Darm aus. Der an sich saprophytär wachsende Keim kann bei Verletzungen, chronischen Eiterungen und besonders mit Fremdkörpern in die Tiefe des Gewebes gelangen und hier unter besonderen Bedingungen, wozu wahrscheinlich die Symbiose mit einer Begleitflora gehört, pathogen werden. Er kann alle Organe, mit Vorliebe auch die Knochen befallen, es kommt zu brettharten Infiltrationen mit Absceßbildungen und Fisteleiterungen.

Der aerobe Strahlenpilz, *Nocardia asteroides*, der von der freien Natur her übertragen wird, kann in seltenen Fällen zu Lungenerkrankung mit Metastasierung führen. In den Tropen entsteht durch ihn der sog. Madurafuß.

Von den Schimmelpilzerkrankungen hat klinisch eine geringe Bedeutung die Aspergillose, deren Erreger, der *Aspergillus fumigatus* und *niger* sich überall in feuchten Räumen und oft auf Nahrungsmitteln, bisweilen im Auswurf von Phthisikern oder Geisteskranken findet; eine eigene Art von Pneumonie: Pseudotuberculosis aspergillina und eine generalisierte Erkrankung können durch diese Erreger erzeugt werden. Sie stellen doppelt konturierte, nicht oder wenig verzweigte Fäden dar, mit zahlreichen, oft bräunlich pigmentierten Sporen. Auch im äußeren Gehörgang, in der Nasenhöhle und im Nasen-Rachen-Raum wurden bisweilen Schimmelpilze, Aspergillus- oder Mucor-Arten gefunden.

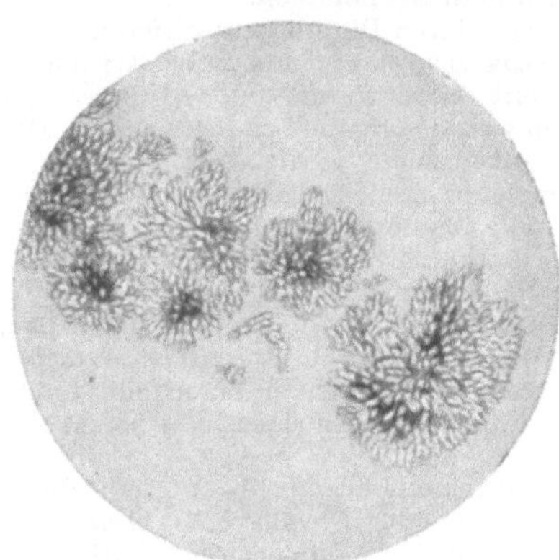
Abb. 164. Aktinomycesdrusen

Aus Schimmelpilzen und Actinomycesarten werden zahlreiche Antibiotica gewonnen (das Penicillin aus dem Pilz Penicillium notatum, das Streptomycin aus Streptomyces griseus, das Chloromycetin aus Streptomyces venezuelae, das Aureomycin aus Streptomyces aureofaciens usw.)

Spaltpilze, Bakterien,

Schizomyceten, stellen die niedersten bekannten Organismen dar; sie vermehren sich dadurch, daß eine Mutterzelle durch Spaltung in zwei oder mehrere Tochterorganismen zerfällt. Neben dieser Vermehrung durch einfache Querteilung findet sich bei gewissen Bakterien, z. B. dem Milzbrand, noch eine solche durch *Sporenbildung*. Die Sporen stellen *Dauerformen* dar, welche den äußeren Einflüssen, z. B. der Hitze, der Austrocknung, der Einwirkung antiseptischer Stoffe einen viel größeren Widerstand entgegensetzen als die „Wuchsformen" und somit zu den dauerhaftesten und am schwierigsten zerstörbaren Organismen gehören. Trockene Hitze von 150° vernichtet erst bei vierstündiger Einwirkung mit Sicherheit alle Keime; strömende Wasserdämpfe von 100° bei Einwirkung von 10—15 min vernichten nur die vegetativen Formen, nicht alle Sporen. Die „Wuchsformen" der Bakterien gehen meist bei längerer Einwirkung einer Temperatur von 52—70° zugrunde. Außerdem kann eine sichere Tötung der meisten Keime, d. h. eine Sterilisation noch erzeugt werden durch Chemikalien, z. B. durch zweistündige Einwirkung einer Sublimatlösung von 1 °/₀₀ oder durch 5%ige Kresolseifenlösung.

Die Mikroorganismen entwickeln sich z. T. auf *toten* Substraten organischer Herkunft, z. B. auf tierischen und pflanzlichen Leichen, im Boden, im Wasser. Man bezeichnet diese als *Saprophyten* im Gegensatz zu den *parasitischen* Mikroorganismen, welche im *lebenden Körper höherer Organismen* gedeihen. Manche Arten, z. B. die Gasbrandbacillen, können sowohl auf toten Substraten als auch im Tierkörper fortkommen: fakultative Parasiten. Zu den Parasiten gehören viele Erreger der Infektionskrankheiten, welche man auch als *pathogene* Mikroorganismen oder Mikroben bezeichnet.

In *morphologischer Beziehung* unterscheidet man unter den Mikroorganismen nach der bisher gebräuchlichen Einteilung:

1. *Mikrokokken* von kugeliger oder ovoider Gestalt. Je nachdem sie einzeln liegen oder zu zweien vereinigt sind, spricht man von Mono- oder Diplokokken. Sind sie zu Ketten aneinandergereiht, so bezeichnet man sie als Streptokokken; haben sie die Neigung, sich zu Häufchen oder traubenförmigen Konglomeraten zu vereinigen, so nennt man sie Staphylokokken.

2. *Bacillen* = Stäbchen. Manche Stäbchen haben die Neigung, zu längeren Fäden oder Scheinfäden auszuwachsen. Als *Leptothrixfäden* werden lange fadenförmige Stäbchen bezeichnet, die sich oft im Zahnbelag und in Tonsillarpfröpfchen, manchmal auch im Sputum bei putrider Bronchitis vorfinden; sie färben sich mit Jodjodkaliumlösung meistens schön violett und sind nicht mehr zu den einfachen Spaltpilzen zu rechnen.

3. *Spirillen* = Schraubenformen. — Kurze gekrümmte Bacillen, welche als unvollkommene Schraubenformen oder als Bruchstücke davon aufgefaßt werden müssen, bezeichnet man als *Vibrionen*. (Wohl zu unterscheiden von den oben beschriebenen echten Schraubenformen, den Spirochäten.)

Manche Bakterienarten zeichnen sich durch lebhafte Eigenbewegung aus, diese wird durch *Geißelfäden* bedingt, welche bei den betreffenden Arten in einem oder vielen Exemplaren in charakteristischer Zahl und Anordnung vorhanden sind. — Zur Untersuchung der Beweglichkeit und der Art der Zusammenlagerung in den Kulturen bedient man sich der Beobachtung im „*hängenden Tropfen*": Man umgibt den Hohlraum eines hohlen Objektträgers mit etwas Vaseline und drückt darauf, mit der Präparatseite nach abwärts, ein Deckglas, auf dessen Mitte man mit der Platinöse ein kleines Tröpfchen der zu untersuchenden Kultur aufgetragen hatte. Bisweilen ist es nötig, einen Tropfen 0,7%iger Kochsalzlösung, Bouillon oder Peptonlösung hinzuzufügen (1 Teile Witte Pepton, $^1/_2$ Teil Kochsalz: 100 Teile Wasser, gekocht).

Manche Mikroorganismen bewirken in ihren Nährmedien gewisse chemische Umsetzungen; so ist die *Fäulnis* des Eiweißes und die *Gärung* (Essigsäuregärung des Alkohols, Milchsäuregärung des Milchzuckers) auf Bakterienwirkung zurückzuführen. Einige Arten verflüssigen die Gelatine und andere Nährsubstrate, indem sie diese peptonisieren; manche Bakterien produzieren Gase oder Pigmente, so z. B. erzeugt der Staphylococcus pyogenes aureus einen goldgelben, der Micrococcus prodigiosus einen blutroten und der Bacillus pyocyaneus einen blauen Farbstoff.

Bei den Mikroorganismen sind zellkernähnliche Gebilde vorhanden, in deren Chromatinsubstanz sich wahrscheinlich die Gene befinden. Die nach GRAM sich positiv färbenden Bakterien (s. S. 694) enthalten einen Mg-Ribose-Nucleinsäure-Histon-Komplex; sie sind leichter für Antibiotica und Sulfonamide angreifbar als die gramnegativen Keime, die eine chemisch aus Polysaccharid, Lipoid und Nucleoproteid bestehende Substanz (Endotoxinsubstanz) enthalten. Alle Bakterien besitzen Eiweißkörper von ziemlich großem Molekulargewicht. Manche Bakterien benötigen als Wuchsstoff das Vitamin H′, die Paraaminobenzoesäure, deren Wirkung durch Sulfonamide aufgehoben werden kann.

Die lokale und allgemeine Wirkung der pathogenen Bakterien im Körper beruht auf der Absonderung von Fermenten (z. B. Proteasen, Lipasen, Mucinasen usw.), von pyrogenen und allergenen Stoffen und von Toxinen. Unter einem *Toxin* versteht man eine wasserlösliche giftige antigen wirkende Substanz aus dem Pflanzen- und Tierreich oder aus Mikroorganismen, die nicht sofort, sondern nach einer gewissen Inkubationszeit wirkt. Die chemische Zusammensetzung der Toxine ist uns bisher unbekannt. Nach EHRLICH nehmen wir an, daß jedes Toxin 2 verschiedene Gruppen besitzt, nämlich eine *haptophore*, die die Verankerung des Giftes an der empfindlichen Zelle oder am Antitoxin bewirken kann, und die *toxophore* Gruppe, die die giftige Wirkung auf die Zelle ausübt. Ein Toxin kann also nur wirksam werden, wenn es gebunden wird. Manche Immunität — z. B. die der Eidechsen gegenüber dem Tetanustoxin — beruht auf der fehlenden Bindungsfähigkeit.

Die Toxine sind z. T. Sekretionsprodukte der Bakterien (z. B. bei Diphtherie und Tetanus), sog. *Ektotoxine*, die außerordentlich giftig sind; so wirkt das Diphtherietoxin schon in einer Menge von $^1/_{10\,000}$ mg tödlich auf Meerschweinchen. Die *Endotoxine*, in der Leibessubstanz der gramnegativen Bakterien, werden erst bei deren Zerfall wirksam (z. B. bei Typhus, Pest, Cholera). Sie sind sehr viel weniger giftig. Bei Meerschweinchen liegt die tödliche Dosis bei 0,3—0,5 mg. Durch die Ektotoxine werden große Mengen spezifischer Antitoxine im Körper erzeugt, was bei den Endotoxinen nur beschränkt der Fall ist. Durch Formol- und Wärmeeinwirkung können die Ektotoxine in *Toxoide* (EHRLICH) oder *Anatoxine* (RAMON) umgewandelt werden. Bei diesen ist die labilere toxophore Gruppe verlorengegangen, dagegen die haptophore Gruppe und damit die antitoxinerzeugende Fähigkeit der Verbindung erhalten geblieben. Diese Toxoide werden bei der aktiven Immunisierung z. B. der Diphtherieschutzimpfung und bei der Gewinnung von Heilseren vom Tier benutzt.

Eine Reihe von Bakterien kann nur durch Epitheldefekte in den Körper eindringen, andere dagegen passieren auch die intakte Haut. Möglicherweise genügen die kleinen von ihnen mitgeführten Toxinmengen zur tödlichen Schädigung der Oberflächenzelle. Auch Fermente, wie etwa die Hyaluronidase der Streptokokken können in der Wegbereitung eine Rolle spielen. An der Eintrittspforte vermehren sich die Erreger. Bis zum Ausbruch der Krankheit vergeht nun eine bei den verschiedenen Krankheiten wechselnde Zeit, die wir *Inkubationszeit* nennen. Ihre Ursache ist nicht sicher bekannt. Möglicherweise können die Erreger erst nach entsprechender Vermehrung wirken; vielleicht spielt auch eine Antigen-Antikörperreaktion eine Rolle.

Manche Keime entfalten nun schon von der Eintrittspforte aus ihre toxische Wirkung, z. B. der Tetanusbacillus, andere wandern auf dem Lymph- und Blutweg oder auf dem Nervenweg weiter. Viele Erreger haben eine besondere Organotropie (z. B. Meningokokken zu den Meningen).

C. Schutz gegen Infektionen

Gegen die *in den Körper eingedrungenen Bakterien* und ihre Gifte können vom Organismus verschiedene Schutzmaßregeln ins Feld geführt werden; und zwar können die Infektionserreger erstens durch gewisse *Zellen* aufgefressen und dann in ihrem Innern vernichtet werden. Für diese **Phagocytose** kommen vor allem die polymorphkernigen Leukocyten des Blutes und Eiters als *Mikrophagen* in Betracht und ferner die großzelligen Abkömmlinge der Bindegewebszellen und Endothelien (Makrophagen). Die polymorphkernigen Leukocyten spielen eine wichtige Rolle bei der Phagocytose vieler Kokken, z. B. der Gonokokken, Meningokokken und Staphylokokken, die Makrophagen bei der Aufnahme der Tuberkelbacillen und mancher tierischer fremder Zellen. Im Blutserum gesunder wie auch kranker Menschen kommen Stoffe vor, welche die Infektionserreger derart beeinflussen, daß sie der Freßtätigkeit der Phagocyten leichter zugänglich werden. Man nennt sie *Opsonine* (WRIGHT).

Im *Properdin*, einem relativ hitzebeständigen Globulin, hat man jetzt einen Körper gefunden, der mit Komplement (s. Bakteriolyse) und Magnesium-Ionen die normale, nicht durch spezifische Antikörper vermittelte bactericide, virus-neutralisierende und hämolytische Wirksamkeit des Serums bedingt.

Gegenüber diesen *nichtspezifischen* Abwehrfähigkeiten des Blutes unterscheiden wir diejenigen Schutzmaßregeln, welche erst unter dem Einfluß der in den Körper eingedrungenen Mikroorganismen und ihrer Gifte gebildet werden und welche somit eine **spezifische** nur gegen diesen Krankheitserreger gerichtete Heil- und Schutzkraft entwickeln, und zwar können sich diese Schutzstoffe nach zwei Richtungen geltend machen: erstens, indem sie die Bakterien*gifte* unschädlich machen **(Antitoxine)** und zweitens, indem sie sich gegen die Bakterienzellen selbst wenden, sie schädigen, abtöten und auflösen *(bactericide Substanzen*, **Bakteriolysine**). Diese spezifischen Schutzmaßregeln werden nicht nur gegen die Bakterien und ihre Gifte gebildet, sondern auch gegen artfremde Zellen und Eiweißsubstanzen, ja sogar gelegentlich gegen körpereigene Abbauprodukte, sog. *Autoantikörper*, wie sie schon lange mit Hilfe der Wassermann-Reaktion bei der Syphilis als Lipoidantikörper, gebildet gegen die durch Gewebszerfall auftretenden Lipoidantigene, erfaßt werden. Alle derartigen Schädlichkeiten, welche im Organismus eine Bildung von Schutzstoffen, d. h. von *Antikörpern* erzeugen, werden als **Antigene** bezeichnet.

Über die Natur der Antigene wissen wir sehr wenig. Zumeist sind sie eiweißartiger Natur und müssen eine gewisse Molekülgröße haben. Es sind Stoffe bekannt, Lipoide und Polysaccharide, die nur halbantigen wirken, daher *Haptene* genannt. Sie können mit vorhandenen Antikörpern Reaktionen eingehen, aber sind nicht in der Lage, ohne einen Eiweißkörper als Schleppersubstanz Antikörper zu bilden. Es ist dies bekannt von den in der Kapsel der Pneumokokken enthaltenen Polysacchariden, die deren Typenspezifität ausmachen. Man kann mit diesen Substanzen bei einem mit dem entsprechenden Pneumokokkenimmunserum passiv anaphylaktisch gemachten Meerschweinchen einen typischen Schock auslösen. Zum Teil ganz einfache Gruppen bestimmen die Spezifität der Antigene, so z. B. die Aminobenzoesäure; man nennt diese Molekülteile *determinante Gruppen*. Sie können mit Antikörpern auch Bindungen eingehen, was aber nur durch Hemmung der später zugefügten Vollantigene erkennbar wird.

Über die chemische Natur der vom Körper gegen diese Antigene gebildeten Antikörper ist auch nur wenig bekannt. Wir wissen, daß die

Globuline, vornehmlich deren γ-Fraktion, als Antikörper-Träger-Proteine fungieren. Unter Fixierung der betreffenden determinanten Gruppen des homologen Antigens kommt es zu einer relativ lockeren und reversiblen Bindung an das Antikörper-Globulin.

Über die Entstehung der Antikörper sind viele Theorien geäußert worden. Es wird angenommen, daß alle Antikörper die gleichen Polypeptidketten enthalten wie Normalserumglobuline, daß sie sich nur in der andersartigen durch das jeweilige Antigen ausgelösten Faltung der Ketten unterscheiden. Die reaktiven Bezirke des Antikörpermoleküls sollen sich zu den determinanten Gruppen des Antigens komplementär verhalten. Da mit dieser Theorie die Dauer und die Menge der Antikörperproduktion, die ja oft weit über die eingebrachte Antigenmenge hinausgeht, und die anamnestische Reaktion (das erneute In-Erscheinung-Treten der Antikörper bei unspezifischen fieberhaften Erkrankungen) nicht erklärt werden können, wird neuerdings auch eine enzymatische Antikörperproduktion in den Mitochondrien im Cytoplasma erwogen. Übereinstimmend nimmt man an, daß die Plasmazellen, und zwar besonders die unreifen Formen, die Bildungsstätte der Antikörper sind. Hierbei sollen die Lymphocyten durch Vorbereitung des Antigens eine einleitende Rolle spielen.

Die verschiedenen Erscheinungsformen der an sich wohl wesensgleichen Antikörper unterteilen wir nach den von ihnen ausgelösten Phänomenen in die im Körper wirksamen *Antitoxine* und *Lysine* (Bakteriolysine, Cytolysine, Hämolysine) und in die vornehmlich im Reagenzglas erkennbaren *Agglutinine* und *Praecipitine*.

Antitoxine. Wenn die Toxine gewisser Bakterien, z. B. der Diphtherie oder des Tetanus, von dem lokalen Infektionsherd in die Gewebe des übrigen Körpers resorbiert werden und diese schädigen, so bilden sich unter ihrem Einfluß Gegengifte, Antitoxine, welche das Bakteriengift unschädlich zu machen und zu neutralisieren vermögen. Toxin und Antitoxin binden sich gegenseitig in bestimmten Mengenverhältnissen zu einem neutralen ungiftigen Gemisch. Diese Antitoxine können auch dadurch entstehen, daß nicht eine *Infektion* mit den lebenden Bakterien, sondern eine künstliche *Intoxikation* durch Einspritzung der aus der Kultur gewonnenen Gifte ausgeführt wurde. Ein Mensch, welcher eine Diphtherie*infektion* überstanden hat, oder ein Tier, dem eine gewisse Menge Diphtherie*toxin* eingespritzt worden war, zeigt in seinem Blutserum mindestens für etwa 2 Wochen diese Antitoxine und wird dadurch gegen das Gift der Diphtheriebakterien immun, d. h. die Diphtheriebakterien sind für ihn ungiftig geworden, sie können ihn nicht mehr krank machen und seine Gewebe nicht mehr schädigen. Da das Antitoxin zwar das Diphtheriegift unschädlich macht, nicht aber die Diphtherie*bakterien* selbst abtötet, so kann ein Mensch, welcher durch Überstehen einer Diphtherie immun geworden ist, sehr wohl noch lange Zeit hindurch reichlich Diphtheriebakterien in seinem Rachen beherbergen und durch Kontagion auch auf andere Menschen übertragen, er ist ein „Bacillenträger" geworden. Da die Antitoxine im Blut kreisen und sich passiv übertragen lassen, so finden sie in der Behandlung von Infektionskrankheiten Verwendung. Auch prophylaktisch können sie bei drohender Infektion gespritzt werden, z. B. in Form der γ-Globulin-Prophylaxe bei Masern. Die antitoxischen Heilseren werden nach Vorbehandlung von Tieren, besonders Pferden, mit Toxinen oder Toxoiden gewonnen, wobei man sich bemüht, den Anteil an Fremdeiweißen wegen ihrer Wirkung als Antigen möglichst klein zu halten. NORTHROP gelang es 1941, Diphtherie-Antitoxin kristallin darzustellen.

Als Folge der Antigen-Antikörper-Reaktion kann unter besonderen Bedingungen (Elektrolyte) in vitro, aber auch in kleinem Maße im lebenden

Organismus, eine Präcipitation von gelöstem Antigen und eine Agglutination von grobkorpuskulärem bzw. zelligem Antigen auftreten. Diese beiden Vorgänge sind im Prinzip wesensgleich.

Präcipitine. Werden fremde Eiweißarten nicht in den Magen, sondern „parenteral" durch Einspritzung direkt in das Blut und die Gewebe übertragen, so wirken sie ähnlich wie Gifte, und es bilden sich unter ihrem Einfluß Antikörper, welche mit dem zur Einspritzung verwandten Eiweißkörper im Reagenzglas einen Niederschlag bilden. Wenn man z. B. einem Kaninchen Hühnereiweiß injiziert, so zeigt das Blutserum dieses Tieres nach etwa 10 Tagen die Eigenschaft, mit Hühnereiweiß einen Niederschlag zu bilden. Dieses Verhalten kann auch zum Nachweis artfremder Eiweißarten Verwendung finden: Wenn man z. B. einem Kaninchen das Blutserum vom Menschen wiederholt einspritzt und diesem Tier nach einigen Wochen Blut entzieht und das Serum daraus abscheiden läßt, so gibt dies einen Niederschlag, sobald man dazu im Reagenzglas menschliches Blutserum hinzufügt. Setzt man jedoch Blutserum einer anderen Tierart dem Serum zu, so bildet sich kein Niederschlag; diese Präcipitine sind also streng spezifisch, d. h. sie geben nur mit dem Blutserum und den Gewebeflüssigkeiten jener Tiere einen Niederschlag, unter deren Einwirkung sie ursprünglich entstanden waren. Dieses von UHLENHUTH ausgearbeitete Verfahren kann in kriminellen Fällen dazu verwendet werden, um nachzuweisen, ob Blutflecken aus menschlichem oder tierischem Blut bestehen und von welcher Tierart sie stammen.

Gegen die *Bakterienzellen* selbst kommen folgende Schutzvorrichtungen in Betracht:

Agglutinine. Unter dem Einfluß einer Infektion mit bestimmten Bakterien, z. B. Typhus, Paratyphus, Ruhr, Cholera, bilden sich im infizierten Organismus Antikörper, welche bei Zusatz zu einer Bouillonkultur der betreffenden Bakterien eine Zusammenbackung und Immobilisierung dieser Bakterien erzeugen. Diese Agglutinine gehen in das Blutserum über. So gibt das Blutserum eines Menschen, der an Typhus leidet oder Typhus überstanden hat, oder eines Tieres, dem man eine Typhuskultur eingespritzt hatte, beim Zusatz zu einer frischen Bouillonkultur von Typhusbacillen noch in großer Verdünnung eine flockige Ausfällung und Agglutination, d. h. eine Zusammenballung und Häufchenbildung der vorher lebhaft schwärmenden Typhusbacillen. Da diese Reaktion spezifisch ist, kann sie zu diagnostischen Zwecken Verwendung finden. Indem man z. B. zu einer Kultur von Typhusbacillen das Blutserum eines Kranken hinzusetzt, kann man aus dem positiven oder negativen Ausfall der Agglutination bei entsprechender Verdünnung des Serums entscheiden, ob dieser Kranke an Typhus leidet oder nicht. Eine Agglutination tritt auch ein mit dem Serum von Gesunden, welche eine „Typhusimpfung" durchgemacht haben, bei denen also zu Immunisierungszwecken abgetötete Typhusbacillen eingespritzt worden waren. — Umgekehrt kann die Agglutinationsprobe dazu verwandt werden, um eine zweifelhafte Bakterienkultur zu identifizieren. Man geht dann z. B. von dem Blutserum eines zweifellos typhuskranken Menschen oder eines Tieres aus, dem vorher Typhusbacillen eingespritzt worden waren. Zu diesem Serum setzt man die Bouillonkultur des zu untersuchenden Bacteriums; tritt Agglutination ein, so handelt es sich um Typhusbacillen, bleibt die Agglutination aus, so liegt eine andere Bakterienart vor. In derselben Weise läßt sich auch der Nachweis und die Unterscheidung der Paratyphus-, der Ruhr- und der Cholerabacillen durchführen.

Doch pflegt ein Blutserum, welches z. B. Typhusbakterien spezifisch agglutiniert, oft in geringerem Grade auch Paratyphus- und Colistämme, also verwandte Bakterienarten, zu agglutinieren (Gruppenagglutination). Auch

kommt bei Fleckfieber eine Agglutination mit einigen Proteusbacillen vor,
welche zu dieser Krankheit ursächlich nicht in Beziehung stehen dürften
(Paraagglutination).

Bakteriolysine

Wenn man einem Meerschweinchen durch Einspritzung Cholerabacillen
einverleibt, so wird dieses Tier gegen Cholerabacillen immun. Spritzt man
nach Ablauf der für das Zustandekommen dieser Immunität notwendigen
Zeit (von etwa 2—4 Wochen) dem Tier voll virulente Cholerabacillen in die
Bauchhöhle, so verschwinden diese Cholerabacillen innerhalb kurzer Zeit
indem sie aufgelöst werden (Pfeiffersches Phänomen). — Entnimmt man
einem solchen immun gewordenen Tier etwas Blutserum und bringt man
dieses *frisch* entnommene Blutserum im Reagenzglas mit einer Kultur von
Cholerabacillen zusammen, so werden diese unter Abtötung aufgelöst, d. h.
die Zellmembran wird für den Inhalt durchlässig, so daß der Eindruck einer
Lysis entsteht. Läßt man aber das dem Tier entnommene Blutserum einige
Zeit stehen, oder erhitzt man es im Brutschrank $^1/_2$ Std. lang auf 56°, so zeigt
es sich als unwirksam, es ist *inaktiv* geworden. Es erlangt jedoch eine bakteriolytische Wirkung sofort wieder, wenn man einige Tropfen *frisch* entnommenen Blutserums von irgendeinem beliebigen Tier zusetzt. Diese bactericide
bzw. bakteriolytische Wirkung ist demnach an zwei Komponenten gebunden:
Die eine Komponente, welche hitzebeständig (thermostabil) ist und welche
den spezifischen, nur gegen die betreffende Bakterienart gebildeten Antikörper oder Immunkörper enthält, und zweitens eine unbeständige, thermo-
labile Substanz, welche *nicht* spezifisch ist und welche nicht nur bei der Abtötung der *verschiedensten* Bakterienarten, sondern auch bei der Auflösung
der roten Blutkörperchen in gleicher Weise wirksam ist. Diese zweite Substanz
kommt weit verbreitet im frischen Blutserum aller höheren Tiere vor. Da
diese nichtspezifische Substanz dazu unentbehrlich ist, um den spezifischen
Immunkörper zur Wirkung gelangen zu lassen, so wurde sie von EHRLICH als
Komplement bezeichnet. Dieses scheint aus vier verschiedenen Komponenten
zu bestehen, von denen die dritte durch Properdin beeinflußt werden soll.
Da der spezifische Immunkörper sowohl mit dem Komplement als auch mit
der Bakterienzelle eine feste Bindung eingeht, wurde er von EHRLICH mit dem
Namen des *Amboceptors* bezeichnet.

Analoge Vorgänge werden auch beobachtet, wenn nicht Bakterien, sondern körperfremde Zellen, insbesondere rote Blutkörperchen, dem tierischen
Organismus einverleibt werden (Cytolysine, Hämolysine). Man spritzt z. B.
einem Kaninchen die Blutkörperchen eines Hammels ein und entnimmt
diesem Kaninchen nach einigen Wochen etwas Blutserum. Setzt man nun
diesem frisch entnommenen Blutserum im Reagenzglas eine Aufschwemmung
von Hammelblutkörperchen zu, so werden die letzteren aufgelöst und die
Mischung wird durch das aus den Blutkörperchen frei gewordene Hämoglobin rot und lackfarben. Hatte man aber vorher das Kaninchenblutserum
durch Erhitzen auf 56° inaktiviert, d. h. des Komplementes beraubt, so bleibt
die Auflösung der Hammelblutkörperchen aus, diese sinken zu Boden und
das darüberstehende Serum bleibt farblos. Setzt man nun einige Tropfen
frischen Blutserums von irgendeinem Tier, z. B. einem Meerschweinchen, zu,
so tritt Auflösung der Hammelblutkörperchen ein, weil jetzt der spezifische
hämolytische Amboceptor mit dem hinzugesetzten Komplement verbunden
und dadurch wirksam wurde. Diese Reaktion kann zu diagnostischen Zwek-
ken verwandt werden **(Komplementbindungsreaktion)**: Handelt es sich z. B.
darum, zu erkennen, ob ein Mensch an Typhus oder an einer anderen Krankheit leidet, so kann man in folgender Weise vorgehen: Man entnimmt dem

Patienten eine kleine Menge Blut und gewinnt daraus das Serum. Leidet der Patient tatsächlich an Typhus, so werden sich in diesem Blutserum die für Typhusbacillen spezifischen Antikörper vorfinden. Man erhitzt das Serum auf 56°, um das Komplement zu zerstören. Hierauf bringt man zu diesem Serum, welches den spezifischen Amboceptor enthält, eine Kultur von Typhusbacillen oder ein Extrakt der Typhusbacillen, also das Antigen. Setzt man ferner zu dieser Mischung von Amboceptor und Antigen einige Tropfen frischen Blutserums vom Meerschweinchen, welche das Komplement enthalten, so wird das Komplement fest gebunden in dem Falle, daß tatsächlich das Blutserum den Typhusantikörper enthält. Liegt jedoch bei dem betreffenden Menschen nicht Typhus, sondern eine andere Krankheit vor, enthält also sein Blutserum nicht den spezifischen Typhusamboceptor, so tritt eine Bindung zwischen dem Antigen (den Typhusbakterien) und dem Amboceptor *nicht* ein und das Komplement bleibt frei. Um dies zu erkennen, wird das oben erwähnte Phänomen der Hämolyse herangezogen: Man setzt nachträglich zu der Mischung noch das inaktivierte Blutserum eines Kaninchens hinzu, dem früher Hammelblutserum injiziert worden war, und außerdem auch noch eine kleine Menge von Hammelblutkörperchen. War das Komplement nicht gebunden, also frei, so wird es jetzt eine Verbindung mit den Hammelblutkörperchen und dem hämolytischen Amboceptor des vorbehandelten Kaninchens eingehen; die Hammelblutkörperchen werden aufgelöst und die Mischung wird lackfarben werden. War aber wirklich bei dem zu untersuchenden Patienten Typhus vorhanden, so war das Komplement für die Verankerung des Typhusamboceptors und der Typhusbakterien verbraucht worden, und es ist kein Komplement mehr übriggeblieben, um die Auflösung der roten Blutkörperchen zu erzeugen. In diesem positiven Falle bleibt die Hämolyse aus, die Blutkörperchen senken sich zu Boden und die überstehende Flüssigkeit bleibt farblos.

Das nachstehende Schema mag dazu dienen, den Vorgang zu illustrieren:

Hämolyse bleibt aus, wenn das zu untersuchende Serum von einem Typhuskranken stammt und somit den Typhusimmunkörper enthält: Bindung des Komplementes an Typhusimmunkörper + Typhusbacillen	1. Das zu untersuchende Serum (Amboceptor) 2. Typhusbakterien (Antigen) 3. Frisches Meerschweinchenserum (Komplement) 4. Hammelblutkörperchen (Antigen) 5. Serum eines mit Hammelblut vorbehandelten Kaninchens (Amboceptor)	Hämolyse tritt ein, wenn das zu untersuchende Serum *keinen* Typhusimmunkörper enthält und wenn somit das Komplement für die Bindung an Hammelblutkörperchen + Kanincheimmunserum zur Verfügung bleibt

Dieses von BORDET angegebene Prinzip war der Ausgangspunkt für die Entdeckung der **Wassermannschen Reaktion** auf Syphilis. Zu ihrer Ausführung verwandte man früher als Antigen Extrakt aus Leber congenital syphilitischer Kinder, später Extrakte aus Rinderherzen, die ebenfalls das wirksame lipoidhaltige Antigen enthalten. Dieses ist somit gar nicht luesspezifisch, es entsteht erst sekundär durch Spirochäteneinwirkung aus zerfallendem Gewebe (s. o. Autoantikörper!). Zu diesem Antigen setzt man durch Erwärmen auf 56° inaktiviertes Blutserum des auf Syphilis zu untersuchenden Menschen und eine kleine Menge frischen Meerschweinchenblutserums (Komplement). Wenn Syphilis vorliegt, wird das Komplement und das Antigen von dem Serum gebunden; ist dagegen keine Syphilis vorhanden, fehlt also im Blutserum der spezifische Amboceptor, so tritt eine solche Bindung nicht ein und das Komplement bleibt frei. Man läßt die Mischung eine kurze Zeit in der Wärme stehen, damit die Bindung eintreten kann, und fügt dann das inaktivierte Blutserum eines mit Hammelblut vorbehandelten Kaninchens sowie eine Aufschwemmung von Hammelblutkörperchen hinzu. Liegt Syphilis vor, enthält also das zu untersuchende Serum den Lipoid-antikörper, so wird das Komplement an diesen gebunden und es tritt *keine* Auflösung der Hammelblutkörperchen auf. Die überstehende Flüssigkeit bleibt farblos. Ist dagegen keine Syphilis vorhanden, so wird die Lösung lackfarben, weil das Komplement für die Verankerung an das hämolytische System frei geblieben war.

Diese einfache Wassermann-Reaktion *(Original-WaR)* wird wegen ihrer geringen Empfindlichkeit kaum mehr angewandt (nur etwa 20—40% positive Befunde bei Lues). Eine erhebliche Verbesserung stellt die *WaR mit Cardiolipin*, einem reinen Phospholipoid aus Rinderherzen in Kombi-nation mit Cholesterin und Lecithin, als Antigen dar. Neuerdings wird Cardiolipin auch aus Getreidekeimlingen gewonnen (als „Sitolipin" im Handel). Sehr empfindlich und dabei weitgehend spezifisch für Lues ist eine weitere Abwandlung dieser Reaktion mit der sog. *Kolmer-Technik*, bei der die kurze Wärmebindung durch eine 16stündige Kältebindung ersetzt ist.

Einfacher ist der sehr empfindliche, heute viel angewandte *Cardiolipin-Mikroflockungstest*, bei dem auf einem Objektträger das Cardiolipin-Antigen mit dem inaktivierten Patientenserum zusammengebracht und nach Rota-tion die Flockung unter dem Mikroskop in bestimmter Stadieneinteilung abgelesen wird. Auf ähnlichem Prinzip beruht die *Citochol-Reaktion*, die mit Organextrakt als Antigen arbeitet. Ihre Spezifität ist geringer. Recht empfindlich ist die *Meinicke-Klärungsreaktion II:* Rinderherzextrakt wird unter Zusatz von Tolubalsam ohne Zusatz von Cholesterin mit dem Blut-serum des Patienten zusammengebracht. Das Serum zeigt bei Lues eine Ausflockung, dann eine Aufklärung, die bei Nicht-Syphilitikern fehlt. Weitere, früher übliche Lipoid-Flockungsreaktionen — durch die oben genannten Reaktionen heute weitgehend abgelöst — waren die Reaktionen nach KAHN und SACHS-GEORGI.

Bei all diesen Lipoidflockungsreaktionen kommen unspezifische Ergeb-nisse vor, insbesondere gelegentlich auch bei verschiedenen Erkrankungen, wie Malaria, Endocarditis lenta, Sarkom, Sarcoidosis, Plasmocytom, Trypanosomiasis u. a.

Als spezifischster Lues-Test gilt der *Nelson-Test* oder *Treponema-Immo-bilisations-Test (TPI)*. Er beruht auf der Immobilisation, d. h. der Un-beweglichmachung lebender menschenpathogener Treponemen durch das betreffende inaktivierte Patientenserum unter Zugabe von Komplement. Es handelt sich hierbei um eine echte Antigen-Antikörper-Reaktion, ähnlich der Widal-Reaktion beim Typhus abdominalis. Der TPI-Test wird später positiv als die Lipoidreaktionen, da die spezifischen Immobilisine im Ver-laufe der Krankheit erst nach den Lipoidantikörpern auftreten. Daher kann er bei frühzeitiger Behandlung immer negativ bleiben. Anderseits ist ein Therapieerfolg an ihm nicht immer abzulesen; er kann trotz wirksamer antiluetischer Therapie ein Leben lang positiv bleiben.

Die Empfänglichkeit (Disposition) eines Organismus für die ver-schiedenen Infektionskrankheiten ist bei den Arten und hier wiederum bei den einzelnen Individuen verschieden. Ebenso ist die *Immunität*, d. h. die Widerstandskraft eines Organismus gegen das Eindringen und die Ansiedlung von bestimmten Erregern, sehr wechselnd. Für gewisse Krankheiten sind unter natürlichen Verhältnissen nur Tiere, für andere (z. B. Masern, Keuchhusten, Gonorrhoe) nur Menschen empfänglich. Man unterscheidet natürliche, angeborene Immunität und aktiv, durch Erkrankung erworbene Immunität. Letztere ist oft schwer als solche zu erkennen, da die inapparente Infektion im allgemeinen häufiger zu sein scheint als die manifeste Erkrankung und manche als angeboren angesehene Resistenz doch auf einer in frühester Kindheit durchgemachten Erkrankung beruhen kann. Durch solche inapparente Infektion kann es zur „stillen Feiung" vieler Individuen kommen, was u. a. sicher bei dem Schutz gegen Poliomyelitis eine große Rolle spielt. Die aktiv erworbene Immunität (s. Serumtherapie) kann passiv für eine gewisse Zeit mit den entsprechenden Antikörpern übertragen werden. Wir sprechen von *passiver Immunisierung*. Die aktive Immunisierung kann außer durch Überstehen der betreffenden Krankheit auch künstlich durch Impfung mit Toxoiden oder abgetöteten oder in ihrer Virulenz abgeschwächten Keimen erzeugt werden. Im Gegensatz zur prophylaktischen passiven Immunisierung tritt bei dieser aktiven Immunisierung (Beispiele: Pockenimpfung, Tetanusimpfung) der Schutz erst nach mehreren Wochen ein, pflegt aber dann längere Zeit, oft Jahre, anzuhalten, während der durch passive Immunisierung verliehene Schutz schon nach wenigen Wochen erlischt (Beispiel: Masernprophylaxe mit Rekonvaleszentenserum).

Manche Erkrankungen verleihen einen lebenslänglichen Schutz, z. B. Masern, Keuchhusten. Die spezifische immunisierende Umstimmung bei Pocken, Typhus, Fleckfieber scheint ebenfalls sehr langdauernd zu sein. Dagegen scheinen gewisse Kokkenerkrankungen, Staphylo-, Strepto-, Gonokokkenerkrankungen, eher eine gesteigerte Empfänglichkeit zu hinterlassen. Bei vielen Erkrankungen, z. B. beim Scharlach, bei der Bakterienruhr, ist wegen der Schwierigkeit der Erfassung der typenspezifischen Zugehörigkeit der Erreger die Frage der Immunität noch nicht ausreichend geklärt.

Durch Erkrankungen, Hunger, Schwangerschaft, Stoffwechselstörungen, z. B. Diabetes mellitus, kann die Resistenz gegenüber Infektionskrankheiten herabgesetzt werden.

In manchen Fällen tritt eine Änderung der Reaktionen des Organismus in Erscheinung, wenn er ein zweites Mal mit demselben Antigen in Berührung kommt. Man bezeichnet diesen Zustand als **Allergie** und meist handelt es sich dabei um eine Sensibilitätssteigerung, um eine Überempfindlichkeitsreaktion. Den Begriff der Allergie verwendet man klinisch zweckmäßig für Reaktionen besonders empfindlicher Personen auf die wiederholte Zuführung gewisser allergisierender Stoffe auf natürlichem Wege (über Allergie s. auch S. 49). Unter **Anaphylaxie** versteht man dagegen eine Überempfindlichkeit, die nach wiederholter parenteraler Einführung von Antigenen bei fast allen Personen auftreten kann. Diese Anaphylaxie kann so hochgradig sein, daß es zum Schock kommt. So führt bei einem Meerschweinchen, dem im Abstand von 3 Wochen Antigen (z. B. Eieralbumin) eingespritzt wurde, die zweite, intravenöse, Injektion zum anaphylaktischen Schock, bei dem das Tier unter Krämpfen und Asthma eingeht. Bei zweimaliger subcutaner Einspritzung artfremden Eiweißes im Abstand von 2—3 Wochen tritt beim 2. Male lokal eine heftige Entzündung auf *(Arthussches Phänomen)*. Auf einem ähnlichen Prinzip beruht die Tuberkulinprobe. Das Tuberkulin ist primär keine toxische Substanz. Es wirkt als bakterielle Eiweißsubstanz antigen, wodurch bei erneuter intracutaner oder subcutaner Verabfolgung lokale und bei höheren Dosen auch Herdreaktionen ausgelöst werden können.

Bei der Verwendung von Tierserum zu Heilzwecken macht sich manchmal schon bei der ersten, ungleich häufiger aber noch bei der zweiten Einspritzung eines Serums der gleichen Tierart eine Überempfindlichkeit geltend. Diese Überempfindlichkeit erstreckt sich auf das artfremde Eiweiß. Die auftretenden Krankheitserscheinungen bestehen in urticariellen Hautausschlägen, Ödemen, Gelenkschwellungen und -schmerzen, Temperatursteigerung oder Temperatursenkung, Atemnot und Kollaps *(Serumkrankheit)*. Die Reaktion kann als anaphylaktischer Schock auftreten und zu bedrohlichen Erscheinungen führen. Wenn also bei einem Menschen, der vor 2 Wochen oder selbst vor Jahren eine Einspritzung von Diphtherie- oder Tetanusserum, also von Pferdeserum, erhalten hat, später eine neuerliche Serumbehandlung notwendig wird, so verwendet man zur Vermeidung der Überempfindlichkeitsreaktion besser ein Heilserum, welches durch die Immunisierung von Hammeln oder Rindern erzeugt worden ist, oder man verabreicht das Serum in mehreren kleinen, „einschleichenden" Dosen, wobei intravenöse Injektionen auf jeden Fall zu vermeiden sind.

Treten nach dem Eindringen pathogener Bakterien oder nach der wiederholten Einverleibung eines und desselben artfremden Eiweißes gar keine Abwehrreaktionen ein und unterliegt das Tier widerstandslos, so spricht man von *Anergie*.

D. Untersuchungen im Trockenpräparat

Zur klinisch-diagnostischen Untersuchung des Eiters, Blutes, Sputums sowie vieler anderer Substanzen auf Mikroorganismen bedient man sich meistens der *Färbung des Trockenpräparates* und der Züchtungsmethoden.

Herstellung des Trockenpräparates

Man bringt ein kleines Tröpfchen oder Partikelchen der zu untersuchenden Masse (Eiter, Sputum, Blut) auf einen sorgfältig gereinigten Objektträger und verteilt es mit der Platinnadel so fein wie möglich. Wo es weniger darauf ankommt, die Lagerung der Bakterienverbände zueinander zu studieren, kann man auch die zu untersuchende Masse auf einen Objektträger bringen, einen zweiten Ojektträger vorsichtig andrücken und die beiden wieder auseinanderziehen, bis die Schicht ganz gleichmäßig verteilt ist. Hierauf läßt man die Präparate vollständig lufttrocken werden und zieht den Objektträger, mit der Präparatseite nach unten, dreimal mäßig rasch durch die Flamme einer Spirituslampe oder eines Bunsenbrenners. Will man schonender fixieren, so taucht man die auf dem Objektträger getrockneten Präparate 3 min in wasserfreien Methylalkohol oder in eine Mischung von gleichen Teilen Alkohol und Äther; dies gilt besonders von Malariaplasmodien, Spirochaeta pallida und für intracellulär liegende Bakterien.

Färbung des Trockenpräparates

Man teilt nach P. EHRLICH die Farbstoffe ein in saure und basische (s. S. 245); von diesen sind am meisten gebraucht: Fuchsin (= salzsaures Rosanilin), Methylenblau, Methylviolett, Gentianaviolett, Vesuvin (Bismarckbraun) und Malachitgrün[1]. Die basischen Farbstoffe haben die Eigenschaft, die Zellkerne intensiv zu färben und außerdem die meisten Mikroorganismen zu tingieren. Von diesen Farbstoffen hält man sich eine konzentrierte alkoholische Lösung vorrätig. Man stellt sich diese Lösung her, indem man in ein Fläschchen mit Alkohol eine überschüssige Menge des trockenen Farbstoffes hereinbringt, gut durchschüttelt und nach einem Tage filtriert. Von Bismarckbraun verwendet man besser eine heißgesättigte Lösung in wäßrigem Glycerin.

Zum Gebrauche werden diese Stammlösungen verdünnt, und zwar 20 ml auf 80 ml Wasser. Diese Lösungen hält man am besten in Pipettengläsern vorrätig; sie sind längere Zeit haltbar. Zur Färbung tropft man reichlich Farbflüssigkeit auf das mit der Pinzette gehaltene Präparat, das man zweckmäßig leicht über der Flamme erwärmt. Die Färbung ist dann längstens in 1 min vollendet. Das Methylenblau hat vor anderen Farben den Vorzug, daß es nicht überfärbt und keine Niederschläge macht; es ist deshalb besonders zu empfehlen bei eiweißhaltigen Präparaten.

Wenn das Präparat genügend gefärbt ist, wird es mit Wasser sorgfältig abgespült, solange dies noch etwas von dem Farbstoff aufnimmt; hierauf wird der Objektträger durch Erwärmen hoch über der Flamme vollständig getrocknet (Präparate mit fest anhaftender Schicht können vorher zwischen Filtrierpapier abgepreßt werden).

Bei der *mikroskopischen Untersuchung* der so vorbereiteten gefärbten Präparate gilt es als Grundsatz, die Blende ganz weit zu stellen und, wenn möglich, den Abbeschen Beleuchtungsapparat, gleichfalls ohne Blenden und bei Anwendung des Planspiegels anzuwenden; es werden dadurch die Konturen des Präparates ausgelöscht und die gefärbten Gegenstände, z. B. die Bakterien, treten desto deutlicher hervor. Bei der mikroskopischen Untersuchung *ungefärbter Präparate* dagegen, wo es sich darum handelt, möglichst feine Konturen wahrzunehmen, d. h. das Strukturbild zu erkennen, muß man die Blende möglichst eng stellen. — Bei der mikroskopischen Untersuchung auf Bakterien verwendet man möglichst starke Objektivsysteme, am besten homogene Ölimmersion, zu deren Gebrauch man einen kleinen Tropfen des dem Mikroskop beigegebenen Öls (meist Cedernöl, dessen Brechungsindex dem des Glases am nächsten steht) auf das zu untersuchende Präparat bringt, dann das Objektivsystem in den Tropfen eintaucht und durch Anwendung der Mikrometerschraube einstellt. Nach dem Gebrauch muß sowohl das Objektiv als auch das Präparat durch feines Fließpapier unter Zuhilfenahme von Xylol vom anhaftenden Öl gereinigt werden.

Außer dem oben bezeichneten Färbeverfahren, mit welchem die meisten Bakterien dargestellt werden können, kommen zu besonderen Zwecken noch die folgenden in Anwendung:

Färbung mit *Löfflerschem Methylenblau.* Man färbt die Präparate etwa 1—2 min in folgender Lösung: 30 ml konzentrierte alkoholische

---

[1] Diese Farbstoffe können bezogen werden von *Aug. Schwalm,* München 2. Dr. *G. Grübler u. Co.* in Leipzig, Liebigstraße 16 und den Farbenfabriken *Bayer,* Leverkusen, sowie *Merck,* Darmstadt

Lösung von Methylenblau, 100 ml 0,01%ige Kalilauge. Danach behandelt man die Präparate entweder, wie oben, mit Wasser, oder man entfärbt noch mit Alkohol, dem man einige Tropfen dünner Essigsäure zugesetzt hat.

Anilinwasser-Gentianaviolett- oder Fuchsinlösung. 4 ml Anilin werden mit 100 cm³ destilliertem Wasser in einem Kölbchen kräftig geschüttelt und filtriert. Zu 10 ml dieses Filtrats bringt man 20 Tropfen konzentrierte alkoholische Gentianaviolett- oder Fuchsinlösung.

Ziehlsche Lösung. 100 ml 5%ige Carbollösung, 10 ml Alkohol, 1 g Fuchsin. Diese Lösung ist sehr haltbar und besonders auch in Verdünnung auf $^1/_4$—$^1/_{10}$ für feinere Färbungen brauchbar.

Sehr wichtig und in vielen Fällen für die Diagnose unumgänglich nötig ist die *Doppelfärbung* nach der Gramschen Methode mit Kontrastfärbung durch Fuchsin. Man färbt das Trockenpräparat 1—2 min mit einer konzentrierten alkoholischen Gentianaviolettlösung, zu der man 9 Teile einer $2^1/_2$%igen Phenollösung zugesetzt hatte, und bringt dann auf das Präparat Lugolsche Lösung (Jod 1,0, Jodkali 2,0, Aqua dest. 300,0), gießt wieder ab und spült in absolutem oder auch 96%igem Alkohol, bis die blaue Farbe verschwunden ist. Dann färbt man 1 min mit wäßriger Fuchsinlösung nach, spült gut ab und trocknet. Die sog. grampositiven Bakterien sind dann intensiv schwarzblau, die anderen rot gefärbt. *Grampositiv* sind unter anderen Staphylococcus und Streptococcus pyogenes, Pneumococcus, Milzbrandbacillus, Diphtheriebakterien. *Gramnegativ*: *Gonococcus*, Meningococcus, Salmonellen, Shigellen, Escherichia coli, Friedländer-, Influenza-, Keuchhustenbakterien sowie Choleravibrionen.

Für die Färbung der Bakterien im Eiter und in Exsudaten empfiehlt sich auch das Verfahren von May-Grünwald, das bei der Färbung des Bluttrockenpräparates, S. 378, Erwähnung fand. Es färben sich dabei die Bakterien und die Zellkerne blau, die roten Blutkörperchen und die Körnelungen der Leukocyten rot. Präparate, welche nach der May-Grünwaldschen Methode gefärbt werden sollen, dürfen vorher nicht durch Erhitzen fixiert werden. — Auch die auf S. 378 angegebene Färbungsmethode von Giemsa ist für manche Mikroorganismen empfehlenswert.

Zu empfehlen ist auch die *Giemsa-Schnellfärbung:* Sehr dünner Objektträgerausstrich liegt in Petri-Schale. Auf Schicht kommen 10—15 Tropfen von a̅a̅ konzentrierter Giemsa-Lösung und reinem Methylalkohol. Nach $^1/_2$ min Objektträger völlig mit Aqua dest. bedecken, gut durchmischen, 3 min belassen. Dann abspülen und trocknen.

Zur Färbung von *Viren* und *Rickettsien* eignet sich die *Victoriablaufärbung* (nach Herzberg): 6 g Victoriablau in 200 ml Aqua. redestillat. im Erlenmeyerkolben mehrmals am Tage umschütteln. Am folgenden Tag wieder kräftig umschütteln, dann abkühlen lassen und 14 Tage in dunkler Flasche stehen lassen. Vor Gebrauch filtrieren. Die Ausstriche müssen vor der Färbung 24 Std. bei Zimmertemperatur trocknen. Dann werden sie, nach kurzem Eintauchen in Wasser, feucht 1—20 min mit der Victoriablaulösung bedeckt. Färbezeit je nach Virusart. Abspülung 5 sec mit dest. Wasser. Lufttrocken werden lassen. (Das Victoriablau kann von der Firma Merck, Darmstadt, bezogen werden.)

Färbung der Tuberkelbakterien nach P. Ehrlich, Ziehl-Neelsen

Man breitet das zu untersuchende Sputum auf einer dunklen Unterlage, etwa einem schwarzen Teller oder einer auf schwarzem Papier liegenden Glasschale aus und sucht darin nach kleinen, rein eitrigen Klümpchen, von denen man annehmen kann, daß sie aus der Lunge stammen. Diese Eiterklümpchen werden mit der Pinzette herausgenommen und zwischen zwei gereinigten Objektträgern (oder Deckgläschen) zerdrückt und durch Auseinanderziehen zu einer *gleichmäßig* dünnen Schicht ausgebreitet. Hierauf läßt man das Präparat vollständig lufttrocken werden, erfaßt es sodann mit der Pinzette und zieht es dreimal mäßig schnell durch die Flamme. Das Präparat wird nun auf der Färbebrücke vollständig mit Karbolfuchsinlösung (ZIEHL) bedeckt und mit daruntergehaltener Sparflamme eines Bunsenbrenners 3mal bis zur Dampfbildung (*nicht* Aufkochen!) erwärmt und dazwischen wieder abkühlen gelassen. Färbedauer insgesamt nicht länger als 5 min. Man gießt dann den Farbstoff ab, spült mit Wasser ab und entfärbt einige Sekunden mit Salzsäure-Alkohol (100 ml 70%iger Alkohol + 20 Tropfen (= 1 ml) konzentrierter Salzsäure), dann $^1/_2$ min in reinem Alkohol und spült sofort gründlich mit Wasser wieder ab; wenn das Präparat noch stärkere Rotfärbung zeigt, muß diese Prozedur noch ein- oder zweimal wiederholt werden, bis es eben noch schwach rot gefärbt ist. Statt mit Salzsäurealkohol kann man auch mit 20%iger Salpetersäure oder mit 5%iger Schwefelsäure 5 sec differenzieren und mit Spiritus dilut. abspülen. Es entfärben sich durch die Einwirkung der Säure alle Bakterien mit Ausnahme der Tuberkelbakterien, Pseudotuberkel-, Smegma- und Leprabakterien. Das Präparat wird nun mit verdünnter Methylenblaulösung oder mit Malachitgrün nachgefärbt, abermals mit Wasser gründlich abgespült, hoch über der Flamme getrocknet und in Cedernöl oder Canadabalsam eingelegt. Bei diesem Färbeverfahren sind alsdann die Tuberkelbakterien allein *rot* gefärbt, alles andere blau oder grün. Die Tuberkelbakterien zeigen oft helle Lücken und erscheinen zu einer Reihe von Körnchen zerfallen. Sie können bei 350facher Vergrößerung schon erkannt werden. Zur genaueren Untersuchung ist die Ölimmersion unentbehrlich.

Gute Resultate ergeben auch die Karbol-*Nachtblau*-Färbung mit Chrysoidin-Nachfärbung (Tuberkelbakterien kräftig dunkelblau auf gelbem Grund), sowie die *Auramin*-Färbung mit anschließender Betrachtung im *Fluoreszenz*-Mikroskop: Tuberkelbakterien fluoreszieren goldgelb; Zellen und Schleim dunkelviolett.

Falls im Sputum so wenig zahlreiche Bacillen vorhanden sind, daß die angeführte Methode den Nachweis nicht gestattet, so führt nicht selten folgendes Verfahren nach UHLENHUTH noch zum Ziel. Ein Teil Sputum wird mit zwei Teilen Antiformin (einer Mischung von Liquor natrii hypochlorici und Liquor natr. caustici) versetzt, gut durchgeschüttelt und 20 min stehengelassen. Die homogenisierte Flüssigkeit versetzt man zu gleichen Teilen mit Alkohol (Brennspiritus) und zentrifugiert. Das Sediment wird auf dem Objektträger ausgestrichen, fixiert und gefärbt. Die Tuberkelbacillen sind im Sediment lebend erhalten, die anderen Bakterien abgetötet und aufgelöst.

Bei der Untersuchung des Harnsediments auf Tuberkelbacillen haftet das Präparat oft schlecht auf dem Objektträger; man setzt dann eine Spur verdünntes Hühnereiweiß zu.

Führt die Färbung auf Tuberkelbacillen nicht zum Ziel, so kann man mit dem verdächtigen Material Meerschweinchen unter die Haut oder besser in die Lymphdrüsen impfen; falls Tuberkelbacillen vorhanden sind, so geht das Tier nach 4—6 Wochen zugrunde und man findet Anschwellung und Verkäsung der benachbarten Lymphdrüsen.

E. Bakteriologische Blutuntersuchung

Bei vielen Infektionskrankheiten, besonders bei Sepsis, Typhus, Pneumonie u. a. ist der Nachweis der Erreger im Blute ungemein wichtig und ohne großen Apparat auszuführen. Man sticht womöglich bei Fieberanstieg nach Reinigung der Haut (nur mit Äther und Alkohol) die Kanüle einer 10 oder 20 cm³ haltenden sterilisierten Spritze (Glas- oder Rekordspritze) in eine gestaute Vene der Armbeuge ein, saugt die Spritze voll, läßt in jeden Nährboden 1—2 cm³ Blut fallen und schüttelt sofort gut durch; man beimpft so 3 Agarplatten, 2 Traubenzuckeragarplatten, 2 Traubenzuckeragarröhrchen in hoher Schicht, 1—2 Kölbchen von 100 cm 3 Traubenzuckerbouillon, 1 Galleröhrchen. Nach inniger Vermischung des auf 45° erwärmten Agars mit dem Blut gießt man dann die Röhrchen in sterile Petri-Schalen aus. Nach einigen Minuten ist der Agar erstarrt. Die Schalen mit Traubenzuckeragar bebrütet man anaerob. Man stellt die Schalen umgekehrt, Schicht nach oben, in den Brutschrank und beobachtet nach 24 und 48 Std., setzt aber die Kultur 8 Tage fort, da manche Arten sehr langsam heranwachsen. Maßgebend sind nur die Kolonien, welche im Innern der Agarschicht wachsen; auf der Oberfläche siedeln sich leicht Verunreinigungen an. Für Untersuchungen im Haus des Patienten sind die von den Behringwerken in Marburg hergestellten *Behring*-Venülen, die unter anderem sterile Rindergalle, Nähr- und Traubenzuckerbouillon, Natriumcitrat usw. enthalten, sehr praktisch.

Da das Blut eine gewisse hemmende Einwirkung auf das Bakterienwachstum ausübt, so ist es manchmal, z. B. bei der Untersuchung auf Typhus, zweckmäßig, zur Kultivierung größere Kolben zu verwenden, welche mit 200—300 cm³ Bouillon gefüllt sind, und in diese 2—3 cm³ Blut einzutragen.

Die steril gebliebenen Blutplatten lassen sich einige Zeit aufheben und bilden einen trefflichen Nährboden für schwer wachsende Bakterien, z. B. Meningokokken, Gonokokken, Pneumokokken und Influenzabacillen, außerdem zur Differenzierung der verschiedenen Streptokokkenarten.

F. Zusammenstellung der wichtigsten pathogenen Mikroorganismen und Infektionskrankheiten

Staphylococcus *pyogenes aureus* (Abb. 165). Runder Coccus, kleiner als der Streptococcus, ordnet sich zu traubenförmigen Häufchen an. Gedeiht bei Zimmertemperatur auf Gelatine, indem er sie verflüssigt, außerdem noch auf manchen anderen Nährböden; die Staphylokokkenkulturen sind gekennzeichnet durch einen runden farblosen Hof um jede Kolonie und ihr üppiges Wachstum. Die Kulturen des Staphylococcus aureus bilden einen goldgelben Farbstoff. Der Staphylococcus färbt sich mit allen Anilinfarben und nach GRAM. Er findet sich weit verbreitet in unserer Umgebung und kommt auch fast regelmäßig auf der menschlichen Haut vor. Hautpusteln enthalten ihn daher gewöhnlich. Der Staphylococcus ist der häufigste Eitererreger, findet sich in Abscessen, Panaritien, Phlegmonen, bei Gelenkeiterungen, seltener bei eitrigen Entzündungen seröser Häute. Bei Pyämie kann er in großer Verbreitung vorkommen, auch im Blute nachweisbar werden; er wird bisweilen bei Endokarditis in den Auflagerungen der Klappen, ziemlich regelmäßig im Knochenmark bei akuter Osteomyelitis gefunden. Auch bei Otitis media, bei akuten oder chronischen Katarrhen der Bronchien und bei Pyelitis zeigt er sich oft in den Sekreten. Schließlich kommt er häufig bei anderen Infektionskrankheiten als Sekundärinfektion vor, z. B. bei Eiterungen im Gefolge des Typhus oder im Inhalt der Variolapusteln sowie bei Grippe und manchen anderen Krankheiten.

Außer dem Aureus kommen noch andere Staphylokokken im Eiter vor, z. B. der Staphylococcus pyogenes albus, der sich von dem Aureus nur durch den Mangel an Farbstoffbildung unterscheidet; der Staphylococcus pyogenes citreus, welcher Gelatine nicht verflüssigt, u. a. m. Die

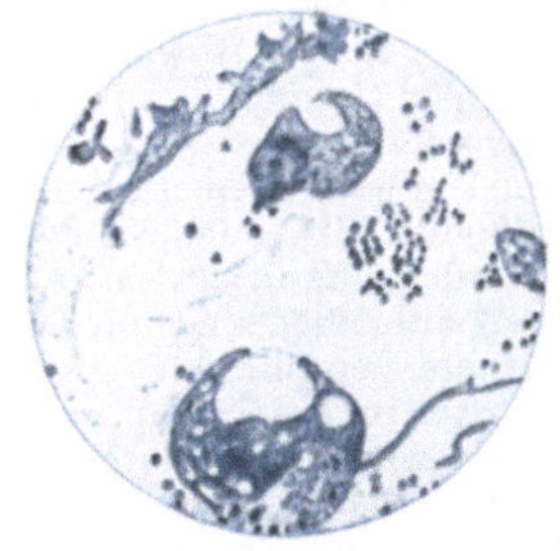

Abb. 165. Staphylococcus pyogenes aureus aus Eiter

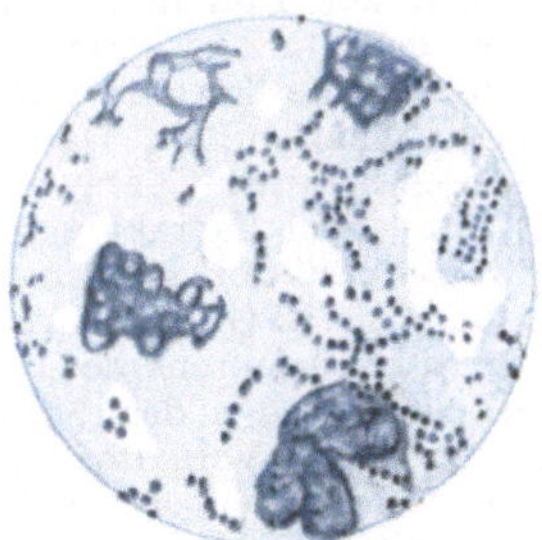

Abb. 166. Streptococcus pyogenes aus Absceßeiter

pathogenen Staphylokokken unterscheiden sich von den sehr zahlreichen nicht pathogenen dadurch, daß ihre Kulturen Blutkörperchen lösen und die Leukocyten schädigen; sie bilden also ein Hämolysin und Leukocidin. Den Staphylokokken nahe verwandt ist der *Micrococcus tetragenes*, der als Mischinfektionserreger besonders bei chronischer Lungentuberkulose, vor allem in größeren Kavernen vorkommt.

Die Streptokokken (Str.) (Abb. 166) stellen rundliche Kokken dar, die sich zu Ketten aneinanderreihen. Sie sind in der freien Natur, beim Tier und beim Menschen sehr verbreitet. Str., vor allem Str. pyogenes, finden sich bei vielen Eiterungen, Phlegmonen, bei vielen Anginenformen, z. B. Angina lacunaris acuta und phlegmonosa, bei Tonsillarabscessen, bei Pleuritis, Empyem, Otitis, Osteomyelitis, bei Endokarditis, Puerperalfieber, Sepsis. Sie sind bei weitem die häufigsten Sepsiserreger. Auch als Sekundärinfektion, z. B. bei Grippe und Diphtherie, kommen sie vor und werden fast regelmäßig bei allen entzündlichen Komplikationen angetroffen, welche sich im Verlaufe der Scarlatina einstellen, vor allem bei der Scharlachangina. Sehr häufig finden sie sich ferner beim Erysipel. Durch Str. erzeugte Prozesse verlaufen oft besonders schwer und bösartig.

Aber auch nicht pathogene, avirulente Formen von Str. sind in unserer Umgebung weit verbreitet und vielfach im Rachen, auf den Mandeln, im Darmkanal, in der Vagina und auf anderen Schleimhäuten gesunder Menschen als harmlose Schmarotzer nachweisbar. Nicht pathogene Str. können jedoch unter bestimmten Bedingungen pathogene Eigenschaften annehmen und umgekehrt. Ein Mittel zur Beurteilung der Pathogenität und Virulenz

stellt der Tierversuch dar (Überimpfung von Str.-Reinkulturen etwa auf
weiße Mäuse), der aber nicht immer zuverlässigen Bescheid gibt, da manche
Str., welche für den Menschen pathogen sind, für Tiere eine geringe Virulenz
aufweisen und umgekehrt.

Str. färben sich leicht mit allen basischen Anilinfarbstoffen, auch nach
GRAM, und gedeihen auf zahlreichen Nährböden. Oft sind sie nur zu zweien
oder in ganz kurzen Ketten angeordnet. Auf Bouillon abgeimpft wachsen
sie vielfach zu längeren Ketten von 4—8 Gliedern oder mehr aus.

Einen wichtigen Unterschied im Verhalten hat SCHOTTMÜLLER bei der
Kultivierung auf Blutagar gefunden: es lassen sich hierbei hämolysierende
(Erythrocyten und Blutfarbstoff auflösende) und anhämolytische Str.
voneinander trennen. Auch sonst haben sich hinsichtlich des biochemischen
Verhaltens Differenzierungsmöglichkeiten ergeben. Die größte Bedeutung
aber haben zur Einteilung der sehr zahlreichen Str.-Arten serologische
Verfahren gewonnen — Präcipitation und Agglutination sowie Absorption
— mit deren Hilfe sich eine Einteilung in Gruppen (LANCEFIELD) und Typen
(GRIFFITH) schaffen ließ. Das Präcipitationsverfahren arbeitet mit spezifischen, durch Einwirkung abgetöteter Str. am Tier gewonnenen Immunseren,
welche mit einem Extrakt aus den zu prüfenden Str. zum Nachweis der
Präcipitationsreaktion zusammengebracht werden. Es ließen sich auf diese
Weise mehr als 12 Gruppen (A, B, C, D usw.) aufstellen und mit Hilfe des
Agglutinationsverfahrens noch weit zahlreichere verschiedene Typen. Die
Gruppen entsprechen den Standorten der Str. in der Natur und ihrem
epidemiologischen Verhalten bzw. ihrem Zusammenhang mit bestimmten
menschlichen und tierischen Erkrankungen. Innerhalb einer Gruppe können
sich Str. mit verschiedenem biologischen Verhalten, Str. mit oder ohne
Hämolysefähigkeit finden. Einige Gruppen (E, H, K, L, M, N) haben für
den Menschen keine pathogene Bedeutung und kommen, wenn überhaupt,
nur als Epiphyten bei ihm vor. Die wichtigsten übrigen Gruppen sind die
folgenden:

Gruppe A: Der hämolysierende *Str. pyogenes humanus*, der fast ausschließlich beim Menschen vorkommt, und zwar bei den bereits oben genannten Erkrankungen, unter denen besonders der Scharlach noch einmal hervor-
gehoben sei. Nur selten geht er als pathogener Keim auf das Tier über,
kann z. B. manchmal Mastitis bei Kühen erzeugen, und von hier aus kann
sich dann wiederum eine Str.-Erkrankungs-Epidemie, z. B. eine Scharlach-
epidemie (Milchepidemie, manchmal explosionsartig) unter Menschen aus-
breiten. Die A-Str. sind sehr empfindlich gegen Penicillin. Eine Sonderform
innerhalb dieser Gruppe stellt der *Str. mucosus* dar, der nicht mit dem
Pneumococcus mucosus verwechselt werden darf, ein gelegentlich bei
Pleuritis, Pneumonie, Otitis, Meningitis, Sepsis gefundener Erreger, welcher
sich in der Kultur durch Schleimbildung erkennen läßt. Serologisch lassen
sich innerhalb der A-Gruppe etwa 30 verschiedene Typen abgrenzen.

Gruppe B: Hierher gehört der *Str. mastitidis* seu agalactiae des Rindes,
der Erreger einer „gelber Galt" genannten Euterentzündung.

Gruppe C: Zu diesen pyogenen Str., die ebenfalls meist tierischer Herkunft sind, gehört der Erreger der Druse des Pferdes, der hämolysierende
Str. equi, aber auch ein *Str. humanus C*, der gelegentlich bei Scharlach gefunden wurde, wie es denn überhaupt — entgegen früheren Ansichten —
keinen absolut spezifischen Scharlachstreptokokkus gibt.

Gruppe D: Die Gruppe der *Enterokokken* (*Str. faecalis* bzw. faecium und
verwandte Arten). Im allgemeinen schwache oder fehlende Hämolyse (bis auf
Str. zymogenes). Saprophytär in Darm und Vagina des Menschen und der
Tiere lebend, finden sie sich ferner in Kuhmilch und Käse. Klinisch sind sie

bedeutungsvoll durch ihr Vorkommen bei Erkrankungen der Gallenwege (Cholecystitis), allgemein der Bauchhöhle (Peritonitis, Appendicitis) und des Darmes (chron. Darm- und Magenkatarrhe), der Harnwege (Pyelitis, Cystitis) bei Endokarditis und Sepsiserkrankungen. Enterokokken pflegen gegenüber einer Reihe von Antibiotica resistent zu sein, wie sich überhaupt zwischen einzelnen Str.-Arten erhebliche Unterschiede im Resistenzverhalten nachweisen lassen, was klinisch unter Umständen eine beträchtliche Rolle spielen kann.

Gruppe F: Hämolysierender Str., sehr klein *(Str. „minutus")*. Gelegentlich bei menschlichen Erkrankungen gefunden.

Gruppe G: Bei Anginen und bei Scharlach gelegentlich festgestellt, den Vertretern der Gruppe A und C ähnlich.

Die folgenden Str.-Arten nehmen eine Sonderstellung im System ein:

1. *Str. viridans* (seu *mitior*), von SCHOTTMÜLLER als Erreger der Endocarditis lenta herausgestellt. Die Benennungen leiten sich daraus her, daß diese Keime auf der Blutagarplatte sehr zarte, feine, grünliche oder graugrünliche Kolonien zeigen, umgeben von einem ebenfalls sehr zarten grünlichen, schmalen Hof (α-Hämolyse). Derartige „vergrünende" Str. ließen sich auf der Mund- und Tonsillenschleimhaut sowie in Zahngranulomen des Menschen vielfach nachweisen und wurden als *Str. salivarius* abgetrennt. Nahe verwandt diesen Erregern sind *Str. bovis* und *equinus* (bei Rind und Pferd vorkommend); letzterer wurde auch gelegentlich bei Endocarditis lenta gefunden.

2. Eine Reihe von *anaeroben Str.*, die z. T. unter Gasbildung und unter besonders üblem Geruch wachsen *(Str. foetidus, anaerobius, putridus)*. Derartige Str. finden sich gelegentlich bei Lungengangrän, Puerperalfieber oder anderen septischen Prozessen, ausgehend von weitgehend abgeschlossenen Höhlen, auch nach Kriegsverwundungen, bei Tonsillarabscessen, bei Appendicitis. Es sei in diesem Zusammenhang aber vermerkt, daß die meisten pathogenen Str. fakultative Anaerobier sind.

Pyogene Str. vermögen folgende *Toxine* und *Enzyme* zu produzieren: Erythrogenes Toxin (sog. Dick-Toxin), eine wohl nicht einheitliche Giftsubstanz, die für die primären Erscheinungen des Scharlachs (Exanthem usw.) verantwortlich gemacht wird; Leukocidin und Hämolysin (sog. Streptolysin-O und -S), Fibrinolysin (sog. Streptokinase), Hyaluronidase (sog. spreading factor) und Desoxyribonuclease (sog. Streptodornase). Auf der Wirkung der Streptodornase beruht die Verflüssigung des bei Str.-Prozessen auftretenden Eiters.

Hinsichtlich der *Hämolyse,* die nach den Wuchsformen auf Blutagar (Agar-Agar $+$ 5% defibriniertes Blut) beurteilt werden kann, wurde folgende Unterscheidung getroffen:

γ-Hämolyse: Fehlende Hämolyse.

α-Hämolyse: Schwache Hämolyse. Der hämolytische Hof um die Kolonie ist nicht völlig durchscheinend, die Erythrocyten nicht völlig aufgelöst; bei manchen Stämmen schwach grünliche Verfärbung *(„Vergrünung")*.

Als α-hämolytische Str. sind — außer Stämmen der Gruppen B, D, C und anderen — die Viridans-Str. zu nennen.

β-Hämolyse: Starke, vollständige Hämolyse mit scharf abgesetzter durchsichtiger, breiter Hämolysezone um die Kolonie. Gruppe A, fast durchweg C, G und andere.

Unter den Str.-*Hämolysinen* unterscheidet man das *Streptolysin-O* und das *Streptolysin-S*. Ersteres wird durch Sauerstoff inaktiviert, letzteres ist dagegen sauerstoffstabil, aber empfindlich gegen Säure und Hitze. Streptolysin-O wird vorwiegend von Str. der Gruppen A und C gebildet. Streptolysin-O löst, als Vollantigen, die Bildung eines Antikörpers im Organismus aus, der als Antistreptolysin-O bezeichnet wird und dessen Aktivität bzw. Konzentration im Blutserum mit der Antistreptolysinreaktion (ASR) erfaßt werden kann. Über das Normale hinausgehende Titerwerte bei der ASR zeigen im allgemeinen einen Reaktionskontakt mit hämolytischen Str. an. Als Grenzwert zum Pathologischen gilt im allgemeinen ein Wert von 200 AS-Einheiten/cm³ Serum, jedoch sind bei der Beurteilung der Reaktion außer der Technik geographische Gegebenheiten und verschiedene andere Faktoren zu berücksichtigen. Besonders hohe Werte der ASR findet man bei toxallergischen Scharlachkomplikationen, ferner bei akutem Gelenkrheuma.

Für klinische Belange im allgemeinen von untergeordneter Bedeutung sind biochemische Einordnungsmöglichkeiten von Str. mit Hilfe der Prüfung ihres Verhaltens gegenüber besonders zusammengesetzten Nähr- oder Wuchsmedien, etwa Lackmus- oder Methylenblaumilch, verschiedene Kohlehydratnährböden, alkalische Bouillon, Kochsalzagar usw., ferner — zum Nachweis der Fibrinolyse — geronnenes Blutplasma, welches bei Fibrinolysinanwesenheit verflüssigt wird.

Beim **Erysipel** (Rose, Rotlauf) beträgt die *Inkubation* 1—3 Tage. Beginn meist mit Frost und hohem Temperaturanstieg. Am ersten oder zweiten Krankheitstage zeigt sich die Hautentzündung. Die Temperatur bleibt hoch, solange der Entzündungsprozeß sich ausbreitet, und sinkt bei Stillstand der Entzündung rasch ab. Bei schubweiser Ausbreitung kommt es zu unregelmäßig remittierenden oder intermittierenden Fiebern, die sich oft lange hinziehen. Erysipel des Gesichts geht meist von der Nase aus. Ein Erysipel nimmt nicht selten von Hautverletzungen seinen Ausgang (Wundrose), so beim Nabelerysipel des Neugeborenen. Nachkrankheiten: selten Nephritis. Die Streptokokken finden sich regelmäßig in den am frischesten erkrankten Hautpartien, auch in Eiterungen, die sich an ein Erysipel anschließen, dagegen meist nicht im serösen Inhalt der Erysipelblasen.

Das *Erysipeloid* oder Schweinerotlauf, hat keinen Zusammenhang mit Streptokokken. Erreger ist ein feines, grampositives Stäbchen, Erysipelothrix rusiopathiae. Ansteckung des Menschen primär oder sekundär vom kranken Schwein her. Gefährdet sind Tierärzte, Schlächter, Tierpfleger, Landwirte. Infektion durch die verletzte Haut, meist der Hand. Hautschwellung mit bläulichvioletter, langsam sich ausbreitender Rötung. Allgemeines Krankheitsbild meist nicht besonders schwer.

Scharlach, Scarlatina, wird durch Ansteckung vom Kranken her, bisweilen durch dritte Personen, Wäsche, Gebrauchsgegenstände, auch Milch übertragen. Erreger: Die oben angegebenen Gruppen von hämolysierenden (meist β-hämolysierenden) Streptokokken oder ein Virus + Streptokokken. Die Krankheit ist im Inkubationsstadium anscheinend nicht ansteckungsfähig, wohl aber noch lange in der Rekonvaleszenz, bis in die 7. und 8. Woche nach Krankheitsbeginn. *Inkubation* meist 4—7 Tage, die Krankheit beginnt plötzlich mit Frost. *Erbrechen* und raschem Temperaturanstieg. Schon am ersten Tage macht sich eine hochrote Angina, oft mit weißen Belägen und Drüsenschwellungen am Unterkiefer, geltend. Zunge zuerst weiß belegt, später rote Himbeerzunge mit Schwellung der Papillen. Am zweiten Krankheitstage Eruption des Ausschlages an Hals, Brust und Rücken, der sich in den nächsten Tagen auf den übrigen Körper und die Extremitäten ausbreitet: kleine scharlachrote, kaum erhabene Pünktchen, die größtenteils miteinander konfluieren. Im Gesicht diffuse Rötung, welche die Gegend um den Mund und das Kinn charakteristisch frei läßt. Mit der Ausbreitung des Exanthems nimmt die Temperatur zunächst noch zu, fällt aber mit dem Erbleichen des Exanthems gegen Ende der ersten Krankheitswoche lytisch ab. In den nächsten 14 Tagen Abschuppung in größeren Lamellen. Auf der Höhe der Krankheit Vermehrung der weißen Blutkörperchen (Hyperleukocytose) und oft auch der eosinophilen Leukocyten. Zweites Kranksein und Komplikationen: Schwere, oft nekrotisierende Angina (Scharlachdiphtheroid), Vereiterung der Halsdrüsen, Endokarditis, Gelenkschmerzen, schwere destruierende Otitis media; bei den Komplikationen spielen Streptokokken eine wichtige Rolle. Unter den Nachkrankheiten ist besonders die hämorrhagische Glomerulonephritis zu fürchten, welche in der 3. und 4. Krankheitswoche aufzutreten pflegt. Spritzt man Scharlachkranken zu Beginn ihrer Erkrankung das Blutserum von Scharlachrekonvaleszenten ein, so scheint die Krankheit leichter zu verlaufen. Wenn man an einer von Scharlachexanthem befallenen Hautstelle Rekonvaleszentenserum oder auch normales Menschenblutserum subcutan einspritzt, so verschwindet an dieser Stelle das Exanthem (Auslöschphänomen von SCHULTZ und CHARLTON).

Von G. und G. DICK wurde eine Streptokokkenart für die Scharlachätiologie verantwortlich gemacht, die in besonders starkem Maße ein erythrogenes Toxin bildet, gegen das man ein in den Initialstadien des Scharlachs therapeutisch wirksames antitoxisches (Pferde)-Serum gewinnen kann („Scharlachheilserum", Behringwerke). Ähnlich wie die Schick-Probe bei der Diphtherie wurde eine Dick-Probe bekannt, welche die Scharlachempfänglichkeit anzeigen sollte: das aus Streptokokkenkulturen gewonnene Dick-Toxin, vor Gebrauch mit physiologischer Kochsalzlösung verdünnt, wird in einer Menge von 0,1 cm³ intracutan injiziert. Bei scharlachempfänglichen Personen tritt oft Rötung an der Injektionsstelle ein. Die Probe ist nur bedingt zuverlässig. Dem Auslöschphänomen kommt demgegenüber eine hohe Spezifität zu, es ist bei andersartigen Ausschlägen stets negativ.

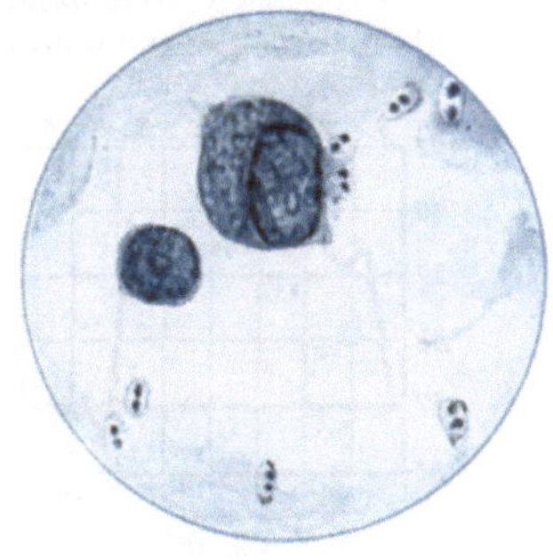

Abb. 167. Pneumococcus (A. FRÄNKEL) in pneumonischem Sputum

Eine aktive Immunisierung gegenüber dem Scharlach ist möglich durch den Scharlach-Toxoid-Aluminiumadsorbat-Impfstoff (*Behring*-Werke oder Scarlatox der *Asid*-Serumwerke). Von beiden Schutzstoffen wird dreimal 1 cm³ in Abständen von 2 Wochen subcutan gespritzt.

Die bei den meisten Scharlachkranken im Rachenabstrich vorfindbaren Streptokokken pflegen penicillin-empfindlich zu sein, worauf die aussichtsreiche Penicillintherapie der Streptokokkenkomplikationen des Scharlachs beruht.

Pneumococcus (A. FRÄNKEL) (Abb. 167). Bei croupöser Pneumonie findet sich in den infiltrierten Lungenabschnitten sowie auch im Sputum in der Mehrzahl der Fälle ein zierlicher Coccus, der meist in der Form von Diplokokken auftritt und oft ovoid oder lanzettförmig zugespitzt erscheint. Er ist im Sputum und in der Lunge mit einer Kapsel umkleidet, erscheint aber in Kultur stets ohne Kapsel. Der Pneumococcus ist an seiner charakteristischen Form meist leicht zu erkennen, besonders gut bei Färbung mit etwas verdünntem Carbolfuchsin. Es wächst nur bei Bruttemperatur ohne Hämolyse auf Agar-Agar, Blutserum und Bouillon. Die Kulturen sind von sehr kurzer Lebensdauer und verlieren leicht ihre Virulenz; im Gegensatz zu den Streptokokken werden Pneumokokken in der Galle rasch abgetötet. Der

A. Fränkelsche Coccus ist für Kaninchen und Mäuse sehr virulent, viel weniger für Meerschweinchen. Er färbt sich mit allen Anilinfarben, auch nach GRAM. Zum Nachweis eignet sich am besten die subcutane Impfung auf Mäuse, die schon nach 24—48 Std. regelmäßig zugrunde gehen; es läßt sich dann der Pneumococcus im Blut dieser Tiere in großer Menge nachweisen. Derselbe Coccus ist auch bei postpneumonischen Empyemen und manchen Fällen von Meningitis cerebrospinalis, ferner bei manchen Fällen von Endokarditis, Otitis media und manchen anderen Eiterungen gefunden worden. Bei schweren Pneumonien kann er nicht selten auch im Blut nachgewiesen werden. Vom Streptococcus viridans unterscheidet er sich durch die Lanzettform, durch die Kapselbildung im Tierversuch und die intensivere Grünfärbung der Blutplatte.

Man unterscheidet verschiedene Typen von Pneumokokken: Typ I, II, III und die Gruppe X (letztere ein Sammelbegriff für 68 verschiedene Typen), die nur serologisch voneinander getrennt werden können (Agglutination, Präcipitation, Kapsel-Quellungsreaktion nach NEUFELD).

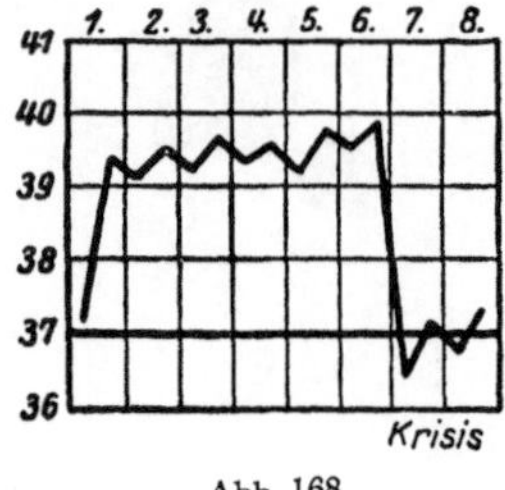

Abb. 168

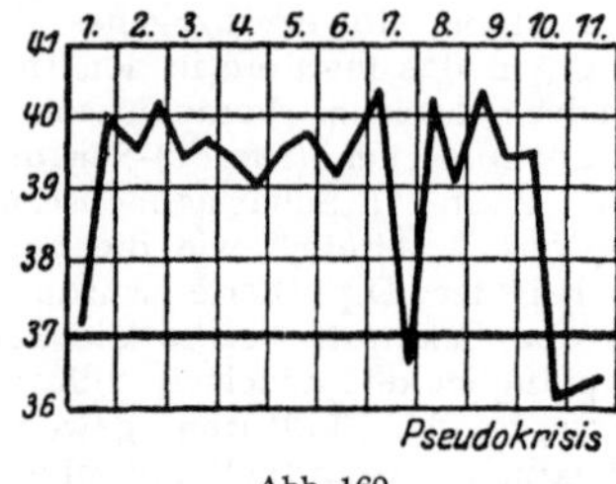

Abb. 169

Temperaturkurven bei Pneumonia crouposa

Gegen Typ I und II hat man wirksames Heilserum herstellen können. Bei der croupösen Lobärpneumonie findet man überwiegend Pneumokokken vom Typ I und II. Bei Herdpneumonien spielen vielfach die Pneumokokken der Gruppe X eine Rolle, der auch die in der Mundhöhle vorkommenden Pneumokokken gewöhnlich angehören.

Von FRIEDLÄNDER wurde bei croupöser Pneumonie ein (jetzt Klebsiella pneumoniae benannter) Kapselbacillus, ein kurzes, plumpes Stäbchen mit schleimiger Kapsel, beschrieben, der auf Gelatine ohne Verflüssigung in Form eines Nagels schon bei Zimmertemperatur üppig wächst, gramnegativ und für Kaninchen pathogen ist. Er findet sich jedoch nur in einem Bruchteil von Pneumoniefällen vor. Diese Fälle sind prognostisch meist recht ernst zu beurteilen. Ebenso wie bei Pneumonien, die durch Streptococcus mucosus hervorgerufen werden, zeigt die Schnittfläche der pneumonischen Lunge bei diesen Fällen eine eigentümlich schleimige Beschaffenheit.

Den Friedländerschen Pneumobacillen sind nahe verwandt Kapselbacillen, die bei Ozaena und Rhinosklerom gefunden werden.

Bei der *croupösen Pneumonie* (Lungenentzündung) pflegt die Temperatur unter Schüttelfrost steil anzusteigen. Bald stellen sich Seitenstechen und kurzer Husten mit rostfarbenem Sputum ein, Febris continua während der Ausbreitung der pneumonischen Infiltration. Am 7. Tage, bisweilen auch früher oder später, erfolgt der Temperaturabfall meist in Form einer steilen Krisis mit starkem Schweiß und gleichzeitigem Sinken von Puls- und Respirationsfrequenz. Bisweilen geht der Krisis 1 oder 2 Tage vorher eine

Pseudokrisis voraus, bei welcher jedoch Puls und Atemfrequenz hoch bleiben. Erfolgt der Temperaturabfall langsam innerhalb von einigen Tagen, so spricht man von Lysis (s. auch S. 6). Nachkrankheiten: Pleuritis seröser oder eitriger Art (Empyem).

Neisseria intracellularis, der **Meningococcus,** ist ein rundlicher bis ovaler gramnegativer, meist als Diplococcus in Semmelform und häufig in Leukocyten gelagert vorkommender Coccus, der der Neisseria gonorrhoeae, dem Gonococcus, ähnelt. Er ist gegen niedrige Temperaturen und gegen Austrocknen empfindlich. Als Nährböden sind geeignet: Blutagar, Ascitesagar, Eiernährböden. Die Kolonien sind zart und durchscheinend. In den Kulturen liegen die Meningokokken zu zweien und vieren zusammen. Für Tiere sind sie nur sehr wenig pathogen. Im Nasen- bzw. Rachensekret der an Meningo-

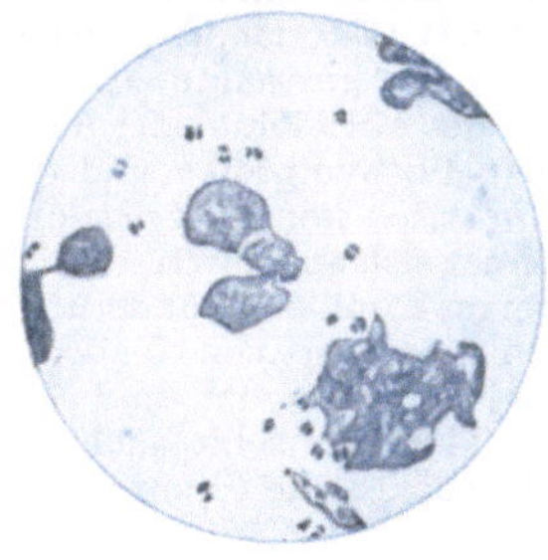

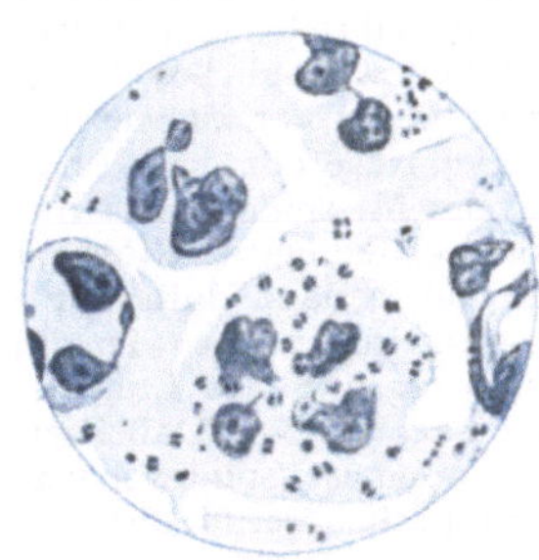

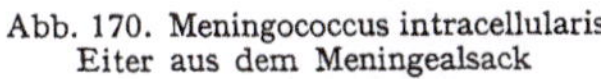

Abb. 170. Meningococcus intracellularis
Eiter aus dem Meningealsack

Abb. 171. Gonococcus. Trippereiter

kokkenmeningitis erkrankten Menschen werden sie fats regelmäßig gefunden, kommen aber auch im Nasen- und Rachenabstrichmaterial gesunder Personen als harmlose Schmarotzer nicht ganz selten vor. Solche Menschen, Meningokokkenträger, tragen wohl zur Verbreitung von Meningokokkenerkrankungen bei, welche heute unter dem Namen *„Meningokokkenfieber"* zusammengefaßt werden. Die leichteste Form dieser Affektionen ist ein uncharakteristischer Racheninfekt, als schwerere Erkrankungen kommen Otitiden, Pneumonien vor, die ernstesten Krankheiten sind die *Meningokokken-Meningitis* und die *Meningokokkensepsis*, deren akute schwerste Form *Waterhouse-Friderichsen-Syndrom* in wenigen Tagen tödlich verlaufen kann, wobei hohes Fieber, schwerer Kreislaufkollaps, hämorrhagisches Exanthem das Bild beherrschen und sich öfter Nebennierenblutungen finden.

Bei der **Meningokokken-Meningitis — Meningitis cerebrospinalis epidemica** *(epidemische Genickstarre)* ist von besonderer diagnostischer Bedeutung der Nachweis der Meningokokken im Liquor, der trübe oder eitrig ist und wenigstens zu Beginn meist durch ein Vorwiegen der polymorphkernigen Leukocyten charakterisiert ist. Zum Unterschied der Erreger von den Pneumokokken dient der Umstand, daß sie gramnegativ sind. Im übrigen färben sie sich leicht mit allen Anilinfarben. Zur Identifizierung der Meningokokken in Rachenabstrich oder Nasensekret genügt in verdächtigen Fällen nicht der einfache Nachweis gramnegativer Diplokokken — auch gutartige Formen, wie der Micrococcus catarrhalis — geben dasselbe mikroskopische Bild — sondern der Weichselbaumsche Meningococcus muß durch Agglutination oder Blut- und Zuckernährböden identifiziert werden. Die Inkubationsdauer beträgt bei der epidemischen Genickstarre 1—4 Tage.

Beginn meist plötzlich unter steil ansteigender Temperatur. Schwerer Kopfschmerz, Erbrechen, Steifigkeit des Nackens und der Wirbelsäule, Kernigsches Zeichen, d. h. Hochziehen der Knie beim Aufsitzen, Benommenheit, oft ausgedehnter Herpes facialis. Leib kahnförmig eingezogen. Zähneknirschen. Fieberverlauf unregelmäßig, oft über mehrere Wochen sich hinziehend. Bei ganz schweren Fällen bisweilen tödlicher Verlauf innerhalb 1—2 Tagen. Bei der Lumbalpunktion zeigt sich erhebliche Drucksteigerung; starke Trübung des massenhaft polymorphkernige Zellen enthaltenden Liquors. Nonne und Pandy deutlich positiv. Gesamteiweiß stark vermehrt. Mittel- oder rechtsgelagerte tiefe Kolloidzacke, seltener Linkszacke oder doppeltes Maximum. Zucker erheblich vermindert. Außer der Meningokokkenmeningitis kommen noch andere Formen eitriger Hirn- und Rückenmarkshautentzündungen vor, welche durch den Pneumococcus Fraenkel, seltener auch durch andere Infektionserreger, z. B. Listerien, Typhusbakterien usw. erzeugt werden. Die durch Pneumokokken verursachte eitrige Meningitis geht häufig von eitrigen Entzündungen des Mittelohrs oder der Nebenhöhlen der Nase oder von Pneumonien aus; die Symptome sind dieselben wie bei der M. epidemica. Differentialdiagnostisch kommt gelegentlich die tuberkulöse Meningitis in Betracht. Sie zeichnet sich aus durch schleichenden Beginn und Verlauf, durch die Häufigkeit von Pupillenveränderungen und Augenmuskelparesen sowie durch das Vorkommen von Tuberkeln im Augenhintergrund. Im Lumbalpunktat sind Lymphocyten und Tuberkelbacillen nachweisbar. Dabei ist der Liquor klar und setzt nach längerem Stehen ein feines „Spinnwebengerinnsel" ab. Zucker und Chloride im Liquor sind beträchtlich vermindert.

Gonococcus (Neisser) (Abb. 171). Kokken, die meist zu Diplokokken angeordnet sind, ihre Berührungsflächen sind abgeplattet, so daß sie „Semmelform" darbieten; sie finden sich sehr oft in dichten Häufchen im Innern der Leukocyten, das ganze Protoplasma erfüllend und nur den Kern freilassend; die Züchtung gelingt am besten, wenn man ganz frisch aus der Urethra auf warme Nährböden verimpft, und zwar empfiehlt es sich, menschliches Blutserum oder Ascitesagar zu verwenden. Die Gonokokken färben sich im Trockenpräparat mit allen Anilinfarben, am besten mit konzentrierter wäßriger Methylenblaulösung, dagegen *nicht nach* GRAM. Sie finden sich konstant im Trippereiter, seltener bei gonorrhoischer Conjunctivitis, Endokarditis, Gelenkerkrankung, ferner bei den auf Gonorrhoe beruhenden Entzündungen der männlichen und weiblichen Geschlechtsorgane, wie Epididymitis, Parametritis, Pyosalpinx usw. Ihr Nachweis hat große diagnostische Bedeutung. — *Inkubationszeit* der Gonorrhoe 2—3 Tage.

Zur *Färbung der Gonokokken* verstreicht man einen Tropfen gonorrhoischen Eiters auf dem Deckglas oder Objektträger, trocknet über der Flamme und färbt mit konzentrierter wäßriger Methylenblaulösung oder mit Methylgrün-Pyronin. Nach etwa 5 min spült man mit Wasser sorgfältig ab, trocknet und legt in Canadabalsam ein. Man erkennt die Gonokokken sowohl an ihrer bohnenförmigen Gestalt, als auch daran, daß sie zu Häufchen zusammenliegen und häufig in Leukocyten eingelagert sind. Außerdem sind die Gonokokken von anderen, im Harnröhreneiter bisweilen vorkommenden Kokken dadurch zu unterscheiden, daß sie bei der Färbung nach GRAM *entfärbt* werden.

Milzbrandbacillen (Abb. 172), dicke große Stäbchen; im Trockenpräparat erscheinen ihre Enden scharf winklig abgesetzt, häufig sogar konkav, so daß zwischen zwei Gliedern, wo sie aneinanderstoßen, eine ovale Lichtung entsteht. Sie finden sich im Gewebssaft und im Blut des Milzbrandkarbunkels sowie bei Allgemeininfektion in der Lumbalflüssigkeit. Sie wachsen auf

Gelatine schon bei Zimmertemperatur, indem sie diese verflüssigen, und auf den meisten anderen Nährböden; sie bilden unter gewissen Bedingungen Sporen, jedoch nicht im lebenden Tierkörper. Milzbrandbacillen färben sich mit allen basischen Anilinfarben und auch mit der Gramschen Methode. Weiße Mäuse sind für Milzbrand sehr empfänglich und gehen 24—36 Std. nach der Impfung zugrunde; im Blute, besonders aber in Leber und Milz, finden sich alsdann große Mengen von Stäbchen. Auch Rinder, Schafe, Schweine, Kaninchen, Meerschweinchen, Mäuse erkranken am Milzbrand.

Der *Milzbrand* wird meist vom Tier auf den Menschen übertragen, und zwar durch den Stich von Insekten, die sich auf milzbrandkranken Tieren oder deren Kadavern mit Milzbrandbacillen beladen hatten, ferner durch Beschäftigung mit den Fellen, Borsten und Haaren milzbrandkranker Tiere,

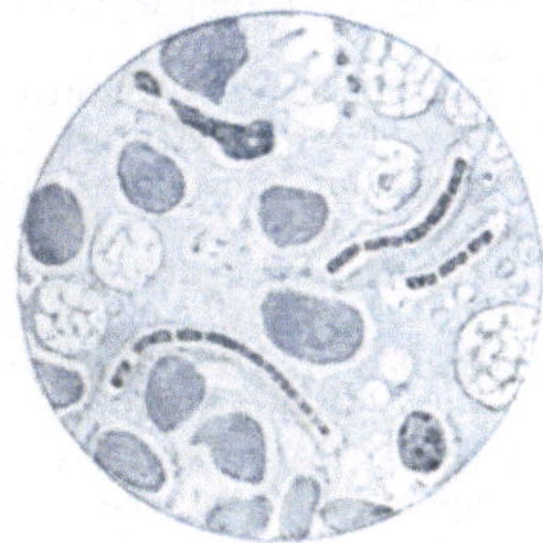

Abb. 172. Milzbrandbacillen. Blut

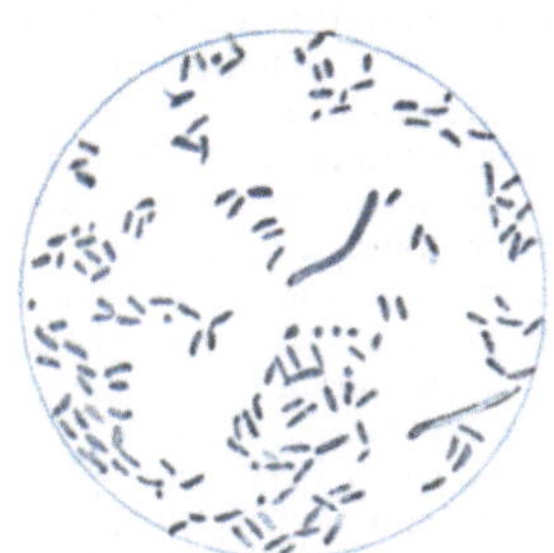

Abb. 173. Typhusbacillus. Reinkultur

mit infizierten Haderlumpen, durch Inhalation milzbrandbacillenhaltigen Staubes (Milzbrandpneumonie), seltener durch den Genuß von infiziertem Fleisch (Darmmilzbrand). Bei der Infektion der Haut, vorwiegend bei Schlächtern, Abdeckern, Pelz- und Bürstenarbeitern, bildet sich der Milzbrandkarbunkel, eine dunkelblaurote derbe Anschwellung und Infiltration mit Bläschen, Lymphangitis, Fieber und großer Hinfälligkeit.

Typhusbakterien (EBERTH-GAFFKY (Abb. 173), *Salmonella typhi* (nach dem Forscher SALMON genannt). Gramnegative kurze Stäbchen mit abgerundeten Ecken, $^1/_3$ so lang wie ein rotes Blutkörperchen; sie zeichnen sich durch ungemein lebhafte Eigenbewegungen aus, da sie mit einer großen Zahl von Geißelfäden ausgerüstet sind. Typhusbakterien wachsen gut auf verschiedenen einfachen Nährböden, Agar-Agar, Blutserum, Bouillon und Kartoffeln, gallehaltigen und traubenzuckerhaltigen Nährböden, gedeihen auch in Milch und halten sich längere Zeit im Wasser. Sie färben sich mit den gewöhnlichen Anilinfarben, auch mit Löfflers Methylenblau und Ziehls Carbolfuchsin. Sie finden sich in allen Fällen von Abdominaltyphus, und zwar in Darm, Milz, Galle, Mundhöhle, in den Roseolaflecken, häufig im Harn und während der ersten beiden Krankheitswochen fast konstant im Blut. Zum Nachweis der Typhusbakterien im Blut bringt man 1—2 cm³ Blutes des Patienten in ein Röhrchen mit steriler Rindergalle, da die Salmonellen gut in Galle gedeihen im Gegensatz zu anderen Darmkeimen, die hier im Wachstum zurückgedrängt werden. Nach der Anzucht im Brutschrank ist dann eine Differenzierung auf Spezialnährböden notwendig: Endo-Agar, Bromthymolblau-Agar, Wilson-Blair-Agar (wismuthaltig) oder tellurhaltige Nährböden. Empfehlenswert ist ferner der Ansatz einer sog. „bunten Reihe" von Nährmedien, die verschiedene Zuckerarten, Lackmusmolke, Trypsin u. a. enthalten, wobei wiederum eine Differenzierung gegenüber anderen Bakterien, wie Coli, Ruhr, Paratyphus erfolgen kann. Lackmusmolke wird durch Typhusbakterien nicht verändert, durch Colibakterien getrübt und gerötet; Colibakterien bilden Indol, Thyphusbakterien nicht.

Die Typhusbacillen sind häufig, aber durchaus nicht in jedem Fall von Typhus im Stuhlgang nachweisbar, sie werden im Dickdarm oft von anderen Bakterien überwuchert und vernichtet. Da sich auch im Kote von Gesunden bzw. Nicht-Typhuskranken fast regelmäßig Stäbchen finden, welche den Typhusbakterien ähnlich sind (Colibakterien), so kann der Nachweis der Typhusbakterien im Stuhl nicht durch Färbung und mikroskopische Untersuchung, sondern nur durch Kulturverfahren auf besonderen Nährböden erbracht werden. Zur ersten Züchtung aus dem Stuhl eignet sich der *Malachit grünagar*, da auf ihm andere Bakterien fast gar nicht, Bakterien der Coligruppe schlechter, Typhusbakterien aber sehr gut wachsen.

Die sicherste Unterscheidung wird geliefert durch die Agglutination. Auf diese gründet sich die für die Diagnose des Typhus wichtige *Gruber-Widalsche Reaktion*. Diese besteht darin, daß das Blut oder Blutserum von Typhuskranken auf Reinkulturen von Typhusbakterien einen spezifischen Einfluß ausübt, indem die Bacillen zu Häufchen zusammengebacken (agglutiniert) und ihrer Beweglichkeit beraubt werden (s. S. 687).

Zur praktischen Ausführung der Agglutination empfiehlt sich am meisten die *makroskopische Methode*. Man stellt sich zunächst eine Verdünnung des Krankenserums 1:12,5 mit physiologischer Kochsalzlösung her. Dann setzt man eine Reihe von 10 Blockschälchen oder Reagenzröhrchen nebeneinander. In das erste bringt man 1 cm³ der genannten Serumverdünnung, in sämtliche folgende 0,5 cm³ physiologischer Kochsalzlösung. Dann wird aus dem ersten Schälchen 0,5 cm³ der Serumverdünnung in das zweite pipettiert und gut gemischt. Aus dem zweiten sodann wieder 0,5 cm³ in das dritte usw. bis zum neunten Schälchen, so daß ansteigende Serumverdünnungen entstehen. Das zehnte Schälchen bleibt frei von Serum und dient als Kontrolle. In jedes der zehn Schälchen kommt 0,5 cm³ der Aufschwemmung (in physiologischer Kochsalzlösung) einer 24 stündigen Typhusagarkultur. Nach diesem Zusatz hat man dann Serumverdünnungen von 1:25—1:6400. Man bringt die Schälchen für 2 Std. in den Brutschrank und kann danach die eingetretene Agglutination sehr gut makroskopisch (oder mit Lupenvergrößerung, im Agglutinoskop) erkennen.

Man unterscheidet beim GRUBER-WIDAL eine O- und eine H-Agglutination, d. h. Agglutination der Bacillenleiber und Agglutination der Geißeln der Bacillen. H-Agglutination mehr weich-flockig, O-Agglutination mehr krümelig. Die Bezeichnung H ist davon hergeleitet, daß bestimmte Bakterien in ihrer Geißelform auf der Kulturplatte *h*auchartig wachsen bzw. ausschwärmen, während das O *o*hne Hauch bedeutet. Findet sich lediglich H-Agglutination, so ist dies diagnostisch im Sinne einer aktuellen Typhusinfektion nicht sicher zu verwerten, wenn die betr. Person gegen Typhus schutzgeimpft ist. Ansehnliche O-Titer sprechen in der Regel für das Vorliegen einer aktuellen Typhusinfektion, Der Nachweis einer dritten Art der Agglutination, der Vi-Agglutination, die vielfach bei Bakterienausscheidern bzw. -trägern positiv gefunden wurde, vermag die Fahndung nach Typhusbakterien-Dauerausscheidern zu unterstützen.

Die Gruber-Widalsche Reaktion fällt in der ersten und selbst in der zweiten Krankheitswoche des Abdominaltyphus noch nicht immer positiv aus, später aber fast ausnahmslos. Besonders beweisend für die Diagnose Typhus ist es, wenn bei den ersten Untersuchungen die Agglutination nicht

oder spät und nur bei geringer Verdünnung (1:20) positiv ausfiel, und wenn
einige Tage später selbst bei einer Verdünnung von 1:100 und höher sofort
Agglutination auftritt. Die agglutinierende Eigenschaft des Blutserums
bleibt auch nach Ablauf des Typhus in der Rekonvalescenz und meist noch
Monate und Jahre später bestehen, wenn auch nicht in hohen Titerwerten.

Die *Inkubationszeit* des *Abdominal*typhus beträgt 7—21 Tage, das *Prodro-
mal*stadium dauert ungefähr 1 Woche, ist ausgezeichnet durch heftigen
Kopfschmerz, Störungen des Allgemeinbefindens, und langsam, staffelförmig
ansteigendes Fieber; die Temperatur erreicht am 4.—7. Tag das Fastigium
und bleibt vom Anfang der 2. Woche an als Febris continua continens
dauernd erhöht, bei leichteren Fällen bis in die 3., bei schweren bis in die
5. Woche und länger; dann werden die Morgentemperaturen niedriger,
während die Abendtemperaturen noch hoch bleiben (Stadium der steilen
Kurven), und allmählich (bei leichten Fällen in der 4. Woche) erfolgt die

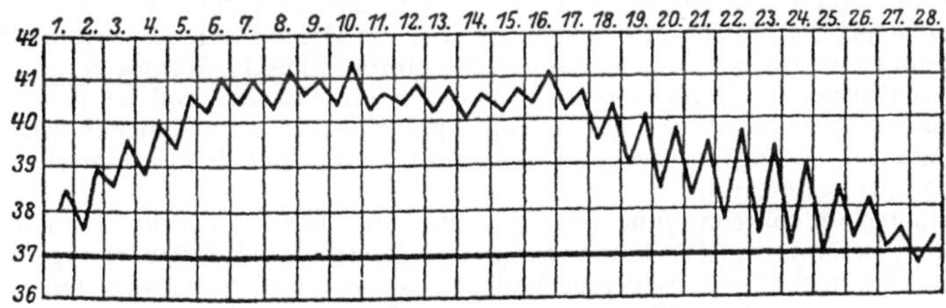

Abb. 174. Temperaturkurve bei Typhus abdominalis (schematisch)

lytisch verlaufende Defervescenz. Bronchitis, Milzschwellung in der zweiten
Hälfte der ersten Krankheitswoche, Roseola und Diazoreaktion am 6. bis
9. Krankheitstage. Aufgetriebener Leib, Durchfälle von erbsenbreiartiger
Beschaffenheit, Apathie, Benommenheit, Delirien, trockene Zunge, kein
Herpes, häufig Rückfälle. Die Untersuchung des Blutes ergibt schon vom
Beginn der Krankheit an eine charakteristische Verminderung der weißen
Blutkörperchen (Leukopenie) auf 2000—5000, meist völliges Fehlen der
eosinophilen Leukocyten. Komplikationen: Darmblutungen, Darmperfora-
tion, Herzmuskelschwäche, Blutdrucksenkung durch Vasomotorenkollaps,
Pneumonie.

Zur prophylaktischen Impfung gegen Typhus wird dreimal hintereinander
in Zwischenräumen von mindestens 8 Tagen zuerst ein halber und dann
jedesmal ein ganzer Kubikzentimeter einer Aufschwemmung von Typhusbacillen eingespritzt, welche bei 52° abgetötet worden waren. Der von der
Anstalt gebrauchsfertig gelieferte Impfstoff wird zwischen Brustwarze und
Schlüsselbein subcutan injiziert. Am nächsten Tag bisweilen Schwellung und
Schmerzhaftigkeit an der Injektionsstelle, Kopfschmerz und leichte (oder
auch stärkere) Temperatursteigerung. Durch die Schutzimpfung verliert die
Gruber-Widalsche Reaktion an Wert, da durch die Schutzimpfung das Blut
oft recht starke Agglutinationsfähigkeit bekommt, die lange anhalten kann.
Auch das Ansteigen des Agglutinationstiters während der Erkrankung ist
dann wenig verwertbar, weil es auch bei anderen fieberhaften Erkrankungen
als bei Typhus beobachtet wird.

Unter dem Sammelnamen **Paratyphusbakterien** und Enteritisbakterien
wird eine große Gruppe von verwandten, aber doch differenzierbaren Bakterien zusammengefaßt, die den Typhusbakterien im System nahestehen.

45*

Man kennt etwa 160 verschiedene Stämme derartiger Salmonellen. Sie zeigen wie die Typhusbakterien lebhafte Eigenbewegungen. Durch ihr Verhalten auf verschiedenen Nährböden und durch ihre serologischen Besonderheiten sind sie zu differenzieren. Man unterscheidet mehrere Hauptarten der Paratyphusbakterien, von denen der Typus A der Salm. typhi nähersteht und namentlich in den Ländern um das Mittelmeer eine dem Typhus ähnliche, meist aber leichtere Krankheit erzeugt. — Die Paratyphus-Bakterien bilden eine große Gruppe differenter Infektionserreger, welche nicht streng wie der Thyphus- und Paratyphus A-Bacillus an den menschlichen Körper gebunden sind, sondern sich auch als Krankheitserreger bei Tieren und sonst in der Umwelt finden; sie können sehr oft Nahrungsmittel, am häufigsten Fleisch und Milch infizieren und beim Menschen in der Regel eine akute Gastroenteritis und in schweren Fällen geradezu das Bild der Cholera nostras verursachen. Man rechnet zur Paratyphusgruppe B im engeren Sinne den typischen Paratyphusbacillus von SCHOTTMÜLLER, der bisweilen auch ein Krankheitsbild erzeugt, das in jeder Beziehung dem eigentlichen Typhus ähnlich ist, meist aber als Brechdurchfall verläuft. Bei Nahrungsmittelvergiftungen, namentlich durch Fleisch, kommt ferner der Typus Breslau vor, ferner der Bacillus enteritidis Gärtner, welche durch das Verhalten ihrer Kulturen und durch Agglutination unterschieden werden können. Die Züchtung geschieht aus Stuhl, Urin, Blut des Patienten sowie aus Nahrungsmitteln.

Bacterium coli commune (ESCHERICH) (Abb. 175); schlanke, manchmal leicht gekrümmte Stäbchen, welche auf Gelatine bei Zimmertemperatur als weiße, nicht verflüssigende Kultur wachsen und auf Kartoffeln eine dicke graubraune Haut bilden. Sie zeigen in Traubenzuckeragar Gasbildung, auf Nährböden, welche Milchzucker und Lackmusfarbstoff enthalten, Rotfärbung durch Säurebildung, ferner erzeugen sie Indol, und deshalb wird bei ihrer Anwesenheit stets jener fade, jasminartige oder selbst fäkulente Geruch wahrgenommen, welcher auch dem Dickdarminhalt eigen ist. Sie färben sich mit allen Anilinfarben, aber nicht nach GRAM, sind den Typhusbacillen sehr ähnlich, jedoch weniger oder gar nicht beweglich. Die Colibacillen finden sich normalerweise im Dickdarminhalt und kommen als Entzündungserreger besonders bei allen jenen Krankheitszuständen vor, welche mit dem Darm zusammenhängen, so bei Appendicitis (Epityphlitis) und bei den dadurch bedingten Bauchfellentzündungen, ferner bei Entzündungen und Eiterungen der Gallenblase und der Gallengänge (Cholecystitis und Cholangitis), bei Leberabscessen, schließlich auch bei den Entzündungen der Harnblase und des Nierenbeckens. Im Beginn einer akuten Pyelonephritis ist der Harn oft reich an Eiweiß, Blut und Leukocyten, im späteren Verlauf nimmt Eiweiß und Eiter an Menge ab und die roten Blutkörperchen verschwinden. Die durch den Colibacillus erzeugten Cystitiden und Pyelitiden zeichnen sich durch schwachsauren, nicht alkalischen Harn aus, welcher eine positive Nitritreaktion ergibt. Der Harn ist dagegen ammoniakalisch, wenn die Blase von Bact. proteus, Staphylokokken und anderen, den Harnstoff zersetzenden Bakterien infiziert ist.

Ruhrbacillen. Bei der tropischen Ruhr finden sich Amöben (Amöben-Dysenterie) (S. 667). Bei der einheimischen Ruhr wurden von SHIGA und KRUSE Bacillen entdeckt, die in Form und Wachstum den Typhusbacillen sehr nahestehen, aber meist etwas plumper und stets *unbeweglich* sind. Sie lassen sich aus den blutig-schleimigen Dejektionen der Ruhrkranken auf den gebräuchlichen Nährboden züchten und verhalten sich dabei ähnlich wie die Typhusbacillen. Da die Bacillen sehr empfindlich sind, streicht man am besten etwas Schleim, mittels Rectoskop von den Ruhrgeschwüren entnommen, unmittelbar auf eine Blutagarplatte aus. Das bakterienfreie Filtrat der Kulturen von Shiga-Kruse-Ruhrbacillen enthält ein heftiges Gift, das, bei Kaninchen und anderen Tieren injiziert, Schmerzen, Lähmungen und Durchfall erzeugt. Blutserum von Ruhrkranken agglutiniert Ruhrbacillen, ebenso das Serum von Tieren, denen Ruhrbacillen injiziert worden waren. Außer den von SHIGA und KRUSE beschriebenen echten Ruhrbacillen kommen bei ruhrartigen, aber leichteren Dickdarmerkrankungen noch andere Bakterien vor, welche dem Ruhrbacillus ähnlich sind und als Pseudoruhrbacillen oder als Flexner-Bacillen bezeichnet werden. Diese Pseudoruhrbacillen bilden in der Kultur kein lösliches Gift, und die von ihnen erzeugte Ruhr zeigt meist ungefährlicheren Verlauf und weniger Nachkrankheiten. Sie unterscheiden sich von den Shiga-Kruseschen Bacillen dadurch, daß sie

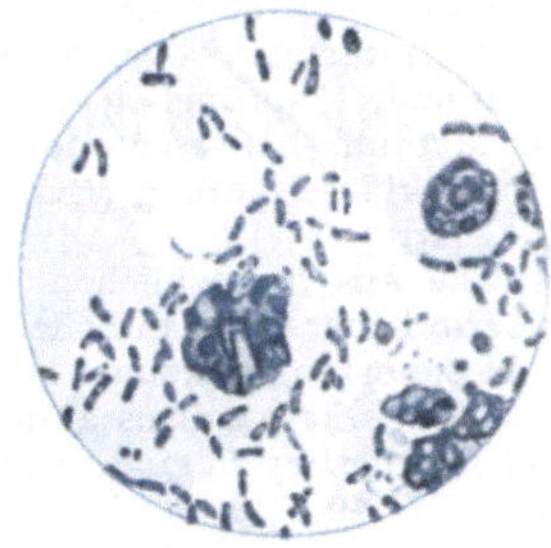

Abb. 175. Escherichia coli. Eiter
bei Peritonitis

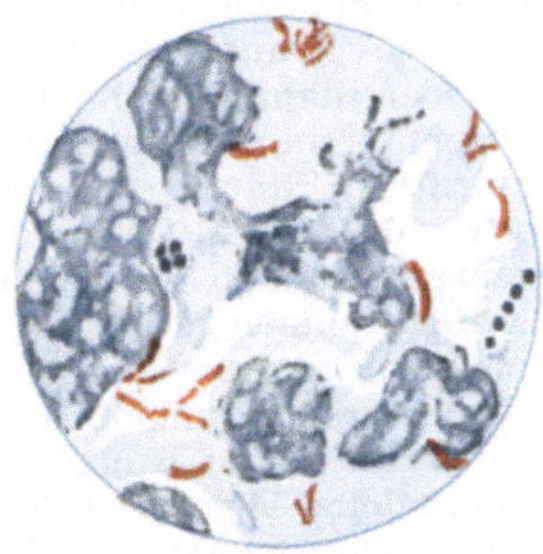

Abb. 176. Tuberkelbacillen. Sputum
bei Lungentuberkulose

auf Lackmus-Maltose-Agar nicht wie diese blau, sondern rot wachsen, auch können sie durch das Agglutinationsverfahren unterschieden werden. Den Flexnerschen Ruhrbacillen stehen nahe die Bacillen Y und E (KRUSE-SONNE), welche im Verhalten der Kultur, nicht aber durch Agglutination vom Flexnerschen Typus unterschieden werden können. Auch der Y- und E-Bacillus produzieren kein Gift, und die durch sie erzeugte Ruhr ist meist ungefährlich. Während die durch die verschiedenen Ruhrbacillen erzeugte Dysenterie als fieberhafte Infektionskrankheit mit starken Tenesmen und blutig-schleimigen Stühlen verläuft, zeigt die durch Amöben erzeugte tropische Ruhr mehr die Symptome einer chronischen ulcerösen Dickdarmerkrankung.

Inkubationszeit bei der Bacillenruhr 2—7 Tage. Nachkrankheiten: hartnäckige Gelenkentzündungen, selten Polyneuritis. Bei Amöben-Dysenterie *Inkubationszeit* 21—24 Tage. Nachkrankheiten: jahrelang dauernde Magen- und Darmstörungen. Bei beiden Ruhrarten ist das Abdomen im Gegensatz zum Typhus eingezogen und der Verlauf des Colons druckempfindlich.

Typhus-, Paratyphus-, Coli- und Dysenteriebacillen bilden eine gemeinsame Gruppe. Zur Differentialdiagnose der einzelnen Arten, die sich in ihrem mikroskopischen Verhalten (gramnegativ) und zum Teil auch in der Kultur sehr ähnlich sind, kann das Agglutinationsverfahren herangezogen werden, indem z. B. eine Kultur typhusverdächtiger Stäbchen mit dem von einem Typhuskranken gewonnenen Blutserum oder besser mit dem Blutserum eines mit einer Reinkultur von Typhusbacillen vorbehandelten Tieres zusammengebracht wird. Handelte es sich wirklich um Typhusbacillen, so werden sie von diesem Blutserum noch in großer Verdünnung agglutiniert. Jedoch äußert sich die Verwandtschaft zwischen diesen Bakterienarten dadurch, daß das Blutserum eines Menschen, welcher eine Infektion mit einer dieser Arten, z. B. mit Paratyphusbacillen erlitten hat, auch auf die anderen Arten, z. B. auf Typhus- und Colibacillen, eine gewisse, aber viel geringere Agglutinationswirkung ausübt (Gruppenagglutination).

Tuberkelbakterien (KOCH) (Abb. 176), *Mycobacterium tuberculosis*. Schlanke Stäbchen von etwa 1,3—4 μ Länge, wachsen bei einem Temperaturoptimum von 36° C auf serumhaltigem Nährboden als trockene Schüppchen. Ihre Entwicklung ist sehr langsam und nimmt Wochen in Anspruch. Auch auf den heute gebräuchlichen Spezialnährböden mit Eierzusatz (Hohn-Kultur) müssen die Kulturen bis zu 8 Wochen beobachtet werden. Bei Verwendung ergiebigster Nährmedien ist die Anzucht dem Tierversuch in der Ausbeute kaum unterlegen. Die Virulenz ist unterschiedlich; sie läßt sich künstlich verändern; so konnte CALMETTE einen für Impfzwecke verwendbaren ungefährlichen Stamm durch jahrelange Kultur eines ursprünglich virulenten Typus-Bovinus-Stammes auf gallehaltigem Medium herauszüchten. Derartige avirulente Stämme werden für die Tuberkuloseimpfung (BCG-Impfung) verwendet (BCG = Bacillus Calmette-Guérin).

Diejenigen Tuberkelbacillenkulturen, welche aus menschlichen Tuberkuloseherden stammen, erweisen sich, auf das Rind oder das Kaninchen überimpft, als nicht oder nur wenig virulent, d. h. sie erzeugen keinen oder nur einen lokalisierten Krankheitsherd, während Tuberkelbacillenstämme aus Rindertuberkulose, auf Rinder und Kaninchen überimpft, eine fortschreitende und tödliche Allgemeintuberkulose erzeugen. KOCH unterscheidet demnach einen *Typus humanus* und einen *Typus bovinus* des Tuberkelbacillus, die auch in der Kultur gewisse Unterschiede erkennen lassen. Bei der Tuberkulose des Menschen wird in der überwiegenden Mehrzahl der Fälle der Typus humanus, seltener aber auch der Typus bovinus angetroffen. Eine andere, weniger virulente Art des Tuberkelbacillus wird bei Vögeln, z. B. den Hühnern, gefunden. — Auf manchen Gräsern, im Kuhmist, in verunreinigter Milch und Butter kommen oft Bacillen vor, die dem Tuberkelbacillus gleichen und dasselbe Färbungsvermögen zeigen, welche aber nichts mit der Tuberkulose zu tun haben. — Im Smegma praeputii des Mannes und an den äußeren Geschlechtsteilen des Weibes finden sich häufig Bacillen, welche die Gestalt und das färberische Verhalten der Tuberkelbacillen darbieten. Wenn diese Smegmabacillen dem Harn beigemischt sind, so können sie leicht für wirkliche Tuberkelbacillen gehalten werden, und es wird irrtümlicherweise die Diagnose auf Urogenitaltuberkulose gestellt. Man kann sich vor dieser Verwechslung schützen, indem man den Harn mit dem Katheter direkt aus der Blase entnimmt; auch zeigen die Smegmabacillen eine geringere Säurefestigkeit, d. h. sie geben bei der oben beschriebenen Färbung den roten Farbstoff leichter durch die Säurebehandlung und bei der nachfolgenden Alkoholbehandlung ab.

Im Auswurf mancher Phthisiker, ferner in tuberkulösen Exsudaten, in kalten Abscessen usw. findet man oft keine säurefesten Stäbchen, wohl aber, wie MUCH nachgewiesen hat, hie und da in Stäbchenform angeordnete Granula, wenn man die Präparate einer prolongierten Gram-Färbung aussetzt. Zur bakteriologischen Sicherung der Tuberkulose-Diagnose wird häufig auch der *Tierversuch* notwendig. Mehrere Meerschweinchen werden mit dem zu prüfenden Material in die Gegend der Inguinal-Lymphdrüsen geimpft. Bei Vorhandensein von Tuberkelbacillen gehen die Tiere in der Regel nach einer Reihe von Wochen ein. Es erfolgt dann die Untersuchung der Organe auf Tuberkulose. Zur Abkürzung des Versuches kann man die

Tiere bereits nach 3 Wochen töten und histologisch und bakteriologisch auf Tuberkulose untersuchen, ferner läßt sich mit Hilfe der Tuberkulinreaktion unter Umständen bereits in der 2. Woche feststellen, ob die Impfung zu einer Tuberkulose des Tieres geführt hat.

Wo sich im Gewebe der Tuberkelbacillus findet, handelt es sich um Tuberkulose; er kommt vor im Sputum bei Lungentuberkulose, im Stuhl und Harn bei Darm- und Urogenitaltuberkulose, im Lumbalpunktat bei Meningitis tuberculosa, im Eiter bei tuberkulösen Knochen- oder Drüseneiterungen, auch im Blut bei verbreiteter Tuberkulose und Miliartuberkulose, in der Haut bei Lupus und anderen Formen von Hauttuberkulose.

Kann der Patient kein Sputum aushusten, so ist der Magensaft auf Tuberkelbacillen zu untersuchen (Sediment), evtl. auch das Kehlkopfabstrichmaterial. Verfahren zur Färbung und Anreicherung der Tuberkelbacillen s. S. 694.

Der Tuberkelbacillus schädigt durch seine Toxine das Gewebe in hochgradigem Maße, worauf der Körper auf zweierlei Art reagiert: entweder auf die produktiv-proliferative Weise in Form des Tuberkels, der in ungünstigen Fällen zentral verkäst, wobei das Gewebe einschmilzt und sich eine Kaverne bildet oder bei oft schwächeren Abwehrkräften in der exsudativ entzündlichen Form, deren am meisten charakteristisches Beispiel die käsige Pneumonie ist. In vielen Fällen kommen beide Formen nebeneinander vor, wobei eine überwiegt.

In den Reinkulturen der Tuberkelbacillen findet sich ein toxallergisch wirkender Soff, das *Tuberkulin*. Spritzt man dieses „Tuberkulin" (die Glycerinbouillonkultur auf $^1/_{10}$ eingedampft und filtriert) bei tuberkulös erkrankten Menschen ein, so ruft es nicht nur eine Entzündung an der Injektionsstelle, sondern auch eine „Herdreaktion", also eine Entzündung in der Umgebung der tuberkulösen Krankheitsherde und schließlich Fieber und allgemeines Krankheitsgefühl hervor.

Diese „Reaktion" tritt bei tuberkulösen Menschen oder solchen, bei denen früher einmal eine Tuberkulose vorhanden war, schon bei Injektion von 0,01—0,1 bis 0,2 mg Tuberkulin ein, während von nicht tuberkulösen Individuen größere Mengen symptomlos ertragen werden. Nach Einspritzung von Tuberkulin beobachte man durch Messungen, ob in den darauffolgenden Tagen 24 oder 48 Std. eine Temperatursteigerung auftritt. Während man früher die Tuberkulin-Probe meist in Form der Pirquet-Probe vornahm (Setzung einer umschriebenen Hautläsion mit einem Spezialbohrer und Hineinbringen des Tuberkulins) wird jetzt im allgemeinen die Mendel-Mantouxsche Probe (intracutane Quaddelsetzung mit Tuberkulin) oder die Probe nach MORO (Einreiben von Tuberkulinsalbe in die Haut) bevorzugt. Bei Kindern beginnt man zunächst mit der Moroschen Probe. Falls diese bei 3 tägiger Beobachtung negativ bleibt, schließt sich daran die intracutane Tuberkulinprüfung mit 0,1 cm³ einer Alt-Tuberkulinverdünnung von 1:10000. Fällt auch diese Probe negativ aus, wird man weitere Proben mit einer Lösung von 1:1000 und 1:100 anstellen. Eine BCG-Schutzimpfung beim Kinde ist erst dann erlaubt, wenn auch diese Probe (1:100) negativ ausfällt. Bei der Neugeborenen-Schutzimpfung erübrigen sich diese Proben. Für praktisch-diagnostische Zwecke kann eine Tuberkulinprobe nur bei einer nicht gegen Tuberkulose schutzgeimpften Person von Wert sein; die diagnostische Bedeutung der Tuberkulinproben ist im großen und ganzen auf das Kindesalter beschränkt.

Zur Ergänzung der bakteriologischen Diagnostik der Tuberkulose ist heutzutage eine Resistenzprüfung der gefundenen Tuberkelbacillen gegenüber tuberculostatischen Mitteln notwendig (Streptomycin, Paraaminosalicylsäure, Isonicotinsäurehydrazid u. a.). Primär resistente Stämme kommen vor, sekundäre Resistenzentwicklung ist häufig.

Leprabakterien (HANSEN, NEISSER) (Abb. 177), kleiner und zarter als die Tuberkelbacillen, sonst ihnen aber ähnlich. Konnten außerhalb des menschlichen Körpers noch nicht mit Sicherheit kultiviert werden; färben sich nach demselben Verfahren wie die Tuberkelbacillen, außerdem auch mit den gewöhnlichen Anilinfarben und nach GRAM. Sie finden sich in allen leprösen Neubildungen, auf den ulcerierenden Schleimhäuten (z. B. der Nase), in den Faeces und im Gewebssaft in großen Mengen vor, und zwar sind sie großenteils in den Zellen gelegen (sog. Leprazellen). Die Leprabacillen sind für manche niederen Affen pathogen, für andere Tiere aber nicht.

Die *Lepra* kommt in zwei Formen vor, 1. als Knotenaussatz, der durch rotbräunliche Flecken und flache Knotenbildungen der Haut und Schleimhäute ausgezeichnet ist (Facies leonina). 2. Die Nervenlepra zeigt ähnliche Hautflecken, Neuralgien, ausgedehnte Gefühlsstörungen, besonders der Extremitäten. Verstümmelung der Finger und Muskelatrophien ähnlich wie bei Syringomyelie.

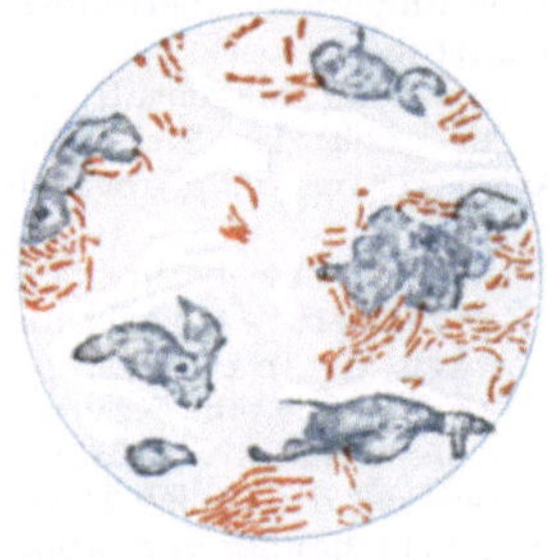

Abb. 177. Leprabakterien. Inhalt einer Pemphigusblase

Rotzbakterien (LÖFFLER) (Abb. 178), den Tuberkelbacillen ähnlich, doch etwas dicker; sie wachsen nur bei Körpertemperatur auf Agar-Agar und Blutserum sowie auf Kartoffeln; färben sich mit allen Anilinfarben, am besten mit LÖFFLERs Methylenblau, aber nicht nach GRAM. Sie lassen sich nur im Blute und in frischen Rotzknötchen nachweisen, nicht in zerfallenden

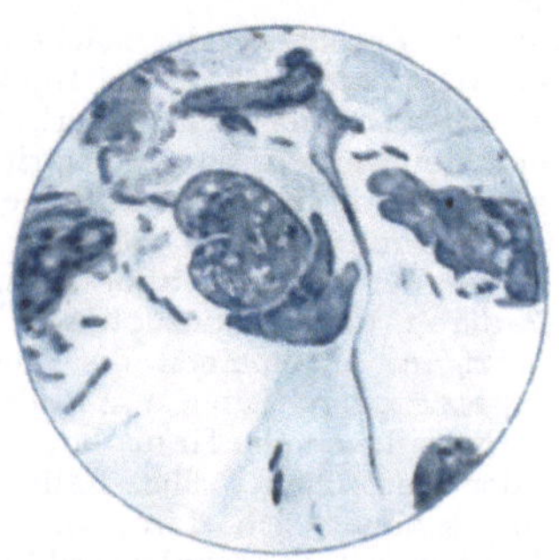

Abb. 178. Rotzbacillen. Abceßleiter

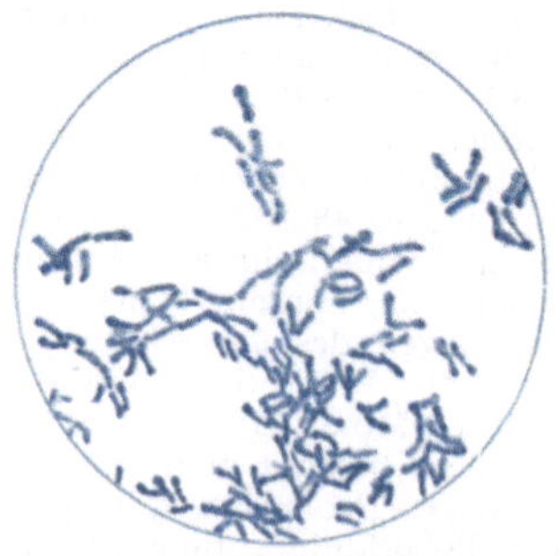

Abb. 179. Diphtheriebacillen. Reinkultur

und ulcerierten. Man wird deshalb weniger Wert auf die mikroskopische Untersuchung des Eiters und der Sekrete als auf den Ausfall von Impfungen auf Tiere (Feldmaus, Meerschweinchen) legen; bei männlichen Meerschweinchen, denen man Rotzkulturen injiziert, schwellen die Hoden an. Zur Diagnose eignet sich auch die Agglutination abgetöteter Rotzbacillen durch das Krankenserum (mindestens bis 1:1000) sowie die Komplementbindung.

Der *Rotz* (Malleus) ist in hohem Maße ansteckend. Er tritt beim Menschen namentlich durch Ansteckung vom rotzkranken Pferde auf. Nach einer *Inkubationszeit* von 3—5 Tagen treten an der Ansteckungsstelle Schwellung,

Rötung und ein Geschwür mit Lymphangitis und Lymphdrüsenschwellung auf. Daran schließen sich schwere Allgemeinerscheinungen an, Hautausschläge papulöser oder pustulöser Art und Abscesse in den Muskeln und inneren Organen. Seltener ist beim Menschen der Nasenrotz, der durch einen heftigen Schnupfen mit dünnem blutig-eitrigem Sekret ausgezeichnet ist. Fortschreiten der Entzündung auf Rachen, Kehlkopf und Lungen. Der Rotz endet fast immer tödlich.

Diphtheriebakterien (LÖFFLER) (Abb. 179), Corynebacterium diphtheriae. Kurze, plumpe, oft gekrümmte, zum Zerfall neigende Stäbchen, deren Enden meist kolbenförmig aufgetrieben sind und sich intensiver färben (Polkörner). Sie finden sich meist zu Nestern angeordnet, gruppiert wie die Finger der Hand, in den Auflagerungen echter Rachendiphtherie, sowie in den Pseudomembranen des damit in Zusammenhang stehenden Kehlkopf- und Trachealcroups; sie dringen nur wenig tief in das Gewebe ein und gehen nur selten und in geringer Menge in die Blutbahn und in die Organe über. Sie wachsen bei Blutwärme, am besten auf Blutserum und erfahren bei längerer Züchtung eine Abschwächung ihrer Virulenz. Auf die Trachea von Kaninchen und Tauben übertragen, erzeugen sie Pseudomembranen und schwere, meist zum Tode führende Krankheitserscheinungen. Aus den Reinkulturen der Diphtheriebacillen läßt sich durch Filtration ein sehr giftig wirkendes Filtrat gewinnen, das, bei Tieren injiziert, zu heftiger lokaler Entzündung und, oft erst nach längerer Zeit, unter Vergiftungserscheinungen und Lähmungen zum Tode führt. Tiere, welche eine solche Toxininjektion überstanden haben, zeigen in ihrem Blut ein spezifisches Antitoxin, das die Giftwirkung der Diphtheriebacillen aufzuheben imstande ist. Das *Behringsche Diphtherieheilserum* stellt derartiges Blutserum größerer Tiere dar, bei welchen durch wiederholte Injektionen von Diphtheriegift ein hoher Gehalt von Antitoxin erreicht worden war.

Die Diphtheriebakterien färben sich am besten mit Löfflerschem Methylenblau und nach GRAM; zum Nachweis entnimmt man mit geglühter Platinöse oder Pinzette ein Stückchen der Pseudomembran aus dem Rachen und untersucht es im gefärbten Präparat sowie durch das Kulturverfahren; zuverlässigen Aufschluß ergibt nur das letztere. Negative Kulturergebnisse schließen jedoch die Diagnose Diphtherie nicht mit Sicherheit aus. Sehr charakteristisch ist die Neissersche Polkörnerfärbung. Zu dieser verwendet man 8—20stündige Blutserumkulturen. Deckglaspräparate der Kultur werden 10—15 sec gefärbt mit einer frischbereiteten Mischung von 2 Teilen A mit 1 Teil B [A: Methylenblau 0,1, Alcohol. absolut. 1,0, Aqua dest. 100,0, Acid. acetic. glac. 5,0; B: Kristallviolett (Hoechst) 0,1, Alcohol. absolut. 1,0, Aqua dest. 30,0]. Dann wird abgespült mit Wasser und 10—15 sec mit Chrysoidinlösung (Chrysoidin 1,0, Aqua dest. 300,0 heiß gelöst und filtriert) nachgefärbt. Es erscheinen dann die Polkörner blau in dem braungefärbten Bakterienleib.

Zur Züchtung der Diphtheriebakterien verwendet man Glycerinagar oder Löfflersches Blutserum (3 Teile Blutserum, 1 Teil Peptonbouillon mit 2% Traubenzucker). Man läßt diese Nährmedien in Petrischen Schalen oder schräg in Reagenzgläsern erstarren. Man verstreicht das mit der Platinöse gefaßte Membranteilchen oder das sterile Wattebäuschchen, mit dem man die Beläge im Hals abgewischt hatte, nacheinander auf der Oberfläche des Nährbodens von 3—5 Röhrchen; nach 12—24 Std. entwickeln sich im Brutschrank bei 37° Kolonien, die im Bereich der letzten Impfstriche einzeln liegen und als grauweiße, matte, etwa 1 mm im Durchmesser messende, in der Mitte dunklere Häufchen erscheinen. Neben den Kolonien der Diphtheriebacillen finden sich meist auch solche anderer Keime; besonders von Streptokokken. Man untersucht deshalb nicht einzelne Kolonien, sondern einen Abstrich des ganzen Bewuchses im gefärbten Präparat. Die Diphtheriebacillen sind durch ihre Neigung, in Häufchen zusammenzuliegen, und durch ihre unregelmäßige Form ausgezeichnet. Es färben sich dabei meist nur einzelne Stellen des Bakterienleibes, zwischen denen helle Lücken bleiben.

Heute werden zur Anzucht der Di-Bakterien Elektiv- bzw. Indicatornährböden (z. B. die sog. Clauberg-Platten) angewandt, Blutagar, dem außer verschiedenen anderen Substraten Tellursalze zugesetzt sind. Die Di-Bakterien reduzieren das Tellursalz zu metallischem Tellur, welches den Kolonien eine kennzeichnende braunschwarze Färbung verleiht. Verschiedene Begleitkeime werden durch den Tellurzusatz im Wachstum gehemmt, Di-Bakterien nicht.

In den meisten Fällen wird der Arzt den schwierigen bakteriologischen Nachweis der Diphtheriebacillen nicht selbst führen können. Man geht dann in der Weise vor, daß man mit einem in der Apotheke erhältlichen sterilen Wattetupfer die diphtherieverdächtigen Stellen der Mandeln unter sanftem Druck abreibt und den Tupfer mitsamt seinem Stiel in das Reagensrohr zurückbringt und fest verschließt. Dieses wird in die Holzhülle gesteckt und der nächstgelegenen bakteriologischen Anstalt eingeschickt. Die Rachenorgane dürfen vor der Probeentnahme nicht mit desinfizierenden Lösungen behandelt worden sein.

Eine 1931 aufgestellte Einteilung der Di-Bakterien in die 3 Typen: *gravis*, *intermedius* und *mitis*, die sich durch ihr Verhalten in der Kultur unterscheiden lassen, hat für die Klinik in der Folgezeit keine besondere Bedeutung gewonnen, wohl aber der heute routinemäßig durchführbare Nachweis der *Toxinbildung* an Di-Bakterien auf der Nährbodenplatte: man läßt in den Nährboden Antitoxin diffundieren (von einem mit Antitoxin getränkten Filtrierpapierstreifen aus), das mit dem von den Kolonien ausgeschiedenen Toxin eine Präcipitationsreaktion gibt. Nur echte Di-Bakterien bilden Toxin, und nur die Toxinbildner können die wirklich gefährliche Form der menschlichen Diphtherie erzeugen.

Den Diphtheriebacillen sehr ähnlich sind die *Xerosebacillen* der Conjunctiva und die *Pseudodiphtheriebacillen*, die sich bisweilen in Mund- und Nasenhöhle vorfinden. Die echten Diphtheriebacillen unterscheiden sich von diesen 1. dadurch, daß bei ersteren in einer Lackmus-Nutrose-Traubenzuckerlösung eine Rötung und Trübung (Säuerung) eintritt, 2. dadurch, daß die Meerschweinchen durch Diphtheriebacillen getötet werden, nicht aber durch Pseudodiphtheriebacillen, 3. die Pseudodiphtheriebacillen zeigen bei der Kultur auf Löfflerschem Blutserum innerhalb der ersten 20 Std. keine Neisserschen Polkörner, 4. Diphtheriebacillen wachsen auf alkalischem Zuckeragar anaerob, Pseudodiphtheriebacillen nicht.

Die *Diphtherie* beginnt nach einer Inkubationszeit von 2—5 Tagen meist an den Mandeln, und zwar schleichend mit Halsschmerzen und langsam ansteigender Temperatur. Blasse Gesichtsfarbe, Appetitlosigkeit. Im Rachen tritt ein weißer membranartiger Belag auf, der sich von den Mandeln auch auf das Zäpfchen und die Gaumenbögen ausbreitet und sich nur unter Blutung ablösen läßt; Drüsenschwellung; in schweren Fällen Ausbreitung der Membranbildung auf den Nasenrachenraum und auf den Kehlkopf mit Erstickungsgefahr sowie auf Trachea und Bronchien.

Nachkrankheiten: Sehstörungen durch Lähmung der Akkommodation, Gaumensegellähmung und allgemeine Polyneuritis mit Schmerzen, Lähmungen, Anaesthesien und Aufhebung der Reflexe; Myokarditis.

Durch intracutane Injektion von sehr verdünnter Toxinlösung kann man die Diphtherieempfänglichkeit eines Individuums beurteilen (Schick-Reak-

tion). Es tritt Quaddelbildung und Rötung auf, wenn das Blut weniger als
0,03 I E im Kubikzentimeter enthält. Da die auftretende Reaktion auch
durch die in der Toxinlösung enthaltenen Eiweißstoffe hervorgerufen sein
kann (Pseudoreaktion), empfiehlt es sich, gleichzeitig mit der Schick-Reaktion
eine Kontrollinjektion am anderen Arm des zu Prüfenden vorzunehmen,
und zwar in Form der inaktivierten Schick-Kontrollprobe (erhitztes Diph-
therie-Toxin). Im Gegensatz zu einer Pseudoreaktion, die bereits nach
4 Tagen abklingt, ist die Schick-Reaktion nach 6 Tagen noch deutlich sichtbar. Solchen Menschen, die als diphtherieempfänglich zu erachten sind, wird
zweckmäßigerweise prophylaktisch Diphtherieformoltoxoid, d. h. ein durch
Formol entgiftetes Diphtheriegift injiziert, das jedoch erst nach einigen
Wochen Schutz bietet. Im Handel befinden sich Impfstoffe der Asid-Serum-
werke, der Behringwerke und der Sächsischen Serumwerke. Kleinkinder
bekommen 0,5 cm³, Schulkinder 0,3 cm³ und Erwachsene 0,2 cm³ subcutan
gespritzt. Nach 4 Wochen ist die Injektion zu wiederholen. Reaktionen
lokaler und allgemeiner Art kommen vor. Liegt die Gefahr einer sofortigen
Ansteckung durch Kontakt vor, so bedient man sich der Serumprophylaxe
(1000 E des Diphtherieheilserums). Der Schutz dauert höchstens 4 Wochen.
Für die Ausbreitung der Diphtherie kommen vor allem auch gesunde Bacillenträger oder Dauerausscheider in Betracht.

Im Gegensatz zur Diphtherie zeigt die **Angina tonsillaris** meist akuten
stürmischen Beginn mit hoher Temperatur, fiebrig gerötetem Gesicht, Kopfschmerzen, Halsschmerzen, Schluckbeschwerden und starker schmerzhafter
Drüsenschwellung am Kieferwinkel. Auf den geschwollenen Tonsillen finden
sich zahlreiche gelbe oder gelbweiße Pünktchen und Beläge, die den ver-
eiternden Follikeln entsprechen und zum Teil streifenförmig aus den Vertiefungen (Lacunen) der Mandeln hervorquellen, aber auch oft konfluierende
Beläge (Pseudomenbranen) bilden, die sich meist abspülen lassen. Im Mandel-
abstrich findet man am häufigsten Streptokokken, seltener Pneumokokken
und andere Entzündungserreger. Fieberdauer meist 4—7 Tage, lytischer
Abfall.

Nachkrankheiten: Peritonsillitis abscedens (phlemonöse Angina) mit
starker Vorwölbung der befallenen Gaumenseite und Erschwerung, den Mund
zu öffnen, hochgradigen Schmerzen, schmerzhafter Drüsenschwellung unter
dem Kieferwinkel, Eiterentleerung durch die Tonsille oder neben ihr am 5.
bis 8. Tag. — Nephritis haemorrhagica, Polyarthritis acuta, Endokarditis,
Otitis media.

Bei chronischen Entzündungszuständen häufen sich in den taschenartigen
Vertiefungen der Tonsillen eingedickte Eitermassen und käseartige, stin-
kende Bröckelchen an, die als weiße Pfröpfe aus den Lacunen herausragen
und durch Druck mit dem Spatel ausgepreßt werden können (Angina
lacunaris chronica).

Häufiger als die Diphtherie kommt heutzutage die oft diphtherieähnliche
Infektiöse Mononucleose (= Pfeiffersches Drüsenfieber) vor. Erreger:
wahrscheinlich ein Virus. Betroffen werden vielfach Kinder und jugendliche
Personen („Studentenfieber"). Das Leiden tritt häufig als Angina mit
generalisierter Lymphdrüsenschwellung und Milzschwellung (auch Leberschwellung) in Erscheinung, seltener als uncharakteristischer allgemeiner
Infekt, kann auch mit Meningitis, Encephalitis und verschiedensten anderen
Komplikationen einhergehen, ist jedoch im allgemeinen prognostisch gutartig und schädigt das Herz nicht so häufig und stark, wie die Diphtherie.
Gegenüber gewöhnlichen Anginen ist die lange Fieberdauer auffallend sowie
die Veränderung des Blutbildes (Mononucleose), endlich eine besondere

serologische Reaktion, die Paul-Bunnell-Reaktion, die ursprünglich bei der
Serumkrankheit (Hanganatziu-Deichersche Reaktion) festgestellt wurde.
Das Blutbild zeigt eine Lympho-Monocytose mit abartigen, teilweise plama-
cellulären Lymphocyten und Monocyten (Lymphoidzellen). Die Sero-
Reaktion beruht auf der vermehrten Bildung heterophiler Antikörper, die
dem Blutserum solcher Kranken die Fähigkeit verleihen, Hammelblutkörperchen verstärkt zur Agglutination zu bringen. Normales Humanserum
pflegt Hammelblutkörperchen nur bis zu einer Serumverdünnung von
etwa 1:32 zu agglutinieren, bei infektiöser Mononucleose findet man Titerwerte von 1:64 und darüber. Die Reaktion wird so ausgeführt, daß man das
zu prüfende Patientenserum in steigenden Verdünnungen (1:4, 1:8, 1:16
usw.) mit jeweils der gleichen Menge einer Aufschwemmung von Hammel-
Erythrocyten in physiologischer Kochsalzlösung zusammenbringt und nach
einer bestimmten Verweildauer des Kontaktes die Reihe der einzelnen Röhrchen auf Agglutination prüft. Die bei Serumkrankheit
auftretende Hammel-Erythrocyten-Agglutination wird
durch heterophile Antikörper verursacht, die sich von
denen bei infektiöser Mononucleose durch bestimmte
Absorptionsproben unterscheiden lassen. Falls der
betreffende Patient eine Seruminjektion (etwa Diph-
therie- oder Tetanusserum) erhalten hat, ist zur
serologischen Differentialdiagnose einer vermuteten
infektiösen Mononucleose die Ergänzung der einfachen Paul-Bunnell-Probe durch eine Absorptions-
probe notwendig.

Bacterium fusiforme. Bei einer Anzahl von Mandel-
erkrankungen, welche durch mißfarbene, bisweilen ziemlich tiefgreifende Geschwüre der Mandeln und Gaumenbögen ausgezeichnet sind (Plaut-Vincentsche Angina),
werden zusammen mit Spirochäten dicke spindelför-

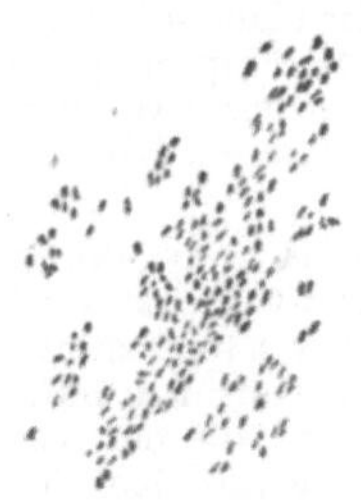

Abb. 180. Influenza-
bacillen. Reinkultur

mige Bacillen gefunden. Diese zeichnen sich hauptsächlich dadurch aus, daß
sich bei der Färbung nach GIEMSA im blau gefärbten Zelleib rötlich tingierte
Körner finden; sie lassen sich nur anaerob auf Ascitesagar züchten. Das
Bacterium fusiforme findet sich — neben gelegentlichem Vorkommen der
Spirochäte — auch beim Gesunden in Mundhöhle, Belägen der Zähne und in
den Lacunen normaler Tonsillen. Außerdem kommt es noch bei Balanitis,
Ulcus molle und in diarrhoischen Stühlen vor. Als Ursache der Infektion bei
der Plaut-Vincentschen Angina kann der Spindelbacillus für sich allein nicht
angesehen werden, vielmehr ist in erster Linie als Erreger der Krankheit die
gleichzeitig vorkommende Plaut-Vincentsche Spirochäte als besondere pathogene Art aufzufassen. Dafür spricht besonders die Heilwirkung des spezifisch
auf Spirochäten eingestellten Salvarsans auch bei dieser Krankheit. In nahem
ätiologischen Zusammenhang mit der Plaut-Vincentschen Angina stehen
die Krankheiten der Mundhöhlenschleimhaut: Stomatitis ulcerosa, Gingivitis
pyorrhoica und die Alveolarpyorrhoe.

Streptobacillen des Ulcus molle (DUCREY-UNNA), Haemophilus ducreyi.
Sehr kleine, kurze, kettenförmig zusammenliegende Bacillen mit abgerundeten Enden, die sich stärker färben als das Mittelstück des Bacillus. Züchtung auf Blut-Agargemisch möglich. Der H. ducreyi ist gramnegativ. Im
Ausstrichspräparat färbt man ihn am besten mit Methylgrün-Pyronin —
5—10 min lang — nach 3 minütiger Ausstrichsfixation in Methylalkohol: die
Bakterien erscheinen dunkelrot, die Zellkerne grün. Die Bakterien finden sich
im Sekret des weichen Schankers und im Eiter der damit im Zusammenhang
stehenden Bubonen.

Inkubationszeit des weichen Schankers 1—2 Tage, Bildung scharf aus-
genagter Geschwüre auf der Glans oder der Vorhaut. Komplikationen:
Vereiternde Lymphdrüsen (Bubonen).

Influenzabakterien (PFEIFFER) (Abb. 180), Haemophilus influenzae, sehr
kleine Stäbchen, finden sich bei manchen Formen von Influenza im eitrigen
Sputum, in pneumonischen Herden, im eitrigen Pleurabelag und in anderen
Krankheitsherden. Die Bacillen sind aerob und wachsen bei Bruttemperatur
auf Agar, der mit Blut bestrichen ist, als kleinste, nur mit der Lupe wahrnehmbare Tröpfchen. Dagegen wachsen sie nicht auf den gewöhnlichen
Nährböden. Sie färben sich gut mit Ziehlscher Lösung, besonders in der
Wärme, aber nicht nach GRAM. Zu ihrem Nachweis genügt die Färbung des
Sputums nicht; dieser ist erst durch die Kultur zu erbringen. Ähnliche
„hämoglobinophile“ Bacillen, die ebenso wie die Influenzabacillen nur auf
bluthaltigen Nährböden wachsen, sind auch bei anderen Krankheiten,
besonders bei bronchitischen und bronchopneumonischen Prozessen nachgewiesen worden, unter anderem auch bei Bronchiektasen und in tuberkulösen Kavernen.

Keuchhusten (Pertussis). Auch der Erreger des Keuchhustens, der
Bordet-Gengousche Bacillus, gehört zur Hämophilusgruppe. Er findet sich
im Auswurf von Keuchhustenkranken in den ersten Krankheitswochen. Er
ist ein kleiner, unbeweglicher, Polfärbung zeigender Bacillus, der sich auf
Blutagar züchten läßt und durch Keuchhustenrekonvaleszentenserum
agglutiniert wird. Durch Einspritzung von Reinkulturen in die Luftröhre
von Affen und Hunden konnte Keuchhusten hervorgerufen werden. Der
Keuchhusten ist eine kontagiöse Krankheit, welche durch direkte Ansteckung, auch durch dritte Personen oder Gebrauchsgegenstände übertragen wird. Er tritt vorwiegend im Kindesalter, seltener bei Erwachsenen
auf, und verläuft bei den letzteren nicht mit den charakteristischen Anfällen, sondern als einfacher Reizhusten.

Der *Keuchhusten* beginnt nach einer *Inkubation* von 3—8 Tagen mit
leichten Temperatursteigerungen, Mattigkeit, Appetitlosigkeit, einem
Katarrh der oberen Luftwege und Husten. Am Zungenbändchen findet sich
bei älteren Kindern meist ein kleines Geschwürchen. Dieses erste Stadium
catarrhale, das sich in keiner Weise von einem gewöhnlichen infektiösen
Katarrh unterscheidet, dauert 1—2 Wochen. Dann schließt sich unter
Aufhören der Temperatursteigerungen das zweite Stadium convulsivum an,
welches durch Hustenparoxysmen charakterisiert ist: 20 mal und öfter am
Tage und wiederholt auch in der Nacht tritt plötzlich ein heftiger Husten
auf, bei welchem die Hustenstöße sich ohne Unterbrechung rasch folgen,
bis die ganze Exspirationsluft verbraucht ist. Es findet dann bei verengter
Glottis eine *ziehende* Inspiration statt und daraufhin setzen die Hustenstöße
aufs neue ein. Dies wiederholt sich mehrmals, bis das Kind blau im Gesicht
wird, und der Anfall endet mit Erbrechen oder Würgen. Unmittelbar darauf
spielt und ißt das Kind wieder. Nicht selten folgt nach kurzem eine Wiederholung des Anfalls, die Reprise. Das Stadium convulsivum dauert 4 bis
6 Wochen, oft aber mehrere Monate lang an und klingt unter Milderung
und Abkürzung der Anfälle im dritten Stadium catarrhale langsam ab. Die
Ansteckungsfähigkeit ist anscheinend nur in den ersten Wochen der Krankheit vorhanden. Komplikationen: Bronchiolitis, Bronchopneumonie,
Tuberkulose, selten Encephalitis.

Bacterium proteus, ein mittelgroßes Stäbchen mit lebhaften Eigenbewegungen, welches einen der verbreitetsten Fäulniserreger darstellt. Es
verflüssigt die Gelatine rasch. Der Proteus kommt unter anderem bei

Cystitis und Pyelitis vor, und zwar sind diejenigen Entzündungen der Harnwege, bei welchen der Proteus in dem übelriechenden eitrigen Urin gefunden
wird, besonders hartnäckig und bösartig.

WEIL und FELIX haben aus Fleckfiebermaterial, besonders aus Harn,
eine bestimmte Art von Proteusbacillen gezüchtet (Stamm X 19). Dieser
Stamm wird durch das Serum von Fleckfieberkranken konstant und in
charakteristischer Weise agglutiniert und diese Agglutinationsprobe kann
zur Diagnose des Fleckfiebers herangezogen werden, obwohl jener Proteus-
stamm mit der Ätiologie des Fleckfiebers sicher nichts zu tun hat.

Pasteurella pestis (*Yersin* 1894). Ein kurzer dicker Bacillus mit abgerundeten Enden ohne Eigenbewegung. Bei Pestkranken, besonders in
der Pulpa der geschwollenen Lymphdrüsen, im Blute reichlich nur bei
schweren Fällen gegen Ende der Krankheit; auch im Auswurf der Kranken

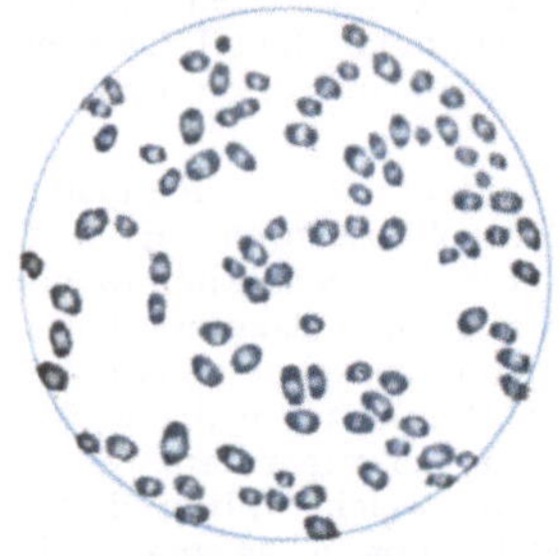

Abb. 181. Pestbacillen. Buboneneiter

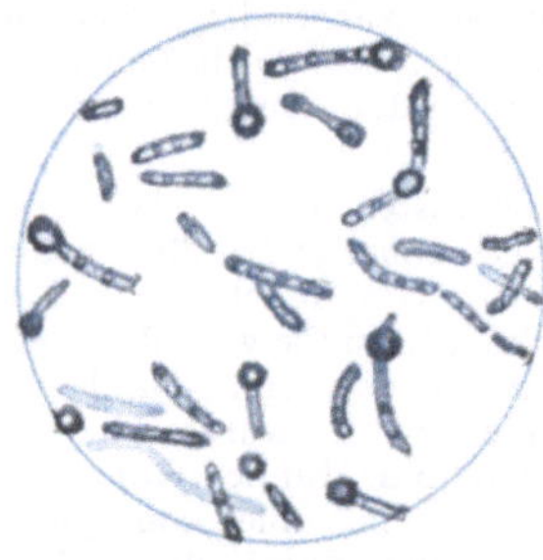

Abb. 182. Tetanusbacillen. Reinkultur

bei *Pestbronchitis* und *Pestpneumonie.* Färbung leicht mit allen basischen
Anilinfarben, nicht nach GRAM. Bei der Färbung tritt besonders eine charakteristische „Polfärbung" hervor. Die Pestbacillen zeigen bei besonderen
Färbemethoden eine Kapselbildung und wachsen leicht auf allen gebräuch-
lichen bakteriologischen Nährböden bei Zimmer- und Bruttemperatur, am
besten bei 30—35°, sie verflüssigen die Gelatine nicht. Infektion beim
Menschen besonders durch Eindringen der Bacillen in kleine Hautwunden
oder durch die Atmungs- und Verdauungsorgane. Die Pest ist vor allem eine
Erkrankung der Ratten und anderer Nager. Die Übertragung der Krankheit
von den Nagern auf den Menschen geschieht hauptsächlich durch Flöhe.
Der Nachweis der Pest beruht auf dem Auffinden der charakteristischen
Bakterien, in ihrem Färbeverhalten und auf der Übertragung von Pest-
material (aus Bubonen oder Reinkultur) durch Impfen auf *Ratten* und *Mäuse*,
die nach der Impfung in ähnlicher Weise wie der Mensch an Bubonenpest
erkranken und zugrunde gehen. Die Pestbacillen zeigen Agglutination durch
Serum von immunisierten Tieren oder von pestrekonvaleszenten Menschen.

Die *Pest* kann in zwei Formen verlaufen: Als Bubonenpest oder als
Lungenpest. Die letztere tritt hauptsächlich dann ein, wenn Pestbacillen
eingeatmet werden, z. B. beim Verkehr mit hustenden Pestpneumonie-
kranken (Tröpfcheninfektion) oder durch den Staub von Schiffen und Ge-
treidelagern, welche von pestkranken Ratten infiziert waren. Die Lungenpest verläuft als besonders bösartige hämorrhagische Pneumonie fast immer
tödlich. — Bei der Bubonenpest tritt eine Schwellung, Schmerzhaftigkeit
und Vereiterung derjenigen Lymphdrüsen ein, in deren Gebiet der infizierende
Flohstich oder die Hautverletzung stattgefunden hatte, z. B. der Leisten-

gegend, der Achselhöhle oder Unterkieferwinkel. An diesen primären Bubo schließt sich unter andauerndem hohen Fieber eine Entzündung weiterer Lymphdrüsen oder ein Übergang in die Blutbahn und damit eine Allgemeininfektion an, oft sekundäre, metastatische Pneumonie. Auch kann an der infizierten Hautstelle ein Pestkarbunkel auftreten. *Inkubationsdauer* 2 bis 5 Tage.

Tetanusbacillen (Abb. 182), bewegliche Stäbchen, welche in älteren Kulturen durch eine endständige Spore meist eine knopfförmige Auftreibung an einem Ende und somit Nagel- oder Stecknadelform zeigen; sie finden sich bei Starrkrampf im Eiter der Infektionswunde, jedoch nicht im übrigen Organismus, bei Tetanus neonatorum in der Nabelwunde. Sie kommen vor im menschlichen Darm, außerdem in der Gartenerde, im Kehrichtstaub, Straßenstaub, namentlich dann, wenn er mit Pferdemist vermischt ist, und der Tetanus geht deshalb besonders von Wunden, die damit verunreinigt werden, aus. Die Tetanusbacillen lassen sich aus dem Wundeiter der Tetanuskranken sowie aus Erde rein züchten; sie erweisen sich als streng anaerobe Bakterien, d. h. sie gedeihen nur bei Ausschluß der Luft oder im Wasserstoffstrom und behalten beim Weiterzüchten ihre Virulenz. Sie erzeugen sowohl im Körper als auch in der Kultur zwei heftige Gifte, Tetanospasmin und Tetanolysin (ein Hämolysin), von denen das erstere die Symptome des Starrkrampfs hervorruft. Bringt man bei Mäusen und Meerschweinchen tetanusbacillenhaltigen Wundeiter oder Gartenerde oder Reinkulturen unter die Haut, so sterben die Tiere an Starrkrampf. Im Blutserum solcher Tiere, die mit nicht tödlichen Dosen Tetanustoxin vorbehandelt sind, findet sich ein wirksames Antitoxin. Die Färbung der Tetanusbacillen gelingt mit den gewöhnlichen Anilinfarben, auch nach der Gramschen Methode bei jungen Kulturen, wobei allerdings bakterioskopisch eine sichere Unterscheidung von anderen ähnlichen anaeroben Sporenträgern nicht möglich ist. Hierzu ist der Tierversuch erforderlich.

Der *Starrkrampf* äußert sich dadurch, daß in dem der infizierten Wunde benachbarten Gebiet, z. B. in einem Arm oder Bein, ein schmerzhaftes Ziehen mit tonischer Anspannung der Muskeln eintritt. Greift der Tetanus auf den Kopf über, so werden Mund- und Augenmuskeln zu einem krampfhaften Greinen verzogen, die Stirn- und Nasenfalten vertiefen sich, durch die tetanische Kontraktion der Kaumuskeln werden die Zähne aufeinandergepreßt, so daß sie knirschen (Trismus) und der Mund kann nicht mehr geöffnet werden und ist in die Breite gezogen (Risus sardonicus). Bei Erschütterungen oder nach äußeren Reizen treten allgemeine schmerzhafte Streckkontrakturen des ganzen Körpers ein (Opisthotonus). Oft hohes Fieber mit starken Schweißen; Zwerchfellkrämpfe. *Inkubation* 4—14 Tage, selten länger. Je später nach der Verletzung der Starrkrampf beginnt, desto besser ist die Prognose. Sterblichkeit bis zu 80%. Bisweilen sehr hohe Temperaturen bis 42°.

Meist handelt es sich bei der Eintrittspforte um eine größere eiternde Wunde. Nur selten sind die Wunden harmlos und ganz selten läßt sich gar keine Läsion finden. In Laboratorien, in denen man Infektionen durch sporenhaltigen Staub beobachtete, nahm man an, daß doch kleine Schleimhautdefekte — Katarrh der Luftwege — den Eintritt der Keime erleichtert hatten.

Bei Beginn jeder Behandlung sollte die Eintrittspforte excidiert werden, um den Toxinnachschub zu verhindern. Auch antibiotische Vernichtung der Begleitflora, die durch Verbrauch des Sauerstoffs in der Wunde die anaeroben Bedingungen für das Wachstum der Tetanusbacillen schaffen kann, ist anzustreben. Die Behandlung des ausgebrochenen Tetanus wird mit hohen Dosen von Heilserum versucht, ist aber in ihren Erfolgen unsicher.

Die prophylaktische Injektion des Serums bei verdächtigen Wunden gibt
wesentlich bessere Resultate.

Anzustreben ist eine aktive Impfung gegen Tetanus.

Die zahlreichen in den letzten Jahren nach Arten und Unterarten differenzierten Erreger des **Gasödems** sind Anaerobier, deren Unterscheidung nur
in Speziallaboratorien mittels komplizierter Kulturmethoden möglich ist.
Das Untersuchungsmaterial soll trocken oder in 50% Glycerin-Kochsalz-
lösung eingesandt werden.

Der wichtigste Erreger des menschlichen Gasödems ist der **Gasbrand-
bacillus** (WELCH-FRAENKEL). Er bildet auf Nährböden (auf Leberbouillon
schon nach $3^1/_2$ Std.) und im menschlichen Gewebe lebhaft Gas. Als einziger
aus dieser Gruppe ist er geißellos, daher unbeweglich, bildet kaum Sporen,
färbt sich in jungen Kulturen grampositiv.

Der Gasbrand hat sich im Feld hauptsächlich an solche Verwundungen
angeschlossen, welche mit Erde und Lehm verunreinigt waren. In der Umgebung der Wunde zeigen sich Ödem und
knisternde Gasbläschenbildung, welche das Zell-
gewebe und die Muskeln durchsetzen und zu
fauligem Zerfall bringen. Aus der Wundöffnung
fließt eine blutig-seröse schaumige Flüssigkeit;
unregelmäßige Temperatursteigerung, Dyspnoe
und allgemeine Vergiftungserscheinungen, sehr
häufig Ausgang in Tod. Aus den Bouillon-
kulturen läßt sich ein Toxin gewinnen; mit
diesem vorbehandelte Pferde liefern ein antitoxisches Serum.

Der **Bacillus des malignen Ödems** erzeugt
dieselben Krankheitserscheinungen, ist allerdings in seiner Toxizität sehr unterschiedlich.
Erreger aus der Gruppe des obengenannten
Welch-Fraenkelschen Bacillus spielen bei der

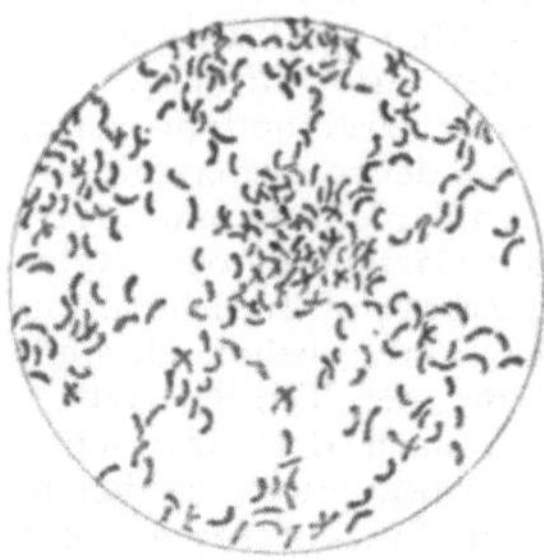
Abb. 183. Kommavibrionen der
Cholera asiatica. Reinkultur

Enteritis necroticans, einer in den Nachkriegsjahren beobachteten umschriebenen Dünndarmentzündung, eine Rolle.

Der **Bacillus botulinus** ist ein bewegliches Stäbchen, das sich mit allen
Anilinfarben und nach GRAM färbt. Es trägt häufig eine endständige Spore,
ähnlich wie der Tetanusbacillus, und wächst nur bei Sauerstoffabschluß (anaerob). Es bildet in Kulturen sowie in den von ihm infizierten Fleisch-, Fisch-
und Gemüsekonserven ein heftiges Gift, das vorzugsweise auf das Nervensystem einwirkt. Die infizierten Konserven zeigen selten einen eigentümlichen
Geruch und Gasbildung, sind aber äußerlich meist kaum verändert. Der
Bacillus botulinus vermehrt sich im menschlichen Körper nicht, er erzeugt
im Gegensatz zu den durch den Paratyphusbacillus erzeugten *infektiösen*,
fieberhaften und mit Durchfällen einhergehenden Nahrungsmittelvergiftungen keine Magen-Darm-Erscheinungen und kein Fieber, sondern das Bild
einer Intoxikation. 24—36 Std. nach dem Genuß der durch den Botulinus
infizierten Konserven, Würste oder Fleischwaren stellen sich Störungen
ein, die an eine Atropinvergiftung erinnern: Starre, weite Pupillen, Ak-
kommodationslähmung, Doppelbilder, Versiegen des Speichels, trockener
Mund, Schluckbeschwerden, Aphonie, Urinverhaltung, in schweren Fällen
schließlich Störung der Herztätigkeit, Asphyxie und unter den Erscheinungen
einer akuten Bulbärparalyse der Tod. Zur Prophylaxe und Therapie wird
Botulismusantitoxin verwandt.

Choleravibrionen (KOCH) (Abb. 183). Kurze, sehr lebhaft bewegliche,
gekrümmte Stäbchen (Kommabacillen), wachsen bisweilen zu Spirillen aus;

sie gedeihen schon bei Zimmertemperatur auf Gelatine, indem sie diese in charakteristischer Weise verflüssigen (in Form eines Trichters), außerdem noch in Bouillon und *Peptonlösung*, und halten sich längere Zeit in Wasser. Versetzt man die Peptonkulturen mit Schwefelsäure, so tritt purpurrote Färbung ein, bedingt durch die Bakterienprodukte Indol und salpetrige Säure. Diese „Nitroso-Indol-Reaktion" kommt jedoch außer den Choleravibrionen noch einigen anderen Bakterien zu. Die Choleravibrionen färben sich am besten mit konzentrierter wäßriger Fuchsinlösung. Sie finden sich im Darminhalt und in den oberflächlichsten Schichten der erkrankten Darmschleimhaut, dringen aber *nicht* in die Gewebe des Körpers ein. In den reiswasserartigen Stühlen der Cholerakranken finden sie sich in großen, fischzugartig angeordneten Schwärmen, oft fast in Reinkultur (Abb. 183). So verdächtig dieser mikroskopische Nachweis ist, so genügt er doch nicht, Er muß vielmehr durch Kultur erbracht werden, da im Stuhl noch andere, ähnlich gekrümmte Bacillen vorkommen. Man schickt den sorgfältig verpackten Stuhl unter telegraphischer Benachrichtigung an die nächste bakteriologische Untersuchungsstation ein. DIEUDONNÉ hat einen Nährboden angegeben, der eine elektive Züchtung der Choleravibrionen aus dem Stuhle gestattet. Man bringt zu defibriniertem Rinderblut Normalkalilauge zu gleichen Teilen, wodurch sich eine lackfarbene Blutalkalilösung bildet. Sie wird sterilisiert und es werden 3 Teile von ihr zu 7 Teilen gewöhnlichem Nähragar zugesetzt. Auf diesem stark alkalischen „*Blutalkalinährboden*" wachsen Colibacillen und sonstige bakterielle Darmbewohner so gut wie nicht, Choleravibrionen sehr gut. Es gibt eine große Anzahl von choleraähnlichen Bakterien in unserer Umgebung, z. B. in verunreinigtem Wasser und im Boden, die in ihrer Form und der Kultur von wirklichen Cholerabacillen schwer zu unterscheiden sind. Zum Nachweis der Choleravibrionen fertigt man zuerst Trockenpräparate von den schleimigen Flöckchen der Dejektionen der Kranken an. Es werden dann Gelatinekulturen angelegt und einige Flöckchen des Stuhles behufs Anreicherung in Peptonwasser übertragen.

Die *Cholera* beginnt nach einer *Inkubationszeit* von 1—4 Tagen mit Erbrechen und profusen Durchfällen, welche bald den kotigen Charakter verlieren, reiswasserartig werden und mit kleinen Schleimflöckchen vermischt sind. Dabei weder Leibschmerzen noch Stuhlzwang oder Fieber. Dagegen großer Durst, Müdigkeit, Ziehen in den Waden, Einsinken der Augen, Spitzwerden der Nase, Aphonie (Vox cholerica). Zu diesem Zustand, der in leichteren Fällen nach 1—2 Tagen überwunden werden kann, gesellt sich in schwereren Fällen ein bedenklicher Kräfteverfall mit Schwindel und Ohnmachtsgefühl, Absinken der Temperatur, kalten Schweißen, Wadenkrämpfen, kleinem fadenförmigem Puls. Erliegt der Patient nicht, so kann sich an den eigentlichen Choleraanfall das „Choleratyphoid" anschließen, indem sich unter Fieber, Erregungszuständen oder Benommenheit, Albuminurie, ein mehrtägiges schweres Krankheitsbild anschließt. In ganz schweren Fällen erfolgt der Tod an Cholera schon nach wenigen Stunden, selbst vor dem Auftreten der charakteristischen Diarrhoen. Letalität etwa 50%.

Die prophylaktische Impfung geschieht durch zwei, im Abstand von 8 Tagen ausgeführte Einspritzungen einer bei 54° abgetöteten Reinkultur. Die Schutzwirkung tritt einige Tage nach der zweiten Impfung ein. Dieser Impfstoff ist wie bei der Typhusschutzimpfung zu beziehen von den staatlichen bakteriologischen Anstalten und den meisten Serumwerken.

Brucellosen sind Krankheiten bestimmter Tiere und des Menschen, welche durch eine Infektion mit *Brucellen* (benannt nach dem Forscher

BRUCE) verursacht werden. Man unterscheidet die vornehmlich beim Rinde vorkommende *Brucella abortus Bang*, die beim Schwein vorkommende *Br. abortus suis* und die *Br. melitensis* (bei Ziege und Schaf). Brucellen sind pleomorphe, sehr kleine, gramnegative, kokkenähnliche Stäbchen mit zugespitzten Enden. Sie finden sich im Blute und dem durch Punktion gewonnenen Knochenmark der Patienten. Das Blutserum der Kranken und Rekonvalescenten agglutiniert sie. Auf die empfänglichen Tiere können sie übertragen werden, und diese scheiden die Br. dann in der Milch und mit anderen Sekreten aus. Die Br. werden deshalb häufig durch den Genuß ungekochter Milch der Rinder oder Ziegen sowie bei Arbeiten im Stalle und der Pflege kranker Tiere übertragen. Br. abortus Bang ist der Erreger des in manchen Gegenden seuchenhaft verbreiteten Abortierens schwangerer Kühe. Er wird durch infizierte Stiere übertragen. Er findet sich im Uterus- und Scheidensekret verwerfender Kühe und wird im Umgang mit dem Vieh durch Kontaktinfektion auf Stallschweizer, Landwirte, Tierärzte, Metzger übertragen. Kontaktinfektionen mit Brucellosen von Mensch zu Mensch kommen praktisch kaum vor. Trotz der großen Verseuchung der Kuhbestände mit Bangbacillen ist auch durch Vermittlung der Milch epidemieartiges Auftreten von Morbus Bang beim Menschen nirgends beobachtet.

Für die Klinik der menschlichen Brucellose — *Febris undulans* — sind wichtig die **Bangsche Krankheit** und das **Maltafieber**. Die Inkubation des Maltafiebers konnte auf 14 ± 6 Tage festgelegt werden, die der Bangschen Krankheit wird mit 2—3 Wochen angegeben. Die allgemeine Symptomatik der einzelnen menschlichen Brucellosen ähnelt sich sehr. Die Krankheit beginnt mit uncharakteristischen Prodromalerscheinungen: Asthenie, Unlust, Schlaflosigkeit, Frösteln, Schweiße, Arthralgien, Myalgien, Neuralgien, Kopfschmerzen. Allmählich bilden sich 1—3 Wochen dauernde Fieberperioden mit remittierendem, manchmal auch intermittierendem Fieber und stärkeren Schweißausbrüchen heraus, die mit fieberfreien Perioden abwechseln. So bekommt die Fieberkurve einen wellenförmigen, undulierenden Charakter (daher der Name: Febris undulans). Die Fieberrückfälle mit fieberfreien Intervallen können sich viele Monate lang hinziehen. In schweren Fällen zeigt die Krankheit Ähnlichkeit mit Typhus, zumal auch eine relative Bradykardie und eine Leukopenie beobachtet wird. Im Blutbild überwiegen anfangs die segment- und stabkernigen Leukocytenformen, später tritt eine Lymphocytose hervor. Milz, oft auch die Leber, vergrößert. Nicht selten Schwellung und Schmerzhaftigkeit einzelner Gelenke, ferner Thrombophlebitis, auch Spondylitis und Orchitis als Komplikationen (letztere besonders bei Maltafieber). Das Maltafieber, im Mittelmeerbereich verbreitet, neuerdings auch häufiger in Deutschland beobachtet, verläuft im allgemeinen schwerer und beschwerdereicher als der Morbus Bang, für welchen das im Vergleich zum hohen Fieber und langen chronischen Verlauf ziemlich wenig gestörte Allgemeinbefinden und gute Aussehen der Kranken charakteristisch ist.

Die Diagnose wird gesichert durch den — ziemlich schwierigen — Nachweis der Erreger (Blut-, Knochenmarkskultur, Punktate), häufiger erfolgt sie lediglich durch Agglutination (WIDAL) und Komplementbindungsreaktion und kann durch eine Cutanreaktion (entzündliche Erscheinungen nach Einreiben von Bang-Vaccine-Salbe) gestützt werden.

Mit **Tularämie** bezeichnet man eine durch das Bact. tularense (*Pasteurella tularensis*) hervorgerufene Infektionskrankheit, die durch wildlebende Nagetiere, durch Kontakt oder Fliegen- und Zeckenbiß übertragen wird. Inkubation von 3 (1—8) Tagen.

Langer Krankheitsverlauf, lang dauerndes Fieber. Milztumor, teils Drüsenschwellung mit Geschwürsbildung und oft typhusähnlichem Verlauf (ulceroglandulärer Typ), teils schwere Conjunctivitis (oculoglandulärer Typ). Diagnose durch Bacillennachweis bzw. Agglutination sowie durch Intracutanprobe mit Tularämie-Hautdiagnosticum.

Ebenfalls eine Anthropo-Zoonose ist die **Listeriose** (benannt nach Lord LISTER). Erreger: das pleomorphe, bewegliche und begeißelte Corynebakterium *Listeria monocytogenes*, das beim Kaninchen, aber nicht immer beim Menschen, eine Monocytose erzeugt. Inkubationszeit 3—45 Tage. Infektionsmodus: Tierkontakt, Milch, Schmutz- und Schmierinfektion. Krankheitsformen: Angina mit Lymphdrüsenschwellungen, typhusartige Bilder, auch mit Exanthem, oculoglanduläres Bild (= der Parinaudschen Conjunctivitis), zentralnervöse Krankheitsformen (Meningitis, Encephalitis), das hochfieberhafte schwere Krankheitsbild der septischen Granulomatose der Neugeborenen („Granulomatosis infantiseptica"), Pyelitis, Endometritis, Abort. Die Listerieninfektion ist eine der häufigsten Ursachen der perinatalen Sterblichkeit. Die Diagnose wird durch den Nachweis des Erregers gesichert. Agglutinationsreaktion (Listeriose-Widal) nur in hohen Serumverdünnungen beweisend. Die Komplementbindungsreaktion vermag die Diagnose zu stützen.

Auch die **Toxoplasmose** kann bereits die heranwachsende Frucht im Mutterleibe befallen. Der wohl zu den Protozoen gehörende bewegliche, 2—7μ lange Erreger, das *Toxoplasma gondii* (zuerst beim Gundi, einem Nagetier, aufgefunden) ist bogenförmig, apfelsinenscheibenähnlich gestaltet (toxon: griechisch = der Bogen), bei intracellulärer Lagerung auch rundlich oder plump-oval. Er vermehrt sich durch Zweiteilung und bildet in den Wirtszellen bis zu 40 μ große Pseudocysten (auch „Terminalkolonien" genannt). Nach Platzen der Zelle erfolgt dann weitere Verstreuung der Infektion. Im Gegensatz zu Hefen, mit denen sie verwechselt werden können, sind Toxoplasmen gram-negativ. Sie lassen sich mit der Giemsa-Färbung sowie im Phasenkontrastmikroskop gut darstellen und auf dem Hühnerembryo und in der Gewebekultur züchten. Für die Infektion sind zahlreiche Tiere empfänglich, so Ratten, Hasen, Hausschwein, Rind, Schafe, Vögel (z. B. Tauben), Affen und Hunde. Bei letzteren kann die Toxoplasmose zu chronischer Durchfallserkrankung führen, ferner zu Pneumonie oder zu den Erscheinungen „nervöser Staupe". Beim Menschen kommt es bei der intrauterin erworbenen, *embryopathischen* Form der Infektion zu encephalitischen bzw. encephalo-myelo-meningitischen, zur Verkalkung neigenden Herden (Hydrocephalus und schwere intracerebrale Defektbildungen können die Folge sein) sowie zu Chorioretinitis mit retinalen Pigmentveränderungen und körnigen Kalkablagerungen; in den Lungen interstitielle Pneumonie, am Herzen Veränderungen, die zu congenitalen Vitien führen können. Bei der *postnatalen* Infektion entstehen fleckfieberartige Erkrankungen, encephalitisch-meningitische Verläufe, bronchopulmonale, kardiale, lymphoglanduläre oder enterocolitische Krankheitsbilder. Die *Diagnose* der Toxoplasmose ist vor allem zu stellen mit dem direkten Nachweis des Parasiten (etwa im Liquor). Ein Tierversuch (Maus, Goldhamster) ist anzustellen (cave: Spontaninfektion der Laboratoriumstiere!). Der *Serofarbtest* nach SABIN-FELDMAN beruht darauf, daß das Protoplasma der Toxoplasmen in Gegenwart eines normalen Serums mit alkal. Methylenblau gut anfärbbar ist, daß es jedoch seine Färbbarkeit einbüßt, wenn die Parasiten vor der Färbung mit einem Serum zusammengebracht werden, das neutralisierende Toxoplasmaantikörper enthält. Der Test ist wertvoll, aber nicht absolut spezifisch, ebenso nicht die Komplementbindungsreaktion, die jedoch zur Diagnose des frischen Falles einer Toxoplasmose von Bedeutung ist. Die Laboratoriumsbefunde müssen stets im Zusammenhang mit den klinischen Befunden bewertet werden, was ja auch für die meisten anderen Infektionskrankheiten gilt.

G. Allgemeines über Virus und Viruskrankheiten

Es gibt eine Menge von vermehrungsfähigen Krankheitserregern, die wesentlich kleiner sind als Bakterien. Größe 10—250 mμ (größte Arten bis etwa 400 mμ). Sie passieren die Poren für Bakterien nicht durchlässiger Filter oder Membranen (z. B. unglasierte Tonfilterkerzen). Man bezeichnet diese filtrierbaren Mikroorganismen als ,,Virus''. Die kleineren Virusarten sind lichtmikroskopisch nicht sichtbar, können aber vielfach elektronenmikroskopisch dargestellt werden, auch in plastischer Form. Die kleinsten Viren entsprechen größenmäßig Eiweißmolekülen. Viren kommen bei Bakterien, bei Pflanzen, beim Tier und beim Menschen vor.

Bei Pflanzen wurde (1892 IWANOWSKI) erstmalig ein Virus aufgefunden: das Virus der *Mosaikkrankheit* der Tabakpflanzen, ein kristallisierbarer Erreger mit ganz besonderen Eigenschaften, die allerdings von denjenigen menschlicher und tierischer Viren in gewisser Hinsicht abweichen. In der Folgezeit wurden bei zahlreichen Krankheiten Viren entdeckt, so bei den Pocken, Kuhpocken, Windpocken, bei Herpes-Erkrankungen, Maul- und Klauenseuche, bei der Poliomyelitis und den Coxsackievируserkrankungen, der Psittakose, Grippe, Körnerkrankheit (Trachom), dem Mumps, der lymphocytären Choriomeningitis. Bei einigen offenbar virusbedingten Erkrankungen gelang die morphologische Darstellung des Virus noch nicht, so bei Hepatitis epidemica und der Serumhepatitis, dem Dengue- und dem Pappatacifieber, den Masern, den Röteln. Auch der gewöhnliche Schnupfen (common cold) ist eine Viruserkrankung, wie bereits 1914 von KRUSE auf Grund von Übertragungsversuchen mit filtriertem Nasensekret angenommen wurde.

Die einzelnen Viruspartikel, auch *Elementarkörperchen* genannt, sind bei Virusgrößen von über 200 mμ lichtmikroskopisch darstellbar. Für die Färbung ist nach HERZBERG besonders Victoriablau geeignet (s. unter Färbungen!). Bei manchen Viren entstehen auch sog. *Einschlußkörperchen* in Kern oder Cytoplasma der befallenen Zelle, die aus dem Virus selbst und von der Zelle gebildeter Einschlußsubstanz bestehen. Überhaupt ist es eine wichtige Besonderheit der Viren gegenüber den Bakterien, daß sie zu ihrer Entwicklung und Vermehrung eines lebenden Gewebes bedürfen: *obligater Zellparasitismus*; auf den üblichen Bakteriennährböden gelingt die Anzucht nicht.

Bei Virusbefall entstehen an der Zelle oft krankhafte Veränderungen. Sie können in degenerativen Vorgängen, Auflösung oder Zerfall bestehen (cytopathogene Effekte), können sich aber auch in krankhaften Hyperplasien oder Wucherungen äußern, wie etwa bei Molluscum contagiosum oder beim Shopeschen Kaninchenpapillom. Filtrable Viren können also sogar Tumoren hervorrufen (infektiöse Tumoren).

Besonders gut gedeihen viele Viren bei Gegenwart embryonalen Gewebes oder in embryonalem Gewebe. Oft wird zur Virusanzucht das embryonale Gewebe des bebrüteten Hühnereies, die *Eikultur*, benutzt. Die Eischale wird über der Stelle des Embryos eröffnet, das Virus eingeimpft, die Öffnung wieder verschlossen und das beimpfte Ei sodann künstlich weiter bebrütet.

Gegen *Desinfektionsmittel* sind Viren vielfach widerstandsfähiger als Bakterien, und in getrocknetem und gefrorenem Zustande, auch in Glycerin, lassen sie sich lange Zeit konservieren, wobei sie ihre Infektiosität behalten können.

Manche Virusarten haben eine spezifische Affinität zu bestimmten Körpergeweben oder Organsystemen. Man spricht von *Gewebstropismus*. Ein besonders dermatotropes Virus ist z. B. das der Pocken oder das des Molluscum contagiosum, ein neurotropes das der Tollwut. Sehr viele Virusarten sind aber polytrop oder pantrop.

Häufig haben Viren eine erhebliche *Plastizität* (Fähigkeit zur Wandlung, Variantenbildung). Die Antigenstruktur wird bei Ausbildung harmloser Varianten im allgemeinen vielfach beibehalten, was die Entwicklung von Impfverfahren ermöglicht (Pocken-Kuhpocken).

Einige Viren vermögen die roten Blutkörperchen des Menschen oder verschiedener Tiere zu agglutinieren (Grippe-Virus, Mumps-Virus). Diese *Hämagglutination* ist zu diagnostischen Zwecken ausnutzbar (Hirst-Test bei der Grippe-Diagnose, s. d.). Schwach pathogene Viren können gelegentlich durch Zugabe eines anderen Virus oder einer Bakterienart aktiviert werden. Andererseits kann eine Virusinfektion durch gleichzeitige Einwirkung eines anderen Virus gehemmt werden, z. B. hemmt Vaccine-Virus-Einwirkung das Angehen der Maul- und Klauenseuche beim Meerschweinchen. Hierbei spricht man von *Interferenz*.

Klinische Besonderheiten von Virus-Infektionen sind: Virogene Entzündungen sind im Gegensatz zu bakteriellen primär nicht eitrig, der Krankheitsverlauf, die Fieberkurve, sind öfter biphasisch (Beispiel: Dromedarkurve der Poliomyelitis). Es findet sich öfter eine Leukopenie und eine relative Bradykardie, manchmal auch eine besondere Reizung des lymphatischen Apparates. Im Organismus des Rekonvaleszenten kann Virus lange Zeit in lebender Form — innerhalb von Zellen oder an Zellen des Trägers — im Sinne einer *latenten Infektion* bestehen bleiben und kann sich dann auch gelegentlich im Blute noch Jahre nach überstandener Erkrankung finden. Es ist also mit *Virusträgern* zu rechnen, bzw. mit chronischen *Virusausscheidern*.

Zur *Identitätsprüfung* eines Virus bzw. zur Differentialdiagnose einer virogenen Erkrankung können herangezogen werden: Agglutination, Komplementbindungsreaktion, Hämagglutination, Gewebekultur, (cytopathogener Effekt) Eikultur, Tierversuch, Neutralisationsversuch. Letzterer besteht darin, daß man das Serum des Patienten gemeinsam mit dem Virus, in welchem der Erreger der betr. Infektion vermutet wird, in die Gewebekultur oder in ein Versuchstier bringt. Bleibt dabei die Krankheit beim Tier oder der cytopathologische Effekt in der Kultur aus, so darf auf das Vorhandensein neutralisierender Antikörper im Krankenserum oder Rekonvalescentenserum und damit auf einen Reaktionskontakt des betr. Patienten mit dem Virus geschlossen werden.

Die *serologischen Proben*, wie Hämagglutinationstests oder Komplementbindungsreaktion, sind — ähnlich wie die Gruber-Widalreaktion im klinischen Krankheitsverlauf mehrmals im Abstand von etwa 8—14 Tagen durchzuführen, um Anstieg oder Abfall der Titerwerte erfassen zu können (dynamische Serodiagnostik). Aus dem Ausfall einer einzelnen Probe ist oft kein sicherer diagnostischer Schluß zu ziehen.

Zu den filtrierbaren Mikroorganismen gehören auch die **Bakteriophagen,** die als ein „Virus der Bakterien" bezeichnet werden könnten. Phagenwirkung liegt dem sog. d'Hérelleschen Phänomen zugrunde: Filtriert man den wäßrigen Extrakt eines Stuhles von einem Patienten, der an Shiga-

Kruse-Ruhr gelitten hat, durch eine Tonkerze und setzt das klare Filtrat zu den Kulturen lebender Ruhrbacillen, so klärt sich die Kultur alsbald und die Bakterien werden aufgelöst. Das wirksame Agens findet sich wieder in den aufgelösten Kulturen und läßt sich auf diese Weise durch beliebig viele Passagen durchführen. Es ist also vermehrungsfähig. Dasselbe Phänomen wurde auch bei anderen Krankheiten nachgewiesen.

Es ist heute eine erhebliche Anzahl verschiedener Phagen bekannt, die vielfach ganz auf bestimmte Bakterienarten abgestimmt sind und sich zuweilen auch in enger Symbiose mit ihren Wirtsbakterien vermehren, ohne diese völlig zu inaktivieren. Es gibt monovalente, nur eine Bakterienart angreifende, und polyvalente Phagen. Elektronenmikroskopisch stellen sich Phagen teils als kugelige, teils als keulen- oder stäbchenförmige Gebilde dar, die oft aus einem Kopf- und einem stiftartigen Schwanzteil bestehen (etwa einem kurzen Nagel oder einer Reißzwecke ähnelnd). Sie bestehen aus Proteinen und Nucleinsäuren, welche durch die Proteinhüllsubstanz in den Leib des Bakteriums vordringen, an das sich der Phag geheftet hat. Dringt der Phag selbst in die Bakterienzelle ein, so kann es in dieser zur Vermehrung des Phagen kommen, wobei sich die Bakterienzelle auflöst und die neu entstandenen Phagen freiwerden. Man hat bei Typhus, Ruhr und Cholera Therapieversuche mit oraler oder parenteraler Phagenzufuhr gemacht, bisher mit zweifelhaftem Erfolge.

Masern (Morbilli), werden durch direkte Ansteckung, auch durch dritte Personen übertragen. Die Krankheit ist schon während des Inkubationsstadiums ansteckungsfähig, nicht mehr nach Abklingen des Exanthems. Der Erreger, ein filtrierbares Virus, das u. a. in der Mäuselunge gezüchtet werden kann, findet sich im Blute, den Sekreten und den Ausschlagsflecken der Masernkranken. Inkubation 10—14 Tage. Die Krankheit beginnt plötzlich, oft mit Frost, ziemlich hohem Fieber, Schnupfen, Husten, Bronchitis, Conjunctivitis, Lichtscheu und nicht selten mit Pseudocroup. Schon am 1. und 2. Tag kleine, weiße, spritzerförmige Flecken an der Innenseite der Lippen und der Wangenschleimhaut: Diese Koplikschen Flecken sind für die Diagnose ausschlaggebend. Am 2. oder 3. Tag leichter Abfall der Temperatur und dann Ausbruch des grobfleckigen, bläulichroten, oft durch Ausläufer konfluierenden Hautexanthems, das im Gesicht zuerst erscheint und sich in den nächsten 2—3 Tagen auf Rumpf undExtremitäten ausbreitet. Damit Hand in Hand steigt die Temperatur wieder an und erreicht ihren Höhepunkt am 4.—5. Tage. Rascher Temperaturabfall am 5.—7. Krankheitstage. Kleienförmige Abschuppung, die etwa nach 14 Tagen beendigt ist. Auf der Höhe der Krankheit Verminderung der weißen Blutkörperchen im Blute (Leukopenie). Komplikationen: sehr häufig durch Pneumokokken bedingt: Bronchiolitis, Bronchopneumonie, Laryngitis, Otitis media, auch Darmkatarrh. Vereinzelt Encephalitis, nicht selten Tuberkulose (verminderte Widerstandsfähigkeit). Prophylaktische Einspritzungen von Masernrekonvalescentenserum, neuerdings auch von Gammaglobulin (Behringwerke), haben sich als erfolgreich erwiesen.

Die Röteln, Rubeolae, sind mit den Masern nicht verwandt. *Inkubation* 16—18 Tage. Unter leichtem Fieber tritt schon am 1. Krankheitstage ein aus isolierten, nicht konfluierenden rosa Flecken bestehender Ausschlag im Gesicht und am übrigen Körper auf, der unter raschem Absinken der Temperatur bald wieder verblaßt. Keine Bronchitis, bisweilen Drüsenschwellungen. Das Blutbild ist charakterisiert durch das Auftreten von Plasmazellen („buntes Blutbild"). Durch Rötelinfektion in den ersten Schwangerschaftsmonaten kann unter Umständen eine Embryopathie (Entwicklungsstörungen, Mißbildungen der Frucht) hervorgerufen werden.

Erythema infectiosum, Ringelröteln. Harmlose und oft fieberfrei verlaufende Infektionskrankheit des Kindesalters, die durch ihren girlandenförmigen rosa-roten Ausschlag mit sehr verschieden großen und teilweise Ringfiguren bildenden Flecken charakterisiert ist. Der Ausschlag überzieht vor allem die Außenseite der Extremitäten (Oberarm, Oberschenkel) sowie das Gesäß und wird durch eine Schmetterlingsröte des Gesichtes (Nase, Wangen) eingeleitet.

Exanthema subitum; ,,kritisches Drei-Tage-Fieber-Exanthem der kleinen Kinder‘‘, auch Exanthema criticum genannt, ist eine Erkrankung der ersten Lebensjahre, die akut und mit steilem Fieberanstieg, nicht selten unter Krämpfen, beginnt. Charakteristisch für das oft unscheinbare, kleinfleckige Exanthem ist das Auftreten erst bei Fieberabfall. Gleichzeitig tritt eine deutliche Leukopenie auf. Kurze Fieberdauer. Gelegentlich Encephalitis.

Der **Mumps, Parotitis epidemica,** ist eine endemisch und epidemisch auftretende akute kontagiöse Krankheit, deren Erreger ein elektronenmikroskopisch darstellbares, auf dem bebrüteten Hühnerei züchtbares Virus ist, welches — wie das Grippe-Virus — Hühnerblutkörperchen zu agglutinieren vermag. Dauer der Ansteckungsfähigkeit mehrere Wochen. Nach einer *Inkubation* von 18—23 Tagen tritt rasch unter Fieber, Kopfweh und Mattigkeit eine schmerzhafte Anschwellung der Ohrspeicheldrüse und ihrer Umgebung mit Abdrängung des Ohrläppchens ein, die nach etwa einer Woche unter Abfall der Temperatur langsam wieder verschwindet: Milzvergrößerung. Eine Vereiterung der Drüse kommt fast niemals vor. Häufig wird alsbald oder nach einigen Tagen mit erneutem Fieberanstieg auch die andere Parotis ergriffen, bisweilen auch die submandibulare (submaxillare) und sublinguale Speicheldrüse. Nachkrankheiten: Bei geschlechtsreifen Männern kommt nicht selten Orchitis mit erneutem hohem Temperaturanstieg vor, bisweilen mit nachfolgender Hodenatrophie. In einem wechselnd hohen Prozentsatz tritt, auch manchmal ohne sichtbare Schwellung der Kopfspeicheldrüsen, *Meningitis serosa* bzw. serofibrinosa oder auch Encephalitis auf. Im Liquor lymphocytäre Pleocytose (oft über 1 000/3 Zellen). Mitbeteiligung der Bauchspeicheldrüse bei Mumps kommt vor. Es läßt sich häufig ein pathologischer Anstieg der *Diastasewerte* in Harn und Blut nachweisen, der differentialdiagnostisch von Bedeutung ist als Hinweis auf Mumpsätiologie bei unklaren Meningitiden ohne deutliche Speicheldrüsenschwellung. Weiter kann die Diagnose durch die Komplementbindungsreaktion gestützt werden.

Die **Pocken (Variola)** werden durch die Luft oder durch Kontakt direkt von Mensch zu Mensch, oder indirekt durch dritte Personen, evtl. durch Wäsche oder Gebrauchsgegenstände übertragen. Das Virus hat eine Teilchengröße von etwa 200 mμ. Wie sich elektronenmikroskopisch ergab, hat es quaderförmige Gestalt. Es wächst auf der Chorioallantois des Hühnerembryos unter Ausbildung grauweißlicher kleiner Pocken mit glatter Oberfläche. Demgegenüber entwickeln sich die flacheren Kolonien des Vaccine-Virus zu größeren Ausmaßen bei rauher Oberfläche. Impft man von einer Pockenpustel mit einem feinen Schnitt die Cornea eines Kaninchens, so macht sich nach 2. Tagen eine weißliche Trübung bemerkbar und bei der mikroskopischen Untersuchung findet man in den Hornhautepithelien runde Gebilde, die sich mit Eisenhämatoxylin dunkelblau färben, die Guarnerischen Körperchen. Dieselben Gebilde finden sich auch nach der Impfung der Hornhaut mit Vaccinelymphe, nicht aber nach Impfung mit dem Inhalt der Varicellenbläschen. Sie liegen im Protoplasma der Entzündungszellen neben dem Kern. Die Guarnerischen Körperchen sind daher für Pocken spezifisch und differentialdiagnostisch wichtig. PASCHEN hat in der Pockenpustel

überaus kleine runde Körperchen, Elementarkörperchen, nachweisen
können, welche das Berkefeld-Filter passieren.

Die *Variola* beginnt nach einer Inkubation von 8—12 Tagen ganz akut
mit Schüttelfrost, Kopfschmerz und mit charakteristischen schweren Kreuzschmerzen. Die Temperatur bleibt etwa 3 Tage lang hoch und in dieser Zeit
entwickelt sich bisweilen das sog. Prodromalexanthem, eine scharlach- oder
masernartige Rötung an Bauch und Oberschenkeln und in der Achselhöhle,
seltener über den ganzen Körper. Ist dieses Initialexanthem hämorrhagisch, so
spricht man von Purpura variolosa, und dann geht die Krankheit fast immer
in Tod aus (schwarze Blattern). Am 3.—5. Tag pflegt die Temperatur ab-
zusinken, und damit beginnt die Eruption des eigentlichen Pockenexanthems,
das sich vor allem im Gesicht, an den Händen und Füßen, auch an Hand-
tellern und Fußsohlen, aber auch zerstreut am ganzen übrigen Körper
sowie auf den Schleimhäuten des Mundes und der Augen geltend macht.

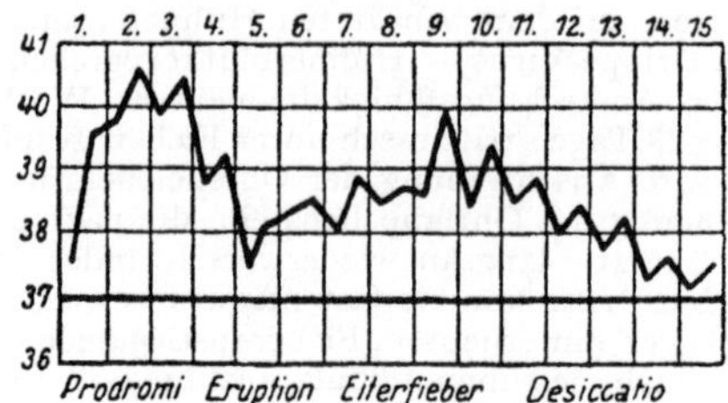

Abb. 184. Temperaturkurve bei Variola

Es bilden sich derbe rote Knötchen, welche beim Darüberfühlen den Eindruck von Schrotkörnern machen und sich bald zu Bläschen mit einer
zentralen Delle und einem geröteten infiltrierten Hof umbilden. Der Inhalt
der Bläschen kann bei leichten Fällen eintrocknen, in schwereren Fällen
vereitert er und kann hämorrhagisch werden. Mit dem Auftreten des Exanthems beginnt eine zweite, anfangs leichte Fieberbewegung, die sich ungefähr
am 9. Tage steigert, und nach einer Reihe von Tagen lytisch endet (Desik-
kationsstadium). Ungefähr mit dem 16. Tag beginnt die Abstoßung der
Borken, die sich sehr langsam im Verlauf von Wochen vollzieht, und während
dieser ganzen Zeit bleibt der Patient ansteckungsfähig. Es bleiben Narben
zurück, besonders im Gesicht.

Als *Variolois* werden jene Fälle von Pocken bezeichnet, die bei Individuen
auftreten, welche vor Jahren mit Erfolg vacciniert worden waren. Die
Allgemeinsymptome sind weit geringer, die Bläschen pflegen nicht zu ver-
eitern, weil die Haut des Bläschengrundes nicht nekrotisch wird. Deshalb
hinterbleiben auch nur selten Narben.

Das Virus der *Alastrim* (Milchpocken), einer relativ milde verlaufenden
Abart der Pocken, mit dem Erreger der Variola nahe verwandt, ist weniger
menschenpathogen als dieser. Der Bläscheninhalt ist bei Alastrim oft milch-
artig-weißlich. Narbenbildung kommt nur selten vor.

Die **Varicellen (Windpocken)** haben mit der Variola keine Verwandtschaft: die Vaccineimpfung mit Kuhpockenlymphe schützt nicht vor Varicellen und das Überstehen der Varicellen nicht vor Variola. Bei einem vari-
cellenkranken Menschen kann die Vaccination mit Kuhpockenlymphe

positiv angehen. Der Erreger, ein Virus, hat enge Beziehungen zum Virus des Herpes zoster (Gürtelrose), ist vielleicht sogar mit diesem identisch. Windpocken können ausgehend von einem Zoster-Fall auftreten und umgekehrt (letzteres seltener). Inkubationszeit der Windpocken 14—21 Tage. Prodromi fehlen. Mit ganz leichten Fieberbewegungen beginnt die Eruption der Bläschen schon am ersten Krankheitstage und diese treten in mehreren Schüben in den nächsten Tagen im Gesicht, am Rumpf und an den Extremitäten sowie auch auf der Schleimhaut des Mundes auf und trocknen nach 4—6 Tagen wieder ein.

Tollwut (Lyssa, Rabies) wird fast nur durch den Biß tollwutkranker Hunde oder Wölfe übertragen. Nach einer *Inkubationszeit* von 14 Tagen bis mehreren Monaten beginnt die Krankheit mit tiefer Niedergeschlagenheit oder hochgradigen nervösen Erregungen, oft mit Paraesthesien an der verletzten Körperstelle und mit leichten Temperatursteigerungen, Kopfschmerz und Schlaflosigkeit. Nach 1—2 Tagen treten Schlingbeschwerden auf, indem bei jedem Versuch, zu schlucken, quälende zusammenziehende Krämpfe der Schlundmuskulatur ,auch des Kehlkopfes, sich geltend machen. Die Kranken vermeiden deshalb, trotz des größten Durstes, jeden Versuch, zu trinken (Wasserscheu), schließlich kann jeder äußere Reiz die Krämpfe auslösen, die sich auch auf die Atmungsmuskeln sowie die Muskeln des Rumpfes und der Extremitäten ausdehnen. Angstzustände, Delirien und tobsuchtsartige Wutausbrüche beherrschen das Krankheitsbild. Nach einigen Tagen tritt unter gehäuften Krampfanfällen eine Erschöpfung ein und das Leiden endet ohne Ausnahme durch Kollaps in den Tod.

Der Erreger ist ein Virus, das sich im Speichel der erkrankten Tiere und vor allem in ihrem Zentralnervensystem findet. In den Ganglienzellen des Großhirns, z. B. des Pes hippocampi (Ammonshorn), lassen sich nach GIEMSA färbbare kleine, intracellulär liegende rundliche Gebilde, die Negrischen Körperchen (Einschlußkörperchen) nachweisen. Die Diagnose bei dem der Tollwut verdächtigen Hunde wird durch mikroskopische Untersuchung des Gehirns auf Negri-Körperchen gestellt und durch intramuskuläre oder subdurale Injektion der Gehirnemulsion bei Kaninchen, Ratte, Maus oder Meerschweinchen. PASTEUR hat entdeckt, daß das Virus durch Trocknung des Rückenmarks der erkrankten Kaninchen abgeschwächt werden kann. Neuerdings sind weitere Verfahren zur Abschwächung des Virus entwickelt worden. Indem man eine Emulsion derartig präparierten Rückenmarks, enthaltend das abgeschwächte Virus (sog. Virus fixe) in steigenden Dosen einspritzt, kann der Ausbruch der Krankheit bei infizierten Menschen verhindert werden. Man schickt die von wutkranken Hunden Gebissenen sobald als möglich in ein zu diesen Impfungen eingerichtetes Institut, z. B. Berlin, München (Schwabinger Krankenhaus) oder Hamburg.

In Südamerika ist eine der Lyssa ähnliche Krankheit (als ,,Lähmungswut" mit aufsteigender Myelitis verlaufend) verbreitet, die durch Vampire, blutsaugende Fledermäuse, übertragen wird. Erreger: ein dem Lyssa-Virus nahe verwandtes, wenn nicht mit ihm identisches Virus. Besonders werden Rinder befallen, seltener Menschen.

Die echte **Grippe** oder **Virusgrippe** ist eine weit verbreitete infektiöse, sporadisch, epidemisch und pandemisch auftretende Krankheit, die durch das Grippe-Virus verursacht wird, ein filtrierbares, auf dem Hühnerei züchtbares und auf verschiedene Tiere (Frettchen, Maus) übertragbares, besonders kleines, kugelförmiges, toxinbildendes Virus, welches in verschiedenen Typen (A, B und C) sowie Sonderstämmen auftritt. Es hat eine besondere Affinität zum Epithel der Schleimhäute der Respirationswege, an denen es Entzündungen hämorrhagischen Charakters auslösen kann. Es vermag Hühnerblutkörperchen zu agglutinieren. Diese Reaktion wird bei Zusatz von antikörperhaltigem Serum gehemmt (Hämagglutinationshemmungsphänomenen: Hirst-Test). Aus dem Ausfall mehrfach im Abstand von 1 Woche mit dem Patientenserum angestellter Hirst-Teste, ferner der mehrfach angestellten Komplementbindungsreaktion lassen sich wertvolle diagnostische Schlüsse ziehen.

Klinisch stellen sich bei der Grippe nach einer Inkubationszeit von 1—3 Tagen unter rasch ansteigendem Fieber, Kreuzschmerzen, Kopfweh, Gliederschmerzen und vielfach katarrhalische Erscheinungen der oberen Luftwege ein, seltener geht sie mit Erbrechen und Durchfällen einher. Dauer der fieberhaften Periode 3—7 Tage. Häufig schließen sich an die Grippe eine Bronchopneumonie, oft sehr gefährlichen Charakters mit Neigung zur Nekrotisierung und Abscedierung, Empyem, ferner eitrige Nasennebenhöhlenerkrankung sowie Otitis media an, ferner Herzmuskelschwäche. Bisweilen führt sie zu hämorrhagischer Encephalitis und Meningitis, Polyneuritis, Neuralgien und Nephritis oder zu Angina.

Grippeähnliche Krankheitsbilder können auch bei verschiedenen anderen Virusinfekten zustande kommen, ferner bei Leptospirosen oder Q-Fieber, so daß gelegentlich erst die Laboratoriumsuntersuchungen, besonders die serologischen (der direkte Virusnachweis am Kranken ist recht schwierig) in der Diagnose der wahren Grippe den Ausschlag geben.

Die **Heine-Medinsche Krankheit,** welche häufig in der Form der akuten Poliomyelitis anterior, bisweilen aber auch in der einer Querschnittsmyelitis, einer Encephalitis oder einer Erkrankung des Hirnstammes und der Oblongata bei Erwachsenen und vor allem bei Kindern (Kinderlähmung) auftritt, ist eine Infektionskrankheit, die bisweilen in Epidemien verbreitet ist.

Erreger: ein auf den Affen übertragbares, elektronenmikroskopisch darstellbares, kristallisierbares Virus (3 Typen: Typ I, Brunhilde, Typ II, Lansing, Typ III, Leon). Es ist auf lebenden Geweben züchtbar und ruft an den Zellen der Gewebekultur besondere degenerative Veränderungen hervor (cytopathogener Effekt). Übertragung auf den Menschen geschieht durch Tröpfchen- oder Stuhlinfektion (Schmutz- und Schmierinfektion, infiziertes Wasser). Nach Eindringen des Virus über die Schleimhaut kommt es in einer virämischen (Virusausbreitung mit dem Blute) Phase der Erkrankung zum Virusbefall der verschiedensten Organe mit entsprechenden Störungen (Muskulatur, Herz, Niere, lymphatischer Apparat), dann entwickelt sich der Krankheitsprozeß vornehmlich im Zentralnervensystem weiter, wobei Ganglienzellzerstörung resultiert.

Für die Verbreitung der Krankheit ist von erheblicher Bedeutung, daß sich das Virus, welches nur in den ersten 8 Krankheitstagen auf der Rachenschleimhaut nachweisbar ist, sich im Stuhl der Rekonvaleszenten lange Zeit findet, unter Umständen monatelang, und daß ferner die meisten Poliomyelitisvirus-Infekte in abortiver, subklinischer Form verlaufen, als Polio unerkannt.

Klinisch unterscheidet man folgende Krankheitsstadien: das nicht konstante aber häufige *Initialstadium* mit Fieber, Schweiß, Unlust, Mattigkeit, zuweilen katarrhalischen Erscheinungen, auch Durchfall; ein fieberfreies, mehr oder weniger symptomfreies Intervall, die *Latenzperiode*; die meningitische, präparalytische, adynamische Phase: Meningismus, Kopfschmerz, Dreifußphänomen (Sitzen nur unter Zuhilfenahme der aufgestützten Arme möglich), Kniekußphänomen (Knie-Mundberührung nicht möglich), Eiweißvermehrung, Zellvermehrung und pathologische Kolloidzacke im Liquor, Hyperaesthesie der Haut und Muskulatur, Adynamie mit Tremor der ausgestreckten Hände; *paralytische Phase* mit schlaffen motorischen Lähmungen, für welche die asymmetrische Verteilung und Betonung der proximalen Extremitätenabschnitte charakteristisch ist. Die zu diesem Verlauf gehörende Fieberkurve ist oft zweigipflig (Dromedarkurve). In neuerer Zeit kommt es relativ häufig schon frühzeitig zu Atemlähmungen, bulbären Störungen, Kopfnervenlähmungen („Kopfwanderung" der Poliomyelitis!).

Eine *Impfung* (SALK) gegen Poliomyelitis mit durch Formalineinwirkung inaktiviertem Virus ist eingeführt (mehrfache subcutane Injektionen), eine orale Impfung mit lebendem abgeschwächtem Virus befindet sich noch im Versuchsstadium.

Durch die Gruppe des **Coxsackie-Virus** (Coxsackie ist eine Ortschaft bei New York) werden verschiedene Erkrankungen verursacht, die hauptsächlich im Sommer und Herbst, manchmal in epidemischer Form auftreten und gelegentlich das Bild einer Poliomyelitis vortäuschen können. Es sind die *Bornholm-Krankheit* (auch Myalgia epidemica und epidemische Pleurodynie genannt), die *Herpangina* und die *Meningitis myalgica*, eine seröse gutartige Meningitis). Bei der Bornholm-Krankheit stehen heftige Muskelschmerzen, besonders an Thorax und Abdomen, im Vordergrund der Symptomatik. Die Temperaturkurve kann diphasisch sein. Die manchmal vorkommenden Paresen sind myogener Natur. Die Herpangina ist eine harmlose, mit Schleimhautbläschen am Rachenring einhergehende Angina, bei der sich das Virus im Rachenspülwasser nachweisen läßt. Zur Diagnose der Coxsackiosen verhelfen ferner der Virusnachweis im Stuhl (allein nicht genügend), die KBR und der Neutralisationsversuch.

Die Prognose der Coxsackiosen ist gut. Epidemiologisch gesehen können sie ein Vorreiter der Poliomyelitis sein.

Das in verschiedenen Typen (Haupttypen A und B) vorkommende Virus ähnelt dem der Poliomyelitis, ist wie dieses in der Gewebekultur züchtbar. Säuglingsmäuse erkranken in typischer Weise nach intracerebraler Infektion (Paresen, Muskeldegenerationen, Befall des ZNS). Das Virus wurde außer im Blut auch im Liquor, Harn und Muskelbiopsiematerial von Patienten nachgewiesen.

Als **Encephalitis lethargica** (v. ECONOMO) wird eine besonders in den Jahren 1917—1922 beobachtete, jetzt sehr seltene Krankheit bezeichnet, welche meist mit mehrtägigem und selbst lange dauerndem Fieberzustand und Kopfschmerz beginnt und sich durch zunehmende Schlafsucht und Stupor, Steifigkeit, wächserne Biegsamkeit der Glieder und starren Gesichtsausdruck äußert. Oft Augenmuskelstörungen und Doppelsehen und in vielen Fällen Nystagmus; namentlich bei Kindern und jungen Leuten choreatische Zuckungen und andere motorische Reizerscheinungen; bisweilen Paresen cerebraler oder spinaler Art. Spinalpunktion gibt keinen charakteristischen Befund. Dauer der Krankheit oft viele Wochen lang. Ausgang sehr häufig in Tod oder chronisches Siechtum mit Übergang in Parkinsonismus, der häufig auch nach jahrelangem, ja sogar jahrzehntelangem erscheinungsfreiem Intervall auftreten kann. Es wird angenommen, daß es sich bei dem bisher nicht nachgewiesenen Erreger um ein neurotropes Virus handelt, das mit dem Influenza- und Herpes-Virus nicht identisch ist.

Bei fast allen Infektionskrankheiten, nicht nur den neurotropen, können *Meningitiden* und *Encephalo-myelo-meningitiden* vorkommen, gleichgültig

ob der Erreger ein Bacterium, Virus, Pilz oder Protozoon ist. Bekannt
und gefürchtet sind diese Komplikationen bei Masern, Mumps, Röteln,
Windpocken, infektiöser Mononucleose, Listeriose, Tularämie, Brucellose
u. a.; auch bei der Pockenschutzimpfung als sog. *Vaccinationsencephalitis*.
Wir nehmen an, daß die Erkrankungen direkt durch den Erreger bedingt
sein können, es wird allerdings z. T. auch die Annahme einer parainfektiösen,
allergischen Genese in den Vordergrund gestellt, besonders bei der Vaccinationsencephalitis. Diese kommt bei Impfungen im 1. Lebensjahr kaum
vor, es ist deswegen ratsam, Erstimpfungen in diesem Lebensabschnitt
vorzunehmen.

Weiter sind in Deutschland eine Reihe kleinerer Encephalitisepidemien
in den Sommermonaten beobachtet, die aber virologisch nicht eingeordnet
werden konnten. Die *russische Frühjahrs-Sommer-Encephalitis*; — Erreger: ein
durch Zecken übertragenes Virus — wurde in den letzten Jahren auch in
Österreich und einigen anderen europäischen Ländern mit vorwiegend
meningo-encephalitischem Verlauf beobachtet. Die *Encephalitis japonica*
ähnelt der v. Economoschen (60% Letalität). Die *lymphocytäre Choriomeningitis* (lymphocytäre Infiltrate nicht nur in Gehirn und Meningen,
sondern auch in den Plexus chorioidei) verläuft meist biphasisch. Nach
einem grippeartigen Vorstadium setzt ein meningitisches Bild, selten mit
encephalitischen Zeichen, ein. Im schwach trüben Liquor hauptsächlich
Lymphocyten, Zellzahl maximal bis 3000. Das Virus läßt sich auf Mäuse
und Meerschweinchen übertragen; beim Pat. finden sich 3—4 Wochen nach
Krankheitsbeginn komplementbindende, nach weiteren Wochen auch
neutralisierende Antikörper.

Die **Hepatitis epidemica** ist eine der häufigsten Viruserkrankungen und
hat eine weltweite Verbreitung. Nach prodromalen Allgemeinerscheinungen
(grippales, myalgisch-arthralgisches, präikterisches Stadium) beginnt
unter Anschwellung von Leber und Milz bei meist nur mittelhohem Fieber
der hepatocelluläre Ikterus (zweites Krankheitsstadium), mit dessen Einsetzen oft die subjektiven Krankheitserscheinungen schwinden. Viele
Fälle verlaufen ohne Gelbsucht. Die Prognose ist im allgemeinen gut, doch
kann sich eine schwere chronische Hepatopathie oder eine Lebercirrhose
entwickeln. Rückfälle und Zweiterkrankungen kommen vor. Inkubationszeit 20—25 (14—40) Tage. Das Hepatitis-Virus (auch als Hepatitis-Virus A
bezeichnet), über dessen Morphologie noch nichts Sicheres bekannt ist, wird
— manchmal viele Monate lang — mit dem Stuhl ausgeschieden, bei
Krankheitsbeginn findet es sich im Blute. Im Wasser kann sich das Virus
lange halten. Die Infektionsweise ist im allgemeinen die der Schmutz- und
Schmierinfektion (orale Ansteckung).

Der Erreger der parenteral übertragenen sog. **Serumhepatitis** wird als
Hepatitis-Virus B bezeichnet. Die klinisch der Hepatitis epidemica glei-
chende Krankheit tritt nach Injektionen (Serum, Blut, Medikamente),
Schnepperstichen oder anderen „jatrogenen" Verletzungen auf, wenn die
verwendeten, früher schon gebrauchten Spritzen, Kanülen oder Instrumente
von den Blut- und Serumspuren des vorher damit behandelten Menschen
nicht genügend gereinigt waren. Man spricht auch von Spritzen- oder
Inoculationsikterus. Inkubationszeit 28—180 (60—160) Tage, also wesentlich länger als die der Hepatitis epidemica. Blutspender können das Virus
übertragen, das im Blute des einmal erkrankt Gewesenen jahrelang (5 Jahre)
nachweisbar bleiben kann. Um diese Erkrankung bei seinen Patienten zu
vermeiden, muß der Arzt für genügende Reinigung seiner Kanülen, Spritzen,
Schnepper usw. und möglichst gründliche Desinfektion derselben sorgen. Das

Virus verträgt Erhitzung auf 56° für eine Stunde. Trockensterilisation auf 180° beseitigt die Infektiosität virushaltigen Materials. Im Stuhl wurde das Virus B nicht nachgewiesen. Es erscheint ratsam, daß Personen, die eine Hepatitis durchgemacht haben, bis zu 5 Jahren nach der Erkrankung kein Blut spenden.

Das **Gelbfieber** kommt in den Ländern um den mexikanischen Golf, in Südamerika und Westafrika, endemisch vor, wird aber bisweilen auch in die Küstenstädte des südlichen Europa verschleppt. Der Erreger, der sich im Blute des Kranken findet, ist ein filtrierbares, auf Hühnerembryonalgewebe züchtbares Virus. Die Krankheit wird übertragen durch eine Stechmückenart, die Stegomyia callopus fasciata (Aedes Egypti). Das Blut der Gelbfieberkranken wirkt nur dann infektiös auf die Stechmücke, wenn diese das Blut innerhalb der ersten 3 Krankheitstage saugt. Im Körper der Stechmücke macht der Infektionserreger offenbar eine Reifung durch, denn erst nach 12 weiteren Tagen kann sie durch einen Stich die Krankheit auf andere Menschen übertragen. Im Körper der Stechmücke bleibt aber der Infektionserreger wochenlang infektiös.

Das *Gelbfieber* beginnt nach einer *Inkubation* von 3—5 Tagen mit Schüttelfrost und hohem Fieber, Pulsbeschleunigung, Kopf- und Gliederschmerzen und besonders Lendenschmerzen. Conjunctiva injiziert. Nach einer Fieberdauer von 2—4 Tagen sinkt die Temperatur zur Norm ab und bei einer großen Anzahl der Fälle schließt sich allmählich Genesung an. Häufig tritt nach dem Fieberabfall die Krankheit in ihr zweites schweres Stadium; unter neuem Fieberanstieg macht sich bald darauf ein schnell sich entwickelnder Ikterus bemerkbar; die nur unbedeutend angeschwollene Leber wird stark druckschmerzhaft; Milzschwellung fehlt, der Harn wird sehr spärlich, reich an Gallenfarbstoff und Cylindern; ab und zu völlige Anurie; blutiges Erbrechen und stark blutige Stühle, ferner Blutungen aus dem Zahnfleisch, Delirien. In günstigen Fällen fällt das Fieber am Ende der 1. Woche staffelförmig wieder ab und der Kranke erholt sich langsam. Letalität 30—90%.

Zur Diagnose dient die Komplementbindungsreaktion. Zur Schutzimpfung, die an Millionen von Menschen erfolgreich vorgenommen wurde, wird ein künstlich abgeschwächter und seiner Neurotropie beraubter Gelbfieber-Virus-Stamm benutzt (subcutane Injektion). Es ist auch eine oberflächliche Hautimpfungsmethode ähnlich der Pockenimpfung ausgearbeitet worden: Impfstoff: Hirnemulsion von Mäusen, die mit abgeschwächtem Virus infiziert wurden.

Die **Psittakose oder Papageienkrankheit** wird meist durch erkrankte Papageien, Kanarienvögel oder Sittiche auf den Menschen übertragen, gelegentlich aber durch Sturmvögel, Hühner, Enten, Tauben und andere Vögel; man spricht daher auch von *Ornithose*. Übertragung von Mensch zu Mensch kommt praktisch kaum vor. Das infektiöse Agens gehört zu den größeren Virusarten. Es ist in Form von Elementarkörperchen und intracellulären Einschlußkörperchen auch lichtmikroskopisch darstellbar.

Nach einer Inkubationszeit von 8—14 Tagen treten Kreuzschmerzen und Frostgefühl auf. Der Kranke macht den Eindruck eines schwer Grippekranken und zeigt im späteren Stadium Zeichen einer atypischen Pneumonie, jedoch ohne den charakteristischen Auswurf. Auskultatorisch: über den Lungen stellenweise Rasselgeräusche und verschärftes Atmen, perkutorisch: wechselnde herdförmige Dämpfungen. Die Pleura ist fast nie beteiligt. Tod fast immer durch Herz- und Kreislaufschwäche.

Therapeutisch ist heute Aureomycin das Mittel der Wahl. Für die Entfernung der an der Infektion schuldigen Vögel muß gesorgt werden.

Diagnostisch ist die Komplementbindungsreaktion wertvoll, die allerdings erst vom 12. Krankheitstage an positiv wird. Titerwerte von 1:20 sind bereits verdächtig auf Psittakose, beweisend ist starkes Ansteigen des Titers im Verlaufe der Erkrankung.

Als **Rickettsiosen** wird eine Gruppe von Krankheiten bezeichnet, deren Erreger *Rickettsien* sind (benannt nach dem Forscher RICKETTS). Diese nehmen in mancher Hinsicht eine Zwischenstellung zwischen Bakterien und den eigentlichen Viren ein. Sie sind größer als diese und nicht filtrierbar, haben aber mit den Viren den Zellparasitismus gemein. Auf den üblichen bakteriologischen Nährböden sind sie nicht züchtbar, jedoch mit den in der Viruskultivierung gebräuchlichen Methoden (Kultur in oder an lebendem Gewebe). Nach GRAM färben sie sich nicht. Morphologisch stellen sie länglich-rundliche Gebilde verschiedener Formung dar (Biskuit-, Oliven-, Hantel-, Doppelformen). Die Übertragung vom Tier auf den Menschen geschieht nicht selten durch Arthropoden bzw. Insekten.

Die wichtigsten Rickettsien sind:

R. Prowazeki, der Erreger des europäischen Fleckfiebers, des „klassischen" Flecktyphus sowie der Brillschen Krankheit, *R. Mooseri*, Erreger des murinen Fleckfiebers, *R. orientalis*, Erreger des japanischen Flußfiebers, der Tsutsugamushikrankheit, *R. conori*, Erreger der am Mittelmeer heimischen Fièvre boutonneuse, *R. rickettsi*, Erreger des Rocky mountain spotted fever (Felsengebirgsfleckfieber, USA), *R. akari* (Erreger der milbenübertragenen Rickettsienpocken, New York, *R. burneti* (nach BURNET benannt), Erreger des Q-Fiebers (auch Balkangrippe genannt), *R. quintana*, Erreger des 5-Tage-Fiebers (Wolhynische Krankheit).

Fleckfieber, Typhus exanthematicus. Die Krankheit wird durch Kleiderläuse übertragen, in deren Darmwandepithel die Erreger sich vermehren und mit deren Kot sie ausgeschieden werden. Die Kleiderlaus, welche das Blut eines Fleckfieberkranken gesaugt hat, kann die Krankheit erst nach 5—7 Tagen durch den Biß auf einen anderen Menschen übertragen. Der Nachweis der *Rikettsia Prowazeki* in Läusen von verdächtigen Kranken ist von diagnostischer Bedeutung. Als diagnostisch besonders wertvoll hat sich ferner die agglutinierende Wirkung des Blutserums von Fleckfieberkranken auf einen von WEIL und FELIX aus dem Urin von Fleckfieberkranken gezüchteten proteusartigen Bakterienstamm (Proteus X 19) erwiesen (s. S. 718). Diese Bakterien werden vom Serum Gesunder oder anderer Kranker nicht, dagegen von dem Serum von Fleckfieberkranken meist noch in recht hoher Verdünnung agglutiniert. Der Krankheitserreger ist im Blut der Fleckfieberkranken bis in die Rekonvaleszenz hinein enthalten und kann dann im Körper lange Zeit latent erhalten bleiben. Die Sonderform des Flecktyphus, *Brillsche Krankheit*, die auch in Deutschland beobachtet wurde, stellt wohl einen abgeschwächten Spätrückfall dar, der von solchen im Organismus erhalten gebliebenen Rickettsien ausgeht. Durchführung einer Schutzimpfung ist in größerem Umfang ermöglicht dadurch, daß man abgetötete Rickettsien aus Eikulturen (früher aus Läusedärmen) als Impfstoff verwenden kann.

Zur Diagnose der Rickettsiosen wird in neuerer Zeit auch eine Agglutination der Rickettsien mit dem Serum des Serum des Pat. herangezogen.

Das *Fleckfieber* zeigt eine *Inkubation* von 9—14, bisweilen bis 21 Tagen. Beginn mit Kopfschmerzen, Kreuzschmerzen, schwerem Krankheitsgefühl,

mit Frost und rasch ansteigendem hohem Fieber, das in 1—3 Tagen sein
Maximum erreicht. Von da ab hält die Temperatur, oft mit Remissionen
nach Ende der 1. Krankheitswoche, 10—14 Tage lang kontinuierlich an.
Rascher Fieberabfall im Laufe von 2—4 Tagen oft bei schwerer lebens-
gefährlicher Beeinträchtigung der Herzkraft. Der Tod tritt unter den Erscheinungen eines Versagens der Herzkraft und der Zirkulation ein. Zu Beginn der Krankheit Rötung der Conjunctiva (Kaninchenauge), katarrhalische
Entzündung der oberen Luftwege und Bronchitis. Milzschwellung, schwere
Störung des Allgemeinbefindens, Delirien, Erregungszustände. Pulsfrequenz
von Anfang an sehr hoch. Hyperleukocytose im Gegensatz zur Leukopenie
des Abdominaltyphus, Diazoreaktion positiv. Am 3. bis 5. Krankheitstag
zeigt sich das Exanthem, das am Schultergürtel beginnt und bald den

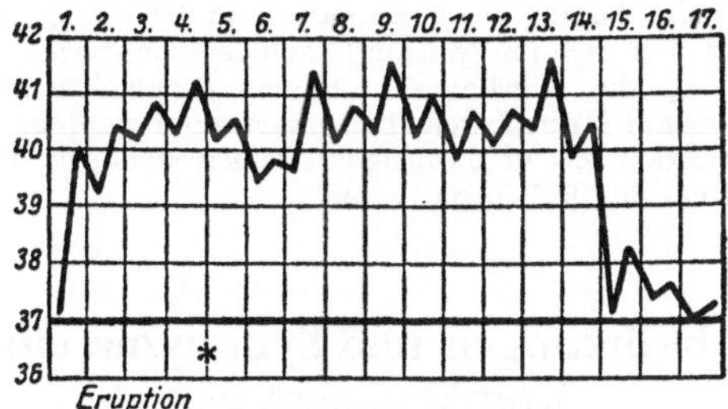

Abb. 185. Temperaturkurve bei Typhus exanthematicus

ganzen Körper mit Einschluß der Stirn, der Handflächen und Fußsohlen
überzieht, hie und da auch am Gaumen zu konstatieren ist. Es gleicht zu
Beginn der Roseola des Abdominaltyphus, bald aber werden die Flecken
verwaschener, nehmen eine schmutzige und livide Färbung an, ähnlich wie
die Roseola der sekundären Syphilis. Schließlich werden sie vielfach hämorrhagisch, nach Art der Purpura, und es treten auch bläulich durchscheinende
Blutungen in den tieferen Schichten der Haut hinzu. Durch Stauung (Kompression der Gefäße am Oberarm) tritt das Exanthem deutlicher hervor.
Nach der Entfieberung kleienförmige Abschuppung, vor deren Beginn sich
die oberste Epidermisschicht beim Darüberstreichen in feinen Schuppen
und unter Hautrötung abreiben läßt (Radiergummiphänomen von BRAUER).
Komplikationen: Gangrän an den Extremitäten und anderen Körperstellen,
Lähmungen durch Neuritis.

Das **Wolhynische Fieber** oder Fünftagefieber wurde bei den in Südruß-
land und Rumänien kämpfenden Truppen nicht selten beobachtet. *Inkubationsdauer* 20—24 Tage. Übertragung durch Kleiderläuse. Die Erkrankung beginnt ohne Vorboten oder nach kurzdauernder Mattigkeit mit
Kopfweh, Frost und rasch ansteigendem, ziemlich hohem Fieber und
heftigen Gliederschmerzen, besonders in den Unterschenkeln. Nach 1 oder
2 Tagen fällt die Temperatur zur Norm ab, das Allgemeinbefinden wird
wieder gut. Am 5. Krankheitstag tritt gewöhnlich ein neuer ähnlicher
Fieberanfall auf und dieser wiederholt sich noch zwei- oder mehrmal in je
fünftägigen Perioden. Mäßige Milzvergrößerung und Leberschwellung sowie
Hyperleukocytose mit Myelocyten. Diazoreaktion negativ. In anderen
Fällen geht die Krankheit mit mehrtägigem Fieber einher, ähnlich wie ein

leichter Typhus. Die Schienbeinschmerzen können noch längere Zeit hindurch fortbestehen. Rückfälle sind noch nach Jahren beobachtet, und BIELING konnte im Blute eines einmal an wohlhynischer Krankheit erkrankt Gewesenen 7 Jahre nach Überstehung der Erkrankung durch den Läuseversuch den Erreger noch nachweisen.

Das **Q-Fieber** (von „Query" = Frage, Fragezeichen) wird durch die R. Burneti hervorgerufen. Es ist eine fieberhafte, teilweise grippeähnlich verlaufende Infektionskrankheit von biphasischem Verlauf und einer Fieberdauer von etwa 1—3 Wochen. Im Vordergrunde der Symptomatik pflegen heftige Kopfschmerzen zu stehen, ferner kommen Rücken- und Gliederschmerzen vor und vielfach ein trockener Husten bei atypischen pneumonischen Prozessen. Physikalisch ist der Befund über den Lungen oft geringfügig, indessen finden sich röntgenologisch nicht selten verschiedenartige Herdschatten, manchmal von milchglasartigem Aussehen, nicht selten hilusnah gelegen. Im Anfang der Erkrankung ist der Erreger im Blute nachweisbar, er findet sich auch im Sputum (Nachweis schwierig). Betroffen sind vielfach Personen, die Tierkontakt haben (Schlachthofpersonal). Die Erkrankung kann auf Meerschweinchen übertragen werden. Eine Komplementbindungsreaktion mit dem Antigen des Erregers stützt die Diagnose, die Weil-Felix-Reaktion fällt negativ aus.

H. Abkürzungen und Synonyma einiger Krankheitserreger

In der 2. Spalte — Neueste Bezeichnung (meist nach BERGEYs Manual 1957) bzw. Erklärung der Abkürzung.

1. Spalte	2. Spalte
Aktinomykose- bzw. Nocardiose-Erreger (Strahlenpilze)	Familie: Actinomycetaceae Genus I. Nocardia (zahlreiche Arten, z. B. N. asteroides, N. flava, N. citrea, N. lutea, N. nigra, N. albicans, N. madurae etc.) Genus II. Actinomyces 1. Act. bovis (häufig im Maule der Rinder) 2. Act. israelii (1891 von Wolff-Israel beschrieben, der eigentliche, menschen-pathogene Strahlenpilz)
AD-Agens	*A*denoid *D*egeneration Agents (Viren, die in der Kultur in adenoidem Gewebe nekrotische Veränderungen verursachen)
Adeno-Virus	identisch mit APC-Viren und A-D-Agents
APC-Viren (Erkältungskrankheiten u. a.)	*A*denoidal-*P*haryngeal-*C*onjuncti-val-Virus (man spricht heute von Adeno-Viren)

1. Spalte	2. Spalte
Bang-Bakterien, (Erreger der Febris undulans)	Brucellen a) Brucella abortus (Morbus Bang) b) Brucella melitensis (Maltafieber) c) Brucella suis (Erreger des inf. Aborts der Schweine, selten beim Menschen)
Botulismus-Erreger (toxinbildend!)	Clostridium botulinum (Clostridium = Spindel)
Cholerabacillen	Vibrio comma
Choleravibrionen	
Kommabacillen der Cholera	
Coli-Bakterien; Bacterium coli commune (Escherich)	Escherichia coli
Diphtheriebakterien	Corynebacterium diphtheriae (corynebacterium = an den Enden aufgetriebenes kleines Stäbchen)
ECHO-Viren (epidemische Virus-Meningitis; Pandemie 1956)	*E*nteric-*C*ytopathogenic-*H*uman-*O*rphan-Virus). Orphan = Waise. Orphan-Viren war der ursprüngliche Name für diese Viren, solange man noch keine Beziehungen dieser Viren zu bestimmten menschlichen Erkrankungen kannte.
Enteritis-Erreger	Salmonella enteritidis (Gaertner und andere Arten)
Frambösie-Erreger (luesähnliche, tropische Geschlechtskrankheit)	Treponema pertenue
Gasbrand-Erreger	Clostridium perfringens (Welch-Fraenkelscher Bacillus); eine Unterart ist der bei Darmbrand gefundene Bac. enterotoxicus
Geflügel-Typhus-Erreger	Salmonella gallinarum (bzw. pullorum) (gelegentlich auch einmal menschenpathogen)
Gonokokken	Neisseria gonorrhoeae
Heubacillen	Bacillus subtilis
Influenzabakterien (Pfeiffer 1892)	Haemophilus influenzae
Keuchhusten-Erreger (Bordet-Gengou-Bacillus)	Bordetella pertussis; bisher: Haemophilus pertussis
Leishmaniose-Erreger (Erreger der Aleppobeule, der cutanen Leishmaniose, der Kala-Azar, der visceralen Leishmaniose)	Leishmania donovani (Donovan und Leishman)
Mäusetyphus-Erreger	Salmonella typhi murium (auch gelegentl. menschenpathogen)

1. Spalte	2. Spalte
Meningokokken (epidemische Genickstarre u. a.)	Neisseria meningitidis
Melioidose-Erreger (rotzähnliche, tropische Krankheit, nicht sehr häufig)	Pseudomonas pseudomallei (bisher: Malleomyces pseudomallei)
Nocardiose-Erreger (Strahlenpilze)	s. u. A!
Ornithose-Virus	Miyagawanella ornithosis (benannt nach dem Forscher Miyagawa)
Papageien-Krankheit-Erreger oder: Virus der Psittakose	Miyagawanella psittacii
Parapertussis-Bakterien	Bordetella parapertussis (bisher: Haemophilus parapertussis)
Paratyphus-Erreger	s. unter T!
Pestbakterien	Pasteurella pestis
Pneumokokken	Diplococcus pneumoniae
Proteusbakterien	Proteus vulgaris
Pyocyaneusbakterien (Bacillus pyocyaneus)	Pseudomonas aeroginosa
Q-Fieber-Rickettsie	Rickettsia burneti (Coxiella burneti)
Rhinosklerom-Erreger	Klebsiella rhinoscleromatis
Rückfallfieber (Febris recurrens)	a) epidemisches, europäisches: Borrelia recurrentis (Spirochaeta Obermeieri) b) zentral- u. südafrikanisches: Borrelia duttoni ferner mehrere andere Arten, z. B. Borrelia parkeri (USA)
Rotzbakterien (Rotz = malleus)	Actinobacillus mallei bisher: Malleomyces mallei
Ruhrbakterien	a) toxinbildend: Shigella dysenteriae b) Shigella Schmitzii (Schmitz) Shigella flexneri (Flexner) Shigella sonnei (Sonne, E-Ruhr)
Ruhramöben	Entamoeba histolytica
Schweinerotlaufbakterien (Erysipeloid)	Erysipelothrix rusiopathiae
Smegmabakterien	Mycobacterium smegmatis
Soorpilz (Soor, Moniliasis)	Oidium albicans, Candida albicans, Monilia albicans
Spirochaeta icterogenes	Leptospira icterohaemorrhagiae
Strahlenpilz	s. unter A!
Syphilisspirochaeten (Spirochaeta pallida) Schaudinn-Hoffmann 1905	Treponema pallidum
Tetanusbakterien	Clostridium tetani
TPE-Gruppe von Erregern	*T*yphus-*P*aratyphus-*E*nteritis-Gruppe

1. Spalte	2. Spalte
Tuberkulosebakterien	Mycobacterium tuberculosis (Typus humanus) Mycobacterium bovis (bisher: Typus bovinus der Tbc-Bakterien) Mycobacterium avium (bisher: Typus gallinaceus der Tbc-Bakterien)
Typhus-Bakterien	Salmonella typhosa (Salmonella typhi) Paratyphus-Bakterien: a) Salmonella paratyphi (Gruppe A) b) Salmonella Schottmuelleri (Paratyphus-B-Bakterien) c) Salmonella paratyphi C Die Salmonellen sind in zahlreiche Gruppen mit vielen verschiedenen Serotypen eingeteilt (sog. Kaufmann-Wight-Schema), die oft nach dem Orte der Auffindung benannt sind, z. B. Salmonella Heidelberg, S. Newport, Duisburg, Wien, Potsdam, Edinburg usw. Zur Zeit sind rund 800 dieser Typen aufgefunden.
Ulcus molle-Erreger (weicher Schanker)	Haemophilus ducreyi (Ducrey 1889)
Vincents Spirochaete (Angina Plaut-Vincenti)	Borrelia vincentii (kommt gerne zusammen mit dem Fusobacterium fusiforme vor).